主编简介

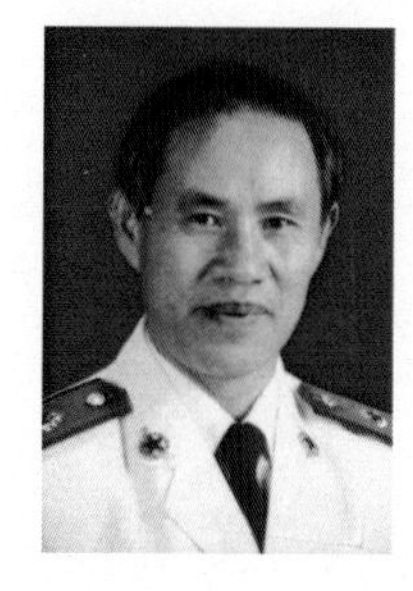

莫国贤主任医师：广西宾阳人，1942 年出生，毕业于上海第二军医大学，历任第二军医大学教学医院教授，海军四一一医院普外科主任，微创外科中心主任，上海胆道疾病会诊专家。从事外科临床工作四十余年，中华医学会会员，曾主译英文版“外科学中有争论的问题”专著，发表相关重要论文 10 余篇。1992 年起在上海首批开展腹部微创外科手术，是国内率先开展腹腔镜外科手术的专家之一。十年前得到了北京医科大学国内著名内镜专家张宝善教授的指教，率先在上海市及华东等地区多家医院开展小切口胆道镜保胆取石，取息肉微创新技术 1500 余例，患者遍及 27 个省市、中国香港、中国澳门、中国台湾及国外。首先提出术前、术中、术后三阶段评估胆囊功能的思路，应用 MRCP（磁共振增强显影检查）多维成像技术评估胆囊管通畅程度，诊断胆囊管结石，判断胆囊功能，在国内外率先将胆囊底部悬吊术、胆囊管切开取石术、哈袋切开取石术、哈袋成形术及胆囊哈袋肝总管吻合术用于保胆取石术并在术后结合药物、理疗等综合措施预防结石复发，从外科角度为防止结石复发并阐明其机制作了大量的实践及理论探索，在保胆时用切开取石方法治疗 Mirizzi 综合征，开辟了新的途径，把“用外科方法改变成石环境”作为新旧保胆治疗的分水岭和本质区别；率先提出勉强“分离、结扎、切断胆囊管”是胆道损伤的根本原因；并提出“能保不切，必须切时，避开分离、结扎、切断胆囊管”是预防胆道损伤的根本出路；从广义的微创观出发，根据数据和经验提出“切口大也能微创、无镜也微创”的理念。提出保胆治疗，不只是简单的取出结石和单纯保留胆囊，而是保护肝脏、胆道、Oddi 括约肌、胰腺等整个胆树的正常生态，根据循证医学原理和效果除以代价的公式，比较和计算，得出保胆在多个领域优于切胆的结论，因而提出把“预防为主，防治结合，标本兼治的保胆治疗作为胆道外科发展的战略目标”。

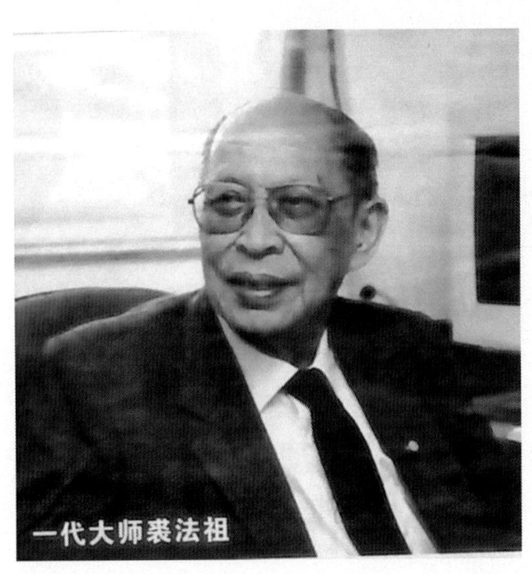

一代大师裘法祖

重视胆囊的功能
发挥胆囊的作用
保护胆囊的存在

贺全国首届内镜微创保胆取石
学术大会的召开

裘法祖
二〇〇七仲冬

保胆外科学

莫国贤 主编

科学技术文献出版社
SCIENTIFIC AND TECHNICAL DOCUMENTATION PRESS
·北京·

图书在版编目（CIP）数据

保胆外科学/莫国贤主编．—北京：科学技术文献出版社，2017.1
ISBN 978-7-5189-0665-9

Ⅰ.①保…　Ⅱ.①莫…　Ⅲ.①胆道疾病—外科学　Ⅳ.①R657.4

中国版本图书馆 CIP 数据核字（2015）第 206242 号

保胆外科学

策划编辑：薛士滨　责任编辑：薛士滨　刘　欣　责任校对：赵　瑗　责任出版：张志平

出 版 者　科学技术文献出版社
地　　址　北京市复兴路 15 号　邮编 100038
编 务 部　（010）58882938，58882087（传真）
发 行 部　（010）58882868，58882874（传真）
邮 购 部　（010）58882873
官方网址　www. stdp. com. cn
发 行 者　科学技术文献出版社发行　全国各地新华书店经销
印 刷 者　虎彩印艺股份有限公司
版　　次　2017 年 1 月第 1 版　2017 年 1 月第 1 次印刷
开　　本　889 ×1194　1/16
字　　数　616 千
印　　张　23. 75　彩插 10 面
书　　号　ISBN 978-7-5189-0665-9
定　　价　178. 00 元

序 1

在临床上，当患者被医生告知因慢性胆囊炎，胆结石或息肉需要切胆时，患者及家属说出的第一句话常常是“能不能不切胆，又治好疾病”。如果这时医生坚持说要切除胆囊时，有些患者会选择去另一家医院诊治，或者无奈地说，让我们再考虑后再说。当患者无奈地接受了胆囊切除，永远地失去了这一重要器官时，会时常担心会发生什么意想不到的事情而常怀忧心；当我们看到一个胆囊被切除出现顽固性并发症就诊的患者而又束手无策时，作为医生会感到十分为难和遗憾，而失去胆囊的患者也会对医学产生不满，埋怨和怀疑，从而对医生乃至医学的信心下降，诸如这些临床上屡见不鲜。

平时我们常讲到医疗的质量问题，实际上质量分为两种，一是数据质量，这比较容易实现，优劣泾渭分明。另一种是伦理质量，即感觉质量，这比较难，但这是真正的质量。有人认为好的医疗质量是病好了，患者满意，医生没有遗憾，而差的医疗质量是病好了，留下了并发症或旧病好了新病出现，医生自己深感内疚，良知受到了震撼，而目前我们对胆系疾病的外科治疗，多数是患者治愈了，脏器却永久的失去了，其功能改变了，还有个别患者因并发症而留下了永远无法挽回的消化不良，经常性腹泻、腹痛、反流性胃炎，有些还因手术埋下结肠癌发病的诱因，如果真是如此，其质量是优还是劣呢，不言而喻，这令人深思，而摆在读者面前的这本书，较全面细致地回答了上述人们普遍关心又困惑的问题。

本书的作者，莫国贤主任医师，长期在肝胆外科临床一线工作，在这里他几乎付出了终身的心血。他是一位优秀的普外科专家，1991 年在上海地区率先开展腹腔镜下微创外科工作，有了丰富的经验和深刻体会。在我的心目中，他是我的学长，基础理论扎实深厚，有较强的专业外语阅读能力，曾主译出版《外科学中有争议的问题》一部大型专著，通读和探究《腹腔镜手术的发展和争议》《腹腔镜手术并发症的预防与处理》《医源性胆道损伤的处理与防范》等重要专著，非常重视和跟踪有争议问题的动向。我们早年有幸一起工作，可谓朝夕相处，长达十年之久，相处中，无话不谈，话题广泛而投机，大到国内国际，小到个人和家庭；从医学、人文、自然科学、政治经济学到哲学，无所不及，所以彼此了解甚深。在我的印象中，他是一个兴趣广泛，思维敏捷，独立思考不跟风，善于质疑不盲从，语言不多哲理深，抓住本质不放松，是极富批判精神和科学精神的临床专家。当许多医生，文献和著作都把胆道损伤的原因归于“学习期”“患者因素”“技术并发症”时，他和他的团队通过分析、归纳，总结出执意“分离、结扎、切断胆囊管的经典操作是胆道损伤的根本原因”的结论，并悟出了“能保不切，必须切时避开‘分离、结扎、切断胆囊管的经典操作’是防止胆道损伤的根本出路”，这解析和解决了胆道外科百年之谜。他常说“方法的革命比在旧的方法上苦练更可贵，许多医源性损伤就是在旧的方法上练习技巧产生的”。他对微创还提出自己的观点“在某些条件和某些情况下手术切口大也能微创”，“无镜也微创”的新颖理念。虽然是长期在军队医院临床第一线工作，但他始终未停止过对临床争议问题的思考和探索，他认为有争议才可能有发现和发展的空间。他常把争议当挑战，把挑战当研究的动力。四十年来经他手切除的胆囊不计其数，正是这大量的临床实践不得不引起他对现状再反思并有所发现和创新。

平时我们常谈到优秀医生，“上医”“中医”和“下医”的区别，有人认为一般医生忙于手术治患者，关注数量，不大考虑患者的期待、心理和愿望，认为掌握多数公认的方法，经典学说就可以了，至于效果如何，并发症和长远影响怎样，还有什么可以改进，这不关我的事，这是医学教育局限性所致，我只按部就班，对自己的专业水平提高很少或不知如何思考，重数量，轻质量，满足于做一个熟练工、手术匠。而“上医”则不同，在实践中总是以患者的需要心愿为最高目标。病痛激发其良知，并发症唤起其爱心和同情，促其探索原因，寻求解决方法，以贤能为师，但不盲从，而是通过自己的实践和思考，批判性吸取有益的经验和教训，最终有所发现和创造而成就了“上医”。我说莫国贤同志就是这样一位“上医”，但遭到他的坚决反对，他认为“上医”是每一个医生的奋斗目标。常言道，上医治国，中医治人，下医治病，从他不仅为患者手术治病，以及在本书《保胆与人文医学》章节的字里行间，深入探索百姓患病的痛苦，看病贵、看病难、因病致贫等原因并提倡从医学模式医疗体制改革入手解决现实的问题，在提高治疗效果的同时最大限度减少并发症和对人体长远不良影响，减轻患者经济负担。他已经不是一个只会开刀看病的医生，而是一个年轻医生学习的榜样。

临床上，对胆石症，胆囊内息肉，以往选择手术切除胆囊为主要治疗手段，至今有百余年的历史，可谓外科的经典术式，这一术式的形成受当时科技发展及人们认识的局限性，它曾对临床做出重要贡献不可否认，但是，随着实践的深入，人们对其局限性和潜在的风险的认识也逐渐清晰，曾有许多外科医生对其合理性有过反思，提出“保胆治疗”的新思路，但由于未能很好的解决结石复发问题而一度放弃。近年来，腹腔镜的应用在“微创”的名义下不断扩大手术范围的现象在临床上泛滥，导致了许多青年患者较早失去了有功能的胆囊，胆道损伤等严重并发症增加，引起了许多医学大家的思考和质疑。莫国贤就是较早的质疑者之一，并且及早地把自己的思考付注于行动。经过十余年的努力，他已经完成保胆手术1500多例，不但有效的保留有功能的胆囊，而且还较好地预防了结石的复发，他创立用于保胆的胆囊底部悬吊术、胆囊管切开术、哈袋切开术、哈袋成形术，首先将哈袋肝总管吻合术用于保胆治疗，并率先阐述其胆汁流变学原理，虽然看起来是一种局部的改良，但其作用却是改变了结石形成的解剖学、胆道动力学和胆汁流变学关键性外科因素，这在以往的文献中内科因素的报道较多，而从外科的角度出发考虑的较少，从而初步显示能有效地预防了结石的复发，而且改变了传统的Mirizzi综合征治疗的复杂方法，解决了Mirizzi综合征治疗难题，又预防了胆道损伤，保护了胆囊存在与胆囊功能，避免了用胆肠吻合术方法修复胆道损伤的弊端，从而保护Oddi括约肌功能，其价值是胆系外科的一次重要变革，所以当他第一次和我谈及此事时，我认为“保胆”确有人文医学、循证医学依据并符合“微创”理念，我就极力支持他尽快总结成书，目的是使更多的同道认识其重要性，使更多的患者受益，免受过早失去胆囊之灾。

近年来，他一直不停地为华东及全国各地求治患者实施保胆手术，并不辞辛苦的总结成文编写本书，按照常识，如今他已退休，早已到了安享清福的年龄，也算是功成名就，但是始终没有停止在此领域的求索，我想这已不可能是为了什么名利和地位，而是一个有良知医生的责任感，是我国知识分子特有的品质和专业献身精神的写照。

我浏览了本书的大部分重要章节，认为虽然篇幅有限，但主题突出集中，内容翔实细致，各大章节的安排，按学术专著顺序，运用辩证唯物论和循证医学的理论，既适用专科医生又方便社会大众和患者，通俗易懂，深入浅出，全面系统地回答了胆系良性疾病，临床上经常遇到难以抉择又十分困惑的问题，有较强的可读性和实用价值。书中重点介绍了作者近十年来，保胆实践及手术创新的变革方法及系统预防结石复发的理论与实践操作，对广大临床工作者和提高对保胆重要性的认识，掌握其中技巧，遏制盲目扩大切胆势头有重要实践推广及研究作用。

我读完书中的重要章节之后感到，保胆与切胆虽仅一字之差，但对患者而言，却是幸福、痛苦、安危两重天，这其中包含着良知和责任，守常和创新，其结果又与真正的医疗质量密切相关，尽管书中倡导的保胆理念和方法，也许目前尚有不同的认识，论述中难免有某些瑕疵，但丝毫不影响本书的重要价值，不失为白玉之瑕。因此，出于对本书作者的了解及其保胆理念实践重要性的认识，我仍愿斗胆提笔，不揣浅识，是以为序，与同道共勉。

刘振华

于北京

序 2　“专家论保胆”

全国第二届微创保胆大会上“取石论保胆”讲话内容

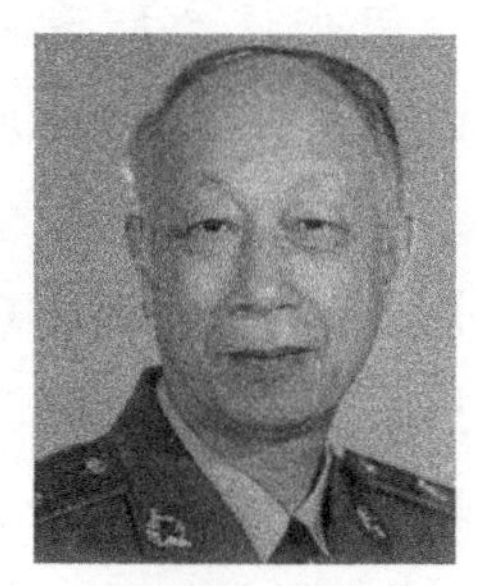

黄志强院士

21 世纪的问题就是：我们有结石的胆囊是不是一定要切除？这个在不同的时代提问题的焦点是保胆不保胆，怎么保胆，什么情况下保胆。这个问题我们进行下面的讨论。

从胆道来讲，你可以说是一棵大树，在外科书上叫作胆树。我说胆道像条河流，像我们长江黄河一样，所以胆的流道是胆流，但是过去一直认为胆道只是肝脏的一个排泄器官，没有它本身的主动性，所以过去认为胆道外科的问题就是通就好，不通就不好。简单的作为管道，就像下水道。

我们现在认为胆道不单纯是条管道，它是一个维持生命的器官，为什么这么说呢？我们身体里面有三大维持生命的器官，肺呼出废气二氧化碳，肾排出水溶性的小分子物质调节人的生态平衡。那么胆呢？它是排除大分子脂溶性物质维持身体代谢平衡。我们现在认为胆道是身体维持生命的重要器官。可能是上帝的错误，上帝把肺做成两侧都有肺，把肾做成两侧都有肾，但是偏偏把胆管做成 5 ~7 毫米的小管，它错了。假如它做成很多管道，二个或三个管道的话，那么我们今天的问题就少多了，所以对这些 3 ~5 毫米管道，维持生命的管道我们重新认识，这不单是管道，它是维持生命的重要器官，就像肺、肾一样重要。我们怎么样对待胆管呢？胆道包括肝内、肝外、胆囊。作为胆道系统整体，我们怎么样对待它，近年来，我们对胆道问题是怎样认识的？那么胆囊来讲，我们说胆囊是河流的大湖，它有控制胆管压力的能力，没有胆囊的患者胆道梗阻 24 小时黄疸很明显，有胆囊的患者在 48 小时才开始出现，有急性发作胆管炎没有胆囊的患者很危重，休克容易发生，有了胆囊，情况完全不一样了。因此胆囊是调节整个胆道系统一个大的湖泊，保护肝脏，不仅如此，还是肺脏第一道防线，分泌免疫蛋白，对付感染。也是身体一个免疫器官。

因此，我们今天对胆道要重新认识，就其全部功能究竟该切不该切，当然不该切。但另一方面看，当胆囊都是污泥、泥沙的时候，常常发生感染发热，当胆囊壁很厚了，增生了的时候，没有了吸收功能、流动不畅时候，这时候该不该切，我想没有人反对，问题就是说该切不该切，中间我们怎么样认识这个问题，这是当前问题的所在，在过去的胆道外科里面，我们并不主张所有的胆道结石都切掉，只是对有症状的胆囊结石的胆我们切掉，对没有症状的、安静的结石我们怎么对待，过去一直是临床外科一个很难琢磨、很难确定的一个问题。国外有过报道，有过统计，像北欧瑞典卫生情况发展比较好的国家，他们有过医学统计就是有了胆囊结石的患者，胆囊功能还好的，胆囊功能不好的患者到底以后怎么样？他有长时间的记录，确定他应该怎么样，怎么认识这个问题。但是人家是人家的，中国是中国的，我们国家具有这种状况该怎么样？我知道到目前为止没有？我们没有根据说你到底切还是不切，因此取石保胆的问题不是一个简单的问题，它关系到社会经济人文的健康和很大量的医疗中的问题。

现在的问题就是说，本来胆囊是好的，它怎么样变坏啊？为什么变坏，已经变坏的胆囊会不会变好，坏到什么程度能变好，什么程度不能，因此胆囊在胆石病里面它是首发的，它是受害的，这个问题需要解决。从胆石的研究来讲一百年来没有人能解决这个问题。这里面有个很关键的东西跟我们考虑取石保胆相关。

假如胆囊的损害损伤是由胆石引起的，那么结石的存在必然导致胆囊进一步的损害或进一步的发展，变成一个不可药救的胆囊炎病变。这个结石必然要取掉。假如这个胆囊本身是引起结石的原因，那么你取了结石还要长结石。这个胆囊要去掉，以免再长结石。所以综合来讲，我们今天讨论的问题不是胆石的问题而是胆囊本身的问题。到底它是个原发的病变还是受害者，过去我们曾做过一点工作，就是把胆石患者，胆囊切除后，它的病理改变与临床历史经历对照，发现胆囊的改变和患者结石过去发作的次数成正比，换句话说胆囊的改变很可能是胆石的结果而不是胆石的原因，正因为胆石堵塞感染，它才一次一次变化最后不能恢复。从这个方面来看，我们取石保胆手术意义是说不单纯把石头取了，把胆囊留在那里就是取石保胆。正如刚才我们所认为的那样，胆囊是个受害者。我们取石保胆是早期把石头取了，胆就可以保住了，将来它可以维持正常的功能，不至于造成伤害，假如这个观念成立的话，我们这个取石保胆不单纯是治疗胆石的问题，而且是从根本上来纠正胆囊功能，保存胆囊功能的一种预防性的微创手术。那么它的价值有两个方面，一方面减轻患者痛苦，另一方面把我们过去胆道外科所写的界限推向前面，过去胆囊切除有症状做，没有症状不做，现在影像学发展了，结石没有症状要不要做值得研究？

取了石头避免胆囊以后受到伤害，这样预防性手术该不该做？做了有没有好处？这里面要开辟一个新的问题，把原来的外科传统手术更推进一步。

从外科来讲，我感觉保胆和胆囊切除不是对立的问题，现代外科观念是变动的，它只是在一个不同条件下观念的更新，改变。过去外科是治疗有症状性胆囊结石，主要是胆囊炎。所以外科治疗目的就是治疗胆囊炎。现在我们取石不是治疗胆囊炎而是预防性胆囊炎，保存胆囊。过去认为不需要做手术，这是个观念的延伸，因为过去没有 B 超、CT 这类东西，他靠临床症状来诊断，过去没有影像的诊断，所以有症状的胆石做手术，没有症状的我们没有办法知道他有没有结石。现在不同了，没有症状的我们也能诊断出来了。因此我们对外科的问题不是一成不变的。

因为时代不同了，过去我们受很多手段的限制，现在我们更加清楚对这个新型的问题我们怎么去考虑，这需要观念的更新。这对胆道外科是十分重要的问题。

所以我个人认为把保胆取石这个工作继续做下去不是单纯为治疗这个胆石，不只单纯去掉结石，这不是我们最终的目的，我们最终的目的是通过我们微创的努力保存身体生命器官胆道系统的完整性，使胆囊恢复它原有的生理功能，这样才能使人体更加健康，这里有很多问题待我们研究，因为要我们推倒已坚持了一个世纪的理论，建立一个新的观念。

需要我们做更多的工作，但是我看到参与这次会议的同志已取得了较大共识，做了许多有益的工作，我更有信心，相信我们今后会做出很出色的工作，会支持我们的观念，我们的观念更能增加和维护人类的健康，使他们更健康地生活，这是我们的目的。

黄志强

在第二届全国微创保胆学术大会上的发言记录　唐文雅整理

出版说明

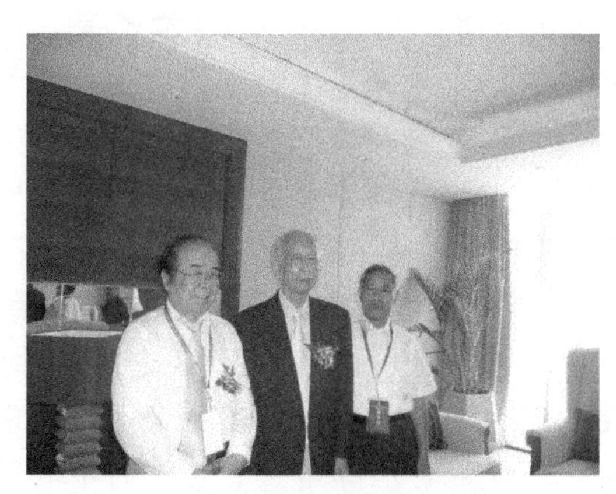

作者与黄志强，张宝善教授在一起

随着人们对于生活质量要求的提高和技术的进步，各种保留脏器的疗法应运而生。如直肠癌的保肛手术、脾外伤的保脾手术、乳腺癌的保乳手术及盆腔手术时保留生殖神经功能等。而对于胆道外科中的主要脏器胆囊良性疾病的治疗，近 100 年来均以胆囊切除为主要手段。基于人们对生活质量的要求，医学对胆囊重要性的认识和技术的进步，多年来，有许多患者，经常问医生："能不能不切除胆囊?" 许多患者要求医生在治疗胆囊良性疾病的同时，也能像保乳、保肛和保脾一样保留有功能的胆囊。进入 20 世纪末和 21 世纪初，张圣道教授等进行过研究，张宝善教授相继在全国多家医院传授和推广这项治疗技术。据 2007 年 12 月 7～9 日在广州番禺召开的全国首届内镜微创保胆取石（息肉）学术大会初步统计，约 7000 例患者接受了这一疗法。而到 2009 年 7 月在北京、2010 年 8 月在新疆哈密，2013 年 8 月在青海西宁，2015 年 7 月在内蒙古赤峰，2016 年 5 月在重庆先后召开了第一、二、三、四、五、六届全国内镜微创保胆学术大会时，接受治疗的人数 7 万余[1]。由于以往的保胆手术不用纤维胆道镜，或早期用效果较差的经皮碎石（PCCL），在取出结石后没有任何预防结石复发的措施，因而 5 年复发率在 37% ～ 47%，一度被放弃。这也是人们更缺乏信心未能迅速推广的主要原因。为了解决复发问题，作者在 2003 年开始，以取尽结石为前提，在"结石可以预防"的思想理念指导下，采用了一整套内科、外科和理疗的措施来预防结石的复发。5 年复发率下降到 4% 左右。张宝善教授在北京会议上总结数家医院 1200 例，5 年复发率在 2% ～8%，也未超过 10%。作者统计国内资料，5 年平均复发率在 10% 以下，而且没有发生其他不良后果。

作者作为一名肝胆外科医生，以前也是以切胆为己任。在由切胆转变到保胆的过程中遇到许多问题，有来自患者的，更多的是来自主张切胆医生的质疑和反对，这些问题不仅理论上要答复，而且实践中也必须解决。不回答这些问题，保胆治疗就不可能顺利开展，而要回答这些问题，又不是写一两篇文章就能解决，必须有公开的、成熟的、已为人们公认的常识资料以及我们和其他同行治疗的结果为依据，从循证医学的角度系统地进行解释和答复。这就需要有一本专门为保胆而写的专著。虽然今天各种保胆治疗如"雨后春笋"但尚未坚竹成林，虽犹如星火，但尚未燎原。在国内外一片切胆大比拼的浪潮中，乍一看，关于支持保胆的资料是处于劣势。但当深入查阅和研究时，发现许多关于胆道内外科临床和实验室研究的资料都从不同的角度支持对胆囊良性疾病的保胆治疗。其中，由我国著名胆道外科专家，工程院院士黄志强教授主编的《当代胆道外科学》一书就是最杰出的代表。《当代胆道外科学》一书的指导思想、基础理论和某些操作技术，与其说是为整个胆道外科，不如说主要是为胆囊良性疾病的保胆治疗所写。它为今天的保胆治疗提供有力的理论依据和操作经验，用这些理论和操作经验来指导保胆治疗和保胆后预防复发，比用来指导切胆更有意义。尽管该书早在1989年已经出版，但近年来大家热衷于切胆大比拼，忙于提高修复（比拼中产生的）胆道损伤的水平，无暇顾及这些对于从根本上预防胆道损伤、切胆并发症、保护胆道正常生态等有重要价值的理论和实验成果，所以对冉瑞图教授要“结束 Langenbuch”时代的呼吁和杨可祯教授的“胆汁流变学”的等闪光理论感到陌生，更不用说能把这些原理付诸实践。中国胆道外科不缺指导思想，不缺超前冲动，缺的是脚踏实地的行动，真所谓“犀利刀枪锁武库，善战军马放南山”。这也是本书参考和重温《当代胆道外科学》中很多研究资料的重要原因。这也是科研成果转化到临床应用的体现。

对切胆医生而言，切除了胆囊就“万事大吉”，所产生的其他问题都归于正常并发症。其实切胆后严重的并发症早已引起专家学者们的关注，如冉瑞图教授在《当代胆道外科学》的胆道疾病外科治疗发展章节中就指出胆囊切除存在的五大问题。从胆囊切除术问世以来的百年余中，临床上对其合理性、并发症及对整个消化功能的影响等给患者带来的不利因素的质疑声和探索解决方法的研究从未间断。保胆没有成为主流及近年来有扩大切胆的趋势的原因是多方面的。如人们的习惯性认识，传统观念的束缚，对新事物的陌生感，经济利益的驱使，技术掌握的熟练程度和对术后实际的关注和随访等都是长期未能引起足够重视的因素。当然最重要的是技术的发展和观念的更新，正如黄志强教授指出的那样，“历史往往可以有趣的重演”，但要在更高的层次上重演，由于历史的原因复发率过高，曾经被冷落过的保胆疗法，在新的条件、新的理念和新的操作方法支持下，“复发率”这一焦点问题已经有了对策并得到逐步解决，已降低到可以接受的范围而且其后果远不及切胆后果那样严重。因此作者有充分理由认为，保存身体生命器官胆道系统的完整性，保护胆囊的生理功能，这样使人体更加健康的微创保胆疗法是具有强大的生命力和广阔的发展前景的新疗法，定能为创建中国特色的胆道外科增砖添瓦。黄志强教授在全国第二次保胆学术大会上做了题为“取石论保胆”的精彩报告，从此，在全国掀起了保胆取石取息肉的研究和实践的新高潮，为一度冷却的胆道外科研究注入了新的活力。本书收集大量实验资料和数据，借鉴很多成熟的技术，丰富和创新了作者的临床实践，切胆与保胆虽然仅一字之差，但有很多问题需要澄清。包括是先考虑对患者的影响还是坚持医生习惯？是坚持什么样的微创观念？什么是真正的微创？是以局部美容为中心还是全身生理功能为主？胆石症能否预防？取石手术中和手术后还能否预防？如何预防？作为胆道外科中的世纪性难题，胆道损伤能否解决？如何解决？胆道外科是延续百年切胆老路，还是确立新的战略目标？如此等等，因此，必须进行系统的讨论，有必要将保胆作为胆道外科其中的专题来进行研究。

近年来，随着腹腔镜技术的广泛应用，用腔镜技术切除胆囊更方便，更快，表面上对患者创伤更小，所以称为微创手术，因此导致切除胆囊的现象更加普遍，切除的适应证更广泛。由于胆囊切除病例基数太大，因胆囊切除而出现的并发症在临床上也随之增加，成了临床上值得关注的问题，从而又再次唤起了人们对大量切除胆囊的担忧。临床上，学术界也出现了围绕切胆与保胆两种意见的争议。主张切胆的人认为，对发生结石、息肉及有慢性炎症的患者切除胆囊已有百余年历史，是外科的经典方式，切除胆囊可以此绝后患，这种思维方法源自阑尾切除术，认为“经典”肯定有合理之处，不能随意改变，而主张保存胆囊的学者认为，传统切除胆囊的方法虽然历史悠久，成为经典，但是当时发明这一手术受历史条件和认识局限性的约束。当时人们对胆囊功能的认识尚不深入，对术后并发症的认识不足，在没有其他更好方法情况下切除胆囊，实际上是不得已而为之。随着人们对胆囊功能认识的提高，对生活质量要求增高，而对病痛耐受域却明显下降以及技术和设备的发展提供保留器官的各种可能，因此，提倡治疗疾病的同时主张保胆。

另外，传统、经典手术方式，也并非一成不变。必须随着实践的深入而变革和更新。辩证唯物主义认为，人们对事物本质的认识不是一次完成的，需要经过实践、认识、提高、再实践、再认识、再提高反复多次的循环往复，这个重复的过程就是人们认识不断深化逐步接近本质的过程，这个过程可以是几年，甚至几十年。任何不变的观念都不符合事物发展的规律，这就像武器的进步必然会改变战争的形式。

主张切胆者的理由是保胆手术复发率高，文献报告早期的复发率为34% ~47%。现已有资料证明，该发病率多是2000年以前，内镜的设备，技术运用经验的限制，多采用效果较差、复发率较高的经皮碎石方法（PCCL），而近十几年来，由于术前检测设备除B超和内镜技术的提高外，CT，MRCP的应用对哈袋结石和胆囊管结石的发现率也在提高，加上手工进行的小切口保胆治疗通过手触探查发现以及术中术后各种预防复发的措施，本书初步统计，国内外报道平均复发率已降至5年平均10%，10年平均20%以下，多数报道5年平均4%，10年平均8%以下，即使有少数复发，其后果也不比患者永久性失去胆囊或切胆造成的后果严重。切胆对人体有些影响是无法挽回的，特别是胆道损伤及对消化功能的影响。本书根据循证医学之父考克兰关于效果（Effectiveness）和效率（Efficiency）公式计算结果，得出结论，在同样取得解除症状，预防癌变效果的情况下切胆付出的伤、残、死等的高额代价，与保胆复发不能同言而喻。而即使是腹腔镜切胆，除美容效果外，不仅没有改变传统切胆造成的不良后果，严重并发症的发病率反而升高。以往常常认为切胆后对人体没有多大影响，没有考虑到由于基数太大造成的社会问题和后果过于严重，对每一个遭遇到的患者和家庭都可能是灭顶之灾，我们的统计显示美国这样技术先进的发达国家，因腹腔镜切胆造成的5年伤死率超过美国5年的伊拉克战争伤死人数。

就患者而言，多数患者希望保胆，多是出于伦理，少数出于旁人的经历，对胆囊医学上重要性认识都比较肤浅；而很多人勉强同意切胆也是无可奈何，因为在此之前几乎没有保胆治疗，因此患者意愿是保胆重要的循证医学决策依据之一。

近年来保胆的重要性已经得到了多数学者的关注，在几个核心关键问题上已取得了共识，如胆囊重要的生理功能，保胆在取得几乎相同效果的同时因为并发症和术后不良反应比切胆少，保胆后结石复发问题已经得到逐步解决，再手术率和复发的后果不如切胆严重，所以在均无随机对照实验（RCT）数据的情况下，回顾性资料对比显示，新式保胆治疗明显优于切胆。本书力求提出重要观点时，必须举出已有数据或权威著作的技术来源，有的观点与人们以往的许多认识不同，甚至相反，说明保胆治疗还存在较大争议。正如列宁所说“对复杂疑难问题的研究如果不把它摆在学科的位置，就很难达到一定的高度”，切胆与保胆为何长期存在不同的认识，这说明它的复杂性和重要性，也说明不是写几篇文章、开几次研讨会就能解决的争议，这也是我们总结国内外有关的研究资料，进行系统的梳理、论述，编写本书的原因。

本书既便于临床专科医生根据临床需要选择阅读，以利于临床决策，又方便患者家属咨询参考。重点突出，简明扼要，对医生、社会和家庭都有较大的参考作用。是国内外首部此领域代表性著作。

本书编写过程中，有的章节，如第二篇保胆与循证医学，只列提纲，对需要深究的读者，内容显得骨感而欠丰满，是因为仅考虑章节的完整性而编入，作者根据内容的重要性以及目前人们已掌握的程度作了取舍，写作时没有展开。此外，因水平有限，本书不足或错误在所难免，恳切希望读者见谅及批评指教。

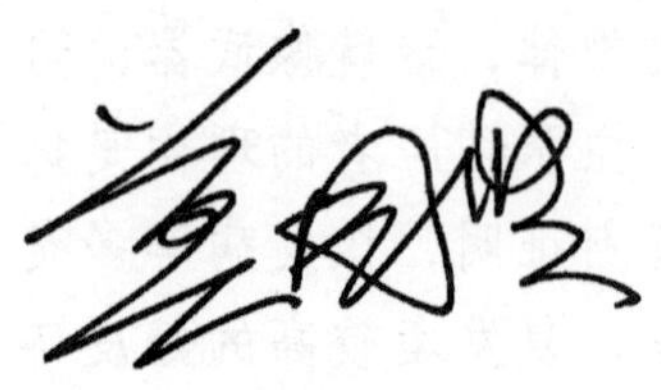

[1] 张宝善. 严肃认真地发展内镜微创保胆事业［D］. 第五届全国内镜微创保胆学术大会论文汇编，2015：1.

目　　录

第二十篇 药物预防临床研究进展 ………… 270

第二十一篇 预防保胆后结石复发——保胆外科学根本性任务 ……………… 284

第一篇　医学思维与医学模式概论

冉瑞图教授在中华肝胆外科杂志2000年第六卷第3期发表《发展中国特色的胆道外科》的重要文章，呼吁发展具有中国特色的胆道外科。文化基础决定思维方式，什么样的医学思维决定或影响着医学行为，而一定的医学行为会逐步形成相应的医学模式。要创立中国特色的医学模式和医学体系，首先要从中国文化基础出发，用中国人的医学思维方式，创建现代科技条件下以人为本的人文医学模式；要发展具有中国特色的医疗卫生事业，也必须有中国特色的医学思维。这些思维包括：根据我国社会经济发展水平、用中国的哲学思想和伦理道德标准对原有医学模式弊端的重新思考，对医学市场化冲击和后果的反思，对科学精神和医学“科学主义”的全面认识、制定以人为本的医学教育、疾病预防和诊疗方案，最终达到建立人文医学模式的宏伟目标。

不可否认，电子、光学和医用生物学技术的发展促进了医学的进步，为人们战胜疾病提供了有力的武器，并给人们的生活带来了便捷和舒适。但真理若超出一步就可能成为谬误，即如果想用自然科学的标准来解决人世间一切问题甚至以此为标准来达到全人类知识的整齐划一就显得十分荒谬。当人们把关乎人的生命、身体、精神的医学简单地划归为“科学”、交给“技术”时，医学与它的对象的关系将发生什么样的变化？对医学本身的发展有何影响？本章将从以下几点进行讨论。

第一章　医学模式的演变

医学模式从迷信神灵主义医学模式→自然哲学的医学模式→机械论的医学模式→生物医学模式→生物、心理、社会医学模式的变迁，人类经历了数千年艰苦探索。尽管医学模式发展到生物、心理、社会医学模式时代，但是在西方价值观和哲学思想的影响下，“唯技术主义”还是占领着主导的地位，当代医学的主流模式仍是生物医学模式为核心。

第一节　生物医学模式

一、西方生物医学模式的特点

生物医学模式的特点是采用分析—还原的思维方式，主要应用物理学、化学、生物学的原理说明人体生命和疾病的现象，突出强调疾病的局部定位思想和特异性病因观念。在诊治过程中轻视人文因素和整体性，如器官之间的互相关系及诊疗对象的个体特性。

二、生物医学模式的主要内容

1. 医学观，具体地讲就是对人体、生命、健康、疾病、诊断、治疗、预防和医学教育的观点，是医学模式的核心。

2. 是用西方思维方式去认识事物和疾病的过程。

3. 医疗卫生体制，根据发达国家医学的发展水平，医学研究的主要方法和思维方式来建立，它与西方社会的经济、科学发展的总体状况及哲学思想相一致。

三、西方生物医学模式的主要优点和致命缺陷

生物医学模式的优点和先进性在于它利用现代科学技术，在诊治过程中做到定位、定量、定性及快速。能使人们把人体从结构上看得越来越“清楚”、病因和定位更加明确、方法更有针对性，效果自然较古代医学更好。

1. 西方生物医学模式的主要优点

上海第五人民医院刘刚主任[1]在中国医学论坛报上发表文章指出：由于当代医学在添加了科学技术的“发酵粉”后迅速发展、扩张和膨胀，逐渐战胜了其他医学流派并巩固和神话了自己的地位。当代医学借助于科学技术的雄风，建立在笛卡尔、培根的科学思想方法之上，以彪炳千秋的成就为人类历史的发展做出了重要的贡献。它出于古代而胜于古代，建立在更加科学的基础上，并且在人类防治传染病、寄生虫病、营养缺乏病及其他地方病等方面获得了显著效果，所以人们把从迷信神灵向依仗科学称为第一次卫生革命的胜利。

2. 西方生物医学模式的致命缺陷

如在诊治过程中轻视人文因素和整体性，如器官之间的相互关系及诊疗对象的个体特性；崇尚“科学主义”；缺乏科学精神；医学过度市场化、伦理道德的轻视、混乱、医学的非人性化趋势和逐利思想等。这些西方生物医学模式的致命缺陷，是中国医疗卫生事业存在的问题的根源，也使医疗体制改革成为世界性的难题。

3. 生物医学模式的缺陷所酿成的后果

生物医学模式最直接后果是医疗资源的极大浪费、医生从主体沦为医学技术的工具，思想受到极大腐蚀、患者对医学技术的期望超越医学所能，达到“现代迷信”的程度、过度市场化最终背离医学为人服务的本意，导致医疗资源和医患关系高度紧张。

凡事都有两面性，诊断治疗的先进性并不是医学的全部。因为操控这些技术的是人，诊断治疗的对象也是人。正如刘刚主任指出的那样，生物医学模式的缺憾是对技术的过度依赖，使生物医学科学这辆“战车”把“人”与“病”这个密不可分的整体蛮横地裂解了，并在“科学主义”的帮助下，裂隙越来越大了。它的弱点随处可见。比如在医院建设方面重“电脑”轻“人脑”，重科研轻临床；在医学教育方面重“科学”轻“人学”；在技术职称评定方面重文章、学历和知识，轻医德、学识和智慧；在医疗质量评定方面重经济效益轻公正性和社会效益；在医疗实践判定方面重结果轻过程；在医学科普方面重科学成果的宣传，轻科学精神的培育；在宏观政策方面重治疗轻预防；重视和迷信大医院，大专家，轻视一般或社区医院和普通医生。虽然政府投入了大量的资金改善医疗状况，各级领导呕心沥血狠抓医疗质量和医德建设，绝大多数医护人员勤奋努力、忍辱负重、如履薄冰地工作，但人们对于医疗行业的不满甚至是愤怒和仇恨之声仍不绝于耳。人们感觉医学离“人”越来越远了。因此，探寻使医学真正成为“人”学，就成了医学特别是我国医学发展的必由之路。所以倡导创立“人文医学模式”代替现有的“生物医学模式”就成了我国医学界为之奋斗的目标。

第二节　科学精神和“科学主义”

一、科学精神

1. 科学精神和“科学主义”是两个完全不同的哲学概念。科学精神是一种对于科学实事求是和对客观规律的崇尚精神，是求实、求是、理性、创新、怀疑与批判精神。有人认为科学精神是一种生活方式，是一种知识体系，是一种概念系统，是一种方法体系。具体的讲，科学精神是一种理性的质疑，如苏格拉底穷追不舍地提问；一种论证精神，如胡适的大胆假设和小心求证；一种探索精神，如达尔文对人类进化过程的拷问；一种创新精神，如爱因斯坦脱巢于牛顿所创建的相对论。认识事物、发现问题、解决问题、制定政策都离不开科学精神，这就是现代提倡的科学发展观。

2. “科学主义”则不同，“科学主义”是把技

术的作用推向极致，忽略其两面性，忽略人性和人的源动作用。

刘刚主任的资料显示，“科学主义”有其深刻的历史根源，1543 年，哥白尼的《天体运行》和维萨里的《人体构造》出版，标志着近代自然科学革命的开始。从此科学技术的快车就以飞驰的速度疾驶着，向前发展着。当代医学在添加了科学技术的“催化剂”后得以迅速发展、战胜了其他医学流派并巩固和神话了自己的地位。在患方，甚至成了部分人的“宗教信仰”，误认为当代医学是解决人类疾病和痛苦的唯一良方。更有甚者居然有人以为医学的触角可以伸及日常生活的任何层面。对征服晚期恶性肿瘤、慢性疾病和长寿抱有不切实际的幻想，医生的手、眼、和大脑永远不及“高科技”、高费用的检查仪器，由此又诱发了医疗费用上涨；在医方，忽视疾病的预防和社区服务及初级卫生保健。对健康和疾病理解过于片面以及科学成果的滥用，导致了医学科学的非人性化和医患危机的产生。医生们就似乎觉得躺在床上的不是有生命和情感的人，而不过是称作肉体的“物质”。当下，医生们的手、脚、眼、脑相继退化、僵化，只能成为推销跨国公司医疗设备的御用工具，在这些“高科技”工具面前，昔日“天之骄子”，“白衣天使”完全丧失了求实、求是、理性、创新、怀疑与批判的科学精神、丧失了主动性、智慧和良心甚至勇气。崇尚“学科主义”的现象在向市场经济转型和道德伦理混乱情况下越演越烈，并为伪科学的滋生提供土壤。在宏观政策方面常出现：忽视疾病的预防、资源布局上贪图“洋”“高”“大”“全”，忽视社区服务及初级卫生保健，由于缺乏科学精神，常出现“一放就乱”“一抓就死”的恶性循环。许多现象与行为都与科学发展观背道而驰。

第三节 正确对待新技术

一、“技术”过度引用

看病难、看病贵、过度检查、过度治疗是这些年来避不开的话题，其实均与所谓“新技术”的滥用分不开。在我们的印象中，像我们这样的发展阶段的国家，各行各业，是在人工难以完成的操作、危及人身安全的环境或人力奇缺的情况下才考虑依靠机器人来实现人类的需求。从电视新闻报道中获知有医院采用机器人系统进行国内首例胆囊息肉切除手术。目前国内共有机器人系统十余台，共完成千例以上各种手术，我们还不知道这些手术中是哪些手术人工难以完成、哪些手术会危及患者的生命及哪家医院人手奇缺？我们的财力是否奢侈到普通手术也要用机器人来施行的地步？近年来国家和地方查处了一些跨国公司和国内公司用不正当商业贿赂等运作方式把某一品牌药品推向市场，这让我们联想到已有人为刚在国外开展的机器人手术系统做宣传，其作者一再申明不是商业运作，我们也不要过早下结论，但可以斟酌其中的言辞，多问几个为什么。

下面是这些人在为机器人企业呐喊时的原话：“机器人系统高达百万美元的价格会让很多医学中心望而却步，到目前为止，我们这些购置机器人微创系统的医院已经收回了成本（谁买的单？编者问）。但是这不是一种商业运作模式！（是什么，编者问）我们需要保险公司和联邦政府共同参与进来并给予大力支持。因为机器人是一种很好的手术器械（有 RCT 证据吗？编者问），所以其生产企业需要生存（患者呢？编者问）并大力发展。那么，现在问题就集中在一点；机器人手术到底好在哪里？因为我们尚未拿出资料来显示机器人手术的优势，因此保险公司目前还未将其纳入报销赔付范围”（就算国家给报销，钱也是纳税人的，编者注）。另一段喊话是：“机器人手术需要发展，同样，我们也需要尽我们所能支持生产企业的发展，因为生产这种大型设备企业的发展仅靠其自身的商业运作是远远不够的。这种企业需要多方面的支持”。还有的提到，与开放手术相比，微创手术（MIS）具有很多优点：切口小、住院时间短、恢复快及疼痛轻。与上述优点比，微创手术的一些缺点（诸如纵深感差，缺少触觉反馈、器械受限“学习曲线长”）就微不足道。机器人手术不存在纵深感差的问题。目前对于“触觉反馈”方面的研究，会促使在不久的将来构建一整套“触觉反馈”体系。器械也会越来越好用，对于那些仍然不敢做某些微创手术的外科医生来说，机器人手术是最好的选择！机器人手术除了具备微创手术优点外，还摒弃了很多的限制条件。所以目前我们需要做的是："学习并大力开展。"看来，发达国家明知机器人做手术造价高、性价比低以及存在尚未解决的问题，可以在"尚未拿出资料来显示机器人手术的优势"，尚无"循证医学"依据情况下，推出"技术含量"很高的机器人系统，为"技术"捆绑着企业一起发展的目的相当明显。机器人手术的高额费用也让常人望而生畏，一个简单的肾脏良性肿瘤局部切除两个半小时以上，需要20万~30万元人民币，除切口小，与腹腔镜有一比之外，其他效果没有超过普通传统外科手术。技术和收益在国外，"世界工厂"的中国生产大量（绝不是为国家安全的）机器人，承受着碳排放和环境破坏，国家和普通患者来买单的压力，这应该是RCT的重要对照项目。中国已经成为世界电子垃圾的最大进口国，很多地方因处理电子垃圾成为癌症村，连普通医生都能做的胆囊切除手术，也用机器人来做，据说防止了胆囊癌，环境破坏增加了其他癌症的发生率。

国内，2007年北京有医院引进了国内第一台达·芬奇机器人辅助手术系统，应用于心脏外科。（图1-1、图1-2）此后国内多家医院购置了机器人辅助手术系统。目前国内共有11台，共完成1332例各种手术。2009年卫生部相关部门暂停了地方医院该系统的购买和使用，2010年同意已购买该系统的医院继续试用。尽管全国多家医院有强烈购置意向，但卫生部相关部门还未开始审批其他医院的申购。也有人对机器人辅助系统作了介绍"与学习和掌握腹腔镜技术比较，掌握机器人辅助手术系统的学习曲线期很短。这是由于机器人辅助手术系统的操作方式完全遵从常规开放手术的操作方式。视觉是三维立体而不是二维平

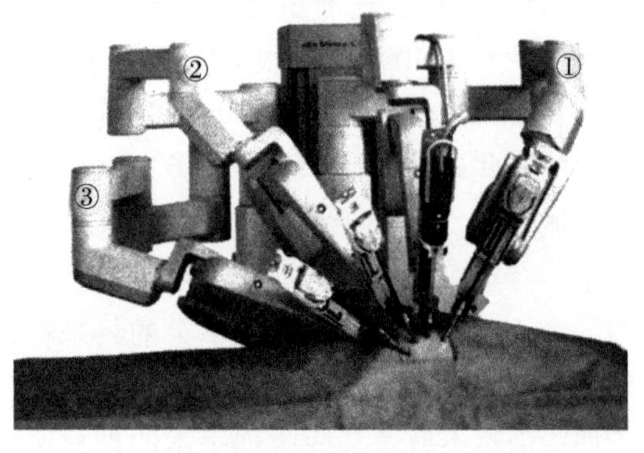

图1-1 机器人系统的机械臂进行手术

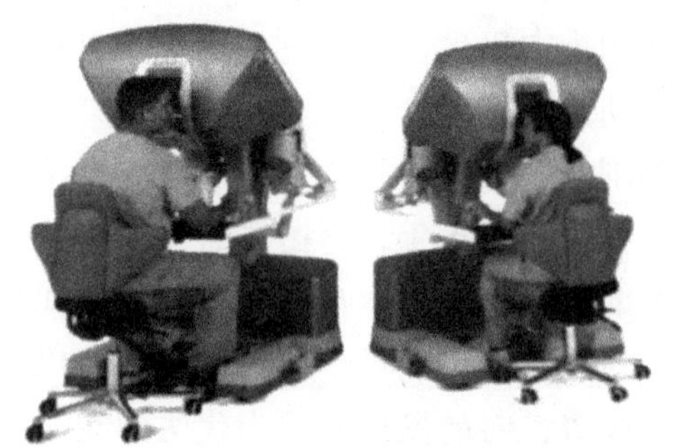

图1-2 达·芬奇手术系统医生控制台

（照片来自中国医学论坛报2013.7.1.47版）

面的，术者仅凭视觉就能确定器械尖端的确切位置而不需要等到器械尖触到组织后才能确定，基本可达到开放手术时的肉眼直视。由于机械手完全与人、手相仿且同步，故初学者很快就能适应"。好在该作者比较客观介绍了该系统的不足，"由于没有力（触觉）反馈，不能直接感知打结时是否拉紧缝线，需要通过屏幕观察线结是否拉得够紧。而且钳夹组织力度不易掌握，文章作者体会到应尽可能小的力度钳夹组织，能提起组织即可"。"此外，达·芬奇的机械臂固定后，在腹腔内操作范围与腹腔镜比会小很多。也就是说在腹腔内长距离操作比较困难，有（胆肠吻合）时需联合腹腔镜来完成"。我们很感谢作者客观的介绍，因为国外有些国家处于种种原因，真正管用的核心（与国家安全有关的）技术不会卖给我们，有些"奢侈"技术，他们看准中国市场和中国人在"创新方面""争先恐后"的心理，还没有我们常说的"循证"依据，就企图打开中国的市场，这里我们没有下什么结论，只是希望对任何新"技术"都要多问几个为什么？我们只期望机器人的手术设备将来会更完备、更成熟、性价比更好、更加人性化、尽早赶上和超过人的所能，尽早拿出全面的"循证"依据。在中国人有支付能力之后再推广，在胆道外科，因腹腔镜已经使胆道损伤发病率攀升。在修定的胆道损伤治疗指南中，以修复成功率最高的是人工开腹胆肠吻合，而机器人系统用于胆肠吻合时还要求助于腹腔镜的配合，可想而知，为什么不在制订治疗方案时，首选人工开腹胆肠吻合，而追求腹腔镜和机器人所谓的"高科技"含量。这些倾向性的问题，不一定与国情及文化有关，可能与商业利益的关系更

大。如刺绣，剪纸，绘画，无论是中国人还是外国人都仰慕手工制品，而对无价之宝，最温暖的人的身体，却热衷于寻求冰冷的机器人来“修理”，如此往后，机器人的能力真像目前宣传和一些人的预测那样，2040 年以后机器人的能力全面超过人类时，这样的情景将会出现在我们的面前，大量胆囊切除的患者只要躺在自动传送带上，顺序进入无人手术室，手术后像工厂零部件一样由传输带的流水线送回病房，在病房里等候的也是机器人护士。如果公关力度到位，这样的场景很快出现在人们的眼前。到那时，可能才有人像仰慕人工制作的刺绣、剪贴、绘画工艺品一样，渴望自己的手术是医生亲手缝制的。但是，那时候恐怕能在人体身上精雕细作的医生已经很难找到。尽管科学技术不断以人们难以置信的速度向前发展，但是医学“以人为本”的性质不会因技术进步而改变，新的时代同样会展现出更新、更体贴的人文观。而人文观的核心是医患之间的情感交流。1981 年荣获诺贝尔生物学奖的罗杰斯佩理博士发表著名的“左右脑分工论”其通过脑割裂实验证实了人脑的不对称性。也就是说人脑的左右半球有着不同的分工，左半球擅长分析、逻辑、演绎、推理等理性抽象思维，右半球擅长直觉、情感、艺术、灵感等形象思维，这是生命体通过自然进化演变而成，象指纹一样不可复制的。而人工智能，AI 即 Artificial intelligence 的本质源于二进制为原理的电路逻辑，0 和 1 两个数字能够按设计构成世间一切逻辑，但无法创造灵感，拥有直觉，获得情感，这正是人文医学所必不可少的不变的内涵。这也是机器人或其他智能系统只能完成制式动作，而不能根据灵感处理非制式问题的原因。

二、重视“新技术”的两面性，特别是技术滥用的负面影响

原子裂变，为人类提供新的能源，但滥用也给人类带来新的威慑；机械化伐木，提高了劳动生产率，但加快了森林的破坏速度；机器人做手术、进病房做护理，提高了技术含量，但缺少了人文、温心、并逐步离间了医患关系；在“科技含量”“美容至上”思维的操弄下，用所谓的新器械或机器人去做很简单的手术，甚至要从女性阴道切除阑尾或/和（有功能的）胆囊，美其名曰为创新，完全忽视了作为女人的人性、伦理和其他并发症和患者的经济负担。

三、所有技术的局限性

技术不是万能，还不能解决人类所有的问题和治愈所有的疾病；技术是人发明的，也应由人来科学的应用，在医学这项“人学”领域里，技术永远不可能完全代替人，人更不能沦为“技术”的工具。这些都是对科学精神和“科学主义”的全面认识。如果说愚昧依附神灵治病是古代迷信，而“科学主义”则完全依赖“技术”是产生现代迷信的根源，医生和患者都以为现代“技术”已能解决人类所有的问题和治愈所有的疾病。其实，80% 以上的疾病在一般医院，一般医生都能看好，不必远行千里，蜂拥到大城市，找大医院，觅大专家；视、触、叩、听、一般检查能诊断的病，不必非全靠特殊检查；一般药物能治的病，不必非要用进口“好药”，如此等等都是“看病难”“看病贵”、医疗资源短缺、各国医改失败的祸根。医生成为新“技术”的工具，患者成了为这些新“技术”买单的替罪羔羊。而其根源于生物医学模式，原于“技术主义”。而科学精神则是破解这世界性难题的法宝，本书下一章推崇人文医学模式，为读者用科学精神来探索、求证、开启一扇新的大门。

第二章　保胆与人文医学

第一节　人文医学的特征和意义

一、人文医学的主要特征

人文精神与医学技术紧密结合的诊治活动称为人文医学。人文医学的主要特征是八大统一，即①人文是自然与社会的统一；②人文是形态结构与功能活动的统一；③人文是局部与整体的统一；④人文是机体与环境的统一；⑤人文是生理与心理的统一；⑥人文是预防和治疗的统一；⑦人文是医患目标的统一；⑧人文是智商和情商的统一。

二、人文医学模式的意义

要把“生物、心理、社会医学模式”上升到人文医学模式的高度。除生物技术元素外，不同民族、不同文化、不同社会历史发展阶段、不同的价值观、人生观和哲学体系可以有不同的医学模式。

中国社会经济的发展阶段、中国天地人和的文化底蕴、辩证唯物的哲学思想和中医辨证论治灵活的医学思维模式等，为人文医学模式在中国生根、开花、结果提供了肥沃的土壤。人文医学模式，不是对现有模式和科学技术的否定，是在中国哲学思想指导下，反思西方哲学不足；倡导人文医学模式，不是简单的回归，而是为了使科学技术更好地成为为我们服务的工具，而不能让医生和患者被科学技术所支配。所以人文医学模式是把现有模式提升到更高的水平，使科学技术更好更有效地发挥正面作用。

第二节　人文医学应该是中国特色的医学模式

一、东西方文化的区别

东西方哲学有明显不同，西方哲学起源于两希文明，即希腊文明和希伯来文明，把矛盾、利益、观念等推向极致和绝对，过重强调格式和（与情、理完全对立、为利益集团服务的）法制，而东方哲学更多的是从人性出发，重视伦理、道德、仁义、人与人的和谐关系。西方对矛盾的解决，一般是把自己做强做大，弱肉强食，消灭对方，无理也辩三分，得理更不饶人，两次世界大战和多次相当规模的战争均由西方发起，这些历史事实是把矛盾事件推到极致，把己方利益绝对化的典型范例。而东方文化处理问题往往是弱化矛盾，从一种阴阳和谐的立足点出发解决问题，得理也让人，求同存异，合作共赢。

二、和谐的中华文明

华夏上下5000年，培育了深厚的文化底蕴。在认识世界、把握自然、改造自然、处理自然与自然、国与国、人和人、人和自然等关系方面有着明显的中国特色。在认识论方面，自古以来，中国人把世间万物用阴阳五行来概括，天有金木水火土、人有五脏六腑。他们之间有着相克、相丞和相应的关系。任何关系的断裂，就会失去平衡，酿成灾难，发生疾病。在处理人、万物间相互关系方面，崇尚天地人和。在中国哲学中，强调顺其自然、把握宏观。这里的“自然”，指的是事物自身的发展规律。把握宏观，这里的“宏观”，是指全局性、战略性、主要矛盾和矛盾的主要方面。“把握”，是指发挥人的主观能动性，使事物的发展更好地为人服务。所以，“顺其自然、把握宏观”，是矛盾的统一，既要顺应，又要有度掌控。中国哲学的核心概念是一个“中”字。孔子常常要求自己的言行合乎‘中庸之道’的标准。“中庸”的核心是中庸、中和、适中和执中，它们是以孔子为代表的先秦儒家所倡导的一种宇宙观、方法论和道德境界，也是中国儒家伦理和审美思想的集中体现。“中”有中正、不偏不倚之意，“庸”则指的是平常、常道和应用。如果把太

“上”、太“下”为之过，而过“左”、过“右”则为极端，那么只有“中”才最正确，世间多数事物的状态是两头小“中”间大，抓“中”间带两头，就是抓主要矛盾，就能使其他矛盾迎刃而解。医疗卫生事业上，常见病、多发病居中，多数人的经济能力居中，解决了常见病和多数人的问题，就解决了中国医疗卫生事业的基本问题。所以“中”才是事物发展的客观规律，总结我们和人类所犯的错误，无一不是由于偏“中”而太“过”所至。在个人修养方面，国人对于作为“至德”的“中庸”，是以自己的实际言行的践履来体认的。中国人强调吾日三省吾身、严于律己、宽以对人、克己复礼、礼尚往来。一代伟人毛泽东是古为今用、洋为中用，是马克思主义和中国哲学思想结合的典范，他的矛盾论和实践论两篇哲学著作是我们认识问题和解决问题的金钥匙。他提出的实践是检验真理的唯一标准和任何时候都必须抓住主要矛盾、不同的矛盾，用不同的方法来处理的英明论断，不仅是指导中国革命的战略性思维，同样还是我们医疗卫生事业向前发展的指路明灯。在世界外交上，中国倡导的和平共处五项原则、在国内创建和谐社会，都体现一个“和”字，不出头、不称霸、刚柔并重、游刃有余、防“过”求“中”是中华民族屹立于世界民族之林的重要法宝。中国哲学以崭新的视角通过对西方哲学的全面反思，向人们展示了人类新的东西合璧思维坐标。人们在尝试接受新的文化样态的同时，也在探寻它的思想渊源和流变方向。然而出乎意料的是东西合璧思维坐标，在中国传统的儒、释、道哲学中都能找到它思想痕迹和智慧脉络。许多学者都不约而同发现，当代哲学在很多节点上，是对中国传统哲学思想的回归和感应。就连诺贝尔物理学奖得主哥本哈根学派代表人物皮尔也发现，他最得意的科学创建，互补思想，在中国古代文明中早就是一块哲学基石，遍及中国大江南北的太极图就是互补原理最好的标记和象征。因此他把太极图作为自己的族图和图腾。人们不难看到，即使是某种旧的复活也具有了新生的元素。因此，学者无比自豪的指出，当代哲学对中国传统哲学的某种回归的高度一致性，是其先哲们过人的智慧、灵感、远见以及中华文明超强的，跨越时空的穿透力（图1－3）。

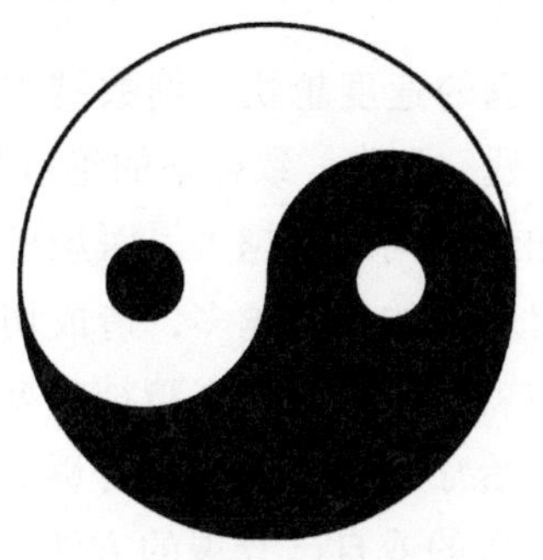

图1－3　太极图－互补原理的标记

所以，“中和”的哲学思想是中国传统文化的瑰宝。什么是中国优秀传统文化，西北大学中国思想文化研究所所长张岂之在接受采访时回答道：“一个理念是自强不息，还有一个理念是道法自然，天然和谐，居安思危，诚实守信，厚德载物，以民为本，仁者爱人。尊师重道，和而不同，日新月异，天下大同。”这些对中国、对世界历史的发展有着深远的影响。今天，继承和弘扬“中和”的哲学思想，不仅正确处理人与自然的关系、人与人的关系，对于建设有中国特色的社会主义和中华民族的伟大复兴，具有重要的现实意义。在我国医疗卫生事业的改革和发展，和谐医院，和谐医患关系的构建方面同样具有重要的现实意义。

第三节　保胆治疗与人文医学的关系

一、从大多数人的关切出发

保持人体器官的完整性，是每位患者的迫切愿望，胆囊结石和息肉是多发病常见病，全国患者约超亿人，如都采用切除的方法来治疗，加上一定比例的不良反应及致残，致伤，致死率，就成了很复杂的社会和经济问题；保胆治疗不仅保持人体原有结构，而且保留和改善原有器官的功能；照顾到局部和整体；达到机体、环境和患者心理愿望的统一，保胆手术治疗当时以及术后增加预防复发的措施，实现预防与治疗有机相结合，切除胆囊的设备再先进，医生的技术再成熟都难以实现患者的生理，心理和愿望的统一，实现治病与控制损伤的统一。

二、治疗与控制损伤相结合

切除胆囊的速度越快，例数越多，产生的不良反应及致残，致伤，致死率的绝对数字就越大，造成社会和经济问题就越大。医患的矛盾纠纷也加剧。保留胆囊的患者越多，造成切胆并发症损伤的绝对数就越低，按人文精神的要求，医生有责任把各种治疗的优缺点如实告诉患者，不能只介绍自己会做的或自己开展的方法；同样，开展切胆治疗也要告诉患者可能发生的各种手术损伤，术后并发症和亚健康等，而不是一味介绍手术伤口小恢复快等优点；开展保胆治疗的医生也应该把保胆治疗的最主要的缺点，也是唯一的缺点——结石复发的可能性如实告诉患者，由患者去权衡各种方法的利弊，给患者以知情权和选择权，实现患者和医生目标的统一，最大限度地减少医疗纠纷的发生。

三、医生情系保胆患者

保胆与切胆时不管胆囊功能的好坏、不问患者意愿，不顾年龄大小，民族习俗、职业特点等人文因素有着明显的区别。有位汽车司机因胆囊息肉行胆囊切除术后，一年 365 天，300 天拉肚子，不得不改行。对做过保胆取结石（息肉）的患者和他的医生最牵挂的都是结石（息肉）是否复发，经常相互联系，因为复发管控是保胆后医生的唯一的主要任务，医生有办法有义务给患者予关照，与切胆后不同的是，切胆后所有问题，与医生好似已“无关”，因为都是“正常”“并发症”。所以，保胆治疗是实现以上八大统一最具体的措施，是人文医学的最具体体现。

第四节　人文医学模式下对医生的要求

对医生，在诊治工作中，除了有高超的技能，还要有更丰富的人文色彩；以人为主（机器为辅）、以人为本。

医生首先通过自己眼、手、耳、目、从病史和体检中获得第一手资料，再经大脑的分析、综合、归纳得出初步的诊断印象，只把其他高科技的诊疗手段作为上述步骤的补充。在选择诊疗方案时，抓住主要矛盾，有所为有所不为，根据循证医学的最高原则，处理好效益（effectiveness）和效率（efficiency）的关系，即力求用最低的医疗成本去获得最理想的疗效，医疗上的高消费不等于高科技含量。高科技也不等于高水平。在患者面前，医生要体现善良，同情，对人体组织、器官的爱护和对生命的敬畏。要有高尚的医德、精湛的医术、语言除讲究客观性，还要富有艺术性、幽默感、说服力、感召力和穿透力；服务时讲究技艺、智慧及人格魅力。医生的服务对象是一个个活生生的具体的人，即使患同样的疾病，可以有不相同的年龄、性别、民族、信仰、文化教育、职业和经济心理承受能力和不同的诉求。医生要把诊治过程当作与患者及家属亲切交流和沟通的过程，想患者所想、急患者所急。医生这些综合能力，不仅为我们制定个性化的诊疗方案提供有力的依据，用最简单、最安全、最小创伤的办法去解决最复杂的问题才是高水平。也是防范和处理医疗纠纷、把医疗开支调整到合理水平的必备条件。中国医院协会医院文化专业委员会副主任高金声教授指出，医学的本意是对人的关怀，人文精神在医生身上体现的是善良、同情生命、对生命的敬畏；人文精神在医生身上最根本的体现的是医生应成为一个人性丰富而精神高贵之人。一个不具备医学心理学知识、对人际关系学一无所知、不懂管理学和医德语言学的医师在工作中必然是被动的，医疗效果也会因此大打折扣。一个医学科学者，不懂哲学、不讲科学精神、诊疗工作中，不加分析的崇尚“一刀切”“格式化”“套餐式”的诊疗方案，没有变革和创新精神，只能沦为推销跨国公司“高科技产品”的御用工具，在医学领域不可能有发言权。

第五节　人文医学模式下对患者的要求

对患者，要科学、理性的对待，认识到专家、大医院和现代医学还不是万能，还不能解决人类的所有问题和治愈所有的疾病；而一般的医院和普通的医生可以治疗大多数的常见病、多发病。因此，患者既要破除传统迷信也要破除现代迷信，就医也要量力而行、量病情而行。如有某新闻报道称，患三期晚期胰腺癌患者，亲属从网上得知美国有机构研究，在医生宣布死亡时，将患者冰冻，50 年后有希望复活。全身冰冻，最高花费上亿元，讨价还价后，可以只冰冻头部，价格又从 200 万元降低到 75 万元，结果，卖掉房子也要做试验。人们的求生愿望可以理解，但这种劳民伤财的事还是少做，特别是工薪阶层的朋友。其中提到将其他部位的遗体作为捐献，如果是捐给解剖之用也就罢了，癌症患者的遗体捐给别人，谁要？再想，即使 50 年后脑子“复活”了，其他部位没有冰冻，或已经捐出，只有大脑还有何用。再过 50 年，倾家荡产为之保留遗体的人，也不复存在。正常细胞能复活，癌细胞也会复活。难怪有人质疑，这是一场骗局。所以，看病贵，不全是医生，医院，国家的事，患者不自量力，“现代迷信”也是其中原因之一。目前，大城市和大医院人满为患、大专家一号难求、一般医院和普通医生门庭冷落、看病难看病贵、盲目投奔大城市、满怀希望而来，人财两空而去的事常有报道。这些问题，除其他原因外，现代迷信、有病乱投医也是重要因素。

20 世纪以后，特别是 50 年代以来，人类疾病谱、病因谱、死因谱发生了较大的改变。曾对人类健康造成严重危害的急慢性传染病受到了强有力的控制，而心血管疾病、恶性肿瘤、意外事故却上升为前三位死因。这些疾病与现代人的生活方式和行为密切相关。有资料表明，生活方式、行为、环境因素已占致病因素的 60% ~70%。这使得社会、心理因素在疾病产生、发展、诊断、治疗、预防中的作用日益显凸出来，所以人文医学模式对患者也提出更高的要求。中国还是一个发展中国家，人口众多、资源匮乏的现实矛盾还长期存在，要给国家、医院、医生一定解决问题的时间和空间。医患之间是一组矛盾的统一体，是你中有我，我中有你的关系，你对医生有不切实际的要求，医生必然采取上述“一刀切”“格式化”“套餐式”等预防万一的保护性措施，到头来所受损失的自然是患者。医患之间经常换位思考，这样，才能出现“医患合力抗病痛，和颜一笑泯恩仇”和谐的医患关系。

医患关系紧张的原因是多方面的，但根本原因是单纯生物医学模式对医患双方思维和行为的影响，是某些“新技术”过度使用取代了医生的眼、手和大脑，废退了医生视、触、叩、听的看家本领，减少了医生和患者接触和思想心灵交流的机会；在医学过度市场化形势下，原有医患间血浓于水的依赖关系变成了“一手开单一手交钱”的买卖关系；原有在抗击病魔战线上同一个战壕上的战友，如今却成为互相防范的对手甚至是敌人。社会上出现了医生自我保护的 31 条，其中提出：“勿向患者及家属过多解释病情，告知其病名及严重性即可”，从单位利益出发，只告诉自己单位开展的项目，不可能介绍其他单位开展的，哪怕并发症更少，效果更好、费用更低的方法，使患者失去知情权。条例提示“不必相信下级医疗单位和其他单位的检查单，治疗方案，多检查没有错”。患方也有对策，据调查，73.3% 的医院出现过患者及家属殴打、威胁、辱骂医务人员的现象；59.5% 的医院发生过因患者对治疗结果不满围攻、威胁院长的情况，76.7% 的医院出现过患者及家属在治疗结束后拒绝出院且不交住院费的现象；不时有患者暴力伤害致医生身亡的报道。这些现象正是人们呼吁改革现有医学模式的，提倡人文医学的理由。

第六节　人文医学模式对医疗改革的意义

所有决策，提倡科学精神，反对“科学主义”。根据中国国情，用中国哲学、文化及思维方式，伦理道德标准，加强人文医学教育、制定医改政策和积效评定标准、强化科学管理。在评价医疗质量和医疗水平时，科学的对待所谓的“技术含量”、按照循证医学效益和效率原理，用治疗同种疾病的性价比来衡量方案的优劣和水平的高低。

一、改革医疗卫生建设模式

从加大投入着手的医改，世界各国无一成功先例，从变革医学模式开始有可能走出医改困境。但改革之路不可能一帆风顺，人类从迷信神灵到依赖科学，经历千百年艰苦卓绝的探索，要从过度依仗技术到重视人文精神，更须百倍的努力，要走更长的路。要做到深入人心，更非易事。在6位卫生部、厅、局长，16位医院院长、6位医务人员和3位患者等37人，关于解决医改难点的表态中，[2]仅有一人提到“以人为本”，无人提到从改变医学模式入手，最多的是强调投入。无疑，投入是改革的物质基础，但是，如果不改变现有的医学模式，有限投入的“好钢”可能被放到刀背而不是放到最需要的刀刃上，因为中国还没有发展到把很多昂贵的设备如机器人当成“美容”产品的地步。须知，投入多少是可以根据国力强弱来改变，它是相对的、局部的、暂时性的；但医学模式的影响、它对投入资源的损耗和浪费是长期的和全局性的。现有的医学模式及这种模式下的体制不可能把有限资源用到为广大人民群众医疗需求、医院建设和提高医务人员的生活待遇等“刀刃”上。2008年9月，卫生部通报国内四家医院违规添置射波刀大型医疗设备，强调必须经过科学论证、准入审批。2011年初有电视台宣扬用大型机器人设备做简单的胆囊息肉切除术……如此等等的近年来大型医疗设备重复投资，过度投入导致过度治疗现象如得不到遏制，我们有限的资源很难达到最理想的改革效果，确保投入的科学性、有效性。

医疗技术水平高低不单纯等于每一个医院必须配备相同的高科技设备。但是，当前把医院水平的高低同等于医疗设备性能的高低，在经济利益与医院竞争力排名等驱动下，不顾地区医疗资源利用率低的现实，在当前国家财力不足，不可能满足各医院不切实际的需求时，医院为提高经济效益，提高竞争力，有的医院找信贷，有的医院找开发商，冲破卫生部门的约束，照样要早买，快买新设备，医院为提高新设备利用率，必然要求医生多开检查单，建立鼓励开单政策。这样一种提高医院知名度，改善医技人员待遇的恶性循环方式必定是增加患者负担（导致因病致贫）与国家医疗投入的压力，这些都是医改投入再大也难以确保收支平衡的根本原因。

二、改革育人模式

有什么样的医学模式，就有什么样的医学教育导向。按人文医学模式的要求，在医学教育中把握好轻重环节，要学医，先学做人。医者仁慈，国父孙中山、大文豪鲁迅、法国革命家、政治家，让·保尔·马拉（Jean Paul Marat）（1743～1739）等，都出身医家，在接受医学教育和“悬壶济世”职业征途上修养成对人民疾苦的关爱和仁慈之心，才造就后来更加宽阔的人生追求。所以，加强医学生人文观、哲学素养、科学精神、医学科学的思维方法已成为医学教育改革的重中之重。医学教育要适应医学发展，在未来的医疗实践中发挥哲学对医学的指导作用，特别要挖掘中国哲学在创立人文医学模式中的作用，不能用西方的哲学观来说中国的理。在医院管理和建设上，改革效率，质量和医生水平的评判标准，比如，除根据科研成果、临床技能和服务态度之外，还要以诊治同一疾病的性价比衡量医院的效率、质量和医生的技术水平。在当前，后者是最具有操作性和现实意义。但受到市场经济的冲击，医院经济效益放在第一位，往往难以进行。

2008年初，由中华医学会伦理学分会举办的“中华人文医学公益巡讲”活动，中华国际交流基金理事长兼秘书长宗叔杰教授指出，现代医学发展到了必须充分重视人文精神的时刻，医患关系的现状决定了我们必须加强人文医学教育。我国医疗卫生事业的发展及和谐医院的构建决定了我们必须加强人文医学的建设。中华医学会伦理学分会主任委员张金钟教授指出，将医学的自然科学性质绝对化，弱化医学的人文科学性是一种片面的认识。它局限了医学服务和医学研究的视野，导致了目前医学从业人员只见病、不见人、只爱病、不爱人、重视病、忽视人的现状。过度的利益攀比，过高的利益欲望、不加掌控的市场行为已经成为当前国际医学经济危机的罪魁祸首，这种现象也已经成为伦理道德混乱的病根、影响现代医学的发展和医疗体制改革的瓶颈。这些问题要从源头上抓起，从教育抓起。选材上，选择有同情心，愿意帮助别人的孩子；改变用单纯培养科学家的方式来培养医生；改变用考核科学家的标准来考核医生；除了培养孩子的智商，更要培养他们的情商，重视培养医学生与人交往的能力和技巧；尽管医学还不是万能，生老病死是不可抗拒的自然规律，在面对“能”与“不能”这种客观事实面前，一句幽默的回答可泯恩仇，一句貌似“客观”的直白，可引来纠纷；所以北京大学医学人文研究院院长助理王岳要求在学生阶段要了解医生职业的两个禁语——“你的病我能治好”和“你的病我治不了了”。黄志强院士在欢迎各种新技术蜂拥而至的同时，在《微创外科无处不在》一文中，提醒人们注意“科学的发展有时会以一种倾向掩盖另一种倾向”，并提出“医学的人文修养呼吁外科医生更多地回到患者的床旁”。在腹腔镜手术还没有改善胆道损伤问题的情况下，又出现了自然腔道手术和机器人辅助手术系统等眼花缭乱的“新技术”面前，人们更加担心医生离患者越来越远。中国的市场经济是在中国哲学思想指导下的社会主义市场经济，在抵御国际金融危机中已经显现出它卓越的作用。我们有理由相信在中国哲学思想指导下创立的人文医学模式以及在这一新模式下的医疗经济学，在推动中国医疗卫生事业发展和医疗体制改革中也必将发挥更大的作用。

如果人们把从迷信神灵模式向依仗生物科技模式的转变称为第一次医学卫生革命的胜利，那么，从现有的医学模式向人文医学模式的转变理应称之为第二次医学卫生革命，它将为推动有中国特色的医疗卫生事业发展做出新的贡献。黄志强院士在微创外科时代的外科医生“天之骄子”还是“迷途的羔羊”[3]一文中提到，“以患者的最大利益主导一切外科活动，而外科本身又向着更高要求，更精细的方向发展，所以这对未来的外科医生提出更高的要求，即有更确实的专业训练，更广泛的医学，社会学和人文修养基础，而医学的人文修养呼吁医生更多地回到患者的床旁”，医生和护士不能被机器人挤出医院，病房和手术室。因此，人们普遍期待从人文医学模式中要资源、要人才、要成果、要好的就医环境及和谐的医患关系。

（莫国贤）

参 考 文 献

［1］刘刚．反思汉代医学模式的缺憾（上，下篇）［J］．中国医学论坛报，2008－4－17；2008－4－24.

［2］田晓青．牛年伊始话医改［J］．中国医学论坛报，2009－2－12.

［3］黄志强．在微创外科时代的外科医生“天之骄子”还是“迷途的羔羊”［J］．解放军医学杂志，2008，33（2）：121－122.

第二篇　保胆与循证医学

第一章　有对照的临床试验[1]

"外科学中有争论的问题"是美国明尼苏达大学医学院 Varco 和 Delaney 两教授主编和另外 90 位不同观点的外科专家，对 30 个临床外科领域中既常见又重要的课题展开争鸣，从而启发读者的思考。其中第一章"有对照的临床试验"对本书确立"切胆"与"保胆"争议的规则有一定的帮助，因此介绍给读者。

第一节　临床对照试验的意义和困难

（摘录本书"序"的部分内容）

读者要认识到证据的特点在于具有不同程度的确凿性。举例来说，双盲试验是一种严谨的探索，科研人员根据获得的事实来判断所决定的治疗方案是否合适，但是这种研究方法只能轻易地用来研究药物，在此情况下，患者和医生都不知道所用的治疗药物。想仔细研究外科手术方法而进行双盲试验就不那么容易，因为外科医生习惯于所施行的手术方法，对手术方案而言，即便单盲也是很难做到的；患者对要施行的手术性质一无所知是不现实的。

当今，关于手术治疗问题最能提供确切答案的方法是前瞻性的随机化研究。一般认为参与评价治疗结果的人员不知道手术细节，这种研究结果就更为可靠，尤其是根据患者的主观反应来判断治疗结果的情况下。

个人治疗的连续病例组，组中患者未经有意识的选择而接受的治疗方法基本上也相似，较随机化病例组的可靠性差。然而，在最小心进行的计划中，对患者的某些隐蔽选择总对治疗结果起着一定的作用。因此，细微的歪曲因素能损坏看起来是明确的结论。在可能的情况下，编者促请撰稿人提供选择患者的这种根据。仔细的撰稿人和读者在分析临床病例组时要把注意力集中到发现病例取材，成功标准，随访期限，随访方法和其他因素的显著差别上，这些因素可使获得的结果发生变化，而与采纳的治疗方法完全无关。

第二节　循证精神无处不在

本章内容选用我和第二军医大学申恩功、沈炎明、姚德荣等教授 1981 年翻译，王本茂教授主审（已故），吴孟超院士，蔡用之，吴兴闵等教授校对，第二军医大学出版的英版《外科学中有争论的问题》一书的第一章，该章是王本茂教授译[1]，吴兴闵等教授校对。是因为当前在胆道外科中存在很多争论，如什么是真正的微创？胆道损伤和狭窄如何处理最好？患结石症的胆囊和息肉应该切除还是要保留？等等，其中切胆还是保胆的争论最为激烈，是在胆道外科临床争论史上闻所未闻的。这些争议无疑对胆道外科的发展和进步有巨大的推动作用，由于争论中双方均提出对方缺乏 RCT 证据，即"随机化的临床实验"依据，这是一件好事，用事实说话才能明辨是非，才能防止观点的人为"偏见"。我们在本书《保胆的循证医学基础》一章中，所用的数据虽然多数是回顾性临床资料，其强度充其量只有C级，但总比有的争论中连起码的C级强度依据都没有好，客观上当前临床外科的现状是人们和社会没有等待“随机化的临床实验”的时间和耐心，没有哪项引进的项目通过RCT，有RCT证据，从腹腔镜到机器人手术系统；人们没有看到有来自独立于临床之外，与各种方法“无关”人员组成的本章提到的“策略咨询委员会”进行的RCT实验，更无审评出的RCT报告；最后是外科医生很难受到RCT报告的影响，而改变自己的习惯。提出这些困难和现状不是说明RCT不重要，不现实，而是要提醒人们在发表观点时不能没有证据，强度越强越准确，并寄望着有朝一日，有独立于争论双方的中国“策略咨询委员会”对一些牵涉到战略转变的课题如切胆还是保胆进行“随机化的临床实验”，评审出中国的RCT报告，在目前的情况下，只能根据患者的需求，有证据显示与其他方法相比对患者利多弊少，选择治疗方法，因为大多数患者的需求本身是对RCT能否进行的首要条件，更是RCT报告是否准确的最好检验。

第三节　有对照的临床试验——外科中的随机化临床试验

作者 Thomas C. Chalmer

20世纪初以来曾在不同程度上盛行胃肠吻合术和胃切除术，治疗十二指肠溃疡。30年代治疗顽固性溃疡最盛行的手术是部分胃切除术。在这个时期为了预防复发性的边缘溃疡，胃切除的范围一度越来越大；然而目前尽量切得少。1943[1]年首次介绍迷走神经切断术，30多年以后它的改进和疗效颇有争议。正如重复胃切除的经验一样，为了避免烦人的不良反应，又不致降低它的疗效，曾对迷走神经切断术做了许多改进。目前迷走神经切断术，胃肠吻合术以及各种不全类型的胃切除术，大多在连续的病例组中进行各种不同的联合应用实验，而很少进行随机化临床试验（RCT）。假如其中一种手术方式或几种方法确认被认为优于其他方式，则花了这么许多的时间对十二指肠疡患者的治疗得到如此重要的结论岂不惭愧吗？

鉴于消化性溃疡并发出血率极高，因而在治疗方针上有主张禁忌紧急手术，则有的却主张几乎对所有的出血患者都进行手术治疗。1930—1969年间包括21130例患者的61篇报道中，每10年施行紧急手术患者的比例都有所增高，从1940年的2%到1964年[2]某一组的80%，然而总的死亡率仍然完全一样。在三组RCT中紧急手术并不比期待疗法更为有效[3-5]，但由于每组中不随机法指定的病例太多，因此都不是RCT的好样本。既往30年溃疡出血患者的年龄逐年增高，而死亡率是随年龄升高的[2]。这是否认为手术救了一些人的命？虽然患者的年令增高了，是否由于手术后控制感染以及水和电解质问题的进展而使死亡率稳定？

1894年Halsted介绍了乳癌根治术[6]，虽然大多数通晓情况的患者可能并不都以为然，而这种根治手术仍然被认为是大多数外科医生心目中所选择的手术。在RCT中并不都以为然，而这种根治手术仍然被认为是大多数医生心目中选择的手术。在RCT中[7-10]简单一些的手术曾不断地用来与根治手术相比较，虽然经过数百万例的实践，对I期乳癌妇女目前仍无确证证明根治术是选中的手术。

30～40年以前就介绍了门腔分流术来控制肝硬化患者的门脉高压[11]，20年期间数千例经手术治疗后，这种手术才经受了考验。经手术治疗的病例其生存率与历史性或其他方式设计的对照相比较有显著的差别，这种现象曾欺骗了许多临床医生。现在由于有了7组随机试验的结果[12-17]，真相才露了头。如尚没有危及生命的大出血，手术对食道静脉曲张的患者显然应属禁忌。曾经有过出血的患者，手术可以预防再次出血，但代价是脑病发作次数增多，平均寿命略微有点延长。7组对照实验的合理结论很少对各种临床评论和教科书中关于这种手术的意见产生影响，外科医生写的文章尤其如此（表1略）。

仅在美国据估计每年施行25000次冠状动脉转流手术。在大多数致残的心绞痛患者中，手术有明显的相对疗效，手术指征一方面扩大到早期仅有轻微症状的狭心症病例，而另一方面则扩大到濒死的心肌梗死病例。假如施以期待治疗，这两种极端病例生存的机会是否较大而又活得相当健康（按照预期手术死亡率）？现在尚没有研究来回答这个关键性的问题[18]。

用小肠旁路（改道）手术治疗顽固性肥胖症已近20年[19]。手术死亡率和长期严重的伤残可能使治疗又重新回到采用保守方法，这是可以想象到的。然而个别医生继续施行这样手术，好像安全性和长期性疗效已经确立似的。假若有朝一日这种手术就像结肠切除术治疗“自家中毒性疾病”一样被废弃，外科医生和他们的生存患者会有什么感想哪？会证实这种手术值得一试的实验吗？它能否称得上一个实验？

一旦设计出一种手术就进行恰当而充分的随机化临床实验，我们就有可能知哪些溃疡患者在内科治疗失败后选用哪一种类型的手术有效，哪些出血患者应进行手术来治疗溃疡病，手术简化到哪种程度方能安全地治疗早期乳癌，哪种患者会同意施行门腔分流术，哪些顽固性肥胖或需要冠状动脉手术的患者需要施行旁路手术。假若容易得到答案，那就难以理解为什么后两种手术已施行了那么多而没有对照，为什么文献中仍然报道那些经过改良的老一些的手术，而带着批判眼光的读者，由于没有恰当的对照而不可能适当地去评价它们。实施恰当的 RCT 必定存在着严重的障碍，这些障碍是什么，怎样才能克服它们？

著者之前曾讨论过为什么没能进行更多 RCT 的原因[20-24]。作为一种制定裁决的方法，从道德观点出发很难接受随机方案，有时候有难以超越的困难去决定何时终止研究。科研人员由于阳性或阴性的探索实验结果而具有一定程度的偏见，以致促使他不愿对随机化了的患者施以他认为效果较差的治疗，这就使许多重要的 RCT 难以付诸实施。RCT 由于需要大量病例不切合实际，病例数量之大以致必须进行麻烦的协作研究；或由于实验拖延得过久以致数年之后对它的兴趣减少了，然而始终使著者惊奇的是临床医生宁愿去研究一组连续病例以取代 RCT，因为后者可能需要更长的时间，就好像在较短时间内获得的毫无价值的答案并不是对时间和精力的更大浪费，有时付出的代价甚至是生命。

在此必须着重指出，按传统习惯处理一系列小心挑选的连续病例，并报道有利的结果的这种做法有许多缺点。鉴于内、外科革新领域的不断扩大，目前主要依据文献资料取代个人经验来决定治疗方针，由于文献中报道的各种经验其数量显著增加，挑选病例的复杂性和各种治疗方法的细微差别已更明显，要想有效地应用这种工具也越来越困难。了解根据什么来选择病例，即了解不适当或未选中的病例的详细情况对决心采用新手术方法的外科医生，可能颇为关键的。仅仅来自一小组无对照的病例，甚至原作者都没有勇气提出来的看法，是不会被报道的。“好”的比“坏”的外科医生和医院比较愿意报道他们的结果；异常的结果往往比那些已肯定的概念易于为编者接受并予以刊登发表。

只有各方面的外科医生既用传统的又用实验的手术方法来治疗各类型患者而做出成套报告的情况下，无对照的情况下，无对照病例组才可能作为常用 RCT 的不良代替者而被接受。在复员军人管理局中自动广泛分类的病例治疗档案中就有这样的资料。在文献中对这样的资料进行分析时，所做的说明就必须特别谨慎，因为治疗效果与所选和安排患者的特征不能分开。为此，要做出应有的结论就根据有关预后的共变量 *（ * 注释在最后页）进行仔细的推算[25]。一个如何治疗患者的决定是一个根据患者符合现有文献资料的程度而做出的概率决定。在不具备所有病例治疗结果的普遍报道时，甚至于具备这种报道时，对外科医生预测其患者的后果来说，多重 RCT 是唯一可靠的依据。

为了使选择具有巨大的力量来决定后果，因而任何临床实验的对照都必须是同时的。疾病袭击人的方式是多变的，而人对于手术的各种反应也是多变的，两者的联合更是变化无穷。没有哪一项研究允许把该病全体中的每个具体患者去套用某一特定手术。其中必然要有某种选择，而进行选择也不能没有偏性。如果选择历史对照，那种选择也具有偏性的。如果把从前某一次研究的全部患者都当作历史对照，这些对照也不能用来同现在选择的病例相比较。实验组需要取得了解情况患者的同意，取得同意也总是具有偏性的，而这是从来都不能从历史对照组中得到的。最后，在选择实验病例和收集历史对照的过程中，治疗上可发生一些细微的变化[26]。

为了避免从没有对照的探索性研究中产生偏性所导致的“随机临床实验麻痹现象”试验新手术应该随机地指定第一个患者中采用新手术方法或标准手术方法。从科学的观点出发，对这一点显然存在着合理而强烈的反对意见。有相对疗效的结论可能受早期“实验因素”的影响，即技术问题有可能导致明显差于标准疗法的后果。因此，单从科学的观点出发，在随机实验开始以前技术操作应该熟练无瑕。然而从道德的观点出发，除非事先告诉患者所采用的方法尚未十分完满，后果也可能比不上标准手术的效果，并取得患者的同意，否则早期连续病例就是不可取的。显而易见，假若患者完全了解了情况，他会选择公认的手术方法。然而患者也可能选择随机方案，假若能使他信服有相等的机会从一开始新手术就有可能优于老手术。从一开始就真正地得到了解情况的患者同意的随机方法是探索新疗法唯一合乎道德的途径。

新外科疗法的概念一旦形成，就应设计并执行随机临床实验，如果接受这个结论，要用研究成果去治疗患有相同疾病的患者，就必须遵循某些原则。这些原则是研究人员必须把设计的各个方面都体现到随机临床实验中去，而这些原则，也是任何一位读者判断该实验是否真实可信的依据。如果是符合这些原则，那么在“如何去做”的手册与“说明为什么会做好”的指导之间，读者将会遇到的是后者。

生物统计学者

生物统计学者必须参与设计，执行和分析一项研究工作—这意味着他应该是这项工作的协作者。研究报告末了附有感谢该生物统计学者的脚注并不足以说明学者愿意用他的名誉来承担该项目研究的风险。读者能从估计所需病例的数量一节中看出生物统计学者在该项研究中贡献的程度。最终结果是否从一开始就限定了？具有临床意义的差别范围是否也测定了？这两者对估计所需病例数量以使观察的差别在一定的 P 值情况下并非机遇使然，对按照一定的置信限保证的临床意义的差别不致在研究中遗漏（该研究的效能）都是完全必要的。下节将叙述在许多情况下都能察觉到设计优良的 RCT 中，生物统计学者在技术性细节中的杰出作用。

病例的选择

从理论上说，研究工作所得的结论对全部病例都应该适用。这就意味着被剔除的病例一定要尽量地少，并只限于多考虑的治疗中显然受害的病例。换句话说，只有那样的病例，即无论研究中那一疗法最终被证实为优异，但对他们来说也是有害无益，才会被剔除。读者有权要求科研人员列表总结被剔除的病例和剔除的理由，因为这些病例也有可能是合适的。为了满足这个要求，科研人员要备一本这种病例的登记簿。

随机化以前的资料

决定采用哪一种疗法以前，应将病例的特点记录得尽可能详尽。否则偏性将会影响用以恰当地说明所遇差别的那些数据。定量性资料应附以证据，说明它是客观方法收集的，其再现性已测量过了。

随机化

随机化的指导原则是必须将患者一个一个分别地指定其治疗方案。由于所有的适宜患者从未纳入任何试验，当科研人员宣布一个患者合格或本人同意参与随机试验时，科研人员对抽签到哪一种治疗方案必须毫无线索或暗示。得到患者的允许或同意是一个关键问题，因为偏性很容易影响科研究人员追求患者同意参与随机试验的决心。这意味着不论什么时候指定各种治疗方法的机会必须大约相等。在任何情况下随机方案若受到下列三段所描述的任何方法所限制，这个原则就会遭到损害。有效的盲法可以减轻这个问题的严重性。但在评估外科疗法时，盲法显然是非常困难的。

A. 分层

假若预知某些随机前因素与测量的结果恰切相关，而这些因素又属在分析过程中不能进行有效调节的定性因素，在随机前科研人员有可能把患者指定在事先划分的各组之中。假若如此，应予以描述。然后有些生物学统计学者认为在随机前分层是不太明智的，因为结果中与不处理的有关差别可在分析过程中得到调整。

B. 限制

在各个活动组的数量必须一致的情况下，或

者是采用了某种序贯设计或者是所得结果将随时间而变动，科研者也许会把随机过程限制在成对，4个，8个对象一组的内部。要知道在科研工作中各种治疗及其动向都不会完全成功地“致盲”，所以，如果随机过程受限制的话，或者是当医师选择患者参加研讨时，就说服他叫他自动了解前一个患者接受了哪种治疗以及总的说来效果倾向于哪一方，那么偏性造成曲解的机会就非常大了。

C. 患者的允许和同意

患者和进行科研的医生对随机方案这种概念的态度逐渐有所演变，并认为征得患者同意时要详述实验过程。如果这位医生认识到把他的病例列入随机较之武断地指定患者接受某种有可能效果较差的治疗方法在道德上较为可取，那么这位医生应该既情愿又能够把患者当作知己，在征得知情患者的同意时就不应有什么困难。如果医生认为他自己知道答案而没有必要用欺骗来征得患者的同意和允许，那么这位医生就不该去从事这项研究。

随机实验后从研究中剔除病例

这是一个最值得争论的问题。如果在治疗开始或结束以前就把相当数目的病例从研究中剔除，那么一个正确的随机实验过程的全部优点就被否定了。只有当科研人员和患者都对治疗方法和次序完全一无所知，那么剔除病例才不致对实验有所危害。许多随机化外科实验，例如比较消化道出血的紧急手术和保守治疗，由于随机选入外科组后有些病例又放弃了手术治疗，以致其正确性减少了。如果外科医生对患者是否适宜手术另有考虑，患者改变主意显然有可能得到外科医生的默许；如果患者非常适合手术，则内科医生就有可能较成功地劝说他继续执行随机治疗。当然，这种情况也有可能发生在原本随机选入非手术治疗组的患者。为了道德上的原因，在情况发生变化时有可能需要施行手术。如果经常发生上述各情况，这实验不再是一种随机临床试验，而是对选择病例比较两种治疗方法，所选不同组别的结果与不同治疗组的结果就没有什么两样。

这些粗略的例子是在随机后可以从中抽除病例的所有 RCT 中都存在的一个问题。然而在每一个研究草案中必须包括一项出于患者的要求可以任意从中抽除的条款。只有当处理未决患者的医生已“致盲”到能防止结果受影响时，才能控制偏性。

怎样才能对外科手术采用盲法?

采用盲法显然是困难的。手术或非手术两种疗法相比较的情况下，假手术是不道德，何况在医学界处理上它们也是不存在的。当内科疗法与手术相较，没有参与最初随机过程或治疗的医生可以去随诊患者，但通常是做不到的。也许由一个并不随诊而做其他事的医生，一年左右判断一次患者的情况要好一些。当治疗结局为死亡时，那也就谁也不知道随诊的内、外科医生对原来治疗方案的看法会抱多大的偏见，假若有其他证明为可以避免丢掉生命的疗法，因而可以理直气壮地用在已接受被认为是较差疗法的患者身上，那当然是太好了，但是，如果临床研究人员把原来治疗方案相对疗效和后加的救命措施弄颠倒的话，那患者可就遭殃了。

在比较两种不同手术方法时，例如消化性溃疡的两种不同手术，使患者和随诊的内科医生都不知道做了什么样的手术应该比较容易。如果这样做了，就能正确地评价手术疗效和不良反应。读者应在每一个 RCT 中去寻找盲法的证据，若没有这种证据，应考虑到这个缺点削弱结果的可能性。

度量治疗效果

这些度量是否客观，偏性将会怎样地影响他们？是否恰当地度量了观察者的误差，当受偏性影响时，治疗结果是否允许有一种以上的解释?

分析资料

是否采取了恰当的步骤？这是需要生物统计专业知识来鉴定的问题。内、外科医生们经常对文献中所叙述的疗法做出决定，希望他们有朝一日能受到进行这种判断的训练。读者应该在分析资料中去找随机步骤正确性的一节。另外，可以想象，参加科研的患者各不相同，这个事实当然也会影响所得的结果。

研究结束和策略咨询委员会的重要性

读者应去寻找这方面的证据，即任何 RCT 最重要的结束部分曾经过研究人员的深思熟虑。对做出决定的人来说，道德方面的考虑比其他方面更为重要。研究进入结束阶段，临床的科研人员由于对发展趋势的理解不断深入，使得他们越来越难把患者随机指定到可能被证实为较差的治疗组中去。由于这个原因，在研究临近结束时，所选择患者的类型会发生明显变化—对哪个疗法都不容易做出反应，也不容易受到损伤的患者被纳入实验中来，因而延误了出现显著差别。这些都是成立一个由各行各业专家组成的策略咨询委员会的最重要的原因。专家们能注意到研究的趋势，并能比科研人员持较少的偏见的情况下做出关键性的决断。专家们可以再次肯定患者自愿参加科研的信心，而许多有权威的临床医师和生物统计学者们将会肯定他们这样做是正确的，并会照顾到患者的各种权益。

以上所说只是一些判断某一实验是否设计和执行得良好的因素，但这些因素肯定尚未完全被罗列。由于在不同程度上缺少某些特征，可解释为什么各种新的或老的疗法的所有 RCT 不产生相同的结论。当读者发现了漏洞或不符合之处，应小心检查每个研究中存在的有力的和薄弱环节，并据以做出自己的判断。所有的外科医生都应该成为随机临床实验的专家。

（第二军医大学　王本茂译　吴兴闽校　参考文献见本章后）

参　考　文　献

［1］王本茂主译“外科学中有争论的问题”第二军医大学外科教研究室出版，1981.

［2］Dragstedt，L. R.，and Owens，F. M. Supra – diaaphragmatic section of the vagus nerversin treatment of duodenal ulcer：Proc soc Exp Bio Med，1943，53：152 – 154.

［3］Chaimers T. C，Sebestyen C. S. Emergency surgical treatmen of bleeding peptic ulcer：an analysis of the puplished daya on 21，130 pateints. Trans. Am. Climatol：Assoc. 1970，82：188 – 189.

［4］Enquist I. F，Karlson K. E，Tanaka A. M，et al. A progress repot：Gastroenterology，1957，32：619 – 632.

［5］Read R，C，Huebl H. C. and Thal A. P. Pandomized study of massive bleeding from peptic ulcreation：Ann Surg；1965，162：561 – 577.

［6］Spicer R. W，Carbone J. V，and Lyon C. G. Aecut massive hemorrhage from Gastroduodenal ulcreation：Amer. J. Surg，1961，102：153 – 157.

［7］Hasted W. S. Resuts of operations for the cure of cancer of the breast performed at Johns Hopkins Hospital From Jane，1889 to January，1894. Ann Surg，1894，20：497.

［8］Kaae S and Johansen H. Simple mastectomy plus postoperative irradiation by the the method of McWhirter for mammary carcinoma. Prog Clin Cancer，1965，1：453 – 461.

［9］Brinkley D. and Haybittle J. L. Treatmen of stage Ⅱ carcinoma of the female breast. Lancet，1971，2：1086 – 1087.

［10］Bruce L. Operable cancer of the breast：a controlled clinical trial. Cancer，1971，28：1443 – 1452.

［11］Atkins H，Hayward J. L. Klugman，D. J.，et al. Treatment early of breast cancer：arepotafter ten years of a clinical trial. Br Med J，1972，2：423 – 429.

［12］Wipple A. O. The ratinale of portacaval anastomosis. Bull. N. Y：Acad Med May，1946：251 – 263.

［13］Resnick R. H，Chalmers T. C. Ishihara A. M，et al. A controlled study of the prophylactic portacaval shunt，A Final report. Ann Intern Med，1969，70：670 – 675.

［14］Conn H O，Lindenmuth W. W，May，C. J，et al，prophylactic portacaval anastomosis. Medicine，1972，51：27 – 40.

［15］Jackson. F. C.，Perrin，E. B.，Smith，A. G.，et al. A clinical investigation of the portacaval shunt. Ⅱ. survival analysis of prophylactic operation. Am J Surg，1968，115：22 – 42.

［16］Jackson. F. C，Perrin，E . D，Felix，R，et al. A clinical investigation of the portacaval shunt. V. Survival analysis of therapeutic operation. Ann Surg，1971，174：672 – 701.

［17］Resnick，R H，Iber，F L，Ishihara，A M，et al. A controlled study of the therapeutic portacaval shunt. Gastroenterology，1974，67：843 – 857.

［18］Reynolds，T. Report of controlled trial of shunting for esophageal varices . Presented at the American association for the Study of liver Diseases，Chcago，Oct. 1973.

［19］Chaimers，T. C. Randomization and coronary artery surgery.（Editorial.）. Ann Thorac Surg，1972，14：323 – 327.

［20］Payne，J. H. Dewind，L. T. and Commons，R. R. Metabolic observations in patients with jejunocolic shunts. Am J Surg，1972，106：273.

［21］Chaimers，T. C. Boston inter – hospital liver group as an exoeriment in cooperative research. (Editorial.) Gastroenterology, 1963, 57 : 339 – 341.

[22] Chaimers, T. C. A challenge to clinical investigators. Gastroenterology, 1969, 57: 631 – 635.

[23] Shaw, L. W., and Chaimers, T. C., Ethics in cooperative clinical trials. Ann. N. Y. Acad. Sci. 1970: 169: 487 – 495.

[24] Chalmers, T. C., Block. J. B., and Lee. S. : controlled studies in clinical cancer research. N. Engl. Med. 1972: 287: 75 – 78.

[25] Chaimers, T. C. Ethical aspects of clinical trials. Am. J. Ophthalmol, 1975, 79: 753 – 758.

[26] Feinstein, A. R. Clinical biostatistics XIV. The purposes of prognostic stratification. Pharmacol ther, 1972, 13: 285 – 297.

[27] Chalmers, T. C. Randomized versus historical controls. Submitted for publication.

*所谓共变量，例如一个疗效百分比，既是某疗法，又是来自某型患者的，是受两个因素或更多因素所决定的一个数值（校者注释）

第二章　循证医学概述[1]

第一节　定　义

一、定义

是指慎重、准确和明智地应用现有的最好研究证据，同时结合临床医生的个人专业技能和多年临床经验，考虑患者的权利、价值和愿望，将三者完美地结合，对患者做出相对科学正确的医疗决策。根据循证医学中心的说法，“为着对患者个体的医护目的，将目前所能获得的最佳证据加以尽责的、明白的和明智的应用，即为循证医学。”即用科学的方法指导医疗实践、科学实验、医学教育、管理和改革等。

● 即用证据说话办事。

● 证据及其质量是循证医学的关键。

● 医生的个人专业技能和临床经验指医生应用临床技能和经验迅速判断患者的病情状况和建立诊断的能力。

● 患者的愿望是指患者所关心和期望的。

循证医学是统一利用科学方法获取证据，来确认医疗成效的一种尝试。时至今日，循证医学尝试对各种医疗方式（包括放弃治疗）的相关风险和疗效进行评估。

循证医学认识到，医护手段的各种面向到许多因素的影响，其中如生活品质和生命价值的判断等，不能被单纯所谓新方法所完全涵盖。然而循证医学试图厘清那些概念上可以被科学手段涵盖的医疗方法，并且试图采用科学的方法确保此种医疗方式能带来最佳效果。

第二节　循证医学的基本概念

1. 核心：高质量的临床研究证据；
2. 必备条件：临床医师的专业技能 + 经验；
3. 关键因素：充分考虑患者的期望或选择；
4. 学术基础：临床流行病学（的统计学）；
5. 基本方法（随机双盲对照实验法）和知识；
6. 最终目的：见下面第三章（图 2 – 1）。

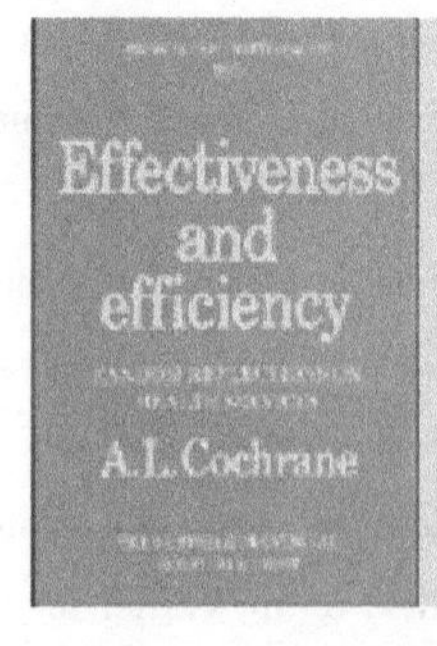

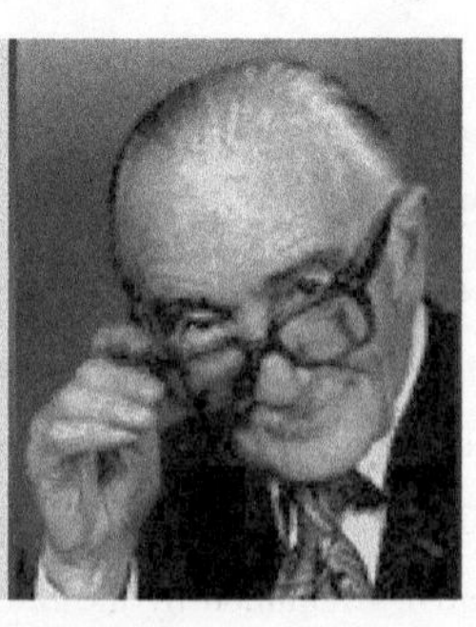

图 2 – 1　循证医学倡导者德国考克兰教授与他出版的专著

第三节　核心思想

循证医学的核心思想是在医疗决策中将临床证据、个人经验与患者的实际状况和意愿三者相结合。临床证据主要来自大样本的随机对照临床试验（randomized controlled trial，RCT）和系统性评价（systematic review）或荟萃分析（meta－analysis）。

第三章　循证医学目的和意义

第一节　循证医学实践的目的

一、紧跟先进水平，培养高素质的临床医生；

二、弄清疾病的病因和发病的危险因素；

三、提高疾病早期的正确诊断率；

四、帮助临床医生选择最可靠实用的治疗措施，指导临床合理用药；

五、改善预后，依法（循证）解决医患纠纷；

六、促进卫生管理决策（积效评定、资源分配）。

第二节　实施循证医学的意义

目前，世界卫生组织已开始运用循证医学的方法制定基本药物目录和基本医疗措施；澳大利亚每年根据循证医学的证据制定外科领域的治疗指南，其医疗服务咨询委员会通过卫生技术评估，为国家的医疗决策提供依据；英国卫生技术协调评估中心负责全英卫生技术评估的总体规划，指导国家卫生研究的质量和方向。循证医学正影响着这些国家的医疗实践、医学教育和临床科研，促使其完成从经验医学向循证医学的转变。循证医学在我国实施的意义主要是：

一、有利于我国卫生决策的科学化

卫生部已借鉴循证医学的原理和方法，成立了卫生技术准入管理处，颁布卫生技术准入管理办法，对费用高、影响大、有争议的重要卫生技术实行准入管理。国家中医药管理局、国家药品监督管理局、国家计划生育委员会等卫生行政管理部门也积极学习和引进循证医学，探索用其提高国家药品政策、计划生育政策的科学性，促进中医药现代化建设。同时，循证医学对于帮助建立并完善标准化国家卫生资源数据库，实现基础数据实时采集、深度挖掘与二次开发，亦有重大现实和历史意义。

二、提高医药行业的市场竞争力

循证医学以其凡事以证据说话、不断更新和效益（effective）和效率（efficiency）评价的科学态度，为管理者提供清晰的管理思路和方法，用证据指导实践，对新药研发、生产、评价和不良反应监测，尤其对推动中医药现代化研究、走出国门、创出品牌有着极高的参考价值。

三、提高医疗服务的水平和质量

我国幅员辽阔，医疗服务地域性差异明显，卫生资源配置不均衡，各地疾病谱构成不同，医务工作者素质和水平存在差异。普及循证医学知识可在基本不增加医疗费用的前提下，通过不断更新和提高医生的临床知识和专业技能来改善医疗服务质量，使政府、公众最终受益。

四、有利于普及医学知识

随着循证医学最佳证据的普及，一方面使患者和公众可方便获得浅显易懂的医学研究结论，减少“有病乱投医”现象，保证其知情选择权；另一方面，提高国民健康意识，将有助于政府和医院实现从以治病为主到以防病为主的战略转变，保障患者的知情选择权，促进医患相互理解。

五、促进医生自律维权

全球医学文献的信息爆炸，使得医学知识的淘汰和更新速度加快，何处循证、以何为证使繁忙的临床医生无所适从。

第四章　循证医学的历史和发展背景

第一节　循证医学（EBM）的历史

基本的进程是，1789 年，Pierre Louis 反对以古典理论来决策提倡“数值方法”（méthode numérique）—代表法国的巴黎学派早期 EBM 思想：

一、反对仅依据中世纪的古典理论来决策；

二、提倡对患者个体情况无遗漏的观察；

三、用“系统性规律”对这些观察结果做出结论；

四、一切临床结论应该仅来源于临床观察事实，不盲从于任何权威和理论；

五、将“对照”的观念引入临床试验，否定放血疗法、吐酒石对肺炎的治疗决策；

1948 年，（英）世界上第一个临床随机对照试验，肯定了链霉素治疗肺结核的疗效。

20 世纪 70 年代 McMaster 大学提出“以问题为基础”的教育模式（Problem - based Curriculum）具有循证医学思想，同期（英）Archie Cochrane 完成随机对照试验。

80 年代，Meta - 分析作为一种有效（多个文献或研究）合成和处理数据的手段。

1982 年，国际临床流行病学网。

1992 年 McMaster 大学发表了名为 Evidence - based medicine. A new approach to teaching the practice of medicine 的文章，第一次提出了“循证医学”这一概念，简写为“EBM”。

（英）Iain Chalmers 成立首个循证医学中心 - Archie Cochrane 中心。

1993 年（英）建成国际性的循证医学网络，全球建成 14 个包括中国的 Cochrane 中心。

2001 年 1147 篇高质量的系统评价，发表并进行中的系统评价研究计划 915 个，建立包含 311，024 篇临床对照试验的数据库。

2007 年 7 月，傅贤波教授在全国第二届微创保胆学术交流大会上作了“遵循循证医学准则推动内镜保胆取石术发展”的报告，要求以强度更高的证据证明推广内镜保胆取石术的可行性。

第二节　循证医学的发展背景

一、按传统方法决定临床诊治有一定局限性，传统医学并非不重视证据，更不是反对寻找证据。实际上传统医学十分强调临床实践的重要性，强调在实践中善于寻找证据，善于分析证据和善于根据这些证据解决临床实际问题。但传统医学强调的证据和循证医学所依据的证据并非一回事。在传统医学的模式下医师详细询问病史、系统作体检，进行各种实验室检查，力求从中找到有用的证据—阳性发现；医师试验性地应用治疗药物，观察病情的变化，药物的各种反应，从而获取评价治疗方法是否有效，是否可行的证据。利用这些证据，临床医师可以评估自己的处理是否恰当。如果效果不理想，则不断修正自己的处理方案。在实践中临床医师从正反两方面的经历中逐渐积累起临床经验，掌握了临床处理各种状况的方法和能力。这种实践仍然应该受到鼓励，这种个人的经验仍然值得重视，但此种实践存在局限性，不可能满足现在的临床活动的需求，因为它所反映的往往只是个人或少数人的临床活动，容易造成偏差，以偏概全。一些新的药物或治疗方法由于不为临床医师所了解而得不到应用；一些无效或有害的治疗方法，由于长期应用已成习惯，或从理论上、动物实验结果推断可能有效而继续被采用。例如二氢吡啶类钙通道阻滞剂仍在一些基层医疗单位中用来治疗慢性充血性心力衰竭，因为在理论上该药扩张动脉和静脉的作用，有助于减轻心脏的负荷。

二、临床医师面临不断更新知识的严重挑战。

三、日益尖锐的卫生经济问题对平衡价格/效益的依据提出了更严格的要求。

四、临床治疗由单纯的症状控制转向对治疗转归与质量的重视。

第五章　循证医学中证据的价值（或强度）分类

第一节　循证医学所要求的临床证据有3个主要来源

一、大样本的随机对照临床试验；

二、系统性评价；

三、荟萃分析，或称为汇总分析。其中大样本的随机对照临床试验价值最高。其他依次类推。本书中所列出的证据资料多来源于“当代胆道外科学”等权威书刊和杂志的对照试验，系统性评价及汇总分析。

第二节　证据科学性的认定方法

一、美国预防医学工作组（U. S. Preventive Services Task Force）的分级方法：美国式分级体系仅适用于治疗获干预。而在评价诊断准确性、疾病自然史和预后等方面也需要多种研究提供证据。

二、英国牛津循证医学中心（Oxford Centre for Evidence - based Medicine）提出了另外一套证据评价体系，可用于预防、诊断、预后、治疗和危害研究等领域的研究评价：

英美两法的兼容关系

英　　美

A级：一级证据　设计良好的随机对照

B级：二、三级证据　非随机、队列对照试验

C级：四级证据　有或无干预的时间序列研究

D级：五级证据　专家或权威的意见

第三节　临床证据产生的基本方法

一、医学研究（如上）　医学研究是第一生产力，是产生证据的根本源泉。

二、文献资料

1. 学术专著及论文集　正规的统编教材是较好的证据来源，但不是最新证据。

2. 学术期刊（含电子期刊）　是循证医学实践中重要的证据资源，可上网检索，时效性强，易找到最佳证据。

3. 临床实践经验的积累　临床实践经验作为“证据”，科学性不强，重复性差，但若将其升华为理性的知识，并用证据来证实“经验”本身的真实性，则此“经验”就成为可靠的“证据”。

4. 实况调查的证据　突发性疾病如SARS流行病学的调查取证。

第六章　发现、寻找和提出临床问题的重要性

第一节　发现、寻找和提出临床问题的意义

一、找出临床问题是实施循证医学的第一步。

二、医学发展的需要

（对临床问题的认识不断升华）患者的需要；医疗经费下降；疗效提升的需要。

三、循证医学所赋予的任务

例如：感冒、支气管炎是否都用抗生素；扁桃体炎，是否都要手术切除；胆源性胰腺炎LC禁忌证？疝修补预防复发最好方法？肠瘘的处理等。

第二节　找准临床问题应具备的条件

一、对患者的责任心。

二、具有丰富的基础、临床医学知识。

三、具有一定的人文、社会、心理学知识。

四、扎实的临床基本技能。

五、综合分析、独立思考和批判精神。

必须以 EBM 为指导，带着问题读书、检索、交流、总结。

第七章 循证医学（EBM）与日常临床实践的关系

第一节 循证医学（EBM）在日常临床实践的运用

一、疑难病例诊治方案制定。

二、开展新业务可行性报告。

三、设计科研实验。

四、撰写学术论文。

五、肯定、否定、发现某一观点。

六、医疗纠纷的答辩和处理—循证办事。

第二节 怎样看待并使用专家意见

有学者认为，专家意见也是证据，毋庸置疑。专家的经验，特别是专家将证据与经验相结合后提出的观点是很有价值。

判断专家意见是否可靠，主要根据其观点是否有充分的证据基础，如没有证据，则多个专家达成的共识比个人的观点相对可靠。对没有研究证据的少见或复杂病例，专家意见有较重要的参考价值。

第三节 循证医学与保胆治疗

循证医学（EBM）定义，按 David Sackett 教授关于“谨慎地、明确地、明智地应用当代最佳证据（资料），对个体患者医疗做出决策。”的定义，即用科学的方法指导医疗实践、科学实验、医学教育、管理和改革等。即用什么方法来治疗，要根据证据来决定。循证医学是比较医学，是数字比较的医学，而且是多角度，长时间的比较。本书所列举的资料，从保胆和切胆治疗在对人体组织、器官结构的保护、局部和全身功能的影响、并发症及其造成的致伤、致残和致死的发生率、对患者及亲属精神、心理、人文、伦理、风俗信仰、生活习惯、生活质量、经济承受能力、个人意愿、有利于普及和推广、社会效益和经济代价等方面进行比较。根据傅贤波教授在 2009 年 9 月全国第二届微创保胆学术交流大会上作了“遵循循证医学准则推动内镜保胆取石术发展”的报告，要求以强度更高的证据证明推广内镜保胆取石术的可行性。不同的比较方法，可以得出不同的结论，同属回顾性非 RCT 证据，我们从多角度，长时间比较结果与仅凭借早期少数报道 5 ~ 10 年复发率 35% ~ 47%（单项）比较得出的结论不同，认为后者达不到将新式保胆治疗否定或排除在治疗方法之外的强度，也没有超过本书的参考文献提供证据的强度，我们收集到的资料表明，新式保胆治疗不仅应该列为治疗胆囊良性疾病的好方法，而且保胆应该成为胆道外科发展的战略目标，这些文献主要列在各章特别在 22 篇之后。

（莫国贤）

参 考 文 献

[1] A. L. Cochrane. Effectiveness and efficiency, 1971.

第三篇 微创观念

第一章 微创观念的形成

第一节 微创是医学始终遵循的一贯理念

微创并非今日引进腔镜后才有，远在公元前4世纪，希腊医学之父Hippocrates曾明确指出：自然是疾病的康复者。他强调发挥患者自身的抗病能力，他告诫医生："不要做得过多。"就是今天所提倡的反对"过度检查"和"过度治疗"的思想来源。临床外科医生总是在追求少开刀、开小刀、治好病。1804年，德国医生Philip Bozzini首创了膀胱镜，借助蜡烛光源通过细铁管观察尿道，这就开创了内镜临床应用的先河。而Max Nitze则将铂丝制成的光源装在膀胱镜前端，把光源从体外移至膀胱内，提高视野的清晰度。1901年，德国医生Georg Kelling在德国汉堡生物医学会议上报告了在活狗腹腔内充入气体后，用膀胱镜对狗的腹腔进行检查，成为了腹腔镜应用的起源。1910年，Jacobacus首次将腹腔镜用于临床检查。1914年，把膀胱镜改装为腹腔镜。Kelling G的人工气腹方法一直沿用至今。1924年，首次使用CO_2。1934年，Ruddock的单孔穿刺性手术性腹腔镜问世，对宫外孕患者镜下诊断获100%正确率。1944年，法国Raoul Palmer将仅用于内科诊断的腹腔镜引入妇科。1947年，Palmer R腹腔镜下输卵管通液并使用了举宫器，1963年，还在妇科腹腔镜下进行盆腔脏器粘连分离术和电凝绝育术。在外科的其他领域，微创的理念也早有萌芽，法国外科之父Paré采用血管结扎代替沸油处理截肢伤口，极大地减轻了伤员的痛苦。美国近代外科奠基人之一Halsted（1852—1922）创制蚊式血管钳，提倡轻巧细致的手术风格，首创细丝线结扎技术，强调锐性剥离，注意保护组织。诺贝尔奖金获得者法国外科医生Carrel（1873—1944）首创精细的三点式血管吻合方法。还有许多前辈外科大师，如甲状腺外科的奠基人Kocker（1841—1917）、胃肠外科的先驱者Billroth（1829—1894）都推崇严格的解剖操作。他们是近代"骨骼化"微创技术的开拓者，因此，微创早已贯穿于漫长的临床实践过程之中。

第二节 腹腔镜胆囊切除术

自1991年1月29日由中国香港的钟尚志医生在广州医学院第一附属医院表演了首例腹腔镜胆囊切除术，同年2月19日云南曲靖地区第二医院荀祖武院长独立完成了腹腔镜胆囊切除术，同年全国就有近20多家医院陆续开展。此后的20多年里，世界范围内，腹腔镜手术不仅几乎涵盖了普外、妇科、泌尿外科三个学科，还涉及小儿科、血管外科、骨科等部分手术。作为一种手术方法的改进，声誉如此高涨，是从未有过的。

第三节 "微创"的相关争议

然而，凡事都有其两面性，除了上述关于微创观念是否今天才有的争论之外，随着手术适应证越来越宽，包括机器人手术系统在内的“微创”手术，也引来疑问和争议。主要围绕着其内在缺陷及所造成的额外伤害后果，如传统疝修补不经过腹腔，而腹腔镜修补疝必须穿刺入腹，从腹腔内分离腹膜和精索，破坏腹膜的完整性，为术后腹腔粘连创造条件；腹腔镜手术时的二维“视觉距离感”差、机器人系统打结时“力反馈”和“触觉反馈”缺失等可能造成的手术并发症。已有资料证实，腹腔镜胆囊切除手术严重并发症—胆道损伤的发病率高出人工开腹手术的 3 ~ 5 倍[1]；另外，腹腔镜胆囊切除，为了切口小，不惜胆道损伤的发病率高出人工开腹手术的高昂代价，又不能改变胆囊切除造成的其他长远不良影响。再就是，机器人系统打结时“力反馈”和“触觉反馈”缺失的可能后果，即缝合打结时“力反馈”缺失，就等于松紧度难掌握，过紧（力量过大）时断线，过松时吻合口瘘，所以遇胆肠吻合时还得腹腔镜配合，机器人系统开始前常需先用腹腔镜辅助进行腹腔探查[2]；而“触觉反馈”缺失的可能后果，即不能确定组织的软硬程度和病变范围，对需要彻底清除病灶和转移灶构成困难。尽管现在还在进一步研究，企图改善这些不足，但所有这些投入和改进充其量都仍然是在追赶人的已有能力，在人不能涉及的领域借助于机器人理所当然，如纯粹为了某种“理念”而花百万美金用于投入人们已熟能生巧的手术，如胃，肠切除，肝切除，胆肠吻合，胰十二指肠吻合术，胆囊切除，阑尾切除，甲状腺切除等，还有其他妇科手术，难免引发争议—是否值得？

第二章　关于“微创”存在的误区和专家论述

第一节　“微创”主要误区

一、认为“微创”是新的观念；

二、以为切口小、只要用“镜”做手术都是微创；

三、做微创手术就等于有微创观念；

四、把用腔镜做手术的都冠名为“微创外科”。

五、简单的判定腹腔镜胆囊切除一定优于开腹切胆手术；

六、腹腔镜胆囊切除已是“金标准”手术等。

第二节　有关专家关于“微创”主要论述

由中国工程院主办的 2001 年工程科技论坛“微创外科新概念”学术研讨会于 2001 年 10 月在北京中国科技会堂召开，徐迎新[3]发表了“微创外科新概念”（《中华外科杂志》2002 年第 1 期）。2001 年工程科技论坛《微创外科新概念》会议纪要。

与会专家们各抒己见，以下是部分专家的发言：

黄志强教授指出：微创外科的发展未有尽期。“微创”外科是一广义的名词，它是要达到造成对身体最小创伤（局部及全身）的外科而不是限于哪一种方式或哪一种工具，即在任何外科创伤应激状况下，达到和保持最佳内环境稳定状态。广义的微创外科应是缩小外科所带来的局部和全身的伤害性效应，不管是采用何种方法。21 世纪外科应具有最佳的内环境稳定状态、最小的手术切口、最轻的全身炎症反应、最少的疤痕形成，微创外科的观念和实践必将更加发展壮大。总的来说，随着经验的成熟和配套器械的改进，微创外科的发展未有尽期。

裘法祖教授：微创外科也属于生物技术，它以现代生命科学为基础，结合先进的工程技术而发展起来。它融合了信息科学、生命科学、材料科学和医学工程学，使外科手术能达到微创化、功能化、智能化和数字化的程度。微创外科代表了以人为本的人文主义文化，是“生物 - 社会 - 心理”医学模式的一种具体体现。它安全、有效、损伤小，病情恢复快，能满足广大患者的需要和利益，因而受到重视，成为患者的首选治疗措施。

黎介寿教授：腹腔镜 CO_2 气腹可引起机体的生理功能紊乱，导致一系列并发症如皮下气肿、

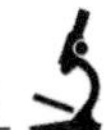

气胸、气体栓塞；高碳酸血症和酸中毒；下肢静脉淤血、血栓形成、肺梗死；肠缺血坏死；心力衰竭等。临床工作中应加以重视。

吴孟超教授：首先，在考虑微创这一概念时，不能仅以体表创伤的大小来推论体内创伤的大小。其次，微创要以疗效作为前提。在预期疗效相似的情况下，应尽量选择创伤更小的方法。无视患者状况，一味追求肿瘤的扩大根治术，导致并发症的发生率和死亡率升高的情况固然十分错误，一味追求微创化，忽视无瘤原则，导致肿瘤复发率升高和生存时间缩短的情况也不可取。我们认为对于可切除的肝癌，经典的肝切除术仍是首选的方法。

吴孟超院士、黄莛庭教授等认为：微创是一个观念，和外科无菌观念一样，贯穿于漫长的临床实践过程之中，微创非自今日始，临床外科医生总是在追求少开刀、开小刀、治好病。诊疗走向文明是古今医患双方的共同的愿望，是永远的追求。但微创本身并不是目的，创新的是技术方法和手段，用以完成理论认识所提出的治疗任务，目的是为了治好病。它最基本的前提是第一要安全、第二要有效。微创观念是历来对外科医生的基本要求，也是任何一个外科医生应具有的基本素质。“微创外科”一词并不确切，因为技术方法和手段的进步和发展，仍然在外科理论指导下去实施和应用，并没有改变赖以确定治疗原则的理论本身，它不能脱离理论和治疗原则而独立存在。

根据临床实践和这些专家的观点可以回答以下与微创有关的问题，帮助我们端正对微创的认识，走出误区。

第三章　走出“微创”误区

第一节　用腹腔镜做手术不一定是微创

因为衡量创伤的程度受多种因素的影响，不是单靠某种器械（如腹腔镜）来决定。在不同情况下，可产生不同的微创效果。如：

一、适应证选择不当，不一定是微创。用腹腔镜来做小儿疝气高位结扎、简单的阑尾切除、体表肿块如乳腺肿块、甲状腺肿块；更有甚者，动用昂贵复杂的机器设备来做有功能的胆囊切除和简单的阑尾切除；为了美容，国内有人开始介绍所谓的自然腔道微创手术，即用腔镜经胃或经阴道去切除胆囊或阑尾；“三镜”联合治疗“Mirizzi综合征”，如此等等，大有用腹腔镜代替全部传统手术之势。这些都是误认为只要用“镜”做手术就是微创的结果。尤其当腹腔镜的适应证被不恰当的滥用时，对患者不仅不是微创，常常酿成巨大的创伤，如用腹腔镜胆囊切除有功能的胆囊，或粘连严重的如“Mirizzi综合征”时，不及时中转开腹，造成胆道损伤及其他并发症和不良后果；在用腹腔镜妇科手术中很少能完整取出肿块，常把黏液性卵巢囊肿，良性或恶性瘤体刺破，使内容物播散，造成今后发生腹腔粘连或癌症细胞种植播散，或留下祸根或在癌症的根治中遗留阳性淋巴结等。

二、微创是一个广义的概念，因为创伤的范围和程度也是广义的。除了包括对人体组织、器官结构的保护、局部和全身功能近期和远期的影响；还要考虑无菌、无瘤、无毒、并发症及其造成的致伤、致残和致死的发生率；对患者是否充满爱心，如能根据患者不同性别、年龄、民族、生活习俗、伦理信仰、经济负担能力等制定针对性的诊疗方案，不仅能最大限度的减轻肉体的创伤，还能最大限度减轻患者经济负担和心灵的创伤。这些都不是有了某种镜子或冠上“微创”这类的名称就能达到的。目前认为LC就是微创的依据，除看得见的切口美容，超过OC之外，没有其他RCT依据超过OC，综合同等的回顾性资料远较新式保胆治疗差。

三、只要有正确的微创观，手工、“大切口”、“无镜”也微创。只要有爱护组织、爱护器官、保护功能、处处为患者疾苦着想的正确微创观，在诊疗中，做到能无创不选有创；能少做，不多做；能小不大；能省不费；能保不切；能简不繁等，传统手术也可以达到微创效果，即“无镜也微创”。例如，对于小儿疝气，传统上，取3cm左右的切口，不到半小时的时间，就能完成的疝囊高位结扎。即使成人疝气，因镜下观察与直视习惯不同，给腹股沟处血管、精索、韧带辨认、分离造成困难，容易造成损伤、（镜下难控制的）出血，由于腹腔镜是经腹疝修补，使腹膜有创面，较传统腹膜外无张力修补更容易发生粘连性小肠梗阻以及穿刺套管口疝[2]，用“一刀”“一镜”（有时只用取石钳）和“一次”手术就能解决，有人提倡的分次、“三镜”联合治疗“Mirizzi综合征”难题；在各种癌的治疗手术中，在充分显露的情况下，靠医生细腻的手感，确定病灶及淋巴结大小、质地、侵犯范围和深度，对重要血管、胆管、神经，如生殖神经、喉上喉返神经等行肝门部位、胆囊三角及甲状腺喉上喉返神经等处的“骨骼化”处理，以保证无瘤化和保持各种生理功能（如消化、生殖、发音等），这种心手眼联动的人的本能，任何器械难以代替（腹腔镜、机器人很难做到，容易造成周围组织的损伤）。尽管少数医生、少数医院能够顺利在腹腔镜下做到“骨骼化”，但不等于都能推广，都要患者冒着风险和代价去推广。这些都从不同的角度证明，并不是只有“镜”子做手术才是微创（图3-1）。

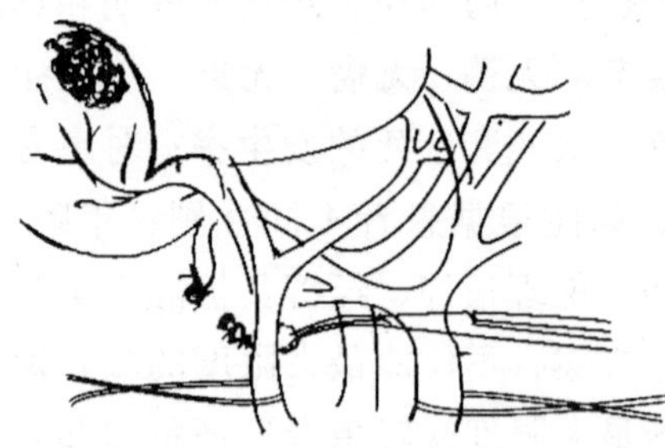

图3-1　肝门骨骼化示意图

总之，由于考虑到腹腔镜 CO_2 气腹对全身血液动力学的影响和腹腔镜其他特有的并发症，很多专家认为腹腔镜手术一旦发生损伤，其后果没有一点是微小的。手术中能将必须保留的血管、神经及重要组织，经仔细分离无损伤地保留下来，去除可能含有癌细胞的脂肪和淋巴周围组织，保留机体重要的功能，称为骨骼化。我们有理由认为，这是“无镜也微创”的典型案例。

四、机器或器械永远不可能完全代替人。在狭隘微创观念的影响下，技术、器械滥用将成为一种不良趋势，加上经济利益的驱动和商业利益的运作，似乎机器人“医生”为患者开刀和机器人“护士”为患者打针护理的日子很快就要到来。如果患者得知“骨骼化”是什么意思，得知肿瘤根治术不是医生的手而是机器人或是医生靠电镜的平面视野，远距离操纵器械在重要的血管、胆管和神经上，“骨骼化”，就如同艺人高空走钢丝；如果让患者了解，用再先进的镜子切除有功能的胆囊都可能出现前面提到的各种不良后果；相信更多患者会有更多的选择。因为冰冷的器械永远比不上医生和护士那双温暖的手和那颗仁慈的心；患者更会在美容和脏器功能之间，在切胆和保胆之间进行比较。眼下，医护和患者之间的距离越来越远，和目前许多舆论误导及某些重物轻人的倾向莫无关系。

五、微创是相对观念，是比较而言。循证医学是比较医学，提倡效能（effectiveness）和效率（efficiency）对比的医学；医学也是人学，循证医学中强调把患者的知情和意愿在选择诊疗方案时放在突出地位，循证医学和人文医学有一项重要的交汇点，就是患者的知情和意愿。目前，很多患者不知道腹腔镜和机器人在血管和神经，特别是细小的喉上、喉返神经上做“骨骼化”；或在非制式手术时，如在处理血管与重要组织有肿瘤浸润时操纵困难及其危险性；不知道腹腔镜和机器人胆囊切除手术，可能切除的是有功能的胆囊、还可能出现和传统手术相同或更多、更严重的并发症和不良后果、不知道预防性胆囊切除不可取、不知道保胆取石除少数复发外，同样可以治疗胆囊结石和胆囊息肉，而且同样可以预防胆石症的并发症、防癌变、保留胆囊的功能、不会出现胆道损伤等并发症和其他不良后果等。时下，来院要求保胆治疗的患者，90%以上曾被医生宣传，用腹腔镜胆囊切除手术都是“微创”手术，“而且永远不会再生结石”，“不会有不良后果和不良反应”，“保胆手术复发高达47%以上，是被淘汰的方法”，没有人向患者宣传，切除有功能的胆囊产生五大问题，更没有人向患者宣传，美国因腹腔镜胆囊切除造成的伤亡人数超过同期的伊拉克战争。所有这些都说明患者知情和意愿在循证医学和人文医学中的意义。

第二节　对设立“微创外科”的质疑

腔镜技术，改革了器械，改变了手术进路，但仍然在外科基本理论和原则指导下进行，还不能脱离这些理论和治疗原则而独立存在。现在只要配备了腔镜的医院都相继成立了“微创外科”，但要把使用腔镜、导管、介入等人员组合在一起，因各科业务不同，所以不可能；结果就成立了微创肝胆外科、微创泌尿外科、微创心胸外科等。而在这些科室中只做腔镜手术，而不做其他手术的医生很少；时下，好像用腔镜做手术的就是“微创”医生，不用腔镜的医生就不是“微创”医生，因此，种种矛盾说明“微创外科”不仅理论上不确切，在实践上也行不通，并在患者中造成误解，使镜子成为“微创”的代名词。让人们误认为用镜子做手术都是微创，哪怕是切除有功能的脏器，哪怕是再小的包块和再小、再简单的手术，利用人们爱美心理，把局部美容的作用推向极致，不考虑性价比、各种并发症和对全身不良影响，为此，“无腔”的部位如甲状腺、乳腺，为了“微创”不惜制造“气腔”，无困难制造困难，而不用腔镜的无张力疝修补同样达到疝复发率下降到1%以下，无肠粘连等并发症，为了“微创”不顾进腹可能发生肠粘连等并发症也蜂拥采用腹腔镜来修补，连幼儿也不放过。这种“微创”观已经远离“能简不繁”“能小不大”“能腹膜外不经腹”的外科原则和“能省不费”的循证效果（effectiveness）和效率（efficiency）原则。

小结：在“微创”误区中，最具代表性的是：切口小就等于微创；只要用腹腔镜做手术都是微创手术；只要用腹腔镜做手术，就算有了微创观念。对有功能意义的胆囊及其他脏器而言，为什么说切口大小及美容效果只能反映微创一小部分，而最能反映微创效果的是手术对功能的保护程度？答案是因为当胆囊管不通畅时，在开腹的情况下，在哈袋切开，胆总管切开取石后，将哈袋切口与肝总管切口吻合，改善了胆囊的引流，保留了有功能的胆囊，与Oddi括约肌切开术（EST）相比也保护了Oddi括约肌的功能，能防止EST并发症及结石的复发；结直肠癌根治术中，在开腹状态下能保留生殖神经，保存了性功能，这些手术切口虽然大，但对脏器及其功能损伤轻微，甚至丝毫无损，这难道不是微创吗？相反因用腹腔镜把有功能的胆囊都切除了，造成胆道损伤或其他近期或远期不良后果，甚至因胆道损伤使患者付出因修复困难而带来伤、残、死的高昂代价；在普外科和妇科手术中肿瘤细胞播散，或在癌的根治中遗留阳性淋巴结，喉返神经因电刀热辐射而烧伤等，这种不顾手术时间长，隐蔽损伤大等代价的整体效果，只顾切口美容的微创有何意义？从设备简单，操作简便，易于推广，经济实惠，并发症及后遗症少等衡量先进技术的要素来看，腹腔镜在这些方面并无优势。医生和患者必须清醒并勇敢地走出切口小就是微创的狭隘误区。

在腹腔镜手术、机器人手术和自然腔道手术都是“微创”的时代，人工手术都成了“大创”“巨创”和“老传统”的代名词。然而，少有人关注新近关于“损伤控制性外科”的提法，黄志强教授[4]指出“损伤控制”（damage control）一词出自美国海军，原指能使受伤的船只安全到达目的地的临时性措施，这些措施有别于正规的修理。将此观念应用于外科便有了“损伤控制外科”（damage control surgery），其首要任务是保存生命、维护生理功能；李宁[5]在《损伤控制性外科理念在胃肠外科的应用》一文中指出：损伤控制性外科的理念对胃肠外科手术后并发症的预防和处理同样有着非常大的借鉴意义。严重创伤患者的最终结局决定于机体生理功能的极限，而不是对损伤器官、组织、外科手术修复的完整性。因此，在整个损伤的处理过程中，应将维护生理功能置于首位。外科医师的治疗理念应从传统的手术模式中摆脱出来，应该将患者的生活质量和存活率（而不仅仅是手术的成功率）放在首要地位。“损伤控制（damage control）性外科”的提出，能否对狭义的“微创”观念有所警示不得而知。目前有的声称“微创外科”，但却“穿新鞋”“走老路”。如对常见的胆囊息肉，胆囊功能多是正常的，取出息肉后根据细胞学性质决定胆囊的“去”

“留”，是目前技术已经能做到的，但是有了腹腔镜，打着“微创”和“高科技”旗号，而抛开病理细胞学定性技术却不用，还沿用根据大体解剖直径大小（10mm），蒂的宽窄、单发多发等原始的老一套粗糙标准来决定胆囊是否切除，不知道10mm以下的息肉还会有相当比例的癌的可能，并认为是开辟新的手术路径，但除伤口隐蔽外，不惜牺牲有功能的胆囊，没有在保护机体内环境、降低术后严重并发症、减少近期和远期不良影响、改善患者生活质量、减轻患者经济负担等方面有所建树，实际上已经远离了“微创”的原意和“精准外科”的理念，器械更新不等于头脑和理念的更新。正如报道指出腹腔镜胆囊切除胆道损伤并发症比开腹高2~3倍或3~5倍，还无法改善之际，现在又准备引进“更微创”“更先进”的机器人手术系统，使很多外科界“天之骄子”在很多眼花缭乱的“新技术”演奏的“狂想曲”旋律中成了“迷途羔羊”。腹腔镜容易造成胆道损伤的问题没有解决，又引进机器人手术系统，当腹腔镜造成胆道损伤后如需要胆肠吻合时机器人因还不“适应”，又建议回过头来找腹腔镜配合，从腹腔镜缺陷引起的胆道损伤还再求助于腹腔镜来配合，这好比人在黑夜迷了路，永远走不出原点。就是忘记了《胆道损伤指南》上总结的胆道损伤后修复效果最好的是上帝赐给的“天子骄子”那双手，逼得黄志强院士不停追问道：“胆道外科路在何方?”[6]“未来的胆道外科：往东还是往西?”[7]对该问题及类似的其他问题本书作了回答，不向东，也不向西，只能向“中”，走创建有中国特色胆道外科之路，走通过保护胆囊来保护胆管，保护Oddi括约肌和胰腺的道路，走中国广大百姓消费得起的，中国医生容易做到，能发挥他们最大作用，喜闻乐见的道路。

尽管内镜与腹腔镜技术的广泛应用，但没有，也不能有脱离止损原则、整体效应、功能保护、精准快速、低耗减排等的微创外科，只有微创化的外科理念指导下外科行为。与广义微创观念相应的就是广义的止损观念，包括治疗疾病的同时，还要考虑该治疗方法并发症发生率的高低，近、远期不良影响的多少、机体功能影响的大小及患者在心理、伦理、经济等所付出的代价。因此，止损程度决定微创程度。正如徐大华教授[8]指出的那样，至今都没有也很难有公认的“金标准”，关于腹腔镜为什么还没有成为有些人认为的“金标准”，本书在相关章节用数据作了回答。

本书相关章节收集相关专家学者的研究成果、临床经验结合笔者的实践和体会，试图作一些粗浅的回答，供同行参考、讨论和批评。

（莫国贤）

参考文献

[1] 吴金术．医源性胆道损伤治疗与防范．北京：科技文献出版社，2010.

[2] 彭承宏．机器人辅助外科手术系统临床应用的现状与前景［J］．中华肝胆外科杂志，2011，17（8）：606－609.

[3] 徐迎新．2001年工程科技论坛《微创外科新概念》会议纪要［J］．中华外科杂志，2002，(1)：68.

[4] 黄志强．损伤控制：微创外科的新领域［J］．解放军医学杂志，2010，(10)：1165－1169.

[5] 李宁．损伤控制性外科理念在胃肠外科的应用［J］．中国实用外科杂志，2013，33（4）：259－261.

[6] 黄志强．“胆道外科路在何方?”［J］．中华实验外科杂志，2010，(11)：1569－1570.

[7] 黄志强．“未来的胆道外科：往东还是往西?”［J］．腹部外科，2008，(2)：68.

[8] 刘永雄．肝胆胰脾外科两大热点及热点思考［J］．中华肝胆外科杂志，2011，17（8）：601－602.

第四篇 中医对胆石症的认识与防治

第一章 中医诊疗的指导思想

第一节 整体观

中医是以中国文化和哲学观为基础，从宏观、整体和关联性、立体的、多层次、多视角的医学观念去认识生命、健康和疾病的本质。

我国古代医家从人的生理活动与心理活动相互依存、相互作用的角度，而不是从单纯的“病”来观考察“人”和人的健康状态，认为人是有机的整体，人与自然环境乃至社会有着千丝万缕的联系。我国古代医家对人的生理活动与心理活动“相互依存、相互作用”的认识，对于生理活动与心理活动的结果能导致疾病或促进健康的认识，很早就有记载。中医还以“形”和“神”来概括人体“表”和“里”的互相关系。

第二节 “表里”观

中医用“形”和“神”来代表疾病的表里关系。就“形”而言，《黄帝内经》认为：人体脏腑、经络、五官、四肢、百骸等是一个有机整体，构成人体的各个组织器官。依靠器官相互沟通、相互协调而共同发挥正常的生理功能，从而保证人体的生命活动和健康状态。其有关生理病理的论述都充分体现整体观念。

就“神”而言，《黄帝内经》把精神、意识、思维、性格、情感等活动看作是生命过程中的一个有机组成部分，并且认为人的各种心理活动之间也存在着错综复杂的联系，体现着特有的内在规律。《灵枢·本神》曰：“怵惕思虑者则神伤，神伤则恐惧流淫而不止；因悲哀动中者，竭绝而失生；喜乐者，神惮散而不藏；愁忧者，气闭塞而不行；盛怒者，迷惑而不治；恐惧者，神荡惮而不收。”

就“形神”关系而言，《黄帝内经》认为“形”是心理活动的基础，心理活动是形的体现，“形”与“神”是相互依存的。首先，各种情志活动与以心为代表的脏腑功能密切相关，是产生气血运行等总体功能的基础。其二，“形”与“神”相互影响。如《灵枢·脉度》中从感知活动方面说明“形”对“神”的制约作用，“肝和则目能辨五色矣”，“肾和则耳能知五音矣”。《灵枢·本神》又论述各种情志变化对身体的影响，说明了“神”能反作用于“形”。最后，“形”与“神”的关系上不仅表现为普遍的联系，而且还存在许多特异性的联系，认为某些心理过程或情志变化与某些藏腑的关系特别密切，相互对应。

第三节 互联性

世间万物，都有相承相克的关系。在中国的哲学理念中，“天人合一”，天有“阴阳五行”即“金木水火土”，人有“五脏六腑”，即“心肝脾肺肾”，深刻、形象地揭示了人和自然的紧密关系。中医的这些思想和认识，与现代医学所发现的胆囊疾病与周围环境、生活习惯，精神状态以及其他脏器疾病之间的关系的认识相一致。

这些论述揭示了思想情志变化的内在规律及与疾病发生的关系。这些认识也始终贯穿在中医的诊疗、预防实践中，如通过“望、闻、问、切”的表象，揭示疾病内在本质，在治疗时，除了通过对因治疗，还通过“补、泻、滋、养”等调理其他脏器功能，增强机体抵抗力，以“正”压“邪”，达到更好更快治愈疾病的目的。“天人合一”，“病”随“灾”起的思想，客观反映人类疾病发生与自然环境的密切关系。中国古代医家早就深刻了解环境和生活方式对疾病和健康的影响。早在明代，江苏南通的著名外科学家陈实功（1555—1636）在给一农妇诊疗时，开了张处方，农妇循方“施治”后，一改从前不讲卫生、好吃懒做、体弱多病的习气，摇身成为干净利落、身强力壮的贤妻良母，当四邻问道，你都吃了什么好药时，她拿出了陈实功给她开具的处方，上面写的是：“粗茶淡饭农家宴，织布裁衣女中贤，肮脏入口多病邪，脱懒换勤得康健。”本例说明在生命活动和防病治病过程中任何环节的断裂，任何其他脏器的缺失或功能的削弱都会影响人的身体健康、生活质量、疾病的发生、发展和治疗效果。中医的“上医治国，中医治人，下医治病”的策略思想与现代提倡的预防为主一脉相承。

第二章　中医对胆囊和胆囊疾病的认识[1]

中医从生理解剖、病理和病症、发病机制、胆石症的分型等方面都有独到的见解。

第一节　胆的生理解剖

在胆的生理解剖方面，中医认为胆附于肝，胆汁为精汁，其来源于肝，疏泄下行，注入肠中消化食物，故称胆为中精之府。肝与胆相表里，肝与情志相关，而胆气之盛衰常涉及情志活动的变化。中医在几千年的实践中发现人体器官之间通过经络贯穿，足少阳胆经起与目锐眦，上头角，下耳后，止肩，络肝属胆，行人身之两侧。在其循行的部位及其络属关系上，便反映所属经络脏腑的病症。

第二节　病理和病症

病理和病症方面，中医把胆道疾病的表现归纳为，“胁痛”“寒热”“黄疸”和“虫证”。胆的主要生理功能是贮藏和排泄胆汁，以助脾胃的腐熟运化功能。胆汁，生成于肝之余气。胆汁的分泌和排泄，受肝的疏泄功能的控制调节，所以胆汁的分泌和排泄障碍与肝的疏泄功能异常密切相关。胆的经脉络肝，与肝构成表里关系。同时，中医学还将对事物的决断能力也归属胆所主持，认为胆主决断（表4－1）。

表4－1　中医胆石病发病机制认识

胆病临床常见症状	含义	发生机制
热寒往来	为患者自觉怕冷和发热，往来交替症状。	此因肝胆气郁，枢机不利，营卫不调，正邪交争所致。
口苦		为胆气上逆，胆液上泛所致。
胁痛		胆的经脉循行于两胁，若肝胆气机不畅，经脉阻滞，气血流通不利，即可发作胁肋胀满疼痛。
黄疸	即眼白与肌肤黄染。	为肝胆疏泄失职，胆液排出不循常道，逆流入于血脉，泛溢于肌肤所致。

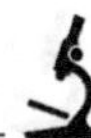

第三节　发病机制

在发病机制方面，祖国医学认为，情志忧郁不畅；或饮食不节，过食油腻；或因蛔虫上扰，导致肝胆之气郁结，由气郁而致血瘀，郁而化热，热与脾湿蕴结，则成肝胆湿热之症。胆气不通则痛，胆汁逆溢肌肤而黄。若热积不散，则成脓化火，热毒炽盛，阖入营血，甚至“亡阴”“亡阳”。若胆汁久瘀不畅，凝结而成砂石，反复发作而成慢性病变。“肝胆相照”是脏器间密切关系的生动比喻，任何缺失将有不良后果。

第三章　中医学关于胆石症分型与治疗[2]

第一节　中医把胆石症分为气郁型、湿热型和脓毒型

1. 气郁型　指右上腹有轻度或短暂的隐痛或钝痛，常有口苦咽干，不思饮食，无明显寒热，无黄疸或轻度黄疸。尿清长或微黄，舌苔薄白或微黄，脉平或眩紧。相当于无感染的肝、胆管及胆囊结石，慢性胆囊炎和胆管炎。

2. 湿热型　指起病急，有持续上腹部绞痛，阵发性加剧，有压痛和肌紧张，伴有口苦咽干，心烦喜呕，寒战高热，尿少色黄，大便秘结，有时可有目身发黄、舌红苔黄或厚腻，脉玄滑或滑。相当于急性胆管炎、急性胆囊炎以及胆总管结石引起的梗阻、感染等。

3. 脓毒型　特点是持续性上腹部剧痛，伴有高热畏寒，神智淡漠，甚至昏迷谵语，全身晦黄甚至有出血现象，尿色如茶而量少，大便秘结，右上腹或全腹肌紧张，拒按，或可触及包块，舌质绛红，舌苔干枯或无苔，脉玄数或沉细而弱。相当于胆石病并发胆囊积脓、胆囊坏疽、胆汁性或化脓性腹膜炎以及急性梗阻性化脓性胆管炎。

第二节　中医治疗胆石症主要方法

一、中医治疗的基本法则是下法、和法及清法

中医认为，胆结石、胆囊炎属“胁痛”、“黄疸”等范畴，是因情志不畅，过食肥甘油腻等导致肝气不舒，脾失健运，湿热内生，热煎胆汁，凝结成石；石阻胆道，遂生诸征。不同类型的胆结石、胆囊炎因表现的征候不同而有不同的治法。

胆结石的治疗，应根据结石的大小，胆囊的功能，采取相应的手段。通常，在胆囊功能基本正常的情况下，直径小于0.6cm的胆囊结石和直径小于1cm的胆管结石有可能排出。中医的排石手段有很多，中药、针灸、食疗都可能获效，目前市售排石中成药也很多，但有些过于夸大其词，反而不可信。溶石在理论上是可能的，但目前在临床上还未找到有很好溶石作用的中药。胆结石、慢性胆囊炎（气郁型）表现为：间断右上腹或胃脘部隐痛，向右肩背放射，多因生气或油腻餐引发或加重，有时可突发右上腹绞痛（这是因为结石嵌顿所致），食欲不振，大便不爽，舌红苔白，脉弦。辨证为：肝胆郁滞，腑气不畅。治宜舒肝利胆，理气通腑。常用药：柴胡、香附、郁金、枳实、厚朴、木香、黄芩、白芍、金钱草、大黄、当归、甘草等。疼痛重者可加元胡、川楝子；食欲差者可加陈皮、竹茹；大便干燥可加大大黄用量或酌加元明粉。若考虑为结石嵌顿于胆囊颈部引起胆绞痛，可嘱患者右侧卧位，拍打其右后背部，使结石从嵌顿部位脱出解除疼痛，但对结石嵌顿过紧者，效果很差。发病期间应忌食油腻，保持心态平和。

胆结石伴急性胆囊炎、胆管炎（湿热型）表现为：起病急，右上腹或胃脘疼痛向右肩背放射，不思饮食，进食则腹痛加重，或呕吐，发热，或有寒战，有时出现黄疸，尿少色黄，大便秘结。查体：右胁下或胃脘区疼痛拒按，有时可触到肿大的胆囊，肝区叩痛明显，舌质红，苔黄腻，脉弦数或滑数。辨证为：肝胆郁滞，湿热蕴结。治

宜清利肝胆，理气通下。常用药：金钱草、虎杖、蒲公英、黄芩、郁金、川楝子、茵陈、柴胡、白芍、大黄、元明粉等。腹痛剧烈者加元胡；恶心呕吐者加生姜、半夏；高热不退加生石膏。患者应禁食，有条件应下胃管行胃肠减压，输液，并可于右上腹外敷清热解毒，活血化瘀软膏，以促使炎症消退。同时要配合应用抗生素并严密观察病情变化。

坏疽性胆囊炎、急性化脓性梗阻性胆管炎胆管疾病（脓毒型）到了这一阶段，现代条件下，最积极的措施应是手术治疗。但在古代，无手术条件，中医将此类证候称为火毒型，主要表现为：右上腹及胃脘区剧痛，甚至痛遍全腹，高热不退，黄疸，便秘。腹肌紧张拒按，舌质红绛，舌苔黄厚腻，脉弦数或细数。辨证为肝胆郁滞，火毒蕴结。治宜清利肝胆，泻火解毒。常用药：茵陈、虎杖、栀子、蒲公英、龙胆草、柴胡、黄芩、黄连、生大黄、元明粉、生地、生石膏。高热神昏者可加服安宫牛黄丸；怕冷自汗，脉沉细者可加麦冬、石斛、天花粉；有出血倾向的可加水牛角、赤芍、丹皮；出现休克可加人参、附子。

上述的三种症候群，实际上是胆结石，胆囊炎逐渐加重的三个阶段，在三个阶段的治法中始终贯穿一个原则就是舒肝利胆，通腑泻热，这也是中医治疗胆结石、胆囊炎的基本法则。除了内服、外敷中药外还可配合针灸（足三里，阳陵泉，胆俞等穴），耳针（肝、胆、胰、神门等穴），运经仪治疗等常可获得很好疗效。

中医治疗胆结石、胆囊炎不良反应少，无禁忌证，简单易行，但需要注意的是应把握好适应证，尤其是在急性炎症阶段的治疗。

二、中药治疗胆石症具体方案

1. 右上腹间歇性闷痛，脘腹胀满，嗳气频作，食欲不振，舌淡红，苔薄白，脉弦者，为肝气郁结，宜舒肝解郁，利胆止痛。方用清胆汤加减：柴胡10克、黄连10克、半夏10克、枳壳10克、郁金10克、元胡10克、川楝子10克、木香10克、白芍15克、生大黄10克（后下）。

2. 右上腹痛较甚，压痛明显，发热恶寒，口苦咽干，恶心呕吐，不思饮食，皮肤黄染，大便秘结，小便黄赤，舌质红，苔黄腻，脉弦滑数者，为湿热蕴结，肝胆热盛，宜清利湿热为主。方用清胆利湿汤：柴胡10克、黄连10克、半夏10克、木香10克、郁金10克、车前子10克、木通10克、山栀10克、龙胆草10克、茵陈15克、生大黄12克（后下）。

3. 右上腹持续剧痛，明显压痛及反跳痛，高热不退或寒热往来，全身黄染，大便秘结，小便短赤，色深如茶，舌质红绛，苔黄糙或有芒刺，脉滑数或沉细。甚或神昏谵语，四肢厥冷者，为湿热化火，热毒内陷。宜舒肝理气，通利湿热，清热解毒。方用清胆泻火汤加减：柴胡15克、黄芩15克、虎杖15克、半夏10克、山栀10克、木香10克、郁金10克、茵陈30克、龙胆草15克、生大黄10克（后下）、芒硝10克（冲服）。

三、“总攻”疗法[2]

此法是中西医结合的治疗方法，通过中西药的作用，达到消炎、增加胆汁分泌、促进胆囊收缩、松弛Oddi括约肌，最终将结石排出。现举例如下：

胆通排石汤：金钱草30克、茵陈30克、海金砂30克、郁金15克、枳壳12克、木香12克、大黄10～15克（后下）、栀子10克、芒硝10克（冲服）。

总攻程序：每周总攻2～3次，6～7次为一个疗程。

药物及时间举例如下：

此法是中西医结合的治疗方法，是中医治疗胆道结石的最好治法。较小的结石均能排出。现举例如下：

时间与治疗措施：

7：30　排石汤一副（浓煎300毫升），口服。

8：30　吗啡5毫克，皮下注射（胆绞痛发作期不用）。

9：10　阿托品0.5毫克皮下注射。

9：15　33%硫酸镁40毫升，口服。

9：20　0.5%稀盐酸30毫升，口服。

9：25 脂肪餐（油煎鸡蛋2～3个或肥肉3两）。

9：30　电针：右胆俞（阴极）月、日，梁门或太冲（阳极）。

针刺疗法：取胆囊穴、足三里、中脘、阳陵泉、胆俞、太冲、支沟等穴，采用强刺激泻法。

耳穴：取神门、交感、胆囊、胰、十二指肠穴，每次两侧各选穴2～3个，捻转中、强刺激，留针20～30分钟。

排石单验方

（1）板蓝根30克、蒲公英15克、茵陈15克、生大黄9克（后下）、黄芩9克、黄柏9克、川厚朴6克、玄明粉9克（冲服），每日一剂，水煎服。

（2）白金丸，晨服3克，或指迷茯苓丸，晚服9克，10至30天，为一疗程。

四、"总攻"疗法在保胆取石后治疗和预防复发的意义

"总攻"疗法各家报道疗效差异很大，最低者26%，高者达90%，一般认为排石率在60%左右，排尽率在30%左右。提高排石率的关键是掌握适应征和时机。理论上讲，越是直径小的结石越容易排除，这对于保胆后预防结石复发有重要意义，因为保胆手术后的患者都定期复查，只要在结石直径小于胆囊管和Oddi括约肌口径（5mm左右）之前用"总攻"疗法的疗法和其他排石措施都有可能被排除。

第三节　中医防治胆结石的方法与科研论证

中医在预防与治疗胆石病方面也有丰富经验，2000年以来进行大量科研，从病因机制、胆囊动力、胰岛素抵抗、基因等方面论证养肝柔肝、疏肝利胆对预防胆结石作用的机制。调控胆固醇脂质代谢、炎症应答等相关基因表达来发挥防治胆石症的作用。以下选用部分资料供参考。足以证明中医中药对胆结石的预防与治疗上的贡献。介绍如下：

一、上海中医药大学朱培庭教授，早年师从于顾伯华、徐长生教授，悉心钻研胆道疾病40余载，主张胆石症"从肝论治"，临床每获效验。以下介绍朱培庭教授团队治疗与科研成果。

1. 朱培庭从肝论治胆石病经验[3]用"养肝柔肝汤"治疗胆石症。朱培庭教授认为肝阴不足是主要病理基础，胆石症从肝论治，立养肝柔肝之法。基本方：太子参，生地，枸杞子，何首乌，白术，白芍，茯苓，甘草，陈皮各9克，黄芪30克。呕恶者：加竹茹，半夏各10克；阴虚甚者：加南沙参，北沙参，天冬，麦冬各10克，肝气郁结者：加玫瑰花，白残花各3克，佛手10克，纳少者加谷芽，麦冬各10克；生山楂15克，便结者：加生大黄（后下），莱菔子各10克。方中生地黄，枸杞子，何首乌，滋补肝阴，为治本之举，太子参，黄芪，补气助阳，以促阴生，寓"阳中求阴"之意，白芍养血剑阴，柔肝止痛。茯苓，白术，补益脾气，体现了"治未病"的思想，肝胆气郁：陈皮，佛手，玫瑰花，白残花等花类，果皮类理气中药乃取其轻疏泄之性，且不伤阴，诸药合用，防治结合益气养阴，柔肝止痛。

2. 高炬、方邦江等[4]探索　胆结石豚鼠胆囊平滑肌细胞IP3含量的变化及养肝柔肝中药的干预作用。结果：养肝柔肝中药组能有效防止胆结石的生成，与模型组比较有显著性差异（$P<0.01$），其效果优于熊去氧胆酸西药组（$P<0.01$）。而养肝柔肝中药可明显升高胆结石豚鼠胆囊平滑肌细胞内IP3含量，与模型组比较有显著性差异（$P<0.01$）。结论：养肝柔肝中药能显著降低胆结石的形成，其作用机制可能与上调胆囊平滑肌组织IP3的水平，激活肌醇脂质IP3/Ca^{2+}信号传导系统，使胆囊平滑肌细胞内Ca^{2+}释放增加进而促进胆囊的收缩有关。

3. 方邦江、朱培庭等[5]　探讨疏肝利胆中药"胆石净"防治胆石形成的作用机制，结果：疏肝利胆中药组豚鼠一般情况及行为学特征较模型组有明显改善，其胆囊成石率较模型组和UDCA组低，差异有统计学意义。疏肝利胆中药能明显改善胆囊组织的病理结构，主要表现为胆囊黏膜炎症反应明显减轻或消失，胆囊组织结构基本接近于正常。结论：疏肝利胆中药能有效降低胆石的形成。其作用机制可能与改善胆石症胆囊组织病理结构，减少胆固醇对胆囊平滑肌的进一步侵害，从而增强胆囊收缩功能有关。

4. 裴新军等[6]　通过建立豚鼠胆囊胆固醇结石模型，研究胰岛素抵抗在胆固醇结石形成中的

作用机制，同时探讨“养肝利胆颗粒”对其的干预机制。结果：经胆石红外光谱定性分析，豚鼠胆囊结石均为胆固醇结石。模型组成石率为83.25%，其成石率显著高于正常组之5.26%（$P<0.01$）。养肝利胆中药组和熊去氧胆酸西药组成石率分别为7.78%和38.89%，均明显低于模型组胆石生成率（均$P<0.05$）。模型组胆固醇结晶含量明显比正常增多（$P<0.01$）。胆结石动物胆囊上皮细胞和肌层表现不同程度的病理损伤，养肝利胆组则明显改善。胰岛素血糖钳夹试验中模型组豚鼠葡萄糖输注率较正常组明显降低。与模型组相比，养肝利胆组与熊去氧胆酸组葡萄糖输注率明显升高，且养肝利胆组升高更为明显。与正常组相比，除胰岛素受体底物2外，模型组豚鼠肝脏胰岛素受体，胰岛素受体底物1，p85蛋白，PKB蛋白等胰岛素信号转导蛋白的表达均明显降低。养肝利胆组豚鼠肝脏胰岛素受体，胰岛素受体底物1，p85蛋白，PKB蛋白等比模型组明显升高。结论：养肝利胆中药通过对胰岛素信号传导通路的各环节进行调节，从而防止胆结石形成。

5. 高炬、方邦江、朱培庭等[7] 观察实验豚鼠胆囊组织调宁蛋白（Cap）表达水平的变化，探讨养肝柔肝中药防治胆石病的作用机制。结果：养肝柔肝中药组能有效防止胆结石的生成，与模型组比较有显著性差异（$P<0.01$），并且其效果优于熊去氧胆酸西药组（$P<0.05$）。模型组动物胆囊组织Cap蛋白表达水平较正常组显著升高（$P<0.01$）；养肝柔肝中药组和熊去氧胆酸西药组胆囊组织Cap蛋白表达水平虽均高于正常组（分别为$P<0.05$，$P<0.01$），但较模型组明显降低（均$P<0.01$），且养肝柔肝中药组Cap蛋白表达水平较低，但与熊去氧胆酸西药组无显著性差异（$P>0.05$）。结论：养肝柔肝中药能显著降低胆结石的形成，其作用机制可能与下调胆囊平滑肌组织Cap蛋白的水平，提高胆囊平滑肌收缩能力有关。

6. 方邦江等[8] 观察“养肝利胆颗粒”对胆囊胆固醇结石豚鼠胰岛素抵抗的调节作用。结果：经胆结石红外光谱定性分析，豚鼠胆囊结石均为胆固醇结石。模型组成石率为83.25%。高胰岛素－正葡萄糖钳夹实验中模型组豚鼠葡萄糖输注率较正常对照组明显降低。与模型组相比，养肝利胆组与熊去氧胆酸组葡萄糖输注率明显升高，且养肝利胆组升高更为明显。结论：养肝利胆颗粒可以明显升高葡萄糖输注率，改善胆囊胆固醇结石豚鼠的胰岛素抵抗程度。

7. 黄金阳、方邦江等[9] 通过建立豚鼠胆囊胆固醇结石模型，研究胰岛素抵抗在胆固醇结石形成中的作用机制，同时通过观察肝脏IKK－β蛋白及其mRNA表达水平探讨养肝利胆颗粒对其的干预机制，从而为中医药治疗胆石病提供实验依据。结果：与正常组相比，模型组豚鼠肝脏IKK－β蛋白及其mRNA表达明显升高（均$P<0.01$）。养肝利胆中药组与熊去氧胆酸组豚鼠IKK－β蛋白及其mRNA与模型组相比均明显降低，有统计学意义（均$P<0.01$）。且养肝利胆中药组IKK－β蛋白及其mRNA低于熊去氧胆酸西药组，结果有统计学意义（均$P<0.05$）。结论：养肝利胆中药可能通过对IKK－β蛋白及其mRNA表达水平的调节，从而防止胆固醇结石形成。

8. 高炬等[10] 利用生物学技术从胆道动力学角度探讨养肝柔肝法防治胆色素结石的机理。结果：①模型组成石率明显增高（$P<0.05$）。②模型组血浆CCK水平显著降低（$P<0.01$）。③模型组胆囊平滑肌CCK－R数目明显减少（$P<0.05$），治疗组与正常组之间无明显差异（$P>0.05$）。④模型组十二指肠CCK－8内分泌阳性数明显减少（$P<0.01$），治疗组与正常组之间无显著性差异（$P>0.05$）。⑤模型组Oddi括约肌调宁蛋白（Cap）表达，条带灰度密度值明显小于正常组和治疗组（$P<0.05$），结论：①养肝柔肝法具有稳定的防石作用。②养肝柔肝法可提高血和肠腔内CCK的浓度，改善胆道动力学。③养肝柔肝法可提高CCK－AR数目，使CCK缩胆囊的效应增加。④养肝柔肝法可以使Cap表达增加，增强了对Oddi括约肌收缩抑制作用，使胆道动力系统协调性增强。

9. 张静喆等[11] 探讨养肝利胆颗粒对胆固醇结石C57小鼠肝脏基因表达的影响。用Oligo GE Array芯片检测肝脏基因表达的改变。结果：正常对照组成石率为0；模型组成石率为73.33%；养肝利胆颗粒组成石率为30.77%，明显低于模型组（$P<0.01$）。模型组较正常对照组上调基因34条，养肝利胆颗粒组较模型组下调基因12条。结论：养肝利胆颗粒可以通过调控胆固醇脂质代谢、炎症应答等相关基因表达来发挥防治胆石症的作用。

10. 牛颖等[12]　观察养肝利胆方药对胆囊结石患者胆囊运动功能的影响，并与阿司匹林的作用效果进行比较。随机分配，养肝利胆方药治疗组56例，均服用养肝利胆中药（主要成分：生地12g，枸杞12g，首乌12g，白术12g，白芍12g，茯苓12g，生山楂12g，青皮9g，陈皮9g，佛手9g，六釉9g，玫瑰花3g，甘草6g等），1剂/d，煎煮2次混合后分早晚服；西药对照组52例，口服阿司匹林，12.5 mg/次，3次/d。治疗时间均为3周。结论：养肝利胆方药对胆囊结石患者可提高胆囊收缩能力，改善胆囊运动功能，该作用效果强于阿司匹林。

二、姜志坑等[13]　使用"金钱对座合剂"降低实验豚鼠成石率的研究，探讨金钱对座合剂治疗胆石症的作用机制。结果：金钱对座合剂临床成石率明显低于模型组，胆汁分泌量明显多于模型组（$P<0.01$），胆汁中总胆红素含量明显高于模型组（$P<0.01$），总胆汁酸含量明显高于模型组。结论：金钱对座合剂防治胆石症作用确切。

三、谭德福等[14]　观察"复方金石穿"对胆石症豚鼠血清及胆汁中 Ca^{2+} 含量的影响。结果：实验组成石率，豚鼠血清及胆汁中钙 Ca^{2+} 含量均低于对照组（$P<0.01$）。结论：金石穿能有效降低致石豚鼠的成石率，降低血清及胆汁中 Ca^{2+} 的含量。

四、大量研究表明胆结石患者血瘦素、抵抗素升高，导致胰岛素抵抗。丁来标等[15]用本实验是探讨"黄连解毒汤"对胰岛素抵抗大鼠脂质代谢、瘦素和抵抗素的影响。结果与模型组比较，黄连解毒汤组大鼠血清TC、TG、apoB、FFA、mTG及FBG水平均明显降低，而HDL－C与apoA1水平显著升高，OGTT改善，大鼠体重减轻，瘦素和抵抗素明显降低（$P<0.05$ 或 $P<0.01$）。结论：黄连解毒汤能调节胰岛素抵抗大鼠脂质代谢，同时能降低瘦素和抵抗素的水平，这可能与其改善胰岛素抵抗有关。

五、李健等[16]　观察口服中药"胆胃舒冲剂"预防取石后胆囊结石复发的作用。方法：将入选112例微创内镜保胆取石后患者随机分成对照组、中药组。对照组取石后未进行任何治疗，中药组于取石后第4天开始服用胆胃舒冲剂，为期2年。结果：B超复查胆囊壁厚度分别为：中药组<对照组；胆囊收缩功能为：中药组>对照组；复发率为：中药组<对照组。结论：胆胃舒冲剂能减轻及消除胆囊壁的炎症，增强胆囊的收缩功能，防止胆囊结石的复发。

六、李家邦等[17]　观察"清肝利湿汤"对兔胆囊炎胆石症模型血清及胆囊局部肿瘤坏死因子（TNF－α）含量的影响。结果显示清肝利湿汤组血清及胆囊局部TNF－α均显著低于模型组（均 $P<0.01$），且降低局部TNF－α的作用优于龙胆泻肝汤（$P<0.05$）；清肝利湿汤组、龙胆泻肝汤组及模型组胆囊病理损害程度有明显轻、中、重差别。说明清肝利湿汤具有良好的抗炎作用，且疗效优于龙胆泻肝汤；血清与胆囊局部TNF－α的变化基本一致。

总之，这些研究成果，如能转化为结石病的防治实践以及保胆取石后的预防结石复发将发挥更大的作用。

（莫国贤　朱　清）

参考文献

[1] 柳梅，王训颖．中国传统医学有关胆道疾病的记载［M］．黄志强主编．当代胆道外科学．上海：上海科学技术文献出版社，1998：2－5.

[2] 黄家驷，吴阶平．祖国医学关于胆石症分型与治疗．黄家驷，吴阶平主编．外科学．北京：人民卫生出版社，1978：836－842.

[3] 方邦江，朱培庭．从肝论治胆石病经验［J］．中医杂志，2004，45（5）：334.

[4] 高炬，方邦江．胆结石豚鼠胆囊平滑肌细胞IP3含量的变化及养肝柔肝中药的干预作用［J］．上海中医药杂志，2008，42（8）：68－70.

[5] 方邦江，朱培庭．疏肝利胆中药防止胆固醇结石形成的实验研究［N］．中西医结合学报，2006，4（1）：56－59.

[6] 裴新军，张静喆．养肝利胆颗粒降低胆固醇结石形成与改善胰岛素抵抗的作用的多项研究．中西医结合外科学．上海中医药大学，2007.

[7] 高炬，方邦江，朱培庭．调宁蛋白在胆固醇结石形成中的表达及养肝柔肝中药的干预作用．上海中医药大学学报，2008，23（3）：55－57.

[8] 方邦江．养肝利胆颗粒对胆囊胆固醇结石豚鼠胰岛素抵抗的干预作用．中西医结合学报，2009，7（12）：1159－1164.

[9] 黄金阳，方邦江．养肝利胆颗粒对胆囊胆固醇结石豚鼠 IKK－β 基因表达的影响［D］．上海：上海中医药大学，2010.

[10] 高炬．养肝柔肝法防治胆色素结石中干预胆道动力学异常的机制研究［J］．中国中西医结合外科杂志，2002，8（6）：397－401.

[11] 张静喆．养肝利胆颗粒对胆固醇结石小鼠肝脏基因表达的影响［J］．中国中西医结合消化杂志，2011，19（4）：234－238.

[12] 牛颖．养肝利胆方药改善胆囊结石患者的胆囊运动功能［J］．中国临床康复，2005，9（27）：114－115.

[13] 姜志坑，金钱对座合剂治疗胆石症的研究［J］．中国中医药科技，2007，14（5）：14－42.

[14] 谭德福．复方金石穿对胆石症豚鼠血清及胆汁 Ca^{2+} 含量的影响［J］．陕西中医杂志，2005，26（3）：273.

[15] 丁来标．黄连解毒汤对胰岛素抵抗大鼠瘦素和抵抗素的影响［J］．中西医结合杂志，2006，26（3）：232－236.

[16] 李健．胆胃舒冲剂预防取石术后胆囊结石复发的临床观察［D］．中国医师协会中西医结合医师分会成立大会暨第一届年会论文集，2007，11（9）：346－350.

[17] 田永立．清肝利湿汤治疗胆囊炎胆石症的实验研究［D］．湖南中医药大学学报，1999，19（3）：5－7.

第五篇　胆道外科的发展历史

第一章　西医胆道解剖和胆囊手术[1]

第一节　主要经历

1887 年意大利解剖学家 Oddi 首先提出 Oddi 括约肌，而对其肌肉构造做出详细的描述的是 Boyden 等（1936 年至 1965 年）。

1891 年 Calot 描述胆囊三角，（Calot 三角）它是施行胆道手术时的重要解剖标志。以后又发现胆囊管内的螺旋瓣（Heister valve）、胆囊内分隔和胆囊憩室畸形等。

1949 年时已报道胆囊缺如 60 例；Boyden 经 19000 次尸体解剖，发现有双胆囊者 5 例，尚有胆囊位于左肝下，胆囊管与左肝管连接等报道。对肝外胆管的解剖也有详尽描述。副肝管的出现率约为 14.5%，35% 的副肝管汇至胆总管，这给施行胆囊切除术构成危险因素。

1938 年 Mirizzi 用术中造影避免胆管内残留结石，最早是用 Diodrast 或 Visciosol 为造影剂。Best 和 Hicken（1936 年），Partington 和 Sachs（1948 年）和 Cartter 和 Gillette（1950 年）都有论文介绍这方面的丰富经验。

1973 年 Huard 报告经皮肝穿刺胆管造影（PTC），获得胆管系统的良好显像。

1974 年 Holner 报告经皮肝穿刺胆管引流术（PTCD）。

20 世纪末，核磁共振胆道造影（MRCP）的应用，因其简便、非损伤性及可靠性受到广大医生和患者的欢迎。在保胆实践中，MRCP 在判断胆囊功能、胆囊管是否通畅、排除其他疾病及胆总管结石等方面有不可替代的作用。

第二节　胆囊手术的发展经历

一、胆囊切除术

1630 年，意大利的 Zambecarri 即为狗切除胆囊成功第一例胆囊切除术。

1687 年 van der Wiel 首次切开胆囊，未引流而进行缝合。

1882 年 Langenbuch 施行人类第一例胆囊切除术。随后 Courvoisier（1885 年），法国 Thiriar（1885 年）和美国 Ohage（1887 年）均成功地开展胆囊切除术。

1891 年 Lindner 首次创用胆总管切开取石后缝合术。

二、胆囊切开引流术

1743 年，Petit 首次初开胆囊取石。

1859 年，Thudichum 建议分两期进行此手术。第一期首先将胆囊缝于腹壁上，第二期手术切开胆囊。

1878 年，Kocher 首次一期成功地进行胆囊切开引流术。

1883 年 Meredith 为患者切开胆囊取石后即进行缝合，但此手术以后未再被采用，因术后未引流易发生感染。

已公认有顺行和逆行切除胆囊两种方法，另有特殊情况下的手术方法：如浆膜下切除胆囊，在浆膜下切除胆囊的肌层和黏膜层，缝合浆膜以减少渗漏胆汁的机会。此手术由 Witzel 于 1906 年创用，实际上 Courvoisier 和 Langenbuch 等人在 Witzel 之前已使用过这一手术。

人们推崇 Langenbuch 不仅是胆囊切除术能经受百年考验不衰，还在于他对临床外科的研究方法。他的成就不是偶然的，而是经过理性的逻辑思维和客观分析得出结论，从而提出设想和术式设计，又经动物实验和尸体观察，然后谨慎应用于临床，这种步骤正是后来外科研究中所采用的。在历史上，未找到更好方法的情况下，胆囊切除曾被奉为治疗胆囊良性疾病的“金科玉律”（gold standard）。

1928 年，Pribram 首创电烙破坏胆囊黏膜与部分肌层，并报道已施行了 200 例手术；1931 年，Pribram 做了 310 例此类手术，死亡 9 例，死亡率为 2.9%。

第三节　保胆治疗兴起

胆道外科百年历史，对胆囊结石和胆囊息肉等良性疾病的治疗，一直以切除胆囊为主要方法，随着人们对胆囊功能重要性认识、对胆囊切除后给人体造成危害的重视、对结石形成的内外科原因的深入了解以及有了较好的预防复发的措施，要保留胆囊的呼声越来越高，要降低保胆后结石复发率，这是医生与患者能接受保胆的关键。新式保胆就是为降低胆囊结石复发率而努力的手段。经典的胆囊切除术未能改变胆道系统损伤的并发症，保护胆道系统也是胆道外科需要解决的问题，20 世纪 80 年代开始，先是张圣道、后有张宝善教授等用保胆的方法治疗胆囊结石和胆囊息肉，由于复发率逐步降低到可接受的范围，因而得到很多患者的欢迎，国内有百余家医院相继开展了微创保胆手术。特别值得指出的是张宝善教授，从 20 世纪 90 年代起，先后到包括作者医院在内的国内多家医院推广这一方法。在他的主持下相继在广州、北京、哈密、西宁和赤峰、重庆召开了第一、第二、第三、第四、第五和第六届全国内镜微创保胆学术大会。第一届大会收到裘法祖教授的题词《重视胆囊的功能，发挥胆囊的作用，保护胆囊的存在》；在第二次大会上，保胆疗法得到中国工程院院士、著名胆道外科专家黄志强教授的大力支持和充分肯定。黄志强教授在会上发表的“取石论保胆”的精彩报告，在胆道外科领域兴起了保胆治疗和研究的热潮，这预示着中国胆道外科发展新的战略转折。保胆治疗将在胆道外科发展史上谱写出新的篇章。以胆囊切开取石开始的胆道外科，百年后回归保胆取石，这是有趣的重现，是在新的技术条件和新的理念下的重现。

第二章　胆管手术的发展经历

胆管手术的发展为解决各种原因所致的胆道梗阻以及梗阻所造成的黄疸，先辈们不断进行努力，创用了下列许多手术方法：

一、胆道手术

1891 年，胆总管切开术 Lindner 首次创用胆总管切开取石后缝合。

1889 年，肝总管切开术 Kocher 切开肝总管取石，肝总管结石可经肝总管切开。

1888 年，肝总管造口术 Thornton 首次创用，在肝总管极度扩张的情况下，切开肝总管后将切缘缝于腹膜。

1889 年，胆总管切开，造口术 Langenbuch 首先建议，Kummell 创用，Thornton 首先成功施行此手术。十二指肠上胆总管造口术（Langenbuch 手术）为胆总管切开探查引流的典型手术，探查后置“L”形或“T”形管引流，此手术沿用至今。

1898 年，十二指肠后部胆总管造口术（Haasler 手术），建议将十二指肠第二部向前翻转，暴露胆总管后切开取石。

 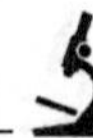

1894 年，经十二指肠胆总管造口术（Kocher 手术），经十二指肠前壁及后壁，切开胆总管穿过十二指肠壁的部分。

壶腹部切开胆总管（McBurney 手术）经十二指肠前壁切开胆总管壶腹部取石。

二、胆管重建术

1. 胆总管对端吻合术；

2. 胆道整形重建术：①胆道狭窄处纵切横缝，如同幽门成形术。由于狭窄段的近、远端距离太远很难缝合，此手术是不可能的；②狭窄部切开，置管并用大网膜包绕，拔管后狭窄易复发；③狭窄部切开，用带血管蒂的器官（胃、肠或胆囊壁）修补。Kehr 用此法获得成功；④用游离组织，如筋膜、动脉和静脉等组织移植修补，但移植的组织容易坏死，效果不好。

三、胆道与胃肠道吻合

胆道与十二指肠吻合：1888 年 Riedel 施行胆总管十二指肠侧侧吻合。但实践证明 20% 有反流症状，需要再次手术，同时也发现吻合口与 Oddi 括约肌之间的胆总管形成盲袋，常有胆石残留和反流的食物堆积。

四、胆囊胃吻合术

Gersuny 于 1892 年创用，Wickhoff 和 Angelberger 于 1893 年报道，1920 年 Babcock 施行胆囊胃吻合术，不仅为了引流胆汁，同时也欲将碱性的胆汁中和胃酸以治疗消化性溃疡患者。1925 年，Bogoras 用这一手术治疗胃或肠十二指肠溃疡，是闻名欧洲的“Bogoras 手术”。1931 年，DuBose 提出还可同时作为胆道的减压和胆汁的内引流。1905 年，Stubenrauch 对具体方法做出改进。此后 Lambert 改进了胆囊十二指肠吻合术，Spivack 改进了胆囊胃吻合术。

五、胆囊空肠吻合，胆总管空肠吻合

1. 胆囊空肠吻合

1882 年，von Winiwarter 首次报道用胆囊空肠吻合术治疗胆总管梗阻。原苏联外科医师 Monastyrski（1887 年）首次应用胆囊与空肠襻吻合，1904 年 Monprofit 首次报道胆囊空肠“Y”形吻合。21 世纪中叶 Cole 有 2 例胆囊空肠襻切断封闭，术后反流性感染症状较重，遂将输入襻切断封闭，改为“Y”形吻合，症状随即消失。吻合口大小不变，消除反流因素后症状完全消失，证明 1968 年 Madden 提出的“只要吻合口大，再有反流也不要紧”的论断是错误的。

2. 胆总管空肠吻合术

Monprofit 第一次于 1904 年施行胆总管空肠吻合术，直到 21 世纪 30 年代末，多采用 Roux – en – Y 胆总管空肠吻合术，Cole 和 Reynolds 于 1945 年提出 Roux – en – Y 胆总管空肠吻合术。近年保留幽门的胰十二指肠切除术，术后多按 Roux – en – Y 吻合法重建胆道和胃肠道。1983 年，我国胡金术教授[2]首创盆式 Roux – en – Y 吻合术修复胆道损伤。即分离粘连，找出右肝管，沿胆囊肝脏方向切开右肝管，长 2 ~ 2.5cm，再找出左肝管，切开与右肝管相同的长度，形成四边形肝管盆，取屈氏韧带以远 25cm 处空肠与左、右肝管完成“四边法”胆肠 Roux – en – Y 吻合术。

第三章 胆囊结石、胆囊结石合并胆管结石的认识和治疗的发展

第一节 主要经历[3]

对胆管结石的认识也是逐步发展的，由于受西方教科书影响，先以为胆管结石都是从胆囊下降的或原发性胆管结石是胆囊切除后才发生的，从我国情况观察，认为国内所见完全不同于西方的特殊结石。50 年代中期，国内文献提出原发性胆管结石一词，其含义已不同于西方。中国情况与日本类似，与感染关系受到重视。早在 1937 年梁伯强等自广东报道华支睾吸虫可致胆管结石，再

早，Digby（1930年）发自香港的报道，认为结石含胆红素。候宝璋等（1954年）报道肝内结石源于细菌感染，伴狭窄，致反复难愈。Maki（1957年）报道胆管结石核心中有蛔虫卵。王训颎（1963年）报道搜集各地胆石的解剖发现核心中有蛔虫尸皮及虫卵，阳性率达84%，方干同年作胆石化学分析。Maki（1966年）发表肠菌属化脓性胆管炎时，β-葡萄糖醛酸苷酶使结合胆红素游离再形成钙盐而成结石，为感染学说作了注解。Mat-zushiro（1977年）提出了饮食所致的代谢因素可能性。Smith（1983年）等认为胆汁酸盐是钙的结合者，胆管炎时胆汁含量减少，钙离子相对增多。傅培彬等（1983年）提出中国人胆石分类。陈淑珍等（1984年）报道胆石分型及基质特点网架结构的观察。国内有关报道的胆管炎胆管分泌黏液增多，其中硫酸性黏多糖参与结石基质网架组成，网织胆红素钙颗粒的报道增多，看法比较一致。孟宪民等（1986年）研究胆汁黏度与成石关系。现在胆汁黏液与成石机制也见于胆囊结石研究中。胆道外科协作组1987年收集全国11298例胆石分析，原发胆管结石占36.2%，较60年代低。1988年又分析80年代上半期4197例肝内结石，发现高峰年龄为31~40岁，比胆囊结石早20年，50%为农民，90%有低蛋白血症，1/3有明显贫血，胆道蛔虫史多见。这些资料表明除胆管炎外，营养代谢因素可能性也须重视。低蛋白食谱的动物实验已多次证明上述的结论。张振华，周孝思等（1990年）动物实验又证明非感染情况下β-葡萄糖醛酸苷酶不增多也会形成胆红素结石，并报告复方胆酸钠的防石作用。这些发现表明原发性胆管结石的多因素病因，成石机制与胆囊结石也有某些共同性。

随着时间推移，胆囊结石合并胆总管结石的治疗方法不断丰富，从早期的胆囊切除+胆总管切开取石，“T”管引流管，发展到近年的先行ERCP经胃十二指肠镜，逆行从胆总管取石，然后再行手术切除胆囊。近来，由于保胆治疗和介入治疗的兴起，切开胆囊取石和切开胆总管取石同时进行，必要时建立胆囊肝总管通道，在复发时继续取石，碎石、溶石；在B超引导下行经皮经肝穿刺至胆总管，扩张窦道经胆道镜取石、碎石溶石或经导管取石、溶石，碎石。

第二节　胆道手术发展经历对现代保胆治疗的意义

复习了王训颎教授在《当代胆道外科学》中提供的胆道手术发展历程告诉我们：

一、胆道结石与泌尿道结石一样，可用体外震波碎石或切开取石等方法来治疗，胆囊结石也可以用切开取石来治疗。

二、胆囊胃吻合、胆囊空肠吻合的前提条件是有胆囊存在，并说明胆囊除有主要生理功能，还可以在必要时为解除胆道梗阻提供通道。如果轻易切除胆囊，当治疗其他疾病需要时将不能施行上述手术。

三、胆道成形手术可以治疗胆道结石并能预防治疗后结石复发，其原理也适用于降低保胆治疗后结石复发率。

第三节　胆囊结石的病因机制研究的经历

一、胆固醇的研究[3]

早年Aschoff已提出代谢因素。远在此前，胆固醇的化学研究正是从人胆囊结石研究开始的：

1789年Fourcroy从人尸体解剖取得的胆囊结石中提取出一种晶形物，Chevreul（1815年）用KOH液煮沸不见溶解，即当时的难溶物，名为cholesterine，希腊字steros即坚硬之意（译作固）后判知为醇。

二、脂质代谢的研究

Windaus（1932年）才定其分子结构，现称胆固醇即源于此。它是脂质代谢的重要环节，可转化为胆汁酸和磷脂等。这些物质在胆汁中成分比例与形成胆固醇结石的关系，是由Admirand和Small（1968年）以三角坐标来表达的（图5-1）。

此三角坐标阐明胆固醇在胆汁酸盐-卵磷脂不同百分比例含量时的物理状态。ABC弧线为胆固醇的最大溶解度，在ABC弧线之内，胆固醇在胆汁中为液态，以微胶粒的形式存在，在该区内

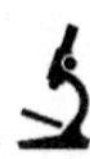

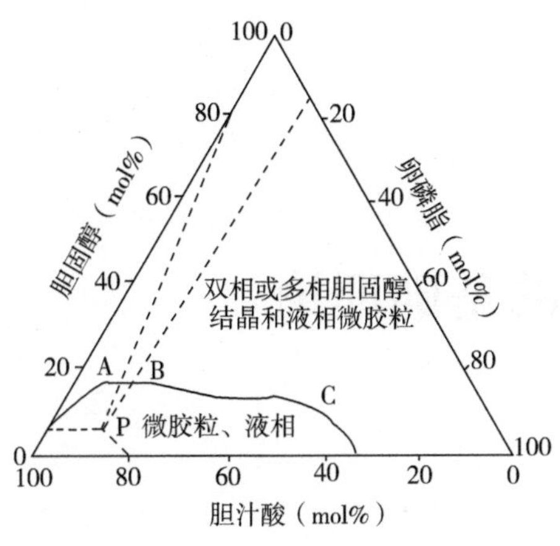

图 5－1　Small 三角坐标

图引自杨甲梅　实用肝胆外科学 P257 上海人民出版社 2009. 12.

即使胆固醇浓度达到饱和也不会发生沉淀。但若超出 ABC 弧线范围时，胆固醇呈过饱和状态，可出现胆固醇结晶。P 表示在弧线之内的 P 点的微粒分子排列，无胆固醇结晶。

三、胆色素的发现

胆色素 1982 年美国国立卫生研究院（NIH）确定了胆石命名，黑色素结石是溶血性贫血患者“胆红素钙超饱和”的原因之一。此外，也与肝硬化、慢性酒精中毒也是原因之一。

四、胆道感染

胆道的反复感染是棕色结石的诱因。尤其是大肠杆菌的感染，呈暗褐或红褐色，称为泥沙样结石或胆色素结石。游离钙离子有促成石作用，黏蛋白能与胆红素，胆固醇和钙结石为结石形成框架使其他沉淀物聚积，即“淤泥”是结石的前身物。

五、基因与结石形成研究

20 世纪末开始，结石成因的研究进入生物分子基因水平，先后揭示人体基因结构差异在结石病遗传、胆固醇代谢、脂类代谢异常与胆结石相关疾病，如代谢综合征，非酒精性脂肪肝，糖尿病，高脂血症，胰岛素抵抗等疾病中的作用。研究取得的成果，为结石患者群筛选、预测、预防和治疗提供科学依据，在结石病防治中逐渐发挥作用。

（莫国贤）

参　考　文　献

[1] 王训颎. 西方医学有关胆道疾病的记载. 黄志强主编. 当代胆道外科学. 上海：上海科技文献出版社，1998.

[2] 吴金术. 医源性胆道损伤诊治与防范. 北京：科学技术文献出版社，2010.

[3] 冉瑞图，王训颎. 胆道疾病外科治疗的发展. 黄志强主编. 当代胆道外科学. 上海：上海科技文献出版社，1998.

第六篇　与保胆相关的基础理论

第一章　胆囊结构

第一节　胆囊大体结构

一、胆囊部位

胆囊位于人体右季肋部，通常位于右锁骨中线和第九肋软骨交叉处，肝脏下面，有脏层腹膜覆盖或有脏层腹膜形成的系带与肝脏相连。（图6－1）

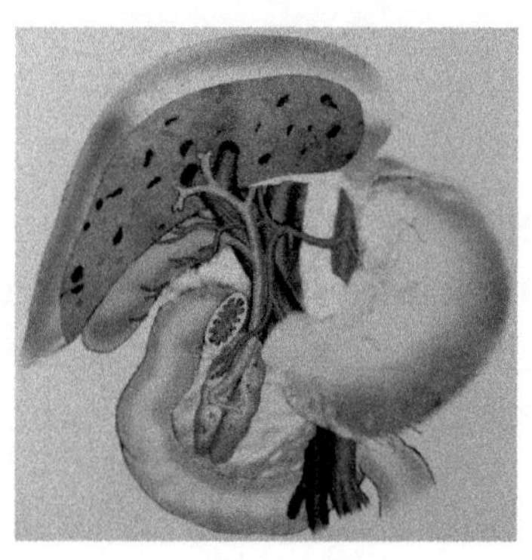

图6－1　胆囊在人体的部位

（杨镇著．胆道外科学图解．上海科学技术出版社，2009.）

二、胆囊的大体解剖（图6－2）

胆囊像一个倒挂的梨，胆囊分底、体、颈三部，颈部连接胆囊管。胆囊长约10cm，宽3～5cm，容积30～60ml，压力约30mmH_2O，所以经腹穿刺有胆漏和腹膜炎的危险。胆囊的大体结构为黏膜、纤维肌层、外膜。胆囊管与胆总管相通，胆汁从胆总管进入胆囊壶腹部，也称哈袋。胆囊壁由黏膜，肌层和外膜三层组成，黏膜有发达的

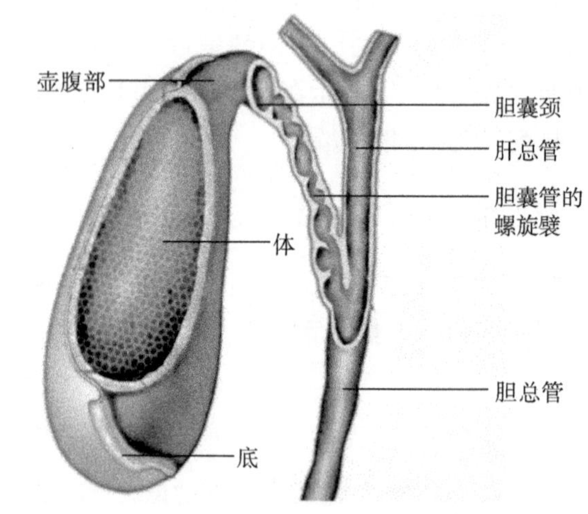

图6－2　胆囊的大体解剖

（杨镇著．胆道外科学图解．上海科学技术出版社，2009.）

皱襞。胆囊收缩排空时皱襞高大而分支；胆囊充盈时，皱襞减少变矮，黏膜上皮为单层柱状。细胞游离面有许多微绒毛，胞质内线粒体和粗面内质网较发达，顶部胞质内可见少量黏液颗粒。固有层为薄层结缔组织，有较丰富的血管、淋巴管和弹性纤维。皱襞之间的上皮常向固有层内延伸，形成深陷的黏膜窦，类似黏液腺，可分泌黏液。肌层较薄，肌纤维排列不甚规则，有环行、斜行、纵行等。外膜较厚，为疏松结缔组织，含血管、淋巴管和神经等，外膜表面大部覆以浆膜。

胆囊管的黏膜有许多螺旋形皱襞，黏膜的单层柱状上皮内散在少量杯状细胞。固有层内有黏液腺，肌层较厚，以环行为主。

第二节　胆囊的细微结构

胆囊细微结构包括胆囊黏膜、纤维肌层和外膜，参与胆汁存储、浓缩和排泄，实现胆囊伸缩运动、分泌和吸收等功能。

一、胆囊黏膜

胆囊黏膜有单层高柱状上皮、疏松结缔组织与胆囊固有膜组成。在胆囊收缩时，黏膜向腔内形成高而复杂的皱襞；扩张时变浅，甚至消失。固有膜内有丰富的血管、淋巴管和散在的 IgA 浆细胞。仓鼠研究结果推测胆囊的收缩与扩张有助于淋巴液的流动。胆囊黏膜皱襞之间的上皮有时陷入固有膜形成窝，称黏膜窦或称罗 - 阿氏窦。(Rokitansky - Aschoff)。在慢性炎症时该窦数量增多，深度可达纤维肌层和外膜，胆囊黏膜的单层高柱状上皮的主要细胞参与胆汁的浓缩，执行吸收和分泌功能。

二、胆囊纤维肌层

胆囊纤维肌层由平滑肌束与结缔组织共同组成，结缔组织中弹性纤维丰富。平滑肌由纵、斜和横多方向的肌束交织成立体网架。

三、外膜

外膜主要由一厚层结缔组织组成，某些部位有浆膜覆盖。结缔组织内有丰富的血管、淋巴管和神经。在胆囊与肝连接的结缔组织内可能有一些发育中留下的迷走（aberrant）胆管，又称 Luschka 胆管，这些迷走胆管通常上通肝内胆管下连胆囊，胆囊切除时发生胆漏。胆囊有病理改变时，如有结石侵蚀时可突破胆囊黏膜，通往胆囊腔，在胆道镜下可见“黄色飘带”，即胆汁流出。（详见本书第十八章第五节壁间结石）

第三节　胆囊及胆囊管微管组织结构特点

一、胆囊黏膜

胆囊黏膜细胞具有典型的吸收型细胞的特征，具有较强的吸收和浓缩功能，同时，胆囊黏膜亦有分泌功能，分泌黏液。在有慢性炎症时胆囊黏液的分泌增加。胆囊黏膜层中，除了一般的细胞外，尚有属于神经内分泌系统分泌肽类激素（APUD 系统）的内分泌细胞，其生理学上的意义尚未确定。

二、胆囊管

胆囊管的层次与胆囊壁相同，但有以下两个特点：①胆囊管近胆囊颈的一端，黏膜呈螺旋瓣样皱襞，而近胆总管的一段则内壁平滑。②胆囊管的肌纤维构成环状带，称为胆囊颈括约肌。这些特点有助于规律性地控制胆汁进入与排出。

第四节　胆囊与胆石形成有关的解剖因素[1]

胆囊形成有全身和局部两大因素。结石形成与胆囊局部解剖有关的因素包括：

一、胆囊形态为底大颈小，像一个倒挂的梨形囊状器官，胆囊底部倒挂，有的人胆囊系带长，有的胆囊长径较长，或者胆囊底部位置低，开口高排空时要克服地心引力，阻力增加，排空障碍。

二、胆囊管长度，弯曲度，横截面积：胆囊管长 1.6 ~4cm，管径 0.2 ~0.3cm。在胆道镜下可看到胆囊管壁的黏膜有许多螺旋形皱襞，类似步枪管的线堂式结构，胆汁经狭窄的有线堂式特殊结构的胆囊管进入胆囊时形成湍流，成石胆汁或结石颗粒在湍流中获得向心聚合成石的能量，这是胆囊结石形成的解剖学、动力学和流变学因素。如胆囊有炎症，常使胆囊管狭窄，扭曲，引流不畅，闭塞。

三、Luschka（迷路）胆管与壁间结石

胆囊黏膜上皮由高柱状上皮细胞衬里，黏膜有许多皱襞，皱襞间有黏膜上皮深入至固有膜甚至肌层内，形成许多窦状的凹陷，称 Aschoff 窦，在该处易发生炎症或胆泥沉积。胆囊外膜中迷走胆管，属于低位终末胆管有结石形成条件。

四、胆囊哈袋开口大小：哈袋与胆囊腔之间还有一个相对狭窄的通道，在哈袋里形成的结石，当结石大小超过哈袋开口时，结石不可能进入胆囊，只能在哈袋内像活塞一样来回移动；当哈袋

结石其大到一定程度时可压迫胆囊管，肝总管和十二指肠，严重时形成哈袋肝管漏或胆囊肠漏，这就是所谓的 Mirizzi 综合征。

五、胆囊畸形与位置变异（图 6-3）

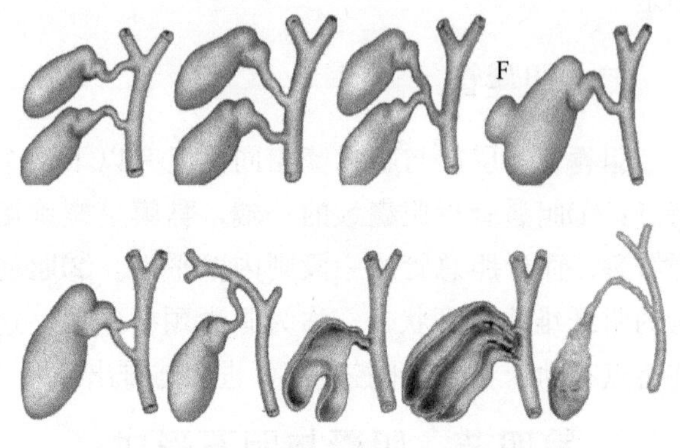

图 6-3　胆囊畸形显示（1）[2]

图示：双胆囊，胆囊管一根与右肝管相连，一根与胆总管相连；双胆囊双胆囊管分别与肝总管相连；双胆囊共有一根胆囊管与肝总管相连；一个胆囊有两根胆囊管分别肝总管相连；胆囊内被完全性或部分性间隔分成 2 个以上腔室与肝总管连成一体；胆囊管开口于右肝管，憩室胆囊，等等类型与畸形胆囊，萎缩胆囊

胆囊位置变异与胆囊管的畸形显示（2）（图 6-4）

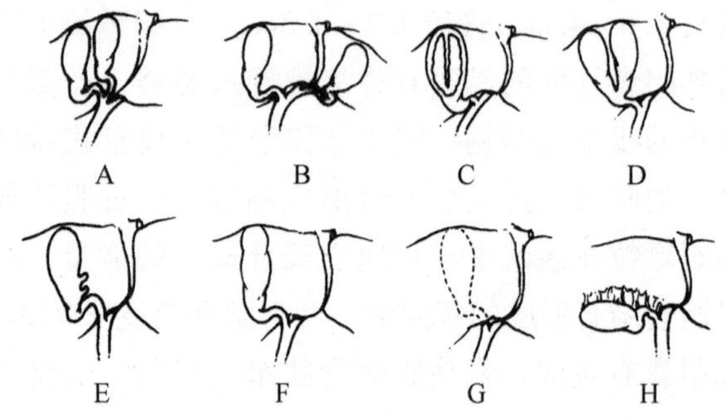

图 6-4　胆囊位置变异与胆囊管的畸形显示（2）[2]

杨镇．胆道外科学图谱．上海：上海科学技术出版社，2009.

图示胆囊位置变异：如双胆囊，各自胆囊管汇入肝总管；肝左，右叶双胆囊；双胆囊共胆囊管；副肝管开口于胆囊；肝内胆囊；系膜胆囊；还有胆囊移位于肝的其他部位，左位胆囊（胆囊单独转位于肝左叶下面，胆囊管连于肝右管）；腹膜后胆囊；肝内胆囊；胆囊缺如等

了解胆囊的这些解剖因素，为我们在保胆治疗中治疗与预防结石复发提供了有利的线索。

第五节　胆囊切除容易造成胆道损伤的解剖因素

一、胆囊管解剖变异

胆囊管与胆总管相连接时属于正常型的仅有 59.6%，其他异常的连接占相当大的比例，胆囊管汇入肝总管的部位，形态的变化，对胆囊切除术或肝外胆道其他手术均有重要意义。这些都是胆囊切除容易造成胆漏和胆总管损伤的关键因素（图 6-5）。

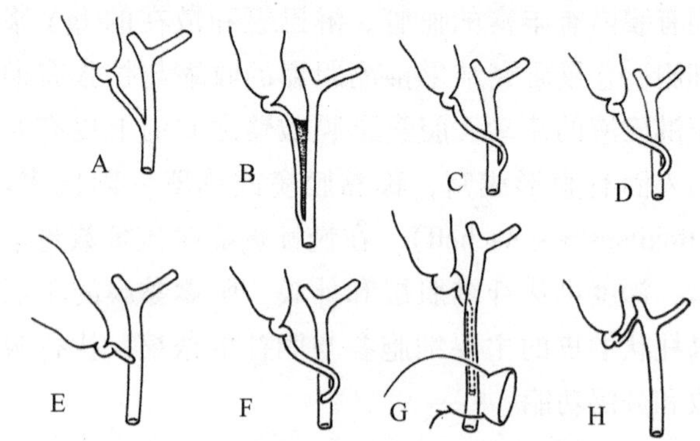

图 6-5　胆囊与胆道系统各种汇集方式[1]

胆囊管与肝总管汇接的类型（47 例）A. 正常型 59.6% 以下为异常型 B. 19.1%（9）C. 6.4%（3）；D. 4.3%（2）；E. 4.3%（2）；F. 2.1%（1）；G. 2.1%（1）；H. 2.1%（1），

A. 胆囊管位置较深，续于胆囊颈部，向左后下方延伸，下端通常与肝总管呈锐角（约 25°-45°）汇合形成胆总管，汇合部位一般多在肝十二指肠韧带的中 1/3 范围内（65% 以上），下 1/3 者次之（25% 以上），上 1/3 者较少（8.7% 以上）胆囊管位于肝总管和门静脉的右侧，正常型占 59.6%。

B. 胆囊管过长，胆囊管与胆总管平行，胆囊管低位汇合等解剖变异，行胆囊切除时易出现胆囊管残留过长；约占 19.1%。

C. 胆囊管绕过胆总管前方开口于肝总管左侧；约占 6.4%。

D. 胆囊管绕经肝总管后方开口于肝总管左侧，约占 4.3%。

E. 胆管囊与肝总管粘连，约占 4.3%。

F. 胆管囊起源于肝总管正面，先弯向左经肝总管前方向上。

G. 胆管囊起源于肝总管后方面，与肝总管并行向上。

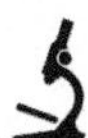

H. 胆管囊起源于右肝管。

另一幅胆囊管解剖异常的示意图：供参考。（图6－6）

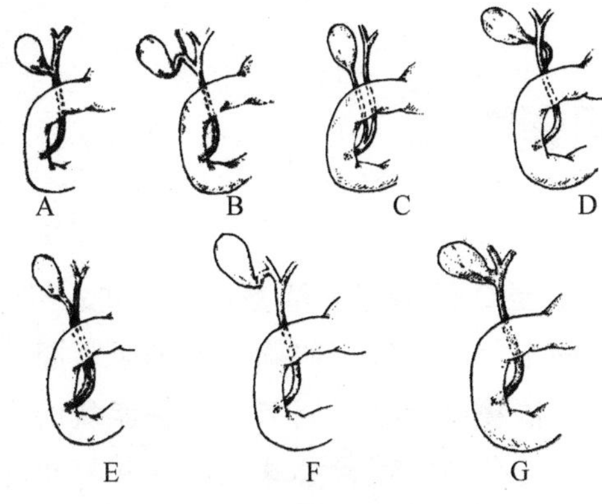

图6－6　胆囊管的解剖异常

（引自吕新生主译腹腔镜手术并发症的预防与处理 P72 图 8－2）

A. 胆囊管通常与肝总管连接，在进入十二指肠前形成胆总管；B. 副胆囊管（Luschka），进入与胆总管连接部远端的胆囊管；C. 胆囊在肝总管低位连接，恰在进入十二指肠的近端。D. 胆囊管呈螺旋形，在肝总管后内侧与之连接。E. 胆囊属实与肝总管共壁。F. 胆囊管进入右肝管。G. 胆囊管缺如。

二、胆囊血管畸形（图6－7）

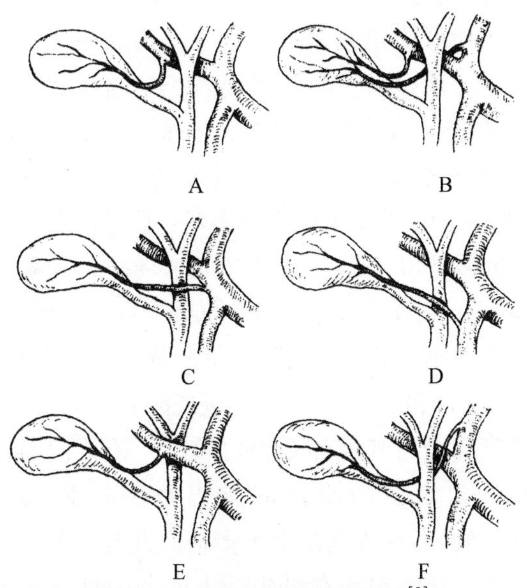

图6－7　胆囊血供的解剖变异[3]

引自吕新生腹腔镜手术并发症的预防与处理//腹腔镜胆囊切除术（Ⅱ）湖南：湖南科学技术出版社，2002.7.

A. 胆囊动脉通常发自右肝动脉，87% 在肝总管前方进入胆囊三角，13% 在其后方进入胆囊三角，在三角内大致是平行方向。约 30% 的肝右动脉位于胆囊管旁 1cm，应注意勿误伤误扎。B. 双胆囊动脉和右，左肝动脉各自发出一支。C. 胆囊动脉发自肝总动脉。D. 胆囊动脉发自胃十二指肠动脉。E. 胆囊动脉发自右肝动脉前支。F. 胆囊动脉发自左肝动脉。

三、各种类型的副肝管

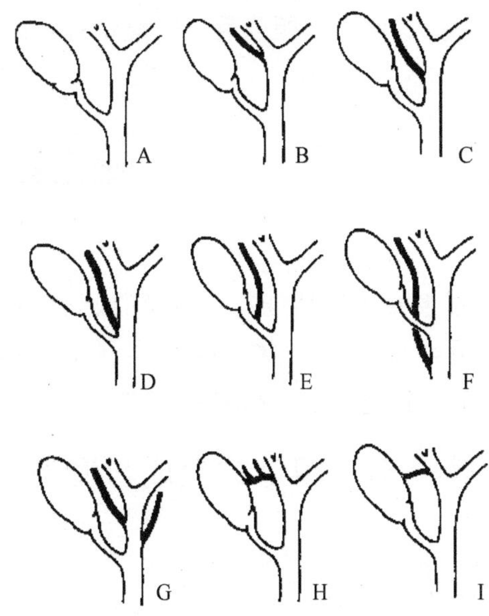

图6－8　各种类型的副肝管

引自杨镇[2]. 胆道外科学图谱. 上海：上海科学技术出版社，2009.7.

A. 正常；B. 至左，右肝管汇合区；C. 至肝总管；D. 至胆囊管交界处；E. 至胆囊管；F. 至胆总管；G 双副肝管；H 肝管至胆囊；I 肝管至胆囊

副肝管出现率 14.5%；35% 的副肝管汇至胆总管，这给施行胆囊切除术构成危险（图6－8）。

四、胆囊三角结构病理性改变，在分离、结扎、切断胆囊管、胆囊血管时易发生误判，误切（图6－9）。

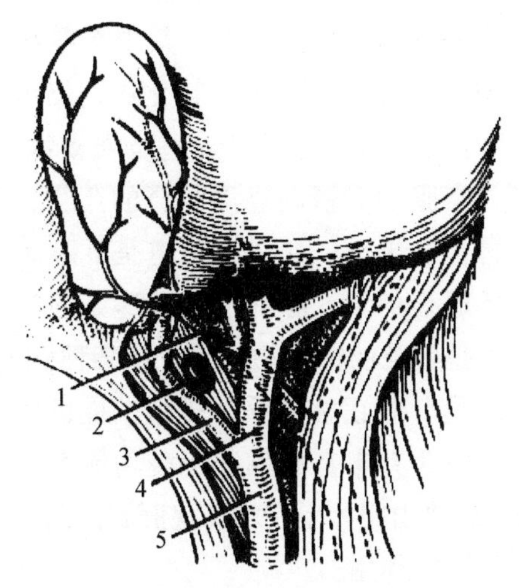

图6－9 胆囊三角（Calot 三角）解剖

引自[1]（徐恩多　当代胆道外科学）胆囊三角

1. 胆囊动脉；2. 淋巴结；3. 胆囊管；4. 肝总管；5. 胆总管。

胆囊管和胆囊动脉均位于 Calot 三角，正确而顺利地处理好两者是成功切除胆囊的关键步骤。炎症、粘连、结石、胆囊管，胆囊动脉，副肝管解剖变异等都易造成手术的困难，易损伤血管，胆总管或肝总管。

第二章　胆汁与胆囊[4]

胆囊主要生理功能有：胆囊的贮存和浓缩、胆囊的吸收和分泌、胆囊的收缩与排空、胆囊压力的调节、胆囊具有复杂的免疫功能。

第一节　胆汁的生成与调节

一、胆汁生理意义

胆汁有促进脂肪食物和脂溶性维生素从肠道吸收的重要消化功能，在完成肝脏向肠道（或体外）运输和排泄各种代谢产物、药物以及异物的职责中承担重任。

胆汁主要由肝细胞以及胆管共同形成，承担着不可替代的重要生理功能。首先，胆汁是肝脏作为体内最大消化腺的外分泌液，具有促进脂肪食物和脂溶性维生素从肠道吸收的重要消化功能。其次，胆汁又在完成肝脏向肠道（或体外）运输和排泄各种代谢产物、药物以及异物的职责中承担重任。当这些物质由于分子太大或与蛋白结合得太紧密以致难以被肾小球滤过并经尿液排出时，可由肝脏处理后随胆汁排泄，其中有些物质（如某些药物）经肝代谢及生物转化后，仍可返回血浆并经肾排出，主要取决于这些物质极性的大小。一般说，亲脂的和蛋白高度结合的药物，倾向于经胆汁排泄。因此，如果说胆道是肝脏和肠道之间的一条通道的话，胆汁便既是这条通道的运输载体，也是肝脏的排泄物，或者从某种意义上说，胆汁生成是肝脏正常分泌和排泄功能的表现。最后，胆汁中含有丰富的黏膜免疫功能有关的分泌型 IgA，反映出胆汁生成对实现肝脏的防御功能也有不容忽视的作用。

二、胆汁生成的基本机制及研究进展

胆汁生成是个极其复杂和精密的过程，其中许多环节至今仍不完全清楚，有待进一步探索。通过近四十年的研究，明确了毛细胆管胆汁的形成是个不依赖自身灌压调节和消耗能量的主动分泌过程；与必须依赖肾小球灌注压并经超滤机制而生成的原尿明显不同。毛细胆管胆汁形成的驱动力来源于肝细胞向毛细胆管内运输有机阴离子溶质而造成的渗透梯度和水分及其他溶质的渗透性流动。根据胆汁酸是其中含量最丰富的阴离子和胆汁酸排出率与胆汁流量之间存在密切关系，很久以来将这种因运输胆汁酸而引起的胆流称作胆汁酸依赖性胆汁分泌（bile acid dependent bile secretion，BADBS）。当以胆汁流量（ml/min）为纵坐标，胆汁酸分泌率（mmol/min）为横坐标作图时，便可从相关回归统计中直接反映两者的相关关系。该回归线的斜率代表一定胆汁酸分泌率下的渗透（或利胆）活性。在正常生理范围内，大多数脊椎动物中，该斜率的数值范围在 8 ~ 15ml/mmol。人类中的观察表明：胆汁酸分泌率在空腹时约为 0.1μmol/mol/(min · kg)；进餐时则提高到 0.3 ~ 1.0μmol/ mol/(min · kg)。如按此数值计算，则人类的毛细胆管胆汁分泌量约为4ml/h（空腹时）和 10 ~ 36ml/h（进餐时）。若在同样体重的基础上与其他种动物比较时，该数值则显得很低；如大鼠的胆汁酸排出量平均为 4μmol/(min · kg)，比人类高出十多倍。此外，若用外推法，还可从回归线在纵坐标上的截距计算出另一类当胆计酸分泌率为零时的胆汁流，即所谓的胆汁酸不依赖性胆汁分泌（bile acid independent bile secretion，BAIDBS）。由从带“T”管引流患者的胆汁分泌研究中证实：人类的胆汁中也和其他种类的动物一样存在这两类胆汁分泌，但与其他哺乳类相比，人类胆汁分泌中 BAIDBS 部分要少得多。人类这部分胆计分泌量 1 ~ 2μmol/(min · kg)，

仅相当于狗的1/3、大鼠和仓鼠的1/20，甚至是豚鼠的1/100。对于一个70kg体重的人来说该部分胆汁分泌量约6ml/h，若以每天约产生600ml胆汁计，则BADBS约250ml；BAIDBS约225ml，两者之比约为1∶1；两者共占总胆汁量的3/4。

毛细胆管胆汁从毛细胆管排出后立即经过Hering管进入小胆管并在逐级运输中对其有机或无机离子经受重吸收或再分泌的影响而改变了构成，即为通常称谓的肝胆汁，实际是毛细胆管胆汁和各级胆管胆汁的总称。毛细胆管胆汁则是前述BADBS和BAIDBS的总和。在人类，胆管胆汁不是肝胆汁的主要部分，仅占总量的1/4（约150ml/d）。肝胆汁形成后，按照生理活动的需要，在消化期可直接经开放的胆总管排到十二指肠，参与脂肪的乳化及吸收；而在非消化间期则排到胆囊内贮存、浓缩。胆汁的成分便进一步改变成胆囊胆汁。

三、胆汁生成如何调节

神经和体液因素通常是机体各种生理活动的调节者，但在肝脏情况有些特殊。虽然很早（1849年）已从动物实验中发现自主神经系统在肝脏糖代谢中的调节作用。但目前已了解到人类肝实质内存在丰富的神经支配，与某些实验动物中只有稀疏神经分布显著不同。还从各种动物的神经生理研究中证实肝脏所有神经的作用绝大多数是通过α_1受体并且是依赖细胞外钙而起作用的。神经对代谢调节的作用除了可通过神经介质外，还可通过循环中的激素如胰岛素、胰高糖素和生长抑素（somatostatin）等而实现，从而显示出自主神经系统与内分泌系统之间存在的相互作用和密切关系。最近已证实，肝脏这些神经结构中除了肾上腺素能和胆碱能神经外，还存在一种肽能（peptidergic）神经、能释放出生长抑素、神经降压素（neurotensin）、血管活性肠肽（vasoactive intestinal peptide）、P物质（subtance P）和神经肽Y（neuropeptide Y）等肽类物质作为神经递质，进一步显示了神经内分泌的概念。但关于人类胆汁生成与分泌过程中的神经调节作用迄今仍无报道。1994年有作者通过动物（大鼠）实验证实：中枢途径给予神经肽Y后可通过迷走神经和毒蕈碱受体而产生兴奋BAIDBS。此外，还有下列一些因素也参与调节胆汁的生成：

1. 进食

是引起胆汁分泌的生理性刺激。一方面可促使胆汁酸进入门脉循环；另一方面又因食物引起胆囊收缩素（CCK）释放，除了大量贮存在胆囊内的胆汁酸排至肠道外，还刺激远端回肠对胆汁酸的吸收，从而进一步提高胆汁酸的血浆浓度及BADBS。相反，禁食则使胆汁酸被隔离在胆囊内而胆道外引流则使胆汁酸排出体外，两者的共同后果是胆汁酸池缩小及肝细胞摄取降低和BADBS下降。

2. 激素影响

皮质醇和甲状腺素可能参与调节BAIDBS的排出。

3. Na^+-K^+

ATPase可同时影响两类毛细胆管胆汁的分泌。

4. 微丝和微管等细胞支架的作用

业已证实肝细胞对牛磺胆酸的摄取及其越过肝细胞的易位均受微丝的调节。微丝还能调节离体培养的毛细胆管的收缩。但这究竟是真正的主动收缩还是被动排空尚有待进一步观察。肝细胞对一些其他的脂类和蛋白质的摄取则主要依靠微管的调节。目前有人提出肝细胞有个管－网通路（tubul－reticular pathway），直接参与调节肝细胞紧密联结也就是毛细胆管的通透性，从而在胆汁生成机制中除了经细胞通路外，又提供了一条旁细胞通路或称越细胞作用（transcytosis）。

第二节　胆囊的储存、吸收及浓缩功能

一、胆囊储存胆汁的功能

人体每天产生800～1000ml的胆汁，不可能直接排放如肠道，需要有存储的场所，这就是胆囊。一个饥饿的人（即非消化期间），胆汁储存在胆囊内，当消化需要的时候，再由胆囊排出，所以胆囊被称为“胆汁仓库”。同时又起到缓冲胆道压力的作用，胆囊切除后，胆总管担负起储存胆汁的作用，容易引起上腹部不适或胀痛。失去储存胆汁的作用后，可使肠肝循环加快，脂质代谢

紊乱，引发血中次级胆酸含量升高，使结肠癌和胆总管结石发病率升高等（详见十四章胆囊切除远期不良后果）。

二、胆囊的吸收功能

胆囊黏膜上皮是所有上皮组织中吸收能力最强的组织。除了能除去胆汁内的水分和无机类电解质从而使有机溶质浓缩外，胆囊黏膜还能吸收一些脂溶性物质，如某些游离胆汁酸、X 线检查对比剂、不饱和脂肪酸、溶血性卵磷脂以及游离胆固醇等，从而改变肝胆汁的组成使之转变成胆囊胆汁。所谓浓缩或上皮吸收，实际上是某些胆汁成分以离子状态在一定机制影响下穿过胆囊黏膜的运输活动。早在 60 年代时便有人提出运输过程中渗透梯度的概念。至 80 年代 Spring 根据理论上测算提出产生胆囊浓缩活性时的渗透梯度约为 3mosmol/L，并且还详细探讨了该活动的机制。

胆囊的吸收途径有经胆囊黏膜吸收和经浆膜吸收。检验研究结果认为，经黏膜吸收过程的完成需要两个膜泵系统的参与。第一个泵是 Na^+、Cl^-同输泵。该机制是根据实验中给予该泵的抑制物丁苯氧酸（bumetanide）后能中止胆囊的浓缩功能而证实的。同样，若应用阴离子运输抑剂 SITS 后，也能阻断该运输过程。第二个泵是两个对输泵即阳离子 Na^+-H^+和阴离子 $Cl^--HCO_3^-$ 对输机制。支持这一组泵存在的证据较多，例如某些种属动物的胆囊中 Na^+和 Cl^-分别进入胆囊黏膜。此外，胆囊腔内 pH 降低时能提高运输活动等。而在人类胆囊中则发现以属于流变学上对抗电中性的 Na^+、Cl^-泵机制为主（图 6－10）。

经浆膜侧的吸收，主要是依靠 Na^+-K^+ ATPase 而产生的主动运输（参见图 6－10）。运输中，水是随着吸收的离子经细胞途径移动还是经侧壁旁细胞通路穿过紧密结合而被吸收迄今仍不清楚。目前了解到，胆囊上皮是可渗透的并伴有约 $100\Omega/cm^2$ 的阻力，旁细胞通路主要选择阳离子，此点与肝细胞类似。紧密结合部的屏障能力为直径 100～200nm。阳离子经旁细胞通路运输的选择性依其在水溶液中弥散系数的不同而异。其顺序依次为 K^+ > Hb +（血红蛋白）> Na^+ > Li^+

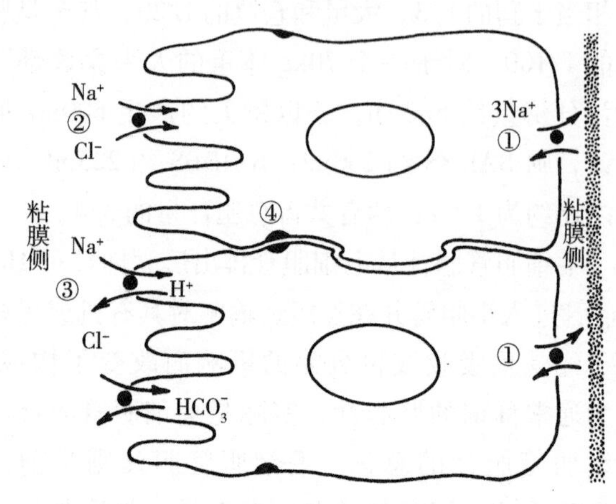

图 6－10　胆囊黏膜吸收功能（示意图）

①浆膜侧的主动运输靠 Na^+-K^+ ATPase，②黏膜侧可借 Na^+，Cl^-同输，或③由 Na^+，H^+ 及 Cl^-，HCO_3^- 两组对输，完成交换，④紧密连接处抗阴离子逆流。

（锂）> Cs^+（铯）。此种选择性受 CAMP 的调节，后者能迅速和可逆地降低紧密结合的通透性；同时伴随结合处结构的加强和加厚；而在体液吸收时则紧密结合之间的缝隙明显扩张，以便于吸收。经胆囊上皮可吸收的物质包括糖及氨基酸（该过程需依赖 Na^+的参与）；不能透过牛磺胆盐和染料 BSP 但能透过离子化不强的游离胆红素。此外，在美国草原犬鼠中发现胆固醇饱和的胆汁能增强胆囊上皮的吸收力，而溶血性卵磷脂则相反，甚至引起上皮分泌作用增强。

胆囊黏膜有很强的吸收水分和电解质的作用，所以能浓缩胆汁，肝脏每日分泌 800～1000ml 胆汁，大部分经胆囊浓缩后储存在胆囊内，胆囊的贮存和浓缩功能的生理意义：贮存和浓缩胆汁是胆囊的主要功能。主要的意义在于调节胆道压力和帮助消化。肝产生的胆汁经肝管排出，一般先在胆囊内贮存，胆囊腔的容积约 40～70ml。上皮细胞吸收胆汁中的水和无机盐（主要是 Na^+），经细胞侧面的质膜转运至上皮细胞间隙内，间隙的宽度可因吸收液体的量而变化，吸收的水和无机盐通过基膜进入固有层的血管和淋巴管内。胆囊的收缩排空受激素的调节，进食后尤其在高脂肪食物后，小肠内分泌细胞分泌胆囊收缩素，经血流至胆囊，刺激胆囊肌层收缩，排出胆汁。

三、胆囊浓缩胆汁功能

金黄色碱性肝胆汁中的大部分水和电解质，由胆囊黏膜吸收返回到血液，留下胆汁中有效成分储存在胆囊内，变成棕黄色或呈弱酸性的胆囊胆汁。储存在胆囊内的胆汁水分被吸收后，其他有机成分，如胆固醇、胆盐、胆色素等被浓缩。约有10%的卵磷脂在胆囊内吸收，少量的游离胆汁酸通过扩散离开胆囊。胆囊只对 Na^+ 进行主动转运，Cl^- 则随 Na^+ 的运动而被动运动。Na^+ 与 Cl^- 转移到细胞间隙，使其浓度升高，水因渗透差进入细胞间隙。胆囊内压 Na^+ 浓度是血浆的1倍多，由于 Na^+ 与胆汁酸结合成为胆盐，胆盐分子颗粒大，而渗透压活性低，故胆囊黏膜渗透压变动不大。胆囊有强大的浓缩功能，它可以存储24小时的肝脏分泌胆汁的一半左右，可以将胆色素及胆汁酸浓缩至肝胆汁的10倍以上。表6－1各种神经递质，胃肠激素对胆囊和Oddi括约肌动力的影响。

表6－1　各种神经介质，胃肠激素对胆囊和Oddi括约肌动力的影响

神经介质/或激素	胆囊	Oddi括约肌
CCK	收缩	舒张
胃动素（motilin）	收缩	收缩
促胰液素（secretin）	舒张	收缩，舒张
胰多肽（P. P）	舒张	舒张
血管活性肠肽（VIP）	舒张	舒张
神经降压素（Neurotensin）	舒张	—
酪酪肽（PYY）	舒张	—
胰高血糖素	—	舒张
酰胆碱	收缩	—
α－肾上腺素能	收缩	收缩
β－肾上腺素能	舒张	舒张
组胺 H_1	收缩	—
组胺 H_2	舒张	—
内腓肽（endorphine）	收缩	—

人体3克胆汁酸可全部存储在胆囊内。进食后约半小时胆囊开始收缩，将浓缩的胆汁排到十二指肠，对食物进行消化。浓缩的胆汁有高效的消化蛋白和脂肪的能力，胆囊切除后的腹泻与这种能力的丧失有关。当进餐时需要高效浓缩的胆汁时却没有，而不需要时，大量很稀、消化效率很低的胆汁大量流入十二指肠，不仅缺乏消化能力，而且造成患者难忍的腹泻。

第三节　胆汁的排泄功能

胆汁排出受体液因素和神经系统的调节，进食后，胆囊收缩素含量增加，如胆囊收缩素（cholecystokinkin）有收缩胆囊和舒张胆总管下端及Oddi括约肌的作用，胆囊收缩后可产生2.94 kPa的内压，促使胆汁排至十二指肠，但胆囊炎或Oddi括约肌功能失调时，胆汁排出障碍，胆汁淤滞，固体成分沉淀，成为息肉或结石的成因之一。

一、胆囊收缩与排空

胆囊平滑肌收缩和Oddi括约肌弛缓开放是一组协同的过程和排出胆囊内容物以及排空胆囊的生理学基础。这一活动受神经及主要受体液因素的精密调节，其中除胆囊收缩素（CCK）和促胰液素外还有许多其他的激素和神经递质（表6－1）。此外，也有人曾观察到胆囊管的压力能独立发生改变因而提出该处存在括约肌的可能性，但至今尚未被确切证实。

利用口服胆囊造影，标记物灌注技术，超声动态观察和核素扫描等检测技术可将胆囊的排空功能用公式 $Vt = V0exp^{(-kt)}$ 表示。其V0代表空腹的胆囊容积，人类正常值范围为10～50ml，Vt为排空时的容积，生理性刺激（食物）或CCK可在30～45分钟内诱发胆囊收缩，并排空50%～70%内容物，其t1/2为10～20分钟。

过去曾认为只有进食才出现胆囊收缩，平时胆囊不具运动性。故推论此时十二指肠内的胆汁为纯粹肝源性的。最近发现，胆囊即使在非消化期也有节律性收缩并排出内容物至十二指肠。胆囊的收缩波为2型移行运动波（MMC）。因此，在禁食时人类可排空30%内容物。这种空腹时的胆囊收缩可能与胆囊的清理功能有关，有避免胆固醇微结晶滞留的作用。与此相适应的，Oddi括约肌也有MMC发生。其中60%为顺向性波，14%是逆向波；其余26%则为双向性波。由于禁食时只有小部分胆囊胆汁被排出，因此经过整夜禁食后的胆囊胆汁浓缩、黏稠的性状和暗褐的颜色。至于进餐后，则可能有两种过程发生：首先，受CCK的影响，贮存的胆囊胆汁和新分泌的肝胆汁均排至十二指肠，尤其是排空胆囊；其次是受促胰液素及VIP的影响引起胆囊黏膜主动分泌不含胆色素和胆盐的细胞外液样乳白色液体。

杨阳等[5]综述了国内外文献“胆囊收缩素及其受体在胆囊结石形成过程中的作用”指出：胆囊收缩素（cholecystokinin，CCK）是一种主要由小肠I型细胞合成和分泌的胃肠道激素，是餐后促使胆囊收缩最主要的激素。进食后，血浆CCK的浓度显著升高，促使胆囊产生收缩。CCK只有与CCK受体结合之后才能发挥生理功能。而CCK受体数量的减少或功能的下降将会影响到胆囊的收缩功能。如果[6,7]CCK分泌出现障碍或者CCK受体缺失、减少，将会影响胆囊收缩功能，造成胆囊动力障碍，胆汁排空异常或出现胆汁潴留，易于形成胆结石。Kano等[8]发现高胆固醇饮食对于CCK受体功能有损害作用，可致使胆结石的发病率升高。

除了体液调节外，胆囊和Oddi括约肌均有丰富的神经支配。迷走神经兴奋可引起胆囊动力增强。在人类消化过程的头相期，刺激胆碱能神经便能引起胆囊收缩，由于胃窦扩张引起，这种胃幽门-胆囊反射可被阿托品所阻断。相反，当迷走神经切断术后，胆囊动力下降并导致空腹胆囊容积加倍。此外，还发现头相时胆汁通过Oddi括约肌的阻力下降是通过肽能神经阻断剂起作用的。迷走神经切断术后，Oddi括约肌对CCK的反应性降低，因此认为CCK发挥作用也取决于完整的胆碱能冲动传入。肾上腺素能纤维也参与对胆囊和Oddi括约肌张力的调节，β-肾上腺素能的刺激能松弛胆囊和Oddi括约肌；而α型则收缩两者。影响两者功能的其他因子见表6-1。

二、影响胆囊的排空的因素及对结石形成与预防的意义

1. 饮食

进食3~5min后，食物流经十二指肠，刺激十二指肠黏膜，产生一种激素叫缩胆囊素，使胆囊收缩，将胆囊内胆汁立即排入十二指肠，以助脂肪的消化和吸收，在排出胆汁同时，也将胆道内的细菌与胆汁一起排出体外。一般讲，进食脂肪半小时，胆囊即可排空。胆囊的排空功能对结石的产生和保胆后的结石复发有重要意义。长期不进早餐、长期低脂饮食、胆囊管引流不畅等都是结石产生（复发）的重要因素。

2. 其他因素

如胆囊解剖、疾病、药物、运动、理疗、胃肠手术等。如能定期增加胆囊的收缩力，在结石小于胆囊管管径时将胆汁和其中的小结石一起排尽，是预防结石复发的有效途径。

第四节　胆囊分泌H^+与黏液的功能

胆囊黏膜每天能分泌稠厚的黏液20ml，80年代末期，许多学者便已注意到：随着胆汁在胆囊内的浓缩出现胆汁进行性酸化。90年代初，Shiffman等人从手术中获得非肝胆疾病患者的胆囊胆汁后，用血气分析仪测定胆汁的pH、PCO_2和总CO_2等值，利用Henderson-Hassebach方程式测算正常胆囊中胆汁浓缩和酸化对胆固醇和钙盐溶解度的影响。结果显示：①胆汁pH的降低直接源自胆囊黏膜分泌H^+所致；②随着胆汁酸化，出现胆固醇的(M%)含量显著下降（从肝胆汁中17.2%降至10.1%)和饱和指数(CSI)下降(从3.7降至1.0~1.5)；③$CaCO_3$的饱和指数也随着胆汁酸化而明显下降，（肝胆汁中3.62、浓缩胆汁中0.12)。因此结论为：胆汁浓缩增加了胆固醇的溶解度，胆汁酸化提高了胆汁内钙盐的溶解度；故认为胆囊黏膜分泌H^+在避免发生结石方面是一种保护机制，而胆囊黏膜酸化过程的缺陷则可能是碳酸钙沉淀于胆囊黏膜的关键因素。这无疑提示我们，切除了有浓缩、分泌功能的胆囊，降低胆固醇和钙盐的溶解度，人体就失去避免发生结石的保护机制，可能是胆囊切除后胆管代偿性结石发病率高于非切除组的原因。这也是田伏洲[9]等人保留胆囊用胆囊肝管成形术代替胆囊切除加盲袢式胆肠吻合来预防肝胆管结石复发并取得良好效果的原因。

胆囊能分泌黏液性物质，每日约20ml，保护黏膜，当胆囊管受阻塞后，胆囊内积存的黏液呈

透明无色，临床称为“白胆汁”。

第五节 胆囊压力的调节

胆囊和 Oddi 括约肌的活动表现为协调的相互关系，有效调节胆道压力。

一、机制

胆道系统是个低压、低流量系统。压力和流量之间有密切的关系，不但压力与胆流的速度有关，更重要的是压力决定胆流的方向。在整个胆道系统中，以肝细胞的分泌压最高，为 2.94kPa（30cmH$_2$O）。因此，毛细胆管胆汁得以向肝外运输。肝外胆道中，胆囊和 Oddi 括约肌是一组协调作用的装置。它们的交互收缩和舒张也是维持、调节胆道压力及胆汁流向的重要因素。图 6－11 显示在禁食和进餐不同情况下胆道内压力的情况。

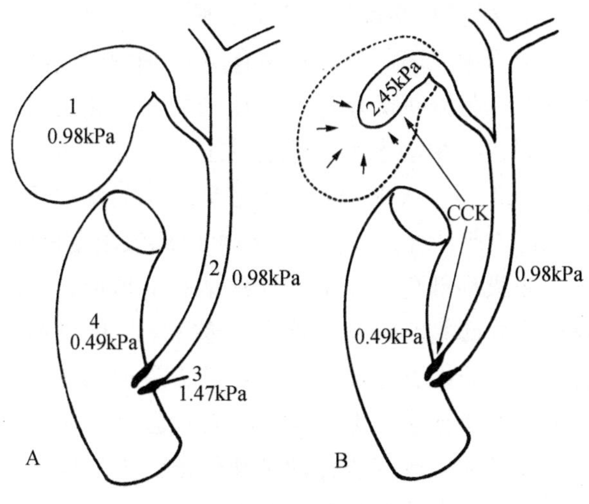

A. 进食时；B. 进餐时

图 6－11 胆囊及 Oddi 括约肌的协同运动及胆道压力变化

1. 胆囊；2. 胆总管；3. Oddi 括约肌；4. 十二指肠

1. 禁食时，Oddi 括约肌关闭，胆道内压力上升，最高可达 1.47～1.96kPa（15～20cmH$_2$O）。当胆管内压超过 0.49kPa（5cmH$_2$O）时，大部分肝胆汁便流向压力较低的胆囊内贮存，而过多的胆汁又在贮存中被浓缩和吸收，从而起到调节胆道压力的作用，直至胆囊内压与胆管内压达到平衡，即两者各约 0.98kPa（10cmH$_2$O）为止。

2. 进餐时，当蛋白、脂肪及酸性食糜接触到十二指肠后便释放 CCK，引起胆囊收缩。当充盈的胆囊发生收缩时，其压力最高可达到 2.45kPa(25cmH$_2$O)，显著高于胆管内压 0.98kPa(10cmH$_2$O) 和十二指肠内压 0.49kPa（5cmH$_2$O）。此时胆汁便随着 Oddi 括约肌舒张开放而得以进入十二指肠。

对人 Oddi 括约肌的研究多选用各种核素扫描、肌电检查或 X 线摄影检查法等手段配合 ERCP 检查时测压。Geenen 规定人类的 Oddi 括约肌为一段约 4～6mm 长的区域；除了分别比胆总管压（1.65 ± 0.20kPa。）和胰管压（2.09 ± 0.20kPa）高 0.53kPa 的基础压外，还可叠加周期性收缩压，该收缩压的振幅可达 13.46 ±6.6kPa，持续时间约 4.3 ± 1.5 分钟（平均范围 3～12 分钟），频率为 4.1 ±0.9 次/分。而胆总管及胰管本身除基础压外，未见有周期收缩波。Oddi 括约肌的这种周期性收缩对于排空胰胆管具有重要作用。任何原因造成的胆道梗阻均将引起胆道内压力病理性增高，此时梗阻近端的胆管及胆囊便将代偿性扩张以缓解胆道高压，若压力继续上升失去代偿时，便将影响到肝细胞的功能。当胆道内压力超过 2.94kPa（30cmH$_2$O）时，肝脏便将停止分泌胆汁。如果在胆道梗阻发生之前已经切除了胆囊或胆囊已经萎缩，则胆道压力的调节与缓冲能力大大下降，黄疸出现的时间约提前 6 小时左右，病情的危险性也将大为增加。除了表 6－1 所列各项神经介质、胃肠激素对 Oddi 括约肌有功能影响外，还有一些药物加吗啡、麦丁等作用于平滑肌及括约肌的兴奋剂及抑制剂也将对 Oddi 括约肌产生各种收缩与舒张的作用。

二、胆囊压力调节的意义

胆囊和 Oddi 括约肌的活动表现为协调的相互关系：正常情况下，Oddi 括约肌收缩时胆囊舒张，使胆汁存入胆囊，胆囊收缩时 Oddi 括约肌舒张，胆汁流入十二指肠。胆汁的作用主要是胆盐或胆汁酸的作用。胆盐或胆汁酸可作为乳化剂乳化脂肪，降低脂肪的表面张力，使脂肪乳化成微滴，分散于水溶液中，这样便增加了胰脂肪酶的作用面积；胆汁酸还可与脂肪酸结合，形成水溶性复合物，促进脂肪酸的吸收，总之，胆汁对于脂肪的消化和吸收具有重要意义。

三、肠肝循环意义

黄志强院士精辟和高度概括指出[10]胆胰肠汇合是体内最巧妙又无法复制的构造。解剖－神经－体液支配下，胆囊、胆管、括约肌形成三位一体的功能性防御体系。肝尾状叶、胆囊、括约肌构成肝胆系统的“三件宝”。十二指肠乳头是人体内独特的结构。胆囊通过对胆汁储存来调节胆道的压力。胆囊切除后，人体失去调节胆道压力的机制，可导致 Oddi 括约肌功能紊乱、影响肝细胞对胆汁的分泌。胆道内压力升高对胆道结石发生的影响，也可发生胆囊切除术后综合征等临床表现。见下面“胆道流变学”相关问题的内容。

第六节　胆囊的免疫功能与结石形成的关系

近年来已经发现胆囊具有复杂的免疫功能，1972 年，Gree 用免疫荧光技术观察人胆囊黏膜 Ig 分泌细胞密度，发现正常人胆囊黏膜只有很少量 Ig 分泌细胞，而胆囊炎时 3 类 Ig 分泌细胞密度均上升，说明胆囊黏膜 Ig 分泌细胞密度与胆道感染的程度和范围有关。同时胆囊黏膜细胞间隙、细胞顶端和胆囊黏膜面可见到 Ig 荧光抗体物质说明胆囊病变时，胆囊局部免疫反应增强，胆囊黏膜含 Ig 细胞大量增加可能是胆汁中 Ig 来源途径之一，尤其是 IgA。肠道黏膜固有层 IgA 分泌细胞在抗原刺激下合成、分泌双分子 IgA（dIgA），后者与肠黏膜上皮细胞内合成的分泌成分（SC）结合，以分泌型 IgA（sIgA）形式运转入肠腔，sIgA 是肠液中主要 Ig，在肠黏膜防御机制中起重要作用。用显微分光光度计及电镜观察胆囊黏膜上皮细胞内的 SC 和 IgA 含量呈正相关系，两者的分布趋势也一致；胆管结石时，胆囊上皮内 SC、IgA 和固有层 IgA 分泌细胞密度均呈显著增加，说明胆囊和肠道一样具有合成和分泌 sIgA 功能。应用免疫酶组化技术，观察肝脏和肝胆管结石病肝脏中 SC 和 IgA 的分布和定位，发现正常人肝脏中仅胆管上皮 SC 和 IgA 呈阳性反应，肝细胞 SC 呈阴性反应。肝胆管结石病肝脏中 SC 和 IgA 的分布异常；毛细胆管和肝窦壁出现异常强阳性反应，证明胆管上皮同样具有形成和运转 sIgA 的能力。可见胆囊和胆管黏膜都有合成并向胆汁运转 sIgA 的能力。当胆道感染，受抗原物质刺激后，这种能力增强，胆汁中 sIgA 增加，以增强胆道保护性免疫反应机制。胆囊黏膜固有层具有分泌 IgA 抗体的功能，胆囊内的浓度远远大于血液，胆囊成为提供给肠道 IgA 的主要来源，因而是保护性抗体的主要器官。如果肠道缺少 IgA，可引起小肠防御功能的缺陷，出现感染性腹泻、感染性腹水，及消化道来源的败血症；这对于胆道系统的免疫防御具有重要意义，具有保护肠道黏膜不受外来抗原和次级胆酸等侵犯作用，当然减低了结肠癌变的可能。因此，可以认为胆囊也是一个免疫器官。

杨可桢、黄志强教授 1986 年，在观察 1.2% 高胆固醇饲料诱发兔胆囊结石与胆囊局部免疫反应的关系时，注意到实验动物胆汁培养均无细菌生长的情况下，胆囊成石率却随着胆囊黏膜固有层含 Ig 细胞密度增加而上升，吲哚美辛治疗后，胆囊成石率又随胆囊黏膜固有层 Ig 细胞密度减少而降低；胆囊黏膜 Ig 细胞密度与胆汁中黏蛋白含量之间在时相动态变化上存在正相关系（$n=4$，$r=0.968$，$P>0.001$）。结果表明：①胆汁中胆固醇结晶或胆汁理化性质变化亦可以刺激胆囊黏膜，增强胆囊局部免疫反应，导致结石的形成；②抑制胆囊局部免疫反应，降低胆囊黏膜含 Ig 细胞密度可以预防结石形成。此论点已为最近的进一步研究工作所证实。也为保胆取石后经抑制胆囊局部免疫反应、改变胆汁的理化性质、降低保胆后结石的复发率提供有益的线索。

也有报道神经内分泌系统与免疫系统通过神经肽发生相互作用（cross talk）。CCK 是一种脑肠肽，在消化和神经系统中具有多种生理功能。它通过影响淋巴细胞 DNA 合成、影响免疫细胞的黏附和趋化能力、抑制巨噬细胞的吞噬功能及影响免疫细胞的分泌功能等机制对免疫功能进行调节。其信号转导机制包括 IP3/Ca^{2+} 途径、cAMP 依赖的蛋白激酶途径、MAPK 信号转导途径。近年研究[11]也表明淋巴细胞存在 CCK－B 受体，CCK 有抗内毒素休克的作用。其机制可能与免疫调节作用有关。体内免疫系统和神经内分泌系统通过神经肽发生交互作用。免疫系统的细胞对神经内分泌激素十分敏感，后者在调节各种免疫功能中发挥重要作用。

第三章　胆道流变学[12]

第一节　胆道流变学定义和目的

一、定义

流变学（rheology）是指研究物质流动和变形的一门学科，研究生物体、人体内流变现象的学科称生物流变学（biorheology）。在生物流变学中研究较多的是血液和血管流变学，称之为血液流变学（hemorheology）。同样，在胆道外科的发展中，研究胆汁流经胆总管、胆囊管进入胆囊的过程中，因胆囊体与胆囊管之间的角度、管径和长度的改变以及胆汁黏度，渗透压，pH，流型等因素所产生的流体力学对结石形成影响的科学就是胆道流变学。

二、胆道流变学的目的

胆道流变学的目的是研究胆石形成和复发的解剖和流变学病因。从以往有关成石性胆汁的研究，进而深入到成石性胆汁如何在流动的胆汁中形成具有一定形态结构的胆石的研究。黄志强院士早在1980年就指出：除了通过胆汁理化性质的改变来研究胆石形成的原因之外，还应从流体动力学的角度分析。近二十多年来，生物流变学在胆道领域的研究得到较快发展，已形成一门新学科——“胆道流变学”。从而丰富结石成因和预防手段的研究。如用体外人工制造胆结石的研究以及胆道测压等，加深了对胆囊结石疾病的认识，也增加了治疗手段，提高了疗效。例如液压射流震荡排石仪治疗胆道术后残余结石的应用等。在对胆囊良性疾病采取微创保胆治疗呼声渐高的今天，胆道流变学的原理在判断胆囊功能方面有着非常现实的指导意义；另外，胆道流变学因素在胆道结石形成中起着重要作用，改变产生这些因素的生理现象、病理变化和解剖结构，就能有效预防结石的形成。可见胆道流变学既是客观存在，也是胆道外科发展的需要，更是在保胆治疗中预防结石复发必不可少。

第二节　胆道流变学的基本概念

下面我们有必要复习杨可桢教授在《当代胆道外科学》中撰写的胆道流变学相关的基本概念。

一、胆汁的流体力学物理特性

胆汁流体力学物理特征主要包括胆汁黏度、胆汁渗透压和胆汁 pH。

1. 胆汁黏度

黏度是代表液体流动时内摩擦力的大小，黏度越大，流动性越差。胆汁黏度是反映胆汁特性的重要指标之一，1965 年，Bouchier 等用毛细管黏度汁，以蒸馏水为参比，测定 58 例胆汁相对黏度，其中 31 例是胆囊结石（病理性），11 例正常胆囊（临床与放射学证明），16 例“T”形管引流肝胆汁（胆总管结石）。结果发现病理性胆囊胆汁相对黏度（3.24 ± 1.67）高于正常胆囊胆汁黏度（2.85 ± 1.63），但无统计学意义。病理性和正常的胆囊胆汁黏度显著高于“T”管引流的肝胆汁黏度（1.27 ± 0.24）。病理性胆囊胆汁相对黏度与氨基己糖浓度之间呈显著性正相关系。而正常胆囊胆汁的相对黏度与胆红素浓度之间呈密切相关。因此，正常胆汁中胆红素浓度是决定胆汁黏度的主要因素，而病理性胆囊胆汁和肝胆汁中黏液物质含量是决定黏度的主要因素。

胆汁相对黏度与结石形成的关系

胆汁黏度下降是容易形成胆色素结石的原因之一；胆囊胆汁的黏度高低还与胆囊病变严重程度有关。

1986 年，周正等用类似方法测定胆汁相对黏度，发现胆色素结石的胆囊胆汁相对黏度（1.54 ± 0.59）显著低于正常胆囊胆汁黏度（5.198 ± 1.69），而胆色素结石的胆囊胆汁和胆色素结石的胆总管胆汁黏度（1.54 ± 0.3）很接近，各组胆汁黏度均与胆汁蛋白质和黏蛋白含量明显相关，因而认为胆汁黏度下降是容易形成胆色素结石的原因之一。上述病理性和正常胆囊胆汁黏度比较，两个报道恰恰相反。估计与病变性质不同有关外，与正常胆囊的“正常性”有关。1975年，Cowie 等将胆囊胆汁黏度与胆囊造影显影与否加以分析，发现有功能和无功能胆囊胆汁相对黏度均显著高于胆总管胆汁的黏度（$P<0.01$），而无功能的胆囊胆汁黏度比有功能的高（$P<0.02$）。杨可桢教授等用锥板式黏度计检测 31 例病理性胆汁黏度，结果表明胆囊胆汁黏度显著高于胆管相对黏度，其中胆囊胆汁的黏度高低还与胆囊病变严重程度有关，术后“T”管引流肝胆汁的黏度动态观察，提示术后第 3～9 天肝胆汁黏度显著升高，6 天为高峰，第 12 天以后恢复到术中水平，表明术后“T”管引流肝胆汁的黏度与术后创伤反应或取材时间有关（图 6－12）。

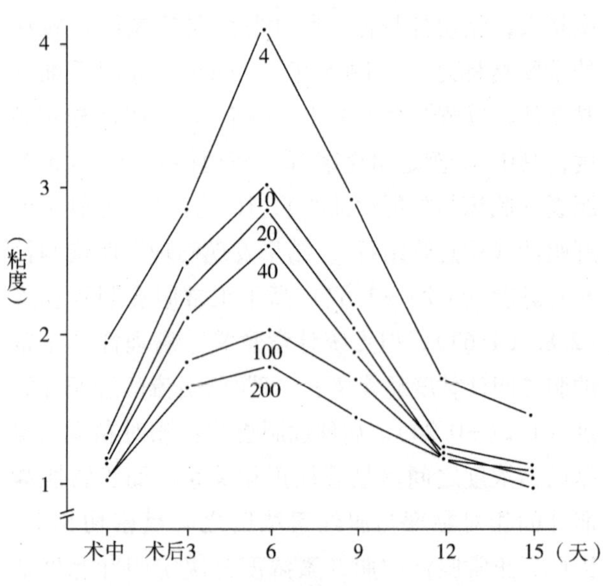

图 6－12　胆道手术后胆管胆汁黏度变化

（术中，术后 3 天，15 天的变化）

4－200 为切变速度

2. 胆汁渗透压

渗透压是溶液的依数性质，即其效应的大小只取决于质点的数目、浓度，而与质点的大小和形状无关。

胆汁中胆盐是呈离解状态，当胆盐浓度增大，超过一定浓度后胆盐分子便互相聚合形成微粒，称为微团，从而减少胆盐数目，降低胆盐在胆汁中所产生的渗透压。所以胆囊胆汁中胆盐浓度很高，仍然能与血浆保持等渗。肝细胞分泌胆汁是通过主动分泌胆汁酸和钠离子，水分是由于渗透压差而被动地流入胆管。有关胆汁渗透压的研究报道甚少，1965 年，Bouchier 等报道正常胆囊胆汁渗透压为（281±10）mosmol/kg，病理性胆囊胆汁渗透压为（295±30）mosmol/kg，“T”形管引流肝胆汁渗透压为（284±17）mosmol/kg；三者间差异无统计意义。以后 Cowie 等检测结果发现，有功能的胆囊胆汁渗透压显著高于胆总管胆汁渗透压（$P<0.001$）。无功能的胆囊胆汁渗透压显著低于有功能的胆囊胆汁的渗透压（$P<0.001$），提示在病态状态下，胆汁渗透压也发生变化。

3. 胆汁 pH 与胆石形成的关系

胆囊具有很强的吸收功能，可使胆汁浓缩 10 倍。1980 年 Frizzell 报告肝胆汁 pH 为 8.2，胆囊胆汁 HCO_3^- 被吸收，使胆囊胆汁的 pH 降至 6.5。周正等比较分析胆汁 pH，发现胆色素结石的胆囊胆汁（pH 为 7.074±0.48）和胆色系结石的胆总管胆汁（pH 为 7.07±0.46）显著低于正常胆囊胆汁（pH 为 7.329±0.429），更低于肝胆汁的（pH 为 7.85±0.32）。杨可祯等动态观察 14 例胆道手术后“T”形管引流的肝胆汁 pH 值为 8.474±0.381 至 8.296±0.395，观察到术后第 9 天，各时相点之间差异无统计学意义。1991 年，Rituro 研究发现胆囊胆汁 pH 为 6.6～7.8，它与总胆汁酸和离子钙浓度无关，但与 HCO_3^- 和 CO_3^{2-} 浓度密切相关（$P<0.001$）。胆汁 pH 还与［Ca^{2+}］．［CO_3^{2-}］浓度密切相关（$P<0.001$）。因此认为胆汁 pH 受 HCO_3^- 浓度影响。胆汁 pH 升高可能含较多的（碳酸钙）$CaCO_3$，它在胆汁中可能以不溶性 $CaCO_3$ 沉淀，此沉淀物可促进 $CaCO_3$ 胆石的形成。

二、影响胆汁流变特性的因素

这些因素有黏度与流型、流速与压强流量、管径层流与湍流。

1. 流体力学中的流型类型

流体力学中的流型有牛顿流体、塑性流体、假塑性流体和胀流体。

1.1　牛顿流体

对于纯流体和小分子溶液等简单流体，在层

流条件下切应力与切变速度呈正比关系，即 t = ηD 为牛顿黏度公式。式中 t 为切应力（mPa），η 为黏度（mPa·s），D 为切变速度（s－1）。凡符合牛顿公式的流体都称为牛顿流体。日常生活中遇到的大多是大分子溶液，其流变特性复杂得多，多数为非牛顿流体。根据牛顿黏度公式，以切变速度 D 与切应力 t 作图，得到的曲线成为流变曲线。该曲线描述溶液体系的溶液特性。根据流变曲线的性质，可分成以下几种流型（图 6－13）：①牛顿流体；②塑性流体；③假塑性流体；④胀流体。

①牛顿流体

牛顿流体：其流变曲线是通过原点的直线，它意味着液体在任意小的外力作用下就发生流动。

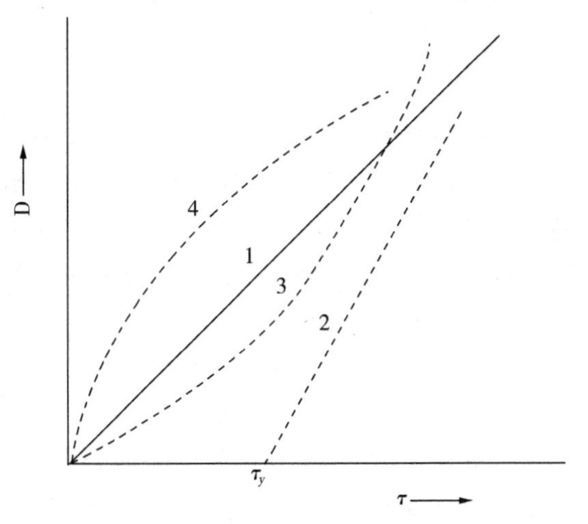

图 6－13　几种主要流型

1. 牛顿流体；2. 塑性流体；3. 假塑体流体；4. 胀流体

②塑性流体

塑性流体：其流变曲线也是一条直线，但不通过原点，而是需要一定切应力，只有切应力大于临界切应力时液体才流动，这个切应力的临界值称为屈服值。

③假塑性流体

假塑性流体：其切应力与切变速度之比值随切变速度增大而下降，它意味着表观黏度随搅动激烈程度而变小。

④胀流体

胀流体与假塑性流体相反，表观黏度随切变速度而增大（图 6－14，图 6－15）。

胆管胆汁属于牛顿流体，胆囊胆汁属于非牛

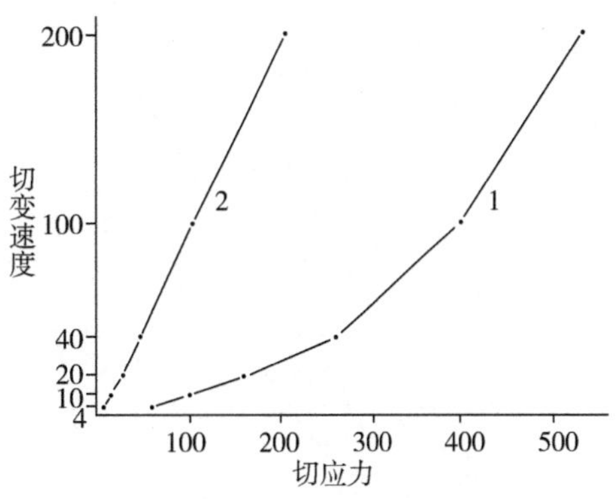

图 6－14　胆汁切变速度与应切力关系

1. 胆囊胆汁；2. 胆管胆汁

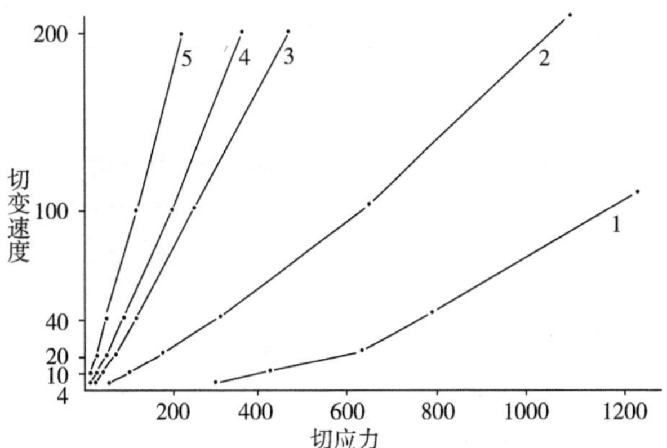

图 6－15　胆囊胆汁切变速度与应切力关系

1，2，3，5 各 5 例，4，11 例

顿流体中的假塑性体。

胆囊胆汁有 1/3 病例黏度特高，病变严重的属于非牛顿流体，其他 2/3 也属于牛顿流体。

锥板式黏度计，测定 31 例术中胆囊胆汁和术中胆管胆汁的黏度，根据牛顿黏度公式，以切变速度与切应力作图，得到人胆汁的流变曲线图（图 6－14）。由图可见，胆管胆汁属于牛顿流体，胆囊胆汁属于非牛顿流体中的假塑性流体。胆囊胆汁中有 1/3 病例黏度特高，病变严重的属于非牛顿流体，其他 2/3 病例也属于牛顿流体（图 6－15）。术后“T”管引流的肝胆汁的黏度动态分析表明，术后 3～9 天随着胆管胆汁的黏度升高，胆汁流变特性也相应地表现出不同程度的非牛顿流体特性，手术第十二天以后又恢复至牛顿流体特性（图 6－16）。可见，人胆汁含胆囊胆汁与胆管胆汁应属于牛顿流体，有时有非牛顿流体的表现是与胆道疾病严重性，手术创伤反应程度或取材时间有关。

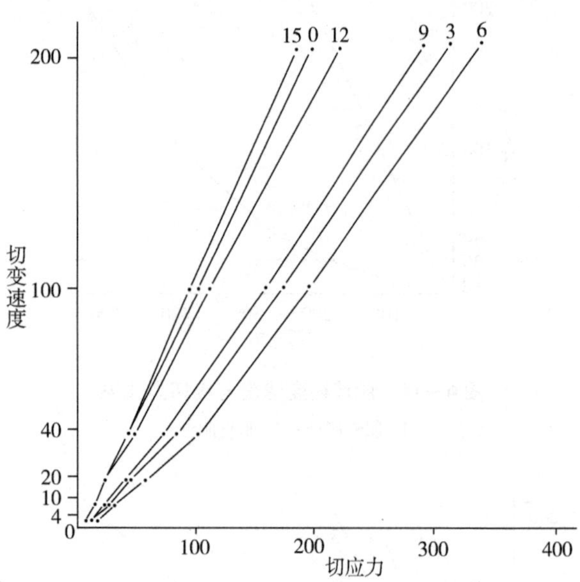

图 6-16　胆道手术后胆管胆汁流变性变化

0，术中；3，6，9，12，15 术后天数（术后 T 管引流的肝胆汁的黏度升高，呈非牛顿流体特性，12 天后恢复牛顿流体特性）

2. 流速与压强

2.1　流体的流速

理想液体在流管内作稳定流动时，流体的流速与流管的截面积成反比，即

$$S_1 v_1 = S_2 v_2$$

文献中有关胆汁流变特性的报道如表 6-2。

表 6-2　胆汁流变特性

Bouchier (1965)	非牛顿流体
Cowie (1975)	非牛顿流体
Rodkiewicz (1979)	牛胆汁是牛顿流体，预示人也是牛顿流体
Wu Yunpeng (1985)	牛顿流体，有些炎性病理胆汁是非牛顿流体，Bingham 流体
Gottschalk (1990)	Maxwell 流体
阎波 (1990)	胆囊胆汁是非牛顿流体 (Casson 流体)，胆管胆汁切速高于 $80s^{-1}$ 为牛顿流体，低于 $80s^{-1}$ 变化不规则

这就是液流连续原理，它表示在流量相等情况下，流管粗者流速小，流管细者流速大。

理想液体在流管中任何两截面处，单位体积的动能 $\left(\frac{1}{2}\rho v_2\right)$、重力势能 ($\rho gh$) 与压强 ($P$) 之和都是相等的，即

$$P_1 + \frac{1}{2}\rho v_1^2 + \rho g h_1 = P_2 + \frac{1}{2}\rho v_2^2 + \rho g h_2$$

这就是柏努力方程，这里 P 为压强，ρ 为密度，v 为速度，h 为高度 g 为重力加速度。

若液体在水平或接近水平的管内流动时，则去掉重力势能项，得出下列公式

$$P_1 + \frac{1}{2}\rho v_1^2 = P_2 \frac{1}{2} + \rho v_2^2$$

2.2　压强

上述公式表示液体在水平管内流动时流速小的地方压强大，流速大的地方压强小。这里流速与压强之间是定量关系并非反比关系。

3. 流量与管径

上述讨论的是理想液体在管内的流动。当黏滞液体在等截面水平管内流动时，两端必须存在压强差，才能克服内摩擦力而做匀速流动。根据实验和理论的推导证明，黏滞液体在均匀水平管内作稳定流动时，其平均流速 v 与管子两端的压强差 ($P_1 - P_2$) 成正比，即

$$v = \frac{1}{8\pi} \cdot \frac{S\ (P_1 - P_2)}{\eta l}$$

式中 η 是液体黏度，S 是管子截面积，L 是管子长度，而流量 $Q = Sv$，$S = \pi\gamma^2$，γ 是管子半径，因此可得：

$$Q = \frac{\pi}{8} \cdot \frac{r^4\ (P_1 - P_2)}{\pi l}$$

此即普瓦泽伊 (Poiseuile) 定律，即流量 Q 同压力梯度 $(P_1 - P_2)/\iota$ 成正比。而当压力梯度一定时，流量 Q 则同半径 γ 的四次方成正比。上述流体基本定律，将液体流动与管壁变形结合起来，有利于从流变学特性解释胆管狭窄与扩张并存的发生与发展过程。

4. 层流与湍流

上述讨论内容均属层流，即流体的相邻层保持分开，互不相混。当流体的速度超过一定数值，层流就被破坏，液体各流层就互相混合，并形成漩涡，这种流动称湍流。流体流动状态从层流过渡到湍流，需要一定流速的临界值，这个临界值一般用雷诺 (Reynolds) 数表示：即

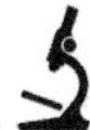

$$Re = \frac{rv\rho}{\pi}$$

式中 r 是管半径，v 是平均速度，ρ 是液体密度，η 是液体黏度，Re，是无量纲数。Re 与流速、半径及液体性质有关。实验证明，当 $Re < 1000$ 时，液体是层流。当 $Re > 2000$ 时，流动变成湍流。当 Re 介于 1000 与 2000 之间时，液体可能是层流，也可能是湍流。1979 年，Rodkiewicz 等实验指出，胆汁总是层流，因为胆汁最大雷诺数 $Re = 941$，生理盐水的 $Re = 1456$。杨可桢教授从 14 例胆石病患者收集 84 份胆汁所做的测定：新鲜胆汁密度 ρ = 1.0291 ± 0.0021，平均流速 υ = 0.074 ± 0.054cm/s，实验导管半径 γ = 0.1cm。根据新鲜胆汁在不同切变速度下的黏度，计算出的雷诺数见表 6－3。

表 6－3　人胆汁雷诺数 *Re*（10×10^{-3}）

D（S^{-1}）	2	4	10	20	40	100	200
η（mPa·s）	6.6	5.1	3.6	2.8	2.4	2.3	2.1
Re（$\times 10^{-3}$）	2.31	2.99	4.23	5.44	6.35	6.62	7.25

由此可见，由杨可桢教授等的实验装置所测得的雷诺数与 Rodkiewicz 等用牛胆汁在狗肝外胆管流动时所测得雷诺数相差很大。表明雷诺数的大小与实验装置的具体条件关系密切。

第三节　胆汁流动状态与胆石形成的关系

在漩涡中心形成负压，成石性胆汁在向心性运动中积聚，有利于胆囊结石的形成；有炎症的、扩张的胆管，将是原发性胆管结石发生和增大的“温床”。

一、胆囊结石的形成

根据胆囊与胆囊管内径相差非常悬殊的解剖结构特点，1983 年于昌松等认为胆囊管在胆囊与胆总管之间构成了“局部阻力装置”。据推算，胆汁以每秒 1 米以上速度喷射入胆囊，在突然变宽的胆囊腔两侧必然出现漩涡区。由于胆汁在胆囊内产生两个压力不等的漩涡。导致射流产生附壁效应。并认为胆囊造影时产生“壳状显影”就是胆汁射流入胆囊形成“附壁效应”的结果。在漩涡中心形成负压，成石性胆汁在向心性运动中积聚。根据以上理论，在体外模拟人体胆囊，胆囊管和胆总管的装置，应用配制胆汁或患者胆汁，在装置内人工制成胆石。可见胆汁的漩涡运动对致石胆汁在胆囊内成石过程中起重要作用。1990 年，谢刚等采用 CT、X 线造影和 B 超等技术获得人体椭圆形胆囊边界收缩运动的数学模型，并用有限元方法计算出椭圆形胆囊胆汁流动的流场分布，发现收缩胆囊的轴线附近存在着快速的胆汁流，在流场中心截面附近存在着两个漩向相反的湍流区。认为胆囊收缩时，胆囊内胆汁的涡流运动，使胆汁中成石成分有机会获得能量而结合，从而形成胆囊结石。

上述研究都表明胆囊内胆汁呈湍流状态。前者认为胆囊松弛、胆汁充盈时，胆囊内胆汁呈漩涡运动；后者则认为胆囊收缩、胆汁排空时，胆囊内胆汁也呈现涡流状态。成石性胆汁在漩涡运动中获得能量而聚合成结石。胆囊收缩松弛，涡流胆汁周而复始，使结石逐渐增大，但还需要在体内找到更有说服力的证据。

二、胆管结石的形成

肝胆管是由无数个一分为二的呈“Y”形管组合而成。胆汁最大雷诺数是 941。体外实验也证明肝胆汁在胆管内是层流状态流动，为什么也在胆管内生长结石？据黄志强教授分析认为，胆汁的分泌压较低，流速也较慢，原发性胆管结石时，胆管系统常呈普遍性扩张，按普瓦泽伊定律，胆管直径比正常增大 1 倍时，胆汁流速将下降到原来的 1/4，流动缓慢的胆汁对胆管壁的静水压力又随着胆管的扩张而增强，因而形成一种恶性循环。这种有炎症的、扩张的胆管，将是原发性胆管结石发生和增大的“温床”。因而结石的复发和感染将是难于避免（所以不能认为只有胆囊才是结石产生的“温床”，胆囊一切就万事大吉。这也是胆囊切除后，胆管代偿性扩张，导致胆管结石发生率增高的流变学因素——编者注）。1990 年，佘枢成等在显微镜下对胆汁通过毛细管及局部狭窄的毛细管内流动状态进行连续动态观察及显微录像，发现胆汁在均匀的毛细管内流动是层流，即胆汁中固体质点沿着各自流线作相互平行的移动，互不相撞。当胆汁流经狭窄部位时，只要流速大于某一很低的临界值（u0 =0.074 ±0.054cm/s）时，胆汁在狭窄上游区域可见环流形成（图6－17），其范围随流速加快而向上游延伸，可见胆汁中固体质点在环流区内作往返流动；当流速加快时，在狭窄下游形成涡流（图6－18）。因此，认为胆汁在狭窄扩张的胆管内流动时，胆汁流动状态也发生改变，已不是层流。随流速增加先在上游出现环流，后在下游出现涡流。促使成石性胆汁中固体质点聚合成结石。

扩张的胆管常使鸟嘴状的末端变为圆钝状，形成涡流，成旋涡状，是形成胆管结石的重要学说之一——涡流学说。

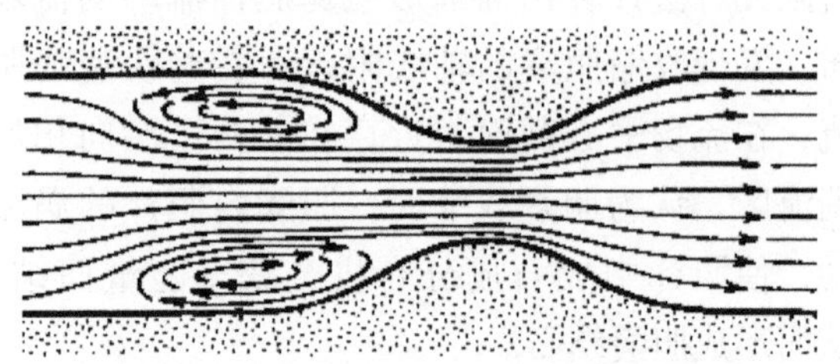

图6－17　非结石患者T管新鲜胆汁在狭窄管内的流动状态之一，狭窄上游环流形成

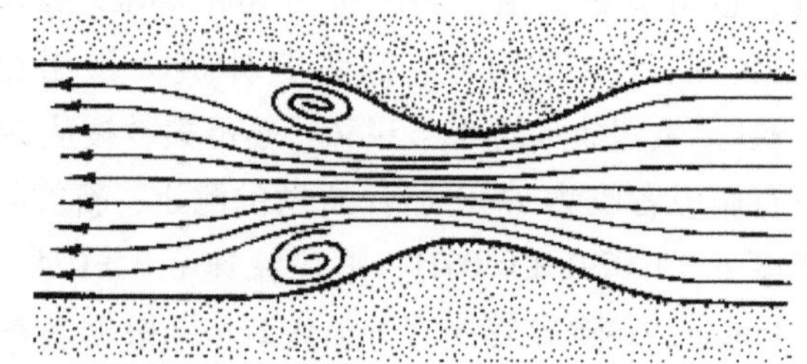

图6－18　非结石患者T管新鲜胆汁在狭窄管内的流动状态之二，狭窄下游涡流形成

第四章　胆道压力改变的因素

胆囊切除，胆道感染，胆道狭窄，括约肌功能障碍均可造成胆道压力升高。

第一节　胆道压力升高后，胆汁成分的变化

在胆道流变学中提到，胆道压力升高后，抗氧化活性（AOA）、过氧化脂质（LPO）、总胆红素（TB）、结合胆红素（CB）、β－葡萄糖醛酸苷酶（β－G）的pH及蛋白质等明显高于正常。

第二节　胆囊切除术后，胆道压力变化以及与胆石形成的关系

胆囊切除后，缩减了胆汁储存的空间，使胆总管压力大增，压力在维持组织细胞正常的结构与功能中起重要作用，1983年，Doty等用0.4%胆固醇诱发草原犬鼠（prairie dog）胆囊形成结石，发现胆囊管阻力增加发生在胆固醇结晶增加之后，胆汁黏蛋白增加在胆固醇沉淀之前，因此认为肝脏分泌成石性胆汁，在胆囊析出胆固醇结晶，首先使胆囊管阻力增加，胆囊腔内压上升，然后黏蛋白分泌增加，促进结晶积聚成胆石，在这个恶性循环中胆内压增加还有个重要环节，原发性肝胆管结石患者常伴有胆管狭窄与扩张，胆管扩张就意味着胆管内压增高，有人研究胆管狭窄患者胆管潜在结构变化，发现狭窄近端肝内胆管扩张，神经支配减少，有严重形态学和组织学变化及胆道内高压状态。而胆道高压是这些变化的主要原因。杨可桢教授等观察一组动物实验，发现胆道高压可引起胆汁成分的变化（表6－4），胆道高压引起胆汁成分变化与胆道高压程度有关。

表6－4　兔胆道高压对胆汁成分影响

	正常	胆道高压（6小时）	*P*值
AOA抗氧化活性（U/ml）	1061.92 ± 636.59	6114.55 ± 4319.26	<0.01
LPO过氧化脂质（mmol/L）	1.97 ± 0.88	4.24 ± 1.69	<0.01
TB总胆红素 mg/dl	0.90 ± 0.35	5.21 ± 4.40	<0.01
CB结合胆红素 mg/dl	0.44 ± 0.17	3.12 ± 2.89	<0.01

续表

	正常	胆道高压（6 小时）	P 值
β－葡萄糖醛酸苷酶 pH4.5 组织性 u/ml	119.35 ± 98.57	418.32 ± 366.4	<0.01
β－葡萄糖醛酸苷酶 pH7.0 细菌性 u/ml	151.79 ± 121.95	152.37 ± 101.37	>0.05
P 蛋白质 mg/dl	1.5 ± 1.12	3.59 ± 2.06	<0.01

注：胆道高压 = 1.947 ± 0.928kPa（19.87 ± 9.47cmH_2O）；兔最高胆汁分泌压 = 2.528 ± 0.229kPa

胆道高压程度（表 6－5）与胆道高压持续时间对胆汁成分影响（表 6－6）也有关系。

表 6－5　胆道高压程度对胆汁成分影响

	AOA	LPO	TB	CB
正常	100	100	100	100
409kPa（4）	124.64	121.69	230.43	366.67
813kPa（5）	145.67	163.88	350.00	322.22
375kPa（12）	614.88	233.51	652.04	793.75

胆道高压 6 小时，（）内为病例数

表 6－6　胆道高压持续时间对胆汁成分影响（%）

	AOA	LPO	TB	CB
起始	100	100	100	100
2 小时	94.25	121.40	205.0	144.44
4 小时	123.03	117.06	220.0	166.67
6 小时	145.67	163.88	350.0	322.22

胆道高压为 1.813 ± 0.047kPa，n = 5

胆道高压导致胆汁成分变化的原因，从实验结果分析，可能由于胆道高压、压迫胆管以造成局部缺血缺氧、超氧阴离子（O^{2-}）自由基产生增加，使细胞膜脂质过氧化，所以胆汁中 LPO 含量增加。由于细胞膜损害，使细胞通透性增加，所以使溶酶体中的组织性 β－葡萄糖醛酸析出增加，使肝细胞对胆红素分泌增加，胆道高压既能改变胆汁成分，产生成石胆汁，又能导致胆道扩张与狭窄的变形，从而改变胆汁流动状态，这就是胆囊切除后胆总管结石发病率升高的流变学原因。

第三节　胆道压力与流量进行测量方法

目前所用方法均为侵入性方法，主要包括术中直视下插管；术前和术后经内镜插管。

一、杨可桢等采用已知容积（1cm = μl）玻璃测压管，观察兔和鼠胆道压力变化（图 6－19）及胆汁压力与胆汁分泌量的关系（图 6－20）。他们插入“L”形导管，先接一软管收集基础压胆汁，然后换成硬性的已知容积的需要高度的“Γ”形管，可以观察流速，并可以收集一定高压下的胆汁标本（图 6－21）。1984 年 Accatino 等用 25cm 插入胆管，先收集基础压胆汁，然后将导管远端缓慢抬高，胆汁随之上升，到不继续上升时为胆汁最高分泌压，最后将导管降至所需高度，维持之。

术中直视下插管接玻璃测压管，观察兔和鼠胆道压力变化（图 6－19），术中插管术后测量胆道压力与流量。

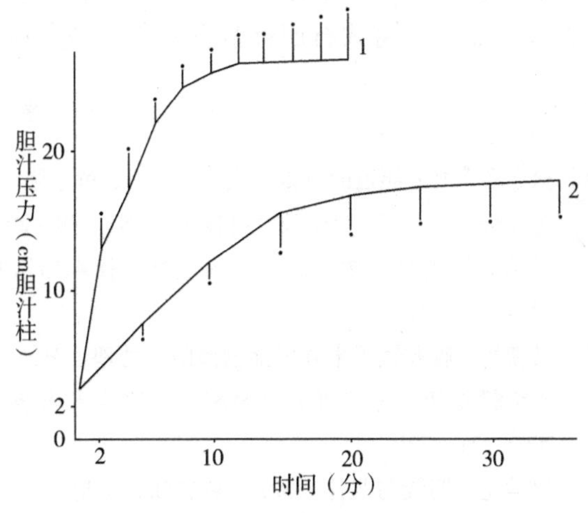

图 6－19　胆总管梗阻后胆汁压力变化曲线

1. 兔；2. 大鼠

术前或术后经内镜插管。这是在 ERCP 检查同时，开展胆胰管测压。这两种方法均须将测压导管与传感器相连接。这里不详述。

二、动能在结石形成中的作用

日本学者 Maki 等在 60 年代已发现将色素结石的致石胆汁保温静置，只能生成松散的沉淀，虽然沉淀的成分与色素结石相似，但得不到成形的结石。如果给以缓慢的离心即可以使沉淀聚集成

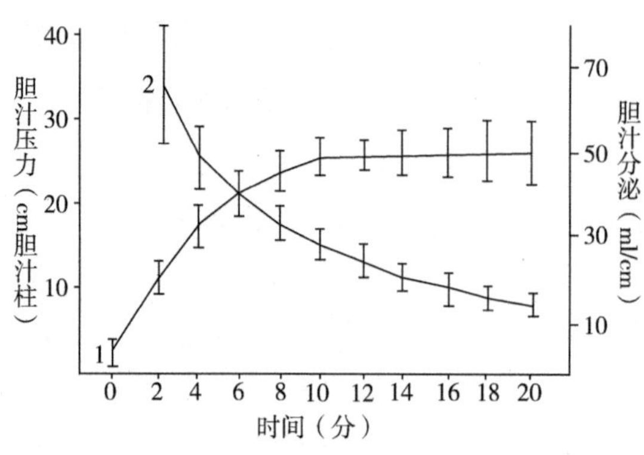

图6-20 兔胆总管梗阻后胆道压力与流量随时间变化曲线

1. 胆汁压力；2. 胆汁分泌量

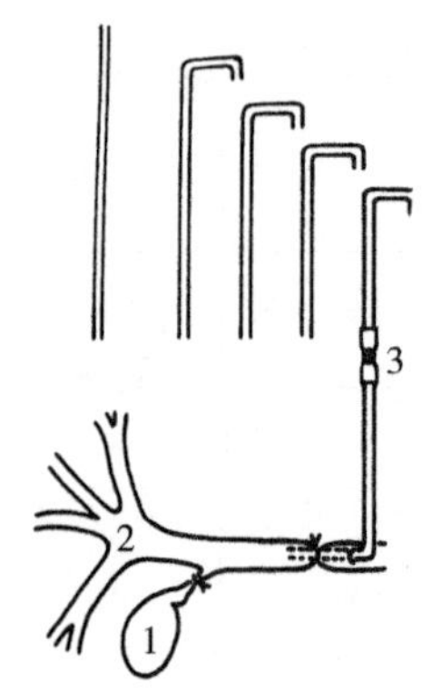

图6-21 胆道压力测定与控制

1. 胆囊；2. 胆管；3. 连接胶管

型，认为这是因为沉淀微粒带有相同的电荷而互相排斥，需要外加的动能来克服这种斥力才能使之固化成形。我国同济大学于昌松等借助胆道造影以及作者在保胆手术中经胆道镜观察到人体胆汁进入胆囊时，有旋涡运动产生。于氏等，将致石胆汁经射流装置与模型胆囊连接，使之产生与人体胆囊类似的旋涡运动，结果生成了“结石样”的实体。而单纯将致石胆汁静置只能生成沉淀而不能获得人工“胆石”。这就是结石形成的生物电学和流体力学原理。为我们在结石成形前或保胆取石手术中和手术后采用手术的或物理的（旋磁）等方法去干扰旋涡运动的规律和改变带电微粒的极性，从而防止结石生成提供了理论和实践的依据。

（卢建新　金德仁）

参考文献

[1] 徐恩多．肝外胆道的解剖及变异［M］．黄志强．胆道外科学．上海：科学技术出版社，1998：19－29.

[2] 杨镇．胆道外科学图谱．上海：科学技术出版社，2009：17－213.

[3] 吕新生．腹腔镜手术并发症的预防与处理［M］．腹腔镜胆囊切除术（Ⅱ）．湖南：科学技术出版社，2002：71－72.

[4] 祝学光．胆囊与胆汁［M］．黄志强．胆道外科学．上海：科学技术出版社，1998：68－77.

[5] 杨阳，曲强，卫金花，等．胆囊收缩素及其受体在胆囊结石形成过程中的作用［J］．中国细胞生物学学报：2012，34（10）：1036－1041.

[6] Wang HH，Portincasa P，Liu M，et al. Effect of gallbladder hypomotility on cholesterol crystallization and growth in CCK－deficient mice［J］. Biochim Biophys Acta，2010，1801（2）：138－46.

[7] Wang DQ，Schmitz F，Kopin AS，et al. Targeted disruption of the murine cholecystokinin－1 receptor promotes intestinal cholesterol absorption and susceptibility to cholesterol cholelithiasis.

[8] Kano M，Shoda J，Satoh S，et al. Increased expression of gallbladder cholecystokinin［J］. A receptor in prairie dogs fed a high－cholesterol diet and its dissociation with decreased contractility in response to cholecystokinin. J Lab Clin Med，2002，139（5）：285－94.

[9] 田伏洲，王雨，汤礼军，等．皮下通道型胆囊肝胆管吻合术在治疗肝胆管结石及狭窄中的应用［J］．解放军医学杂志，2004，29（10）：907－908.

[10] 黄志强．胆道的百年沧桑——从 Langenbuch 到 Mouret［J］．黄志强中华外科杂志，2013，51（3）：193－197.

[11] 孟爱宏．胆囊收缩素对免疫功能的调节及信号转导机制．国外医学·生理·病理科学与临床分册．2002，22（2）162－164.

[12] 杨可桢．胆道流变学［M］．黄志强．胆道外科学．上海：科学技术出版社，1998：77－85.

第七篇　胆汁代谢

第一章　胆汁中脂质代谢[1]

胆固醇，卵磷脂和脂肪酸及胆汁酸，同属胆脂类（bile lipids）物质，在结构上既有亲脂的核结构，又有亲水的极性基团。依照其各自极性与非极性基团的相对比例，它们在水性溶液中的溶解度大不相同，但彼此相互间又有密切联系并影响胆汁的理化性状。从而改变脂质代谢、胆汁成分比例。所以，从改变胆汁的理化特性入手防治结石的形成或保胆治疗后防结石复发比用单纯的胆囊切除来治疗胆石症更加合理。

第一节　胆固醇代谢

一、胆固醇的理化特性

胆固醇是最早从动物胆石中分离出来的具有羟基的固体醇类化合物，是结石的主要成分。胆固醇是细胞膜的重要构成成分之一，它和磷脂相结合为细胞膜提供了合适的黏度。它也是血浆脂蛋白的组份之一，并且还是胆汁酸和类固醇激素的前身物。胆固醇的主要化学结构是甾醇：①全分子共含 27 个碳原子；②第 5、6 位间有一双键；③第 3 位有 β－羟基；④第 10 和第 13 位各具有一β－甲基；⑤侧链外的第 17 位有一个含 8 个碳原子的饱和烃链。决定了它不溶于水和不起化学反应的特征，这很适合它作为膜结构成分所应有的特性。胆固醇的熔点为 138℃；比重为 1.038，它是靠分散在“泡”和“微胶粒”中的形式而以高浓度存在于肝胆汁和胆囊胆汁中。

二、胆固醇的合成并参与代谢

胆固醇是人体重要的脂类物质之一，它既是细胞膜及血浆脂蛋白的重要成分，又是类固醇激素、胆汁酸及维生素 D_3 等的前体。

胆固醇广泛存在于全身各组织中，人体胆固醇的来源靠体内合成及食物摄取。正常人每天膳食中约含胆固醇 300～500mg，主要来自动物内脏、蛋黄、奶油及肉类。植物性食品不含胆固醇，而含植物固醇如谷固醇、麦角固醇等，他们不易为人体吸收，摄入过多还可抑制胆固醇的吸收。

全身各组织几乎均可合成胆固醇。体内每天合成胆固醇总量约为 1g，肝是最主要的合成场所，其次为小肠、肾上腺皮质、卵巢、睾丸等组织。胆固醇合成的部位在胞液及内质网。

合成原料乙酰 CoA 为合成胆固醇的原料。乙酰 CoA 是葡萄糖、脂肪酸及某些氨基酸等在线粒体内的分解代谢产物，首先需经柠檬酸－丙酮酸循环进入胞液，以供合成胆固醇用。

机体所含的胆固醇中，80% 以上来自内源性合成，从食物中吸收的不到 20% 。除了病理改变或肥胖症患者外，生理情况下人类并不合成过多的胆固醇。

三、胆固醇在胆汁中的运输并参与胆结石形成

胆固醇的运输形式有在细胞内、血浆中和胆

汁中进行，这里重点介绍胆固醇在胆汁中的运输。

1. 运输步骤

从非水溶性变成水溶性胆汁。运输不溶于水的胆固醇必须先转变成水溶性物质。其中除40%转变成水溶性的胆盐并可直接排到胆道外，其余60%的胆固醇因其较高的溶点，只能靠与其他脂质构成各种在体温下能溶于水的复合物而溶解在胆汁中。

2. 运输形式

“微胶粒 micelle”或“泡”（Vesicle）便是其中的主要形式。前者是由胆固醇、磷脂及胆汁酸构成，Small 等人于1968 年发现并提出关于胆固醇在胆汁中的主要运输方式，并且提倡用胆固醇饱和指数（cholesterol saturation index，CSI）的概念。定量地反映每份胆汁的饱和程度从而预测其成石性。后来发现“微胶粒”不是胆固醇唯一在胆汁中溶解和运输的方式。1983 年由 Somjen 和 Gilat 用准弹性光散射技术观察到新鲜胆汁标本中，有一种比“微胶粒”大10～20 倍的颗粒，呈现单层或多层、空心、球形结构，直径500～1000nm。经凝胶过滤色谱分离和超速离心后，可将此种结构与微胶粒分开并经成分测定，证实是由胆固醇与磷脂构成，称作“泡”。目前了解到“泡”是胆道内运输胆固醇的非“微胶粒”形式。在两种形式中溶解的胆固醇能够互相转换并处于复杂的动态平衡中，关键取决于胆汁中胆盐和总脂质的浓度及胆固醇的饱和程度。例如当胆盐含量高于“微胶粒”的临界浓度时，“泡”便转变成“微胶粒”；反之，若胆固醇的含量超过“微胶粒”的溶解限度时，过量的胆固醇和磷脂便重新形成“泡”。故由于胆盐浓度不同，肝胆汁中的胆固醇主要靠“泡”转运而胆囊内则偏重“微胶粒”形式。此外，胆盐/磷脂比值（B/P）及胆固醇/磷脂比值（C/P）也影响胆固醇的运输形式。B/P 越低，“泡”的数目越多，B/P <0.9 时（通常为3）不但数量增多，而且体积增大，形成多层结构，直至最后析出胆固醇单水结晶。“泡”中 C/P 值通常为1∶1，最高可达5∶2。“微胶粒”中则为1∶2～1∶5。以上说明“泡”不但是另一个“微胶粒”的胆固醇运输形式，溶解和转运胆固醇的能力也较“微胶粒”大，而且，“泡”也是胆固醇结晶析出及沉淀发生的场所，对于胆固醇的理化性质影响极大。

3. 运输载体和机制

Somjen 和 Gilat 等人 1990 年再次报道用准弹性光散射技术观察到共有 4 种胆固醇载体存在于胆汁中，按其从凝胶过滤色谱中的洗脱时间先后为①“泡”：含0%～32%胆固醇；②紧接前面的洗脱峰有一个挂肩的次高峰，内含0%～7%胆固醇，但未见“泡”，其结构尚待证实；③为一种盘状干草样的磷脂片，内含46%～79%胆固醇，基本不含胆盐，因此被认为是一种新型的“泡”，由于其独特的外观又称作成层的干草片（stackedlamellae）样“泡”，是胆固醇的主要载体；④“微胶粒”，内含胆固醇4%～21%，同年，Cohen 和 Carey 用同样的技术设备观察了胆汁中不同浓度的胆盐对磷脂－胆固醇“泡”的影响和相互作用，证实浓度<临床微胶粒晶体浓度（CMC）的胆盐可刺激肝细胞内浆网处“泡”形成，并与胆固醇共同向胆汁分泌。当胆盐浓度低于 CMC，磷脂含量较高，胆固醇/卵磷脂比值约 0.3 时，在胆小管内便形成一种六角形短棒样“泡”。随后，由于水分的再吸收，胆盐浓度有所增高并>CMC 时，短棒状“泡”便被溶解至“微胶粒”中，多余的胆固醇便形成一种胆固醇饱和的“泡”（C/P≈2）。当 C/P“泡”分泌到胆盐量较高的胆汁时，此种“微胶粒”与饱和“泡”并存的现象继续存在。看来，“微胶粒”中的胆盐似乎有从“泡”中提取卵磷脂形成“微胶粒”加 C/P＝2 饱和“泡”的能力。而当胆汁内胆固醇浓度升高致胆固醇不饱和时，“泡”便可完全溶解至混合“微胶粒”中。相反，若在过饱和的胆汁中，则胆固醇磷脂比值高的“泡”便可发生融合并出现液晶，最后可导致胆固醇成核及可能结石形成。

第二节　磷脂代谢

一、磷脂的合成、代谢与结石形成的关系

大多数组织均能合成磷脂，肝脏是主要的合成部位，小肠也参与部分磷脂的合成，并构成乳糜颗粒中的卵磷脂。

从膳食中和/或从胆汁进入小肠中摄入磷脂，最后被磷脂酶水解。

磷脂是一类含有磷酸的脂类，机体中主要含有两大类磷脂，由甘油构成的磷脂称为甘油磷脂（phosphoglyceride）；由神经鞘氨醇构成的磷脂，称为鞘磷脂（sphingolipid）。

磷脂是一类结构多样的脂类复合物。和胆固醇一样，磷脂也是细胞膜的主要成分之一，故又称膜脂。人体内有两类主要磷脂即甘油磷脂和神经磷脂，前者是以甘油为骨架，其甘油分子上1，2位羟基与脂肪链形成酯；3位羟基与磷酸形成酯，而磷酸上的羟基又分别与胆碱、乙醇胺和L-丝氨靶结合形成三种不同的脂，即：①磷脂酰胆碱（phosphatidylcholine）又称卵磷脂（lecithin）；②磷脂酰乙醇胺（phosphatidylethanolamine）又称脑磷脂及③及磷脂酰丝胺酸（phosphatidylserine）。后者是以鞘胺醇为骨架组成的鞘磷脂，又称神经鞘髓磷脂（sphingomyelin）。人类胆汁中的磷脂主要是卵磷脂，它在完成经胆道运输胆固醇过程中起着重要的生理作用（图7-1）。

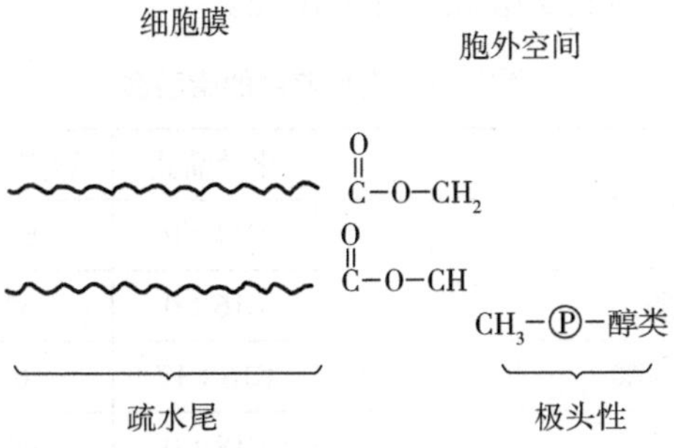

细胞膜　　胞外空间

～～～～～～～ $\overset{O}{\overset{\|}{C}}-O-CH_2$

～～～～～～～ $\overset{O}{\overset{\|}{C}}-O-CH$

$CH_3-Ⓟ-$醇类

疏水尾　　极头性

图7-1　磷脂分子含一亲水含磷的头部基团和两条疏水尾部

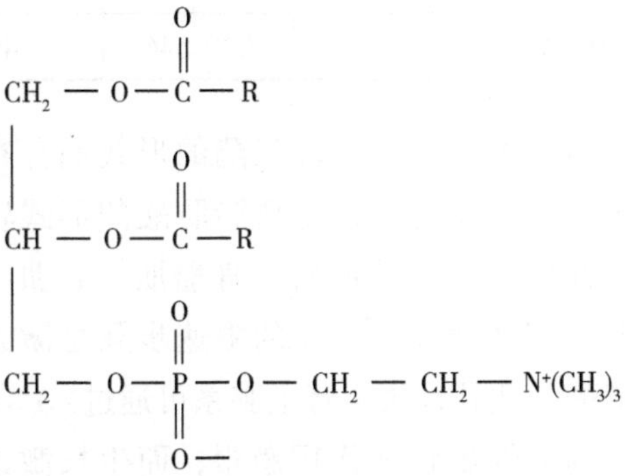

$$
\begin{array}{l}
CH_2-O-\overset{O}{\overset{\|}{C}}-R \\
| \\
CH-O-\overset{O}{\overset{\|}{C}}-R \\
| \\
CH_2-O-\underset{O^-}{\underset{\|}{\overset{O}{\overset{\|}{P}}}}-O-CH_2-CH_2-N^+(CH_3)_3
\end{array}
$$

图7-2　磷脂结构（示意图）

磷脂也属于两性脂类。每个磷脂分子均含有一个亲水键，含磷的头部基团和两条疏水的尾部。因此它们便在细胞膜处构成一个典型的双层结构作为生物膜的骨架，其头部（亲水侧）排列在细胞膜外侧；而非极性尾部则朝向内侧。在生理条件的温度下，磷脂双层膜的内部为流动性的。也就是说尾部的脂肪酸可自由游动，这种流动性可通过分子探针进行定量测定（图7-2）。

磷脂通常不溶于水和水性电解质溶液，但此物质能容易地分散在水解质中以形成稳定的悬液，这种分散的磷脂在偏振光显微镜（micropolariscope）下呈双折射的小管状或小球体形式，这种聚集物便称作髓鞘状物或脂质体（liposome），其大小约1mm。典型的脂质体在电镜下可见含有大量呈封闭同心圆的磷脂片，彼此分散，其边缘充以水性基质呈增厚的间隙，由于磷脂的不同种类、温度和水性基质的成分的不同，该间隙为0.1～1μm。除前面介绍的双层膜结构外，还有多层脂质体存在，它构成了所有生物膜的通透性屏障。有时，当干的磷脂水化时可见到自发性形成的较大单层“泡”可达10～100μm，在许多情况下见到这种大的结构能自发地导致许多大小不一的较小“泡”出现；相反，两个或多个脂质体也可融合成一个较大或多层次的“泡”。这些就是磷脂与胆固醇构成“泡”的基础。

二、磷脂的生理功能以及与结石形成的关系

磷脂是生物膜的构成者：磷脂与胆固醇及其他糖脂等共同构成细胞的外层界膜——质膜。它是细胞与内外环境进行物质运输和交换的重要装置，维持生命活动的屏障。

囊泡和微胶粒的构成者磷脂和胆汁酸盐一起构成亲水基向外，亲脂基向内鼓形的“微胶粒”，将胆固醇包在其中，从而溶解在胆汁内。此时磷脂与胆汁酸两者和胆固醇之间的分子比11～12:1，若这一相对比值发生变化以致助溶因素削弱或被溶因素增强或两者同时变化时，将破坏胆固醇在胆汁中的溶解度并倾向饱和，沉淀及成核成石。80年代，又发现了仅由磷脂和胆固醇构成的“泡”。它可以不依赖胆盐而稳定存在，其溶解

胆固醇的能力大于“微胶粒”，是目前已知人体内主要转运胆固醇的一种非“微胶粒”形式。并且知道，溶在“微胶粒”和“泡”中的胆固醇能够互相转变，处于动态平衡中，主要取决于胆汁中胆盐和总脂的浓度及胆固醇的饱和程度。例如，当“泡”在胆管内运输遇到胆盐时，若胆盐含量高于形成“微胶粒”的临界浓度时，则“泡”便转变成“微胶粒”；若胆固醇含量超出了“微胶粒”的溶解限度时，过量的胆固醇和磷脂便重新形成“泡”。由于胆盐浓度不同，肝胆汁中的胆固醇主要靠“泡”转运；而胆囊内则偏重“微胶粒”形式。

此外，胆盐/磷脂比值（B/P）及胆固醇/磷脂比值（C/P）也与胆固醇运输形式有关、（B/P）值越低，“泡”的数目越多。B/P < 1.9（通常为3）时，不但数量多而且体积增大，形成双层乃至多层结构，最后析出胆固醇单水结晶。通常“泡”中C/P值为1∶1，最高可达5∶2；而“微胶粒”中则为1∶2－1∶5。当“泡”中C/P值>3∶2，“微胶粒”中的比值>1∶3时．胆汁便处于亚稳态。说明“泡”溶解和转运胆固醇的能力较“微胶粒”大、肝胆汁和胆囊胆汁中“泡”所占的比例分别为53%和41%。另外，根据模拟胆汁系统对“泡”和“微胶粒”关系的研究发现：当C/P比值固定，如比值小于0.4时，只需要很低的胆盐浓度就可以使所有的“泡”溶解成为“混合微胶粒”，且呈稳定状态。C/P大于0.4时，即当胆固醇的量已经超过“微胶粒”的最大溶解能力时，过量的胆固醇和磷脂便形成“泡”，而使人的胆汁从混浊状态初始“泡”形成到澄清状态“微胶粒”形成，很快溶液又呈混浊状态“泡”的再形成。胆固醇也经历了从“泡”转运到“微胶粒”以后再转移到“泡”中的过程。这种结果使溶液出现分层，上层液为含过量胆固醇的“泡”溶液，下层液则为重新进行脂类分配后相对稳定的混合“微胶粒”溶液。这种现象和人类胆囊中胆汁分层效应及分层胆汁脂类分析的结果相一致、这些重新组合的“泡”，胆固醇含量很高，极不稳定，易发生聚集融合而形成胆固醇单水结晶，最终形成结石。

第三节　脂肪酸代谢

一、脂肪酸的生成及生物结构

脂肪酸是构成血浆脂类和脂蛋白的原料，本身也以未被脂化的游离形式存在于血浆中。脂肪酸的基本结构是末端带有羧基的一条烃链，自然生成的脂肪酸按其烃链的长度而用偶数的碳原子数分为短链（C4—8），中链（C10—14）和长链（C>16）脂肪酸三组。各种脂肪酸依其链的长短存在熔点上的差别。此外，还依分子中有无双链和双键的多少分为：饱和脂肪酸，没有双键；不饱和脂肪酸，有一个双链；及多不饱和脂肪酸，有多个双键等。因此，由于以上各种脂肪酸相对比例的差异，便可以引起由它们所组成的各种复杂脂类分子理化性质的不同（表7－1）。有些脂肪酸不能被人体合成，必须从食物中摄取获得者称作必需脂肪酸，例如亚麻酸（Iinolenic acid）、亚油酸（Iinoleic acid）和花生四烯酸（arachidonic acid）等。如长期不能进食又未及时补充时，便将导致必需脂肪酸缺乏症的出现。

表7－1　人血浆中的脂肪酸

名称	化学简式	熔点（℃）
豆蔻酸	C14∶0	64.1
软脂酸	C16∶0	62.7
棕榈油酸	C16∶17	0.7
硬脂酸	C18∶0	69.6
油酸	C18∶19	10.5
亚油酸	C18∶26	－5.0
8，11，14－二十碳三烯酸	C20∶36	—
5，8，14－二十碳三烯酸	C20∶39	—
花生四烯酸	C20∶46	－49.5

脂肪酸通常是以甘油三酯的形式储存在脂肪组织中，当需要时便以游离脂肪酸的形式转运到需要的部位，主要是肝脏、骨骼肌、心肌、肺和肾等器官。这种甘油三酯的限速步骤是激素敏感的脂解酶。此外，去甲肾上腺系可通过cAMP增强脂解酶的活性属快速作用激素；而生长激素和糖皮质激素等虽也提高这些激素的反应，但其作用

缓慢称作缓慢作用激素。游离脂肪酸的转换率很快（每分钟可利用血浆总量的20% ~40%），由血浆清除后，它可经受氧化和再酯化或转变成其他脂肪酸。氧化的主要部位静息时在肝脏、心脏，活动时在骨骼肌，其比例可从静息时 20% 升至活动时 60%。肝脏中大约 2/3 可完全被氧化成 CO_2 和水，其余的可转变为酮体。肝脏也承担对脂肪酸的再酯化代谢，主要转变成甘油三酯。

二、脂肪酸与结石形成的关系

关于脂肪酸单独与胆道疾病相关的研究目前报道很少。根据色素结石成分的研究，发现棕色胆石中含有相当高比例的棕榈酸钙（calcium palmitate），约占结石干重的 15%，这种结石主要位于肝外和肝内胆管并常合并感染。因此设想卵磷脂需被磷脂酶水解后释放出棕榈酸，再与胆汁中离子化的钙结合才能形成结石中沉淀的棕榈酸钙。因此，磷脂酶活性的异常升高可能与该类结石的形成有关。Nakano 等曾研究了细菌感染对胆汁磷脂酶活性及棕榈酸钙形成的作用，结果证实：在有感染的胆汁中磷脂酶的活性明显升高；还发现胆道磷脂酶的活性与肝胆汁中的游离脂肪酸包括棕榈酸的浓度间有显著的正相关，似乎证实了上述的推论。国内王忠裕、陈淑珍等用气相色谱法测定了正常人及胆囊结石患者的胆囊胆汁及胆管结石患者胆管胆汁中的 8 种游离脂肪酸含量，发现胆囊和胆管结石组的棕榈酸含量均显著高于正常人组，胆囊结石组的硬脂酸和花生四烯酸含量也明显较正常人组高。因而提出胆石中游离脂肪酸盐的形成及胆囊组织内前列腺素合成的增多与胆石的形成有密切关系。但有关脂肪酸与结石关系的研究还处在初步阶段，尚有待更深入的探索。

第二章 胆汁酸代谢

所谓的胆汁酸是指由肝细胞内胆固醇衍生而成，人体内大部分原发性胆汁酸是鹅去氧胆酸（CDCA）和胆酸（CA），在肝内胆固醇合成的胆汁酸，称初级胆汁酸（primary bile acid），胆酸占胆汁重量的 53%，人肝脏每天将 800mg 左右的胆固醇转变为胆汁酸。

第一节 胆汁中的胆汁酸

原发性胆汁酸进入肠道后，在细菌的作用下，分别转化为石胆酸（LCA），去氧胆酸（DCA），和少量的熊去氧胆酸（UDCA）称为次级胆汁酸。

次级胆汁酸 90% ~95% 经肠肝循环大部分重吸收回肝，结合后再释放入胆汁，因此胆汁内的胆汁酸其实是上述两种胆汁酸的混合物。

一、胆汁酸的生化结构

生化分析表明，胆汁酸是胆固醇经肝代谢的产物，胆汁酸在结构上与胆固醇相似。

胆汁酸的分子结构有核和侧链两部分，①核胆汁酸具有一个和胆固醇相似的环戊烯菲核（cyclo - pentenophenanthrene nucleus）；②侧链为分枝状脂肪族链。

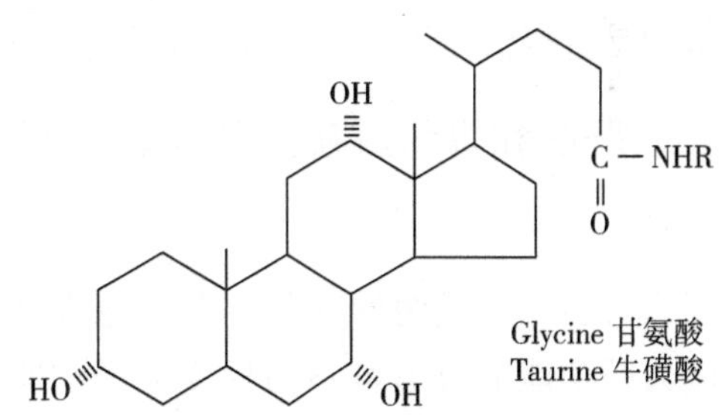

图 7-3 结合胆汁酸的一般结构

（24 碳胆汁酸与氨基酸由肽腱连接）

二、胆汁酸在肝内如何合成

胆汁酸在肝内合成的主要步骤是固核的改造和侧链的氧化。胆固醇在肝内各种酶的催化作用下转化成含 24 个碳伴二羟基或三羟基的胆汁酸，此即游离胆汁酸。显示该过程中的主要步骤及通路对大多数胆汁酸的形成来说，固醇核的改造先于侧链的氧化。大多数的胆汁酸是与甘氨酸或牛磺酸以氨基酰化结合物的形式存在于胆汁中（图

7－3）。正常胆汁中，两种初级胆汁酸各占胆汁酸的40%，次级胆汁酸中除微量石胆酸外，脱氧胆酸占20%。

第二节　哪些因素影响胆汁酸合成

这些因素包括7α－羟化酶、饮食的影响、肠肝循环、肝脏和胃肠道疾病等

一、胆固醇7α－羟化酶

胆固醇7α－羟化酶是胆汁酸合成的限速酶，胆固醇7α－羟化过程是绝大多数胆汁酸合成的启动步骤，也是其限速的关键环节。各种情况造成胆汁酸消耗时肝细胞7α－羟化酶的活性增高和胆汁酸合成增加，反之蛋白合成的抑制物则降低该酶的活性，提示7α－羟化酶的活性上升有赖于酶蛋白合成的增加。垂体和肾上腺素影响7α－羟化酶的昼夜节律，上述功能异常，将直接影响7α－羟化酶的活性。

二、饮食的影响

当摄食胆固醇量增加时，除抑制胆固醇合成外，还导致胆汁酸合成率上升。这可能是体内调节胆固醇池恒定的生理机制，但有人认为胆汁酸合成增加是直接引起7α－羟化酶活性增高的结果。

三、肝脏和胃肠道疾病如何影响胆汁酸的合成

肝病时胆汁酸代谢的变化　各种急慢性肝病时，因为肝功能的减退可不同程度地影响胆汁酸的合成和分泌。此时肝脏不能及时清除从门静脉循环重吸收回肝脏的胆汁酸，因此常引起血清胆汁酸升高及肝内胆汁酸合成降低。甚至于可将餐后的血清胆汁酸浓度和静脉内给予标记胆盐后测定的该胆盐的消失率作为肝功能紊乱的灵敏指标。

胃肠道疾病对胆汁酸合成的影响　因病而广泛回肠切除或肠内大量细菌滋生均可影响胆汁酸的合成。前者因肠道黏膜对胆汁酸的吸收面积减少，经肠道丢失量增加，因而导致肝脏合成胆汁酸的活动代偿性增加。若肝脏的合成不能代偿时，则将影响到“胆汁酸池”缩小。后者因肠道细菌滋生使肠道内胆汁酸的脱结合及降解量增加，也影响到“胆汁酸”的恒定，刺激肝脏合成更多的胆汁酸以调节肠道内脂溶性食物和维生素吸收的需要。

四、肠肝循环

经肠道吸收后返回肝脏的胆汁酸对肝细胞微粒体7α－羟化酶的活性有明显的抑制作用，从而影响到肝细胞重新合成胆汁酸的数量和速度。因此形成了胆汁酸合成的负反馈抑制机制。

初级胆汁酸从肝脏分泌随胆汁入肠道，参与肠腔内各种生理活动后，经主动及被动运输和吸收方式被重吸收回肝，然后，被肝脏再结合及再分泌至肠道；如此多次循环往复便称为胆汁酸的肠肝循环。

在人类共有两种经肝脏由胆固醇降解而合成的初级胆汁酸，即胆酸（CA）和鹅脱氧胆酸（CDCA），其中CA的合成量约2倍于CDCA。它们又分别与甘氨酸和牛磺酸结合成酰胺化合物，然后由肝脏分泌至胆汁并随胆汁入肠道。参与肠腔内脂肪的乳化，水解及脂肪酸和单酸甘油酯的吸收。随后，胆汁酸在远端回肠及整个肠道内分别由主动及被动运输和吸收方式充分地被重吸收并随肠系膜上静脉、门静脉回肝；然后，被肝脏再结合及再分泌至肠道；如此多次循环往复。小部分在小肠未被吸收的胆汁酸，则在大肠内被动弥散而被重吸收回肝。该部分到达大肠的胆汁酸则较完全地经受了肠内细菌的降解及生物转化（biotransformation）作用，然后可经过肠黏膜细胞进入肠系膜下静脉或肠系膜上静脉进入门静脉，完成肠肝循环中比例较小的一个分支部分。

肠肝循环中，大多数的胆汁酸是在小肠中被充分再吸收回肝。其吸收的方式有主动吸收和被动吸收两种。其中被动吸收方式的选择取决于肠腔内的pH和胆汁酸的结构。相当数量的胆汁酸中最疏水的甘氨二羟类胆酸例如甘氨鹅脱氧胆酸（CDC－glycine）和甘氨脱氧胆酸（DC－glycine）在酸性环境下（pH 5～6）采用被动吸收的方式，以质子化形式存在。而在小肠末端回肠中，则大多数胆汁酸被主动运输系统进行主动吸收。

五、胆汁酸从肠返回肝脏的机制

目前认为肝细胞从门静脉中摄取胆汁酸的过

程是通过一个依赖 Na^+ 的特异性窦状隙膜运载物及被动弥散方式，而胆汁酸由肝细胞向胆汁的分泌则是靠一种 Na^+ 依赖性的主动运输过程。但是，有关胆汁酸如何在肝内转运的机制至今还了解不多。最近有证据提示肝细胞内的胆汁酸可能存在于高尔基体附近的囊泡中。此外，胞质蛋白及胆汁酸 3 - 氧化还原酶等可能也具有重要作用。

六、胆汁酸肠肝循环的生理意义

保存并重复利用胆汁酸、保持胆汁酸合成与分解平衡、肠肝循环改变胆汁酸组成。从胆汁酸的肠肝循环过程中得知，机体拥有完全的保存并重复利用胆汁酸的机制。在正常人中的胆汁酸代谢池大约 3g，每天约循环 10 次，则实际参加循环的胆汁酸可达 30g。其中 90% ~95% 可在回肠末端被重吸收，真正从肠道丢失的量很少，约 0.5g。因此，为了维持胆汁酸池的稳定，肝脏只需合成约 5% 的量便能得到完全的补偿。虽然人类初级胆汁酸鹅脱氧胆酸（CDCA）的合成量仅为胆酸（CA）的一半，但由于 CDCA 在肠肝循环中回收量明显多于 CA，故人类胆汁中 CDCA 与 CA 最后以相等的比例存在。

七、肠肝循环的异常与胆道疾病的关系

据报道，脱氧胆酸有诱导胆固醇饱和性胆汁形成的作用，可能与结石形成有关。此外，虽然石胆酸形成后便不参加肠肝循环，它和胆石的发生尚未发现直接的影响，但是，由于临床上开展胆汁酸的溶石治疗，所用的外源性 CDCA 将引起石胆酸浓度的升高及体内蓄积，如存在硫酸化障碍时，其对人体的肝胆毒性应引起重视。

八、胆汁酸生理功能及其溶石原理

无论是承担和完成胆脂代谢以及在调节正常胆道生理活动中，胆汁酸都具有多方面重要的功能。

1. 胆汁酸在胆汁形成中充当了重要角色，尽管胆汁形成划分为依赖和不依赖胆汁酸两部分；事实上任何部分胆汁的生成均与胆汁酸有关。它不但是引起胆汁分泌的主要驱动力，也是毛细胆管胆汁形成中的重要调节因素。

2. 胆汁酸的合成体现了机体积极控制胆固醇过高的生理功能，是体内维持胆固醇代谢池稳定的调节者，也是胆固醇经胆汁排泄的“助溶”因素。除此之外，临床研究证实人类胆汁酸和胆固醇的转化之间存在负反馈机制，该机制调节两者正常的生理动态平衡。

3. 胆汁酸具有“助溶”胆红素、干扰其分子内部氢链形成的作用。也可将胆红素包容到胆汁酸“微胶粒”中，从而避免胆红素沉淀形成。

4. 胆汁酸可与钙离子结合成可溶物，从而降低游离钙的浓度并避免它与游离胆红素结合成胆红素钙沉淀的机会。

5. 胆汁酸借肠肝循环，调整它自身代谢池的稳定并完成一些胆汁酸的生物转化（如石胆酸与硫酸的结合），避免其对肝脏的毒性作用。

6. 作为胆汁的主要溶质，参与促进肠道内容尤其是脂肪食物及脂溶性维生素的吸收功能。

7. 胆汁酸与胆石的形成与治疗，由于胆汁酸有强大的助溶作用，才得以使胆固醇、胆红素及钙等致石因素免于沉淀成石。当这一生理功能发生障碍时，便有致石的可能性。如最常见的胆固醇结石便与胆汁中胆固醇增高（hypercholesterobilia）有关。根据向十二指肠灌注标志物的研究表明，胆石症的胆汁中有 4 种类型的高胆固醇症，即Ⅰ型：胆固醇高分泌，而胆汁酸和磷脂排出量正常；Ⅱ型：胆固醇分泌正常，但胆汁酸和磷脂分泌缺陷；Ⅲ型：表现为Ⅰ、Ⅱ型的混合，即既有高胆固醇分泌，又有胆汁酸、磷脂分泌不足；Ⅳ型：则是由于较罕见的单纯磷脂分泌障碍所致。由此看来，除Ⅰ型主要见于肥胖者；而Ⅳ型比较少见外，其余两型均与胆汁酸分泌缺陷有关。多数因胆酸池缩小而肠肝循环次数并无增加所致。按照胆酸池 × 循环次数 = 胆酸分泌率的规律，理论上说，若胆酸池缩小 50%，只要循环次数提高一倍便能代偿。但实际情况远较此复杂。由于胆固醇的运输除微胶粒外，还有多种形式的“泡”。它们在毛细胆管区如何经“泡”而不主要经“微胶粒”运输尚有许多不明之处。直到目前才了解到：胆固醇从“泡”中结晶的临界因素是胆固醇与磷脂的分子比值。当比值为 1∶1 时，便属不稳定的“泡”，容易发生沉淀，但若同时有较高浓度

的胆汁酸存在时，便会使过饱和的胆固醇转移到“微胶粒”中，这样便使比值降低，“泡”稳定。因此，当胆汁酸浓度低时，便失去该稳定因素。这也是为什么服用胆汁酸能溶石的原理。由此胆汁酸又在治疗胆石中发挥了重要作用。该功能的实现主要是通过胆汁酸有抑制胆固醇合成的限速酶 HMG CoA 还原酶的活性，降低小肠对胆固醇的回吸收，同时刺激胆汁酸的合成等功能，最终达到减少胆固醇从肝胆汁中分泌的效果，从而改变三种脂类的相对比例并达到胆汁胆固醇脱饱和。由于胆汁酸是一大类物质，它们的理化性质彼此有别，并不是所有的胆汁酸都有同样的溶石效果。目前用于胆固醇结石者主要有去脱氧胆酸（CD-CA）及其7β 异构体熊去氧胆酸（UDCA）。后者的作用机制除减少胆固醇的分泌外，还促进胆固醇与卵磷脂耦联形成多层“微胶粒”，然后以液晶的形式溶解胆固醇。目前多倾向于两者联用。至于混合结石及胆色素类结石，则由于其结石成分的复杂和难溶性，尚不能单靠胆汁酸盐溶解其结石。亲水性的牛磺熊去氧胆酸是更亲水性的胆石酸，已用于临床溶石治疗。（详见本书第二十篇相关章节）

九、机体对胆道内钙离子的调节与胆汁内钙与胆石形成的关系

1. 钙磷是人体中含量最多的无机盐，约占总量的3/4。正常成人体内钙总量为700～1400g，磷为400～800g，约99%的钙和85%的磷以羟磷灰石的形式，存在于骨骼和牙齿中，是构成骨骼和牙齿的主要成分；其余的钙磷存在于软组织和细胞外液。细胞外液，尤其是血液联系着钙、磷的吸收、排泄及骨的钙磷代谢，故血钙、血磷反映体内钙、磷代谢的平衡和调节状况。这部分所占比例虽小，但在钙、磷代谢中占有重要地位。

根据钙的生理功能，大约15%的磷存在于细胞内、外液中，但主要存在于细胞内液，是细胞外液含量的50倍。它们主要是以磷酸盐的形式存在，往往和有机物结合在一起。结合在有机物上的磷酸根具有多方面的作用：人体对钙磷的吸收与维生素 D 的水平、食物中钙磷含量和比例以及肠道酸碱度、年龄等因素有关。血钙主要是指血浆钙，一般以结合钙和离子钙两种形式存在，约各占50%。前者也称为非扩散性钙；后者称可扩散性钙（含柠檬酸钙）。血钙的浓度一般比较稳定。但受血浆 pH、血浆蛋白质浓度、血磷浓度的影响。

2. 钙是人体内含量较多的阳离子，主要功能：一是作为机体交叉连接的结构成分，二是充当传递信息的载体。钙在胆石形成中具有重要的作用，它不仅以不溶性钙盐形式构成色素结石的主要成分，还分别作为色素核心或钙化薄壳，存在于胆固醇结石的核心及表面。近年来，由于钙离子选择电极等先进的电化学测定手段的问世，使得对胆道游离钙研究的深入发展成为可能，并发现了游离钙一系列的促成石作用。胆汁中各种金属离子如铁，钙，镁等的极性，为用脉动电磁场干扰游离钙凝聚成石的运动规律，预防取石后结石复发提供理论依据。

第三章　钙、蛋白质代谢与结石形成[1]

第一节　胆汁中钙与结石形成的关系

一、参与调节钙磷代谢的主要物质

体内调节钙磷代谢的主要物质有三种，即维生素 D、甲状旁腺素、降钙素。

1. 维生素 D 必须在肝、肾经25位和1位两次羟化生成1，25－$(OH)_2$－D_3 才能发挥其生理作用。它可促进小肠对钙磷的吸收；促进老骨中钙的溶解以利于新骨的形成；还可促进肾小管对钙磷的重吸收。它总的作用主要是使血钙和血磷的含量升高。

2. 甲状旁腺素通过对骨、肾及小肠代谢的影

响，而使血钙含量升高，血磷含量降低。

3. 降钙素的作用是降低血钙，也降低血磷的水平，它的靶细胞是骨和胆盐，是胆道内产生 Donnan 压力最强的阴离子，该压力指令所有自由穿透的阳离子胆汁内的浓度（活性）高于其血浆浓度，钙离子也是能透过者故同样受该压力的调控。下列公式可反映这种能透过各种离子在胆汁和血浆之间的浓度比值关系：

$$[K^+]_{胆汁} = 1 + 0.0027[胆盐] \times [K^+]_{血浆}$$

$$[Ca^{2+}]_{胆汁} = [1 + 0.0027(胆盐)]^2 \times [Ca^{2+}]_{血浆}$$

根据可反映这种能透过的各种离子在胆汁和血浆之间的浓度比值关系的相关计算公式可以预计胆道内的游离钙离子浓度强烈依赖周围胆盐的浓度。即，若血浆钙离子浓度为 1.15mmol/L，胆总管胆汁的胆盐浓度为 30mmol/L，预计胆道的钙离子浓度便是 1.34mmol/L；而经胆囊浓缩 10 倍后胆囊胆汁中胆盐浓度上升为 300mmol/L，则可预测钙离子浓度应为 3.77mmol/L，提高了 3.3 倍。在狗、兔等动物中均证实了实际测定与预计数值的一致性，可以肯定钙离子在毛细胆管分泌胆盐的影响下主要依渗透性水流，经被动对流机制，跨过细胞旁的水通道沿着从血浆到胆汁的方向而流入胆汁。另外，钙离子在胆道内靠被动弥散运输，使其胆汁内的浓度高于血浆。在胆汁流量低时，实测的钙离子浓度与预计值一致；在高流量时，由于流速过快，为使弥散平衡所需的胆汁停留时间不足，因而导致钙离子浓度的进一步升高受挫。因此，钙离子浓度（活性）和它在胆汁中溶解度的关键在于它在胆管和胆囊中停留时间。

二、钙在胆汁中的理化特性

游离钙离子可与胆汁中的许多成分起作用，其中心环节是 Ca^{2+}。正常人血浆中的游离钙约为 1.15mmol/L（狗为 1.22mmol/L）。前面已经测算过胆囊中的钙离子浓度要比肝胆汁者高很多。在人类，离子钙约占总钙量的 20%。$[Ca^{2+}]$ 和［钙］之间的差别反映两者与各种阴离子结合的比例与数量的区别。其中主要的缓冲物是两种不同亲和力的胆盐，例如在胆囊中，钙与未形成“微胶粒”的胆盐发生高亲和力的结合，而对“微胶粒”中的胆盐则为低亲和力的结合，在胆总管胆汁中，能与钙离子发生作用的阴离子就更多了。具有重要意义者包括碳酸根及碳酸氢根 CO_3^{2-} 和 HCO_3^- 和胆红素类、磷酸盐由于它本身在胆汁中的浓度不高，仅约 0.35mmol/L（胆总管胆汁）和 0.6mmol/L（胆囊胆汁），故它在对钙离子理化状态的影响不如其他几个重要。将各种钙的复合物加起来进行钙离子浓度程序化预测时，往往预测值比实际值减少 10%。经过对照认为这个差异很可能同钙以及黏（糖）蛋白形成复合物未计算在内有关。Moore 的报告则提出了定量的数据，在胆汁中能与每 g 黏蛋白结合的游离钙大约为 0.036mmol/g。Forstner 则报道小肠黏蛋白与钙结合的亲和力约为 0.02mmol/g（1mM Ca^{2+} 于 0.14*M* NaCl 中），该结果刚好和钙与人类结晶白蛋白及人血浆白蛋白的结合量相同。进一步证实了该结合途径的意义（图 7-4）。

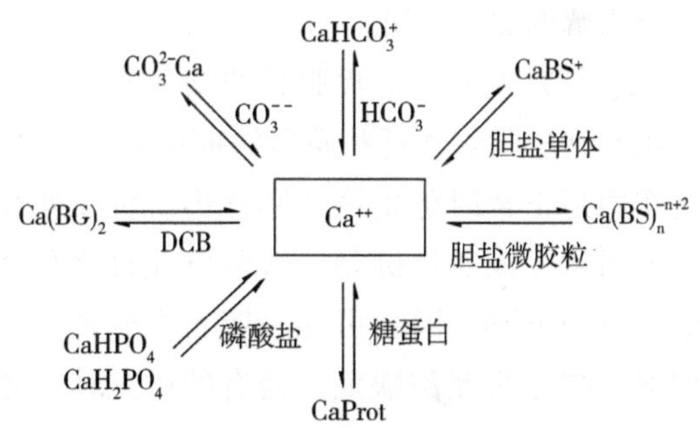

图 7-4 胆汁内多种阴离子与钙离子间的相互作用

三、胆囊酸化作用与钙在胆汁中的溶解度的关系

正常胆囊的酸化作用大大增加了碳酸钙、胆红素钙和磷酸钙的溶解度。

人们早已了解到，如同胆固醇一样，钙在胆汁中的溶解度也是个临界因素。钙沉淀的前提是：钙离子浓度与和它结合的阴离子如胆红素、碳酸根、磷酸根和棕榈酸根等浓度的乘积大于两者条件的溶度积常数 k′SP。在胆汁中能导致钙沉淀的基本条件包括钙离子浓度的升高；或与之对应的阴离子浓度的升高或两者兼有时。因此，任何能降低上述一方例如钙离子浓度的措施，都能减少钙的沉淀。例如在色素结石中，碳酸钙可以有多种钙盐形态。运用钙离子选择电极已能测出其中之一（Calcite）的 K′SP 值在37℃温度时为 3.76×10^{-8}M，此值作为 $CaCO_3$ 溶解度的参照，发现狗的胆总管胆汁（非胆囊胆汁）是显著碳酸钙过饱和的，然而狗并不自发地发生胆总管结石。有的研究报道人的胆总管胆汁也是过饱和的，这提示成核与抗成核两者的动态因素对于胆汁中钙的沉淀十分重要。在狗的胆汁中加入钙致 $CaCO_3$ 的饱和指数骤增至75 仍未见到沉淀发生，说明该胆汁中必定存在一些抑制钙成核的因子如某种蛋白。在另一组研究中发现，由于胆囊内容物酸化的影响，引起［CO_3^{2-}］明显降低以使碳酸钙的 K′SP 竟下降200 倍（尽管游离钙的浓度比原来还有所上升）。胆囊酸化的这种益处可用于胆红素钙及磷酸钙、棕榈酸钙的溶解。钙与这些盐的饱和度明显依赖 pH。据初步研究显示：人胆囊胆汁中磷酸钙通常是不饱和的。提示磷酸盐沉淀的发生与胆道磷脂水解的关系密切。

上述研究表明，正常胆囊的酸化作用大大增加了碳酸钙、胆红素钙和磷酸钙的溶解度。因此，酸化作用是正常时防止钙在胆汁内沉淀最重要的热动力因素。该酸化机制的缺陷已在许多发生结石的患者中见到。因而可能是胆石发病的一个关键因素。酸化机制的缺陷，据有的研究认为不一定是胆囊黏膜分泌 H^+ 的不足，而更可能是某些因素，如炎症时病理性黏液分泌过多对 H^+ 缓冲作用的结果。

四、钙与胆固醇结石的形成的关系

1. 从以下十个方面可以总结出胆固醇结石的形成与钙有三个有关的重要问题：

①种子假说，结石的核心具有可测得的钙及化合物的存在；②“泡”的聚集和融合；③结石表面的钙化。

2. 胆道外科学中关于胆结石形成机制研究，明确了钙对结石的发生有促进作用，并列举钙离子在十方面的影响：

2.1　促进胆固醇磷脂“泡”的融合；

2.2　促进胆固醇时相的转换；

2.3　加速胆固醇结晶生长达4 倍；

2.4　提高小肠黏液的溶解度；

2.5　促进磷脂酶 A_2 的组织活性，导致花生四烯酸合成前列腺素；

2.6　与小肠黏液结合；

2.7　降低胆盐的溶解度；

2.8　能与胆盐单体和“微胶粒”中的胆盐结合；

2.9　影响胆汁内与钙溶解度有关的各个方面；

2.10　能降低某些胆盐例如甘氨胆盐的临界“微胶粒”浓度（CMC），从而减少它自身与胆盐单体的高亲和力结合等。

第二节　黏蛋白与结石形成的关系

一、黏蛋白

黏蛋白主要由上皮细胞产生，是一类高分子量蛋白质（$2\times10^6\sim10\times10^6$kD），糖基大约占其总重要的70% ~74%，肽链骨架约占15% ~20%。黏蛋白特有的形成胶样物的特性主要是由糖基决定的。不同胆石患者胆汁中黏蛋白糖基的组成不同，一般来讲主要由半乳糖、岩藻糖、N－乙酰葡萄糖胺组成，但糖基的含量多样性在成石胆汁和正常胆汁间并无明显差异。不同凝集素能特异性地与不同糖基结合，如刀豆素（Con A）和豌豆素（PSA）可结合 α－D 甘露糖、α－D－葡萄糖；荆豆素（UEA）可结合 L－岩藻糖、西非单豆素（BSL）可结合－α－D－半乳糖等。人们利用凝集素的这种特性对胆结石中的蛋白质有了更深入的了解。

二、感染与黏蛋白

黏蛋白的来源　许多研究表明，致石胆囊胆汁中的黏蛋白质浓度远高于正常胆囊胆汁。而且胆囊黏膜在感染条件下产生的黏蛋白是一种有效的促成核因子。

胆囊结石中的黏蛋白主要由胆囊黏膜上皮细胞产生。Hale 等发现氧自由基可刺激胆囊黏膜上皮细胞产生和释放大量的黏蛋白。后来 Sipos 等发现感染的胆囊壁和胆囊汁中的氧自由基水平显著增高，同时发现胆结石患者多伴有黏膜的慢性炎症病变，感染细菌，特别是不含过氧化氢酶的细菌，都可产生氧自由基，粒细胞在吞噬细菌时也可产生氧自由基，因而认为促使胆囊黏膜上皮细胞产生黏蛋白的主要因素是感染。所以，根据感染与结石互为因果的关系，有效控制感染可以预防结石的形成；而取出已形成的结石又能减轻或消除感染，这就是当结石形成后在其他方法不能排净结石时，用保胆取石的方法的意义所在。

磷脂酶 A2 - ⅡA 组（PLA2 - ⅡA）是一种分泌型的低分子量（14kD）磷脂酶 A2，在胆囊结石胆囊黏膜的感染中起炎症介质作用。PLA2 - ⅡA 由胆囊黏膜上皮释放入胆汁后，可以使胆汁中的总蛋白和黏蛋白水平增高。黏蛋白主要由黏蛋白核心多肽基因（MUC）编码，胆固醇结石患者胆囊黏膜上皮细胞有特异的 MUC 表达，熊去氧胆酸（UDCA）除了能降低胆汁胆固醇饱和度外，还能降低胆汁中的黏蛋白水平，Kano 等研究了 UDCA 对 PLA2 - ⅡA 和黏蛋白表达的影响，结果发现 UDCA 可以使胆囊黏膜上皮细胞中的 PLA2 - ⅡA mRNA 水平、胆囊胆汁中的 PLA2 - ⅡA 水平和胆汁黏蛋白水平降低，对胆囊黏膜上皮细胞中的 MUC 表达没有影响，推测 PLA2 - ⅡA 是通过抑制黏蛋白的清除而使胆汁中的黏蛋白水平增高。

三、黏蛋白与胆囊结石的关系

人们在对胆结石的组织化学研究中发现，黏蛋白在胆囊结石中以网状形式存在，动物模型也证实胆囊汁中的黏蛋白可相互聚集形成胶样结构。黏蛋白的分子结构特点决定随着分子量的增加，形成不容易溶解的结石核心。

胆囊结石中黏蛋白的分离大致可分两步：第一步是利用有机溶剂去除胆结石中的脂质成分，得到黑褐色基质。使用的有机溶剂不同，得到的基质的量占整个结石的比重也不同：如二甲亚砜 - 丙酮 - 1n 盐酸溶剂所得基质在胆固醇结石占 6.1%，在胆色素结石中占 13.3%；酸化甲醇溶剂在胆固醇结石中占 7.50%，在胆色素结石中占 66.4%。从中可看到，胆色素结石中基质的含量远高于胆固醇结石。第二步是将基质超声粉碎后溶解。Smith 等对这一过程做了定量分析后，发现超声粉碎后可使胆固醇结石基质的 35.6% 溶解，溶解基质中含有 1.3% 胆红素和 11% 黏蛋白，其中部分黏蛋白以黏蛋白 - 胆红素的形式存在。

胆汁淤积　随着超声诊断技术的广泛应用，胆汁淤积的发病率也越来越高。胆汁淤积物主要由黏液胶和颗粒物质组成，黏液胶含黏蛋白约 30 ~ 70mg/ml；颗粒物质主要由胆色素（9.0%）、钙（0.6%）、胆固醇（12.8%）和其他颗粒物质（77.6%）组成。它们为结石形成提供框架使其他沉淀物聚积，有人认为这种淤泥可看作为是结石的前身物。

临床上胆汁淤积多见于三种情况：①长期使用头孢曲松钠抗感染；②长期胃肠外营养（TPN）；③妊娠妇女。不同情况下胆汁淤积物的组成也稍有不同。

头孢曲松钠是第三代头孢菌素，在临床有较广泛的应用，经代谢后有 20% ~ 40% 排入胆汁。这类患者胆囊中的淤积物在停药后可自动消失，因而又被称作“可逆性结石”。通过化学分析表明，淤积物仅含少量胆固醇（1.7%）和胆色素（13.9%），其主要成分是颗粒物质，薄层扫描和高压液相分析表明颗粒物质的 96.4% 是头孢曲松钙盐，其余 3.6% 由黏蛋白和其他蛋白组成。

长期 TPN 患者 70% 左右患有胆汁淤积症，胆汁淤积物中大都含有胆色素钙盐，几乎没有胆固醇单水结晶，淤积物的 84.6% 是颗粒物质。TPN 与胆色素钙盐沉积的关系尚不明了，可能与 TPN 使胆囊胆汁中的胆固醇含量降低、胆色素含量增高有关。

临床资料表明，26% ~ 31% 的妊娠妇女有胆汁淤积，多数患者在妊娠期和围产期无任何症状。妊娠妇女胆汁淤积物以胆固醇结晶为主，对其组成尚无更深入的研究。

关于胆汁淤积与胆囊结石的关系目前有两种观点：一种观点认为胆汁淤积物为胆囊结石的前体，那么可以推论 TPN 患者将最终形成胆色素结石，妊娠妇女将形成胆固醇结石，长期使用头孢曲松钠将形成头孢曲松钙盐结石。另一种观点认为，胆汁淤积物在胆囊的容积相（bulk phase）形成，而胆囊结石在胆囊的黏液相（mucus phase）形成，是彼此相互独立而又并行的两个过程。

第四章　胆固醇结石形成机制[2]

第一节　胆固醇结石形成的主要学说

关于胆囊胆固醇结石形成机制的研究已多年，形成胆石的因素和学说较多。主要有“成分”说，“过饱和”说，“泡”理论，成核时间和成核因子学说，糖蛋白与胆固醇类结石相关学说。

60年代，主要从结石的结构和成分来分析；

70年代，着重分析胆囊中胆汁脂类成分和成石的关系；主要依据Admirand和Small所提出的“胆固醇过饱和”理论，1968年，他们用百分数来表示它们在胆汁中的相对浓度，发现在有胆固醇结晶的过饱和胆汁和无胆固醇结晶的非饱和胆汁之间有明确的界限。1972年Dazinger等给胆固醇结石患者口服鹅去氧胆酸（CDCA），成功地使部分患者的结石溶解，过饱和胆汁也转变成非饱和胆汁，使这个学说得到支持。但是，后来的研究却发现，40%～80%正常人的胆囊胆汁都呈过饱和状态，而肝胆汁的胆固醇饱和度远比胆囊胆汁高得多，而胆固醇结石多发生在胆囊。因此“过饱和”理论不能完全解释胆固醇结石形成的机制。

80年代，胆固醇结石形成机制研究取得重要进展。

1. 是胆固醇结石的“成核”概念（nucleation）补充了单纯的“胆固醇过饱和”理论。

2. 是胆固醇－磷脂泡（cholesterol－phospholipid vesicles简称“泡”），即“泡”学说：“泡”是胆固醇溶于胆汁的另一种方式，它由单层磷脂分子和胆固醇构成，无胆汁盐参加，直径50～100mm泡中的胆固醇不如在胶粒中稳定，经一定时间后，携带过饱和的胆固醇在成核因子的作用下发生单个泡聚集成聚合体，小的聚合体进一步聚合成大的聚合体，直径达30mm后，胆固醇结晶由“泡”的巨大聚合体中析出，形成胆固醇单水结晶（cholesterol monohydrate crystal，简称CMC）。CMC生长融合成石的理论发展了单纯是微胶粒携带胆固醇，因携带的胆固醇过饱和而析出成石的学说。“泡”助溶的胆固醇在肝胆汁中约占总胆固醇的53%，在胆囊胆汁中占41%。白天进餐后胆汁中胆汁酸盐浓度增高，以泡助溶的胆固醇在总胆固醇中所占比例减少，而借微胶粒助溶的比例增高，夜间空腹时反之。

3. 成核时间和成核因子学说　从超速度离心获得均质胆汁起，到胆汁中出现胆固醇结晶所需的时间，称为成核时间。患者胆囊胆汁的成核时间总是比正常对照者短得多。同一胆汁中既含有成核促进因子（使成核时间缩短），也含有抗成核因子（使成核时间延长）；整个胆汁表现出促成核作用还是抗成核作用以及作用的强弱，取决于两种因子的平衡。

4. 糖蛋白与胆固醇类结石相关学说　在致石饲料中添加阿司匹林或吲哚美辛等前列腺素合成为抑制剂后，动物胆囊内不再生成胆固醇结石。其胆汁成分与喂致石饲料者相比，仅糖蛋白含量明显降低，胆汁的饱和指数并无变化。这清楚地说明糖蛋白是胆固醇结石形成的必要条件。

第二节　结石形成的基本过程

胆石的形成，必须是胆汁中胆固醇或非结合胆红素的含量增加，通过寄生虫、脱落的上皮或炎性细胞等的核心作用；与此同时，糖蛋白的含量增加，且其凝聚作用加强，加上金属离子的参与而形成一种难溶的化合物。具体过程尚待进一步深究。

一、胆固醇的含量绝对增高，首先是胆固醇转变为胆汁酸的代谢障碍，涉及肝内酶的作用，包括7α－羟化酶、侧链氧化酶、甲戊二酰辅酰A还原酶的活性增加时，则肝内合成胆固醇的量增多。此外，年龄、性别、饮食和体质，也是使胆固醇含量绝对增加的原因。胆汁酸的排泌减少，胆囊对胆盐和卵磷脂的吸收，以及由胆道梗阻引起的胆汁淤滞，都可以导致胆固醇的含量相对增

 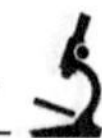

加。肠肝循环发生障碍伊始，往往为胆石形成的开端。

二、非结合胆红素的含量增加，在正常情况下胆汁中来自组织的内源性葡萄酸醛苷酶的活性很低，而且存在着对此酶的抑制物 - 葡萄糖二酸 1，4 - 内酯（glucaro - 1，4 - lactone），故从肝脏分泌出来的结合胆红素并不容易被水解。但在发生感染以后，细菌产生大量的 β 葡萄糖醛酸苷酶，而且活性很高，超出了葡萄糖二酸 1.4 - 内酯的抑制作用，从而产生大量非结合胆红素，与钙离子结合成胆红素钙，沉淀而形成结石。试验结果表明，葡萄糖醛酸苷酶的活性与非结合胆红素的产生关系密切；但 β 葡萄糖醛酸苷酶的活性，并非是促使结合胆红素水解的唯一因素。

三、核心作用寄生虫、异物、细菌炎性细胞、脱落的上皮、黏液以及与钙离子形成的复合物都可以形成核心，然后胆汁中的固体成分围绕着此核心沉淀下来。国内学者在家兔的胆囊中，塞入一块无菌橡皮，9 ~ 11 个月后再剖腹时发现围绕着橡皮或脱落的丝线有黑色颗粒聚积，说明异物在胆石形成中确能起核心作用。蛔虫残体和虫卵构成胆石的核心，在我国已为诸多学者发现，成为公认的事实。用显微镜或电镜观察核心的结构，往往与外层的物质不同。

四、凝聚作用在胆石的化学分析中，除胆固醇、胆红素和矿物质以外，有相当多的糖蛋白成分，尤其是以胆红素为主的结石，几乎接近一半左右为不能被一般溶剂所溶解的物质。通过聚丙烯酰胺凝胶电泳，发现既能被马斯亮蓝染色，又能被高碘酸 Schiff 氏染色法（periodic acid Schiff' s method 简称 PAS）染色的糖蛋白，其切片上的分布与胆红素所处的位置完全相同。Womack 等在动物试验中观察到，胆石形成之前，先有糖蛋白的分泌增加。Freston 在电镜下观察到，此时胆道上皮的黏液分泌增强。组织化学研究表明，糖蛋白在胆石中形成构架，将胆红素和胆固醇等颗粒凝集在一起。诸多作者还从胆红素结石患者的胆汁中分离出正常人胆汁中所没有的硫酸糖蛋白，具有很强的凝集作用，并认为硫酸糖蛋白的产生与大肠杆菌感染有关。试验表明，胆汁保温沉淀中的糖蛋白和胆红素量以及沉淀压积，三者与保温前胆汁中糖蛋白的含量呈正相关，提示糖蛋白含量较高的胆汁具有较强的致石性，胆红素结石体积的大小可能取决于胆石中糖蛋白的含量。

五、金属离子的作用，不少作者认为钙盐是胆石形成的重要成分之一，在结石形成过程中还起核心作用。Bill 用电镜扫描研究胆石的结构，发现胆固醇结石的核心是纤维束环绕的胆红素钙。钙盐还可以磷酸钙和碳酸钙的形式出现。当胆石中钙的含量大于 4%，X 线不能透过，称 X 线阳性结石；小于 4% 时为 X 线阴性结石。Maki 认为胆色素结石中的胆红素是以其羟基与钙离子结合成钙盐。亦有些作者认为胆石中的胆红素是与钙等金属离子所形成的结合高聚合物，胆红素不仅能与钙结合，还可能与镁、铁、铜等金属离子配位结合，而形成螯合高分子化合物。不少的报告说明，在胆道发生炎症和梗阻的情况下，胆汁中的钙离子的浓度增高时，胆汁中的胆红素和糖蛋白生成的沉淀也增多，提示胆红素和糖蛋白之所以生成沉淀，可能是与钙离子形成了难溶化合物的结果。糖蛋白可以在其链的羟基上与钙离子结合，说明金属离子除能与胆红素结合形成难溶化合物以外，还能与胆汁中异常的糖蛋白结合而沉淀。故设法降低胆汁中的钙等金属离子的浓度，可能是预防和治疗胆石的有效方法之一。

第三节　成石胆汁

一、成石胆汁基本概念

胆固醇过饱和及成核因子活性异常的胆汁，就称为成石胆汁。成石胆汁（Lithogenic bile）的概念是 1968 年 Small 和 Admirand 首先提出的。他们应用物理 - 化学的互相平衡理论，将胆盐、卵磷脂和胆固醇三者的关系用一等边三角形来表示，并通过模拟胆汁实验，在这个等边三角形内找到了胆汁胆固醇以“微胶粒”形式溶解的区域。在此区域之外，胆汁中的“微胶粒”不足以使胆固醇全部溶解，胆汁呈过饱和状态，就会析出胆固醇结晶，即所谓的“成石胆汁”的区域。（见第五篇）

但是近年来的研究表明，胆固醇在人胆汁中的溶解和转运比当时 Small 等提出的过饱和理论复杂得多，多数正常人胆囊胆汁为过饱和，肝胆汁的过饱和程度远比胆囊胆汁高，但并不形成胆固醇结石。因此，胆固醇饱和指数（cholesterol saturation index 简称“CSI”）已经不能区分正常人和胆固醇结石患者的胆汁了。80 年代初，人们在胆汁中发现了“泡”的结构，认识并证实了“泡”的胆汁中除微胶粒外的另一种溶解和转运胆汁中胆固醇的形式，而且其携带胆固醇的能力要比微胶粒大得多。从而对 Small 等提出的“成石胆汁”的概念提出了疑问并进行了补充。

二、成石胆汁基本条件

具备什么条件才算是成石胆汁，这是人们一直在探索的问题。1979 年，Holan 和 Holzbach 等将人的胆囊胆汁在 37℃恒温下超速离心 2 小时，去除胆汁中所有的颗粒物质以后，使胆汁完全均质化，然后每间隔一定的时间，用偏光显微镜观察胆汁中 CMC，从观察开始到胆汁中 CMC 发现的时间称“成核时间”（nucleation time），结果发现胆固醇结石患者胆囊胆汁中 CMC 形成的时间明显比正常人和胆色素结石患者短，Lee 和 Lamont 等人在胆固醇结石动物模型的实验中也发现胆汁中胆固醇不饱和时，胆汁中不会出现 CMC，只有在胆固醇处于过饱和状态时，胆汁中才会找到 CMC，同时也证实在一定的实验条件下，减少胆汁中的成核因子，即使实验动物的胆囊胆汁处于过饱和状态也不会形成 CMC。这说明成石胆汁必须同时具备两个条件：①胆汁中胆固醇过饱和；②胆汁中成核因子活性异常。

三、成石性胆汁如何演变成胆石

从传统的“淤积”观点，难以解释胆石具有一定形态和结构特点的事实。临床现象也表明，完全梗阻的胆汁淤积往往不形成结石，形成结石的多是通而不畅的部分淤积。通而不畅意味着胆道系统发生扩张与狭窄的变形，成石性胆汁在变形的胆管内流动，必然是异常流动。上述研究都表明成石性胆汁在湍流中获得能量聚合成结石，这有流变学理论依据，也被体外模拟研究证实，但还缺乏体内研究的证据。另外，如果胆囊收缩和松弛时胆囊腔内胆汁都呈涡流状态，那么，不管代谢性还是感染性成石性胆汁喷射入胆囊都应该形成胆石，但事实并非如此。如果说由于胆管没有扩张及狭窄影响胆汁流动状态，代谢性成石性胆汁流经胆管进入胆囊后受涡流作用才形成结石，那么感染性成石性胆汁总是流经胆囊，为什么肝胆管结石不总是伴有胆囊结石？因此，同一胆道系统，为什么会形成两类性质形态和结构特点截然不同的结石，还需继续深入研究；胆囊管开口有括约肌屏障，这可能与感染源或成石核心，如蛔虫及虫卵不易进入胆囊等因素，使得肝胆管感染性结石总是高于胆囊，而胆囊代谢性结石总是高于肝胆管。

四、用什么方法和指标来判断成石胆汁

1. 偏光显微镜检查法　手术采集的胆汁立即在 37℃的条件下用偏光显微镜观察，有 CMC 存在即为胆固醇结石的成石胆汁。这种方法简便迅速，可判断是否为成石胆汁和区别结晶的类型。但其缺点是不能把已经形成胆固醇结石的胆汁和尚未形成胆石而有成石过程异常的胆汁区分开来。

2. 成核时间测定法　将手术采集的新鲜胆汁立即在 37℃下超速 100000g 离心 2 小时，取完全均质状的胆汁，在无菌，恒温 37℃和氮气封闭条件下用以下几种方法观察 CMC 出现的时间：

（1）用恒温偏光显微镜观察：每间隔一定时间取 20μl 汁涂片，镜下观察有无 CMC。

（2）用透射电镜观察：每间隔一定时间，用铜网取样制备标本，电镜观察“泡”的聚集融合和 CMC 的形成。

（3）用时间间隔影像增强相衬显微镜观察（time lapes video - enhanced contrast microscopy）：它可连续动态观察同一区域中胆汁从“泡”的形成，“泡”的增大，聚集，融合和 CMC 的形成。完全排除了主观的操作误差。使成核时间的测定更为准确。

成核时间的测定可以准确地区分成石胆汁和正常人胆汁。一般来说，正常人胆囊胆汁的成核时间平均为 10～20 天，而胆固醇结石患者的胆囊胆汁的成核时间只有 1～4 天。这种方法测定的成核时间取决于胆汁中的 CSI（胆固醇饱和指数，下同）和成核因子活性两个因素，因此不同的胆汁

在不同CSI时，就不能准确比较它们之间的成核特性，也不能直接反映胆汁中成核因子活性的程度。

3. 成核因子活性效价测定　这是测定胆汁中成核因子活性的半定量指标。其测定方法是将胆汁成倍稀释后加入到CSI相同的人工模拟过饱和胆汁中去，经0.22μm滤膜过滤后测定其成核时间。正常人胆囊胆汁稀释50倍后就不再影响人工胆汁的成核时间了，而胆固醇结石患者的胆汁稀释200倍，甚至1600倍后仍有减少人工胆汁成核时间的作用。由于在测定过程中胆汁标本经高倍稀释，脂类因素已不再影响人工胆汁中的CSI，所以成核因子活性效价测定不仅可以区分成石胆汁，而且还可以反映成核因子活性的大小。

第四节　胆汁胆固醇过饱和的机制

与正常人比较，胆固醇结石患者的胆囊胆汁常是过饱和的，肝脏是产生过饱和胆汁的来源，胆汁酸盐分泌正常而胆固醇分泌过多，或胆固醇分泌正常而胆汁酸盐分泌过少均是产生过饱和胆汁的主要原因。

一、胆固醇分泌与合成过多的原因主要有

1. 饮食中摄入的胆固醇和多价不饱和脂肪酸过多，胆汁排泄中的胆固醇明显增多；

2. 肥胖和高甘油三酯血症时由于3－甲基－3－羟戊二酸辅酶A（HMG－CoA）还原酶活性增加，导致内源性胆固醇合成过多；

3. 肝细胞的酰基辅酶A，胆固醇酰基转移酶（ACAT）的活性抑制，使胆固醇的酯化减少而排泄增多。常见于使用ACAT抑制剂（氯贝丁酯和孕激素）时；

4. 肝细胞微粒体的7－α羟化酶活性降低，使胆固醇转化成胆汁酸减少，即胆固醇降解减少，可能与年龄老化有关。

二、胆汁酸分泌与合成减少的原因

胆固醇结石患者的“胆汁酸池”比正常人小，可能有原发和继发两种原因主要有：

1. 胆汁酸丢失过多。如在回肠病变和回肠切除时重吸收减少使胆汁酸盐丢失；

2. 胆汁酸合成减少。肝细胞7－α羟化酶活性降低使胆汁酸合成减少；

3. 胆汁酸肠肝循环频率增加，抑制胆汁酸的合成，此可能是胆囊功能异常导致的继发性胆汁酸合成和胆汁酸池的缩小。

三、人们如何解释胆汁中胆固醇的溶解和运转

主要用“微胶粒”理论和“泡”的溶解和转运概念来解释胆汁中胆固醇的溶解和运转。

“微胶粒”理论的主要内容指：胆固醇单体几乎不溶于水（在20℃时溶解度 $<2.6\times10^{-8}$），以往的传统观念认为，胆汁中的胆固醇溶解和转运全部都是以混合“微胶粒”的形式进行的，混合“微胶粒”是以亲水，亲脂性的胆汁酸盐和卵磷脂一起溶解胆固醇形成5～6nm的多分子聚集体形式，使胆固醇在胆汁中呈溶解状态。但是近年来的研究对这个理论提出了不少疑问，Coleman发现，胆固醇和卵磷脂分泌到毛细胆管的过程中，其分泌高峰在时间上稍后于胆汁酸分泌的高峰，这提示胆汁酸盐和胆固醇卵磷脂不是以“微胶粒”的形式一起分泌到毛细胆管中去的。胆固醇和卵磷脂以“出胞”的形式而胆盐则是以单体的形式通过糖蛋白载体分泌到毛细胆管，采用微量采样测定的方法发现，毛细胆管内的胆汁酸盐浓度是肝细胞内的10～20倍，即为2～4m*M*，这么低浓度的胆汁酸盐不可能使分泌的胆固醇全部溶解，直至1983年，Somjen和Gilat提出“泡”是溶解和转运胆汁中胆固醇的另一种形式的理论后，才使这些问题得以澄清。

四、“泡”的概念

“泡”是胆汁中不同于“微胶粒”的另一种胆固醇溶解和转运形式，主要成分是胆固醇和卵磷脂。Somjen等人用弹性光散射的方法来观察新鲜采集的肝胆汁和胆囊胆汁的发现，胆汁中有50～100nm大小的颗粒结构，在不同的胆汁标本中这些颗粒大小基本相同。这种颗粒要比混合“微胶粒”的直径大10～20倍。电子显微镜显示这些颗粒是单层的脂质“泡”结构。采用凝胶过

滤和超速离心的方法把“泡”和“微胶粒”分开，测出“泡”的主要成分为胆固醇和卵磷脂，不含胆汁酸盐。从而证明胆汁中“泡”是不同于“微胶粒”的另一种胆固醇溶解和转运的形式。

五、“泡”是如何溶解和转运的

这要从“泡”的形成、“泡”的结构特点、“泡”溶解胆固醇的能力、影响“泡”形成的因素、“泡”在胆道系统中的状态等方面来解释。

1. “泡”的形成

“泡”是在毛细胆管内形成，还是肝细胞分泌胆固醇的原形，目前尚有争论。有人用电镜观察到在肝细胞间毛细胆管内的胆汁中存在“泡”的结构。肝细胞超微结构分析发现，在郁胆时，毛细胆管质膜周围的肝细胞胞质中，“泡”的数目明显增多，动物实验也表明，在阻断胆汁酸盐的肠肝循环情况下，在胆汁形成的初始阶段中大多数是47nm大小的“泡”，这些事实均提示“泡”是胆固醇分泌到毛细胆管中的原形结构。

2. “泡”的结构特点

“泡”是由胆固醇和卵磷脂构成的单层，球形的脂质体，也有人认为蛋白质也参与“泡”的组成。一般认为“泡”的直径为50～100nm。

3. “泡”溶解胆固醇的能力

“泡”中的胆固醇和卵磷脂之比平均为1∶1，最高可达5∶2，而“微胶粒”则为1∶2～1∶5。说明“泡”溶解和转运胆固醇的能力明显大于“微胶粒”，肝胆汁中平均53%的胆固醇，胆囊胆汁中平均43%的胆固醇是以“泡”的形式溶解和转运的，特别在低胆汁酸盐输出的情况下，如禁食状态，胆汁中绝大多数的胆固醇是以“泡”的形式溶解和转运的。“泡”溶解和转运胆汁中胆固醇的最大能力目前尚不清楚，但是一般认为当“泡”中胆固醇和卵磷脂的比值大于3∶2时（“微胶粒”中比值大于1∶3时）即处于亚稳态，再增加胆固醇的量或减少卵磷脂的量就可能形成CMC。不同个体，在不同的生理状态下，“泡”携带的胆固醇的变化为胆汁中总胆固醇量的20%～60%。

六、影响“泡”形成的因素

总脂质浓度为150～200g/L时，“泡”的数目很少；100～200g/L时；“泡”的数目明显增多；当总脂质浓度＜80g/L时，“泡”的数目难以计数，当总脂质一定时，胆汁酸盐与磷脂比值越低，“泡”的数目越多，比值低于1.9时，“泡”的数目明显增多，直径变大。CSI（胆固醇饱和指数）对“泡”的携带胆固醇的能力有特殊的意义，当胆汁中胆固醇的量逐渐增加时，首先是混合“微胶粒”中的胆固醇达到饱和状态，此时胆汁中胆固醇主要由“泡”来溶解和转运。正常人胆囊胆汁中“泡”携带的胆固醇为其总量的25%，而胆固醇结石患者的胆囊胆汁中，“泡”携带的胆固醇为其总量的39%，明显高于正常人，而两组“微胶粒”中的胆固醇含量没有变异，进一步表明，形成CMC的胆固醇正是来源于“泡”中的胆固醇，而不是“微胶粒”中的胆固醇。

“泡”在胆道系统中的状态

“泡”的结构形态以及直径大小在胆道系统中的不同部位不断发生改变，胆汁在毛细胆管中形成后，经小胆管，肝管到达胆囊，在这过程中，水分不断地吸收，总脂质浓度增加，尤其是胆汁酸盐浓度增加，使“泡”和“微胶粒”之间不断发生胆固醇转移。胆固醇和卵磷脂以“出胞”的形式进入毛细胆管，胆汁酸盐则以单体的形式分泌到毛细胆管中，当胆汁酸盐的浓度达到了形成“微胶粒”的临界浓度时，则将部分“泡”溶解形成混合“微胶粒”，“泡”中的胆固醇不断地向“微胶粒”上转运，当胆固醇的量超过了混合“微胶粒”的溶解能力时，就会发生“泡”的再形成现象。在高总脂质的情况下，“泡”形成的数目减少，因而形成的“泡”携带的胆固醇的量相对增多。胆汁中的胆固醇经历了从“泡”转移到“微胶粒”后再转移到“泡”中的过程，这使胆囊中的胆汁发生分层，上层液中含有过量的胆固醇“泡”溶液，下层则为重新进行脂类分配后相对稳定的混合“微胶粒”溶液。这些含有过量的胆固醇的“泡”很不稳定，很容易发生聚集融合而成为多层结构的液晶体，最终形成CMC。

目前人们正在重新研究“泡”分泌的机制和影响胆固醇在“泡”和“微胶粒”之间转移的因素，研究正常人“泡”的结构和组成与胆固醇结石患者之间的差异，以及促使和抑制“泡”中胆

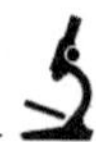

固醇形成CMC的因素，这对于弄清胆固醇结石形成的机制和对于防治胆固醇结石都有重要的意义。

第五节　胆固醇的成核

一、胆固醇的成核概念

胆汁中胆固醇的成核是指胆汁中溶解状态的胆固醇形成CMC（胆固醇单水结晶）的过程。完成这个过程所需的时间称为成核时间。

根据晶体的物理－化学理论，溶解状态的胆固醇的成核可以有两种情况，一种是同质性的成核。这是在极高的胆固醇过饱和的情况下（约在CSI为300%以上），溶解状态的胆固醇自行析出形成CMC。这种情况在体内实际不存在。另一种是异质性的成核。这是在胆固醇低程度的过饱和情况下，由其他非脂类成分的固相物质引发溶解状态的胆固醇自行析出形成结晶。胆固醇结石患者胆囊胆汁发生的成核过程就是属于异质性成核。

二、胆固醇在胆汁中成核过程

基本过程是“泡”从无到有，从少到多，从小到大，最终在“泡”的表面上观察到CMC的形成。而且，胆固醇结石患者速度快于正常人。

实验表明，将人工胆汁经超速离心后，使胆汁完全成为均质状的溶液，在影像增强微分干涉相衬显微镜连续直接观察均质状胆汁的变化情况时发现，开始时胆汁的溶液，没有“泡”的出现，2小时后胆汁中出现大量的“泡”，这些泡的特点是大小几乎相等，单层的“泡”结构，直径30～100μm，6小时后“泡”形态无明显变化，仍以散布为主，但可见到聚集“泡”的结构直径1～5μm；在8～12小时观察到聚集的“泡”增多，分散的“泡”减少，聚集的“泡”开始发生融合，融合后的“泡”的直径>30μm，呈多层的“泡”结构；22小时后则可以在这些融合的大的“泡”的表面上观察到CMC的形状。

正常人的胆囊胆汁经超速离心后，2小时后形成的“泡”的数目较多，大小相等，散布均匀，布朗运动很强，这种状态可以稳定达168小时之久，以后才发生“泡”的聚集融合和形成CMC。而胆固醇结石患者的胆囊胆汁经超速离心后的第2小时就开始发生聚集和融合；第4～6小时就可见到聚集和融合的多层“泡”结构，直径>30μm；第8小时则可找到典型的CMC。

综合以上的观察结果表明：①正常人，胆固醇结石患者以及人工胆汁中的胆固醇的成核过程一经发生，其步骤是相同的，即：单层小“泡”的形成，单层小“泡”的聚集融合形成多层状的“泡”融合体，产生CMC；②正常人胆固醇结石患者以及人工胆汁虽然过程是一致的，但成核过程完成的时间却有明显的差异。胆固醇结石患者胆囊胆汁发生的成核过程明显要比正常人和人工胆汁快，而正常人胆囊胆汁却明显比人工胆汁慢，这提示胆固醇结石患者和正常人的胆囊胆汁中有成核因子的影响；③“泡”的聚集和融合是胆汁中胆固醇成核过程的关键。CMC的形成却标志着成核过程的完成，也是胆固醇结石形成的最初阶段。

三、成核因子

成核因子是指胆固醇的异质成核过程中能影响成核过程的因子。成核因子按其对成核的影响分为两种，一种是抗成核因子，可以延缓成核过程的发生；另一种是促成核因子，则可促进成核过程的发生，这两种成核因子的作用相互拮抗。

正常人的胆汁蛋白可以使过饱和人工模拟胆汁成核时间延长1.4～2.7倍，其中APO－AI有明显抗成核作用，是一种抗成核因子。胆固醇结石患者的胆囊胆汁中的糖蛋白组分有明显缩短人工模拟胆汁的成核时间的作用，同时人们还发现胆囊黏蛋白和Ca^{2+}也有明显的促进成核的作用，是胆汁中的促成核因子。

正常情况下，在胆囊胆汁中均存在促－抗成核因子，同时促－抗成核因子的力量平衡，或以抗成性的力量略占优势、因此，正常人胆囊胆汁的成核过程非常缓慢，甚至比具有相同脂类浓度和CSI的人工胆汁更为缓慢。在胆固醇结石的情况下，促成核的力量增加，促－抗成核力量的平衡破坏，则迅速发生成核过程。

成核因子是通过什么机制影响成核过程？是通过作用于“泡”的结构，促使“泡”的聚集和融合，还是通过阻止“泡”的聚集来影响成核过程的。目前还在探索。

第五章　胆囊在胆固醇结石形成过程中的作用[2]

胆囊在胆固醇结石形成过程中的作用，可从正反两方面认识。即，正常的胆囊功能可预防结石的形成，胆囊功能异常可促进结石的形成。

100年前人们就认识到胆囊与胆石的发生有密切的关系，近10年的研究日益重视胆囊在胆固醇结石形成中的病理意义，认为胆石形成并不完全依赖于胆汁物理化学方面的改变。胆囊切除后消除了胆固醇结石在胆囊中形成的危险，这一方面明确显示了胆囊在结石形成中的重要作用，而另一方面是说明保护胆囊功能对预防结石形成的重要意义。以下从胆汁胆固醇过饱和，黏膜功能异常，收缩功能异常，胆汁淤滞、形成胆泥、胆囊解剖等五个方面讨论胆囊的病理生理变化与结石形成的关系。

第一节　胆囊黏膜功能异常有利于结石形成

一、胆囊黏膜的吸收功能与结石形成

目前所掌握的实验资料证明，致石胆汁（胆固醇过饱和）刺激导致胆囊黏膜分泌亢进，影响胆囊收缩功能，造成胆汁淤滞等一系列病理变化。

早期对狗的研究，近期对草原犬鼠的研究都提示胆囊腔内胆汁中胆固醇过饱和，特别是磷脂和胆汁酸盐之比影响黏膜的离子转运，胆固醇致石饲料喂养草原犬鼠后，观察到在成石前胆囊黏膜的吸收功能就发生改变，表现为对水和电解质的吸收增加，其结果是提高了胆固醇的“微胶粒”溶解度，但也减少了磷脂胆固醇“泡”的稳定性，促使胆固醇成核。

正常胆囊黏膜能吸收少量胆固醇等有机成分。在胆汁胆固醇增多时，黏膜吸收胆固醇的量也增加，影响了细胞膜的流动，损害黏膜功能。

钙是色素结石的主要成分，胆固醇结石的核心常含有钙，它与胆石的生长，特别是成石的最初阶段有密切关系。正常胆囊黏膜能吸收约50%的胆汁钙，降低了胆汁对游离钙盐的浓度。胆囊黏膜还分泌氢离子以酸化胆汁，在避免发生结石方面是一种保护性机制，增加游离钙的溶解度。当黏膜吸收功能和分泌 H^+ 功能改变，胆囊黏膜酸化过程的缺陷，使胆汁游离钙过饱和，是产生钙盐沉淀于胆囊黏膜的关键因素。

胆囊黏膜的吸收功能变化可能是胆囊促使胆石形成的整个过程中的最初环节，胆囊吸收功能改变启动了胆囊的病理过程。

二、胆囊黏膜的分泌功能与结石形成

10年前，Lee 用高胆固醇致石饲料喂养草原大鼠，18 小时后其胆囊胆汁出现胆固醇过饱和，紧接着胆囊黏膜合成并分泌黏蛋白增加，分泌的高峰在喂养致石饲料后第五天，分泌的黏蛋白量是对照组的 5 倍，使胆囊黏膜表面附着厚厚的一层药液胶。MacPherson 等用扫描电镜研究土拨鼠的胆囊，在进食胆固醇饲料 12 小时后，胆囊胆汁的胆固醇饱和指数升高，18 小时后胆囊黏膜表面堆积黏液层，24 小时后黏液层内出现 CMC。他们初步证明，胆囊黏膜表面黏液胶聚集是在胆固醇过饱和胆汁出现之后和 CMC 成核之前。这些研究提示胆囊黏蛋白在胆石 CMC 成核过程中起关键的作用。

胆囊管结扎可阻止动物胆囊产生黏蛋白，提示刺激物来源于致石胆汁。以往许多作者认为前列腺素是致石胆汁刺激产生黏蛋白分泌的中间媒介，并用吲哚美辛等前列腺素合成抑制药物来证明这一点，然而最近的动物实验不支持前列腺素介导胆囊分泌黏蛋白的观点，胆汁中前列腺素的前体是含花生四烯酸磷脂，许多动物胆汁中缺乏这种磷脂，但几乎所有胆石动物模型中都有过量的黏蛋白合成。Shaffer 等认为致石胆汁刺激产生黏蛋白和黏液分泌，可能代表了宿主防御系统对胆汁中刺激物的非特异反应。它类似于胃肠道表面黏膜的普遍性保护作用。因此，黏蛋白生成增

加是胆囊黏膜对致石胆汁细胞毒作用的结果，它或许受环核苷酸和/或肌苷磷酸、前列腺素等多种介质的介导。黏蛋白对结石形成的重要性在于它是一种促成核因子。Smith 从人胆囊中分离纯化黏蛋白，加入人工模拟过饱和胆汁中保温，观察到黏蛋白加速 CMC 成核。这种作用依赖于黏蛋白的浓度与黏蛋白保温的时间。此外，Smith 还证明无论黏蛋白来源于有结石患者的胆囊，正常人胆囊或者是牛胆囊，其促成核作用都相同。这些发现充分提示，人胆石的形成与黏蛋白的来源无关，而与黏蛋白分泌量过多有关。该作者还证明黏蛋白与胆固醇和磷脂相结合的位置在黏蛋白肽核的疏水区，这种结合随着胆汁的胆固醇饱和度增高而加强；结合需要黏蛋白结构的完整，如黏蛋白消化水解，它与胆固醇和磷脂的结合就减少 78%~91%。

胆囊黏膜分泌 H^+ 的作用可降低胆汁钙盐沉淀。最近，胆囊黏膜合成和分泌免疫球蛋白的现象受到重视，已经证明免疫球蛋白本身或其节段有促成核作用。

第二节　胆囊收缩功能异常促进结石形成

“泡”是亚稳态结构，“泡”含过量的胆固醇则会成核，但只要“泡”能迅速地通过胆道进入十二指肠，就没有形成 CMC 的机会。不幸的是，从毛细胆管到十二指肠的胆流相对较慢，在胆囊储存又增加了胆汁的停留时间。因此，胆流滞缓直接影响成石。

胆囊收缩功能减弱增加了胆汁的停留时间，van der Linden 采用蛋黄餐刺激胆囊收缩的方法将无结石的研究对象分成两组并随访 13 年，12 名胆囊收缩减弱者在随访结束时，7 名成石；9 名胆囊收缩功能正常者，仅 1 名成石。这份前瞻性研究表明了胆囊收缩减弱在成石中的作用。Brugge 对 36 例胆囊正常者用放射性核素扫描和缩胆囊肽（cholecystokinin，CCK）灌注的方法进行研究，发现十二指肠液中有 CMC 的 16 人，其胆囊排空降低。其余 20 名胆囊功能正常，B 超扫描无放射性和侵入性，能作胆囊的三维测量，通过计算机建立的梨形体积公式进行计算，反映出胆囊体积的动态变化。Thompson 采用这种方法连续监测了胆石患者脂餐后胆囊体积的变化：4 名胆囊扩张不收缩，6 名胆囊收缩 10% ~15%，14 名胆囊收缩与正常人相似。此外，用完全盲肠外营养 TPN 的患者由于胆囊胆汁滞留，约 3 周便形成胆泥和胆石，恢复饮食后胆囊胆汁正常排空，部分胆泥胆石消失。肥胖患者或糖尿病患者，使用生长抑素者和妊娠妇女的胆石形成均与胆囊排空减弱有关。这些结果证实至少一部分胆固醇结石患者的发病是由于胆囊收缩减弱。

第三节　胆石动物模型中的胆囊运动减弱

一、Doty 用高胆固醇饲料使草原犬鼠形成胆固醇石

当胆汁中形成 CMC 时，从胆囊管测出其胆囊排空明显减弱。用高胆固醇饲料造成土鼠的胆固醇结石，作胆囊壁肌肉的等张性测定发现其收缩性也降低，这种变化发生于胆汁胆固醇饱和度增加但未形成 CMC 期间。采用核素扫描观察到草原犬鼠在进食致石饲料 1 周后胆囊排空就降低。另一份研究采用切断 Oddi 括括约肌的方法，使胆囊收缩后的流出阻力降低，结果胆石发生率降低，用阿托品抑制胆囊收缩，括约肌切断后的预防成石作用就不复存在。这些实验从动物模型角度证实胆囊运动减弱是胆石发生的重要因素之一。

二、胆囊运动减弱的发生机制

胆囊在空腹时体积增大是胆囊收缩障碍的原因之一。有作者发现胆石患者胆囊空腹体积和餐后残余体积都比正常人大，而其胆囊排出量没有改变。餐后残留体积的增大导致胆囊胆汁部分滞留。这类患者的胆囊收缩障碍与胆囊收缩力没有直接的关系。

有实验表示，胆石症患者血浆 CCK 量与正常人无明显差异，但胆囊收缩减弱，提示胆囊作为靶器官对引起正常收缩刺激的反应性降低，兴奋阈提高。实验还证明这些患者胆囊平滑肌细胞上 CCK 受体数减少。在胆石动物模型中也发现胆囊 CCK 受体数减少。这些患者和胆石动物的胆囊收

缩障碍是因胆囊受体数降低，导致收缩乏力。

胆囊运动的调节除了CCK外，还有其他递质。妊娠期胆囊收缩减弱是由于体内孕激素水平过高，它和胆囊孕激素受体结合起抑制作用。其他多种肠道内分泌激素也参与胆囊运动的兴奋和抑制的调节。

最近有作者认为胆囊合成的某些前列腺素有松弛胆囊平滑肌和降低胆囊收缩的作用。推测这是由于前列腺样物质竞争胆囊肌凝蛋白氢链激酶的结合点。但也有作者认为前列腺素对胆囊平滑肌起痉挛的作用，或者是加强胆囊肌肉收缩的作用。总之，对前列腺素如何影响胆囊的运动还了解不多。

三、胆囊收缩减弱是产生胆石的先导诱因

一方面胆囊内结石机械性阻断胆囊收缩，另一方面胆石造成胆囊炎症和瘢痕影响胆囊收缩。但胆石产生的这些作用都是在胆石症的后期，动物实验中于胆石形成前观察到胆囊收缩减弱的现象，这时不存在胆囊炎症和瘢痕，因此是胆囊运动障碍导致胆石产生的前因。

第四节　胆汁淤滞和胆泥形成的关系

胆囊收缩和排空胆汁的运动减弱，其结果是胆汁淤滞在胆囊内。胆固醇从“泡”的形式转化为CMC。胆汁淤滞的直接后果就是提供结晶形成，聚集和生长所必需的时间。CMC形成后，与胆红素钙，碳酸钙和磷酸钙组成泥沙样沉淀物称为胆泥，其中还含有大量黏蛋白。胆泥的定义最初是根据B超检查时的表现，即有光团在胆囊内移行到最低部位，但没有像结石样的声影。典型的胆泥见于患者用TPN（长期胃肠外营养）治疗时。多数胆泥会消失。大约15%胆泥继续发展形成胆石。胆泥演变成胆石的确切机制还不清楚。

从胆石形成机制的观点出发，可以认为胆泥是结石的重要前体，Smith报道胆石基质（即核心）的主要成分是黏蛋白和胆红素钙的大分子复合体，与胆泥成分极其相似，其色素也与胆泥相似。黏蛋白具有黏性，推测它携同胆红素钙黏着到胆囊黏膜，同时黏附CMC，它还干扰胆囊排空，Smith观察到超声检查所见胆泥相当于黏胶，其黏着力强，并在实验动物胆石形成时，黏液胶积聚于胆囊腔内，在结石成核生长期间胆泥渗入结石中，超声动态观察也证明胆石是在胆泥中形成。

第五节　胆囊解剖与结石形成

在本章第三节胆石动物模型中的胆囊运动减弱中，用切断Oddi括约肌的方法，使胆囊收缩后的流出阻力降低，结果胆石发生率降低，用阿托品抑制胆囊收缩，括约肌切断后的预防成石作用就不复存在。说明各种解剖原因，如胆囊倒挂严重，胆囊管因解剖、炎症、结石等使胆囊排空阻力加大，运动减弱，引流不畅均有利于结石形成，所以，用手术方法改变胆囊运动减弱状态，有利于预防结石形成。详见手术预防结石复发章节。

第六节　人们如何进行胆固醇结石形成的前瞻性研究

以人为对象来进行胆固醇结石形成的前瞻性研究非常困难，因此常用动物模型作为胆固醇结石病前瞻性研究的手段。

文献中报道的胆囊胆固醇结石动物模型很多，但是与人类发生胆囊胆固醇结石时胆囊胆汁成分和胆石成分相近的却不多。理想的实验动物模型应该具备以下条件：①诱发胆石的方法简单，重复性好；②诱发胆石形成的食物成分应与人类食物尽可能接近；③诱发胆石形成的周期短，最好在数周内；④形成的胆石成分应与人类胆石成分相似；⑤动物易于获取，价格低廉；⑥能够收集到一定量的胆汁和血液以供研究；⑦除胆石生成之外，实验动物与对照组之间无明显差别，目前常用的实验动物有仓鼠和草原犬鼠。现分别给予介绍：

1. 仓鼠

仓鼠是家养，玩赏鼠类。仓鼠形成胆固醇结石的机制与人的胆固醇结石有许多相似之处。

正常时仓鼠的胆囊胆汁仅含2.1～3.6摩尔百分浓度的胆固醇，喂饲高糖和不饱和脂肪酸的致石饮食后，导致胆汁中胆固醇的摩尔百分浓度增加到5.2～10.7，同时伴有肝胆汁中的胆汁酸摩尔

百分浓度下降。致石指数从 0.5 增加到 1.0 以上，引起这种改变的机制主要为肝合成的胆固醇量增多，使胆汁中胆固醇排出增加 2 ~3 倍。给予仓鼠致石饮食数月后，肝脏胆固醇合成限速酶 HMG - COA 还原酶的活性就开始明显增加，10 天后胆汁中胆固醇分泌量即可增加 2 倍，而胆汁酸的分泌在结石形成过程中始终不变。此外，仓鼠血中的胆固醇含量也保持不变。给予仓鼠致石饮食后 1 ~ 2 周后，胆囊黏膜的黏蛋白量即明显增高，在黏膜表面形成黏稠的黏液层，并观察到黏液团中央有胆固醇结晶沉淀的现象。

仓鼠的胆囊结石成分与仓鼠的年龄，性别以及致石饮食的成分有明显关系。年轻的雄性仓鼠，致石饮食结构以高糖、饱和脂肪酸为主，其中含葡萄糖 74.3%，干酪 20%，胆碱 0.2%，混合盐 5% 及多种维生素 0.5%，喂养后形成以胆固醇为主的胆囊结石。如以老龄雌性仓鼠，饮食中给予 1% 胆固醇后成石率低，而且结石以胆红素为主。改变饮食结构可以预防结石形成，甚至可以溶解已形成的胆石。如在致石饮食中加入不可分解的纤维素和乳果糖可降低仓鼠胆汁中的致石指数，从而大大减少结石生成率。仓鼠形成胆囊结石后，给予含高蛋白不含糖的饮食可以使胆汁胆固醇分泌量减少而胆汁酸盐分泌增多，使已形成的胆囊结石消失。

仓鼠的胆囊胆固醇结石模型也是一种较为理想的研究胆汁酸溶石的模型，使用鹅去氧胆酸（CDCA）或熊去氧胆酸（UDCA）20ng/kg · d 的剂量可以完全预防致石饮食导致胆石的形成，并可以溶解已形成的胆囊胆固醇结石，即使给予致石饮食，也可以在 8 周之内溶解所有的胆石。

2. 草原犬鼠

草原犬鼠是北美中西部的野生鼠类，其吠声如犬，由野外捕捉饲养后做实验用。草原犬鼠是目前已证实的最为合适的研究胆固醇结石形成的动物模型，草原犬鼠在胆石形成过程中，其胆汁成分结构比，胆囊黏膜，胆囊动力学方面的改变和人类胆石形成过程十分接近。

致石饮食结构为 1.2% 胆固醇，41% 脂肪，44% 糖类，15% 蛋白质。饲以致石饮食后，2 周内就有 71% 产生胆囊结石，第 8 周时 100% 生成结石，形成的胆囊结石中胆固醇含量达 75% ~ 85%。

胆汁成分的改变发生于喂饲致石饮食后 36 小时，血浆中和肝脏中的胆固醇水平就开始升高，同时伴有胆汁酸下降。随着致石饮食喂养的时间延长，这种改变愈加明显，通常在 3 ~5 天后胆囊胆汁即呈过饱和状态，第九天可观察到胆汁中有 CMC，胆汁酸池容量要到 12 周后才明显减少。并维持此状态至 24 周。这种改变被认为是由于胆囊内形成胆石以后，胆囊淤滞所致的继发性改变。胆汁中胆囊黏蛋白分泌亢进的程度随胆汁致石指数的升高而增加，随后才形成 CMC，形成胆固醇结石。抑制胆囊分泌黏蛋白，即使实验动物胆汁中胆固醇仍处于过饱和状态也不形成结石。

草原犬鼠也可以用于研究胆道动力学在胆石形成过程中的作用。胆囊管的阻力在胆囊结石形成之前就明显增高，给喂饲致石饮食的动物每天注射 CCK 可降低胆石生成率。如果给致石饮食以前先行括约肌切开术，则可以预防结石的生成。胆囊管的阻力增加与胆汁过饱和以及胆囊中黏蛋白的高分泌有关。

第六章　胆红素代谢[3]

胆色素结石分两种，即黑色胆色素结石和棕色胆色素结石。

第一节　胆色素结石的特点

胆色素结石的特点是以“胆红素钙”为主要成分，胆固醇含量低于胆红素含量。胆红素干重占结石的 18% ~80%。胆囊中的色素结石按临床特点分为两类。其中一类胆汁无菌，无反复发作的胆道感染症状。少数患者仅在胆道梗阻时才有继发感染。这类结石体积小，质地坚硬，外表及剖面均呈黑色而且有光泽，外形不规则，或如珊瑚，或如煤渣，因而被称为黑色胆色素结石。另一类胆色素结石，患者有胆道感染反复发作的病史，胆汁细菌培养常为阳性，结石可呈多面体或胆囊铸型，早期未成形者为泥沙样，成形后表面光滑，质地松脆，外表呈棕黄色或黑色。剖面呈棕黄色胆红素，多具年轮状结构。称棕色胆色素结石。黑色胆色素结石原发于胆囊，但可形成继发性胆总管结石。棕色胆色素结石出现于胆囊时常伴有肝内，外胆管性质相同的结石。更多的肝内，外胆管棕色胆色素结石病例无胆囊结石，表明这类结石多原于肝内，外胆管。虽然“胆红素钙”是两类色素结石的共有成分，但黑色胆色素结石中的“胆红素钙”聚合成为高分子聚合物的比例和聚合的程度都比棕色胆色素结石为高，难于溶解的残渣也更多。

黑色胆色素结石比棕色胆色素结石含有更多的糖蛋白和其他的蛋白质。两类色素结石中的金属元素都以钙的含量最高，占结石干重的 1.3% ~ 6.8% 。此外，还有镁、铁、铜、铅、锌、锰和铝等多种元素。钙的含量在两类结石中无明显差异。黑色结石的镁，铁和铜含量显著高于棕色素结石。

色素结石中与钙，镁等金属离子结合的负离子，除胆红素外，还有磷酸根、碳酸根和脂肪酸根等。后者主要是棕榈酸和硬脂酸。黑色胆色素结石中的磷酸盐或碳酸盐含量可以很高，也可以为零，但几乎不含脂肪酸盐。脂肪酸盐恒定出现在棕色胆色素结石中，其含量的报道达7%~20%，有的报道为12%~67%。

黑色胆色素结石中无游离胆汁酸，而后者存在于棕色胆色素结石中。结合胆汁酸在棕色结石中的含量高于黑色结石。鹅脱氧胆酸是色素型结石中的主要胆汁酸。

在我国，棕色胆色素结石占全部胆囊结石的 18.7%，黑色胆色素结石占5.1%，共23.8%，在西欧，北美国家胆囊内的色素结石几乎全是黑色胆色素结石，约占全部胆囊结石的 25%。

第二节 “胆色素钙”难溶的化学基础

一、“胆色素钙”难溶的原因

“胆色素钙”难溶的原因有两，一是胆石中的“胆色素钙”有不同程度的交联，形成了高分子聚合物。Ca（HBR_2）和 CaBR 可溶于乙二氨四乙酸（EDTA）二钠盐溶液，也可被盐酸水解后使其钙离子和 UCB（非结合胆红素）分别溶于盐酸和氯仿中。此外，胆石中还有以配位方式与胆红素结合的钙，镁等金属离子及“胆色素钙”的高分子聚合物，它们几乎不溶于各种溶剂。二是胆石中“胆色素钙”是与胆石中的糖蛋白结合在一起的，这使其更难溶解。这也是直接灌注药物溶石困难的原因。

二、什么是溶度积原理

难溶化合物的沉淀过程和溶解过程处于动态平衡中。描述这一动态平衡规律的称溶度积原理。

色素胆结石中含钙的难溶化合物，除了“胆红素钙”以外，还有碳酸钙，磷酸钙和脂肪酸钙等。糖蛋白也是与钙或“胆色素钙”结合才形成难溶化合物，这些难溶化合物，在胆汁中存在的形式存与其在胆石中在的形式不同。在胆汁中，分别以组成这些难溶化合物的正离子（M^{n+}）（如 Ca^{2+}）或其他金属离子和负离子（A^{m-}）（如 HBR^-，BR^{2-}，R－COO－等）的形式出现，均为液相；在胆石中，则以难溶化合物的分子形式存在，为固相。正常情况下，难溶化合物的沉淀过程和溶解过程处于动态平衡中。描述这一动态平衡规律的就是溶度积原理的核心内容。

三、什么是 K′SP

难溶化合物中的正离子（M^{n+}）和负离子（A^{m-}），在温度，和离子强度等条件保持恒定的情况下，沉淀和溶解过程达到平衡后，溶液中的离子浓度积，即难溶化合物中的正离子（M^{n+}）和负离子（A^{m-}）的乘积为一个常数，用 K′SP 表示，即沉淀和溶解达到平衡状态。

如果溶液中的离子浓度积大于 K′SP，则该难溶化合物的溶液过饱和，此时会有沉淀产生，从而使 [M^{n+}]^m · [A^{m-}]^n 的浓度积下降，直到 [M^{n+}]^m · [A^{m-}]^n 的乘积与 K′SP 相等，达到新的平衡为止。反之，当离子浓度积小于 K′SP 时，溶液不饱和，部分沉淀溶解 M^{n+} 和 A^{m-} 的浓度随之上升，直到 [M^{n+}]^m · [A^{m-}]^{n}A = K′SP 为止。

由于 K′SP 对化学反应的条件极为敏感，溶液的 pH 或溶液其他成分（例如胆汁中的胆汁酸盐）的含量改变后，K′SP 也随之改变。例如 β - G 的作用是使胆汁中的结合胆红素水解为非结合胆红素（UCB），这将使 UCB 浓度升高 [Ca^{2+}] 与负离子浓度积必将随之上升，当其超过“胆红素钙”的 K′SP 后，就会生成沉淀，促进结石形成。胆石中的糖蛋白是与“胆红素钙”紧密结合在一起的。这种结合阻止了胆红素钙的再溶解，迫使“胆红素钙”的沉淀 - 溶解平衡向着沉淀生成的方向进行。

四、胆汁酸盐防止色素结石形成机制

各种胆汁酸盐都能与胆汁中的钙结合成可溶物而降低钙离子的浓度。尽管总钙浓度没有改变，但因在溶度积原理中起作用的是钙离子浓度而不是总钙浓度。因此，胆汁酸盐在胆汁中的浓度升高，可通过降低钙离子浓度而防止或减少“胆红素钙”、脂肪酸钙、磷酸钙、碳酸钙、糖蛋白与钙的化合物等沉淀生成。反之，胆汁中胆汁酸盐的浓度降低，将使胆汁中的钙离子浓度和钙离子在总钙中所占的比例都升高，这就为上述各种含钙的难溶化合物生成沉淀创造条件。此外，胆汁酸盐能够帮助 UCB 在水（胆汁）中溶解，是因为 UCB 可与胆汁酸盐的极性表面结合或进入胆汁酸盐“微胶粒”的疏水中心，也就是胆汁酸盐与 UCB 结合成可溶物的结果。这种结合也将使胆红素酸离子（HBR - 或 BR^{2-}）的浓度降低。可见胆汁酸盐对“胆红素钙”的正、负离子都有影响，既能使钙离子浓度降低又能使 UCB 离子浓度降低。因此它是胆汁中防止色素结石形成重要生理成分。

五、胆汁 pH 促进成石的机制

胆汁的 pH 升高将分别提高钙盐负离子（CO_3^{2-}/H_2CO_3、PO_4^{3-}/H_3PO_4、R - COO^-/R - COOH 和 HBR^-/H_2Br 或 BR^{2-}/H_2Br）的比值，显然这有利于生成相应的钙盐而沉淀。pH 升高还能促使结合胆红素水解为 UCB。因此，pH 升高是促进成石的因素。

第三节 感染与棕色胆色素结石的关系

反复胆道感染是棕色胆色素结石形成必不可少的诱因。感染胆汁中的细菌，包括需氧菌和厌氧菌，能产生 β - G（β - 葡糖醛酸苷酶）和磷脂酶 A_1。β - G 使胆汁中的结合胆红素水解为 UCB，可导致“胆红素钙”过饱和而沉淀。磷脂酶 A_1 水解释放的是与甘油的第 1 位碳原子上的脂肪酸通常是饱和脂肪酸，包括棕榈酸（十六烷酸，软脂酸）和硬脂酸（十八烷酸）。因此棕榈酸钙或硬脂酸钙是棕色胆色素结石必有的重要成分，而黑色胆色素结石生成于无感染的胆汁中。磷脂水解释放出的溶血磷脂有促进胆汁中的“泡”融合的作用。“泡”的融合是胆固醇单水结晶析出的前奏，这可能是棕色胆色素结石中胆固醇和磷脂的来源。感染胆汁中的厌氧菌还能产生使结合胆汁酸水解为游离胆汁酸的酶。游离胆汁酸，特别是二羟基胆汁酸在一定的温度范围内也可以生成钙盐沉淀，这可能是棕色胆色素结石中含有游离胆汁酸而黑色胆色素结石则不含有的原因。胆道感染还使胆道黏膜分泌大量的糖蛋白，糖蛋白是上述各种沉淀凝聚在一起形成结石的基质。感染性炎症也是自由基的重要来源，自由基促使“胆红素钙”沉淀生成，使胆道上皮分泌更多的糖蛋白。目前对糖蛋白和自由基在胆石形成中的作用了解得还很不具体。

第四节 黑色胆色素结石形成的因素

黑色胆色素结石形成的因素包括溶血性贫血、肝硬化、慢性酒精中毒等。

黑色胆色素结石发生在无感染的胆囊中。是区别于棕色胆色素结石的重要临床特征，也决定了两类色素结石化学成分的差别。黑色胆色素结石患者胆汁中。“胆红素钙”过饱和与细菌性 β - G 活性增强无关，组织原性 β - G（来自肝细胞或胆道上皮）活性增强也未得到实验支持。溶血性

贫血患者中胆囊内黑色胆色素结石的发病率高与正常人。这类患者因红细胞破坏增加，经胆汁排泄的胆红素增加，其中的 UCB 也增多。这是黑色胆色素结石胆汁中“胆红素钙”超饱和的原因之一。但是溶血性贫血患者远不如黑色胆色素结石患者那样多见。除溶血性贫血之外必然还另有原因。

尸体解剖的资料表明，肝硬化患者合并胆结石的发病率为29.4%（69/235），无肝硬化患者为11.1%（517/4660）；胆色素结石在胆石病例中的比例，有肝硬化者为66.2%，无肝硬化者为17.8%。（Buchier，1969 年）。另一组尸检资料（Nicholas，1972 年）有肝硬化患者胆石患病率为28.4%（71/250），无肝硬化患者为15.8%（337/2127）。Schwesinger 于 1985 年报告 123 例手术取出的胆囊结石中色素结石所占的百分比，有肝硬化者为 79%（11/14），无肝硬化者为 25.7%（28/109）。以上资料表明肝硬化患者胆石患病率为无肝硬化者的 2～3 倍。肝硬化患者的胆石中 2/3 以上为色素结石，无肝硬化者约为 1/4。对肝硬化患者脂类代谢的观察表明，其胆酸池约为正常对照值的一半；胆汁中的胆汁酸浓度约为对照值的 1/6，卵磷脂约为对照值的 1/4，但因胆汁中胆固醇的浓度更低，约为对照值的 1/8。因此，肝硬化患者胆汁中胆固醇仍处于非饱和状态，胆固醇性结石并不多见，仅占肝硬化合并胆石患者的 0～6%。肝硬化患者胆汁中胆汁酸浓度的大幅度下降，势必大大削弱其将离子状态的钙和 UCB 转化为结合状态而降低胆汁中钙离子和胆红素离子的能力，结果 $[Ca^{2+}]\cdot[HBR^{-}]^2$ 或 $[Ca^{2+}]\cdot[BR^{2-}]$ 的离子浓度升高，“胆红素钙”过饱和而沉淀。因此，肝硬化患者的胆囊结石中，胆色素结石多见。近来，Cahalanc 和 Carey 等发现，色素结石患者的胆汁中不含有“泡”，胆固醇处于非饱和状态；而胆固醇结石患者和对照组的胆汁中恒定有“泡”，胆固醇处于超饱和状态；混合“微胶粒”浓度在三组间大致相同。他们推测，“泡”不仅转运胆固醇，也是 Ca^{2+} 和 HBR^{-} 的转运者，“泡”是否是色素结石和胆固醇结石形成过程中共同的基础，还在研究中。

正常胆汁中有碳酸根、磷酸根和钙离子存在。肝硬化时由于胆汁酸含量的大幅度下降，不能有效地降低胆汁中的钙离子浓度，不能使其与碳酸根或磷酸根的离子浓度处于 K′SP 低的水平，这就为碳酸钙或磷酸钙沉淀的生成提供了条件，这两种钙盐在黑色胆色素结石中的含量可以为零，可以很高，这取决于各个胆汁的差异。由于胆汁无感染，缺少由磷脂水解而来的脂肪酸，故黑色胆色素结石中不含或只有限量的脂肪酸钙。

黑色胆色素结石的另一个重要诱因是慢性酒精中毒。酒精能使经胆汁排出的 UCB（非结合胆红素）和结合胆红素都增加，而且不依赖于肝硬化而独立起作用。在发病过程中的其他作用环节尚待研究。

糖蛋白和其他蛋白在黑色胆色素结石中的含量高于棕色胆色素结石中的含量。自由基的作用也是成石过程中所必须，这些作用的细节也有待进一步研究。

第五节　结石难以溶解的原因

胆结石中有类似纤维蛋白的蛋白物质，即部分未测知的难溶物质存在，可能是结石难以溶解的原因。

人们很早就认识到，单纯胆固醇和胆色素钙盐的沉积并不能形成胆结石，关于胆结石的形成，Womack 认为是先由黏多糖形成网状结构，然后胆固醇结晶和胆色素钙盐沉积在其中，最后形成结石。值得注意的是作者提到胆结石中还有类似纤维蛋白的蛋白物质存在，而最近 Thompson 等的研究表明，成石胆汁中的纤维蛋白溶解抑制含量明显高于正常胆汁，提示我们纤溶系统可能参与了胆结石的形成。胆结石成分研究结果表明，胆结石之所以难溶，正是因为胆结石中有相当部分未测知的难溶物质存在，糖蛋白与难溶物质有着密切关系。胆结石中糖蛋白组成和作用的最终阐明，将为胆结石的预防和溶石治疗提供重要依据。

（莫国贤）

参 考 文 献

［1］祝学光．胆道的生理与病理［M］．黄志强．当代胆道外科学．上海：科学技术文献出版社，1998：85－110.

［2］张圣道．胆囊胆固醇结石形成机制［M］．黄志强．当代胆道外科学．上海：科学技术文献出版社，1998：261－269.

［3］周孝思．胆囊色素结石形成机制［M］．黄志强．当代胆道外科学．上海：科学技术文献出版社，1998：269－273.

第八篇　胆囊胆固醇结石形成机制研究最新进展

2013.7.11. 中国医学论坛报和中国的科学家联合宣布，《记录历史探索疾病“密码”——人类基因组工作草图完成》，人类基因组工作草图（Working draft）基本绘制完毕。此项成果的发布将推动未来医学技术的发展。十年来，人类基因组计划使人类对自身和疾病的认识不断深化，通过基因测序为研究遗传因素在疾病发病机制，诊治和预防等方面打开了一扇大门，为广大患者带来福音。

第一章　回顾胆囊胆固醇结石形成机制的研究成果[1]

在20世纪早期，认为胆囊壁炎症是主要发病原因，脱落细胞成为胆汁胆固醇结石的来源。

60-70年代Small，Carey建立了“胆汁胆固醇过饱和”学说，肝脏分泌过量的胆固醇构成最主要的发病因素，是胆囊结石发生的必要条件与胆石形成的基础。胆固醇、胆汁酸、磷脂是胆汁中三种主要的脂质成分。胆固醇不溶于水，胆汁酸具有双亲性，其分子结构既有脂溶性基因，又有水溶性基团，其溶解度随着羟基和侧链的数量，形状不同以及溶剂的特性决定胆汁酸的亲水性与疏水性。胆汁酸分子上羟基越多越亲水，如牛磺胆汁酸优于甘氨胆汁酸，石胆酸基本不溶于水。胆固醇以胆盐、卵磷脂、胆固醇混合构成“微胶粒”。1983年Somjen发现卵磷脂，胆固醇形成“泡”的形式，比微胶粒大10~20倍，溶解与转运胆固醇能力大于微胶粒。胆固醇在“微胶粒”相和“泡”相之间存在动态平衡，增加胆盐浓度促使泡相胆固醇向微胶粒相转移，降低胆汁成石性；反之降低胆盐浓度，则增加泡相胆固醇浓度，有助于胆固醇结晶成核和析出“泡”。是胆固醇结晶析出及沉淀发生的场所。含有过饱和胆固醇的胆汁是胆固醇沉淀的先决条件。胆汁中的泡相胆固醇（胆固醇单水结晶CMC）才是真正的致石胆固醇，而微胶粒相胆固醇则是起缓冲作用的部分。在各种成核因子的作用及充足的成核时间下，磷脂泡相互融合成复合泡的液晶相并成核析出，最终逐渐凝聚形成肉眼可见的结石。

与钙离子结合后的胆汁酸合成可溶性物，改变了跨膜运输能力，降低游离钙的浓度，故具有防止结石形成的保护作用。胆汁酸合成的能力体现了机体积极控制胆固醇过高的生理功能，是体内维持代谢池稳定的调节者，也是胆固醇经胆汁排泄的主要“助溶”因素，反之胆汁酸分子疏水性越强，不溶于水的胆固醇越易沉淀成石已成共识。（祝学光教授在1998年“当代胆道外科学”胆汁酸代谢章节P92~99已作了详细论述）。

胆汁酸肠肝循环使有限的胆汁酸重复利用，有利于促进脂类的乳化、消化、吸收。反之，腹泻与回肠切除，不仅影响脂类消化吸收，而且胆固醇过饱和，极易形成胆固醇结石。

80年代，进展之一胆固醇结石的成核概念补充了单纯的胆汁胆固醇过饱和理论，之二CMC生长融合成石。认识到胆汁胆固醇结石形成必须具备三个条件：胆汁胆固醇过饱和；胆汁中胆固醇的成核过程异常；胆囊功能异常。再次强调胆囊的运动减弱，胆汁淤滞，胆囊排空障碍成为胆石形成的病理基础。胆囊受神经及体液因素如胆囊收缩素 CCK，促胰液素，血管活性肽 VIP 等调节。

90 年代开始，认识到小肠运动的缓慢，使疏水性胆汁——脱氧胆酸的含量增加（一种致石性胆酸）成为胆石形成的危险因素[2]。

20 纪末，胆石形成开始基因研究。它的里程碑研究是，Paigen 和 Carey 小组发现小鼠胆石模型至少有 2 个基因与环节与胆石病连锁，其中之一位于 2 号染色体的 D2Mit11 和 D2 Mit66 之间，命名为 Lith 1 基因。随后的研究相继发现小鼠 4、6、9、10、17、19 和 X 等染色体上存在胆石病性连锁位点，这些结果同时也表示，与高血压、糖尿病一样，胆石症是一个多基因相关联的疾病。Lammert 等综合了 45 个六大类功能的一组胆石病候选基因，其中绝大多数和脂代调节相关，在小鼠模型和人类染色体相继得到定位[3]。

第二章　21 世纪初成石机制的研究

本章节将初步综述国内外 21 世纪初成石机制研究的进展。

21 世纪初人类胆结石的基因研究进入了快车道，世界各国研究集中在六个方面：一是胆石症的遗传和环境因素基因研究；二是从人体内部探索胆固醇结石发病的成因。胆汁中胆固醇过饱和是基础，胆道运动功能失调是条件，胆汁中促/抑成核因子失平衡是关键。21 世纪初期从基因角度来研究显示肝脏、小肠和胆囊三个脏器的代谢异常，表明胆固醇代谢在胆石患者发生病理过程中的重要作用；肝脏分泌胆汁，是胆汁胆固醇代谢异常的起点；小肠作为胆汁消化食物的部位，也是肠道胆固醇重吸收的部位，同样影响胆汁胆固醇含量；胆囊储存胆汁，是形成胆固醇过饱和胆汁及成石的部位；胆囊的收缩与排空功能异常，肝胆肠循环是对成石的调节。因此，不同部位都可能发生代谢紊乱。三是促成核因子的研究，四是细菌感染与结石，五是脂肪细胞因子，六是线粒体在成石中的影响因素。本章对已进行的研究从六方面给予扼要综述。

第一节　流行病学研究胆石症的遗传和环境因素

20 世纪早期，有学者注意到胆囊结石患者具家族史特点。1999 年，Duggirala 等使用家谱资料研究墨西哥裔美国人 32 个家族有症状胆结石的遗传易感性，评估了遗传率为（44 ± 18）%。另一项美国的家族研究分析了 358 个家族中的 1038 例，计算出有症状的胆石症的遗传率为（29 ± 14）%。Carey 推测印第安人具有多个“节俭（thrifty）”基因，并且认为节俭基因可能就是印第安人的致石基因。国内杨松等报道江苏宜兴 317 个家系的胆石症遗传度为 22%[4]。费健、韩天权[5]对 93 个家系，333 位家系人员遗传特征的初步研究指出，这组患胆石症总发病率 54%，是正常人的近十倍。秦俭等[6]对该家系四代共 113 人进行问卷调查、体格检查及实验室检查。发现：该家系胆石病具有明显家族聚集性，符合常染色体显性遗传特点；性别、肥胖、高血压和高血脂病史是该家系的危险因素。

Katsika 等[7]对出生于 1900 ~ 1958 年的 43141 对瑞典双胞胎进行统计学分析，发现单卵性双胎发生症状性胆囊结石的一致率为 15% ~ 29%，双卵性双胎为 10% ~ 15%，而且没有性别差异。他们统计得出在症状性胆囊结石的发病因素中，遗传因素占 25%，独立的环境因素占 62%，共同环境因素占 13%。这些研究表明，胆囊结石是多种未确定基因同环境因素相互复杂作用所导致的。

人类胆石患者表现出很强的遗传特性。采用单核苷酸多态性（SNP）的相关研究和全基因组扫描来研究人类 LITH 基因提示，APOE、APOB、LDLR、CYP7A1、CETP、ABCG5、ABCG8、ABCB11 、LXRα 等基因的 SNP 和胆石患者具有一定联系。然而在不同人群中的研究结果并不一致。

1995 年 PaigenB 与 Carey[8] 等通过对胆石易感小鼠的研究，发现 2 号染色体上存在一个易感基因，命名为 Lith1 基因，开始了胆固醇结石病在遗传基础方面的研究。实验中发现，在易成石小鼠和抗成石小鼠的子代中，135 个子代小鼠中 102 个形成胆石，成石与未成石之比为 3：1 胆石症具有显性遗传性状。随后的研究中，又发现小鼠的 6、7、8、10、19 和 X 染色体上存在胆囊结石病性状连锁位点，提示胆石症为多基因遗传。Wang 等[9] 采用数量性状定法对胆石易感基因小鼠 57akx1/j 和抗胆石症小鼠 akr/j 研究，也报道 Lith1 基因，定位于小鼠 2 号染色体。Lammert 等[10] 发现另 2 个 Lith 基因，分别是定位于小鼠 17 号染色体 Lith3 基因，定位于 15 号染色体的粘蛋白基因。Wittenburg 等[11] 通过动物模型研究，小鼠 9 号染色体上亦发现一个位点，通过基因之间的相互作用影响胆固醇结石的形成，命名为 Lith5 基因。上海瑞金医院[6] 定位研究 12 个胆石患者家系发现 3、4、9 和 11 染色体存在与胆石症相关的候选基因。

以上这些结果进一步证实，遗传因素在胆石症发生中具有一定的作用。胆石症也是多基因遗传疾病，存在明显的家族聚集性，具有常染色体显性遗传和延迟遗传的特点，与代谢相关的多基因疾病关系密切。在不同人群之间的成石易感基因可能存在差异，具有相当的复杂性。给研究带来很大困难，通过不同的成石关键基因，可以导致相似的病理生理改变，所谓殊途同归的形式，而导致胆石形成，出现共同的临床表现：即胆石症及其相关并发症。

第二节　肝脏基因表达研究

研究胆石病患者的肝脏基因表达，发现有三类基因表达异常升高。1. 肝脏三磷酸酰苷结合盒（ABCG5/ABCG8）表达增加；2. 肝脏 X 受体 α（LXRα）表达增加；3. 肝脏高密度脂蛋白——B1 型清道夫受体（SRB1）的基因表达和蛋白表达增加。肝脏三磷酸酰苷结合盒（ABCG5/ABCG8）是胆小管侧膜胆固醇转运蛋白，负责肝脏胆固醇转运到胆汁；LXRα 是核受体之一，转录调节 ABCG5/ABCG8 基因的表达。SRB1 则是胆固醇逆转运的重要载体，摄取血液胆固醇入肝细胞。对肝脏胆固醇代谢相关基因的研究结果显示肝脏胆固醇代谢异常的整个轮廓：胆石患者通过 SRB1 摄取胆固醇进入肝脏，在核受体 LXRα 作用下 ABCG5/ABCG8 将胆固醇转运入胆汁。肝脏胆固醇的转运链作用增强，从而产生胆汁胆固醇过饱和。

一、肝脏胆固醇来自肝外组织的逆向转运，是指胆固醇由肝外组织进入肝细胞

1. SRB1（肝脏高密度脂蛋白受体 - B1 型清道夫受体）（B 族清除受体）属于 CD36 基因家族，小肠的 SRB1 主要表达在刷状膜上缘，Kozarsky[12] 等发现并第一个在分子水平上确定的 HDL 受体 Sr - b1，也是迄今发现的唯一细胞表面高密度脂蛋白（high density lipoprotein，HDL）受体，由于基因上调在胆管上皮的过度表达导致 HDL 在胆汁中胆固醇浓度明显增高。HDL 是胆汁内胆固醇的主要来源。Bietrix 等[13] 发现小肠 SRB1 过度表达能明显增加饲料胆固醇和甘油三酯的吸收。SRB1 缺失时其他转运体能代偿其胆固醇的吸收作用。体外实验还支持 SRB1 参与甘油三酯的吸收。

上海瑞金医院与瑞典 Karolinska 研究院合作探索基因表达发现[14]，胆石症患者胆汁胆固醇主要来源于 SRB1 摄取血液高密度脂蛋白胆固醇进入肝脏，在核受体 LXRα 转录调节增强作用下，胆固醇转运蛋白 ABCG5 / G8 功能上调，将胆固醇大量转运入胆汁，使肝脏向胆汁分泌过多胆固醇，（涉及肝脏胆固醇转移异常，而磷脂，胆汁酸含量无明显改变）形成胆固醇过饱和胆汁，在胆囊易于形成胆固醇单水结晶，最终生成形成结石。过饱和胆汁的胆固醇不是来源于胆固醇合成的增加，也非胆固醇分解为胆汁酸的减少，而可能涉及肝脏胆固醇的转运异常。这三个基因的异常表达向我们揭示胆汁过饱和以及胆固醇来源的轮廓，成为胆石发生的起源。

中国科学院资助项目胡海等[15] 对“胆固醇结石患者肝脏 SRBI 及其转录调节因子 LRH - 1 基因表达的研究”，显示胆石组 SRBI 基因 mRNA 表达量及 LRH - 1 表达与对照组比较均显著增高（2.48 ± 0.44 比 1.00 ± 0.23，$P < 0.05$），结论：肝脏 LRH - 1、SRBI 表达增高，参与了胆固醇过饱和胆汁形成，并促进了胆固醇结石形成。

在 SRBI 基因缺陷的小鼠[16]，血浆胆固醇水平升高，而胆汁胆固醇的分泌减少。SRBI 基因已经被认为是胆囊胆固醇结石发病的重要候选致石基因。肝内存在的碳末端结合调节蛋白（C-terminal linking and modulating protein，CLAMP 或 PDZK1），通过调控 SRBI 的稳定性和活性，也参与了胆汁胆固醇分泌的调节[17]。姜翀弋[18]实验提示女性胆石症患者 SRB1 基因 mRNA 表达较对照组升高 172%，提示 SRB1 在女性胆石症胆固醇吸收起更重要的作用。

2. ABCA1 是主要参与将外周组织过多的胆固醇转运到肝脏。它将胆固醇转运至 ApoA1 形成高密度脂蛋白，作为 HDL 的主要结构蛋白，是直接参与 HDL 的成熟及胆固醇逆向转运的主要载体。两种核受体作为转录因子调节了 ABCA1 在小肠细胞的表达，分别为肝 X 受体（liver X receptor，LXR）与金合欢花醇 X 受体（farnesoid X receptor，FXR）。Repa 等[19]的研究发现，饲以维甲类受体（retinoid X receptor，RXR）激动剂的小鼠，通过 LXR 与 RXR 形成的二聚体，可以有效地诱导 ABCA1 在小肠细胞上的表达，从而降低胆固醇的吸收。LXR、RXR、FXR 等核受体的药理研究可能为预防和治疗胆石症提供一个新的方向。

3. Caveolin－1 是细胞膜内富含胆固醇和鞘磷脂的小窝的主要组成蛋白，也是胆固醇转运过程中伴随蛋白/胆固醇复合物的重要组成部分。Caveolin－1 基因的转录受到胆固醇调节元件结合蛋白的调节，当胞内胆固醇浓度高时，通过此途径活化 Caveolin－1 基因转录。研究发现结石易患 C57L 小鼠胞膜 Caveolin－1 水平升高，这可能提示其在胆道胆固醇高分泌中起作用[20]。但到目前为止对于 Caveolin－1 在胆道胆固醇分泌及胆固醇结石形成中的确切作用仍未见详细报道。

二、转运胆固醇的转运蛋白被确定属于 ATP 结合盒转运家族

包括 ABCA1、ABCG5/ABCG8。这些转运蛋白可以将胆固醇从小肠细胞内重新泵回肠腔，从而限制了食物胆固醇的吸收。ABCG5 / G8 主要在肝细胞和小肠上皮细胞表达。是胆固醇由肝细胞分泌至胆汁的关键转运蛋白（全称三磷腺苷结合蛋白（ATP binding cassette，ABC）G5 / G8）。两者在内质网内相互结合，形成异二聚体，组成完整 ABC 转运体发挥作用。现已明确其定位于质膜和细胞内膜，依赖能量转运胆固醇通过生物膜，负责肝细胞胆小管侧膜分泌胆固醇进入胆汁（跨膜转运），同时也负责小肠细胞刷状缘将胆固醇分泌入肠腔。通过增强胆汁分泌和限制肠道吸收，ABCG5 / G8 在增加胆固醇排出过程中起关键作用。

1. Graf 等[21]用免疫电子显微镜观察发现，在极性细胞 WIF－B 上，ABCG5 和 ABCG8 共同表达时位于细胞围成管腔的一极，原位杂交发现这些基因产物沿吸收肠段小肠上皮细胞微绒毛排列，提示这两个基因可能在阻止小肠吸收和促进肝脏排泄胆固醇中发挥作用。

2. Yu 等[22]研究发现，将人类 ABCG5，ABCG8 基因转入小鼠中，发现饮食胆固醇吸收减少了 50%，胆汁胆固醇增加了 5 倍以上，粪便中固醇排泄增加了 3～6 倍。而在 ABCG5，ABCG8 基因敲除的小鼠中，血清胆固醇增加了约 30 倍，胆汁胆固醇浓度极低。

3. Kamissako[23]等给小鼠服用 Diosgenin，发现胆汁中胆固醇的分泌增加，与 ABCG5 和 ABCG8 表达增强对应。

4. Wang Y 等[24]发现，在男性中，ABCG8T400 的 K 等位基因携带者患胆结石的风险是普通基因型的 2.31 倍，ABCG8 基因 T400K 多态性可能与男性胆石病发病有关。男性 K400 携带者的 ABCG8 基因表达增强，伴有低血清甘油三酯和低胆汁磷脂含量，是胆石病的易感基因位点。Grunhage[25]也证实 ABCG819H 等位基因携带者男性胆结石发生的风险增加。最近发现 ABCG5 基因 604Q 携带者与 ABCG8 D19H 多态性增加胆囊结石风险，且独立于年龄，性别和体重指数[26]。

5. ABCG5 和 ABCG8 在植物固醇血症中突变，造成小肠高固醇吸收率和肝脏低固醇排泄率[27]。

三、肝细胞同时存在两个核受体

一个肝 X 受体（LXR）也称作氧甾醇受体，主要表达在肝、肠。Abcg5 和 Abcg8 受 LXR 调控，LXR 活性增强时，胆固醇发生逆转运，肝脏胆固

醇发生分解代谢，导致胆汁胆固醇含量升高，具有促成石作用。动物实验证明 Lxrs 激动剂使小鼠腹腔巨噬细胞 abca1 表达升高，增强胆固醇逆转运；并提高肝脏 abcg5，abcg8 表达，导致胆汁胆固醇含量升高，具有促成石作用。Lxr 基因敲除动物实验进一步证实，胆固醇饲料无法通过激活 Lxrα 上调 abcg5 / abcg8 基因并向胆汁分泌或上调 Cyp7a1 转化为胆汁酸，过多的胆固醇则经 Acat2 酶转化为胆固醇酯积蓄在肝脏。该研究[28]结果提示人类肝脏 LRH－1 及其调控的 abcg5/8 的表达增高与胆囊胆固醇结石形成有关。同时王蕾等[29]体外实验也得到相应的结果：采用 LXRα 的 RNA 干扰和 LXRα 激动剂 T0901317 的细胞实验都显示 LXRα 调节人类肝细胞 ABCG8、ABCA1、ABCG1、SRBI 基因的表达。姜翀弋等[30]对肝脏 X 受体对小鼠胆汁脂质成分与胆固醇代谢基因表达的影响研究，结果：实验鼠使用肝脏 X 受体激活剂 T0901317，使肝脏 X 受体激活，腹腔巨噬细胞 ABCA1 表达增强，导致胆固醇逆转运增强，肝脏摄取的过多胆固醇通过胆汁清除，导致胆汁胆固醇含量升高（$P < 0.05$）。结论：提示肝脏 X 受体在胆石病发生中有重要作用。

杨士勇[31]对胆固醇结石患者和对照组进行测定胆石胆固醇成分及血清脂类成分及实时定量 PCR 法测定肝脏 LRH－1、FXR、SXR 及 LXRα 基因的表达量，结论是人类肝脏 LRH－1 的表达增高与胆囊胆固醇结石形成有关。

另一个核受体 FXR 调节胆汁酸的代谢，内容详见本章胆汁酸代谢。

四、SCP2

作为胆固醇代谢的调节因子，参与了胆固醇的生物合成和胆固醇向胆汁酸、胆固醇酯及类固醇激素的转化；另一方面作为胆固醇转运器，参与细胞内质网胆固醇的转运，并能将肝脏新合成的胆固醇直接从内质网快速转运至胆汁，促进成石性胆汁的分泌及结石的形成。在胆固醇结石患者，SCP2 能通过抑制 C7H 活性，减少胆固醇酯的生成，促进胆汁胆固醇过饱和[32]。在新合成的胆固醇转运至胆汁的过程中是必不可少的[33]。在结石易患鼠中 SCP2 参与了胆汁胆固醇的高分泌，促进了胆固醇结石的形成[34]。动物模型观察到在结石形成过程中 SCP2 表达水平升高[35]。胆汁胆固醇分泌增加时，SCP2mRNA 转录增多，故推测肝细胞通过某一转录前机制特异地调节 SCP2 基因表达。SCP2 基因表达的变化可能在胆固醇代谢中起显著作用，该基因的过度表达可加快胆固醇循环次数，抑制胆固醇酯的生成和高密度脂蛋白胆固醇的分泌。Fucks 等[36]观察到在结石易患鼠中 SCP2mRNA 含量与 SCP2 含量同步升高现象，认为是 SCP2DNA 转录的上调导致了 SCP2 含量的增多，从而促进了胆固醇结石的形成。腺病毒介导的 SCP2 基因转染小鼠使肝脏蛋白水平提高了 8 倍，同时观察到肝脏胆固醇和胆汁胆固醇浓度升高，胆汁酸分泌和小肠重吸收胆固醇增多[37]。

五、MTTP 是一种细胞内脂类转运蛋白，主要分布于肝脏和小肠细胞的内质网

主要转运胆固醇酯，甘油三酯中性脂类和磷脂。对于乳糜微粒的产生是必需的。转运胆固醇酯甘油三酯的速度相当，而转运磷脂卵磷脂仅为前者 5%。MTTP 缺失会导致常染色体遗传性疾病，前 β－脂蛋白缺乏症。血清中几乎不含 ApoB。在智利人群，胆石患者肝脏微粒体甘油三酯转运蛋白（MTPP）活性和表达增强，MTPP 基因敲除小鼠则具有抗成石性。其他相关基因：意大利胆石患者还显示过氧化物酶体增殖物激活受体 γ 辅激活因子，1α（PGCIα）表达降低。中国胆石患者，核受体 HNF4A（肝细胞核因子 4A）表达增加，该基因表达和 ABCG5 ABCG8，及 RSBI 表达均有相关性。体外研究显示，NHF4A 参与对 SRBI 的调节，而在 ABCG5 ABCG8 基因的启动子区域尚未发现 HNF4A 的转录调控位点，可能和 LXR 一样，通过其内含子发挥其调控作用[38]。

六、LDL 受体活性增高，可使脂蛋白介导胆固醇转运至肝细胞增多

HMG CoA（3－羟，3－甲戊二酰辅酶 A）还原酶为肝脏合成胆固醇的限速酶，如活性增高，则肝脏合成胆固醇增多，引起胆汁中胆固醇饱和度增高，Shoda 研究[39]发现胆石症患者体内 HMG CoA 还原酶，LDL 受体活性比一般人群高，推测

可能由于基因水平的上调引起。

LDL 和 LDLR 虽然参与胆固醇代谢，但目前的研究表明 LDL 源性胆固醇并不是胆道胆固醇分泌的主要来源，因此，LDL 和 LDLR 并不是胆囊胆固醇结石的研究重点。FengD[40] 对 LDL 受体等位基因多态性研究表明，胆结石患者的 C 等位基因频率要高于对照组，BB 基因明显偏低，而 CC 和 BC 基因型胆石患者组要高于对照组。

第三节　小肠黏膜胆固醇摄取相关基因的表达

一、体内胆固醇主要来源于自身合成和食物吸收两部分

机体 20% ~25% 胆固醇由肝脏合成，小肠是食物吸收的部位，胆固醇的摄取主要在十二指肠和空肠上段。饮食中摄入过多的胆固醇以及高热量食物，过多的多价不饱和脂肪酸，胆汁排泄中的胆固醇显然增多。如高脂血症，代谢综合征者，必然增加胆固醇的过饱和，导致胆石病发生率的增高。

二、NPC1L1 主要负责小肠黏膜摄取和转运胆固醇的蛋白

近年国际上小肠吸收胆固醇的研究取得了突破性的进展。在该领域最新研究的基础上，上海瑞金医院测定空肠与胆固醇吸收相关基因表达，结果发现胆石症患者空肠黏膜胆固醇转运蛋白 - Niemann - PickC1 样蛋白 1（NPC1L1）表达增加，小肠细胞主动摄取胆固醇是由细胞顶端膜片上尼曼匹克 C1 样蛋白 1 完成，后者为肠腔胆固醇的受者。采用药物 ezetimibe 抑制小鼠 NPA1L1 蛋白，或敲除 Acat2，或敲除 Apob48 基因，均能降低小肠细胞主动摄取和转运胆固醇，从而防止胆囊结石的发生。对胆石患者小肠胆固醇的转运的研究表示，抑制小肠胆固醇摄取有可能调节胆汁胆固醇含量，成为防治胆囊结石的又一个途径[41]。

韩天权的研究提示女性胆石症患者肝脏 NPC1L1 表达下调导致肝脏重吸收胆汁胆固醇减少，是引起胆汁胆固醇过饱和的又一因素[42]。

姜翀弋等[43]将包括 10 例胆囊结石患者和 7 例无胆石症的作对照。实时定量 PCR 法测定近段空肠黏膜胆固醇吸收相关基因 mRNA 的表达量。结果女性胆石患者近段空肠黏膜 SRB1，ABCG5，ABCG8 基因 mRNA 表达升高，而 NPC1L1 表达与对照初步无统计学差异。表明女性胆石患者的近端空肠 SRB1 作为胆固醇摄取拮抗了因 ABCG5 与 ABCG8 上调导致的胆固醇的丢失，维持胆固醇吸收稳定。SRB1 在摄取胆固醇的同时，还兼具吸收甘油三酯的作用，虽然胆固醇酯化过程中的关键酶 ACAT2 基因表达未有明显差异，但参与乳糜微粒组装的 MTPP 在女性中显著升高。女性胆石患者胆固醇相关基因的表达的这一特点有望为新的抗血脂药物开发提供新的作用靶点。本实验显示：胆石患者小肠胆固醇吸收相关基因表达差异不是胆石病发生的主要遗传因素。

三、胆固醇酯化酶 ACAT2

被摄取进入小肠上皮细胞的胆固醇都以游离形式存在。胆固醇进一步被组装形成乳糜微粒前需要先被 ACTA 在内质网酯化，酯化后有利于胆固醇吸收。胆固醇酯化酶——乙酰辅酶 A；胆固醇转乙酰基酶 2（ACAT2）表达增加，80% 的游离胆固醇经乙酰辅酶 A：胆固醇转乙酰酶 2（ACAT2）转化成胆固醇酯，与三酰甘油以及 ApoB48 蛋白一起包被成乳糜微粒后摄入体内，少量游离胆固醇经小肠基底侧膜 ABCA1 蛋白直接分泌到血浆形成 HDL。因此，胆石症患者空肠黏膜胆固醇转运蛋白——Niemann - PickC1 样蛋白 1（NPC1L1）表达增加，胆固醇酯化酶——乙酰辅酶 A；胆固醇转乙酰基酶 2（ACAT2）表达增加，提示胆石患者小肠黏膜增加强摄取肠腔内游离胆固醇，同时在细胞内，增加游离胆固醇向脂化胆固醇的转化，最终使胆固醇摄入体内的数量大幅度增加，成为胆石症发生的第二个代谢因素。ACAT 基因有 2 个，ACTA1、ACTA2。ACTA2 主要在人类小肠表达。在人体，小肠 ACAT2 活性相当于于肝脏的近 40 倍。就小肠黏膜而言，人体 ACAT2 活性与小鼠相似。Buhman 等[44] 发现，Acat2 基因敲除的小鼠，使小肠 ACAT2 酶的活性丧失，小肠的胆固醇摄取降低 85%，具有预防胆石症发生的作用。

Temel[45]实验发现单独敲除 ACTA1 基因，胆固醇吸收未受明显抑制，单独敲除 ACTA2 基因，胆固醇吸收也未受明显抑制，但 ACTA1mRNA 水平升高 3 倍。若同时敲除 2 个基因，则胆固醇吸收明显减少。并伴随肝脏和胆汁胆固醇水平的下降。Brown JM 提出[46]，如果采用 ACAT2 基因的反义寡核苷，仅特异性降低小鼠肝脏 ACAT2 活性，而不影响小肠 ACAT2 活性，并不能降低小肠对胆固醇的摄取以及胆汁胆固醇含量，因此唯有特异性抑制 ACAT2 活性才能降低小肠胆固醇摄取，继而降低胆汁胆固醇饱和度。

四、小肠是体内影响胆固醇代谢的另一个器管

胆固醇不溶于水，需要与胆汁酸和磷脂在小肠肠腔内形成乳糜粒（CM），绝大多数摄入细胞的游离胆固醇经乙酰辅酶 A：胆固醇乙酰转移酶 2 的催化与游离脂肪酸形成胆固醇酯，然后在微粒体上，经甘油三酯转运蛋白（MTTP）的作用与甘油三酯，载脂蛋白 ApoB48 一起形成乳糜粒，分泌到乳糜池。小肠摄取的胆固醇 85% 以上为乳糜微粒的形式。通常游离的胆固醇向小肠细胞提供胆固醇，少部分直接经 ABCA1 转运与 ApoA1 形成前 - β - 高密度脂蛋白。细胞内的游离胆固醇也可在顶端腹侧转运蛋白 ABCG5/ABCG8 排放到肠腔。因此，抑制小肠细胞对胆固醇的摄入，胆固醇酯化及乳糜微粒的形成的三个途径都可实现对胆石症预防。不同的胆汁酸的疏水性与亲水性不同，以及胆汁酸池容易影响该环节，是小肠胆固醇摄取的两个重要因素。胆固醇 12α 羟化酶（cholesterol 12α - hydroxylase，CYP8B1）是肝脏合成胆酸（CA）的关键酶，其活性可调控 CA 在总胆汁酸中的比例。CA 由于其甾醇骨架 3、7、12 位置的三个 α 羟基，对胆固醇的摄取有促进作用。如果小鼠敲除肝脏胆固醇 12α - 羟化酶基因，疏水性较强的 β - 鼠胆酸替代 CA，降低了肠腔中胆固醇的溶解性，使小肠胆固醇摄取率降低 50%。胆固醇饲料喂养时，胆汁胆固醇饱和度显著低于野生型小鼠，同时还有预防胆固醇结晶形成的作用。补充胆酸（CA）则可恢复对胆固醇的摄取能力。载脂蛋白 APOB48 仅在肠道合成并参与胆固醇摄取，该基因敲除小鼠，由于降低肠道胆固醇摄取，即使致石饲料喂养也不形成结石，说明降低肠道胆固醇摄取具有预防结石形成的作用。这也充分说明小肠吸收胆固醇对胆结石形成的重要作用[47]。

五、载脂蛋白在胆固醇结石形成的作用

载脂蛋白包括 ApoAI，ApoAII，ApoB，ApoJ 等。成熟 CM 包括 ApoC，ApoE，ApoB 及 LPL 等成分。

1. ApoAI 是 HDL 的主要成分，在胆固醇逆转中起重要作用。Tao 等研究[48]发现 ApoAI 能够稳定磷脂泡单层结构，从而抑制成核，是一种抗成核因子。

2. ApoB 是乳糜微粒及 LDL 的主要成分。所广军等[49]，顾建平等[50]分别报告论文，研究发现中国胆固醇结石患者中 ApoB 基因携带突变的 X + 等位基因的频率明显增加，是胆固醇结石病的易感基因。Kurzawaski[51]在研究 ApoB 基因（T2488T 和 E4154K）多态性与结石关系时发现，4154G 等位基因与胆石病有关，与 4154GG 纯合子相比，4154AA 纯合子（OR = 0.25，$P = 0.009$）和杂合子个体（OR = 0.63，$P = 0.03$）胆石形成风险减少，而 2488C - 4154A 单体型则是抗胆石病保护因素（$P = 0.04$），但 Fischer 等[52]研究却表明 apoE 基因多态性与胆石形成无关。

3. 谈永飞，杨松等载脂蛋白 B（ApoB）基因研究[53]提示胆石病发生与 ApoB 基因 XbaI、EcoRI 位点多态性存在关联，X + 和 E - 等位基因的变异影响脂质代谢，从而有利于胆石的形成，Xba IX +、EcoR I E - 等位基因可能为胆石病的易感基因。

4. Wang 等[54]对敲除 Apo B - 100 和 Apo B - 48 的小鼠进行了比较。结果发现丧失的 Apo B - 48 的小鼠对胆固醇的摄取率降低。乳糜微粒合成及其携带入体内的胆固醇减少。

5. ApoE 是 VLDL 的主要成分，并部分参与组成乳糜粒及 HDL，由其介导与肝细胞表面 LDLR 的结合，是肝细胞摄取胆固醇的重要方式之一。

人类 ApoE 有三个等位基因，ε4 基因型因其对应的 ApoE 与 LDLR 的结合力高，明显增加了肝细胞对胆固醇的吸收，故目前认为 ApoE ε4 表型

是胆固醇结石的高危人群，而 ε2 基因型携带者被认为是胆固醇结石的低危人群。

费健等[55]研究 Apo E 基因型对血脂水平有着不同的影响，总体上看，E2/x（Apo E2/2，Apo E2/3）基因型者的血清 TG 和 HDLC 显著升高，LDLC 显著降低（$P<0.05$）；而 F4/x 基因型者的 TC、LDLC、Apo B 以及 Apo E 均显著升高，HDLC、APoA1 显著降低（$P<0.05$）。结论：ε4 等位基因可能是胆石病的易感基因。Jiang ZY[56] 和 Juzyszyn Z[57]，研究发现 ApoE 基因 ε2 及 ε4 与胆固醇结石形成没有明显关系。

第四节　胆囊黏膜功能异常

ABCG5 和 ABCG8 在胆囊黏膜中也有表达参与胆固醇的转运。同时参与胆囊黏膜吸收胆固醇作用的基因还包括 Megalin、Cubilin、SRBI、ABCA1、NPC1L1 等。

一、胆囊黏膜 ABCG5/ABCG8 的表达异常

胆囊是储存胆汁的器官。正常胆囊具有转运胆囊胆汁胆固醇的能力，在一定程度上调节胆汁胆固醇含量，降低胆固醇饱和度。Corradini SG[58] 通过离体的人胆囊模型表明，胆石患者的胆囊失去调节胆汁胆固醇溶解度的能力，胆囊上皮细胞选择性吸收胆汁胆固醇和磷脂的能力减弱。他还用不同脂蛋白灌注胆囊的试验表明，HDL 能促进胆囊上皮吸收胆汁胆固醇，减少胆囊壁胆固醇的积聚。Lee DK，等[59]认为胆囊上皮不仅有主动吸收、分泌和改变胆汁成分的功能，而且能感受胆汁化学成分和其他化学信号的改变并做出调整。胆石患者这种作用可能减弱。

上海瑞金医院[60]测定胆囊胆固醇结石患者的胆囊黏膜相关基因表达，发现人体胆囊黏膜与肝脏和小肠组织一样，也有胆固醇转运蛋白 ABCG5/ABCG8 的表达，且这 2 个蛋白之间的表达具有显著的相关性；同时显示，胆石组患者胆囊黏膜组织 ABCG5/ABCG8 基因表达较正常人升高 2 倍。研究结果显示胆石症患者胆囊黏膜细胞的胆固醇转运蛋白 ABCG5/ABCG8 增加，可能促进胆固醇从胆囊黏膜细胞向胆囊腔的转运，从而限制胆囊上皮对胆固醇的吸收，减弱或丧失正常胆囊黏膜对胆汁胆固醇饱和度的缓解作用，病理性加重胆汁胆固醇过饱和。

胆囊在胚胎发育学上与小肠具有共同来源，其黏膜具有类似小肠的绒毛样结构。研究发现，在小肠表达的基因，如与胆固醇代谢相关的 NPC1L1、ABCG5/ABCG8、ABCA1、ABCG1、SRB1 参与胆汁酸摄取的蛋白—细胞顶端膜侧钠依赖的胆汁酸盐转运蛋白，以及参与胆汁浓缩的水通道蛋白（Aqp1、Aqp8）等，在胆囊黏膜组织都是有一定的表达量。胆囊不仅具有浓缩胆汁的作用，可能还参与对胆汁胆固醇，胆汁酸的摄取与调节。这些代谢过程与胆囊结石发生的关系目前尚未明确[61]。

二、胆石患者胆囊黏膜常伴胆固醇沉积

胆囊黏膜细胞摄取和酯化胆固醇增加，转运排出能力降低，使胆固醇酯沉积于胆囊黏膜下，被巨噬细胞吞噬积聚。胆固醇沉积常表现为弥漫性或息肉样。胆囊胆固醇沉积的病理机制尚未明确，可能与黏膜胆固醇摄取蛋白 NPC1L1 表达增加及乙酰胆固醇乙酰转移酶活性增加有关。部分胆囊息肉样胆固醇沉积（胆固醇结晶息肉）可能是一些早期结石[62]。

三、胆囊上皮吸收功能异常

1. 对胆汁酸的吸收　何彦安等[63]对胆囊黏膜 G 蛋白耦联胆汁酸受体 1（GPBAR1）与胆囊结石致石胆汁关系的研究显示 GPBAR1 在胆囊结石患者胆囊黏膜表达增强，介导胆汁酸吸收，影响胆囊胆汁中胆汁酸和黏蛋白浓度，可能与致石胆汁形成有关。通过基因干扰，药物拮抗等方式抑制其表达，有望为胆结石治疗提供新靶点。

2. 胆囊上皮有脂质吸收作用，在一定程度上调节胆汁胆固醇饱和度。在胆石症患者中，胆囊上皮细胞选择性吸收胆汁胆固醇和磷脂的能力降低。Conter 等[64]认为胆囊结石形成早期磷脂与胆汁酸比值升高，胆汁浓缩，产生促成核作用。胆汁的浓缩伴随着胆汁的酸化，而酸化能提高钙在胆汁中的溶解度，有利于胆囊结石的形成。

3. 正常胆囊黏膜有摄取胆汁水分等作用。肝

脏每天分泌 800～1000mL 胆汁，正常胆囊容积仅 20～30mL，因而胆囊浓缩功能极其重要。胆囊黏膜摄取水分由水通道蛋白（aquaporin－1，Aqp1 参与水在细胞内外的转运和通透）完成。小鼠胆石模型显示，成石胆囊浓缩功能减退与 Aqp1 和 Aqp8 蛋白表达降低相关[65]。

4. ABCA1 全名为三磷腺苷结合盒转运体 A1，是脂质转运的重要调节蛋白。南昌大学医学院周启胜等[66]关于 ABCA1 和 CD68 在胆囊壁中的表达及意义的研究表明①ABCA1、CD68 主要在胆囊黏膜上皮细胞顶侧表达，说明胆囊黏膜上皮细胞具有吸收和转运脂质的功能。②ABCA1 在胆固醇结石患者胆囊黏膜上皮细胞中表达减弱，可能在胆石症发病机制中起一定作用。③CD68 在胆固醇结石患者胆囊黏膜上皮细胞中表达增强，与胆囊壁的脂质转运和胆结石的形成有关。④ABCA1 与 CD68 在胆囊壁中的表达呈负相关性，脂质调节蛋白 2ABCA1 功能的下降，导致胆囊壁脂质吸收和转运功能障碍，脂质沉积，诱导巨噬细胞的增加，加剧了胆汁中胆固醇的过饱和状态，促进胆固醇结石的形成。

5. Megalin 基因与配基 Cubilind 在胆固醇的吸收，蛋白质，维生素，钙等代谢中起重要作用。狗缺失可发生高胆固醇血症。王勇等[67]在胆固醇结石病患者胆囊黏膜中的表达及调控研究结论：胆固醇结石病的胆囊黏膜 Megalin 基因表达增强，有利于胆囊对胆固醇的吸收；Megalin 的表达可能受到法尼醇 X 受体的调控。

第五节　胆囊运动功能异常

1. 尽管成石胆汁来源于肝脏，肠道也参与成石机制，然后胆囊是胆囊结石病的终末器官，是结石形成的病灶部位，并最终产生一系列结石的病变，其病理意义不言而喻。胆囊运动功能异常直接导致结石形成已有临床和动物研究的多方面依据。胆囊动力学异常主要包括胆囊收缩功能减弱和 Oddi 括约肌张力增加。胆囊的运动受激素及神经双重调节。促进胆囊运动的激素主要有：胆囊收缩素（CCK）、胃泌素（GAS）、蟾皮素（CER）、胃泌素释放肽（GRP）、胃动素（MOT）、P 物质等；抑制胆囊运动的激素主要有血管活性肠肽（VIP）、生长抑素（SOM）及胰多肽家族等。神经调节中副交感神经活动保护正常胆囊的紧张性，介导胆囊收缩。胆囊中 α 受体较少，β 受体较多，交感神经作用于 α 受体表现为兴奋性刺激，作用于 β 受体则呈抑制性刺激。内分泌（前列腺素、NO、雌激素等）和神经调节异常都会影响胆囊收缩，导致胆囊结石的发生率明显增加。另外，全胃肠外营养（TPN）、胃肠道手术后禁食、胃大部分切除等也会影响胆囊的运动功能[68]。最近，和 CCK 作用相反的激素—成纤维细胞生长因子 FGF19 被发现，它通过与 FGF 受体结合来调节胆囊的充盈。FGF19 主要在回肠末端分泌，摄入门静脉后运输到肝脏，具有抑制肝细胞胆汁酸合成的作用。末端回肠切除的患者，由于 FGF19 合成的主要部位丧失，其血清中含量降低，空腹胆囊容积缩小。上海瑞金医院检测到胆囊黏膜也有较高的 FGF－19 的表达，胆石患者空腹胆囊容积增加是否与 FGF－19 的含量增加有关，尚待进一步研究[69]。

当前对胆囊运动调节过程的认识概括为：①空腹移行运动复合波Ⅱ期末分泌胃动素，维持胆囊较弱的收缩；②餐后分泌 CCK，导致胆囊强烈收缩，使胆汁酸进入十二指肠和小肠，直接溶解，消化吸收胆固醇，脂肪以及脂溶性维生素；③当胆汁酸到达末端回肠时，通过 Farnesoid X 受体介导产生和分泌 FGF19 作为胆囊再充盈的信号传导，为进餐前作准备。因此，CCK 和 FGF19 都参与胆囊运动的调节，在胆石形成的动力机制中占有突出地位。Choi 等通过小鼠 Fgf15 基因敲除，胆囊的体内外实验，CCK 与 FGF19/FGF15 的不同作用等系列精细研究证实了胆囊充盈的激素调节现象，为从胆囊动力角度研究胆石发病机制提供了翔实资料，检测发现，除回肠末端外，人体胆囊黏膜 FGF19mRNA 表达水平也较高，可能通过旁分泌作用直接调节胆囊的充盈，或者也参与了对肝脏胆汁酸合成的调节作用[70]。

胆囊收缩力下降是引起胆囊排空的初始和关键因素，胆囊收缩功能障碍与平滑肌细胞胆囊收缩素 CCK 受体表达的降低有关，是胆囊胆汁滞留的动力因素；胆囊有分泌促成核因子如黏蛋白，K35D 促成核蛋白功能；胆囊黏膜过于表达

FGF19，使胆囊舒张，有利于胆汁滞留于胆囊内。在有胆汁胆固醇过饱和有促进胆汁胆固醇结晶形成并生长的成核因子和胆汁滞留的环境下就不可避免导致胆石形成，术后的胆石复发[71]。肝胆系统与胃肠道（特别是胆囊的空腹与餐后运动）的协调功能调节在预防过量胆固醇结晶沉淀于胆囊内起到特殊的作用。胆囊自身还参与胆汁脂类的吸收，具有一系列的生理功能和病理机制，在当前国内保留胆囊治疗胆囊结石的研究中，胆囊功能尤其具有不可缺少的地位[72]

2. 胆囊在胆固醇结石病形成中部分相关基因的作用

（1）Miyasaka K 等[73]研究显示：在胆囊结石的小鼠中，胆囊收缩素 A 受体（CCK AR）基因的表达明显下降，去除了 CCK AR 基因的小鼠的胆囊结石发生率明显上升，胆石病组 CCK AR mRNA 表达量明显低于对照组（$P<0.01$），收缩减弱组的 mRNA 表达量又明显低于收缩正常组（$P<0.05$），且 CC KAR mRNA 表达的变化与胆囊排空率呈显著正相关。

（2）陈胜，韩天权等[74]探讨胆囊动力学紊乱机制及其在胆囊结石（简称胆石）发病过程中的作用。结果提示，结石形成过程中 FV（空腹胆囊容积）增大可能是一个重要环节，胆石患者胆囊收缩性的差异与 CCK 受体数减少有关；另外，胆石患者 CCK 受体数与餐后胆囊排空率呈正相关。近来研究证实 CCK－AR 的 A1A1 基因型是胆石症遗传的独立危险因素。帅建等[75]对 20 例胆石症患者测定，结果 CCK－A 受体 mRNA 表达降低，胆石症组胆囊排空功能明显异常。结论：CCK－A 受体降低的基因表达与胆石症胆囊排空功能损害有关。

（3）Xiao ZL 等[76]研究发现，当胆囊平滑肌暴露于富含胆固醇的环境中时，胆固醇可通过扩散和胞吞作用进入胆囊平滑肌细胞膜而与之结合，这种扩散具有浓度依赖性。高浓度胆固醇会产生细胞膜毒性效应，影响肌细胞膜上的 CCK－A 受体表达，从而导致 CCK 生理效应的下调。胆汁中高胆固醇通过下调胆囊壁缩胆囊素受体的表达引起胆囊动力受损，从而导致胆固醇结石患者胆囊平滑肌收缩障碍；胆囊收缩障碍，进而可引发胆囊结石，这种变化可因过量胆固醇的去除而反转。可见，胆囊收缩功能障碍是机体从胆固醇代谢异常到胆囊胆固醇结石形成过程中的一个重要环节。

（4）Zhu 等[77]也观察到胆石症患者胆囊 CCK 受体的数量或活性有明显的下降。这些研究表明，高浓度胆固醇可以渗透进入平滑肌，并在其细胞膜上沉积，从而影响平滑肌的收缩。其机制可能是由于平滑肌细胞膜脂质成分和膜流动性的改变，使得膜上 L 型钙离子通道失活，继而改变了膜上相关受体和 G 蛋白的活性，平滑肌细胞对刺激其收缩或弛缓的相关因子（CCK、VIP 等）失去反应，最终导致了胆囊内胆汁的淤积[78]。

（5）顾建平等研究[79]发现携带 ApoBX＋等位基因、胆囊壁厚增加和胆囊收缩功能减弱是胆固醇结石病的易患因素。

（6）沈阳等[80]用动物实验证明了胆囊排空功能在胆囊结石形成中起重要作用，胆囊结石家兔胆囊排空障碍与 Calponin（调宁蛋白）、VIP（血管活性肠肽）明显相关。

（7）张振海等[81]对胆囊结石、胆总管结石、胆囊息肉患者及对照组研究得出结论：胆囊结石患者血浆胃动素、血管活性肠肽、血清胃泌素含量、胆囊组织中胃动素及血管活性肠肽含量异常升高。内分泌激素分泌紊乱与胆囊结石形成存在密切关系。尤其是血管活性肠肽，其在胆囊组织中含量相当高，可能是造成胆囊运动功能不良的重要原因。VIP 可减弱胆囊的紧张度并呈剂量依赖性的抑制 CCK 导致的胆囊收缩。VIP 是通过胆囊壁上的受体对胆囊产生抑制作用的。

（8）Klass DM 等[82]研究 β3－肾上腺素能受体 ADRB3 在胆囊组织高表达，并与胆囊收缩有关，Arg64 等位基因频率为 5.9%，对照组 0.7%，$P<0.01$。结果提示 ADRB3 基因多态性与胆结石形成有关，可作为胆石形成高风险的遗传标志，并推测 Arg64 抑制性突变损伤了胆囊的舒张功能，导致结石形成。

第六节　胆汁酸在肝胆肠循环的作用

1. 胆囊参与并具有维持胆汁酸肝胆肠循环的作用。回肠末端是胆汁酸摄取的主要部位。肝脏合成，分泌胆汁酸，消化间期储存于胆囊，餐后胆囊收缩排入小肠。95%胆汁酸于末端回肠摄入，经门静脉进入肝脏，完成胆汁酸的肝胆肠循环。胆汁酸的肝胆肠循环具有将肠道信号传入肝脏，调节胆汁酸合成的作用。正常胆囊的舒张与收缩功能对胆汁酸循环起一定作用。人体胆汁酸每天循环6~10次。回肠末端少量未吸收胆汁酸从粪便排出，该部分由肝脏合成弥补，以保持自身胆汁酸池的稳定并完成一些胆汁酸的生物转化，如石胆酸与硫酸的结合，避免其对肝脏的毒性作用。由于临床上开展胆汁酸的溶石治疗，所用的外源性CDCA将引起石胆酸浓度的升高及体内蓄积，如存在硫酸化障碍时，其对人体的肝胆毒性应引起重视，应选择肝毒作用轻的制剂。

2. 胆固醇结石患者的“胆汁酸池”比正常人小，导致胆固醇过饱和，继而引发胆石形成。其原因①胆汁酸丢失过多。如在回肠病变和回肠切除时重吸收减少使胆汁酸盐丢失；②胆汁酸合成减少。肝细胞7-α羟化酶活性降低使胆汁酸合成减少；③胆汁酸肠肝循环频率增加，抑制胆汁酸的合成，此可能是胆囊功能异常导致的继发性胆汁酸合成和胆汁酸池的缩小。韩天权[83]引用智利Mapauche印第安人群研究发现，胆石患者血清中胆汁酸合成的标志物7alpha-hydroxy-4-choloesten-3-one（C4）含量升高，研究者认为该人群肠道胆汁酸丢失有关，并且是成石前已经表现的一个预测指标。对胆石患者回肠黏膜活检组织测定发现，参与对胆汁酸摄取和运输的蛋白：细胞顶端钠依赖性胆汁酸转运体以及回肠胆汁酸结合蛋白表达降低，从而可能是胆汁酸重吸收减少的原因之一。何谦的实验[84]观察豚鼠胆结石形成过程中胆汁酸肠肝循环各个环节的变化，探讨其对胆结石形成的作用机制。方法：采用第5代循环酶法测定胆汁中胆汁酸，液体闪烁示踪技术测量胆酸池，高效液相色谱测定粪便中胆汁酸。结果发现胆固醇喂养豚鼠后，2，4，8周胆酸池，胆汁中胆酸浓度（BA）都有显著下降，反映新胆酸合成的粪胆酸是增加，但同时过多的胆固醇限制了回肠胆汁酸的重吸收，最终导致胆酸池减小，促进了胆结石的形成。维生素C可阻止胆固醇结石的形成。

3. 与无结石对照组相比，胆囊胆固醇结石患者大肠运送时间、小肠菌丛对胆汁酸的7α脱羟基能力、厌氧菌量、肠腔pH均明显增加[85]。这些因素导致了通过肝肠循环回到胆汁中的脱氧胆酸（deoxycholic acid，DCA）明显增加，使得胆汁酸盐疏水性增强，从而促进胆汁胆固醇析出，增加胆固醇饱和指数和加快胆固醇结晶速度[86]。

以上大量实验证据表明，对肝肠循环脂质代谢异常进行有效干预，通过降低肝脏胆固醇负荷及其分泌，抑制小肠胆固醇摄取等多个环节，维持胆汁胆固醇的平衡，有望成为预防胆石形成的一系列新的措施。

第七节　胆汁酸代谢

一、ABCB11

ABCB11负责转运胆汁酸盐。编码ABCB11的基因已经被确认。Wang等[87]研究发现，ABCB11基因缺失的小鼠胆汁酸盐分泌量减少到30%。在人类，ABCB11基因纯合子缺陷可以导致胆汁酸盐分泌的完全终止和严重的胆囊结石。目前，ABCB11被认为是最重要的人类胆囊胆固醇结石发病可能的候选致石基因之一[88]。

二、ABCB4（MDR）ATP依赖性磷脂输出泵

Gummadi等[89]发现了MDR2在小鼠磷脂跨膜转运中发挥关键作用。MDR2基因编码一种跨膜蛋白，起到类似于翻转酶的作用，可以将磷脂翻转进入毛细胆管。MDR2基因剔除后小鼠丧失了分泌磷脂进入胆汁的能力，其胆汁酸盐分泌水平不变。在人类，与之相对应的蛋白是MDR3，即ABCB4，属于ABC转运家族。低磷脂相关性胆石症患者往往伴有肝内外胆管结石，而且发病年龄多<40岁。现在认为，其可能的机制是肝细胞质膜上ABCB4的编码基因出现错义突变。

三、法尼醇X受体调节胆汁酸代谢[90]

胆汁酸是体内胆固醇的溶解剂和肠内脂类的乳化剂，对肝肠内疏水性化合物的吸收、清除和转运有重要作用。正常胆汁酸代谢对维持人体的

生理功能、维持机体的胆固醇稳态中起重要作用。

邓漾等[91]对成石豚鼠，未成石组，对照组豚鼠分别测定，肝脏CYP7al和CYP81 mRNA的相对含量，并对三组豚鼠胆汁脂质成分进行检测和分析。显示：CYP7al基因表达下降可能是致石饲料引起豚鼠胆石形成的原因，胆汁中胆固醇浓度的增加是豚鼠胆石形成的一个先决条件，而胆汁磷脂浓度的降低是胆石形成的另一个危险因素，CYP8b1基因表达在鼠胆石形成过程中似乎不起重要作用。秦俭等[92]采用直接测序法检测CYP8B1基因（固醇12α羟化酶即sterol 12α - hydroxylase）结论：CYP8B1基因SNP rs3732860和中国汉族人群胆囊结石形成有关，A等位基因可能对胆囊结石病发病有保护作用。

人体内胆汁酸代谢受多种因素的调节，近年胆汁酸代谢的研究发现，法尼醇X受体（farnesoid X receptor，FXR又称胆汁酸受体）是肝脏另一个核受体 - FXR调节胆汁酸的代谢的核心因子。FXR通过调节CYP7A1（经典途径）、CYP27A1（替代途径）和CYP8B1的表达而调节胆汁酸的合成；当在肝脏中胆汁酸浓度升高时，有活性的FXR一方面增加BSEP（胆盐输出泵）OSTα - OSTβ（组织相容性转运体）表达从而促进胆盐的分泌，另一方面上调MDR3（ATP依赖性磷脂输出泵）的水平，促进磷脂的分泌，再一方面下调NTCP（钠 - 牛磺胆酸同向转运多肽 Na^+ - taurocholate cotransporting polypeptide，NTCP）的表达，减少肝脏对胆汁酸的摄取，调节胆汁酸的分泌。在FXR的调控下BSEP、OSTα - OSTβ、MDR3和NTCP等协同作用，同时增加胆汁酸和磷脂分泌，减少肝脏对胆汁酸的摄取，降低肝脏的胆汁酸负荷，减少胆汁酸对肝细胞的毒性作用。通过调节胆汁酸转运体（ASBT）抑制胆汁酸的重吸收。FXR上调肠上皮细胞基底膜侧OSTα - OSTβ影响胆汁酸进入门静脉的速率。疏水性胆汁酸（如CDCA）可诱导回肠IBABP的表达。FXR调节OSTα - OSTβ的表达，以协调胆汁酸在回肠的重吸收和排出，实现胆汁酸的肠肝循环。通过FXR上调CYP3A4基因使疏水性胆汁酸羟基化成更具亲水性的胆汁酸来实现的，FXR与SULT2A1结合：使胆汁酸磺化，磺化后的胆汁酸极性、水溶性增加，毒性减少。FXR与UGT2B4结合使胆汁酸葡萄糖醛酸化，使疏水性的胆汁酸转化成更具亲水性的胆汁酸。胆汁酸羟基化、磺化和糖苷化后可增加胆汁酸的亲水性，减少毒性，且更利于胆汁酸通过肾脏等排出。从而调节胆汁酸的解毒过程。由此可见，FXR在胆汁酸代谢调节、维持胆汁酸的内稳态和保护肝功能免受胆汁酸的毒性作用中起核心作用。FXR调节胆汁酸的代谢，抑制CYP7A1，并可促进胆小管侧膜ABCB11和ABCB4表达，增加胆汁酸和磷脂的排出[93] Moschetta等[94]发现在FXR缺失小鼠的胆囊中胆汁混浊，出现胆固醇单水结晶；给予合成的FXR激动剂GW4064可以预防小鼠胆固醇结石病的发生，FXR激动剂具有防止结石形成的作用，可能是新一代胆石病防治药物研究的方向之一，这一结果给胆石症的防治工作带来了曙光。

第三章　促成核或抑成核因子在胆石形成中的作用

1. 胆囊黏膜分泌黏蛋白异常

正常胆囊黏膜有分泌功能，其分泌蛋白在胆囊结石的形成过程中具有重要的作用。其中黏蛋白是一种成核因子，目前明确的胆结石有关的膜结合型黏蛋白有Mucin1、Mucin3、Mucin4基因，胆管系统中分泌型黏蛋白Mucin5B、Mucin6 mRNA等。膜结合型黏蛋白保持管道开放，对黏膜起润滑，保护作用，黏附细菌，病毒等病原微生物，阻止有害物质进入黏膜而起保护作用。分泌型黏蛋白分子具有黏弹性和凝胶状性质，具有伸展特性，从而使胆汁黏稠度升高，能结合大分子物质和毒素的浸透，能结合入侵的病原体，能清除自由基，免疫球蛋白IgA，溶菌酶也可随黏蛋白分泌到黏膜表面，以提高黏膜抗感染能力。正常胆囊黏膜和肝内胆管黏膜存在多种黏蛋白的基因表达。胆石患者胆囊黏膜的 MUC1（黏蛋白 1），MUC5 基因表达增加。MUC1 基因敲除小鼠可以延长成核时间和降低成石易感性。对胆固醇结石的动物模型研究发现胆固醇结石出现之前，就存在黏蛋白高分泌，胆汁中的高水平黏蛋白促进了胆固醇结石的形成。胡海等研究[95]证明了胆囊黏蛋白特别是 MUC5 表达增加是胆石症的另一个发病因素。李哲夫[96]，苏亚菲[97]分别通过实验证实，Mucin－1，Mucin－3 基因参与了胆囊结石形成的全过程；在胆囊结石形成的后期阶段，MDR3 与 Mucin－1，Mucin－3 基因相互作用，共同影响胆囊结石的形成。黏蛋白还可以结合磷脂（主要是卵磷脂），从而使胆固醇浓度相对提高，胆汁中的胆固醇过饱和，促进胆固醇结石的形成。肝内胆管结石的胆管上皮出现了多种黏蛋白的表达。载脂蛋白 A1 和 A 能抑制成核，阿司匹林能降低胆汁黏液性糖蛋白和胆汁黏稠度并延缓成核[98]。

2. 胆汁成核效应蛋白体系活性失衡是胆石形成的重要因素[99]。随着生化技术和生物物理技术的进步，人们从人胆汁中分离纯化出多种效应蛋白。生理情况下，胆囊黏膜分泌一定量的糖蛋白以保护和润滑胆囊黏膜免受胆汁的溶解，然而 Afdhal 等[100]研究表明，胆囊黏膜在感染条件下产生的黏蛋白是一种有效的促成核因子。现已发现胆汁中有十余种促成核因子，胆汁成核时间的降低是这些因子综合作用的结果。Abei 等研究表明成核效应蛋白大多为糖蛋白，糖链起着调节活性的作用，其中能够缩短胆固醇成核时间的蛋白称为促成核蛋白，反之则称为抑成核蛋白。前者包括 ConA 结合蛋白（ConABP）和非 ConA 结合蛋白。一部分 ConABP 的理化性质已经被分离鉴定，如磷脂酶 C、免疫球蛋白、酸性糖蛋白及氨肽酶 N；还发现存在一种低分子量的阴离子多肽和钙结合蛋白（APF/CBP），可以加速卵磷脂、胆固醇泡的融合以及结晶的析出。别平等[101]检测发现胆结石症患者胆囊黏膜的前列腺素、前列环素以及白三烯含量明显高于无结石组，结石组磷脂酶的活性也显著升高，从而使糖蛋白合成与分泌增加。王学军等[102]研究显示，胆囊结石组胆囊胆汁糖蛋白的含量较正常明显增高，而黏蛋白是重要的促成核物质。此外，Bunsh 等[103]分离出一种抑成核蛋白，其结构与具有促成核蛋白的糖蛋白相同，因而认为糖蛋白在低浓度时可能具有抑成核活性，而在高浓度时具有促成核活性。但对于成核活性蛋白的具体致核机制目前还不清楚，可能是通过促进泡的聚集和融合，从而使泡对胆固醇的溶解度降低、析出结晶。刀豆球蛋白 A（ConA）结合蛋白（CPs）因包含了目前已知的绝大多数促成核蛋白，为系统研究促成核活性蛋白提供了可能。上海华山医院陈雨强等[104/105]资料表明，胆固醇性结石患者的胆囊胆汁的 NT（成核时间）明显快于色素性结石及无结石患者，提示相互之间存在胆汁蛋白的质的差异，即成核效应蛋白量与质的不同。本组测定了较大量的胆石症与非胆石症患者的胆汁中总蛋白，ConA 结合蛋白及其与泡结合部分的浓度及其成核活性，可见胆固醇性结石及息肉患者的胆汁 ConA 结合蛋白浓度明显高于色素性结石及非胆系疾病，且前者胆汁 ConA 结合蛋白促成核活性也显著强于后者，证实了作为成核效应蛋白，ConA 结合蛋白的差异才是决定胆汁胆固醇成核与否的主要原因，亲泡相 CPs 的增加是胆固醇结石形成的重要原因。1998 年，华山医院马保金[106]等又在 T 管胆汁中分离纯化出 Mr33500 泡蛋白，成核活性强达 0.310，是迄今发现活性最强的成核效应蛋白。HRP－ConA 染色借助扫描电镜证实泡蛋白参与泡的聚集和融合、增加泡相胆固醇饱和度，有利于胆固醇结晶的析出。他们[107]还发现 33.5×10^3 泡蛋白可能参与成石过程，其中多肽、糖链调节其成核活性[108]，在不同人群胆汁泡蛋白的含量差异有显著性；利胆冲剂等溶石防石药物能降低胆汁和血清 33.5kd 泡蛋白含量，改变胆汁致石性，为其临床应用提供了一定的理论依据。寻找最强促成核活性蛋白，研究其理化性质并制成 ELISA 试剂盒，用于胆石症高危人群的早期普查、诊断，筛选有效溶石药物，判断和预测胆石复发趋势是今后研究胆石成因的最终目的。成核效应蛋白的基因研究为我们探讨胆石成因开辟了新的途径，它的升高及相应抗成核因子的不足可能是胆固醇结石的发生的重要因素。

3. 氨肽酶（AP）N 是一种非黏液性糖蛋白，位于肝细胞的毛细胆管，胆囊黏膜上皮细胞处。陈祥柏

《胆汁中氨肽酶N的分离提纯及其成核作用的研究》，体外实验[109]从胆固醇结石患者的胆汁中提纯APN证明胆结石APN是一种较强成核活性的物质。

许漫山，祝学光等[110]对《氨肽酶N与胆石形成关系的临床及实验室研究》显示：胆石患者和结石形成前兔的胆囊、胆管胆汁APN活性均显著高于对照组并与自身CSI呈显著的直线正相关。因此作者认为当饱和指数较高的胆汁积存在胆汁淤滞，排空不良的胆囊内，再遇到较高浓度具有成核活性的APN，则在胆囊胆汁内成核和成石几乎是难以避免的后果，胆汁中ANP升高及相应抗成核因子的不足可能是胆固醇结石的发生的重要因素。李月廷，祝学光[111]观察胡椒碱对新西兰兔胆囊结石形成的预防作用和机制。结果：结石组6只（6/10）出现胆囊结石，9只（9/10）出现胆固醇结晶，而胡椒碱组和对照组无结石及结晶出现，发现胡椒碱主要通过降低肝APN的表达及胆汁APN酶的活性，抑制APN的促成石作用而预防胆固醇结石的形成。

近年来，促/抗成核因子的确切作用也受到质疑。van Erpecum等[112]利用胆石易患小鼠C57L/J和抗胆石症小鼠AKR两个不同株系进行实验，观察胆汁中促成核蛋白与胆石易患性之间的关系。结果发现，编码IGA、IGM、氨基肽酶N等促/抗成核因子的基因与任何已知的lith基因都没有共同的定位，也就是说，这些都不是致石基因的候选基因。除了黏蛋白浓度的改变可能起到一定作用外，胆汁自身脂质成分的改变（胆汁酸盐的疏水性增加和胆固醇的过饱和）足以导致胆石的形成，而无须其他促成核因子的参与。Lee等[113]认为，由于大部分促/抗成核因子都是在体外实验中确认的，并不能真正反映生理条件下的真实情况。实验中，在模拟胆汁中添加的蛋白浓度往往不是生理条件下的浓度。而且，胆汁中蛋白成分的改变是导致胆石形成的原因抑或是胆石存在的继发结果，目前是很难鉴别的。

4. 交联纤维蛋白的生成增多及炎症和凝血活化亢进促进胆囊结石形成

XIII因子，俗称纤维蛋白稳定因子，活化的XIIIa可使纤维蛋白的单体共价交联，形成抗纤溶的多聚体。叶生爱等[114]对25例胆石患者与对照组15例测试。结论：发现胆石患者胆囊胆汁凝血酶大量产生，呈一种血栓前状态；大量交联纤维蛋白累积，参与了胆石网状骨架的形成；XIIIa在成石胆汁中被激活，从而促进交联蛋白的生成，与纤维蛋白一起参与胆石网状结构的形成，与胆石的形成。

秦永林，韩天权[115]对胆固醇结石患者胆囊胆汁中凝血和纤溶状态的初步研究，提示胆固醇结石患者胆囊胆汁中的凝血和纤溶活性均高于非胆石组，但纤溶活性增高的程度与凝血活性相比则明显减低，从而使交联纤维蛋白的生成增多，而降解相对减少，导致成石组胆囊胆汁中交联纤维蛋白积累，促进胆囊结石的形成。褚志强等[116]炎症和凝血活化亢进在仓鼠胆囊胆固醇结石形成中作用的实验研究结论：胆石形成前即有凝血活化和交联纤维蛋白形成。“成石胆汁”通过刺激胆囊壁，引起胆囊壁炎症反应，从而使胆囊胆汁凝血活化，导致胆固醇结石的形成。

第四章　细菌感染因素与结石关系

1. 过去认为，胆色素结石的发生与细菌感染有着密切关系，而单纯胆固醇结石的成因与细菌感染无关。1955年Swidsinski[117]运用聚合酶链反应（PCR）技术和16SrRNA序列分析法，在20例胆汁细菌培养结果为阴性的胆固醇结石中发现大量细菌DNA，阳性率为80%，其中丙酸杆菌的阳性率为45%，其余菌种包括大肠杆菌、化脓性链球菌、绿脓杆菌和艰难梭状芽孢杆菌等。上海瑞金医院田志杰，韩天权检测到胆囊结石患者胆石、胆汁、胆道黏膜16SrRNA基因，Hp平常寄存于胃窦部黏膜，提示螺杆菌可能是通过Oddi括约肌逆流，或是通过门静脉入侵胆道，机制尚待明确[118]。研究还发现，胆石患者的胆囊黏膜，胆汁中存在弯曲杆菌的16SrRNA[119-30]；用INP－PCR

扩增细菌16S rRNA 基因片段发现胆石中有混合性细菌感染，痤疮丙酸杆菌，假单胞属细菌，微球菌属细菌等[120]。Crawford 等研究墨西哥城103例胆石患者，其伤寒杆菌携带率约为5%，进一步在小鼠模型证实伤寒杆菌具有促进小鼠成石的作用。细菌在胆道的发现，可能是胆结石患者反复发生胆系感染的一个因素，也有肠道致病菌通过松弛的 Oddi 括约肌逆行侵入胆道的可能。

2. 上海华山医院朱雷明等[121]发现胆汁并非适于所有细菌的生长，其中大肠杆菌、铜绿假单核胞菌、金黄色葡萄球菌、无乳链球菌、脆弱类杆菌的生长良好，痤疮丙酸杆菌、产孢梭菌、艰难梭菌和粪肠球菌的生长缓慢或受抑制。细菌在胆汁环境中的生存状态和活力将影响细菌蛋白和脂多糖等成分的分泌，而这些物质可能对胆固醇结石的形成产生影响。而在其后的研究中发现，铜绿假单胞菌和粪肠球菌使模拟胆汁黏度增加，胆汁中溶质析出、黏附，胆固醇溶解度下降，可能促进胆固醇结石的形成；铜绿假单胞菌和粪肠球菌的破壁上清和外分泌组分有促成核活性，大肠杆菌的外分泌组分无促成核活性，但是其破壁上清组分有促成核活性；蛋白质是促成核活性的主要成分；铜绿假单胞菌破壁上清中30kDa 蛋白质可能是促成核蛋白，需进一步纯化。

3. 朱雷明、蔡端、吕元等[122]发现细菌感染不仅可以直接影响结石形成，而且能激发人体免疫或代谢状态的改变，已知 IgA、IgG、IgM 是具有促胆汁胆固醇成核活性的糖蛋白，研究发现结石组胆囊黏膜细菌 DNA 阳性和 DNA 阴性的患者 IgA、IgG、IgM 有显著差异，而非结石组未见差异，推测细菌可能引起胆囊黏膜免疫球蛋白的分泌，间接参与细菌结石形成。Abei M[123]认为如去除 Ig 蛋白，总促成核活性损失不足10%，提示 Ig 不是占主导地位的成核蛋白。

4. 细菌源性 β－葡萄糖醛酸苷酶已被公认为色素类结石形成过程中起关键作用的物质，而近年来 Stewart L 等[124]研究发现胆汁中产生 β－葡萄糖醛酸苷酶的细菌比例只有38%、72%的胆道细菌产生一种黏质（Slime）多糖蛋白复合物，其是使结石成分聚集的重要物质，其在结石形成中的权重可能超过 β－葡萄糖醛酸苷酶。朱雷明等[125]认为细菌源性物质的促成核活性较弱，但可与人胆汁中一些促成核因子有协同作用，而各种促成核因子在胆汁中的出现及浓度高低与胆汁中细菌的数量、种类、细菌生长或死亡后裂解等密切相关。

5. 韩文胜[126]对“细菌 L 型感染与胆囊结石相关性研究”结论：①正常健康人胆道是无菌的，但是一旦细菌突破胆道防御系统进入胆囊内，易在胆汁等诱导作用下发生 L 型变异，随着细胞壁的缺失，相应的抗原可减弱以至丢失，可以逃避机体的免疫攻击，且对抗生素敏感性发生改变，造成 L 型细菌在胆囊壁组织和胆汁内繁殖、存活，L 型细菌为“胆囊内潜在细菌”的主要存在形式；②L 型细菌缺壁后黏附性、侵袭性增加，具有一定的致病性，可导致胆囊组织以淋巴细胞浸润为主的间质性炎症，成为慢性胆囊炎的致病因子；③L 型细菌感染与胆囊结石核心形成密切相关，可能在胆囊结石形成初期具有重要的促成核作用，防治 L 型感染对胆囊结石的预防和治疗具有重要意义；④L 细菌属于缺壁微生物，具有病毒样致癌作用，可能与胆囊癌发生有关，值得今后进一步研究。

6. 隋国德[127]通过对照研究发现胆囊组织及胆囊胆汁中白细胞介素－2与胆囊胆固醇结石的形成密切相关，并在胆囊胆固醇结石的形成过程中起重要的作用。

7. 规律服用非甾体类抗炎药 NSAIDS 类药物已被认为是一个独立的保护性因子[128]可以明显降低胆结石的复发率。胆囊炎症可以通过免疫球蛋白，黏蛋白炎症因子等因素影响胆囊组织以及胆汁成分，促进胆固醇结晶形成和胆石生长，这些研究提供了细菌感染与免疫因素参与胆石发病机制的依据[129]。

第五章　线粒体与胆结石的关系

为检测胆囊结石患者和正常对照个体线粒体DNA第一高变区（HVS1）单核苷酸多态性（SNPs），分析胆囊结石病的可能易感因素。张宇等[130]对上海地区96个来自不同家系的胆囊结石患者和204例正常对照个体进行线粒体DNA第一高变区序列检测，将测序结果与标准序列对比，寻找存在的单核苷酸多态性，并据此进行线粒体单倍型类群划分。比较单倍群在两组之间的分布差异，估算各种单倍群人群胆囊结石病相对发病风险。结果：B单倍群、B4和B4b1亚群在胆囊结石病组的出现频率明显高于对照组（$P<0.05$）；胆囊结石病组和正常对照组B单倍群的比值比（OR）为2.005；B4亚群OR值为2.200；B4b1亚群OR值为3.9331，P均<0.05。结论：线粒体DNA B4b1单倍型亚群是胆囊结石病的易感因素。

第六章　脂肪因子与胆结石

第一节　胰岛素抵抗与胆固醇胆石症相关研究

1. 1988年Reaven等在Banting报告中首次提出代谢综合征，又称为胰岛素抵抗综合征，即靶器官与组织对胰岛素作用不敏感。胆固醇结石随年龄而发病增加以及女性，肥胖多发的特点，胆石症与肥胖之间的关系反映与代谢综合征的相关性。代谢综合征主要表现为向心性肥胖，糖耐量异常或糖尿病，血脂增高，心血管病危险性增加。胰岛素抵抗患者常发展为2型糖尿病，后者的胆石发病率增加2～3倍。Mendez－Sanchez等研究显示在胆石症患者合并代谢综合征的比例是对照组的2倍左右。Tsai等则发现，在胆石患者腰围和腰围－臀围比例均明显增高，且该两项指标对胆石症的发生危险度具有预测作用。研究也显示，采用空腹血清胰岛素，血清胆固醇含量，高血压等代谢综合征相关的指标对胆石症高危人群具有一定的预测作用。Biddinger等通过基因敲除技术除去肝细胞的胰岛素受体，构建小鼠LIRKO模型，模拟胰岛素抵抗的代谢综合征，实验证明，肝脏对胰岛素抵抗的病理状态通过增加肝脏胆小管侧膜Abcg5/g8表达增加对胆汁胆固醇的分泌，直接促进胆固醇结石的形成，该研究为代谢综合征增加胆固醇结石发生危险性的分子生物学机制提供了实验依据[14]。

2. 徐健[131]在“肝脏胰岛素抵抗诱发胆结石形成的研究”中论证胰岛素与胆结石的关系。在使用致石饮食后模型小鼠在3周的时间里结石发生率达到正常小鼠的8倍，表明肝胰岛素抵抗可以显著加速胆结石的形成。而同时分别在正常小鼠及模型小鼠注射胰岛素，以造成高胰岛素血症，同样使得胆结石的发生率达到了正常小鼠的6倍和9倍，这从另一方面证实了肝脏胰岛素抵抗对胆结石形成的促进作用。

第二节　脂肪细胞因子与胆结石关系

现有的研究表明，脂肪细胞绝非仅能储存能量，它更具有非常重要的内分泌功能，能分泌许多被称为脂肪细胞因子（adipocytokins）的活性物质：如瘦素、脂联素、抵抗素、TNF－α、IL－6、血管紧张素、PAI－1等。内脏脂肪素和网膜素等脂肪细胞因子。某些脂肪细胞因子通过调节“脂肪胰岛素轴”的动态平衡，对胰岛素发挥重要的调节作用。出现中心性肥胖时，这种调节容易紊乱，干扰胰岛素在细胞内的信号传导，而产生胰岛素抵抗。胰岛素抵抗导致β细胞功能逐渐减退，主要原因：①高血糖。高血糖本身就会损害胰岛β细胞，即所谓“糖毒性”作用。②高游离脂肪酸（FAA）对β细胞的“脂毒性”作用。

一、瘦素与胆结石

瘦素（leptin）发现于1994年，是脂肪细胞分泌的167－氨基酸残基组成的蛋白质，具有调节神经内分泌功能，能量平衡，摄食，生长发育等作用。Hyogo等[132]研究发现leptin通过清除脂肪组织中过量胆固醇，增加血胆固醇排泄，导致胆汁胆固醇饱和，促进胆石形成。

1　雷正明等[133]研究发现胆囊结石组leptin显著高于肝胆管结石组，且leptin与体重指数，胆汁胆固醇饱和指数呈正相关。Maghbooli等[134]研究发现：瘦素水平与BMI、IR明显正相关，他认为瘦素水平可以作为MS和心血管疾病的独立预测因子。

2　高瘦素血症即瘦素抵抗是人类肥胖的一个特征。张红梅等[135]研究2型糖尿病患者血清瘦素水平与胆结石及胰岛素抵抗的关系。方法153例2型糖尿病患者根据胆囊B超结果分成2组：糖尿病伴结石组和糖尿病不伴结石组，结论：①肥胖是2型糖尿病发生的重要环境因素之一。②瘦素可能参与2型糖尿病患者胆结石的形成。③2型糖尿病患者的血清瘦素水平也受高胰岛素血症的影响，是胰岛素抵抗的一个预测指标，可能与2型糖尿病的发生有关。

3　洪磊[136]综述瘦素与胆结石形成的关系指出，胆结石患者瘦素水平较高，瘦素通过调节脂类的代谢，改变胆汁中脂质浓度，影响结石的形成，瘦素可通过不同机制改变胆囊的收缩性，而致胆囊胆汁淤积胆泥沉积，瘦素可能是肥胖者胆囊能动性下降的又一新的因素；瘦素改变胆汁蛋白成分的机制影响结石的形成。洪磊[137]还通过实验回归分析发现瘦素可从不同层次不同环节干扰胰岛素的生理功能，加重胰岛素抵抗，leptin及insulin是胆囊结石形成的危险因素。结论：瘦素及胰岛素与胆囊结石的形成有关。

二、脂联素：脂肪细胞因子与胰岛素抵抗的相关性分析

脂联素基因（LPIN）是新近发现的双向调控身体脂肪的一个基因家族，至少包括LPIN1，LPIN2，LPIN3 3个成员。其蛋白产物称为脂素（lipin）。该蛋白家族在不同组织发挥相似的功能，主要有两个作用：一是作为磷脂酸磷酸酶（PAP）1发挥甘油三酯、磷脂合成作用，二是作为转录协同刺激因子联系肝过氧化物酶体增殖物活化受体（PPAR）γ协同刺激因子1α（PGC1α）和PPARα，进而调节脂肪酸氧化基因的表达，因而在脂质合成和基因表达方面有双重作用，影响着糖、脂代谢[138]。

孙琦[139]的实验结论为糖尿病组的血清脂联素水平明显低于糖耐量正常组，与HDL－C呈正相关；与BMI、FIRI及HOMA－IR明显负相关（$P<0.01$），血清瘦素与TNF－α水平与BMI、FIRI及HOMA－IR明显正相关（$P<0.01$），论证了脂联素、TNF－α及瘦素水平直接或间接参与正常人和糖尿病患者肥胖及胰岛素抵抗的发生或发展。

尹纯林[140]通过对50例胆固醇结石患者，实验研究脂联素、胰岛素抵抗及脂质异常与胆囊胆固醇结石形成的关系。证明结石组血清中FINS、HOMA－IR、BMI、TC、TG、LDL值及胆汁中胆固醇较对照组高，而脂联素、ISI、HDL和胆汁中胆汁酸低于对照组，$P<0.05$差异有统计学意义。CD68在实验组胆囊黏膜上皮的顶侧表达，在对照组中没有发现CD68明显阳性表达。因此认为①胆囊结石患者血液中脂联素水平低于对照组且伴有明显的胰岛素抵抗。②脂联素水平及胰岛素抵抗与血脂，胆固醇饱和指数显著相关。③脂联素、胰岛素抵抗及脂质异常与胆囊胆固醇结石形成关系密切。

上海瑞金医院，上海市内分泌代谢病研究所顾卫琼[141]研究肥胖人群中血清瘦素、游离脂肪酸（FFA）和脂联素的血清水平并分析其相互之间的关系。方法：20名正常非肥胖对照和63名体重指数>25 kg/m^2的超重肥胖个体进入研究，结论：肥胖人群的血清瘦素、FFA水平显著高于正常人群，血清脂联素水平则与之相反；肥胖度是影响

 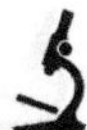

这3种因子的主要因素。脂联素、空腹胰岛素、FFA（游离脂肪酸）和WHR（体重指数）是一组很好的评估胰岛素抵抗综合征的指标。

脂联素可通过直接或间接的方法增加胰岛素的敏感性，促进肌肉对脂肪酸的摄取及代谢，降低肌肉、肝脏、循环血液中游离脂肪酸（FFA）及TG浓度以解除高脂血症所引起胰岛素抵抗。脂联素还可通过抑制单核细胞的前体细胞增殖及成熟巨噬细胞的功能而抑制TNF－α基因表达，对炎症反应起负调节作用，从而有助于受损部位内皮细胞的恢复，对心血管系统起间接保护作用。该基因变异可能与胰岛素抵抗、肥胖、2型糖尿病及代谢综合征相关。Lipin可能为胰岛素抵抗、肥胖、糖尿病及其相关代谢异常提供新的治疗靶点[142]。

三、抵抗素（resistin）与胰岛素抵抗

抵抗素具有抵抗胰岛素作用，可能与胰岛素敏感组织上的受体结合后，对胰岛素通路的一个或几个位点起作用，抑制胰岛素刺激脂肪细胞摄取葡萄糖的能力，抵抗素可能是肥胖与2型DM之间的一个但不是唯一的连接点。具有胰岛素抵抗的肥胖个体其脂肪组织中TNF－α mRNA表达增多且与空腹胰岛素（Fins）水平呈正相关，TNF－a通过促进脂解使FFA水平增高，抑制肝胰岛素的结合与廓清，并通过抑制葡萄糖转运子（GLUT）4的合成及胰岛素受体底物－1的酪氨酸化而导致胰岛素抵抗。另外，代谢综合征患者血浆PAI－1活性明显增高，而PAI－1的活性与血浆免疫反应性胰岛素水平明显相关，胰岛素抵抗与高胰岛素血症时胰岛素和胰岛素原可使PAI－1水平增高。纤维蛋白原和PAI－1可共同导致高凝状态，促进心脑血管疾病的发生与发展。

张雅中[143]对Ⅱ型糖尿病家系胰岛素抵抗与血清抵抗素水平进行相关性研究，检测Ⅱ型糖尿病家系一级亲属89例（实验组）的血清抵抗素、血脂、胰岛素等水平，并与血糖正常的非糖尿病家系者（对照组）进行对比分析，结果：①2型糖尿病家系一级亲属FINS、2h INS、TG、血清抵抗素、HOMA－IR的水平显著高于对照组（$P<0.01$），一级亲属的HDL－C水平显著低于对照组（$P<0.05$），②两组的FPG、2h PG、TC、LDL－C水平的比较无显著性差异（$P>0.05$）。③血清抵抗素与BMI、FINS、2h INS、TC、HOMA－IR呈正相关（$P<0.01$），与2h PG呈负相关（$P<0.05$），与FPG、TG、HDL－C、LDL－C无显著相关性（$P>0.05$）。BMI、FPG、2h PG、血清抵抗素为2型糖尿病家系一级亲属胰岛素抵抗的危险因素。结论：2型糖尿病家系血糖正常的一级亲属存在显著的胰岛素抵抗，其抵抗素对胰岛素抵抗程度有明显的影响。

郑宪玲[144]对抵抗素与胰岛素抵抗及Ⅱ型糖尿病进行文献医学综述中提到，①Steppan等将从抵抗素抗血清中纯化的IgG用于前脂肪细胞系（3T3－L1）脂肪细胞，并测定在基础情况下和胰岛素刺激下的3H标记的去氧葡萄糖摄取。结果显示，在抗抵抗素IgG的作用下，葡萄糖的摄取显著高于基础状态下的摄取，超出值达42%（$P<0.04$）；相反对照IgG却无这样作用。这说明抵抗素可以减弱胰岛素刺激细胞摄取葡萄糖的作用。总之，这些资料提示抵抗素的功能是作为一种信号，使胰岛素作用下的葡萄糖摄取减缓从而减弱胰岛素的作用。②Steppan等认为噻唑烷酮类TZDs可以下调脂肪细胞导致胰岛素抵抗的基因，这也包括了抵抗素基因，用Northern分析法测定抵抗素与ppARγ（过氧化物酶增殖体激活受体）基因表达，在脂肪细胞在分化达4d时二者均可见表达，以后迅速增强，6～8h表达最强，然后当加入罗格列酮后，抵抗素基因的表达明显受到抑制。同样在有罗格列酮的培养基中脂肪细胞分泌抵抗素也明显受到抑制。所以抵抗素是一种TZD调节的蛋白质，在TZD对Ⅱ型糖尿病的治疗作用中，抵抗素是继ppARγ的另一种重要途径。可以想象降低抵抗素水平，中和抵抗素的生物活性或给予抵抗素受体拮抗剂可能对攻克肥胖症，Ⅱ型糖尿病具有重要意义。

四、游离脂肪酸（free fatty acid，FFA）与胰岛素抵抗

近年漆泓等[145]研究表明，在具有胰岛素抵抗状态的人群中，伴随有高水平的FFA存在，具有诸多高危险因素的MS患者较正常人的空腹血清

FFA 水平明显升高，胰岛素敏感指数（ISI）明显降低，且 FFA 与 ISI 呈显著负相关，说明空腹 FFA 水平间接反映胰岛素抵抗程度。FFA 通过下调靶细胞膜上的胰岛素受体的数目和亲和力，抑制糖的氧化和非氧化途径，抑制葡萄糖的转运，促进肝糖异生及肝糖输出，干扰胰岛素受体酶联信号的转导（如激活蛋白激酶 C、抑制蛋白激酶 B，抑制胰岛素受体底物 21 及胰岛素受体底物 22 相关的 32 磷酸肌醇激酶激活），干扰糖脂代谢基因表达，来影响胰岛素的敏感性。康国栋等[146]通过检测 MS 患者和正常对照人群血浆 FFA 水平，结果发现 FFA 是 MS 的独立危险因素之一。

五、线粒体功能损伤与胰岛素抵抗[147]

线粒体是机体内产生氧自由基（ROS）的主要部位。线粒体虽然存在着 ROS 的清除机制，包括过氧化物歧化酶（SOD），过氧化氢酶和谷胱苷肽酶（GSH），但是过多的 ROS 仍然损伤了线粒体。线粒体生物合成降低，或一些线粒体相关蛋白变化，都可能损伤线粒体功能。损伤有可能在代谢类疾病和心血管类疾病的发病中起着重要作用。线粒体数量的降低和功能的损伤可能成为 IR 的发病机制之一，因此调节线粒体功能和生物合成可能成为潜在的治疗 IR 及其相关疾病的新策略。

研究表明一些遗传因素，老化现象，非酒精性脂肪肝，非酒精性脂肪肝炎，肝硬化，营养失衡和不良生活方式等引起了线粒体功能损伤相关的多种病理现象，而这些因素也都是诱发胰岛素抵抗的主要诱因。ROS 产生的增加引起了线粒体功能损伤，反之，功能损伤的线粒体又产生更多 ROS 的脂代谢副产物，长期形成了恶性循环。

第七章　张圣道、韩天权团队对胆结石患者预测的研究工作

1. 在预测致石胆汁的研究中发现，血清的胆汁酸可预测胆囊胆汁的胆汁酸[148]。

2. 从血清脱氧胆酸可预测胆囊胆汁的胆固醇饱和指数[149]。

3. 将预测研究的对象从住院患者转移到医院外的普通人群，直接针对患胆石的人群。1991 年在上海市内某单位建立第一个预测基地，共 297 人，以胆囊功能、血脂、年龄、体重指数等指标建立 Logistic 回归的预测模型，两年后随访发现在新形成胆石的 7 例患者中 5 例预测正确，预测的准确性为 71.4%。1997 年继续随访，并在上海近郊和农村新建立两个基地，增加到 539 人。再次随访结果，新发生胆石的 16 人中，11 人预测正确，准确率为 68.8%。2001 年继续复查有 29 人新生胆石，其中 23 人预测正确，准确率为 79.3%。这说明按目前我们的认识和预测方法，胆石症的预测工作，虽有可能性，但仍不够满意。主要的原因是预测指标不全。

结论：胆囊结石病高危人群，以年龄、体重指数、血脂、血胰岛素、胆囊壁厚和胆囊收缩功能所建立的回归模型能较准确地预测胆石病高危人群。预测正确率达 78% ~80%[150]。

胆固醇结石形成机制的研究最终目的是用于胆结石的预防，上海瑞金医院对胆结石患者预测的研究工作已先行一步，并已取得可喜成绩。对高危人群在发生结石前进行有效的干预，从而降低胆结石的发病率，对保胆术后继续进行有针对性的预防以降低术后复发都是医学界所期望的。

第八章　探索成石机制的展望[151]

1. 韩天权在2009年胆固醇结石形成机制的基因研究现状与展望中指出：对胆固醇结石形成的过程的认识虽已较完整，但成石的机制的研究仍在继续，认识也在多方面不断深入。例如T细胞、细胞因子、炎症与后天免疫因素参与了结石形成，高甘油三酯血症具有成石危险性，是因胆囊降低对胆囊收缩素（CCK）敏感性而损失胆囊动力，游离胆红素参与成石；CCK－1受体缺乏小鼠的实验不仅证实CCK受体参与胆囊收缩，而且还延迟小肠运转，使胆固醇吸收增多而参与成石；磷脂缺乏导致微小胆石形成。显示磷脂的保护作用[151]。

2. 更重要的收获是在胆石症领域的研究不断展现出胆石症预防的可行性。例如：

（1）抑制小肠细胞对胆固醇的摄入；胆固醇酯化；及乳糜微粒的形成的三个途径都可实现对胆石症预防。例如采用药物ezetimibe抑制小鼠NPA1L1蛋白，或敲除Acat2，或敲除Apob48基因，均能降低小肠细胞主动摄取和转运胆固醇，从而防止胆囊结石的发生[151]。

（2）Tegarserod等作为5－羟色胺激动剂，增加肠肝循环频率，降低胆汁胆固醇过饱和度，有利于消除胆固醇结石形成的环境[151]。

（3）新发现的G蛋白耦联的胆汁酸受体1基因是细胞表面的受体，能和胆汁酸结合并激活，该基因在胆囊表达显著高于机体其他组织，有趣的是敲除该基因具有预防结石形成的作用[151]，改变胆汁酸合成的反馈调节，预防结石的发生。也可通过基因干扰，药物拮抗等方式抑制其表达，有望为胆结石治疗提供新靶点。

（4）炎症依赖的表皮生长因子受体调节胆囊黏膜合成黏蛋白MU5AC，可成为预防胆石症的又一环节[152]，阿司匹林可以抑制黏蛋白，而预防胆石症。规律服用非甾体类抗炎药NSAIDS类药物已被认为是一个独立的保护性因子[98]可以明显降低胆结石的复发率。

（5）β Klotho是含有两个糖蛋白区有膜蛋白，其基因敲除后有增加胆汁酸合成关键酶（CYP7A1）mRNA含量和胆汁酸浓度的作用。该蛋白可能成为预防胆石形成的靶蛋白。纤维蛋白生长因子受体4也具有相似作用[151]。

（6）胆固醇合成在角鲨烯以后阶段的抑制通过上调胆汁磷脂分泌而具有预防胆石形成的作用[151]。

（7）联合Statin治疗抑制胆固醇合成限速酶，可降低胆汁中的胆固醇含量，这部分来源胆固醇约占胆汁胆固醇含量的30%[152]。

（8）胆石症发生和LXRα、LRH－1、HNF4A、PGCIα等核受体有关。核受体的激动剂，如FXR激动剂，可调高基因表达，或采用RNA干扰技术调低基因表达，调节下游靶基因功能来纠正病理生理异常，实现对胆石的防治[152]。

（9）FXR调节胆汁酸的代谢抑制CYP7A1，并可以促进胆小管侧膜ABCB11，ABCB4表达，增加胆汁酸和磷脂的排出，FXR激动剂具有预防结石形成的作用，可能是新一代胆石症防治药物研究的动向[152]。

韩天权教授[152]总结性的指出：多因素导致的胆石症在不同的人群中可能有不同的致病关键因素，但受到环境因素与遗传因素的交互作用，可产生相似的临床表现，并且和其他一些代谢相关疾病如代谢综合征，胰岛素抵抗等有密切关系。胆石症发生和LXRα，LRH－1，NHF4A，PGCIα等核受体有关。核受体的激动剂如FXR激动剂调高基因表达或采用RNA干扰技术调低基因表达，或调节下调靶基因功能来纠正病理生理异常，来实现胆石症的防治。21世纪初，胆固醇结石形成的基因研究进展为胆固醇结石形成的预防与治疗；为保胆手术后的预防复发；为新药研发提供了更广宽的方向和前景。

第九章　对基因研究进展的认识

基因和遗传是一个发病因素，但与其他综合因素相比，所占比例较小，更不是唯一因素；结石形成有多个环节，可控环节多于难控环节，因此决定了结石的可预防性。

第一节　基因检测时代尚未到来

1. 科学家常用“病例对照”的方法来检测一个基因是否为某病之易感基因。顾名思义，这类研究需要二组人，一组叫“病例”（即患者），一组叫对照（无该疾患者群）。然后比较两组人群在一些基因位点上单个核苷酸变异的比例。20%的人携带某变异，对照人群只有10%，而且这个差异达到了统计学的显著性，我们就可以假设该基因突变与此疾病有关。如果其他研究也得到了类似的结果，该基因和疾病的联系在机制上能被合理解释，我们可以考虑其为可能的易感基因。

必须指出，这些经典方法只能检测到一些常见的基因突变。如果想了解危险程度很高的罕见突变（比如说，突变率 <0.1% 或者更少），就必须检测上万乃至十几万患者和对照的基因，才有可能进行统计学的比较。这需要很大的财力物力。人类经过了长时期的进化，常见基因突变对人类的危险度并不高。通常发现的易感基因多增加未来患病可能性的0.5～1倍。目前所有了解的易感基因加在一起，才能解释常见疾病遗传度中的10%。因此，利用这些基因进行疾病诊断和预测为时过早。现阶段，它们对于病因学的意义更大。

理性看待预测结果。

下面问题是，如果我们发现一个健康个体携带某种疾病的易感基因，我们能为他/她做什么？理论上来说，这些基因与环境因素（包括饮食和生活方式）是协同作用的。虽然基因无法改变，但是我们可以通过改变生活方式或者药物来降低其危险性。遗憾的是，目前所谓的“基因治疗”还只是美好的未来，而非现实。基因药物尚处研发阶段，应用遥遥无期。遗传学界不乏天才，颇多“只争朝夕”的实干家，但所缺的是时间。毕竟相对其他学科来说，它还是太年轻了。科学可以超速发展，却无法实现大跃进。

2. 暂时“无为”是最好的办法。

目前，暂时无法给大众提供成熟的行之有效的基因干预措施，“无为”可能是最好的办法。我们不妨把有限的精力投入科研，而非急于将不成熟的研究成果推广并应用于大众。这可能会对大众造成不必要的心理负担和巨大资源浪费。

今年的美国临床营养学杂志发表了一个有意思的研究。波士顿大学的韦尔纳瑞里（Vernareli）等研究者调查了272名阿尔茨海默症患者的家属，了解他们知晓自己基因状态后的行为变化。结果显示，在知道自己携带一种常见老年性痴呆的易感基因（ApoE 4）之后，相当大比例者开始使用保健品，如维生素E，维生素C等，然后这批人的饮食和体育锻炼方式并没有显著改变。需要指出的是，保健品对健康是否有益，尚不清楚，相反，大剂量长时间使用后却有增加各种疾病乃至死亡率的风险。

研究发现，在被告知自己某种疾病易感基因检测阳性之后，不少人经历了抑郁和焦虑。这些心理因素对健康的负面影响要更大于多数的易感基因！如抑郁会增加心脏病、糖尿病、帕金森病等诸多慢性病的风险。这类似于地震预报错误造成的后果可能超过地震本身的作用。

只有同时具备临床医学、病理学和遗传学的知识，人们才能对基因检测的结果做出合理解释。令人遗憾的是，商业公司通常不经过医生，便直接将基因信息提供给受检者。由于受检者多非专业人士，他们往往求助于网络或者其他非专业渠道去了解易感基因阳性的潜在意义。基因检测结果屡屡被误读。更糟糕的是，一些学术界尚有争论的基因因其新颖性也被匆匆推向市场，以期获得更大的商业利益。另外，由于没有良好的质量控制，不少公司提供的检测结果也时见错误。虽然美国医学会推荐所有基因检测必须有医生参与，可惜现实生活中往往不是这样。

有专家举个真实的例子，某健康者花钱做了基因检测，并发现自己携带了一种帕金森疾病的易感基因。公司提供的资料与网络，他了解到该基因会增加帕金森病 50%。于是她将此结果误解为今后有 50% 的可能性患帕金森病，并因此情绪低落。其实，如果只根据这个基因的结果（不考虑其他环境因素和基因因素）她未来患帕金森病之可能性仅为阴性者的 1.5 倍。具体说，此人 60 岁以后得帕金森的可能性约为 1.5%，美国 60 岁以上者的患病率为 1% 左右。还有报道国外一外科女医生因害怕家属遗传乳腺癌，毅然的切除双乳。

第二节 警惕商业操作

基因歧视是另一个不容忽视的问题。保险公司在知道客户携带某种易感基因后可能会直接或间接在增加保费，甚至拒保。现在已有不少医疗保险公司打着早期诊断，早期治疗的旗号，以远低于市场的价格为其客户提供基因检测。比如说，今年澳大利亚的一家医疗保险公司表示，虽然他们不会直接利用客户基因状态确定其保险价格，但是他们会将相关信息提供给人寿保险公司。最近一项研究表明，在澳大利亚，已经有投保人因为易感基因阳性而受到人寿保险公司的歧视。

令人欣喜的是，2008 年 11 月，美国总统布什签署了基因信息不歧视条约（genetic information nondiscrimination Act）禁止保险公司和雇主因为基因信息而区别对待顾客和雇员。另外，在经过长时间的论证之后，美国 FDA 终于在今年 6 月开始着手整顿和管理（regulate）基因检测市场。已经有五家公司接到 FDA 发出的整顿通知。未来可能有更多公司会被纳入整顿名单。其效果如何，让我们拭目以待。该段作者系哈佛医学院教师，美国国家科学院医学部营养，创伤，脑专家委员会专家。

第三节 基因与结石形成有关，改变不了结石可以预防的结论

结石成因研究从未停止，从一个侧面印证，人们从有切除胆囊方法那天起，就没有把切除胆囊作为治疗胆囊结石的长远终极目标，所有研究和努力的目的都指向不切除胆囊而是用预防来解决胆石症这一医学问题和社会问题。各种资料均证明因基因因素而预防性切除胆囊、乳房等重要器官的方法不可取，而因基因因素颠覆预防为主的方针更是因小失大。世间万物都在变中发展，猫鼠互为天敌数千年，虽可能是“基因”的作用，但在猫成为人类的宠物的今天，由于猫无须以鼠为食，猫鼠同欢的现象已很常见。相同的结石易感基因结构的人群，由于生活方式和环境的不同产生结石的危险度也有高低之分的报道不在少数。

第四节 存在争议，有待研究证实

不同种族和人群，同样的研究，有不同的发现。如，ApoE 是乳糜微粒的主要蛋白成分，是低密度脂蛋白 LDL 受体和 ADL 受体相关的高亲和力配体。张宇[153]综述在胆石症患者基因多态性中对 ApoE 研究最多，但争议也不少。Juvonen[154]，Bertormeu[155]，Kesaniemi[156]，van Erpecumk J[157]，等均发现，胆石症患者 ApoE4 出现率高于对照组的倾向，但也有学者持不同结果，Fischer[158]认为未发现 ApoE4 基因多态性与胆固醇结石形成有相关性。

Hasegawa K[159]发现胆石症患者 ApoE4 基因出现率与对照组相似。同样有 ApoE4 等位基因与无数 CSI 没有明显差异，并认为日本人中 ApoE4 与胆固醇结石形成无关。对 ApoE2 在胆囊结石形成中的作用也存在争议，Niemi[160]等发现女性带有 E2 表型为 E2/2。2/32/4 者与不带有 E2 表型为 E3/33/44 的个体相比其胆石症发病风险为 0.28，认为女性 ApoE2 是胆石症发病的一种保护因素而男性则无，与 Kesanniemi 观点相似。但 Lin QY[161]等人的结论与此相反，发现甘油三酯和低密度脂蛋白胆固醇 VLDL 水平在 E2/3 患者中比 E2/3 对照组高，E3/3 患者 HDL 胆固醇及其衍生物的水平显著降低，在 E3/4 患者 VLDL 胆固醇和 LDL 胆固醇水平仅有轻度变化，并发现人体对结石症既有风险基因也有保护基因。

近三十年来，上海瑞金医院以张圣道、韩天权等教授为核心的研究团队，在国家自然科学基金的支持下，为寻找我国人类结石症成因和发病机制进行了孜孜不倦的努力，取得了丰硕的成果。

在国内撑起了一面大旗，他们还进行了胆结石患病的预测工作，这些努力的成果为结石病的防治提供了坚实的科学依据，他们发表了一百多篇的论文与研究成果。在此同时上海华山医院蔡端团队，以及所有进行胆石预防与治疗的研究单位，学者也做出了杰出的贡献。内容非常丰富，为了推动保胆诊治与预防工作的深入开展，本篇引用了上述作者大量的文献，在此深表谢意。同时，如有引用错误，欢迎原著作者批评指正，并对读者深表歉意。

（朱　清　莫国贤）

参 考 文 献

［1］张圣道，赵小团，韩天权．胆囊胆固醇结石形成机制［M］．黄志强主编．当代胆道外科学．上海：科学文献出版社，1998：261－269.

［2］韩天权，姜翀弋，王建承，等．加强对小肠吸收功能与胆石病发生关系的研究［J］．中华肝胆外科杂志，2009，15（5）．

［3］汪小辉，韩天权．从胆石成因机制分析胆囊切除术治疗胆石病［J］．肝胆胰外科杂志，2011，23（1）：41－42.

［4］杨松，谈永飞，喻荣彬，等．胆石病家族聚集性及遗传方式的研究．中华流行病学杂志，1999，20（5）：293－295.

［5］费健，韩天权，蒋兆彦，等．胆囊结石病家系遗传特征的初步研究［J］．肝胆胰外科杂志，2002，14（1）：4－6.

［6］秦俭，韩天权，袁文涛，等．胆囊结石病致病基因的定位研究［J］．中华外科杂志，2006，44（7）：485－487.

［7］Katsika D，Grjibovski A，Einarsson C，et al. Genetics and environmental influences on symptomatic gallstone disease：a Swedish study of 43141 twin pairs［J］. Hepatology，2005，41（5）：1138－1143.

［8］韩天权，姜翀弋，张圣道．胆固醇结石病的遗传发病机制［J］．外科理论与实践，2007，12（4）：310－311.

［9］Wang DQ，paigen B，Carey MC. Phenotypic characterization of Lith－genes that determine susceptibility to cholesterol cholelithiasis in inbred mice：physical－chemistry of gallbladder bile. J Lipid Res，1997，38（7）：1395.

［10］Lammert F，Wang DQ，et al. Lith genes controlmucin accumulation，cholesterol crystallization，and gallstone formation in A/J and AKR/J inbred mice. Hepatology，2002，36（5）：1145－1154.

［11］Wittenburg H，Lammert F，Wang DQ，et al. Interacting QTLs for cholesterol gallstones and gallbladder mucin in AKR and SWR strains of mice Physiol Genomics 2002，8（1）：67.

［12］Kozarsky KF，Donahee MH，Rigotti A，et al. Overexpression of the HDL receptor SR－BI alters plasma HDL and bile cholesterol levels. Nature，1997，387（6631）：414.

［13］Bietrix F，Yan D，Nauze M，et al. Accelerated lipid absorption in mice overexpressing intestinal SR－BI. J Biol Chem，2006，281（11）：7214－7219.

［14］蒋兆彦，韩天权，张圣道．胆固醇结石病的发生机制［J］．世界华人消化杂志，2010，18（12）：1191－1195.

［15］胡海，所广军，杨士勇，等．胆固醇结石患者肝脏SRBI及其转录调节因子LRH－1基因表达的研究［J］．外科理论与实践，2006，11（4）：333－336.

［16］van Eck M，Twisk J，Hoekstra M，et al. Differential effects of scavenger receptor BI deficiency on lipid metabolism in cells of the arterial wall and in the liver［J］. J Biol Chem，2003，278（26）：23699－23705.

［17］Kocher O，Yesilaltay A，Cirovic C，et al. Targeted disruption of the PDZK1 gene in mice causes tissue-specific depletion of the HDL receptor SR－BI and altered lipoprotein metabolism［J］. J Biol Chem，2003，278（52）：52820－52825.

［18］姜翀弋．胆固醇代谢异常与胆石症发生的分子生物学研究［D］．上海：上海交通大学，2008.

［19］Repa J J，Turley S D，Lobaccaro J A，et al. Regulation of absorption and ABC1－mediated efflux of cholesterol by RXR heterodimers［J］. Science（Wasington DC），2000，289（5484）：1524－1529.

［20］Lammert F，Wang DQ，Paigen B，et al. Phenotypic characterization of Lith genes that determine susceptibility to cholesterol cholelithiasis in inbred mice：integrated activities of hepatic lipid regulatory enzymes［J］. J Lipid Res，1999，40（11）：2080－2090.

［21］Graf GA，Li WP，Gerard RD，et al. Coexpression of ATP－binding cassette proteins ABCG5 and ABCG8 permits their transport to the apical surface [J]. J Clin Invest, 2002, 110 (5): 659 - 669.

[22] Yu L, Li - Hawkins J, Hammer RE, et al. Overexpression of ABCG5 and ABCG8 promotes biliary cholesterol secretion and reduces fractional absorption of dietary cholesterol [J]. J Clin Invest, 2002, 110 (5):671 - 680.

[23] Kamisako T, Ogawa H. Regulation of biliary cholesterol secretion is associated with abcg5 and abcg8 expressions in the rats: effects of diosgenin and ethinyl estradiol [J]. Hepatol Res, 2003, 26 (4): 348 - 352.

[24] Wang y, Jiang ZY, Fei J, et al. ATP binding cassette G8T400K polymorphism may affect the risk of gallstone disease among Chinese males [J]. Clin Chim Acta, 2007, 384 (1 - 2) 80 - 85.

[25] Grunhage F, Acalovschi M, Tirziu S, et al. Increased gallstone risk in humans conferred by common variant of hepatic ATP - binding cassette transporter for cholesterol [J]. Hepatorogy, 2007, 46 (3) 793 - 801.

[26] Kuo KK, Shin SJ, Chen ZC, et al. Significant association of ABCG5 604Q and ABCG8 D19H polymorphisms with gallstone disease [J]. Br J Surg, 2008, 95 (8): 1005 - 1011.

[27] 徐流波，马宁，王勋，等. 胆囊胆固醇结石的成因及发病机制研究进展（综述） [J]. 山东医药, 2010, 50 (10): 114 - 115

[28] 蒋兆彦，韩天权，张圣道. 胆固醇结石病的发生机制 [J]. 世界华人消化杂志, 2010, 18 (12): 1191 - 1195。

[29] 王蕾，蔡铷，蒋兆彦，等. 肝脏 X 受体 α 对肝细胞 HepG2 胆固醇代谢基因表达的调控 [J]. 内科理论与实践, 2010, (5): 165 - 169.

[30] 姜翀弋，韩天权，蒋兆彦，等. 肝脏 X 受体对小鼠胆汁脂质成分与胆固醇代谢基因表达的影响 [J]. 中华实验外科杂志, 2007, 24 (12): 1457 - 1459.

[31] 杨士勇，王建承，韩天权，等. 胆固醇结石患者肝脏核受体基因表达的研究 [J]. 中国普外基础与临床杂志, 2008, 15 (10): 751 - 755

[32] Ito T, Kawata S, Imai Y, et al. Hepatic cholesterol metabolism in patients with cholesterol gallstones: enhanced intracellular transport of cholesterol [J]. Gastroenterology, 1996, 110 (5): 1619 - 1627.

[33] Kawata S, Imai Y, Inada M, et al. Modulation of cholesterol 7 alpha - hydroxylase activity by nonspecific lipid transfer protein in human liver - possibly altered regulation of its cytosolic level in patients with gallstones [J]. Clin Chim Acta, 1991, 197 (3): 201 - 208.

[34] Puglielli L, Rigotti A, Amigo L, et al. Modulation of intrahepatic cholesterol trafficking: evidence by in vivo antisense treatment for the involvement of sterol carrier protein - 2 in newly synthesized cholesterol transport into rat bile [J]. Biochem J, 1996, 317 (3): 681 - 687.

[35] Fuchs M, Lammert F, Wang DQ, et al. Sterol carrier protein 2 participates in hypersecretion of biliary cholesterol during gallstone formation in genetically gallstone - susceptible mice [J]. Biochem J, 1998, 336 (1): 33 - 37.

[36] Fuchs M, Lammert F, Wang DQ, et al. Sterol carrier protein 2 participates in hypersecretion of biliary cholesterol during gallstone formation in genetically gallstone - susceptible mice [J]. Biochem J, 1998, 336 (1): 33 - 37.

[37] Baum CL, Reschly EJ, Gayen AK, et al. Sterol carrier protein - 2 overexpression enhances sterol cycling and inhibits cholesterol ester synthesis and high density lipoprotein cholesterol secretion [J]. J Biol Chem, 1997, 272 (10): 6 490 - 6 498.

[38] 韩天权，蒋兆彦，张圣道. 胆石病人肠肝循环途径脂质代谢异常的分子生物学研究进展 [J]. 中华肝胆外科杂志, 2008, 14 (4): 219 - 220

[39] Shoda J, He B F, Tanaka N, et al. Primary dual defect of cholesterol and bile acidmetabolism in iver of patients with intrahepatic Calculi Nature, 1997, 387 (6631): 414.

[40] Feng D, Han T, Chen S. Polymorphismatthe LDL receptor gene locus in patient swith cholesterol gallstone disease [J] Zhong hua Yi Xue Za Zhi, 1998, 78 (1): 63 - 65.

[41] 韩天权. 胆固醇结石形成机制的基因研究现状与展望 [J]. 外科理论与实践, 2009, 14 (2): 125 - 127.

[42] 韩天权. 胆固醇结石病的发生机制 [J]. 世界华人消化杂志, 2010, 18 (12): 1191 - 1195.

[43] 姜翀弋，韩天权，蒋兆彦，等. 胆囊结石病人小肠胆固醇吸收相关基因表达的初步研究 [J]. 中华肝胆外科杂志, 2008, 1 (9): 608 - 611

[44] Buhman K K, Accad M, Novak S, et al. Resistance to diet - induced hypercholesterolemia and gallstone formation in ACAT2 - deficient mice [J]. Nat Med, 2000,

6 (12): 1 341 - 1 347.

[45] Temel RE, Lee RG, Kelley KL, et al intestinal cholesterolabsorption is substantially reduced in mice deficient in both ABCA1 and ABCA2. J Lipid Res. 2005, 46 (11): 2423 -2431.

[46] Brown JM, Bell TA 3rd, Alger HM, et al. Targeted depletion of hepatic ACTA2 - driven cholesterol esterification reveals a non - biliary route for fecal neutral sterol loss [J]. J Biol Chem, 2008, 283: 10522 - 10534.

[47] 韩天权，蒋兆彦，张圣道. 胆石病人肠肝循环途径脂质代谢异常的分子生物学研究进展 [J]. 中华肝胆胰脾外科学术论坛，2007, 14 (4): 219 -220.

[48] Tao S, Tazuma S, Kajiyama G, Apolipoprotein A - 1 stabilizes phospholipid lamellae and thus prolongs nucleation time in model bile systems : an ultrastructural study. Biochim Biophys Acts, 1993, 1166 (1): 25 - 30.

[49] 所广军，韩天权，张圣道. 胆固醇结石与载脂蛋白B基因多态性的关系 [J]. 中华实验外科杂志，2000, 17 (1): 26 -27.

[50] 顾建平，韩天权，张圣道，等. 载脂蛋白B基因XbaⅠ多态性和胆囊结石病关系研究 [J]. 中华肝胆外科杂志，2006, 12 (1): 34 -36.

[51] Kurzawski M, Juzyszyn Z, Modrzejewski A, et al. Apolipoprotein B (APOB) gene polymorphism in patients with gallbladder disease [J]. Arch med Res, 2007, 38 (3): 360 -363.

[52] Fischer S, Dolu M H, Zundt B, et al. Apolipoprotein E polymorphism and lithogenic factors in gallbladder bile [J]. Eur J Clin Invest, 2001, 31 (9): 789 -795.

[53] 谈永飞，杨松. 载脂蛋白B基因多态性及血脂成分与胆石病关系的研究 [J]. 中华医学杂志，2003, 83 (10): 844 -847.

[54] Wang H H, Wang D Q. Reduced susceptibility to cholesterol gallstone formation in mice that do not produce apolipoprotein B48 in the intestine [J] Hepatology, 2005, 42: 894 - 904.

[55] 费健，韩天权，蒋兆彦，等. 胆囊结石病家系的基因多态性研究 [J]. 消化外科，2002, 1 (2): 104 - 108.

[56] Jiang Z Y, Han T Q, Suo G J et al, Polymorphisms at cholesterol 7alpha - hydroxylase, apolipoproteins B and E and low density lipoprotein recepror genes in patients with gallbladder stone disease. World J Gastroenterol, 2004, 10: 1508 - 1512.

[57] Juzyszyn Z, Kurzawski M, Modrzejewski A, et al. Low - density lipoprotein recepror - related protein - associated protein (LRPAP1) gene IVS5 insertion/deletion is nit a polymorphism is not a Risk factor for gallstone disease in a Polish population. Dig liver Dis, 2008. 40, 122 - 125.

[58] Corradini SG, Elisei W, Giovannelli L, et al. Impaired human gallbladder lipid absorption in cholesterol gallstone disease and its effect on cholesterol solubility in bile [J]. Gastroenterology, 2000, 118 (5): 912 -920.

[59] Lee DK, Tarr PI, Haigh WG, et al. Bacterial DNA in mixed cholesterol gallstones [J]. Am J Gastroenterol, 1999, 94 (12): 3502 -3056.

[60] 王勇，韩天权，费健，等. 胆囊黏膜ABCG5和ABCG8基因在胆固醇结石病中的作用 [J]. 中华实验外科杂志，2007, 24 (1): 51 -52.

[61] 蒋兆彦，韩天权. 胆囊结石发病机制的当前认识 [J]. 腹部外科，2010, 23 (5): 264 -265.

[62] 蒋兆彦，韩天权，张圣道. 从胆囊功能认识切胆和保胆取石手术 [J]. 外科理论与实践，2011, 4 (1): 348 -351.

[63] 何彦安. 胆囊黏膜G蛋白偶联胆汁酸受体1表达与胆囊结石致石胆汁关系的研究 [J]. 中华肝胆外科杂志，2012, 18 (4): 256 -260.

[64] Conter R L, Roslyn J J, Porter Fink V, et al. Gallbladder absorption increase during early cholesterol gallstone formation [J]. Am J Surg, 1986, 151 (1): 184 - 191.

[65] van Erpecum K J, Wang D Q, Moschetta A, et al. Gall - bladder histopathology during murine gallstoneformation: relation to motility and concentrating function [J]. J Lipid Res, 2006, 47 (1): 32 -41.

[66] 周启胜. ABCA1和CD68在胆囊壁中的表达及意义 [D]. 南昌：南昌大学医学院，2008.

[67] 王勇，韩天权，张圣道. Megalin基因在胆固醇结石病患者胆囊黏膜中的表达及调控 [J]. 中华医学杂志，2009, 89 (16): 1110 - 1113.

[68] 秦朝晖，蔡端. 胆囊运动失调与胆囊结石形成中的作用 [J]. 肝胆胰外科杂志，2003, 15 (4): 280 -283.

[69] 蒋兆彦，韩天权. 胆囊结石发病机制的当前认识 [J]. 腹部外科，2010, 23 (5): 264 -265.

[70] 韩天权. 胆固醇结石病的发生机制 [J]. 世界华人消化杂志，2010, 18 (12): 1191 - 1195.

[71] 韩天权，张圣道. 保胆取石术后胆石的复发及预防 [J]. 中华肝胆外科杂志，2009, 15: 4 -5.

[72] 韩天权，张圣道．保胆取石术后胆石的复发及预防［J］．中华肝胆外科杂志，2009，15：4－5.

[73] Miyasaka K，TaKata Y，Funakoshi A. Association of cholecystokinin A recptor gene polymorphism with cholelithiasis and the molecular mechanisms of this polymorphism［J］. J Gastroenterol，2002，37（14）：102－106.

[74] 陈胜，韩天权，蒋渝．胆囊结石患者胆囊动力学紊乱机制的研究［J］．中华外科杂志，1998，36（1）：122－123.

[75] 帅建，张圣道，韩天权．胆囊结石病胆囊排空与缩胆囊素受体基因表达关系的研究［J］．中华外科杂志，1999，37（5）：292－294.

[76] Xiao ZL，Amaral J，Biancani P，et al. Impaired cytoprotective function of muscle in human gallbladders with cholesterol stones［J］. Am J Physiol Gastrointest Liver Physiol，2005，38：1－13.

[77] Zhu J，Han T Q，Chen S，et al. Gallbladder motor function，plasma cholecystokinin and cholecystokinin receptor of gallbladder in cholesterol stone patients［J］. World J Gastroenterol，2005，11（11）：1685－1689.

[78] Pozo M J，Camello P J，Mawe G M. Chemical mediators of gallbladder dysmotility［J］. Cur Med Chem，2004，11（13）：1801－1812.

[79] 顾建平，韩天权．上海闵行地区胆固醇结石病易患因素分析［J］．中华实验外科杂志，2000，1（1）：24－25.

[80] 沈阳，等．胆囊结石形成时 Calponin、VIP 在胆囊平滑肌和 Oddi 括约肌中的表达及意义［J］．重庆医学，2010，39（5）：524－526.

[81] 张振海．胃肠肽类激素和药物因素与胆囊及 Oddi 括约肌运动功能、胆石症形成关系的研究［D］．沈阳，中国医科大学，2006.

[82] Klass DM，Lauer N，Hay B，et al. Arg64 variant of the bata3－adrenergic receptor is associated with gallstone formation［J］. Am J Gastroenterol，2007，102（11）：2482－2487.

[83] 韩天权，蒋兆彦，张圣道，等．胆石患者肠肝循环途径脂质代谢分子生物学研究的进展［J］．中华肝胆外科杂志，2008，14（4）：219－220.

[84] 何谦，张雪梅，王香玲，等．胆汁酸肠肝循环与胆固醇结石形成关系的研究［J］．陕西医学杂志，2007，1（1）：32－34.

[85] Thomas L A，Veysey M J，Bathgate T，et al. Mechanism for the transit-induced increase in colonic deoxycholic acid formation in cholesterol cholelithiasis［J］. Gastroenterology，2000，119（3）：806－815.

[86] van Erpecum K J，van Berge Henegouwen G P. Intestinal aspects of cholesterol gallstone formation［J］. Dig Liver Dis，2003，35（Suppl 3）：S8－11.

[87] Wang R，Salem M，Yousef I M，et al. Targeted inactivation of sister of P-glycoprotein gene（spgp）in mice results in nonprogressive but persistent intrahepatic cholestasis［J］. Proc Natl Acad Sci USA，2001，98（4）：2011－2016.

[88] Noe J，Kullak-Ublick G A，Jochum W，et al. Impaired expression and function of the bile salt export pump due to three novel ABCB11 mutations in intrahepatic cholestasis［J］. J Hepatol，2005，43（3）：536－543.

[89] Gummadi S N，Kumar K S. The mystery of phospholipid flip-flop in biogenic membranes［J］. Cell Mol Biol Lett，2005，10（1）：101－121.

[90] 万红芳，周庭庆．“法尼醇 X 受体调节胆汁酸代谢的研究进展”摘要［J］．中外健康文摘，2011，8（28）：74－77.

[91] 邓漾，韩天权，商俊，等．胆汁酸代谢经典途径酶基因表达与豚鼠胆石病关系的研究［J］．外科理论与实践，2001，6（3）：149－153.

[92] 秦俭，蒋兆彦，牛振民，等. CYP8B1 基因单核苷酸多态性与胆囊结石病的相关性分析［J］．中华医学杂志，2011，91（30）：2092－2095.

[93] 韩天权，蒋兆彦，张圣道．胆石患者肠肝循环途径脂质代谢异常的分子生物学研究进展［J］．中华肝胆胰脾外科学术论坛，2007，14（4）：615－618.

[94] Moschetta A，Bookout AL Mangelsdort DJ. Prevention of cholesterol gallstone disease by FXR agonists in a mouse model. Nat Med，2004，10（12）1352－1358.

[95] 李哲夫，陈孝平. Muc－1 和 MDR3 在胆囊结石形成过程中的作用［J］．腹部外科，2008，21（6）：364－366.

[96] 胡海，蒋兆彦，所广军，等．胆固醇结石患者胆囊黏蛋白基因表达差异的研究［J］．中华肝胆外科杂志，2006，12（1）：37－39.

[97] 苏业菲，李哲夫. Mucin－3 和 MDR3 在胆固醇结石形成中的作用［J］．齐鲁医学杂志，2011，26（1）：46－48.

[98] 李哲夫．胆固醇胆石成因的研究进展［J］．中国普通外科杂志，2007，16（2）：170－172.

[99] 赵国臣，周春祥．胆结石成石机制研究概况［N］．

广西中医学院学报，2007 - 10 - 2.

[100] Afdhal NH, Niu N, Gantz D, et, al. Bovine gallbladdermucin accelerate cholesterol monohydrate crystal growth in model bile [J]. Gastroenterology, 1993, 104 (5): 1515 - 1523.

[101] 别平，黄志强，韩本立，等. 人体胆囊结石时胆囊组织 PGE、PGI2、LTC4 的含量 [J]. 中华消化杂志，1995，15 (5)：262 - 264.

[102] 王学军，李玉民，李世雄. 细菌在胆固醇结石中的作用研究 [J]. 中国现代医学杂志，2003，13 (3)：4 - 7.

[103] Bunsh N, Matiuck N, Sahlin S, et al. Inhibition and promotion of cholesterol crystallization by protein fraction normal from human gallbladder bile [J]. Lipid Res, 1991, 32 (4): 695 - 702.

[104] 陈雨强，张延龄，蔡端，等. 成核效应蛋白在泡凝聚融合过程中作用的初步研究 [J]. 中华外科杂志，1997，35 (3)：181 - 185.

[105] 陈雨强，张延龄，蔡端，等. 胆汁刀豆球蛋白 A (ConA) 结合蛋白在胆固醇性结石早期形成阶段的作用：胆汁 ConA 结合蛋白量与质分析 [J]. 中华消化杂志，1996，4 (1)：204 - 207.

[106] 马保金. 胆汁包蛋白的分离、提纯及其 ELISA 法的建立 [D]. 上海：上海医科大学，复旦大学，1998.

[107] 马保金，项建斌，蔡端，等. 胆汁泡蛋白促成核作用及其主体活性成分的分析 [J]. 中华外科杂志，2002，4 (4)：298 - 300.

[108] 蔡端，项建斌，张延龄，等. 胆汁泡蛋白 ELISA 检测法的建立与初步临床应用 [J]. 上海医学，2000，23 (6)：341 - 344.

[109] 陈祥柏. 胆汁中氨肽酶 N 的分离提纯及其成核作用的研究 [J]. 中华普通外科杂志，2000，4 (1)：117 - 119.

[110] 许漫山，祝学光，李月廷. 氨肽酶 N 与胆石形成关系的临床及实验室研究 [J]. 中华普通外科杂志，2001，16 (08)：490 - 492.

[111] 李月廷，祝学光. 胡椒碱抑制兔胆结石形成的作用机制研究 [J]. 中华肝胆外科杂志，2003，9 (7)：426 - 428.

[112] van Erpecum K J, Wang D Q, Lammert F, et al. Phenotypic characterization of Lith genes that determine susceptibility to cholesterol cholelithiasis in inbred mice: soluble pronucleating proteins in gallbladder and hepatic biles [J]. J Hepatol, 2001, 35 (4): 444 - 451.

[113] Lee S P, Ko C W. Pronucleating proteins in bile - a myth [J]. J Hepatology, 2001, 35 (4): 525 - 526.

[114] 叶生爱，秦永林，韩天权，等. 纤维蛋白与胆囊胆固醇结石形成关系的研究 [J]. 中华医学杂志，2003，83 (10)：880 - 885.

[115] 秦永林，韩天权. 胆固醇结石患者胆囊胆汁中凝血和纤溶状态的初步研究 [J]. 中华外科杂志，2001，39 (5)：378 - 381.

[116] 褚志强，尤承忠，秦永林，等. 炎症和凝血活化亢进在仓鼠胆囊胆固醇结石形成中作用的实验研究 [J]. 中国病理生理杂志，2005，21 (9)：1817 - 1820.

[117] Swidsinski A, Ludwig W, Pahlig H, et al. Molecular genetic evidence of bacterial colonization of cholesterol gallstones [J]. Gastroenterology, 1995, 108 (3): 860 - 864.

[118] 田志杰，韩天权，姜志宏，等. 胆囊结石病胆道系统螺杆菌 DNA 的研究 [J]. 中国实用外科杂志，2004，42 (2)：84 - 87.

[119] 田志杰，韩天权，周光文，等. 胆囊结石病患者胆道系统中弯曲菌 DNA 的研究 [J]. 中华实验外科杂志，2003，20 (10)：946.

[120] 田志杰，韩天权，姜志宏，等. 胆囊结石病患者胆道系统细菌 DNA 的研究 [J]. 中华外科杂志，2004，8 (42)：15.

[121] 朱雷明. 细菌在胆固醇结石形成中作用的研究外科学 [D]. 上海：复旦大学，2003.

[122] 朱雷明，蔡端，吕元. 胆固醇结石患者与非胆石症人群胆道细菌感染状况及与免疫球蛋白相关性的对照研究 [J]. 中华肝胆外科杂志，2003，9 (7)：419 - 422.

[123] Abei M, Schwarzendrube J, Nuutinen H, et al. Cholesterol crystallization promoters in human bile; comparative potencies of immunogolobulins, α 1 - acid glycoprotein, phospholipase C, and aminopeptidase N. J Lipid Res, 1993, 34: 1141 - 1148.

[124] Stewart L, Ponce R, Oesterle A L, et al. Pigment gallstone pathogenesis: slimeproduction by biliarvbacteria is moreimportant than beta Glucuronidase Production [J]. J Gas trointest Surg, 2000, 4 (5): 547 - 5539.

[125] 朱雷明，赵洪，蔡端，等. 胆固醇结石中细菌对人胆汁胆固醇晶体形成的作用 [J]. 中华肝胆外科

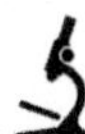

杂志，2005，11（3）：182.

［126］韩文胜．细菌 L 型感染与胆囊结石相关性研究普通外科［D］．西安：西安交大，1999.

［127］隋国德．白细菌介素 -2 在胆囊胆固醇结石形成中的作用［J］．齐鲁医学杂志，2003，18（2）：150 - 151.

［128］Venneman NG，van Berge - Henegouwen GP，Portincasa P，et al. Absence of apolipoprotein E4 genotype，good gallbladder motility and presence of solitary stone delay rather than prevent gallstone recurrence after extracorporeal shock wave lithotripsy［J］. J Hepatol，2001，35（1）：10 - 16.

［129］蒋兆彦，韩天权．胆囊结石发病机制的当前认识［J］．腹部外科技术，2010，23（5）：264 - 265.

［130］张宇，牛振民，韩天权，等．胆囊结石患者线粒体高变区测序结果分析［J］．中华肝胆外科杂志，2005，11（9）：580 - 582.

［131］徐健．肝脏胰岛素抵抗诱发胆结石形成的研究［J］. 中华实验外科杂志，2013，30（3）：519 - 521.

［132］Hyogo H，Roy S，Cohen DE. Restoration of gallstone susceptibility by leptin in C57BL/6J ob/ob mice［J］. J Lipid Res，2003，44（6）：1232 - 1240.

［133］雷正明，曾道炳，陈跃等．瘦素、胆囊收缩素、血脂与胆石类型关系探讨［J］．中华肝胆外科杂志，2007，13（4）：220 - 224.

［134］Maghbooli Z，Hossein - Nezhad A，Rahmani M，et al. Relationship between leptin concentration and insulin resistance. Horm Metab Res，2007，39（12）：903 - 907.

［135］张红梅. 2 型糖尿病患者血清瘦素水平与胆结石及胰岛素抵抗的关系［J］．中国现代医学杂志，2004，14（14）：76 - 80.

［136］洪磊．瘦素与胆结石形成的关系［J］．中华肝胆外科杂志，2009，5（1）：398 - 400.

［137］洪磊．瘦素及胰岛素与胆囊结石的关系［J］．中华现代临床医学杂志，2010，8（8）.

［138］江华. Lipin：治疗胰岛素抵抗的新靶点［J］．内分泌代谢杂志，2009，29（2）：110 - 112.

［139］孙琦．脂肪细胞因子与胰岛素抵抗的相关性分析［J］．基础医学与临床，2005，25（9）：813 - 817.

［140］尹纯林．脂联素、胰岛素抵抗及脂质异常与胆囊胆固醇结石形成的关系．安徽：安徽医科大学，2010.

［141］顾卫琼，洪洁，张翼飞，等．肥胖人群中血清瘦素、游离脂肪酸和脂联素水平的相互关系［J］．中华内分泌代谢杂志，2003，19（3）：169 - 172.

［142］江华. Lipin：治疗胰岛素抵抗的新靶点［J］．国际内分泌代谢杂志，2009，29（2）：110 - 112.

［143］张雅中，房辉田，金莉秦，等. 2 型糖尿病家系胰岛素抵抗与血清抵抗素水平的相关性研究［J］．中国现代医学杂志，2012，22（1）：42 - 44.

［144］郑宪玲．抵抗素与胰岛素抵抗及 2 型糖尿病［J］．医学综述，2007，13（3）：221 - 222.

［145］漆泓，孙明，周宏研. MS 患者空腹血清游离脂肪酸水平与胰岛素抵抗的关系［J］．临床内科杂志，2003，20（7）：353 - 355.

［146］康国栋，郭志荣，胡晓抒，等．代谢综合征患者血浆脂肪细胞因子的观察［J］．中华内分泌代谢杂志，2008，24（1）：19 - 20.

［147］袁明霞．靶向线粒体蛋白（frataxin）可能成为糖尿病治疗新途径［J］．中国医学论坛报，2013.

［148］韩天权．胆石患者胆汁成分预测可行性的研究—血清和尿液胆汁酸的预测意义［D］．上海：上海交通大学，1989.

［149］韩天权，张圣道，傅培彬．胆囊胆汁胆固醇饱和度的变化规律：脂类变化与胆固醇饱和度的相关分析. 全国外科学术会议，1988.

［150］张圣道，韩天权，蒋兆彦．结石病可否预防［J］．中华肝胆外科杂志，2003，9（7）：385 - 387.

［151］韩天权，等．胆固醇结石形成机制的基因研究现状与展望［J］．外科理论与实践，2009，14（2）：125 - 127.

［152］韩天权，等．胆石患者肠肝循环途径脂质代谢分子生物学研究的进展［J］．中华肝胆外科杂志，2008，14（4）：219 - 220.

［153］张宇，韩天权，张圣道．人类胆囊胆固醇结石易感基因的研究进展［J］．综述，2004，10（7）：5.

［154］Juvonen，Juvonen T，Kervinen K，Kairaluoma MI，et al. Gallstonecholesterol content is related to apolipoprotein Epolymorphism J. Gastroenterology，1993，104（6）：1806 ~ 1813.

［155］Bertomeu A，Ros E，Zambon D，et al. ApolipoproteinE polymorphism and gallstones J Gastroenterology，1996，111（6）：1603 ~ 1610.

［156］KesaniemiYA，Ehnholm C，MiettinenTA. Intestinal cholesterol absorption efficiency in man is related to apoprotein E phenotype. J Clin Invest，1987，80（2）：578 ~ 581.

［157］van Erpecum KJ，Portincasa P，Dohlu MH，et al.

Biliary pronucleating proteins and apolipoprotein E in cholesterol and pigment stone patients [J] . J Hepatol, 2003, 39 (1): 7211.

[158] Fischer S, Dolu MH, Zundt B, et al. ApolipoproteinE Polymorphism And Lithogenic factorsing all bladder bile [J] . Eur clin Invest, 2001, 31 (9): 789 ~ 795.

[159] Hasegawa K, Terada S, Kubota K, et al. Effect of apolipoprotein E Polymorphism on bile lipid composition and the formation of cholesterol gallstone J Am J Gastroenterol, 2003, 98 (7): 1605 ~ 1609.

[160] Niemi M, Kervinen K, Rantala A, et al. The Role of apolipoprotein E and glucose intolerance in Gallstone disease inmiddle aged subjects J. Gut, 1999, 44 (4): 557 ~ 562.

[161] Lin Q Y, Du J P, Zhang M Y, et al. Effect of apolipoprotein E gene HhaI restricting fragment length polymorphism on serum lipids in cholecystolithiasis J. World J Gastroenterol, 1999, 5 (3): 228 ~ 230.

第九篇　环境因素与结石形成关系

第一章　胆石症的流行病学[1]

第一节　研究胆石症的流行病学的意义

胆石症在国内外都是常见病，其发病率高，并发症多，并且胆石症和胆道恶性肿瘤之间存在间接和直接的联系。流行病学的研究有助于了解胆石的病因学和相关因素，为预防胆石症的发生，降低发病率提供理论依据。

由于认识到胆石症流行病学的意义，许多医疗机构和临床医生的积极性正在提高，由于保胆治疗的相继开展，要求医生认识到仅仅是有病就"切"还不够，需要走出机关、病房、门诊和实验室，深入到人群中去调查研究。由于超声影像技术的普及应用，以及近20年来对与脂质代谢紊乱有关的心血管慢性疾病的研究取得了较大的进展，为胆石症的流行病学研究和结石病的病前、治疗后、特别是保胆取石后预防创造了良好的条件。

第二节　研究胆石症流行病学的方法

研究胆石症的流行病学的方法很多。通常以尸检、手术、造影和超声检查等四种手段为研究胆石症的流行病学的主要方法。尸检是最古老的手段；外科手术，在国内研究中用得较多。从胆囊切除术资料中反映出近期胆石症的发病情况，但不能了解无症状胆石患者的发生率。胆囊造影，能比较客观地反映胆石症的发病状况，但由于需要具备一定的设备条件、放射性损伤和碘过敏反应等，限制了在大规模人群中的应用。超声诊断，具有简便和无损伤性等优点，患者和医生均乐意接受，国内外在20世纪80年代后期起采用超声诊断进行了许多大样本的胆石症的调查，为人群普查和流行病学研究提供了有价值的资料。

第三节　胆石症流行病学研究的目的

1. 了解胆石症对人类的影响，如患病率、发病率和死亡率。因部分胆石症可无症状或症状常有数年潜伏期，使胆石在人群中的发病率难以确定，故多数学者采用人群胆石的患病率（prevalence）来表示胆石发病状况。由于患病率和发病率有内在联系以及人们习惯于用发病率的表达方式，因此除少数情况外，多用"发病率"表示。胆石症本身不会导致死亡，但其并发症的严重性以及与胆囊癌的关系引起医患双方极大的重视。

2. 寻找胆石症的原因。用流行病学的术语来表示，即研究胆石症的危险因素，包括胆石患者的个体特征、代谢特点（尤其是胆石发生前）、胆石症和冠心病发生前代谢紊乱的相同和不相同处。

3. 通过预防试验来证明初级预防的可行性，为了避免研究结果的偏倚，在流行病学研究中需要特别注意采用严格标准化的方法学和有代表人群共同特征的研究群体。

第四节　我国流行病学研究情况

一、研究方法

我国胆石症流行病学的最早研究，与国外一样也是采用尸检的方法。解放军总医院总结1954年10月至1983年3月1993例的尸检资料。病例中男性比女性多1倍。尸检率为1/3，尸检胆石发病率为7.02%，男性发病率为7.2%，女性6.7%，其中胆囊结石占80%，肝外胆管结石8.6%，肝内胆管结石11.4%。该研究在某种程度上反映了我国20世纪50～70年代胆石病的发病状况。

我国胆石症流行病学的主要研究方法是应用临床手术病例资料，结合胆石化学成分分析。研究初步反映了症状性胆石症的发病年龄、性别和职业分布、饮食特点、胆石发生部位和类型。

用临床手术资料进行的流行病学研究受其方法局限，存在某些偏倚。例如，它不能反映无症状胆石患病率，老年人因手术危险性大以及重要器官功能受损，手术治疗机会相对减少。因此临床资料反映胆石症高峰年龄在50～60岁。而实际上，由于胆石很少能自然消融，随着年龄增加，胆石发病率和患病率会继续上升。克服临床研究缺点的唯一方法是自然人群的胆石流行病的研究。国内尚无采用口服胆囊造影等放射学检查的研究。随着B超在胆石症诊断上的应用，我国20世纪80年代开始了以自然人群为对象的胆石流行病的研究，并进一步在20世纪90年代开展了胆石症危险因素的研究。

二、我国自然人群胆石症患病率

患病率随着年龄增加，随着生活水平提高，生活方式改变而增加。20世纪80年代后期，天津等地用B超对自然人群进行调研，累计达10万人以上。综合分析各地报道的资料，可以初步反映胆石的实际发病，尤其是胆囊结石病的状况。总的胆石患病率为0.9%～10.1%，平均5.6%（表9－1）。女性患病率（1.3%～20%）高于男性患病率（0.4%～9.2%）。胆石患病率明显地随年龄增加（表9－2），70岁以上达10%～20%。地区和人群之间的胆石患病率有差异，北京、天津和上海等大城市患病率较高，知识分子患病率较高（如无锡资料）。北京地区解放军总医院调查的患病率高于北京电子总医院。胆囊结石总患病率为1.7%～8.7%，女性高于男性，城市高于农村（表9－3）。统计5187例胆囊结石患者，无症状胆石占28.3%～60.6%，消化道症状33.3%～66%。胆绞痛和胆囊炎症状仅3%～9.6%（表9－4）。临床研究发现，所谓胆石产生的消化道症状，如上腹不适、闷胀和隐痛，部分是胆石引起，还有相当大部分系非胆石所致。当患者胆囊切除后这些非特异消化道症状仍持续存在。由此分析，症状性胆囊结石病仅占全部胆囊结石病中的10%。今后还需要有更大样本的胆囊结石流行病学调查，更需要前瞻性地研究胆石病，研究从高危人群开始，形成胆石到症状出现的整个病理过程及其发展规律，以便制定胆石病的治疗战略。

表9－1　不同地区人群胆石患病率

地区	时间	调查人数	年龄	患病率（%）		
	年	人	岁	总	男	女
天津	1986	28319		8.2	7.7	8.8
贵州	1987～1988	28019	14～86	7.8		
北京	1985～1986	18546		1.5		
四川	1983～1988	15856	7～84	3.5	2.3	9.7
上海	1986	10589		4.4	3.7	5.6
昆明	1985～1986	5588		5.9		
包头	1985	5159		2.4	1.5	3.8
兰州		5000		2.6		
河南		3175		3.0		
吉林	1986～1987	3005		0.9	0.7	1.3
北京	1985～1988	2486	40～>60	9.4	9.2	20
广西	1987	2185	20～83	5.9	5.2	8.3
无锡		1463		9.8		
成都	1989	1395	40～>61	10.1	8.0	14.6
江苏		703		7.9		
陕西	1991	522	16～20	0.9	0.4	1.5

表 9－2　不同年龄胆石患病率　（%）

年龄（岁）	上海	天津	四川	内蒙古	陕西
7－19			0.2		0.9
20－29	0.9		0.7		
30－39	3.3	4.9	2.6	1.7	
41－50	5.1	9.4	4.9	2.2	
51－60	7.2	12.2	7.4	3.7	
61－70	10.5	17.5	10.3	3.0	
70 以上		19	12.7		

表 9－3　胆囊结石患病率和临床症状发生频率

地区	患病率%			胆囊结石	无症状	消化道症状	胆绞痛
	总	男	女	总数人	%	%	胆囊炎（%）
天津	6.6	6.3	7.0	2325	31	66	3
四川	3.0			471	60.6	33.3	6.1
北京	8.7 1.7			216 277	31.8		
贵州	6.4			1801	28.3	35.5	
昆明	5.6			313	54.8		9.6

表 9－4　城市和农村胆结石患病率（%）

地区	城市		农村	
	男	女	男	女
天津	2.5	5.2	1.6	2.6
四川	9.8	12.0	3.1	4.5

三、我国胆石症危险因素

全国的胆石症调查和自然人群胆石患病率的描述性流行病学研究已经显示，女性、高龄、食物热卡摄入增多都有利于胆固醇胆石发生。例如脑力劳动者胆石患病率 8.58%，依次高于轻体力劳动者（5.09%）和重体力劳动者（2.29%）。城市生活的因素可以反映在劳动工种和饮食特点。

可喜的是，胆石症病例对照研究，胆石症 Logistic 模型拟合以及胆固醇结石易感人群预测研究的开展，有可能将胆石证基础研究的结果应用到实际预防中去。胆固醇结石的形成，部分是体内脂类代谢异常的结果，许多作者从血脂分析进行研究。北京医科大学的研究表示，血液 β 脂蛋白增高、低密度脂蛋白胆固醇/高密度脂蛋白胆固醇比值增高是胆囊结石形成的危险因素。上海华山医院的资料指出，血液甘油三酯增加和高密度脂蛋白胆固醇降低是成石的危险因素。高血脂患者胆石发生率高于正常血脂者。糖尿病、消化性溃疡似乎也好发胆囊结石。西安医科大学发现青少年女性胆囊收缩率比男性弱，提示女性好发胆囊结石与胆囊胆汁淤滞有关。安徽医科大学用病例对照研究证实，体重增加血清 β 脂蛋白增高和高脂饮食是胆石易患因素。银川第一人民医院和宁夏医学院采用条件 Logistic 回归方法证实了临床研究中，饮食与胆石相关的结果。上海第二医科大学瑞金医院在胆石易感人群预测方面进行了一系列研究，20 世纪 80 年代早期开始研究从血清胆汁酸预测胆囊胆汁中胆汁酸成分，之后进行血、尿、胆汁和胆石胆汁酸的四配对研究，从血清胆汁酸预测胆囊胆汁胆固醇饱和指数。90 年代起在住院患者基础上从血脂判别预测胆囊结石易患人群，进一步过渡到人群中的预测。建立预测胆石易患人群，Logistic 数学模型。结果表明，胆囊结石高危人群可从年龄、胆囊动力、血清胆汁酸、胰岛素以及血脂诸方面综合判别，其有效性、灵敏度和特异性都超过 80%。说明：胆结石与心血管疾病的预防有共同性。

四、胆石症如何影响人们的生活和工作

胆石症除了上述各种并发症严重影响人们的身体健康，给人们带来痛苦、致残、甚至死亡之外，对人们的生活和工作也会造成严重影响，由于各单位或企业工作性质的不同要求在录用人员上相应有不同的要求。胆石症有反复发作倾向，有突然发作倾向，医疗费用高。因此有胆石症的人能不能参加某种商业保险，能不能参军入伍，可能影响远出工作和旅游，影响报考国家公务员和应聘航空、汽车，轮船驾驶员等职位。总之，胆结石虽是常见病多发病，如处理不当，可能对个人生活和人生的前程产生不利影响。

第二章　胆石症的危险因素及预防

第一节　世界各国胆石症的发病率

总体上胆石症患病率有逐年上升的趋势。20世纪50年代统计发现，世界范围内的发病率依次为：北美、智利、瑞典、美国，其次是新西兰、澳大利亚、英国、苏格兰、挪威等，非洲人结石的发病率最低。第二次世界大战以后，东方国家不仅在胆石类型上从以胆色素为主转变为胆固醇结石较为多见，而且总的胆石患病率在逐步上升。胆石症已是东方医学界关注的重要问题，但在某些非洲国家，胆石患病率仍低于5%。

发病率除了与时代因素有关之外，不同的统计依据症状、口服胆囊造影、B超之间也有差别，其可靠性依次为症状<口服胆囊造影<B超。

美国的胆石患病率为10%，约有2000万胆石患者，每年有50万人行胆囊切除术，诊疗费高达30亿美元。目前还以每年60万新患者的速度递增。女性患病率比男性高，这种性别差异一直持续到70~80岁。老年人的患病率为20%，粗略估计每年每1000人的胆石发病率，白人男性2.59，女性4.09，黑人男性1.45，女性2.35。综上所述，胆石症是全世界的一种有重要意义的医疗、经济和社会问题。

第二节　胆石症的危险因素

这些因素是：年龄、性别、生育、体重和肥胖、国家种族和民族、饮食习惯、遗传、药物、治疗、手术及其他疾病并发症等。

一、年龄和结石形成的关系

多数证据显示胆石的发病随年龄增加（表9－1），证实了200年前Morgaggni的推论。儿童期胆石症少见。胆囊切除患者中20岁以下的不到5%，最近的研究指出，用全胃肠外营养（TPN）维持的儿童其胆石发病率为43%。儿童胆汁胆固醇饱和度明显低于成年人，因而胆固醇结石发病少，有报道仅占1/3。TPN诱发的儿童胆石主要是胆红素结石。

来自丹麦的研究（表9－5），患病率和发病率都呈年龄相关的增长趋势。Sirmione城的研究指出，年龄在40~69岁的5年发病率是年轻组的4倍，高发与低发的分界线约为40岁。

表9－5　1991年丹麦2987人胆石患病率和5年发病率

（%）

年龄组（岁）	男性患病率 %	发病率 %	女性患病率 %	发病率 %
30	1.8	0.3	4.8	1.4
40	1.5	2.9	6.1	3.6
50	6.7	2.5	14.4	3.1
60	12.9	3.3	22.4	3.7

有作者认为胆石发病的年龄特点部分是由于胆石的自然消石率极低。此外，胆汁酸7－α羟化酶活性随年龄增长而表现老化现象，使胆汁酸池减小以及老年人胆囊收缩功能滞缓，因此，老年人的代谢改变是胆石高发的主要原因。资料显示77岁瑞典妇女的胆石患病率大于50%。可见，对保胆手术的患者，特别是老年人，用外科方法增强胆囊动力、提高自然消石率、用内科方面从改变脂质代谢入手，是降低结石的复发率的有效途径。

二、性别与结石发病率的关系

胆固醇结石发病以女性占优势、早期文献中男女比为1∶4~6。近期的超声诊断研究结果为1∶2。胆色素结石患者无性别差异。女性胆固醇结石发病率增高是由于女性激素影响胆汁分泌和胆囊动力学。雌激素降低胆流、增加胆汁胆固醇的分泌、降低胆汁酸的合成和分泌以及磷脂的分泌、减少总胆汁酸和鹅去氧胆酸（CDCA）池，导致了胆固醇分泌的相对增加，胆汁胆固醇饱和度增高。动物实验证实雌激素能减低胆汁酸合成酶活性，产生过饱和胆汁，在月经后半周期，孕酮能降低胆囊动力，使胆汁淤滞。在大部分年龄组都存在女性胆石症患者占优势的特征，绝经期后体内性激素含量减少，受其影响，胆石症患者的性别差异也趋于消失。

本院曾遇到一例患者，汪某，女性，20 岁，住院号 0790，产后 7 月右上腹不适，向右肩放射，自述怀孕期间纳差，以鸡蛋为主要营养，来诊时发现胆囊内多发小结石，2014. 2. 19 行保胆取石手术，术中取出结石 30 多粒，结石大小相等，直径约 3mm，金黄色。手术工作台图像显示无残留结石。出院后 45 天复查 B 超又出现 6 ~ 7 枚结石，且与术前大小相同的强回声团，诊断胆囊结石。患者术后 3 个月内就复发是否因为：①患者怀孕生育后发现胆结石，本次术后短期内复发是否仍处于结石形成延续期；②哺乳期急于补充营养，而且以鸡蛋为主要营养品，致使胆汁胆固醇饱和度升高；③年轻妇女或服用避孕药复发率较对照组高 2 ~ 2. 5 倍。因此，性别、怀孕、雌激素、饮食多因素促进了结石的复发，值得进一步研究。

三、肥胖和体重与结石形成的关系

相关研究指出，肥胖是胆固醇结石发病的一个重要危险因素，其发病率是正常体重人群的 3 倍。Bernstein 研究 62739 名美国妇女后指出，肥胖程度和发生胆石症的危险有明显的相关。在低年龄组肥胖发生胆石的危险性尤高，20 ~ 29 岁年龄组肥胖妇女胆石症的相对危险度是 6. 75。

体重指数（BMI = 体重/身高米^2）被作为表示肥胖程度的一种指标。多数报道发现女性胆石患者 BMI 明显高于正常人。在男性患者的研究中，体重与胆石的相关性不完全一致，这是由于 BMI 虽能适当反映女性的肥胖程度，但不能区分男性真正的肥胖和肌肉发达的肥胖。有作者建议采用身体脂肪分布量来表示肥胖。脂肪分布类型已开始在胆石症研究中作为一个独立危险因素。在消除了相对体重的变化后，腰围和臀围的比值仍与胆石危险性有关，还有作者用肩胛下三头肌皮肤皱褶的厚度比来表示肥胖程度。然而这些脂肪定量指标仍仅适用于女性。

现在有学者张思功[2]等提出“体型指数”FI 新概念（figure index，FI）。FI 是本研究首先提出的反映体脂分布的一个新型指标，它综合了体重指数（BMI）很好反映人体脂肪总量和腰围（WC）很好反映中心型肥胖的优点。“体型指数”FI 既反映机体脂肪总量，又反映机体脂肪分布情况；WC 对腹型肥胖是皮下脂肪堆积还是内脏脂肪堆积的判断是有限的，而且，其数值易受人种、体脂分布、体型等影响，难以形成适用于多数人种的切点。因此“体型指数（FI）”，可在反映体脂总量的前提下，反映体型。FI 在反映腹型肥胖时可降低体型、人种等因素对结果的影响，易使 WC 标准化，易于发现适用于多数人种的诊断中心型肥胖的切点。

方法：1. 人体测量　①WC：被测者站立位，两脚分开 25 ~ 30cm，使体重均匀分配，测量位置在水平位髂前上棘和第 12 肋下缘连线的中点，即不是过脐平面，也不是最大凸起平面。②身高、体重：门诊体重秤量身高、体重，测量时脱鞋、帽，限穿单衣、单裤。

2. 计算指标　①FI（kg）= WC^2（腰围 m^2）· BMI（体重 kg/身高 m^2）。

糖代谢异常来源于 IR（胰岛素抵抗），而 IR 的原因是脂肪代谢异常，脂肪异常分布、过度堆积是 IR 的主要病因。脂肪代谢异常是糖代谢紊乱的驱动因素。同时脂肪激素的分泌失调、血脂紊乱、脂肪酸等促进亚临床炎症状态的发生，并对血管有不良的影响，均暗示脂代谢紊乱在心血管疾病中的作用。IDF2005 年颁布了 MS 全球共识定义，以临床上易于测量的 WC 作为反映中心性肥胖的指标，并作为诊断 MS 的必要条件，标志着 MS 的病因从原先的胰岛素抵抗/血糖中心论转为脂肪代谢紊乱中心论。

作为判定活体 IR 的经典方法，高胰岛素 - 正血糖钳夹试验操作复杂，不利于临床筛查高危人群。稳态模式胰岛素抵抗指数（HOMA IR）、HOMA B 细胞功能、胰岛素作用指数（IAI）等也能很好地反映机体胰岛素敏感性和胰岛 B 细胞功能，但同样不利于对高危人群进行筛查。

本研究还将研究对象分为 2 型糖尿病（DM）组、糖调节受损（IGR）组和正常糖耐量（NGT）组用 FI 和 3 种常用的胰岛素抵抗 IR 及敏感性指数间的相关性，比较了在不同的糖代谢水平下 FI 与各指数间相关性的差异，并与 WC 和 BMI 间进行了比较。结果显示 FI、WC 和 BMI 与 HOMA IR 均有显著相关性，$P<0.01$，FI 与 IR 的相关性最强，说明 FI、WC、BMI 均能反映 IR 及胰岛素敏感性，尤以 FI 的相关性为最高。结论：体型指数测定能正确反映活体胰岛素抵抗状况。

附计算方法：

②HOMA IR =［空腹血糖(FPG)×空腹胰岛素(FINS)］/22.5。

③HOMA B 细胞功能 =20×FINS/(FPG 3.5)。

④IAI =1/(FPG×FINS)。

肥胖患者与胆固醇结石的联系在于过饱和胆汁。肥胖人体内的胆固醇合成量和肥胖程度呈直线相关。全身，包括肝脏胆固醇合成增加，导致了胆固醇分泌绝对增加，或者相对于胆汁酸和磷脂而增加，使胆固醇饱和度明显大于正常人。

四、生育与结石发病的关系

研究证明妊娠促进胆石形成。孕次与胆石发病存在正相关，多次妊娠妇女对胆石发病率明显增高，年轻妇女妊娠对胆石形成的相对危险性比老年人高。超声检查显示 40% 怀孕妇女产生胆泥。在产后多数消失，仅少数转变成胆石。超声检查还显示孕妇空腹时胆囊体积增大，收缩后残留体积增大，胆囊收缩速率减小，收缩体积比空腹比例也减小，使胆囊胆汁排空不完全，胆汁淤滞在胆囊。

妊娠诱发胆石形成有若干途径。孕期的雌激素增加，过量的营养补充，使胆汁成分发生变化，增加了胆汁的胆固醇饱和度，妊娠晚期的胆囊排空滞缓，孕期和产后的体重变化也影响胆汁成分，改变了胆汁酸的肠肝循环，促进了胆固醇结晶的形成。从另一个角度上说明：不再生育的妇女，保胆取石后其复发的概率会大大降低。

五、国家、种族和民族与结石发病率的关系

相关研究都证明胆石患病率存在着国家，种族和民族的区别（表 9-6，表 9-7）。在美国，黑人的胆石发病率最低，白人其次，印第安人最高，其易感性比为 1：1.5：3。在美国白种人中，美籍墨西哥人的胆石患病率是其他白种人的 1.5～1.8 倍，美籍墨西哥妇女的患病率是 14.7%，白人妇女是 9%，黑人妇女仅在 4.5%。北欧斯堪的纳维亚、南美智利等也是世界上胆石发病高的地区和国家。

表 9-6　美国种族间胆石症患病率（%）

年龄（岁）	美籍墨西哥	高加索	黑人
15-19	0	0	0
20-29	4	3	0
30-39	18	8	3
40-49	25	25	12
50-59	33	16	13

表 9-7　欧洲部分国家胆石患病率（%）

年龄（岁）	德国		英国		苏格兰		瑞典	
	男	女	男	女	男	女	男	女
20-29	1	6					6	14
30-39	3	13	3	0			4	33
40-49	7	22	0	13	4	0	13	15
50-59	10	28	4	21	10	28	18	40
60-69	16	41	9	20	16	32	27	53
70-79	32	46	17	21	23	34	36	63
80-89	25	51	19	27	26	43	45	63

除发病率外，国家地区的胆石类型也不同。早期研究指出，胆固醇结石在香港中国人占胆石的 1.5%，日本占 50%，美国占 70%。另有资料表示，瑞典、德国和澳大利亚以胆固醇结石为主，英国的碳酸钙石比其他国家多，南非和科威特则以棕榈酸石为多，胆固醇石少。有报道称胆囊动力学的差异也可能是种族间胆石患病率不同的原因。此外，不同国家发病年龄高峰也有区别，美国胆固醇结石的高峰年龄组在 40 岁，胆色素石在 80 岁。瑞典和日本报道总的胆石发病高峰分别在 40 岁和 50 岁年龄段。

六、遗传因素与结石发病的关系

尽管有较多现象说明环境因素在胆石发病机制中有作用，但遗传因素不容忽视。种族的发病

差异提示遗传因素的作用，凡有印第安族基因的人群，其胆石发病率就高。美国印第安人在25～34岁的患病率就大于70%，可能是世界上胆石发病率最高的人群。以单卵双胎为对象的研究支持胆石患者的亲属中发生胆石的危险性增高，胆石症家族内的发病率，尤以青年发病率较高，支持胆石症的遗传倾向。

Lammert等综合了45个六大类功能的一组胆石病候选基因，其中绝大多数和脂代谢调节相关。胆固醇结石形成的主要环节——胆汁胆固醇过饱和决定胆汁脂类分泌的速率，因此，调节脂类分泌的基因被认为是首选基因。全基因组扫描和基因表达谱可能是探索胆石症候选基因的新途径，可以找到存在胆囊收缩素基因，胆囊收缩受体A基因，诱导反羟化酶表达的核受体基因和分泌黏蛋白的基因，由于胆固醇结石是多种基因相互作用的结果，这些突破性进展将有助于筛选易发人群。对预测和预防胆固醇结石的发生有重要临床价值。遗传因素与结石关系的进展详见第八章节。这些最新发现，对胆囊是结石的温床，胆囊一切除就万事大吉的观点是一种挑战，对预测保胆后复发的可能性，对保胆还是切胆的选择以及对加强预防措施等，都有很高的参考价值。

七、饮食习惯与结石发病率的关系

在影响胆石形成的环境因素中，饮食占首要位置，胆石症可能是"文明社会"的疾病，"生活方式"病，与精制方式食物比例高和静止生活方式有关。西方发达国家如西欧、北美和澳大利亚消耗食物热量多，其胆石的患病率也高。具有鲜明对照的是在原始农村部落，如非洲的许多地方，饮食中热量低，其胆石症也罕见。日本自从第二次世界大战后，胆石症发病率增加，与他们的饮食习惯向西方化改变有关。以往我国的胆石症以胆色素结石为主，20世纪80～90年代起开始出现转变。1992年上海地区第二次胆石症调查显示胆囊结石病占全部胆道的78.9%，胆固醇结石占83.8%。1986年国内两份大样本自然人群调查，胆石症发病率分别为8.2%（天津）和4.4%（上海）。2000年上海地区的人群调查显示胆囊结石的发病率增加到8.5%，70岁以上年龄组26.0%，发病率已接近西方国家水平[3]。

黄燕[4]回顾性分析华中科技大学同济医学院附属协和医院1970年1月至1979年12月年200例胆石症手术患者和2000年1月至2009年12月年200例胆石症手术患者胆石类型、患病率的变化。结果：20世纪70年代胆石类型以胆色素结石为主（49.6%），胆道寄生虫病、胆囊与胆道感染、肝硬化、低蛋白低脂饮食是其危险因素（OR>1）；21世纪胆石类型以胆固醇结石为主（67.0%），血清胆固醇浓度偏高、高糖高脂饮食、体质量指数≥26kg/m^2、患糖尿病是其危险因素（OR>1）。结论：20世纪70年代至21世纪初，随生活水平提高，饮食结构、生活方式的改变，胆石类型从胆色素结石为主转变为胆固醇结石为主。

于岚[5]回顾性分析北京协和医院2007年1月至2010年5月体检者的临床资料，对其中的4087例胆囊结石患者（病例组）和20435例无胆囊结石体检者（对照组）按照年龄、性别进行1∶5配比以作病例对照研究。对计数资料采用X2检验，计量资料采用t检验；对相关危险因素先用单因素条件Logistic回归分析方法筛选出有统计学意义的可疑危险因素，再用多因素条件Logistic回归法进行分析。结果：单因素分析显示，糖尿病、收缩压、舒张压、甘油三酯、高密度脂蛋白胆固醇及体重指数6个因素在病例组与对照组之间差异有统计学意义（$P<0.05$）。多因素分析证实，去除了年龄、性别的影响后，糖尿病、收缩压、高密度脂蛋白胆固醇及体重指数仍与胆囊结石显著相关，其比值(95%可信区间)分别为0.825(0.736～0.925)、0.908(0.828～0.996)、1.211(1.056～1.389)和0.746(0.691～0.805)。总胆固醇、低密度脂蛋白胆固醇在病例组与对照组间之差异无统计学意义（$P>0.05$）。结论：糖尿病、收缩压增高、高密度脂蛋白胆固醇降低及肥胖是胆囊结石形成的独立危险因素。

以上资料显示了地理上和地区经济文化上的特点与胆石的相关性，表示饮食中的某些成分有利于成石，可能是高精制的碳水化合物和动物脂肪的摄取多，食物纤维和植物脂肪的摄取减少。澳大利亚的病例对照研究显示胆石患者摄入单糖、食物能量和脂肪多。Pixley 研究 121 例胆石患者，发现素食者胆石发病率低于非素食者。意大利 Sirmione 的胆石研究发现胆石患者食入的纤维少，而非胆石患者饮酒多，智利人胆石发病多与该地多食豆荚有关。

临床和动物实验证明，精制碳水化合物增加胆汁胆固醇饱和度，而麦麸等食物纤维素降低胆固醇饱和度。此外，食物纤维素可缩短肠内容物的停留时间，减少细菌降解初级胆汁酸为次级胆汁酸，使胆汁中脱氧胆酸（DCA）量降低。DCA 是一种致石性胆汁酸，它增加胆固醇饱和度。因此，高纤维素食物通过增加肠蠕动对胆汁产生有利影响。临床研究和动物实验证明适量饮酒有预防胆石发病的保护作用，能降低胆固醇饱和度。但大量饮酒不能增加保护作用，反而有害。食物脂肪中饱和与不饱和脂肪酸之比，对胆石发病的作用未确定，多价不饱和脂肪酸能降低血脂，但可能增加胆固醇饱和度。

另一方面，经常不进早餐胆结石的发病率提高[6]，过度限制脂类食物的摄取，对胆囊的收缩和排空也有影响，也是结石形成的重要因素。

八、药物与结石的形成的关系

1. 部分降血脂药　祛脂乙酯（clofibrate）增加胆汁胆固醇饱和度，服药后可诱发胆石形成；其他降血脂药亦有程度不等的这类作用，如消胆胺、烟酸、诺衡（gemfibrozil）等。

2. 女性激素和避孕药　除了女性内源性激素影响胆石外，女性激素药也具有同样的作用。绝经期的替代疗法、男性前列腺疾病的雌激素疗法都会促成胆泥和胆囊结石，雌激素增加胆固醇结石发病率 2～2.5 倍。乙烯雌二醇可制造胆固醇结石动物模型。

早在 20 世纪 70 年代的研究指出，妇女使用避孕药后胆石症的发生增加。单变量分析表示服避孕药与胆石症有明显的相关性。年轻妇女使用避孕药的危险性比老年人高，危险性仅在服药的最初几年，100μg 或 150μg 剂量的危险性是 50μg 的 2 倍。避孕药与胆石症联系的生物学基础在于雌激素和孕激素的作用，它们降低胆汁酸分泌，增加胆固醇分泌，损害胆囊排空。然而，研究结果不完全一致，部分作者发现服药与不服药无明显差异。

3. 生长抑素　20 世纪 80 年代初期人工合成的生长抑素八肽类似物，（SMS－99，octreotide）商品名为 sandostatin（善得定）已在临床上应用，但是该药可抑制胆囊收缩，有致胆石的不良反应，需要注意。

4. 抗生素，如头孢曲松等也有抑制胆囊收缩的作用，有增加结石形成的机会。

5. 胃肠外营养　长期胃肠外营养（TPN）能增加胆石症和胆囊炎的危险，在回肠病变的患者用 TPN 后更易发生胆石症。前瞻性研究提示，在长期 TPN 后儿童和成年人的胆石发病率为 40%～45%，其中 90% 为胆红素钙石。这些长期空腹患者的胆囊缺乏神经和激素的刺激，产生胆囊胆汁淤滞，是发病机制的关键因素。

九、手术和其他疾病易并发胆石病

1. 迷走神经干切除术　多份临床报道，胃切除后的胆石发病率约 6%，而胃切除合并迷走神经切断术后胆石发病率增加到 20% 以上。反流性食管炎行胃固定术和选择性胃迷走神经切断术后发病率为 41%，证实迷走神经切断术的致石作用，术后患者胆囊扩张，形成胆泥和胆色素结石。胃癌根治术后有较高的胆石发病率，两者密切相关；胆道动力学改变在结石的发生中起着重要作用。

2. 病理性肥胖患者采用限食或手术来降低体重，但减重有胆石发病的危险，患者限食 8 周，体重降低 16kg 时，25% 产生胆石。空回肠分路和胃旁路手术治疗病理性肥胖，术后 2 年内胆石发病率明显增加。因手术改变了肠肝循环，减小了胆汁酸池，胆汁酸减少和胆囊胆汁的淤滞是肥胖患者减重时胆石发病的主要因素。胆胰旁路手术后（胆汁胰液分流到远端小肠），由于近端小肠无胃内容物，影响缩胆囊肽（cholecystokinin，CCK）的释放，胆囊胆汁淤滞，1 年后 36 人中有 1/4 产生胆石。

3. 回肠疾病和肠切除　回肠末端有重吸收胆汁酸的功能，这对维持“胆汁酸池”的平衡和正常代谢有重要意义。手术和疾病损伤回肠对胆汁酸的吸收，粪便中胆汁酸丢失增加、“胆汁酸池”

减小，因此发生胆石机会增加。“胆汁酸池”减少，不仅和胆固醇结石有联系，也是胆色素结石产生的原因。回肠疾病患者的结石中有40%是放射不透光的含钙胆石，临床和病例对照研究都证实末端回肠疾病易诱发胆石病。

4. 糖尿病

尸检研究提示，糖尿病患者的胆石症发病率略有增加。在Pima印第安人中发现胆石症患者与糖尿病以及糖代谢障碍有关系。澳大利亚775例糖尿病胆石症患者和1308名作对照的研究表明，无论胰岛素依赖和非胰岛素依赖糖尿病都与胆石症有相关性，胆石症发病率都有增高趋势。患糖尿病的美籍墨西哥人，无论白人和黑人女性，在去除了年龄和肥胖的影响后，其胆石症发率都比无糖尿病患者高。丹麦研究者统计，男性和女性糖尿病患者的胆石症患病率是9%和23.8%，高于对照的5.9%和12.4%。国内资料统计糖尿病患者有胆石症者占29.6%[7]～31.6%[8]。对糖尿病患者测定同型半胱氨酸，发现[9]糖尿病胆结石患者同型半胱氨酸（hHc）y显著升高，有统计学意义，因此hHcy可能是胆囊结石发生的危险因素。也是胆囊结石的新类型——胱氨酸结石。

若干糖尿病与胆石症的联系，包括糖尿病患者体内合成胆固醇增加、胆汁胆固醇含量相对增高、糖尿病伴自主神经系统病变致胆囊排空受损，以及高胰岛素血症影响脂类代谢等。

5. 高脂血症

胆固醇结石形成的必需条件是胆汁胆固醇过饱和，因此许多学者分析血脂水平，用以阐明脂类代谢的改变与胆石形成的关系。

Ahlberg研究457例胆石症患者的血清甘油三酯和胆固醇，与230例正常人作比较，发现血清胆固醇与胆石症无关，但40岁以上胆石症患者的血清甘油三酯比对照组高。胆石症的发生与高脂血症Ⅳ型和Ⅱb型呈正相关。这两型高脂血症的特点都是血清中甘油三酯的极低密度脂蛋白含量增高。在交叉研究中发现胆石症还与血清高密度脂蛋白含量有负相关性。

最近研究证实以往的结果，Scragg在病例对照研究中发现，血浆甘油三酯浓度增加与青年人胆石症危险性增加有关，而血浆总胆固醇和高密度脂蛋白胆固醇浓度增加，表示胆石危险性降低。GREPCO小组用多元logistic回归分析表明胆石症患者血清甘油三酯增高，总胆固醇和低密度脂蛋白胆固醇降低。朱丹木[10]总结6946例被检人群中良性胆囊疾病发生率是21.55%；胆囊结石、胆囊息肉样病变、胆囊胆固醇沉着症、慢性胆囊炎、肝内胆管及胆总管结石发生率分别为15.13%、3.39%、1.35%、0.96%、0.70%；胆囊结石占良性胆囊疾病的70.2%；并发现高血脂可能是胆囊结石形成的另一高危因素。

胆石症患者的血清甘油三酯症增高的机制还未完全明确。在Ⅱb型和Ⅳ型高脂血症胆石症患者的体内甘油三酯合成增加，肝脏胆固醇合成也增加，可能是胆石症发生的间接原因。关于血中胆固醇和脂蛋白胆固醇与胆石症的关系复杂，对大鼠的研究表示血高密度或总脂蛋白胆固醇降低，由于负反馈机制，导致肝脏胆固醇合成增加。另一个可能的解释是高密度脂蛋白胆固醇中游离胆固醇优先代谢为胆汁酸，降低了胆石的危险性。

6. 代谢综合征与胆固醇结石

1988年Reaven等在Banting报告中首次提出代谢综合征，又称为胰岛素抵抗综合征，即靶器官与组织对胰岛素作用不敏感。胆固醇结石随年龄而发病增加以及女性，肥胖多发的特点，胆石症与肥胖之间的关系反映与代谢综合征的相关性。肥胖已成为全球范围内危害公共健康的严重疾病，1997年世界卫生组织（WHO）正式将肥胖列为全球性流行病。最新资料显示在美国的成人中，约2/3超重，30%肥胖。据1982年中国的资料显示，超重和肥胖的发病率为3.7%；2002年的调查显示，超重和肥胖的发病率增加至19.0%，提示在20年期间，超重和肥胖的发病率增加了约20倍；2005年中国营养和健康状态调查显示，超重和肥胖的发病率接近1/4（23.2%）。据此估计，目前中国成人超重和肥胖约2.6亿，其中，2.0亿成人属于超重，6000万人属于肥胖。代谢综合征主要表现为向心性肥胖，糖耐量异常或糖尿病，血脂增高，心血管病危险性增加。胰岛素抵抗患者常发展为2型糖尿病，后者的胆石发病率增加2～3倍。Mendez－Sanchez等研究显示在胆石症患者合并代谢综合征的比例是对照组的2倍左右。Tsai等则发现，在胆石患者腰围和腰围－臀围比例均明显增高，且该两项指标对胆石症的发生危险度具有预测作用。韩天权团队的研究也显示，采用空腹血清胰岛素，血清胆固醇含量，高血压等代谢综合征相关的指标对胆石症高危人群具有一定的预测作用。Biddinger 等通过基因敲除技术除去肝细胞的胰岛素受体，构建小鼠 LIRKO 模型，模拟胰岛素抵抗的代谢综合征，实验证明，肝脏对胰岛素抵抗的病理状态通过增加肝脏胆小管侧膜 Abcg5/g8 表达增加对胆汁胆固醇的分泌，直接促进胆固醇结石的形成，该研究为代谢综合征增加胆固醇结石发生危险性的分子生物学机制提供了实验依据[11]。

7. 肝硬化

肝硬化患者胆石症发病率增加，约为无肝硬化的 3 倍。主要是色素石增多，胆固醇结石的发病与无肝硬化患者相似。肝硬化患者胆汁溶解胆固醇的能力比正常人大，不易产生胆固醇结石。目前认为肝硬化时伴脾亢、红细胞的破坏增多、葡萄糖醛酸转移酶活性降低，使胆汁中游离胆红素量增加而形成胆色素石。杜鹏辉[12]报告一组肝硬化胆囊结石患者的发生率为 41.22%，与性别无关，而与肝功能、胆囊运动功能障碍、脾功能亢进等有关。

8. 溶血性贫血

慢性溶血性疾病和胆色素结石的产生有关。这可能是由于胆汁中胆红素的产生和分泌增加所造成。如镰状细胞疾病、珠蛋白生成障碍性贫血和球形红细胞症。观察先天性镰状细胞疾病的自然史，婴儿生长到 10 岁时发生的胆石症，多数是放射不透光的胆红素钙结石，碳酸钙结石和磷酸钙结石。

9. 脊髓损伤

高位脊髓损伤会导致胆石症的发生，其机制可能是自主神经功能障碍使胆囊胆汁淤滞。

10. 细菌、螺杆菌、寄生虫等感染与结石

中国乔轶[13]发现胆囊结石病新病因——华支睾吸虫感染；田志杰[14]对细菌与胆固醇结石—胆道系统细菌 16S rRNA 基因片段的研究发现，多数胆固醇类结石的核心部分存在包括螺杆菌属细菌在内的多种细菌 DNA；胆囊结石病患者的胆汁和胆囊黏膜中可检测到多种细菌、螺杆菌属和弯曲菌属细菌 DNA；痤疮丙酸杆菌等多种细菌，包括螺杆菌属和弯曲菌属细菌可能参与胆固醇类混合结石的形成。研究[15]还发现螺杆菌 DNA 存在于胆囊结石、胆汁及胆囊黏膜中，胆道系统螺杆菌感染可能和胆囊结石的形成有一定关系。蔡洪英[16]对保胆取石（息肉）术中胆囊壁活检与息肉胆汁病理分析 448 例，发现胆囊壁慢性炎症 402 例，华支睾吸虫卵 10 例，病理涂片 121 例，G＋b 球菌 2 例，G－b 杆菌 1 例其他胆红素结晶，息肉伴非典型增生等。

胆囊结石形成主要由胆汁淤积，细菌感染和胆汁化学成分改变等三方面因素存在内在联系互相影响互为因果而致。随着大量新技术新方法的应用，越来越多的研究者均发现，胆道感染与胆结石常为因果关系。在大多数胆石症患者的胆囊内都发现有细菌存在的证据。如 PTETAKOVIC 等从胆囊内容物分离出多种细菌。在临床工作中，尤其是保胆取石中可应采用先进的检测技术方法，对细菌、螺杆菌、寄生虫感染及早做出诊断，并应用有效药物进行合理的彻底治疗，以期能阻止胆囊结石的发生或延缓其形成过程。

第三节　影响胆囊结石自然过程的其他因素

影响胆囊结石自然过程的因素包括有无症状、年龄、体重、疾病及所经过的治疗等。如前述，胆囊结石确诊时患者有无症状与其后 20～30 年内是否有症状发作密切相关。此外，有的研究指出：女性、吸烟、漂浮结石、3 枚或更多的结石和体重超重等是出现胆道绞痛或并发症的危险因素。其中，仅体重超重在多个研究中重现，其他因素都没有得到完全的肯定。对年龄的影响存在着不同的意见：Thistle 等认为 55 岁以下易于发生胆绞痛，McSherry 等报道 60 岁及以上的胆囊结石患者其并发症的患病率显著高于不足 60 岁者。

胆囊结石合并胆囊癌的可能性，在不同地区之间有可能存在差别，结石的体积对胆囊癌的发生似有关系，尚待更深入的研究。总之，①胆囊结石的自然过程与确诊时患者的症状类型有密切关系。无症状或只有轻微症状或非特异性症状的

胆囊结石患者，有50% ~80% 可望在今后20年内一直不会有胆道痛或并发症等症状发作。一旦有过胆绞痛或并发症发作的患者，90% 以上乃至全部迟早将会有症状复发。体重超重者复发机会更大。②胆囊结石合并或演变为胆囊癌的可能性在2% 以下。③将近20% 的胆囊结石患者，即或不服用溶石药物，其结石的体积也可能自行缩小。不到2% 的少数病例，其结石甚至可自行消失。

第四节　我国胆石症预防的策略

一、以预防为首要目标

胆结石流行病学调查表明，我国胆石类型在大城市和农村富裕地区已经转向胆固醇结石。尽管外科手术能有效治疗胆囊结石病，又有新发展的腹腔镜手术和许多非手术方法供胆石症治疗作选择，胆囊胆石病仍然是医学和社会上的较大问题。胆囊结石患者症状反复发作，有并发急性胆囊炎、胆囊积脓，胰腺炎、胆囊癌的危险性；手术治疗有可能损伤胆道，胆石患者还有一定的死亡率。美国为胆囊疾病每年要花费4.5 亿美元的医疗费用（1985 年水平）领先于其他消化道疾病（表9 -8）。现在胆囊结石发病率上升，LC 的广泛开展，胆道损伤的增加，器械耗材增多，物价的增长，医疗费用已呈大幅上升趋势。可想而知，国家医疗费用的负担明显加重。我国13 亿人口按8% 计算有约超亿患者等待治疗，且每年还不断有新的胆囊结石患者出现。因此，解决胆囊结石问题的根本出路是预防。

表9 -8　美国1985 年部分消化道疾病医疗费用

疾病	费用（亿美元）
胆囊疾病	4.5
结肠癌	4.3
肝病	3.5
溃疡病	2.5
憩室炎	1.5
阑尾炎	1.3

二、以四级预防为主要策略

即预防胆石形成；预防出现胆石症状；预防治疗后复发和预防胆石并发症。1987 年，在美国召开了首次世界性预防胆石症会议，提出了胆石症三级预防概念。即初级预防，防止胆石形成；二级预防，防止无症状胆石转化为症状胆石；三级预防，防止非手术疗法后胆石复发。最近Hofmann 再次强调了胆囊结石的初级预防和二级预防。上海第二医科大学瑞金医院提出四级预防胆固醇胆石症。强调重点是初级预防，并针对初级预防进行了一系列预测胆石症高危人群的研究。

1. 初级预防的主要内容

胆石初级预防即普遍预防，目的是防止胆石形成。瑞金医院用仓鼠的饮食调节实验证明，饮食改变和胆石形成，诱发胆石的类型（胆固醇结石或胆色素结石）以及胆石溶解有关。胆石的发生既有遗传因素，又有环境因素，前者较难改变，而后者则能够调整。胆固醇结石病危险因素的研究也证实了这一点：热量和脂肪摄入高，胆石症发病率增加；摄入少，则胆石症减少。根据流行病学和成石机制研究，推荐下列预防措施。

（1）预防胆固醇过饱和胆汁：肥胖者体内胆固醇过多，胆汁排出多。另一方面，肥胖患者应用种种方法减重、消耗体内脂肪组织，其中的胆固醇便排入胆汁，也增加胆汁胆固醇量。因此，避免肥胖有积极意义。

（2）增加摄入钙和纤维素：DCA（脱去氧胆酸）增加胆汁胆固醇分泌，抑制胆汁酸合成限速酶的活性，诱导成核加快。上海第二医科大学瑞金医院分析400 多例胆石患者，发现血清DCA 含量明显大于正常人。钙和纤维素高的食物可以降低DCA，预防胆石形成。

（3）减少摄入饱和脂肪酸：动物实验证明，食物中饱和脂肪酸的减少不但可降低胆汁胆固醇含量，还使胆汁成核活性降低。

（4）定期进餐和增加运动：最近在动物模型中每日用脂类和蛋白质混合物或外源性缩胆囊肽（CCK）刺激胆囊排空，预防胆汁淤滞，明显减少了胆石发生。推荐按时进餐，避免两餐间歇过长，减少胆汁酸肠肝循环的阻断时间。当肝脏分泌胆汁酸时，胆汁“泡”中胆固醇/磷脂的比值降低。建议三餐之后在临睡前增加一次小餐，缩短一夜的空腹时间。经常排空胆囊，不但促使胆汁酸的循环，还减少胆汁在胆囊中的停留时间。这种饮食方式可能增加了热卡的摄入，有导致肥胖的危险，因此要增加体力活动，促使能量消耗。

（5）高危人群的预防：除了对一般人群进行初级预防以外，还要选择性地对部分即将形成胆石的高危人群进行重点预防。胆石高危人群是指具有形成胆石危险因素的人。流行病学指出，年龄增加、女性、多产妇、有印第安遗传基因的人种、高脂血症等都是危险因素。上海第二医科大学瑞金医院经过以动物、胆石症住院患者以及自然人群为对象的胆石症高危因素预测研究，表明除了年龄、肥胖、高脂血症的特征以外，高危因素还包括血清 DCA 增加、胆囊收缩减弱、胆囊壁增厚。在所有这些因素中，胆囊形态和功能改变的预测意义最明显。对高危人群的胆石预防，不但需要上述的饮食调节和增加体力活动，还应有计划地给予药物，纠正早期病理变化，熊去氧胆酸是目前最为有效地降低胆汁胆固醇饱和度的药物，长期服用的费用昂贵，还有可能增加空腹胆囊体积和降低胆囊张力的不利面，临床应用时要注意。对胆囊收缩功能差的可给予 CCK 等促进胆囊收缩的药物。胆石症预防还希望研究人员能研制出降低胆汁成核活性和增加胆囊 CCK 受体的药物，促使从各个方面纠正胆石形成的病理改变。

2. 二级预防的主要内容

胆石症二级预防就是防止无症状的胆石症转化为有症状胆石症。近 20 年建立和完善了多种胆石非手术疗法，如口服溶石、碎石；口服溶石、灌注溶石和碎石灌注溶石联合疗法等，可以去除胆石达到预防目的。在选择治疗方法时，除考虑疗效外，还要考虑选用安全、并发症少的方法。其次要进一步研究无症状胆石自然史，了解转化为症状性胆石的比例和临床特征，以及对胆石出现症状的危险性和非手术治疗或手术治疗出现并发症的风险比，以建立更完善的治疗无症状胆石，实现二级预防的方案。

3. 三级预防的主要内容

胆石症的三级预防是在非手术治疗胆结石在保留有功能胆囊的情况下，存在着胆石复发的问题，此三级预防的内容是采用初级预防方案，纠正患者体内导致胆石形成的病理基础，避免胆石复发。医生和患者都要认识到非手术治疗后有可能胆石复发，注意定期复查，同时调节饮食类型，避免肥胖，加强身体锻炼，一旦发现胆石前期改变，即胆囊内胆泥形成，就早期予以治疗，可望收到很好的效果。

4. 四级预防的主要内容

胆石症的四级预防是治疗症状性胆囊结石，预防胆石并发症。胆石发展到症状性胆石阶段时，逆转到无症状性胆石的可能性极小，而且有发生急性胆囊炎、继发胆管结石，急性胰腺炎和胆囊癌等并发症的危险。以往，预防方法是胆囊切除术，现在，可根据胆囊功能情况决定取石保胆还是切除胆囊。保胆取石（息肉）既可以解除症状、防并发症，又可以防癌，是最有效四级预防。

胆囊结石四级预防的对象，从高危人群到症状性胆石，采用的方法是调整饮食、改变生活方式、非手术和手术治疗。胆石症研究的最终目的是将胆囊结石患者从治疗对象转变为预防对象。随着胆石症流行病学的发展，治疗方法的多样化，胆石预防的内容将会日益丰富和完善。

（莫国贤）

参考文献

[1] 张圣道．胆囊结石［M］．黄志强．当代胆道外科学．上海：科学技术文献出版社，1998：249－260.

[2] 张思功．体型指数与胰岛素抵抗的相关性临床分析［J］．中国老年学杂志，2009，29（11）：1384－1386.

[3] 张圣道．执着追求胆石病的预防［J］．外科理论与实践，2005，10（4）：299－300.

[4] 黄燕．1970－1979 年和 2000－2009 年间胆石类型变化［J］．腹部外科，2010，23（4）：234－235.

[5] 于岚．胆囊结石相关危险因素的探讨［J］．中华外科杂志，2011，17（9）：711－713.

[6] 芮炳峰．中年人群行为生活方式及健康状况与胆结石相关性的分析［J］．医学临床研究，2010，27（8）：1449－1451.

[7] 陈琰，张春华．糖尿病合并胆石症易患因素分析［J］．中国血液流变学杂志，2009，19（4）：560－561.

[8] 钟春生. 糖尿病与胆石症临床关系初探 [J]. 实用全科医学, 2005, 3 (6): 529.

[9] 李亚. 同型半胱氨酸与新诊2型糖尿病伴胆囊结石的相关性研究 [J]. 医药前沿, 2011, 01 (14): 1.

[10] 朱丹木. 合肥地区胆囊疾病的流行病学调查 [J]. 中华普通外科杂志, 2002, 17 (5): 271-272.

[11] 韩天权. 胆固醇结石病的发生机制 [J]. 世界华人消化杂志, 2010, 18 (12): 1191-1195.

[12] 杜鹏辉. 肝硬化并胆囊结石的临床特点与成因分析 [J]. 世界华人杂志, 2006, 14 (24): 2456-2459.

[13] 乔铁. 胆囊结石病因新发现——华支睾吸虫 [C]. 全国第二届内镜微创保胆学术大会论文集, 2009.

[14] 田志杰. 细菌与胆固醇结石—胆道系统细菌16S rRNA基因片段的研究 [D]. 上海: 上海第二医科大学, 2003.

[15] 田志杰. 胆囊结石病患者胆道系统的螺杆菌DNA研究 [J]. 中华消化杂志, 2003, 23 (6): 359-362.

[16] 蔡洪英. 448例保胆取石 (息肉) 术中胆囊壁活检与息肉胆汁病理分析 [J]. 现代医学, 2009, 9 (10): 11-12.

第十篇　胆囊良性疾病的诊断和治疗

胆囊良性疾病主要包括：急、慢性胆囊炎，胆囊结石，胆囊息肉，胆囊肌腺病和良性肿瘤等，其中胆囊炎和胆囊结石最为常见。胆囊良性肿瘤据国内不完全统计占同期胆囊切除病例的4.5%～8.6%。[1]

第一章　胆囊良性肿瘤命名和分类[1]

胆囊良性肿瘤包括腺瘤，来源于支持组织的良性肿瘤，胆囊假瘤，胆囊增生性病变，组织异位及其他良性假瘤。

第一节　胆囊良性肿瘤命名

胆囊良性肿瘤的命名比较混乱。在既往的文献中，将胆囊良性肿瘤笼统地称为乳头状瘤（papilloma）或息肉（polyp）。日本学者则称为胆囊隆起样病变。近年来，在国内常习惯称为胆囊息肉样病变（polypoid lesions of the gallbladder，PLG）。上述命名均不甚完美。实际上日本的胆囊隆起样病变还包括胆囊癌。胆囊良性肿瘤又不完全是息肉样病变。因此，上述命名仅仅是形态学和影像学的诊断术语。

胆囊良性肿瘤包括胆囊良性肿瘤和肿瘤性病变，两类病变在影像学和形态上非常相似。因此很难鉴别，确切的诊断要依靠组织学的检查。

因此，目前尚无公认的统一的分类方法。常用的有Christensen分类和白井良夫分类。

一、Christensen分类

1970年Christensen报道了180例胆囊良性肿瘤，并做了较合理的分类（表10－1）。他将胆囊良性肿瘤简单地分为良性肿瘤和假瘤两大类。假瘤系指外观像肿瘤的非肿瘤性病变。这种分类方法既系统全面又简单明了。

表10－1　胆囊良性肿瘤的分类

Christensen 1970 良性肿瘤

良性肿瘤
上皮性
乳头状腺瘤
非乳头状腺瘤
支持组织
血管瘤、脂肪瘤、平滑肌瘤、颗粒细胞瘤
良性假瘤
增生性　腺瘤样增生、腺肌瘤
组织异位　胃黏膜、小肠黏膜、胰腺、肝脏
息肉　炎性息肉、胆固醇息肉
其他　纤维黄肉芽肿性炎症、寄生虫感染及其他假瘤

小塚贞雄（1982年）将胆囊黏膜的隆起性病变分为5种：①炎性息肉；②胆固醇息肉；③增生；④所谓的乳头状瘤（腺瘤）；⑤癌。该分类不够系统，并且包括恶性病变，超出了本节要求的范围。

二、白井良大分类

白井良大（1986年）报道196例胆囊隆起性

病变并进行分类（表 10－2），将其分为良性和恶性两大类。并将以往所谓的腺癌分为腺瘤（真性肿瘤性病变）和过分化性息肉。后者不是真正的肿瘤。其中，固有上皮过分化性息肉由类似于胆囊固有上皮细胞构成，细胞异型性轻，间质比较丰富，与周围正常胆囊黏膜上皮移行性好，无明显界限，由于所有病例的间质内可见泡沫细胞，故认为它不是真正的肿瘤。化生上皮型是以化生上皮为主体，相当于以往的腺癌样增生或无蒂腺癌。武藤首先命名过分化息肉，其概念实际上为增生性息肉。白井良夫提出诊断腺瘤有三条标准，即当细胞异形型性强、腺管密集（典型时为背靠背排列）、与周围黏膜移行突然时方被诊断为腺瘤。

表 10－2　胆囊隆起性病变的分类及其频度
（新潟大学第一病理 1982. 10－1985. 3）

	病例数	病变数
良性	175（89. 3%）	632（95. 9%）
胆固醇息肉	73	321
过分化息肉	52	146
固有上皮型	22	39
化生上皮型	30	107
肉芽息肉	30	139
腺瘤	8	13
固有上皮型	1	3
化生上皮型	7	10
其他	12	13
恶性	21（10. 7%）	27（4. 1%）
腺癌（除外腺瘤内癌）	13	19
腺瘤内癌	6	6
类癌	2	2

1992 年日本长岩治朗报道胆囊隆起样病变的疾病与肿物大小的比较（表 10－3）指出，大部分良性病变 < 15mm，> 15mm 的病变为恶性的可能性相当高。日本第 21 届胆道疾患研究会还将胆囊隆起样病变定义为小于 15mm 的病变。

表 10－3　胆囊隆起样病变的疾病与肿物大小的比较（长岩 治朗：胆道，1992）

	<5mm	6－10mm	11－15mm	16－20mm	>21mm	合计
非肿瘤	27（34. 6%）	30（38. 5%）	14（17. 9%）	6（8. 0%）	1（1. 3%）	78
腺瘤	2（33. 3%）	1（16. 7%）	2（33. 3%）	1（16. 7%）	0	6
早期癌	3（33. 3%）	1（11. 1%）	1（11. 1%）	0	4（44. 4%）	9
进行癌	0	0	0	3（9. 8%）	28（90. 3%）	31

综上所述，胆囊良性肿瘤的命名和分类尚有争议，诊断标准不同，分类也很混乱。国内还没有该方面的报道。医疗实践中还是以良性肿瘤性病变和非肿瘤性病变（或称为假瘤）容易被人们所接受。良性肿瘤以胆固醇息肉为最多见，在西方国家中腺肌瘤样增生也不少见。

第二节　胆囊良性肿瘤分类（图 10－1～图 10－8）

腺瘤是来自于胆囊黏膜上皮的良性肿瘤。约占胆囊良性病变的 23%（表 10－3）。约占同期胆囊切除病例的 1%，女性比较多见，小儿偶见报道。部分病例同时伴有胆囊结石。胆囊腺瘤大多数为单发，少数多发，可发生在胆囊的任何部位，褐色至红色；平均直径（5. 5 ± 3. 1）mm（1～25mm），大多数腺瘤小于 10mm。

胆囊腺瘤又被进一步分为乳头状腺瘤和非乳头状腺瘤。两者发病率相近。

1. 乳头状腺瘤又可分为有蒂和无蒂两种。前者多见，镜下显示呈现分支状或树枝结构，带有较细的血管结缔组织蒂与胆囊壁相连，有单层立方上皮或柱状上皮覆盖，与周围正常的胆囊黏膜上皮移行较好。

2. 非乳头状腺瘤　又称为腺管腺瘤。大部分有蒂，镜下可见多数增生的腺体被中等量的结缔组织间质包绕。偶尔，腺体显示囊样扩张。覆盖的单层柱状上皮与胆囊黏膜上皮相连续。该型腺瘤以腺体的管状增殖为主体，故称为腺管腺瘤。有时可见杯状细胞或基底颗粒细胞的肠上皮化生改变。

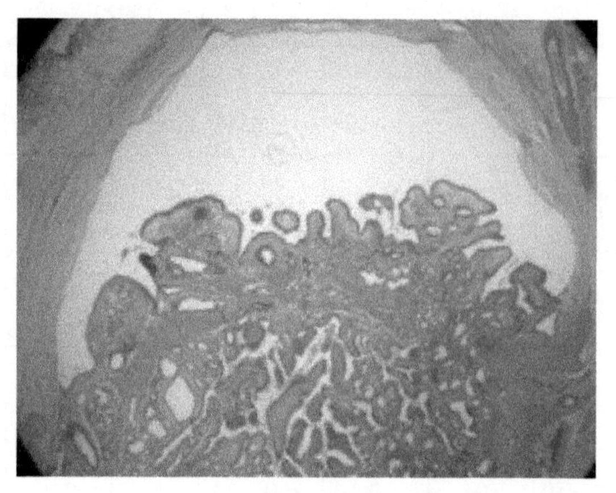

图 10－1　胆囊颈腺瘤嵌顿

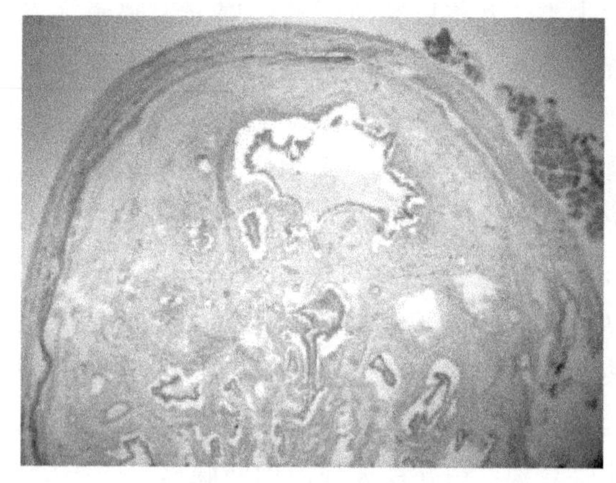

图 10－2　纤维腺瘤低倍

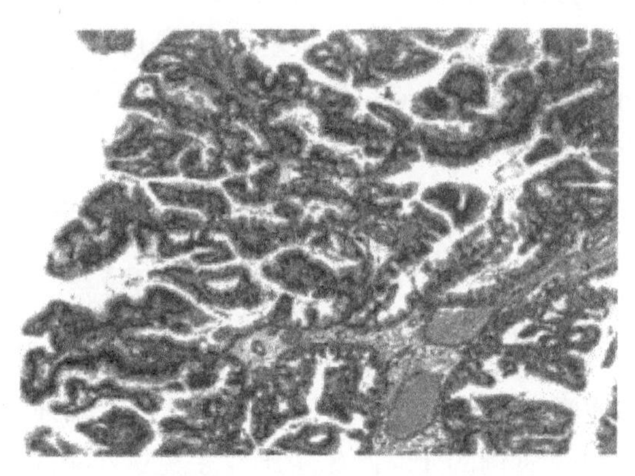

图 10－3　胆囊乳头状腺瘤性息肉

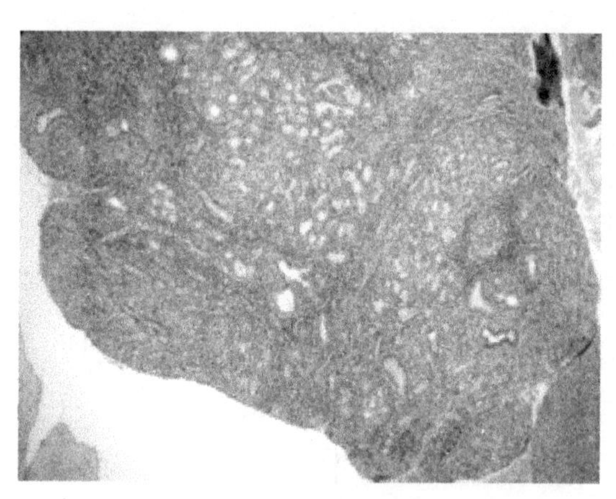

图 10－4　炎性增生性息肉，幽门腺化生

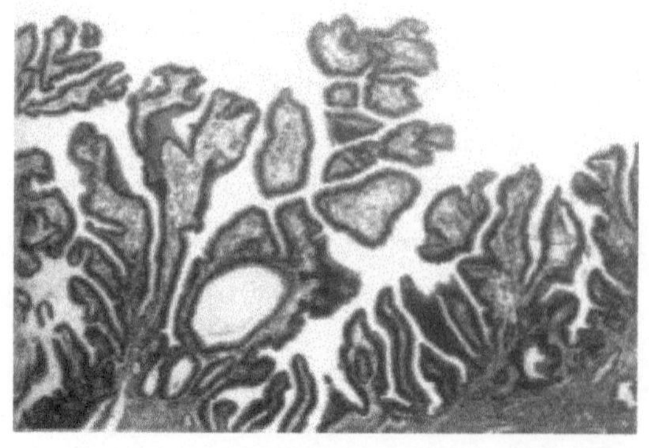

图 10－5－1　胆囊乳头状腺瘤，肠型，大量突入管腔的乳头结构

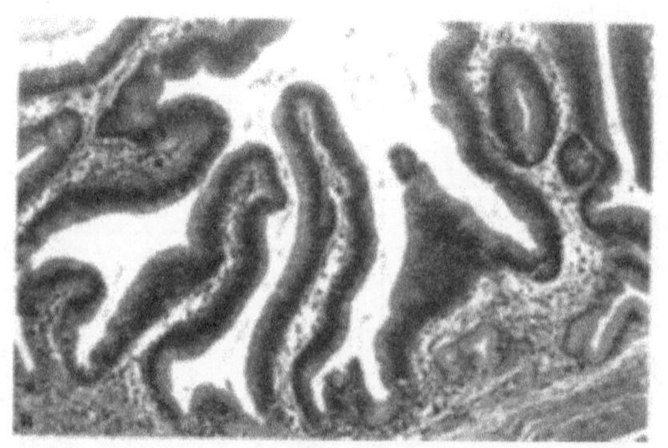

图 10－5－2　胆囊乳头状腺瘤，假复层柱状细胞，散在杯状细胞

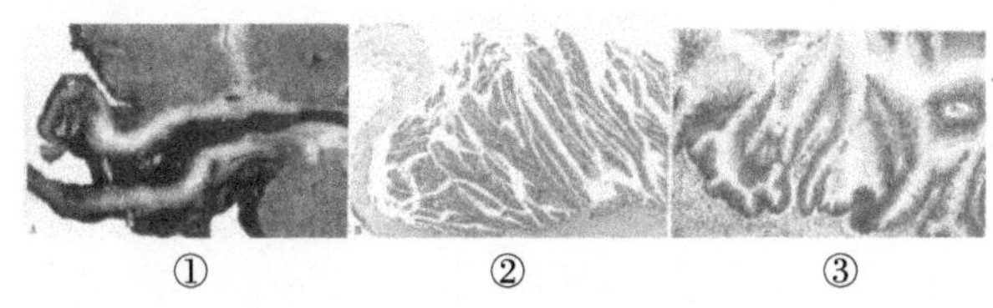

图 10-6　胆管乳头状瘤病

①扩大，增厚的肝内胆管；②绒毛状形态；③肿瘤细胞无浸润

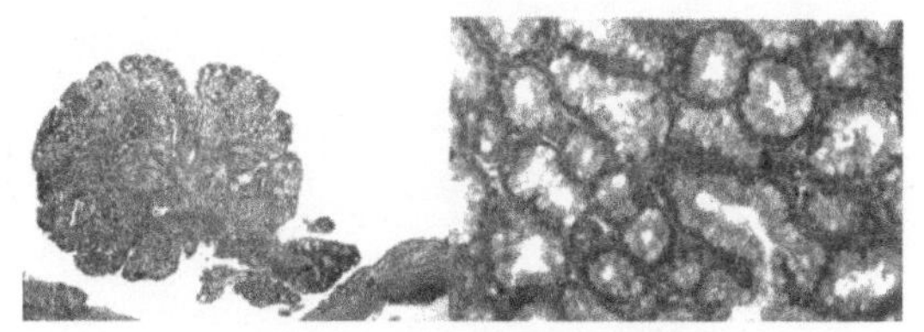

图 10-7　非乳头状腺瘤

（胆囊管状腺瘤，幽门腺型）

少数腺瘤介于乳头状腺瘤和非乳头状腺瘤之间。也可合并胆囊结石。腺瘤内癌或腺瘤癌变也时有报道。

3. 腺瘤的癌变倾向　关于腺瘤的癌变倾向，仍然存在争论，部分学者持否定意见，认为缺乏腺瘤癌变的直接证据。Vadheim（1944 年）首先报道了胆囊腺瘤癌变 4 例。近 30 年来，不断有腺瘤恶变的报道：

（1）统计 1989 年国内报道，腺瘤的癌变率约为 11.3%，1989 年 Ishikawa 报道无蒂腺瘤癌变（33%）明显高于有蒂腺瘤（13%）。1982 年，Kozuka 报道了 7 例腺瘤恶变，有 6 例为乳头型腺瘤，其中半数含有管状腺瘤成分。

（2）腺瘤的大小与恶变的关系，Kozuka 报道良性腺瘤的大小平均直径为（5.5 + 3.1）mm。而恶变的腺癌平均直径为（17.6 ± 4.4）mm。因此将判断腺瘤的良恶界限定为直径 12mm。超过 12mm 者恶变的可能性很大。白井良夫（1986 年）认为，最大直径超过 15mm 的胆囊隆起性病变有相当高的恶性的可能性。我国学者则认为，超过 10mm 者应警惕有恶变，并将该项指标定为重要的手术指征之一。1988 年，Koga 报道 94% 的良性病变直径小于 10mm；88% 的恶性病变大于 10mm。因此，当肿瘤超过 10mm 时应考虑为恶化。事实上仍有少部分腺瘤在直径小于 10mm 时，就已经发生了癌变。所以，小于 10mm 的腺瘤也不要放松警惕。

（3）1982 年，小塚贞雄观察，随着腺瘤体积的增大，间质变少，腺管互相接近，上皮细胞核逐渐增大，部分出现假复层上皮细胞，癌的先行性病灶改变逐渐明显。在大的腺瘤中，常常出现上皮细胞排列紊乱，部分细胞核更大，上皮细胞的假复层排列更为明显，提示了腺癌在组织学上有恶变的移行迹象。

（4）Kozuka 观察了 79 例胆囊浸润癌中 15 例（19%）有腺瘤组织残余。提示部分胆囊癌变来源于早已存在的腺瘤组织。

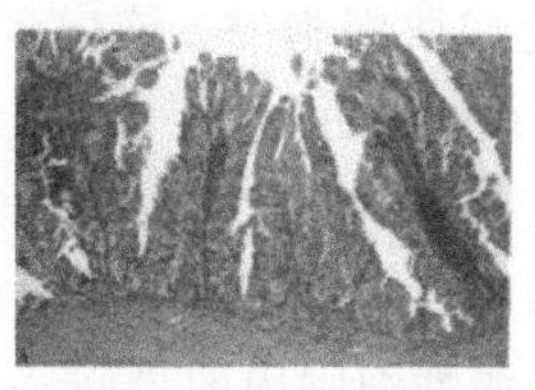

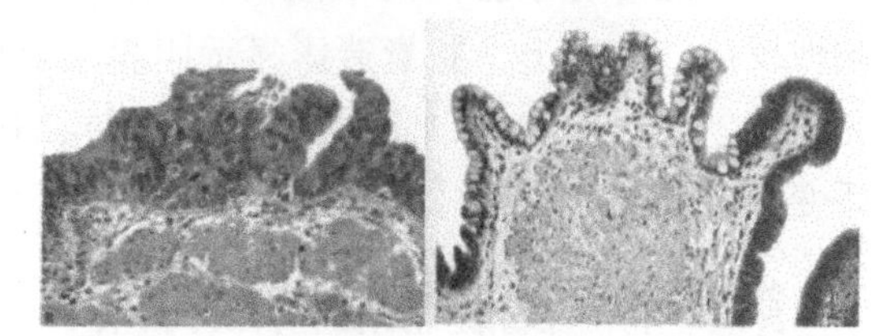

图 10-8　胆囊高级别上皮内肿瘤（原位癌）

高级别上皮内肿瘤：与大量成熟的杯状细胞的肠化生相伴

上述提示：①腺瘤有较高的癌变率；②随着腺瘤的增大恶变率增高；③腺瘤组织内在组织学上有恶变移行迹象；④相当比例的胆囊浸润中有腺瘤组织残余，以上 4 点足以说明胆囊腺瘤是胆囊癌的癌前病变。

有人还注意到胆囊腺瘤癌变病例的年龄偏高，女性偏多。部分胆囊癌或腺瘤病变的同时伴有胆囊结石。因此认为腺瘤癌变与胆石的存在及其对胆囊黏膜的慢性机械刺激有密切关系。不伴有胆结石的腺瘤很少恶变。

第二章　腺瘤的病理特点

第一节　来源于支持组织的胆囊良性肿瘤病理特点

此类良性肿瘤更为罕见，包括血管瘤、脂肪瘤、平滑肌瘤和颗粒细胞瘤等。

血管瘤、脂肪瘤及平滑肌瘤的镜下结构与发生在其他部位的同类肿瘤是完全相同。

胆囊颗粒细胞瘤（granular cell tumor，GCT）非常罕见。世界上仅有20余例报道。既往该病被称为颗粒细胞成肌细胞瘤。该病多见于胆囊管，占肝外胆道系统GCT的37%。肉眼所见显示，胆囊管的局限性肉样、褐黄色、较硬的小病变，造成胆囊管狭窄和梗阻，导致胆囊的黏液囊肿。组织学显示神经源性细胞内的嗜酸性颗粒，呈PAS强阳性反应。临床上，胆囊造影显示胆囊不显影或无功能。到目前为止，尚未见到胆囊颗粒细胞瘤恶变倾向的报道。

第二节　胆囊假瘤病理特点

胆囊的假瘤又常被称为非肿瘤性病变。主要包括息肉、增生性病变和组织异位症等。其中，胆囊息肉最为多见。由于超声显像技术的广泛应用，胆囊息肉的检出率明显增高。

统计国内1989年的报道，胆囊息肉占胆囊良性肿瘤的67%。胆囊息肉分为胆固醇息肉和炎性息肉两种。其中，胆固醇息肉占大多数（67%）。胆固醇息肉是胆固醇代谢紊乱的局部表现。发病在性别中无明显差异。可发生在胆囊的任何部位。少数病例同时伴有胆囊结石。大部分为多发，小部分为单发。外观呈黄色分叶状，或是桑葚样，柔软易脱落。与胆囊黏膜有蒂相连，有的蒂细长，息肉可在胆囊内摆动；有的蒂粗短，息肉呈小结节状。息肉大小不等，一般为3～5mm，绝大多数小于10mm。偶见直径达到10mm的息肉。组织学显示：息肉由集聚的泡沫组织细胞构成，其表面由单层柱状上皮覆盖。偶见胆囊被胆固醇沉积呈草莓样改变，胆固醇息肉无肿瘤倾向，也未见恶变的报告。（图10－9）

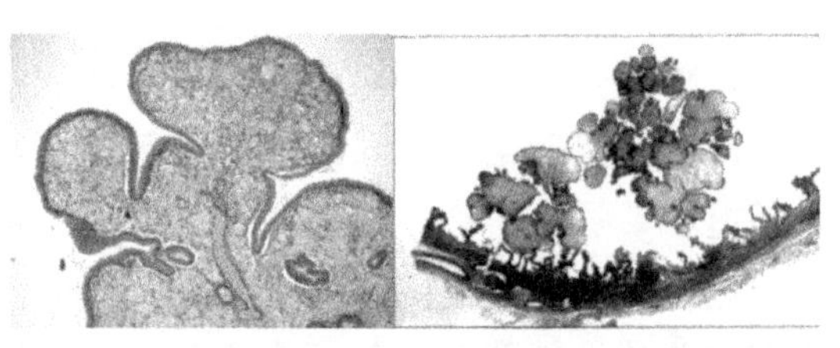

图10－9　胆固醇息肉，中倍息肉呈绒毛状结构，间质充满泡沫样吞噬细胞，还有慢性胆囊炎

炎性息肉呈单发或多发，3～5mm大小，蒂粗或不明显，颜色与邻近的黏膜相似或者稍红。可伴有胆石。常伴有严重的胆囊慢性炎症。组织学显示：灶性腺上皮增生伴血管结缔组织间质和明显的炎性细胞浸润，上皮与邻近的胆囊黏膜上皮相似。尚未见到胆囊炎性息肉恶变倾向的报道。（图10－10）

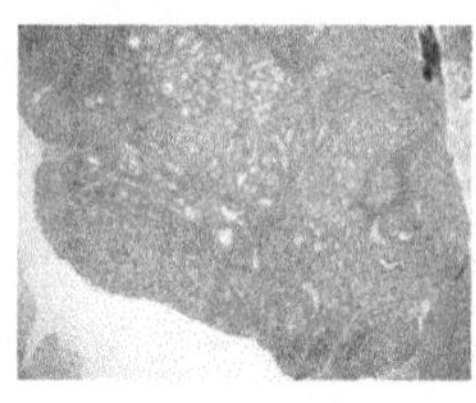
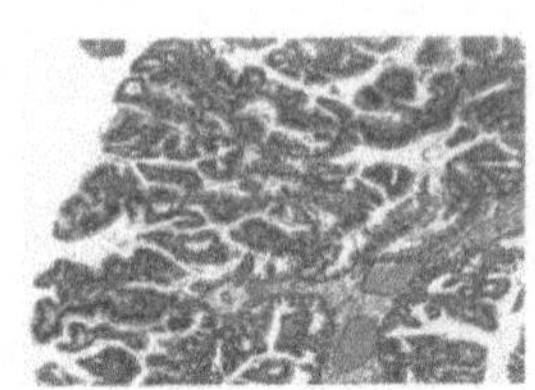

图10－10　炎性增生性息肉，幽门腺化生，（中倍）胆囊乳头状腺瘤性息肉

第三节　胆囊增生性病变病理特点

胆囊增生性病变包括腺肌瘤样增生和腺瘤样增生。腺肌瘤样增生是一种由于胆囊的增殖表现为胆囊壁肥厚性病变，有胆囊上皮和平滑肌增生。分为局限型，节段型和弥漫型三种。局限型的腺肌瘤样增生，绝大多数发生在胆囊的底部，又常被称为腺肌瘤。

腺肌瘤样增生有许多命名。但是，以本病命名最为合适。Christensen认为该病不是肿瘤。没有任何恶变倾向。然而，1987年Paraf报道了2例发生了腺肌瘤样增生的癌症，1例为腺癌伴有胆固醇沉积症；另1例为鳞状细胞癌。文献中还有4例相似的报道。因此认为本病是一种良性病变，但是，可发生癌变。

肉眼所见：局限型病变呈半月形隆起的结节，直径5~25mm大小，伴有中心部脐样凹陷。节段型和弥漫型病变主要是受累的范围不同。病变的断面是灰白色，有多数小囊样腔隙。

组织学特点：主要是胆囊上皮和平滑肌的增生。上皮增生在病变的中心最明显，周围的腺体常呈囊状扩张并充满黏液，扩张的腺体内可有钙质沉着。在大多数病例中，间质中有轻度的慢性炎性细胞浸润。

武藤良弥（1986年）强调并将本病的诊断标准定为："在组织标本上，每1cm内有5个以上的RAS增殖，其结果导致胆囊区肥厚达3mm以上的病变"。

腺瘤样增生：呈局灶性或弥漫性的黏膜增厚。分为绒毛型和海绵型两种。绒毛型以高的乳头状的黏膜隆起为特征：海绵型以分支状的腺体为特征，有时伴有囊性扩张。

尚未见与本病有关的恶变病例报告。

组织异位症：此病罕见。已报道的异位组织有胃黏膜、小肠黏膜、胰腺组织、肝和甲状腺等。全部异位组织结节均位于胆囊内，发生在胆囊颈或胆囊管附近较多见。肉眼呈现突入胆囊腔的结节，10~25mm大小。断面呈灰白色。根据不同的组织特点可被认定，例如，胃黏膜异位症，镜下可见壁细胞和主细胞；小肠黏膜异位症，可见Paneth细胞等。

第四节　其他良性假瘤

更罕见，包括寄生虫感染形成的肉芽肿，创伤性神经瘤和缝线肉芽肿和纤维肉芽肿性炎症等。（图10-11）

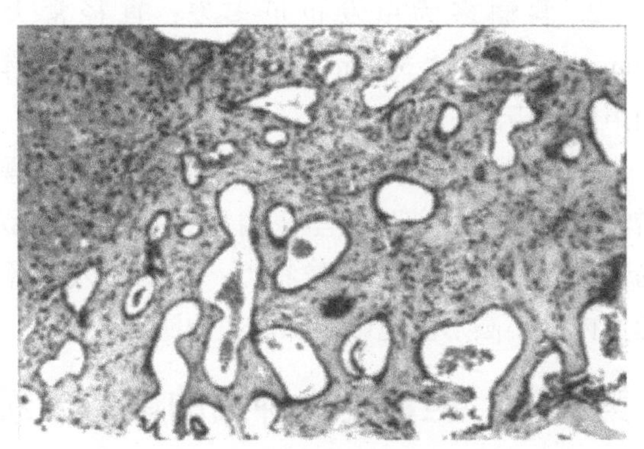

图10-11　胆管内错构瘤：形状不规则的扩张的胆小管包裹于致密的纤维间质中

第三章　胆囊良性肿瘤的诊断

胆囊良性肿瘤的诊断，主要依靠两大手段，一是非侵蚀性的，如临床表现、超声显像检查、X线胆囊造影、CT检查以及US引导下的胆囊双重造影等；二是侵入性的，如超声内镜检查（EUS）、选择性胆囊动脉造影、经皮经肝胆囊镜检查（PTCCS）及活检等。

第一节　胆囊良性肿瘤临床表现

胆囊良性肿瘤无特殊的临床表现，最常见的症状为右上腹疼痛或不适，一般症状不重，多可耐受，如果病变位于胆囊颈部，可影响胆囊的排空，常于餐后发生右上腹的疼痛或绞痛，尤其在高脂餐后。伴有胆囊结石者，可有胆囊结石的症状。其他症状包括消化不良，偶有恶心呕吐等。部分患者无症状，在健康检查或人群普查时才被发现。

胆囊良性肿瘤多无明显体征。部分患者可以有右上腹深压痛，如存在胆囊管梗阻时，可扪及肿大的胆囊。偶见胆囊乳头状腺瘤部分脱落，导致梗阻性黄疸。

第二节　胆囊良性肿瘤的超声检查

一、胆囊良性肿瘤B超检查的临床意义

超声显像检查（US）具有无创伤、简便、经济和病变检出率高（95%~98.3%）等优点，已列为诊断胆囊息肉样病变的首选方法。胆囊息肉样病变的共同特点是向胆囊腔内隆起的回声光团，胆囊壁相连，不伴有声影，不随体位改变而移动。

超声检查的误诊率或漏诊率受胆囊内结石的影响。往往发现了结石，遗漏了病变或者因为病变太小，未被发现。

二、胆囊良性肿瘤病变的B超声像图特点

胆囊良性肿瘤病变的声像图特点有：胆固醇息肉常为多发，息肉样，有蒂，常小于10mm；蒂长者可在胆囊内摆动；高辉度不均一的回声光团，无声影；不随体位变动而移位。

1. 炎性息肉结节状或乳头状，多无蒂，直径常小于10mm，呈低辉度回声，无声影。

2. 腺瘤多为单发也可多发；直径常大于10mm，最大可达30mm，有蒂或无蒂，呈低辉度回声、无声影。

3. 腺肌瘤样增生分为3型：胆囊壁呈弥漫性增厚的弥漫型；前后壁呈三角形突出的节段型及局部增厚的局限型。影像特点：可见突入肥厚胆囊壁内的小圆形囊泡影像和散在的回声光点等。

第三节　胆囊良性肿瘤的影像诊断

一、X线胆囊造影胆囊良性肿瘤病变的临床诊断意义

X线胆囊造影包括口服胆囊造影、静脉胆道造影及内镜逆行性胆道造影（ERC）等，是一项有用的诊断方法。但是，大多数报道认为胆囊造影的检出率和诊断的符合率偏低，一般约为50%（27.3% ~53%）。检出率低受胆囊功能不良、病变过小或胆囊内结石等因素的影响。影像特点主要为大小不等的充盈缺损。

户松成（1985年）报道用ERC进行胆囊薄壁造影可清楚地显示胆囊息肉样病变的形态，检出率可达80%。

户松成（1985年）报道用US引导下的胆囊双重造影可使胆囊息肉样病变的形态，检出率可达90%。但操作复杂，需要同时具有超声和放射设备。

二、CT检查对胆囊良性肿瘤病变的临床诊断的意义

胆囊息肉样病变的CT检出率低于B超，高于胆囊造影，检出率为40% ~80%不等。其影像学特点与B超显像相似。如果先行胆囊造影，在此种条件下做CT检查，可使显像效果更清楚。

三、MRCP三维显像在胆囊管检查中的意义

胆囊管长度3 ~4cm，管腔2 ~4mm，B超下结石不易发现，CT阳性率低，MRCP提高了肝内胆管结石、肝总管、胆总管、胆囊管结石的检出率，可以看到胆囊管的形态。如果曾经反复炎症，粘连，胆囊管可以不通，导致胆囊功能丧失，必须切胆；如果是有结石，取出结石，胆囊管再通，就可以成功保胆，改善或恢复胆囊功能，在术前了解胆道功能。因此对胆结石病史长，经常胆绞痛，反复胆囊炎症，胆囊结石数量较多者建议术前做MRCP，要求放射科作三维成像图提供临床需要，它可以更清楚显示胆囊管是否有结石及结石的位置，但因造影技术、读片水平、结石部位仍有漏诊可能。

四、PET-CT对胆囊良性肿瘤病变的临床诊断的意义

将示踪剂18F-FDG注入人体代替脱氧葡萄糖，观察靶区葡萄糖代谢情况显示，根据恶性肿瘤具有高代谢的特性诊断肿瘤的性质。PET/CT对鉴别局灶性肺肿块的良恶性诊断非常准确。尤其对于解剖部位复杂，密度对比不明显的部位，如病灶是否有癌变或转移能较明确做出鉴别诊断，避免了漏诊和误诊，是既能定位又能大致定性的一种新的影像检查手段，对有条件的患者，在需要时有一定的意义。

五、其他侵入性诊断方法对胆囊良性肿瘤病变的临床诊断的意义

在上述诊断方法难以确诊时，这些侵蚀性诊断方法对胆囊良性肿瘤病变的临床诊断有一定帮助。

1. 超声内镜检查（EUS）　森田敬一（1986）年和木本英三（1986年）分别介绍应用EUS方法清楚地显示出胆囊壁的三层结构，从内向外显示，回声稍高的黏膜和黏膜下层，低回声的肌纤维层

和高回声的浆膜下层和浆膜层。胆固醇息肉为高回声光点组成的聚集像或多粒子状结构，胆囊壁三层结构清楚。胆囊癌为乳头明显低回声团块，囊壁的层次破坏或消失，并可了解肿瘤浸润的深度。此法对胆囊壁息肉样病变的显像效果明显优于普通 B 超检查，但是，对于胆囊底部病变的检查效果较差。在胆固醇息肉、腺瘤及胆囊癌的鉴别诊断方面有重要作用。因此，对于 B 超难以确诊的病例，用 EUS 检查有效。

2. 选择性胆囊动脉造影根据影像上羽毛状浓染像，动脉的狭窄或闭塞等特点来区别肿瘤或非肿瘤病变是可能的。但是，早期的胆囊癌和胆囊腺瘤均可能没有胆囊动脉的狭窄和闭塞像，均有肿瘤的浓染像，两者间的鉴别还较困难。

3. 经皮经肝胆囊镜检查（PTCCS）及活检。

综上可见，US 是诊断胆囊息肉样病变的首选方法和主要方法、针对疑难病例，各种影像诊断方法的联合应用能提高病变的检出率和确诊率。但是，确诊和鉴别仍然是困难的。

第四节　胆囊良性肿瘤病变鉴别诊断

以下几个方面，对胆囊息肉样病变的鉴别诊断会有所帮助。(表 10－4)

表 10－4　我国胆囊良性肿瘤的病理类型（1989）

作者	胆囊息肉	炎性息肉	腺肌瘤	腺瘤样增生	组织异位症	腺瘤	腺瘤内癌	合计
余云	20	16	5		1	27	3	72
邓绍庆	28	5	2	1		3		39
夏亮芳	8	11		8		3		30
李志霞	16	2		3		7	1	29
郑先瑞	17	7	1				1	26
陈澍周	8	5	3	3		3		22
沈士刚	8	2		1		3	1	15
泮奎	22	18	1			13		54
万远廉	12	1				4	2	19
合计	139	67	12	16	1	63	8	306
百分比（%）	45	22	4	5		21	26	99

一、病变的大小

从表 10－4 可见，大部分良性病变 < 15mm，> 15mm 的病变为恶性的可能性相当高。日本第 21 届胆道疾患研究会还将胆囊小隆起样病变定义为小于 15mm 的病变。由于影像学特征缺乏特异性，在很大程度上，病变的大小是唯一的或主要的区别点，因此病变的大小则成为判定病变良恶程度的初步指标。但是各家的标准不一致，我国绝大多数学者与 Koga 的意见相同，认为 > 10mm 病变应疑为恶性，并确定该点为手术指征之一。事实上，小部分早期癌或腺瘤内癌也小于 10mm，现单纯根据病变的大小来判定病变的良恶性仍然是不完善和不安全的。

二、病变的数目

胆囊息肉，尤其是胆固醇息肉，大部分为多发。胆囊腺瘤多为单发，少数为多发。腺瘤恶变虽然时有报道，但是，尚未见到在同一胆囊内有多发腺瘤内癌的报道。因此认为多发病变为良性可能性大，大于 10mm 的单发病变应疑为恶性。

三、病变的形态

不少资料表明，有蒂腺瘤明显多见，但是腺瘤有蒂或无蒂与其恶变之间尚无明确的规律，尚需要大样本的统计分析，才能获得肯定的结论。

四、病变发生的部位

颗粒细胞瘤常发生在胆囊的颈管部，局限性腺肌瘤样增生多见于胆囊底部，其他的胆囊良性病变可发生在胆囊的任何部位。

综上可见，术前的影像学表现缺少特异性，病变的大小仅仅是鉴别诊断的初步标准。对于 B 超诊断有困难的病例，可进一步进行 EUS 或选择性胆囊动脉造影，有益于鉴别诊断。最终诊断仍然要依靠病理组织学检查。

在临床工作中，还要与上腹部的其他病变，包括十二指肠溃疡、肝外胆道结石、慢性胰腺炎和肝炎等相鉴别。否则，手术治疗后仍会残留症状。

第四章　以往胆囊良性肿瘤治疗原则及缺陷

胆囊良性肿瘤主要并发症是癌变，极少数肿瘤脱落造成胆囊管梗阻或胆总管梗阻，并发胆绞痛或梗阻性黄疸，针对胆囊良性肿瘤，尚无有效的药物治疗，主要依靠外科手术切除治疗。

第一节　手术指征

以往认为包括病变大于10mm，怀疑为肿瘤，病变侵及肌层，良性还是恶性难以确定，经短期观察病变增大较快，病变位于胆囊颈管部影响胆囊排空，有明显的临床症状及合并胆囊结石或急慢性胆囊炎等。具有上述指征之一者，均行胆囊切除手术治疗。

第二节　手术方法的选择

单纯性胆囊切除术适用于各种胆囊良性肿瘤。

如果胆囊良性病变发生癌变且已侵及肌层甚至浆膜层，应按胆囊癌处理。

在胆囊切除术中，术者亲自解剖检查胆囊标本，对可疑病变常规做冷冻切片病理检查，对发现早期病变非常重要，值得提倡。

第三节　观察随访

以往对于那些小于10mm的病变，又无明显的临床症状，无论单发或者多发，可暂不手术，定期做B超随访。当发现病变有明显增大时，才行胆囊切除治疗。

第四节　以往治疗胆囊良性肿瘤原则的缺陷

主要缺陷是：

1. 由于历史和技术的原因，诊断时只靠间接的影像资料，如B超和CT。这些间接影像所看到的息肉形态、血供情况、蒂的长短与胆道镜下观察到的情况差别很大。

2. 以10mm以上为手术切除标准太粗糙，保胆取息肉经验中7～8mm大小的息肉癌变也能遇到。有报道直径小于10mm癌变率达29%[2]。

3. 5mm以下观察；5mm以上，如患者思想负担重者可以行保胆取息肉，根据病理报告决定保胆还是切胆；8mm以上建议尽早行保胆取息肉手术。

4. 因为以往要切除有功能的胆囊，息肉太小就切除比较可惜，所以等到息肉稍大再切除的思路可以理解，但是仅凭息肉大小决定是否切除胆囊不如根据病理性质决定是否保胆更科学。

5. 在现代条件下，多项理由说明胆囊良性肿瘤用预防性切除胆囊没有必要。因为：①胆囊良性肿瘤，胆囊功能良好；②切除有功能的胆囊可能造成很多不良后果；③胆囊良性肿瘤主要并发症是癌变，但比例不高（见相关章节），而且早期取出息肉或腺瘤同样达到预防癌变的目的；④从“精准外科”的观念出发、病变定性手段增加、准确性提高（如PET－CT、病理细胞学检查等），因此，根据肿瘤病理性质决定胆囊的“去”或“留”无疑更加科学。

海军411医院病理科王晓熙主任提供了所有病理资料，工作中得到王英等全科同行的支持，在此表示衷心感谢。

（莫国贤）

参考文献

[1] 戴显伟，陈淑珍．胆囊良性肿瘤［M］．黄志强．当代胆道外科学．上海：科技文献出版社，1998：597－602.

[2] 傅贤波．腹腔镜手术的发展与争议．北京：人民卫生出版社，2007：225.

第十一篇　胆囊结石及其并发症

第一章　胆囊结石分类研究

第一节　胆囊结石分类研究主要方向

胆囊结石分类研究大体有两大方向，一是以结石形态、成分、剖面结构来分类以及所在部位来分类；二是以结石钼靶 X 线摄影解释分类、超声扫描解释分类和 CT 扫描解释分类。

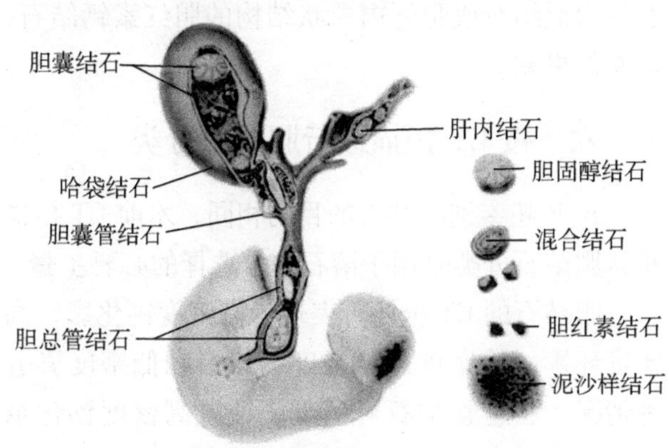

图 11－1　胆囊结石按部位命名胆囊结石形态分类

引自杨镇胆道外科学图谱 P28，上海科学技术出版社

第二节　结石分类方法

一、按结石大体形态分类

此法由 Rains（1964 年）提出，目的是区分胆固醇结石和胆色素结石，认为胆固醇结石呈浅黄色，光滑成多面体形，直径 2～30mm；剖面显示结晶状分层改变，有深色核心。但是，Maki（1982）有不同观点，认为东西方患者有区别。东方国家（日本）有另一种色素性结石，多发生在胆总管或肝内胆管，并伴有大肠杆菌感染，结石呈暗褐色或红褐色；而西方国家的色素性结石多在胆囊内，不伴有感染，可能与代谢失衡有关，如溶血性贫血，肝硬化等。因此，这种分类方法不能完全反映不同地域及各种结石的固有特征。

二、按结石剖面结构分类

陈淑珍（1984 年）按结石剖面结构，把中国人的结石分为 5 型，即：①叠层型；②放射型；③叠层放射型；④混合型；⑤无定形。

目前，国内较为常用的胆石分类方法是中华外科学会全国胆石病研究组（1987 年）推荐的由上海瑞金医院提出的根据结石剖面特征的分类方式，将结石分为 8 类：①放射结石；②放射年轮状结石；③岩层状叠层石。此 3 类是以胆固醇为主的结石。④铸形无定型石；⑤沙层状叠层石；⑥泥沙状石。此 3 型主要是以胆红素为主的结石。⑦黑色结石。所谓“纯色素结石”，不含胆固醇，切面如柏油状，黑色有光泽。⑧复合结构石，由上述两种以上结构合并而成。（图 11－2）

三、按结石所在部位分类

主要分为胆囊结石、胆（肝）总管结石和肝内胆管结石，胆囊内结石以胆固醇结石多见，或为纯色素性结石；而胆总管或肝胆管结石以色素性、多发性结石为主（图 11－1）。

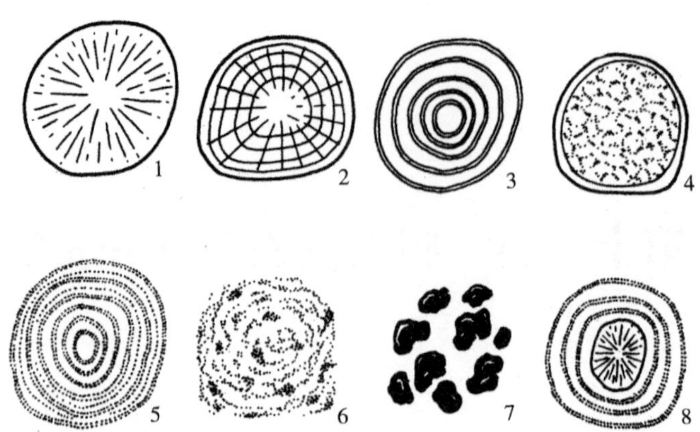

图 11－2　国人胆结石分类（傅培彬，张圣道 1984 年引自胆道外科学 P247）

1. 放射状石；2. 放射年轮石；3. 岩层状叠层石；4. 铸形无定形石；5. 沙层状叠层石；6. 泥沙样石；7. 黑色石；8. 复合结构石

四、按钼靶 X 摄影胆石分类

第三军医大学（1976 年），戴显伟、陈淑诊（1984 年）先后用钼靶 X 线摄影对胆石进行分类。放射型纯胆固醇结石：核心密度低或称高密度影，可见中心腔。外层密度均匀一致，无分层改变。放射叠层型胆固醇结石：密度较均匀，中心可见星芒状阴影（中心腔），可见分层改变。

联合型结石：内、外层密度截然不同。常见内层高密度影为胆固醇，外层低密度影为胆红素。

胆红素钙结石：线状或条形阴影为胆石的分层结构，部分胆石的轴心带形阴影为蛔虫残体。

无定形结石：成泥块状，无核心，无分层。

五、按超声扫描胆石分类

土屋幸浩（1988 年）用超声波对人体内结石进行分类，共分三型：

Ⅰ型结石　表面呈强回声，后方逐渐衰减，移行成为声像。如回声呈彗尾征，则为纯胆固醇结石；如回声前半部半月形，则为胆固醇结晶明显的混合结石，适合口服溶石治疗。

Ⅱ型结石　显示胆石回声，前方强度高，呈弧形强回声带，并向强回声像移行，或者结石内部再次出现回声。该结石切面显示层状结构，表层或中间层钙含量高，提示溶石效果差。

Ⅲ型结石　超声可显示结石的全貌，结石内超声波衰减少，故回声和声像均较弱该结石多为胆囊内黑结石或胆管内层状结构的胆红素钙结石，溶石效果差。

六、按 CT 扫描进行胆结石分类

与 B 超鉴别胆结石的目的相同，术前 CT 扫描辨认胆结石分类是用于溶石治疗选择的必要步骤。

胆结石的 CT 影像可表现为高密度钙化影、高密度环影、等密度影、轻度钙化影和低密度影五种情况。胆总管结石可呈现靶征或高密度钙化结构。胆结石中胆红素和钙含量高，其 CT 影像密度越高，CT 值也越高。高密度结石影常为胆红素结石等密度结石影为胆固醇结石。因此认为，胆结石的 CT 检查分类对溶石治疗的选择具有预测和指导意义。

第二章　急性胆囊炎[1]

主要包括急性结石性胆囊炎、急性非结石性胆囊炎、术后急性胆囊炎、老年急性胆囊炎和儿童急性胆囊炎。

第一节　急性结石性胆囊炎病因

因急性胆囊炎开始时均有胆囊管的梗阻，且梗阻的主要原因是由于胆囊内结石引起的胆囊内胆汁潴留，胆囊黏膜受胆石、高浓度胆汁酸盐和细菌毒素的刺激，引起急性炎性改度。除了胆囊黏膜充血、水肿、胆囊内渗出增加外，还可见到胆囊体积增大，周围组织有水肿和组织增厚等。

未形成结石前胆囊管梗阻主要由于胆道蛔虫、胆囊肿瘤、胆囊扭转、倒挂、折叠、胆囊管狭窄等非结石性因素引起的，为便于与急性结石性胆囊炎相鉴别，统称为急性非结石性胆囊炎，结石与感染可互为因果。

第二节　急性（结石性/非结石性）胆囊炎病理特点

一、急性单纯性胆囊炎

炎症较轻，胆囊稍肿胀，病变只限于黏膜层，黏膜充血，胆囊壁轻度增厚，镜下见黏膜上皮基本完好，或小灶状糜烂，固有层疏松、水肿、充血、淋巴细胞浸润，很少有中性粒细胞，肌层和浆膜层只表现水肿。如伴有黏膜腺体亢进，则为卡他性胆囊炎。

二、急性化脓性胆囊炎

胆囊各层均有炎症，胆囊肿大，浆膜面呈暗红色，上有脓性渗出物，切面见胆囊壁明显增厚，腔内胆汁浑浊或呈脓性，黏膜常有表浅溃疡，镜下见黏膜上皮脱落，血管明显扩张充血，各层均有大量中性粒细胞浸润。

三、急性坏死性胆囊炎

胆囊极度肿大，呈暗紫色，发黑，壁薄而脆，切面见黏膜皱襞消失，呈现出坏死的粗糙面，镜下见黏膜上皮消失，血管扩张出血，有中性粒细胞碎屑。

四、老年的急性胆囊炎

老年急性胆囊炎的主要特点：

1. 抗病力低下　老年人免疫能力低下，各器官功能下降，一旦出现胆囊炎或胆道系统的感染，常因代偿和储备能力下降而导致一系列严重并发症。老年人胸腺萎缩，T 细胞数量逐年下降，网状内皮系统功能减退，尤其在出现梗阻性黄疸时，体液免疫和细胞免疫功能都受到严重抑制，从而严重地影响了机体对感染的应激能力和抵抗力，最后可造成败血症，弥散性血管内凝血（DIC）及中毒性休克等。

老年人诸器官中受冲击最大的是肝脏。肝细胞对低灌流状态、肝缺血等非常敏感，一旦出现胆道感染，由于胆道内高压和内毒素的破坏，肝细胞的胆血屏障很快遭到破坏，Kupffer 细胞受到损害，可能造成多系统器官功能衰竭（MSOF）。

2. 发病率及穿孔率高　老年人胆总管弹性减弱，Oddi 括约肌较松弛，易发生逆行胆道感染。加以胆囊壁肥厚，或出现纤维化而萎缩，更为胆道感染提供发病条件。据统计老年患者非结石胆囊炎的发病率比年轻人高，出现穿孔的机会也多，究其原因除了误诊率高以外，主要与老年患者多有全身动脉硬化有关。胆囊壁内小动脉常因感染等原因而出现栓塞，在局部动脉硬化的基础上加重了血运障碍，造成胆囊供血不足，最终导致局部组织坏疽，很快造成弥漫性腹膜炎。

3. 伴发病多　据统计老年胆道疾病患者的伴发病发生率可高达 42% ~54%，多为心血管系统（高血压病，冠心病）、呼吸系统（慢性支气管炎，老年性肺气肿）、肝肾功能不全等。老年胆道患者还常伴发糖尿病尤其是隐性糖尿病，后者明显加重了老年胆道疾病患者的病死率。

五、儿童急性胆囊炎

无结石性胆囊炎　常伴发于急性全身性疾病，包括：①链球菌性败血症，沙门菌感染，伤寒，丹毒等；②蛔虫病患者，钩端螺旋体病、梨形硬化虫病；③严重脱水和营养不良。

结石性胆囊炎　10余岁儿童，尤其是年龄稍长者胆囊炎结石伴发率明显增加，其中绝大部分为女性患者，可能与早孕有关。

溶血性疾病部分　因胆囊炎及球形红细胞症而行胆囊切除和脾切除的患者中，发现半数有胆石存在。

胆囊管或胆总管畸形　与胆道疾病的遗传基因有关。有的胆囊炎患儿虽无结石存在，但部分或全部胆总管发现有狭窄。

第三节　胆囊炎胆石症诊断与鉴别诊断

典型的急性胆囊炎可从临床表现中获得诊断，但如果临床表现不典型，或未做详细的影像学检查，在急性胆囊炎的发作初期常被误诊为“胃病”。

一、胆囊炎胆石症的诊断

胆囊炎胆石症的针对性影像学诊断方法常用的有X线检查、B型超声扫描（B超）、电子计算机断层扫描（CT），胆道闪烁扫描及磁共振（MRI）和磁共振胆道造影（MRCP）。

1. X线检查　因为绝大多数的胆囊结石的X线透光率很高，X线拍片或透视对诊断结石的帮助不大。但在很少情况下胆囊结石胆囊炎出现并发症时某些迹象可以间接地帮助诊断，例如当胆囊结石压迫邻近肠管造成内瘘时，X线片上可在胆囊内发现气体或见于气肿性急性胆囊炎。

2. B超扫描　B超扫描是诊断胆囊炎和胆囊结石最常用方法，在有经验的超声医师的操作下，确诊率可在90%以上。通过超声检查可发现患有炎症的胆囊肿大，胆囊壁增厚及胆囊结石。胆囊结石在超声荧屏上表现为强回声光团并伴有声影，但上述表现在小的结石或沙砾状结石不明显。胆囊体积较大时由于内含液体较多能清楚地看到胆囊轮廓，并可在液性暗区中找到单个或多个带声影的强回声，这比没有介质对比的萎缩性胆囊的诊断率明显增高。在胆囊炎的监测过程中，B超检查也是一种重要手段，胆囊炎发展为胆囊脓肿的先兆是在超声图像上围绕胆囊出现低回声带或透光环。局部如已发展为脓肿，则在胆囊可见多个分层及模糊的边缘。胆囊炎在急性发作期由于肠气的干扰常影响胆囊炎及胆石症的正确诊断。

3. 胆道核素扫描　胆囊管是否受堵及胆流是否畅通对诊断急性胆囊炎很重要。胆囊造影或胆管造影用于诊断胆囊炎很难奏效，为这类检查需要较长的时间，患者难以接受，而且诊断的结论也常不确切。胆道核素扫描是一项较新的检查方法，能正确地判定梗阻部位。注射^{99m}TC标记的静脉显影剂后，1小时内胆囊显像者可排除急性胆囊炎。如3小时以内胆总管和近侧小肠已显像而胆囊仍未显像者，提示胆总管有梗阻。

4. MRI和MRCP　与CT相比，磁共振（MRI）和磁共振胆道造影（MRCP）对胆道细微解剖层次的图像更加清晰，特别对胆囊管、肝内外胆管和胆总管的形态、结石大小、部位和形状的显示更加直观，不仅有横切面图像，还有纵切面图像，三维成像图像。这对胆囊结石和息肉与其他疾病的诊断和鉴别诊断更有意义；对确定胆囊管和胆总管是否有结石（充盈缺损），是否通畅，胆囊是否有功能，是否适合保胆治疗和采取什么样的保胆手术有极大帮助。我们的经验提示，对病史长，病情复杂的患者最好建议磁共振胆道造影（MRCP）检查。对保胆治疗的患者要专门摄取多角度、放大的胆囊管图像，供手术中参考。

二、胆囊炎胆石症的鉴别诊断

1. 与右上腹部的病变相鉴别

一般急性胆囊炎的诊断并不困难，但应与肝脓肿、十二指肠溃疡、结肠肝曲及右上腹部的病变相鉴别。个别位于右膈下阑尾炎的症状常与胆囊炎相混淆，在诊断时应想到此可能。

胆囊急性炎症波及胆道系统及肝脏可造成肝细胞损害，临床上出现明显的ALT升高和黄疸，在炎症控制后很快恢复。炎症波及肝脏出现ALT明显升高可被误诊为肝炎，但两者主要的不同点是肝炎引起的ALT升高是逐渐加重的，经治疗后也不能很快下降，其临床表现如疲倦、乏力等与胆囊炎的高热、绞痛、恶心、呕吐也完全不同。除此以外，急性胆囊炎有右上腹压痛、反跳痛、肌紧张以及白细胞计数明显升高等急性炎症表现。

2. 无症状性胆囊结石病与处于急性发作间隙期的症状性胆囊结石病鉴别

患者从未出现过症状的胆囊结石病，称为无症状性胆囊结石病。急性症状的发作期与间歇期反复交替是胆囊结石患者常见的临床过程，胆囊结石病的急性症状有胆绞痛和胆囊结石的并发症，后者指急性胆囊炎、继发胆总管结石及其引起的梗阻性黄疸，急性化脓性胆管炎或急性胰腺炎等。急性症状缓解后，间歇期由数周至数年不等，在间歇期，多数患者无症状，少数患者只有轻微症状，即饱胀、嗳气、消化不良或上腹钝痛等非特异的慢性消化道症状。因此，在就诊时无症状的患者中既有处于急性发作间歇期的症状性胆囊结石病，也有无症状性胆囊结石病，其区别在于后者无既往急性发作史，预期 20 年后急性症状再发的病例低于 50%，而前者可高达 90% ~100%。

第四节　急性胆囊炎的并发症

急性胆囊炎如果病情加重得不到及时治疗，可出现严重并发症，除了感染播散造成肝脓肿、胆道感染败血症和脓毒血症外，胆囊本身因胆囊壁局部缺血造成穿孔，继发弥漫性腹膜炎，也可在局部形成脓肿或与附近肠道沟通而形成胆肠内瘘。

一、弥漫性腹膜炎

胆囊炎症引起的穿孔性腹膜炎，多数是因为供应胆囊壁的营养血管或其主要分支受到胆囊颈部结石的机械性压迫，胆囊动脉栓塞，使胆囊壁出现局限性缺血，在短期内发生坏死、穿孔。若穿孔出现得很突然，感染性胆汁很快扩散到全腹腔而形成弥漫性腹膜炎。这类穿孔在临床上较少见，但诊断容易。

二、胆囊周围脓肿

起因于胆囊穿孔。胆囊内结石一旦堵住胆囊管开口后，胆囊内压就不断增高。胆囊高度膨胀，加上胆汁感染、细菌繁殖、局部化脓、毒素吸收等影响到胆囊壁的血液循环，最后造成大片胆囊壁的坏疽。这类因炎性变而造成的胆囊穿孔有一个较长的过程，有胆囊穿孔前胆囊已被附近器官严密包裹，不形成弥漫性腹膜炎。因局部压力过大造成脓肿穿破进腹腔，而穿向肝脏的机会很小。胆囊周围脓肿患者除了有明显的全身感染症状外，在右上腹可触及压痛明显的肿块。

三、胆囊内瘘

胆囊坏疽、穿孔形成胆囊周围脓肿后部分患者经非手术治疗病情稳定；部分患者病情进一步恶化，除极少数脓肿向腹腔溃破外，多数因脓肿与周围脏器粘连，局部腐蚀溃破而发生内瘘。内瘘多数发生在胆囊与邻近的消化道之间（如十二指肠、胃、横结肠、胆总管等），其中以十二指肠和胆总管多见。胆囊与消化道形成内瘘后胆内压力随即下降，部分结石随脓性胆汁流入胆总管或肠道，临床上的感染症状及胆囊梗阻症状随之缓解。个别患者胆囊内的大结石可经胆囊横结肠瘘口排出体外。进入胆总管或十二指肠的结石如体积较大可形成胆道梗阻、急性胰腺炎或急性肠梗阻等并发症。个别结石溃破进入胆总管或十二指肠时可因腐蚀周围有关血管而出现上消化道大出血。由于胆囊与肠道相通，X 线拍片或 B 超检查可发现胆囊内有积气。

第五节　急性胆囊炎的并发症处理原则

手术治疗通过去除病灶（病变胆囊或结石），解除胆道梗阻，积极抗炎，临床症状便能迅速改善。主要的好处是疗程短，经济，能防治可能的严重并发症。如：

一、坏疽性胆囊炎

祛除结石、引流胆囊是首选方法。措施与胆囊以往造瘘基本相同，对胆囊坏疽后局部解剖不清，或患者一般情况很差，尤其是老年或实质性器官功能损害，为了保证安全，即先行胆囊造口，取尽结石，多数患者不需要再行胆囊切除术。具体的方法是在显露胆囊后在相对健康的胆囊壁上戳一小口，用胆道镜观察，尽量取出胆囊内结石，然后置入大号“T”形管或“蕈状”导尿管引出体外，在胆囊戳口周围作荷包缝合，并在附近置引流管。

二、弥漫性腹膜炎

由胆囊穿孔引起，多见于老年患者，病死率高。治疗方案首先是清理腹腔脓性积液，病变胆囊处理（根据病情和胆囊情况决定切除和保留）后充分引流，以免术后出现腹腔内残余脓肿。

三、胆囊周围脓肿

胆囊周围脓肿的治疗方法是病变胆囊处理，原则同弥漫性腹膜炎加局部引流。在病情稳定和引流量减少的情况下逐一拔出引流管。

四、胆囊内瘘

胆囊与肠管相沟通的病例，多是在慢性胆囊炎阶段进行处理。原则是闭合肠道瘘口，处理胆囊病变。如取石、造瘘、切除等。

第六节　急性胆囊炎的治疗原则

1. 急性梗阻性胆囊炎，不积极治疗甚至可引起更为严重的并发症。

2. 急性胆囊炎患者就诊时如病程短、病情轻，可在严密观察下先进行内科治疗。

3. 如病情发展较快，难以控制时，应积极地采用保胆或切胆的手术治疗。

第七节　以往胆囊结石病治疗目的

意见分歧：

1. 主张预防性切除　主张尽早去除结石保留胆囊的原因与主张胆囊切除的原因基本相同，胆囊结石病治疗目的都是防止胆囊结石并发症或胆绞痛的急性发作、降低病死率或解除急性发作的痛苦、预防胆囊癌变是对胆囊结石患者，包括无症状胆囊结石病进行治疗的主要目的。如前所述，约有 50% 的病例在 20 年之后可能出现症状；其次，是预防胆囊癌的发生，胆囊结石与胆囊癌的关系已被公认。有人认为胆囊癌中 50% ~70% 合并胆囊结石，胆囊癌虽罕见，但预后甚差，手术后 1 年的生存率仅 10%，无症性胆囊结石病与急性胆囊炎的区别在于前者既往无急性发作，预期 20 年后急性症状再发的病例低于 50%，而后者可高达 90% ~100%。所以，主张不管胆囊结石有无症状均要预防性切除。

2. 有统计认为胆囊结石患者合并胆囊癌在 2% 以下，尽管胆囊结石中胆囊癌的年发病率虽比一般居民高 3 倍多，但也只有 0.09%，即 1 万名胆结石患者中每年有 9 名发生胆囊癌，我们施行保胆治疗的 1500 余例保胆取石（息肉）患者中，结石病者未发现癌变病例，而 340 例息肉中发现癌变 3 例，发病率 0.88%。因此更多（并非开展保胆治疗）的学者，即使在保胆治疗兴起之前，也认为预防胆囊癌而无症状胆囊结石一律行胆囊切除是不可取。

3. 我们的观点　综合这些观点，我们认为：用保胆方法及早取出与癌变有关的结石、息肉也能达到防癌的目的。

3.1　既然胆囊结石引起胆囊癌的主要原因是结石的慢性刺激，本来有结石患者，每年有 0.09% 发生癌变，如果去除了结石，癌变的可能性就更低；

3.2　由于结石无症状，患者可能忽视预防和治疗，待到结石增大、增多，胆囊功能受到了影响，那时再想保胆则可能性会减少，勉强保胆复发率可能升高；

3.3　预防性胆囊切除有诸多并发症及不良后果。

以上三点是我们建议无症状胆囊结石患者尽可能先去除结石，保留胆囊的原因。

第八节　急性胆囊炎胆囊结石治疗原则

一、非手术治疗

患者初次发作，又无明显的胆道系统的或全身感染症状，也可采用禁食、解痉和抗感染等治疗措施。应用止痛剂要慎重，以免掩盖症状而延误病情。老年患者因机体反应差，要考虑出现胆囊坏疽或穿孔的可能。采用下列措施除可缓解病情外还可作为术前准备的一部分。

1. 减少胆囊的局部刺激　包括留置胃管及持

续减压以减少胃、胰液的刺激和胆囊痉挛的发作。

2. 严密监测病情　了解各器官功能及免疫状况，以便及时控制全身感染的发展。此外，要监测胆囊病变的局部变化，通过 B 超观察病变是否正在进一步加重，有无穿孔形成脓肿的可能。

3. 抗感染　急性胆囊炎发作时要选用有针对性的抗生素，以抑制胆道内需氧菌和厌氧菌的生长，防止感染向全身扩散。

4. 禁食、输液维持营养、水和电解质平衡，必要时胃肠减压。

二、急性胆囊炎胆囊结石手术治疗

经上述内科治疗后病情未见缓解，如腹痛转为持续性加重、局部压痛明显、出现肌紧张、体温升高、白细胞计数继续增加和细胞分类左移等，均需进行手术治疗。根据病情发展的不同阶段和胆囊功能好坏，在充分的术前准备下采用胆囊切除或保胆取石等不同的术式。

第九节　胆石症治疗的总原则

一、胆石病治疗的总原则

1. 非创伤性　适应证：①耐受性差；②本人拒绝创伤性治疗。

方法：①药物；②旋磁疗法；③体外震波碎石 + 磁疗。

2. 手术治疗　适应证：慢性胆囊炎、结石性胆囊炎、胆囊息肉。

方法：胆囊有功能者：①小切口，经胆道镜保胆取石；②B 超下经皮经肝，经胆囊碎石，溶石，取石。

胆囊无功能，伴糖尿病，先天性小儿胆囊疾病，瓷化胆囊，保胆后复发伴有难以治疗症状等患者：①腹腔镜切胆；②小切口切胆；③根据患者条件和技术条件，行传统开腹胆囊切除手术。

二、胆总管结石

1. 小结石，泥沙样　药物排石，旋磁排石。

2. 较大结石　开腹胆总管切开取石或经 ERCP + EST（Oddi 切开）取石。

三、肝内胆管结石

1. 有症状者　体外震波，磁疗，ERCP，PTCD，肝叶切除。

2. 无症状者　观察。

第三章　胆囊结石的并发症[3]

第一节　胆囊结石并发症大约有七大类

1. 胆囊结石梗阻

①胆囊结石梗阻可能发生急性（梗阻性）胆囊炎；②慢性胆囊结石梗阻可发生：胆囊积水、胆囊胆管瘘、胆囊萎缩、Mirizzi 综合征、胆心综合征。

2. 继发性胆总管结石。常并发胆绞痛、黄疸、继发性化脓性胆管炎、高热、肝损，甚至感染性休克等。

3. 胆囊肠道瘘。

4. 胆石性肠梗阻。

5. 胆囊结石与胆囊癌变。

6. 胆囊结石病引起的肝损害。

7. Oddi 括约肌狭窄及急性胰腺炎。

第二节　胆囊结石梗阻性急性胆囊炎

胆石嵌顿于胆囊颈部，由于胆囊内胆汁淤积及有细菌感染，引起的急性胆囊炎，称为急性梗阻性胆囊炎。

一、病因

主要病因是胆囊内结石引起或胆汁潴留并经浓缩后，其胆盐浓度迅速增高，刺激胆囊黏膜引起急性炎症改变。在一般情况下胆汁内是没有细菌生长的，因为少量经门静脉系统进入肝内的肠道细菌在肝脏网状内皮系统的作用下均已消失，极少量进入胆道内的细菌也在胆流的冲洗下再次进入十二指肠。但十二指肠是不利于细菌的繁殖和生存，细菌逆流而上进入胆囊的可能性也很少，因为会遇到 Oddi 括约肌的阻挡。但一旦出现胆汁潴留，胆囊的内环境则有利于细菌的繁殖与生长。

二、病理

主要病理改变是胆囊受胆石，高浓度胆汁酸盐和细菌毒素的刺激，除了有黏膜水肿、充血和胆囊内渗出增加外，还可见到胆囊体积增大、周围组织有水肿或组织增厚等，病情如进一步加重，胆囊黏膜局部被结石压迫形成溃疡，或因局部循环受阻而出现坏疽、穿孔。急性胆囊炎在采取解痉、抗感染等措施后梗阻可获暂时解除，炎症也随之消退，部分组织恢复原来结构。但如炎症反复发生，可在局部形成结缔组织增生甚至出现黏膜溃疡，后者愈合后在局部形成瘢痕挛缩。

结石引起的后果以胆囊炎最为常见，其发生率很高，仅次于阑尾炎。胆囊炎多发生于 35 岁以上的患者，以 40 ~ 60 岁为高峰，女性发病率约 4 倍于男性，尤以肥胖者多见。

三、急性梗阻性胆囊炎的临床表现

主要临床表现为，右上腹痛、寒战高热、黄疸、恶心呕吐等。

右上腹痛　急性胆囊炎发作的症状主要是上腹部疼痛。由于炎性病变的程度不同，疼痛在发病开始与发病后也不一样。在病变早期，疼痛是起因于胆流不畅和所造成的胆囊内压增高，患者感到上腹部胀满及胀痛不适；如果梗阻持续存在并逐渐加重，胆囊产生强烈的痉挛性收缩，患者的腹痛很快转变为持续性上腹部胀满及胀痛不适伴阵发性绞痛。

结石性胆囊炎常在夜间急性发作，其原因除了脂肪饮食、酒精等刺激因素外，多与睡眠时体位有关。在平卧或侧卧位时，漂浮在胆汁中的结石可突然堵塞胆囊颈部而造成阵发性胆囊强烈收缩。若病变进一步加剧，炎症波及胆囊的浆膜层，或影响到壁层腹膜时，除了阵发性绞痛外，患者还可有持续性右上腹部剧痛。疼痛可放射到右肩部或右肩胛下区。

寒战高热　合并感染的急性胆囊炎患者由于细菌和毒素的吸收，发展到一定程度可出现全身性感染，患者体温可高达 40℃，并伴有寒战。在感染得到控制，随着疼痛的缓解，寒战和高热也逐渐消失。

黄疸　急性胆囊炎在发病过程中约有 1/4 患者可出现黄疸。黄疸一般不深，也不伴有瘙痒等症状。出现黄疸的原因是因为肿大的胆囊压迫邻近的胆总管，也可能是胆囊急性感染波及肝胆系统所造成的。在感染控制和炎症消退后，黄疸自行消退。如果黄疸起因于胆囊颈部结石压迫肝总管，临床上称之谓“Mirizzi”综合征。

恶心呕吐　胆囊颈或胆囊管被结石堵塞后，胆囊壁平滑肌强烈收缩可引起阵发性绞痛和频繁的恶心呕吐，经抗感染和解痉药物治疗后在短期内获得缓解。如胆囊结石经胆囊管进入胆总管，刺激 Oddi 括约肌时，呕吐会变得更为频繁和严重。这是因为胆总管下端突然被结石堵塞，胆总管平滑肌出现更为强烈的收缩所致。但也可能是因为炎症波及胰腺管开口后造成。因此，急性胆囊炎患者在经过一段时间的抗感染和解痉治疗后上腹部疼痛不减，或呕吐呈持续性或变得更严重时，必须认真考虑胆囊结石进入胆总管内或伴发胰腺炎的可能性。

除上述症状外，急性胆囊炎在发病早期，右上腹部可发现区域性压痛，叩击右上腹部时疼痛加剧。病情加重，由于胆囊周围有炎性渗出而波及腹膜时，右上腹的压痛范围加大，压痛明显，并可能出现反跳痛和肌紧张。在深呼吸时患者右上腹有疼痛。检查右上腹胆囊部位时患者可因疼痛而暂时停止吸气，临床上称之为 Murphy 征阳性。胆囊内有积液或已形成脓肿时，肝下缘可触及边界不清的压痛性肿块。

第三节　慢性结石性胆囊炎可能的并发症与 Mirizzi 综合征

一、慢性胆囊炎的病因及病理特点[2]

慢性胆囊炎是由于长期或间歇性地受到多种

因素的刺激，在局部、整个胆囊壁或周围组织产生的明显慢性炎性改变。病理表现为：胆囊的黏膜及肌层明显增厚，有时也可因黏膜上皮的萎缩而形成溃疡，大部分慢性胆囊炎在镜下可见胆囊壁各层的结缔组织增生，数量不等的慢性炎细胞的浸润，或血管的减少或变形。

二、慢性胆囊炎的病理分类

1. 慢性结石性胆囊炎　合并于胆囊结石。病理可见从轻度的胆囊壁的慢性炎细胞浸润，直至胆囊的组织结构破坏，纤维瘢痕增生。

2. 慢性非结石性胆囊炎　不合并胆囊结石，病理上从轻度的慢性炎细胞浸润到胆囊黏膜的严重破坏，纤维化、萎缩、胆囊动力减弱、胆囊管引流不畅、排空障碍是主要原因。

三、慢性结石性胆囊炎[3]可能发生的并发症与 Mirizzi 综合征

可能发生的并发症有：胆囊积水、胆囊胆管瘘、Mirizzi 综合征、萎缩性胆囊炎、胆心综合征、继发性胆总管结石、胆囊肠道漏、胆囊癌变、肝损伤及胆源性胰腺炎等。

1. 胆囊积水

胆囊管如果被结石嵌顿或因瘢痕粘连致完全阻塞时，胆囊内胆汁之胆色素被吸收，黏膜上皮分泌的黏液使胆囊囊内充满水样无色黏液，胆囊膨胀、壁薄而皱襞消失，称之为“胆囊黏液囊肿”或称“胆囊积水”。胆囊积水多为偶然发现的右肋下肿物，不痛，缓慢增大，可向左右及随呼吸移动，有囊性感，胆绞痛病史可不突出。超声检查可提供诊断，如有继发感染可致胆囊积脓。白胆汁是胆囊黏膜主动分泌、胆囊管梗阻使带胆色素的肝胆汁不能入胆囊以及胆囊对胆色素的吸收等共同因素作用的结果。

2. 白胆汁

传统的观念认为，在消化间期，因 Oddi 括约肌关闭，稀释的肝胆汁便进入胆囊贮存并被浓缩；而进餐后由于 Oddi 括约肌弛缓开放和胆囊收缩，便将浓缩的胆囊胆汁释放至小肠以协助完成脂肪类食物的消化和吸收。因而长期以来人们的印象是：与肝胆汁相比，胆囊胆汁永远是浓缩和黏稠的，后者是胆囊黏膜每天约分泌 20ml 黏液的结果。这种黏液具有减少摩擦和避免黏膜损伤的保护作用。因而当胆囊管因某些病理情况（如结石嵌顿）而引起梗阻时，此黏液的积存和胆色素被吸收便成为胆囊积水时所谓的“白胆汁”的来源。1993 年，日本学者 Igimi 等人采用经皮经肝胆囊置管引流术治疗 35 例急性胆囊炎患者，2～4 周后患者康复，住院拔管时进行了前瞻性观察发现：经过一夜禁食后的胆囊胆汁呈深黄至深棕色，当进餐时，胆囊胆汁便迅速转变成浅黄乃至最终呈乳白色液体，此后在整个白天均如此。这种外观特殊的胆汁仅含少量蛋白和/或糖蛋白，基本上无胆色素或胆汁酸，其他电解质含量类似于细胞外液。此研究结果首次提供了人类胆囊黏膜活动的昼夜差异，进食与空腹的区别和胆囊黏膜拥有纯分泌含钠溶液功能的证据。作者还通过正常狗胆囊上皮单层细胞培养观察到促胰液素（人类进餐后此激素也释放）可引起 Na^+ 的释放，导致纯分泌，进一步证实了上述结果。这一研究资料不但极大地丰富了对胆囊功能的了解，而且在根本上动摇了过去对“白胆汁”形成的解释。作者提出“白胆汁”可能是胆囊黏膜主动分泌而不是选择性吸收后的结果。但是，这组患者是否存在胆囊颈部梗阻？治疗时是否解除了梗阻？最初穿刺时是否吸出白胆汁？等等，均不得而知。因而，单纯主动分泌说法不能解析为什么多在胆囊梗阻时才出现永久性白胆汁，梗阻不解除，胆汁永远不会变黄？该组患者进食的白天胆汁乳白色，只能是暂时的。如果胆汁由黄变白与选择性吸收无关，在胆囊管完全梗阻的情况下，原有黄色的胆色素哪里去了？所以我们应该认为白胆汁形成，除胆囊主动分泌功能外，还与胆囊管梗阻，胆管内黄色胆汁不能正常进入胆囊以及选择性吸收有关，因为胆囊上皮不能透过牛磺胆盐和染料，但能透过离子化不强的游离胆红素。保胆的经验也证明，口服胆囊造影不显影、术中解除梗阻前呈白胆汁等均不能断定胆囊没有功能，以往治疗唯有胆囊切除术的方法，但作者在保胆取石实践中遇到数十例胆囊积水患者，哈袋、胆囊管结石取出后当时或术后不等时间内胆汁就变黄，胆囊功能就能恢复正常。说明胆囊主动分泌功能、胆色素吸收

和胆囊管梗阻是白胆汁形成的共同原因，而且哈袋、胆囊管梗阻是主因。

3. 胆囊胆管瘘（图 11－3）

胆囊胆管瘘是胆囊结石后期的胆囊外并发症、其形成过程是由于胆囊颈和肝总管间的结石紧紧压迫肝总管，同时，胆囊和胆管壁因感染、坏死导致化脓穿孔，胆囊结石经瘘孔进入肝总管内，或者骑跨于瘘孔，以高位瘘的发生率高。

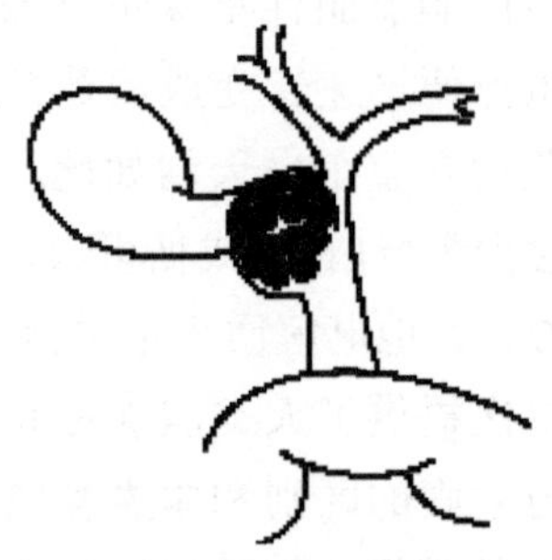

图 11－3　胆囊胆管瘘

胆囊结石并发胆囊胆管瘘的发病率较低，据统计仅为 1.1%，本病多在术中获得诊断。一般情况下，患者在 B 超检查时如果有肝内胆管普遍扩张，肝门处有光团声影，应考虑有瘘的可能，有条件时应进一步作 PTC 检查。如有以下征象诊断基本可明确：①肝内胆管普遍扩张；②肝门胆管充盈缺损；③肝总管受挤压呈细条狭窄；④右肝管下端常受压变细；⑤肝总管一般不扩张。因结石嵌顿于瘘口，但胆囊常不显影。有时可见浅淡轮廓影。如果无条件做术前 PTC 检查，应在手术中切开胆囊探查并造影，以明确诊断。

本病明确诊断后，应该积极手术治疗。但应该强调的是术前和术中诊断要明确。避免发生邻近结构的损伤。Corlette 认为，手术时胆囊胆管瘘可能是一个“陷阱”，术时易将胆囊结石、内瘘、炎性肿块误认为是晚期癌肿而放弃治疗，或者易导致严重的医源性胆总管损伤。妥善的办法是及早剖开胆囊底或体部，取出结石，置管做胆道造影，了解病变的全貌。在切开胆总管后做胆囊切除。可避免胆管缺损，胆管壁上小瘘孔容易缝合。大瘘口则因修补困难，有时需要被迫做各类胆肠吻合术。Corlette 指出胆管壁缺损较大时应保留邻近的胆囊壁作为修补的组织瓣，则闭合瘘孔可无困难。（图 11－4）

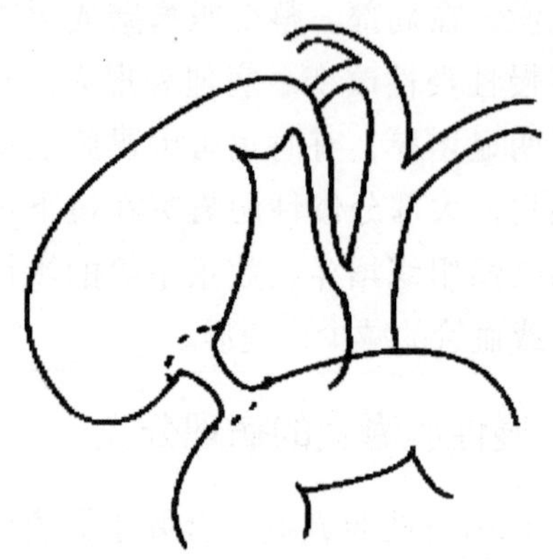

图 11－4　胆囊肠道瘘示意图

4. 胆囊萎缩性胆囊炎

经过多次发作的胆囊梗阻和急性胆囊炎，胆囊壁遭受严重的损害，胆囊黏膜被破坏，胆囊壁增厚，纤维瘢痕组织增生，萎缩或钙化，胆囊腔因而缩小，腔内充满结石，胆囊与周围脏器发生粘连，有时亦可合并胆囊肠道内瘘。是切除胆囊绝对指征（图 11－5）。

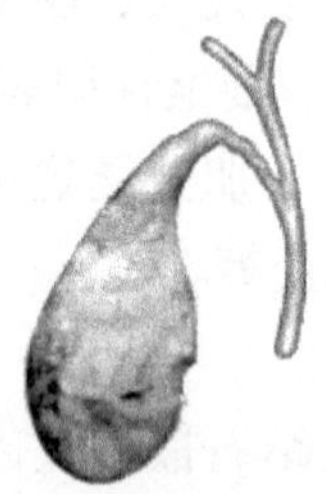

图 11－5　胆囊萎缩性胆囊炎

引自杨镇　胆道外科学图谱 P28 上海科学技术出版社

5. Mirizzi 综合征

Mirizzi 综合征是指胆囊颈部结石压迫肝总管造成的胆管狭窄，形成 Mirizzi 综合征必须具备以下 3 个条件：①较大的胆囊结石嵌顿于胆囊 Hartmann 袋内；②胆囊管与肝总管并行；③由于胆石的压迫导致胆石部位胆管的慢性炎症，导致肝总管狭窄，或梗阻及其最终形成的胆囊胆管瘘等继发性病理损害。其临床特征为反复的胆囊、胆管炎、梗阻黄疸及肝功能损害。

本综合征多见于老年患者，胆道病史较长，大多伴有梗阻性黄疸，严重者可并发急性梗阻性化脓性胆管炎（AOSC），手术中如果对病理改变认识不清，可能误将肝管作为胆囊颈的一部分切

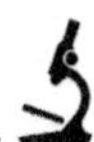

除，从而造成损伤，引起难于处理的胆管狭窄。

（1）Mirizzi 综合征的分型（图 11－6）

Csendes 的四分法即，Ⅰ型：指胆囊颈或胆囊管结石嵌顿，压迫肝外胆管；Ⅱ型：因结石嵌顿造成胆囊胆管瘘，瘘口小于胆管周径的 1/3；Ⅲ型：因结石嵌顿造成胆囊胆管瘘，瘘达胆管周径的 2/3；Ⅳ型：指造成的胆囊胆管瘘已完全破坏整个胆管壁。

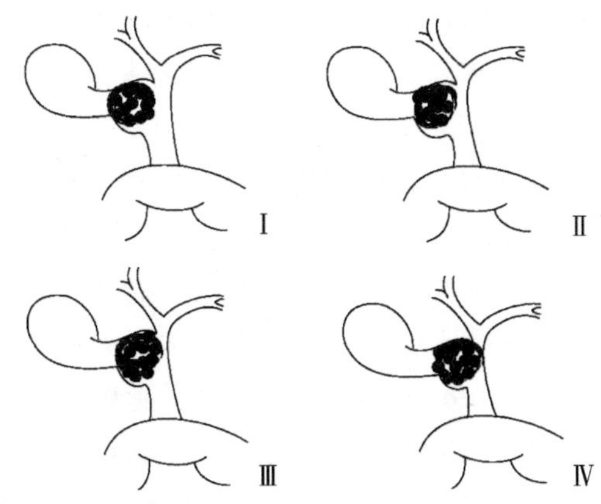

图 11－6　Mirizzi 综合征Ⅰ型胆囊颈或胆囊管结石嵌顿，压迫肝外胆管；Ⅱ－Ⅳ－Mirizzi 综合征Ⅱ－Ⅳ（内瘘从 1/3－2/3－>2/3）

（2）Mirizzi 综合征的诊断

根据以往结石病史和腹痛、黄疸、发热等症状，结合实验室检查，B 超、逆行胰胆管造影（ERCP）、磁共振胆道造影（MRCP）、经皮经肝胆道造影（PTC）和术中胆道造影等措施，常能发现和诊断 Mirizzi 综合征。

（3）以往 Mirizzi 综合征治疗原则和方法

以往的治疗原则是切除病变胆囊，解除梗阻，通畅引流，修补胆管缺损。根据瘘口的大小选择胆囊切除加 T 形管的引流、胆肠吻合术、胆空肠吻合（Roux－en－Y 吻合术），或胆总管 T 形管引流术。如果结石嵌顿在胆囊管与胆总管汇合部，处理 Calot 三角十分困难。内镜支架也是一种较好的治疗新手段。

传统治疗的观念认为只有进行胆囊切除，对Ⅱ型有胆囊胆管瘘时行胆总管探查，T 管引流，如有瘘口，修补后不引起胆管狭窄，可直接缝合，如瘘口较大，直接缝合可能引起狭窄，可用自体组织进行修补。对更大的瘘口要施行更为复杂，并发症更多的 Loux－en－Y 型吻合。有人认为 Mirizzi 综合征用腹腔镜切除胆囊是禁忌的，也有人认为是可行的。还有人用十二指肠镜，胆道镜和腹腔镜三镜联合治疗 Mirizzi 综合征，可谓十八般武艺全部用上，给患者带来的痛苦和经济负担可想而知。我们选用保胆治疗方法治疗 Mirizzi 综合征。（见第十九章节）。

（4）Loux－en－Y 型吻合术的方法

胆空肠吻合术传统方式是：①胆管端对空肠侧吻合；②胆管侧对空肠侧吻合。还有一些情况胆空肠吻合术需用：①皮下盲襻；②皮肤肠瘘方式处理；Mirizzi 综合征临床有四种情况，除第一种外都是发生了不同程度的胆囊胆管瘘，胆囊切除以后，必须修复瘘口，瘘口越大，修复难度就越大，瘘口位置越低，影响到了十二指肠下端乳头与括约肌功能，修复的材料（组织）与技术难度不仅更大，修复后对人体健康不良影响也越大。修复瘘口，重建胆肠通道，就是本手术的任务。

（5）胆空肠吻合（Loux－en－Y 型吻合术）的具体并发症

胆道外科重要任务之一是解决胆道引流通畅问题。第一型，胆管内的结石取出后直接解除了梗阻，胆总管放置引流管避免狭窄就能恢复原有的引流通道。而第二到第四型均为胆囊胆管瘘导致胆总管壁不同程度的缺损带来修复中的困难。不少情况是括约肌已毁损，肝外胆管已不能再用，解除梗阻后必须重建胆肠通道，以供生理功能长远的需要，故胆肠吻合内引流是一个十分重要的课题。如果患者的十二指肠乳头或括约肌功能尚好，术后的愈后也较好。如果患者的十二指肠乳头或括约肌功能已受损或毁损，尽管胆空肠吻合重建了胆流通道，但是不能有效建立单向阀门，肠道内容物就会反流入胆囊，胆肠连通，胆道成为肠道的一部分，胃内容物、肠道内容物、消化液、空气、细菌进入胆道，肝内肝小管分支中，残渣、结石、固形物不易排出，造成高度腹胀，胆道的无菌状态已不可能，造成胆道系统的感染。胆管炎又是一种严重的多菌种、强毒力的脓性炎症，威胁生命。除术后腹部感染外，其他并发症还包括术后出血、术后胆瘘和盲襻端瘘；胆汁漏几乎不可避免，也可发生引流及其并发症等。胆空肠吻合是疾病发展到严重阶段的补救措施。至今还没有理想的建立有效的单向阀门的手术方法。

胆空肠吻合（Roux－en－Y吻合术）是普外科大手术之一，常常成为主治医生晋升上一级医生的重要技能指标。但是在追求提高技能的同时务必了解该手术的并发症及其许多不良后果。胆肠吻合口瘘常需要积极处理，如穿刺引流，加强抗感染，加强支持治疗获得好转或愈合，必要时需要开腹手术，双套管引流或止血处理等。术后患者经常间歇性高热、腹痛、粘连性肠梗阻、反复多次住院或急诊治疗、体质每况愈下可因病致贫、致残甚至致死。因此，在目前技术条件下，对各种疾病应早发现、早处理、选择更科学的手术和治疗方法，减少胆空肠吻合（Roux－en－Y吻合术）的必要性。如尽量减少医源性胆道损伤、减少胆石症的并发症发生率、减少胆囊切除后胆总管结石的发生率，减少胆总管结石所致的胆道梗阻、狭窄、十二指肠乳头及壶腹部病变的发生率。尽量保留胆囊（见本书第十八篇 Mirizzi 征的保胆治疗），因为胆囊壁是修复胆道缺损的重要材料。如果没有胆囊，各种原因造成的胆道损伤，特别是医源性损伤会增加胆道修复的难度与效果。

6. 胆心综合征

胆道疾病引起心脏自动调整缺陷或心肌缺血等产生的一系列类似“心脏病”样症状，称为胆心综合征。

1977年苏联学者 Виноярадов 首先提出关于胆心综合征概念，发病原因以及手术适应证、他认为在胆道疾病时，由于胆汁淤积，胆道内压力升高、肝组织损害、心肌抑制因子（MDF）的产生，以及水、电解质、酸碱平衡失调等，会引起心脏自动调整缺陷或心肌缺血等，这是出现胆心综合征的病理基础。

此综合征在临床上以老年患者为多。常误诊为“冠心病”“心绞痛”等、术中也可能发生胆心综合征表现。胆心综合征患者多有较长的胆道疾病史，单纯采用血管扩张药物治疗多无效，如在保胆取石，胆囊切除手术后近期就得到改善，应考虑为本综合征。

7. 胆囊癌

胆囊癌泛指原发于胆囊的良性肿瘤。从组织学分类看，以腺癌所占比例最高（大于80%）；其次，鳞癌，混合癌与未分化癌，胆囊癌患者的发病率女性较男性多2～4倍。多见于50～70岁，50岁以上者占90%。邹声泉[4]回顾性分析3922例全国胆囊癌临床流行病学调查（1986.1～1998.12）资料，结果：我国胆囊癌占：①占同期胆道疾病构成比的0.14%～3.18%，平均为1.153%；胆囊癌占同期普通外科疾病的构成比为0.11%～1.11%，平均为0.128%。②以老年女性为主。③在我国西北和东北地区发病比长江以南地区高。农村比城市发病率高。④合并胆囊结石者49.17%，患胆囊结石者发生胆囊癌的相对危险度13.17。结论：胆囊癌是一种老年女性常见的恶性胆道肿瘤疾病，发病存在地区、时间差异。要重视高危患者检测，随访，早期发现胆囊癌。

石景森[5]“对我国胆囊癌临床诊治现状的种种思考”中指出：胆囊癌发病隐匿，临床症状不典型，早期诊断率低，仅为16.68%。手术率低，预后差。多数人认为胆囊结石的慢性刺激是重要的致病因素。Moosa 指出“隐性结石”5～20年后发生胆囊癌者占3.3%～50%，国内大宗资料报告20%～82.6%的胆囊癌合并有胆结石；国外报告则高达54.3%～100%癌肿的发生与结石的大小关系密切，结石直径小于10mm者，癌发生的概率为1.0%，结石直径20～22mm者的概率为2.4%，结石直径在30mm以上者的概率可高达10%，其他诱发因素如感染（沙门菌）、胆管囊肿、胆囊息肉、瓷样胆囊等增加了危险因素。因此，及时消除胆囊结石，对预防胆囊癌有十分重要的现实意义，而且术中要注意对胆囊的检查，及时发现与处理胆囊癌。

第四章　急性胆源性胰腺炎[7]

凡是胆道系统的结石、蛔虫、炎症、Oddi 括的肌痉挛狭窄、肿瘤、十二指肠憩室等疾病，以及对胆道疾病的 ERCP 检查，ESWL 治疗激发壶腹部共同通路梗阻，胆胰管高压和胰腺血流障碍所导致的急性炎症，均称胆源性急性胰腺炎。

第一节　急性胆源性胰腺炎与胆石症发病率关系

随着我国胆石症发病率逐年上升，胆石病已成为急性胆源性胰腺炎（Biliary acutue pancreatitis，BAP）亦称胆石性急性胰腺炎（gallstone actue pancreatitis，GAP）的主要病因，其发病率随着胆石症发病率上升而明显增高。国内（1987 年）835 例胆囊结石病的自然病史调查，急性胰腺炎的发病率占 7%。1980 年以前 1756 例急性胰腺炎的统计，胆源性胰腺炎占 16.8% ~40.7%，至 1990 年综合文献已增达 27% ~70%。随之重症胆源性急性胰腺炎发病率也逐年增加，并且发病急骤，病势凶险，病死率高，已成为国内外外科抢救治疗的重要疾病之一。1987 年，黄志强综合全国 42 所医院，收集 689 例经手术证实的急性坏死性胰腺炎，分析表明 37% 与胆石症有关。日本厚生省重症急性胰腺炎全国调查报告表明 17% ~22% 与胆石有关。综合国外文献其发生率占 10% ~20%，显然我国胆源性急性胰腺炎的发病率高于国外报告。

第二节　急性胆源性胰腺炎病因和发病机制

一、病因

胆石症、蛔虫、胆总管下端狭窄等各种病变所引起胆总管下端及胰管梗阻，构成胆源性急性胰腺炎（gallstone acute pancreatitis，GAP）主要病因的观点已基本确立。

二、机制

1. 共同通道学说

1901 年，Opie 首先提出共同通道学说，认为 Vater 壶腹部结石嵌顿是结石性胰腺炎的主要病因。我国 60% ~70% 的急性胰腺炎源于胆石症，是我国急性胰腺炎的主要特点。据国内胆囊结石患者的自然病史观察，胆石性急性胰腺炎的发生率为 7%。近年国内文献相继报道强调：胆囊微小结石的急性胰腺炎发病率明显增高，0.3cm 以下微小结石易经胆囊管排出，在移行过程中并发壶腹部嵌顿梗阻，致胆胰管压力增加，胆汁淤积而逆流入胰管激活胰酶并发胰腺炎，胆囊微小结石是发生胰腺炎的危险性已被肯定。1991 年，Ros 对特发性急件胰腺炎进行前瞻性研究，在引流胆汁及十二指肠胆汁中，显微镜检查发现胆固醇单水结晶及胆红素颗粒阳性率 67%，指出隐匿性微小结石并发胰腺炎的重要地位，并易因诊断不清误认为其他病因。

2. 胆汁反流学说

结石性梗阻：国内一组调查发现，小于 0.3cm 的胆囊结石的急性胰腺炎发病率比 0.4 ~1cm 的胆囊结石高 7 倍。急性胰腺炎的早期及延期手术结石发现率在 70% 以上，显然高于国外报道，同时与胆道蛔虫胆管下端狭窄并存率在 20% 以上，这是我国胆源性胰腺炎的主要特点之一。

蛔虫引起胆胰管梗阻：活蛔虫或蛔虫尸体残骸通过胆管流出时，可造成暂时性壶腹部梗阻，或蛔虫直接钻入胰管引起，并多与胆道感染及胆肠液反流并发。解除梗阻后可见胰管开口有黄色混浊胰液溢出，十二指肠乳头充血水肿，多合并 Oddi 括约肌痉挛。

大量解剖资料发现 80% 存在胆胰管共同通道。手术中胆道造影提示有 50% ~60% 有共同通道，Oddi 括约肌有控制和调节胆胰液流入的功能。共同通道是胆汁反流的重要条件之一。虽然存在共同通道的胰腺炎发生率占70%，但仍有30%具有共同通道和反流条件而终身不发生胰腺炎，因为胆汁反流入胰腺受下列因素制约：①正常胰腺外分泌压高于肝脏分泌压；②胰管括约肌有阻止逆流渗入的功能；③胰管黏膜屏障有保护胰腺组织的作用；④正常胰腺导管系统的上皮细胞分泌高浓度的 HCO_3^- 碱性液体及黏多糖有抑制胰蛋白酶活性和保护胰管黏膜的功能。

动物实验研究表明胰管注入胆汁并不产生胰腺的急性炎症。但将胆汁与胰液混合注入即造成急性出血性胰腺炎。说明胆汁反流只是造成急性胰腺炎的因素之一，通常胰液的酶原仅在十二指肠分泌的肠激酶作用下方能激活。Oddi 括约肌功能失调及造成十二指肠梗阻的疾病，致使十二指肠内容物及胆汁反流入胰管，激活胰酶促使胰管压增高，胰小管及胰泡破裂，胰酶渗漏可引起急性胰腺炎。

总之，急性胆源性胰腺炎的发病是由多种因素所致，任何因素引起的壶腹部梗阻，胆管高压，胆道感染或 Oddi 括约肌功能障碍均可使胆液反流入胰管导致胰管及胰泡破裂，胰酶外渗。

第三节 胆源性胰腺炎病理生理改变

要回答这一问题，首先要了解正常情况下胰腺所分泌的消化酶为什么不产生自身消化作用，答案是，胰腺外分泌功能分泌12种以上的酶，其中在胰腺炎病理演变过程中起重要作用的酶主要是胰蛋白酶、弹力蛋白酶、卵磷脂酸 A 及脂肪酶。在正常情况下，胰腺所分泌的消化酶并不产生自身消化作用，因为胰腺有下列防御机制：①大部分胰酶，如胰蛋白酶是以不激活的酶原形式存在；②胰腺可产生胰蛋白酶抑制物质（PTI），抑制和中和少量激活的胰酶；③胰腺导管系统的上皮细胞分泌高浓度的 CO_3^- 碱性液体，分泌黏多糖可抑制胰蛋白酶的活性和具有黏膜屏障功能；④胰腺腺泡具有特异的代谢功能阻止胰酶侵入细胞。

其次，了解在致病因素的作用下产生的病理改变。在病理状态下，胰管高压、腺泡破裂和胰液外渗破坏了胰腺正常防御机制。被激活的胰酶释放到胰腺间质和胰腺周围，形成胰酶的自身消化作用。胰蛋白酶对胰腺虽无直接损害作用，但活化的胰蛋白酶可激活所有的胰酶。弹力蛋白酶被激活后溶解血管的弹力纤维致使胰腺血管坏死破裂出血；被激活的磷脂酶 A2 释放游离脂肪酸和溶血卵磷脂，可引起胰腺细胞膜毁损和胰实质，胰周脂肪组织的坏死。脂肪酶在胆汁酸影响下，直接使甘油三酯分解产生游离脂肪酸（FFA），可造成胰周、小网膜囊、肠系膜根部及腹膜后腔的脂肪组织广泛坏死，脂肪酸与钙离子结合形成皂化斑使血钙浓度下降。

胰蛋白酶（TRY）激活激肽系统，使来源于胰腺组织的激肽释放酶原转化为激肽释放酶，继而作用于血中称缓激肽原（kallidinogen）的巨球蛋白分解成具有活性的多肽，即缓激肽（bradykinin）和胰激肽（kallidin）。同时胰腺坏死组织分解产生血管活性物质，血管舒缓素和前列腺素等。主要作用使血管扩张，血管通透性增加，血浆大量渗出和血压下降。这些也是产生腹腔内“灼伤”和“酶性休克”的重要因素之一。

坏死的胰腺组织还产生心肌抑制因子（MDF）及休克肺因子，导致多器官功能衰竭等全身反应。

胆源性胰腺炎如并发胆源性败血症和休克，更加剧病理变化。

第四节 中国急性胰腺炎诊治指南（2013年，上海）

急性胰腺炎（acute pancreatitis，AP）的发病率逐年升高，病死率仍居高不下。中华医学会消化病学分会曾于2003年制定了《中国急性胰腺炎诊治指南（草案）》，对提高我国 AP 的救治水平起到了重要作用。近10年来，随着对 AP 诊断和分类标准的更新，以及国内外对该病临床诊治研究的不断深入，有必要修订新的 AP 指南，以进一步规范我国该疾病的临床诊治。

AP 是指多种病因引起的胰酶激活，继以胰腺局部炎性反应为主要特征，伴或不伴有其他器官功能改变的疾病。临床上，大多数患者的病程呈自限性，20% ~30% 的患者临床经过凶险。总体病死率为5% ~10%。

一、术语和定义

根据国际 AP 专题研讨会最新修订的 AP 分级

和分类系统（2012，美国亚特兰大），结合我国具体情况，规定有关AP术语和定义，旨在对临床和科研工作起指导作用．并规范该领域学术用词。

（一）临床术语

1. 轻度AP（mild acute pancreatitis，MAP）：具备AP的临床表现和生物化学改变，不伴有器官功能衰竭及局部或全身并发症，通常在1～2周内恢复，病死率极低。

2. 中度AP（moderately severe acute pancreatitis，MSAP）具备AP的临床表现和生物化学改变，伴有一过性的器官功能衰竭（48 h内可自行恢复），或伴有局部或全身并发症而不存在持续性的器官功能衰竭（48 h内不能自行恢复）。对于有重症倾向的AP患者，要定期监测各项生命体征并持续评估。

3. 重度AP（severe acute pancreatitis，SAP）：具备AP的临床表现和生物化学改变，须伴有持续的器官功能衰竭（持续48h以上，不能自行恢复的呼吸系统、心血管或肾脏功能衰竭，可累及一个或多个脏器），SAP病死率较高（36%～50%），如后期合并感染则病死率极高。

4. 建议：MSAP由2003年版《中国急性胰腺炎诊治指南（草案）》中定义的SAP中划分出来，符合原“SAP”的条件。但不伴有持续的器官功能衰竭。不建议使用“暴发性胰腺炎（fulminant acute pancreatitis，FAP）”，因该术语提及的起病时间72h之内，不能反映预后。并且其诊断标准之一的全身炎性反应综合征（systermic inflammatory respones syndrome，SIRS），也只是部分AP的临床表现，不能反映病情的严重度。

（二）影像学术语

1. 间质水肿性胰腺炎（interstitial edematous pancreatitis）：大多数AP患者由于炎性水肿引起弥漫性胰腺肿大，偶有局限性肿大，CT表现为胰腺实质均匀强化，但胰周脂肪间隙模糊，也可伴有胰周积液。

2. 坏死性胰腺炎（necrotizing pancreatitis）：5%～10%的AP患者伴有胰腺实质坏死或胰周组织坏死，或二者兼有。早期增强CT有可能低估胰腺及胰周坏死的程度，起病1周之后的增强CT更有价值，胰腺实质坏死表现为无增强区域。

（三）其他术语

1. 急性胰周液体积聚（acute peripancreatic fluld collection，APFC）：发生于病程早期，表现为胰腺内、胰周或胰腺远隔间隙液体积聚。行缺乏完整包膜，可单发或多发。

2. 急性坏死物积聚（acute necrotic collection，ANC）：发生于病程早期，表现为液体内容物，包含混合的液体和坏死组织，坏死物包括胰腺实质或胰周组织的坏死。

3. 胰腺假性囊肿（pancreatic pseudocyst）：有完整非上皮性包膜包裹的液体积聚，内含胰腺分泌物、肉芽组织、纤维组织等。多发生于AP起病4周后。

4. 包裹性坏死（walled-off necrosis，WON）：足一种成熟的、包含胰腺和（或）胰周坏死组织、具有界限分明炎性包膜的囊实性结构，多发生于AP起病4周后。

5. 胰腺脓肿（infected necrosis）：胰腺内或胰周的脓液积聚，外周为纤维囊壁，增强CT提示气泡征，细针穿刺物细菌或真菌培养阳性。

二、AP病因

在确诊AP基础上，应尽可能明确其病因，并努力去除病因，以防复发。

1. 常见病因　胆石症（包括胆道微结石）、高三酰甘油血症、乙醇。胆源性胰腺炎仍是我国AP的主要病因。高三酰甘油血症性胰腺炎的发病率呈上升态势。当三酰甘油≥11.30mmol/L，临床极易发生AP；而当三酰甘油<5.65mmol/L时，发生AP的危险性减少。

2. 其他病因　壶腹乳头括约肌功能不良（sphincter of Oddi dysfunction，SOD），药物和毒物，外伤性，高钙血症，血管炎，先天性（胰腺分裂、环形胰腺、十二指肠乳头旁憩室等），肿瘤性（壶腹周围癌、胰腺癌），感染性（柯萨奇病毒、腮腺炎病毒、获得性免疫缺陷病毒、蛔虫症），自身免疫性（系统性红斑狼疮、干燥综合征），α_1抗胰蛋白酶缺乏症等，近年来，内镜逆行胰胆管造影（endoscopic retrograde cholangio pancreatography，ERCP）后、腹部手术后等医源性因素诱发的AP的发病率也呈上升趋势。

3. 经临床与影像、生物化学等检查，不能确定病因者称为特发性。

三、AP 病因调查

1. 详细询问病史　包括家族史、既往病史、乙醇摄入史、药物服用史等，计算 BMI。

2. 基本检查　包括体格检查，血清淀粉酶、血清脂肪酶、肝功能、血脂、血糖及血钙测定，腹部超声检查。

3. 进一步检查　病毒、自身免疫标志物、肿瘤标志物（CEA，CA19－9）测定，增强 CT 扫描、ERCP 或磁共振胰胆管成像、超声内镜检查、壶腹乳头括约肌测压（必要时）、胰腺外分泌功能检测等。

四、AP 诊断流程

（一）AP 临床表现

腹痛是 AP 的主要症状，位于上腹部，常向背部放射，多为急性发作，呈持续性，少数无腹痛，可伴有恶心、呕吐。发热常源于 SIRS、坏死胰腺组织继发细菌或真菌感染。发热、黄疸者多见于胆源性胰腺炎。临床体征方面，轻症者仅表现为轻压痛，重症者可出现腹膜刺激征、腹水、Grey Turner 征、Cullen 征。少数患者因脾静脉栓塞出现门静脉高压，脾大。罕见横结肠坏死。腹部因液体积聚或假性囊肿形成可触及肿块。其他可有相应并发症所具有的体征。

局部并发症包括急性液体积聚、急性坏死物积聚、胰腺假性囊肿、包裹性坏死和胰腺脓肿，其他局部并发症还包括胸腔积液、胃流出道梗阻、消化道瘘、腹腔出血、假性囊肿出血、脾静脉或门静脉血栓形成、坏死性结肠炎等。局部并发症并非判断 AP 严重程度的依据。

全身并发症主要包括器官功能衰竭、SIRS、全身感染、腹腔内高压（intra－abdominal hypertension，IAH）或腹腔间隔室综合征（abdominal compartment syndrome，ACS）、胰性脑病（pancreatic encephalopathy，PE）。

1. 器官功能衰竭　AP 的严重程度主要取决于器官功能衰竭的出现及持续时间（是否超过 48h），出现 2 个以上器官功能衰竭称为多器官功能衰竭（multiple organ failure，MOF）。呼吸衰竭主要包括急性呼吸窘迫综合征（acute respiratory distress syndrome，ARDS），循环衰竭主要包括心动过速、低血压或休克，肾衰竭主要包括少尿、无尿和血清肌酐升高。

2. SIRS　符合以下临床表现中的 2 项及以上，可以诊断为 SIRS。心率 >90 次/min；体温 <36℃ 或 >38℃；WBC 计数 $<4\times10^9/L$ 或 $>12\times10^9/L$；呼吸频率 >20 次/min 或 $PCO_2<32mmHg$（1mmHg＝0.133kPa），SIRS 持续存在将会增加器官功能衰竭发生的风险。

3. 全身感染　SAP 患者若合并脓毒症，病死率升高．为 50%～80%。主要以革兰阴性杆菌感染为主，也可有真菌感染，

4. IAH 和 ACS、SAP 时 IAH 和 ACS 的发生率分别约为 40% 和 10%，IAH 已作为判定 SAP 预后的重要指标之一，容易导致多器官功能不全综合征（multiple organ dysfunction syndrome，MODS）。膀胱压（urinary bladdor pressure，UBP）测定是诊断 ACS 的重要指标，膀胱压≥20 mm Hg，伴有少尿、无尿、呼吸困难、吸气压增高、血压降低时应考虑出现 ACS。

5. 胰性脑病　是 AP 的严重并发症之一，可表现为耳鸣、复视、谵妄、语言障碍及肢体僵硬、昏迷等，多发生于 AP 早期，但具体机制不明。

（二）辅助检查

1. 血清酶学检查　强调血清淀粉酶测定的临床意义，尿淀粉酶变化仅作参考。血清淀粉酶活性高低与病情严重程度不呈相关性。患者是否开放饮食或病情程度的判断不能单纯依赖于血清淀粉酶是否降至正常，应综合判断。血清淀粉酶持续增高要注意病情反复、并发假性囊肿或脓肿、疑有结石或肿瘤、肾功能不全、高淀粉酶血症等。要注意鉴别其他急腹症引起的血清淀粉酶增高。血清脂肪酶活性测定具有重要临床意义，尤其当血清淀粉酶活性已经下降至正常，或其他原因引起血清淀粉酶活性增高时．血清脂肪酶活性测定有互补作用。同样，血清脂肪酶活性与疾病严重程度不呈正相关。

2. 血清标志物　推荐使用 CRP，发病 72h 后 CRP＞150 mg/L 提示胰腺组织坏死。动态测定血

清IL－6水平升高提示预后不良。血清淀粉样蛋白升高对AP诊断也有一定价值。

3. 影像学诊断　在发病初期24～48h行超声检查，可以初步判断胰腺组织形态学变化，同时有助于判断有无胆道疾病，但受AP时胃肠道积气的影响，对AP不能做出准确判断。推荐CT扫描作为诊断AP的标准影像学方法，且发病1周左右的增强CT诊断价值更高，可有效区分液体积聚和坏死的范围。在SAP的病程中，应强调密切随访CT检查，建议按病情需要，平均每周1次。按照改良CT严重指数（modified CT severity index，MCTSI），胰腺炎性反应分级为，正常胰腺（0分）。胰腺和（或）胰周炎性改变（2分），单发或多个积液区或胰周脂肪坏死（4分）；胰腺坏死分级为，无胰腺坏死（0分），坏死范围≤30%（2分），坏死范围>30%（4分）；胰腺外并发症，包括胸腔积液、腹水，血管或胃肠道等（2分）。评分≥4分可诊断为MSAP或SAP。此外，MRI也可以辅助诊断AP。

（三）AP的诊断体系

1. AP的诊断标准　临床上符合以下3项特征中的2项，即可诊断为AP。①与AP符合的腹痛（急性、突发、持续、剧烈的上腹部疼痛，常向背部放射）；②血清淀粉酶和（或）脂肪酶活性至少>3倍正常上限值；③增强CT/MRI或腹部超声呈AP影像学改变。

2. AP的分级诊断　①MAP为符合AP诊断标准，满足以下情况之一，无脏器衰竭、无局部或全身并发症，Ranson评分<3分，急性生理功能和慢性健康状况评分系统（acute physiology and chronic health evaluatlon，APACHE）Ⅱ评分<8分，AP严重程度床边指数（bedside index for severity in AP，BISAP）评分<3分，修止CT严重指数（modified CT severity index，MCTSI）评分<4分。②MSAP为符合AP诊断标准，急性期满足下列情况之一，Ranson评分≥3分，APACHEⅡ评分≥8分，BISAP评分≥3分，MCTSI评分≥4分，可有一过性（<48h）的器官功能障碍。恢复期出现需要干预的假性囊肿、胰瘘或胰周脓肿等。③SAP为符合AP诊断标准，伴有持续性（>48h）器官功能障碍（单器官或多器官），改良Marshall评分≥2分（表11－1）。

3. 建议　①临床上完整的AP诊断应包括疾病诊断、病因诊断、分级诊断、并发症诊断，例如AP（胆源性、重度、ARDS）。②临床上应注意一部分AP患者自从MAP转化为SAP的可能，因此，必须对病情作动态观察。除Ranson评分、APACHEⅡ评分外，其他有价值的判别指标如BMI >28kg/m^2，胸膜渗出，尤其是双侧胸腔积液，72h后CRP>150mg/L，并持续增高等，均为临床上有价值的严重度评估指标。

表11－1　判断重度急性胰腺炎伴有器官功能衰竭的改良Marshall评分系统

项目	评分（分）				
	0	1	2	3	4
呼吸（PaO_2/Fio_2）	>400	301～400	201～300	101～200	<100
循环（收缩压，mmHg）	>90	<90补液后可纠正	<90补液不能纠正	<90　pH<7.3	<90　pH<7.2
肾脏（肌酐，μmol/L）	<134	134～169	170～310	311～439	>439

注：PaO_2为动脉血氧分压；FiO_2：为吸入氧浓度，按照空气（21%），纯氧2L/min（25%），纯氧4L/min（30%），纯氧6～8L/min（40%），纯氧9～10L/min（50%）换算：1mmHg＝0.133kPa

五、AP诊断流程图

AP流程图见图11－7。

六、AP处理原则

急性胰腺炎临床处理流程见图11－8。

1. 发病初期的处理　主要目的是纠正水、电解质紊乱，支持治疗，防止局部及全身并发症，观察内容包括血、尿、凝血常规测定，粪便隐血、肾功能、肝功能测定，血糖、血钙测定，心电监护，血压监测，血气分析，血清电解质测定，胸部X线摄片，中心静脉压测定，动态观察腹部体

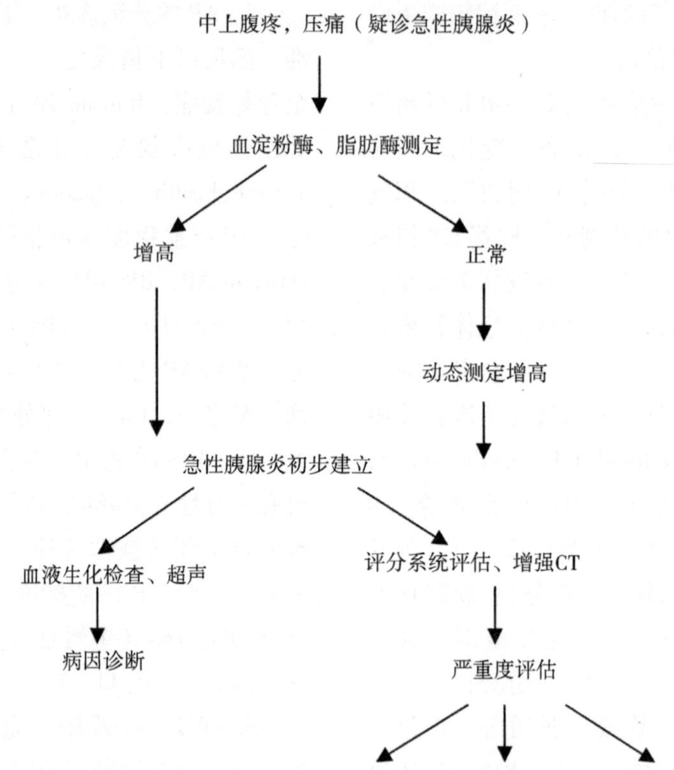

图 11－7　急性胰腺炎诊断流程图

注：CT 为计算机断层扫描；MAP 为轻度急性胰腺炎；MSAP 为中度急性胰腺炎；SAP 为重度急性胰腺炎

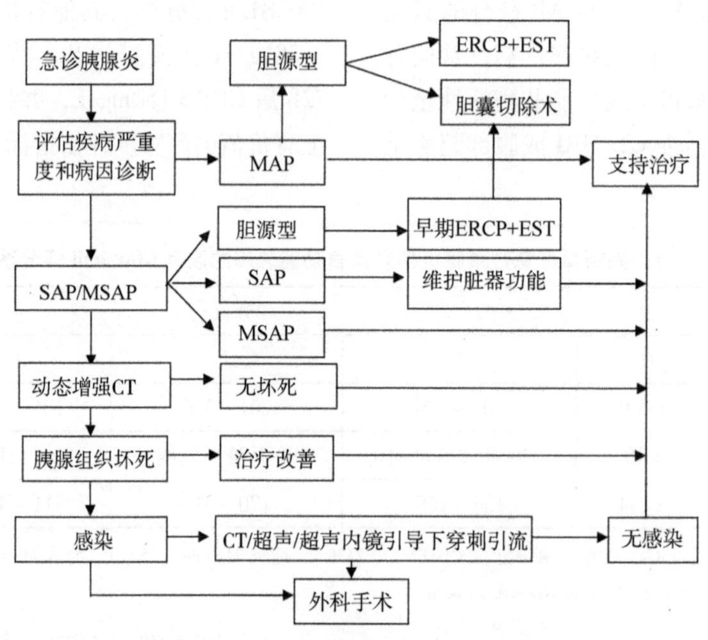

图 11－8　急性胰腺炎临床处理流程图

注：MAP 为轻度急性胰腺炎；MASP 为中度急性胰腺炎；SAP 为重度急性胰腺炎；CT 为计算机断层扫描；ERCP 为内镜逆行胰腺管造影；EST 为内镜下十二指肠乳头括约肌切开术

征和肠鸣音改变。记录 24h 尿量及出入量变化。上述指标可根据患者具体病情做相应选择，根据 APACHE Ⅱ 评分 Ranson 评分、BISAP 评分、CT Balthazar 分级等指判断 AP 的严重程度及预后。

SAP 病情危重时，建议入重症监护病房密切监测生命体征，调整输液速度及液体成分。常规禁食，对有严重腹胀，麻痹性肠梗阻者应采取胃肠减压等相应措施，在患者腹痛减轻或消失，腹胀减轻或消失，肠道动力恢复或部分恢复时可以考虑开放饮食，开始以糖类为主，逐步过渡到低脂饮食，不以血清淀粉酶活性高低为开放饮食的必要条件。

2. 脏器功能的维护　早期液体复苏，一经诊断应立即开始进行控制性液体复苏，主要分为快速扩容和调整体内液体分布 2 个阶段，必要时使用血管活性药物，补液量包括基础需要量和流入组织间隙的液体量，输液种类包括胶体物质 0.9% NaCl 溶液和平衡液。扩容时应注意晶体与胶体的比例，补充微量元素和维生素。②针对急性肺损伤或呼吸功能衰竭的治疗，SAP 发生急性肺损伤时给予鼻导管或面罩吸氧，③维持氧饱和度 95% 以上，要动态监测患者血气分析结果，当进展至 ARDS 时，处理包括机械通气和大剂量短程糖皮质激素的应用，有条件时行气管镜下肺泡灌洗术。③针对急性肾损伤或肾衰竭的治疗，治疗急性肾衰竭主要是支持治疗，稳定血流动力学参数，必要时透析，持续性肾脏替代疗法的指征是伴急性肾衰竭，或尿量≤0.5ml/kg/h。早期伴 2 个或 2 个以上器官功能障碍，SIRS 伴心动过速，呼吸急促，经一般处理效果不明显；伴严重水电解质紊乱；伴胰性脑病，可联合持续性静脉－静脉血液滤过和持续性血浆滤过吸附 2 种模式。④其他脏器功能的支持。出现肝功能异常时可予保肝药物，弥散性血管内凝血时可使用肝素，上消化道出血可应用质子泵抑制剂。对于 SAP 患者还应特别注意维护肠道功能，因肠黏膜屏障的稳定对于减少全身并发症有重要作用，需要密切观察腹部体征及排便情况，监测肠鸣音的变化，及早给予促肠道动力药物，包括生大黄、芒硝、硫酸镁、乳果糖等，应用谷氨酰胺制剂保护肠道黏膜屏障。同时可应用中药，如皮硝外敷。病情允许情况下，尽早恢复饮食或实施肠内营养对预防肠道衰竭具有重要意义。

3. 抑制胰腺外分泌和胰酶抑制剂应用　生长抑素及其类似物（奥曲肽）可以通过直接抑制胰腺外分泌而发挥作用，对于预防 ERCP 术后胰腺炎也有积极作用。H_2 受体拮抗剂或质子泵抑制剂可通过抑制胃酸分泌而间接抑制胰腺分泌，还可以预防应激性溃疡的发生。蛋白酶抑制剂（乌司他丁、加贝酯）能够广泛抑制与 AP 发展有关胰蛋白酶、弹性蛋白酶、磷脂酶 A 等的释放和活性，还可稳定溶酶体膜，改善胰腺微循环，减少 AP 并发症，主张早期足量应用。

4. 营养支持　MAP 患者只需短期禁食，故不需肠内或肠外营养。MSAP 或 SAP 患者常先施行肠外营养，待患者胃肠动力能够耐受，及早（发病 48h 内）实施肠内营养。肠内营养的最常用途径是内镜引导或 X 线引导下放置鼻空肠管。输注能量密度为 4.187J/ml 的要素营养物质，如能量不足，可辅以肠外营养，并观察患者的反应，如能耐受，则逐渐加大剂量，应注意补充谷氨酰胺制剂。对于高脂血症患者，应减少脂肪类物质的补充。进行肠内营养时，应注意患者的腹痛、肠麻痹、腹部压痛等胰腺炎症状和体征是否加重，并定期复查电解质、血脂、血糖、TBil、血清 Alb 水平、血常规及肾功能等，以评价机体代谢状况，调整肠内营养的剂量。可采用短肽类制剂，再逐渐过渡到整蛋白类制剂，要根据患者血脂、血糖的情况进行肠内营养剂型的选择。

5. 抗生素应用　业已证实，预防性应用抗生素不能显著降低病死率，因此，对于非胆源性 AP 不推荐预防使用抗生素，对于胆源性 MAP 或伴有感染的 MSAP 和 SAP 应常规使用抗生素。胰腺感染的致病菌主要为革兰阴性菌和厌氧菌等肠道常驻菌。抗生素的应用应遵循“降阶梯”策略，选择抗菌谱为针对革兰阴性菌和厌氧菌为主、脂溶性强、有效通过血胰屏障的药物，推荐方案：①碳青霉烯类；②青霉素＋β－内酰胺酶抑制剂；③第三代头孢菌素＋抗厌氧菌；④喹诺酮＋抗厌氧菌。疗程为 71－4d，特殊情况下可延长应用时间。要注意真菌感染的诊断，临床上无法用细菌感染来解释发热等表现时，应考虑到真菌感染的可能，可经验性应用抗真菌药，同时进行血液或体液真菌培养。

6. 胆源性胰腺炎的内镜治疗　推荐在有条件的单位，对于怀疑或已经证实的 AP 患者（胆源型），如果符合重症指标，和（或）有胆管炎、黄疸、胆总管扩张，或最初判断是MAP但在治疗中病情恶化者，应行鼻胆管引流或内镜下十二指肠乳头括约肌切开术（endoscopic sphincterotomy，EST)。胆源性SAP发病的48－72 h内为行ERCP最佳时机，而胆源性MAP于住院期间均可行ERCP治疗，在胆源性AP恢复后应该尽早行胆囊切除术，以防再次发生AP。

7. 局部并发症的处理 大多数APFC和ANC可在发病后数周内自行消失，无须干预，仅在合并感染时才有穿刺引流的指征。无菌的假性囊肿及WON大多数可自行吸收，少数直径>6cm，且有压迫现象等临床表现，或持续观察见直径增大，或出现感染症状时可予微创引流治疗。胰周脓肿和（或）感染首选穿刺引流，引流效果差则进一步行外科手术，外科手术为相对适应证。建议有条件的单位开展内镜下穿刺引流术或内镜下坏死组织清除术。

8. 全身并发症的处理 发生SIRS时应早期应用乌司他丁或糖皮质激素。CRRT能很好地清除血液中的炎性介质，同时调节体液、电解质平衡，因而推荐早期用于AP并发的SIRS；并有逐渐取代腹腔灌洗治疗的趋势；菌症或脓毒症者应根据药物敏感试验结果调整抗生素，要由广谱抗生素过渡至使用窄谱抗生素，要足量足疗程使用。SAP合并ACS者应采取积极的救治措施，除合理的液体治疗、抗炎药物的使用之外，还可使用血液滤过、微创减压及开腹减压术等。

9. 中医中药 单味中药（如生大黄、芒硝），复方制剂（如清胰汤、柴芍承气汤等）被临床实践证明有效。中药制剂通过降低血管通透性、抑制巨噬细胞和中性粒细胞活化、清除内毒素达到治疗功效。

10. 手术治疗 在AP早期阶段，除因严重的ACS，均不建议外科手术治疗。在AP后期阶段，若合并胰腺脓肿和（或）感染，应考虑手术治疗。

11. 其他措施 疼痛剧烈时考虑镇痛治疗。在严密观察病情下可注射盐酸哌替啶。不推荐应用吗啡或胆碱能受体拮抗剂，如阿托品、消旋山莨菪碱（654－2）等，因前者会收缩Oddi括约肌，后者则会诱发或加重肠麻痹。免疫增强制剂和血管活性物质如前列腺素 E_1 制剂、血小板活化因子拮抗剂等，可考虑在SAP中选择性应用。益生菌可调节肠道免疫和纠正肠道内菌群失调，从而重建肠道微生态平衡，但目前对SAP患者是否应该使用益生菌治疗尚存争议。

参考文献

[1] 方善德．急性胆囊炎［M］．黄志强．当代胆道外科学．上海：科学技术文献出版社，1998：310－315.

[2] 方善德．慢性胆囊炎［M］．黄志强．当代胆道外科学．上海：科学技术文献出版社，1998：316－318.

[3] 黄耀权，孙艳华．胆囊结石病的并发症［M］．黄志强．当代胆道外科学．上海：科学技术文献出版社，1998：318－323.

[4] 邹声泉．全国胆囊癌流行病学调查报告回顾性分析回顾性分析［J］．中国实用外科杂志，2000，20（1）：43－46.

[5] 石景森，孙学军，郑见宝．对我国胆囊癌临床诊治现状的种种思考［J］．中华肝胆外科杂志，2012，18（12）：889－892.

[6] 邸荣庆．胆源性急性胰腺［M］．黄志强．当代胆道外科学．上海：科学技术文献出版社，1998：323－331.

[7] 中华医学会消化病学分会胰腺疾病学组．中国急性胰腺炎诊治指南（草案），2003.

第十二篇　胆囊切除术

长期以来，对什么样的胆囊才应该切除，似乎有共识，似乎又没有。之所以有共识，因为教学和重要的或权威的论著都把下列情况作为胆囊切除的指征，如胆囊结石合并糖尿病、合并需要开腹手术的其他疾病、无功能胆囊、胆囊瓷化和萎缩，恶性病变，参考个人的社会、经济因素等。但是，近年来，随着腹腔镜胆囊切除技术的引进，只要诊断为胆囊炎胆囊结石，1cm 左右的胆囊息肉，无论胆囊功能好坏，无论是否有症状，大多数医院和医生都建议胆囊切除，结果胆囊切除的指征无限扩大。在很多时候，当进行上腹部其他手术时，也顺手把胆囊切除并巧遇发生并发症和死亡的例子也时有发生。以往，用切除胆囊来治疗胆囊良性疾病的理由是：①胆囊是可有可无的脏器；②切除胆囊可以解除症状；③切除胆囊可以预防癌变；④胆囊切除对多数人不会造成严重后果；⑤没有更好的代替办法；⑥保胆治疗复发率高。本书将在相应的章节提出不同的看法与处理意见。

第一章　胆囊切除术的适应证

第一节　相对规范的胆囊切除术的适应证

1. 合并糖尿病　对合并糖尿病的胆囊结石病自然过程的特点了解甚少，但有一点是肯定的，即合并糖尿病的胆囊结石病一旦发生胆囊结石的并发症，其死亡率比无糖尿病者高 5 倍，而择期手术的结果则与非糖尿病者无差异。因此，对伴有糖尿病的无症状胆囊结石宜行预防性胆囊切除术。再者，糖尿病继发的心血管疾病和肾脏疾病是糖尿病患者手术死亡率增高的主要原因。因此，最好能在尚未出现糖尿病的心、肾并发症时，抓住有利时机施行择期手术。更有人建议对糖尿病患者常规地用 B 超筛查以发现无症状性胆囊结石病并加以处理。但近年来由于部分患者没有胆囊切除条件，或各种原因坚决要求保留胆囊，可在血糖控制平稳情况下保胆取石后继续糖尿病及其他心血管疾病的治疗并有学者提出胆结石可以与糖尿病、心血管疾病一起预防的观点。

2. 无功能胆囊　胆囊腔明显缩小，胆囊管不通，胆囊不显影，胆囊壁过度增厚等，如胆囊萎缩。

3. 儿童的胆囊结石　儿童的胆囊结石罕见，常伴有先天畸形或伴诱发结石的疾病，如溶血性贫血，回肠疾病等。且迟早会有症状发作，以切除胆囊为宜。

4. 胆囊肌腺病　对于弥漫性不规则增厚患者影响胆囊的功能，应该胆囊切除；对小范围局部隆起可局部切除，根据病理决定治疗方案。

B 超检查见胆囊壁呈灶状或不规则的增厚，或伴有息肉样病变（>1cm）者最好将胆囊切除。因 Kozuka 等曾复习胆囊的病理切片，从 1605 例中发现胆囊癌 86 例，良性腺瘤 11 例。凡胆囊原位癌者均可见并存的腺瘤结构，提示癌来自腺瘤的恶变。有恶变的腺瘤，直径多数 > 30mm，而良性腺瘤的直径多数 < 12mm。

5. 胆囊壁钙化或瓷化胆囊（porcelain gallbladder）。

胆囊壁钙化或瓷化胆囊患者半数合并胆囊癌，应切除胆囊。

6. 胆囊恶性病变。

7. 合并需要开腹手术的其他疾病。

8. 个人社会、经济因素　社会、心理因素与适应证的选择，由于社会经济发展不平衡、个人经济能力以及文化水平不同，诉求取向和心理承受能力等差别也很大。所以在选择和掌握适应证宽严的问题上可以有所区别。如在缺医少药地区或经济能力较差的个人，对无症状胆囊结石预防性切除的指征可适当放宽。有时在可能的情况下，说明利弊，尽可能尊重患者的意愿，这也符合循证医学原则。

第二节　关于预防性胆囊切除的争议

手术指征和手术方法一样，也会随着技术进步和设备更新换代而改变，如很多介入治疗手段的丰富，以往治疗的适应证也随之改变，支架治疗代替很多开胸搭桥手术；在胆道外科，支架技术和内镜治疗使昔日的胆肠吻合适应证变窄。正如冉瑞图教授所言：“21 世纪中，胆囊结石的预防，可能随动脉硬化、高血压、心脑血管病等的预防一并解决，胆囊切除的适应证将被修正，其原则、意义则动摇了”，另外。周孝思教授在《当代胆道外科学》中四处提到对无症状胆囊结石预防性切除没有必要。

一、无症状胆囊结石预防性切除没有必要，理由是

1. 一旦出现急性症状，再行胆囊切开取石或胆囊切除术仍较安全；

2. 切胆防癌有过度治疗嫌疑；

3. 保胆取石也可解除症状和防癌；

4. 其他手术时“顺便”切胆，常常是“没事找事”。

二、出现症状再行胆囊切除术仍较安全

无症状性胆囊结石病在今后 20 年中发生急性症状的比例低于 50%，并发症(37.1% ~45.5%)，1960—1990 年不少作者报道，一旦出现急性症状，再行胆囊切除术仍较安全。仅个别患者出现切口感染率升高，没有增加手术的死亡率，也没有影响原有手术的效果。

我国顾倬云和陈英于 1989 年报告[4]27 例（男 24，女 3）无症状性胆囊结石病的长期观察结果。这 27 例是经口服胆囊造影作健康普查时发现的。1955 年年龄为 30 ~ 62 岁。在观察期中，5 例，出现了症状，均有腹痛，个别伴发热和黄疸，症状出现在发现结石后 1 年内 3 例，2 年内 1 例，9 年后 1 例，这 5 例都做了胆囊切除。另有 9 例作了预防性胆囊切除。因此，由无症状转为有症状的实际百分率可能高于 18.5%（5/27），但全组无手术死亡，无胆囊癌。Graie 和 Ransohoff 于 1982 年[5]报道 123 名无症状胆囊结石患者（男 110，女 13）的自然过程。这些患者全是在美国密歇根大学对教职员工进行健康筛查时经口服胆囊造影普查发现的。定期的前瞻性随访持续 24 年（1956 ~ 1980 年）在随访中共有 16 人出现胆道痛，占 13%（16/123）其中 3 人分别在胆道痛出现后 3 周、2 年和 13 年发生胆石的并发症，计急性胆囊炎 2 人，急性胰腺炎 1 人，这 3 人和另外 11 名有胆道痛症状者做了胆囊切除术，术后均顺利恢复。另有 35 人做了预防性胆囊切除和术前一直无症状。全组均无因胆囊结石病死亡，无胆囊癌，有 30 人死于与胆石无关的疾病。用寿命表法计算出逐年发生胆道痛的累计概率，在发现结石后的第五年为 10% ±3%（±SE），10 年为 15% ±4%，15 年为 18% ±4%。一直保持至 24 年未变（图 12 - 1）。出现并发症的累计概率为 3.3%（图 12 - 1）。据此，作者认为大部分无症状性胆囊结石病不致给患者造成危害；在出现并发症之前常以胆道痛为其前驱症状，此时择期切除胆囊风险不大；如果发生胆道痛在发现结石后的近期，此时再行择期手术，其风险并不比一发现结石就作预防性胆囊切除的风险大，而且延长了胆囊利用的时间。

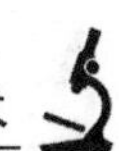

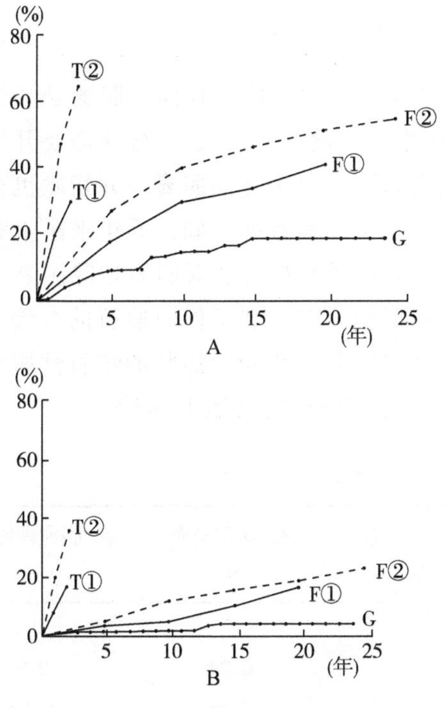

图 12-1　寿命表累计概率

A. 并发症（G，F①，F②）和持久的胆道痛，（T①，T②）累计概率

B. 并发症加胆道痛（G，T①，T②）和各种问题（F①，F②）累计概率

三、用切胆防癌有过度治疗嫌疑

根据 Lowenfels 和 Diehl 的资料[6]，无症状胆囊结石较大时，特别是最大径≥3cm 者为了防癌，多主张切除胆囊。这也是从实际出发，抓主要矛盾，≥3cm 的胆囊结石多有不同程度的症状，就像胆囊切除尽管有增加结肠癌发病率的可能，在需要切除的时候可以不考虑这一因素。

但国外也报告胆囊癌患者 70% 以上伴有胆囊结石，但胆囊结石患者合并胆囊癌的患病率并不高，本章所收资料中经长期随访的患病率未超过 0.4%（表 12-1）。Maringhini 等 1987 年[7]报告对美国明尼苏达州居民作调查的结果，有胆囊结石的患者中胆囊癌的发病率比一般居民高出 3 倍多，也不过是 0.09%，相当于每年可从 1 万名胆囊结石病患者中发现 9 例胆囊癌。据此预测 20 年后胆囊结石病患者中胆囊癌的患病率为 1.78%。

国内近年的报告中胆囊癌患者合并胆囊结石的百分比在 18%～85%，平均 53.1%（200/377）（表 12-2）。胆囊结石病者合并胆囊癌的患病率为 0.12%～13.3%，平均 1.80%（127/7071）明显高于国外资料的 0.3%（表 12-1）。考虑到国内资料中的 7071 例胆囊结石病者全是胆囊切除病例，而国外的 4379 例胆囊结石病者中有相当多没有切除胆囊，有可能遗漏胆囊癌病例，因此，用国外资料中做过胆囊切除的胆囊结石病患者重新计算胆囊癌的患病率与我国的资料进行比较，差异仍很显著：国外 7/1306 = 0.54%，我国 127/7071 = 1.80%，$\chi^2 = 11.1204$，$P < 0.005$。由于资料不全，无法将胆囊结石合并胆囊癌的患病率转换成平均年发病率进行比较，亦即未能排除随访年数不一致对患病率的影响。因此，以上差异，包括我国与欧美的差异以及西安与我国其他地区的差异到底有无实际意义？如果有实际意义，其可能的原因为何？这些都有待于今后研究。尽管如此，可以粗略地说，在我国胆囊结石合并胆囊癌的患病率在 2% 以下，为了 2% 而牺牲 98% 的胆囊，确实有过度治疗的嫌疑。因此，结论是预防癌而胆囊切除没有必要。

石景森[8]“对我国胆囊癌临床诊断现状的种种思考”中指出，国外研究发现 FDG-PET-CT 诊断胆囊癌的灵敏度为 90.2%，特异性 70.6%，上海多家核医学中心研究报道 PET-CT 诊断肿瘤残留，转移的灵敏度为 91.3%，特异性 84.6%，能够明显提高术后肿瘤或转移的早期诊断。现代条件下，还沿用预防性胆囊切除的方法来预防胆囊癌已经成为老旧、落后和粗糙的方法。现在，对胆囊癌高危人群重视，又使用很多早期预测胆囊癌的手段，如血液检查中 Ca199，γ-GT，CEA 等，影像学中的 B 超，CT，特别是新近使用的 PET-CT，还有保胆取石（息肉）时先探察胆囊质地、功能情况，根据快速冷冻、病理检查，决定胆囊切除还是保留等，使胆囊癌更容易在早期发现，使胆囊切除的指征更加精准，更符合“微创外科”“精准外科”和“功能外科”的新理念，所以更加先进。

四、保胆取石（息肉）防癌更合情理

结石对胆囊黏膜的慢性刺激，胆囊慢性炎症是癌变的重要因素，据此预测 20 年后胆囊结石病患者中胆囊癌的患病率为 1.78%。国内近年的报告中胆囊癌患者合并胆囊结石的百分比在 18%～

85%，平均53.1%（200/377）（表12－2）。胆囊结石病者合并胆囊癌的患病率为0.12%～13.3%，平均1.80%（127/7071）明显高于国外资料的0.3%（表12－1）。特别是直径≥3cm的结石，癌变的概率更高，因此对一些无症状但恐癌的结石病患者，或有症状，结石较多、较大的患者，因惧怕胆囊切除的不良后果而要求保胆取石（息肉）的患者取出结石和息肉后减少了癌变的因素，癌变的概率也会降低，同时保胆可能避免了胆囊切除并发症及结肠癌高发等不良后果。

五、其他

开腹手术时“顺便”切胆，胆囊是“含冤被切”，医生是“没事找事”；“合并需要开腹手术的其他疾病”时是否连同胆囊一并切除也存在较大争议。由于观察数据不同，近年来医生和患者对胆囊重要性认识提高、对胆囊切除患者造成不良后果的惧怕，在开展了保胆取石的今天，对于是否应该“顺手”切除无症状的结石性胆囊，存在争议就更不奇怪了。（表12－3）

表12－1　胆囊结石患者中胆囊癌的患病率

著者	地区	病例总数 例	胆囊切除例数 例	胆囊癌例数 例	癌/病例总数 %	癌/胆囊切除例数 %
	国外资料					
Friedman	美国旧金山	421	111	1	0.24	0.9
McSherry	美国纽约	691	257	1	0.14	0.39
Wenckert	瑞典 Malmo	1402	938	5	0.37	0.53
Diehl	美国 Texas	1865	不明	6	0.32	不明
	国外资料总计	4379	1306	13	0.30（13/4379）	0.54（7/1306）
	国内资料					
杨汉良等	杭州2－223	1653	1653	42		2.5
王广田等	郑州2－220	262	262	11		4.2
胡硕寿等	南昌2－219	963	963	12		1.25
郑泽林等	长春2－202	352	352	5		1.42
夏亮芳等	贵阳2－198	1121	1121	11		0.98
方庆安等	南通1－132	835	835	1		0.12
高振亚等	西安1－139	150	150	20		13.33
胡建中等	成都1－140	1735	1735	25		1.44
	国内资料总计	7071	7071	127		1.8

表12－2　胆囊癌患者合并胆囊结石的国内资料

著者	地区	胆囊癌例数	合并胆囊结石例数	（%）
胡国治等	诸暨（3－58）	34	6	17.60%
白振杰等	郑州（2－208）	61	11	18
夏亮芳等	贵阳（2－198）	26	11	42.30%
吕明德等	广州（3－56）	62	27	43.5
吴硕寿等	南昌（2－219）	12	6	50
张成裕等	长沙（3－56）	38	23	60.5
李旭东等	兰州（2－218）	102	81	79.4
安东均等	咸阳（3－60）	22	18	81.8
王光升等	合肥（2－222）	20	17	85

表 12－3　胆囊结石的自然过程（文献摘要汇总）

著者	报告年代	症状分组	随访年数	观察例数	并发症			并发症＋胆道痛				预防性胆囊切除例数	死于胆石例(％)	胆囊癌例(％)
					例数	患病率(％)	平均年发病率(％)	例数	患病率(％)	平均年发病率(％)	预期 20 年后无症状率(％)			
顾倬云等顾	1989	无	30	27	…*	…	…	5	18.5	0.7	86.9	9	0	0
Friedman 等①	1989	无	20	123	7	5.7	0.3	10	8.7	0.4	92.3	13	1　0.8	0　－0.24
Friedman 等②	1989	轻微	25	298	26	8.7	0.4	41	13.8	0.6	88.7	58	0	1
McSherry 等①	1984	无	5－	135	4	3	0.6	14	10.4	2.3	62.8	5	0	0　－0.14
McSherry 等②	1984	有	7－	556	80	14.4	2.2	554	99.6	55.2	≤0.01	0	2　0.4	1
Thistle 等①	1984	有＋无	2	193	5	2.6	1.3	－70	23.0	12.2	7.4		0	0
Thistle 等②	1984	有	2	112	7	6.3	3.2							
Gracie 等	1982	无	24	123	3	2.4	0.1	16	13	0.6	88.7	35	0	0
Wenckert 等	重＋轻	11	781	144	18.4	1.8	398	51	6.3	27.2	0	13　1.7	3　0.4	

①：无症状组：顾：F①；M①；G 组；②症状性结石病组；F②；T①；T②；W 组；轻微症状组 F②；近期无症状组 F②

＊只报告了并发症＋胆道痛的总数，未将二者分开

早年的争议在数据的不同，早期报道的无症状胆囊结石都是因其他疾病开腹时发现，其中37.1% ~45.5% 发生胆绞痛或其他并发症，因此不少学者提出预防性胆囊切除的建议。而1982年，Gracie 等[4]长期观察发现24年中仅有13% 的患者有急性发作，按寿命表法计算其发生急性症状的累计概率为18%，无一人死于胆石症，所以认为预防性胆囊切除没有必要。但其他观察认为发现结石后3年内胆绞痛或并发症患病率高达70% ~82%，因此建议剖腹手术中偶然的发现的无症状性胆囊结石，同时切除胆囊是必要的。近年的争议在于对胆囊重要性和切胆不良后果的认识。在保胆治疗蓬勃开展的今天，在2010年8月，在新疆哈密举行的全国首届胆囊切除术后不良反应大规模人群调查暨第三届内镜微创保胆取石（息肉）基础研究高峰论坛上，我们发表了《保胆是预防医源性胆道损伤的根本出路》的报告；田富洲教授在2013年8月，全国第四届微创保胆学术大会上作《保胆保括约肌新术式治疗肝胆管结石》的报告时，认为在其他手术时顺手摘除是“胆囊含冤被切”；并在中华肝胆外科杂志2001年7月第10卷第7期，《治疗肝胆管结石一定要切除胆囊吗》一文中，对收治的81例已切除胆囊的患者分析，其中有33例是在治疗肝胆管结石时被“顺便”切除。陈训如教授在“胆囊切除与肝缺血”报告中指出，严格控制胆囊切除适应证，减少胆囊切除的数量，胆道损伤（BDI）必然下降；黄志强院士指出，胆道不单是一条管道，而是一个维系着人体生命的器官，它有独立的血循环系统、独立的神经支配、特殊的细胞群体、执行着独立的生理功能，参与肝内各项事件的发生与调控。“肝尾叶、胆囊、括约肌”是胆道系统的三件宝[9]。

这些都是说明预防性切除胆囊不可取，争议的重点转变为对胆囊重要性的认识。当然，与过度检查和过度治疗一样，不排除其他因素的驱动。但是历史的经验常常表明，并发症、意外事故多在“顺便”做“好事”时，在手术顺利时，术者经验丰富至自信心很强时发生。如果预防性胆囊切除发生并发症和不良后果时，才认识到预防性胆囊切除没有必要，为时已晚，因为并发症，意外事故的发生不会照顾“顺便”做好事的医生，这与“只要有百分之一的希望，就要做出百分百的努力”不同，在某种意义上讲“宁少不多”常常是医生和患者的护身符。

第三节　胆囊结石的自然过程

在对无症状性胆囊结石病多年的随访史，视察到无急性症状发作者占80% 以上（表12 -1）；按最坏的情况推算20年后无急性症状发作者也在50% 以上。

第二章　胆囊切除手术

自从 Langenbuch1882 年开始首例胆囊切除以来的百年中，胆囊切除一直是胆囊良性疾病主要治疗手段，之前由于在疗效上没有比它更好的方法，因此成为一种标准的治疗措施。近30年来胆囊切除从已经传统开腹手术演化到腹腔镜下手术，有的医院还开始使用机器人系统，也有人在动物实验上成功完成了更加简便的胆囊化学切除方法。

第一节　传统开腹胆囊切除手术[10]（图12 -2 ~ 图12 -6）

1. 麻醉　连续硬膜外麻醉或插管全身麻醉。

2. 切口　切口选择，目的是位置合适、便于显露病灶、长度适宜、便于延长、尽量减少损伤、操作简便、愈合牢固、并发症少。如右上经腹直肌切口，右肋缘下斜切口等。

3. 进入腹腔后先探查，胆囊胆管的位置、大小、颜色、有无穿孔，是否与周围脏器粘等。胆囊壁厚度，胆囊内有无结石，胆囊颈部有无嵌顿，判断是炎症还是肿瘤。估计良性还是恶性。将左手食指伸入小网膜孔，了解胆囊壶腹部与胆总管有无粘连及浸润，胆总管有无扩张、结石、肿瘤、肝门部病变，胆囊三角是否清晰，了解肝、胃、十二指肠、胰腺情况。

4. 显露和处理胆囊管，辨清胆囊管与胆总管的相互关系，分离出胆囊管，在距胆总管 0.3 ~ 0.5cm 处上两把止血钳，避开胆总管，肝右动脉，右肝管，然后切断胆囊管。分离胆囊动脉，胆囊动脉变异较多，尽量靠近胆囊颈部结扎，以免误伤误扎肝右动脉。

5. 结扎及切断胆囊动脉和胆囊管后从肝床上游剥离胆囊，最后摘除胆囊（顺行切除）。此手术的优点是术中出血少，但不适合于炎症较重、胆囊周围粘连较多的胆囊。后者常采用手术程序是先从胆囊底部游离胆囊，在逐步从胆囊底部、体部和颈部，分离胆囊的过程中逐个结扎切断胆囊血管，最后分离、结扎、切断胆囊管直至摘除胆囊（逆行切除）。这种手术方法的优点是可避免误伤胆总管。最多见的医源性胆道损伤是将胆总管误认为胆囊管而加以切断。目前不少临床医师采用顺行与逆行相结合的胆囊切除方法，即在分离胆囊管后不予切断，结扎切断胆囊血管、游离胆囊，辨清胆总管后再切除胆囊。这种术式的优点是术中出血较少并可避免误伤胆总管。在切除胆囊过程中，如果胆囊颈部与周围粘连严重而无法分离时可做部分胆囊切除术，即在切除大部分胆囊后，紧贴肝门部的胆囊黏膜经搔刮或石碳酸烧灼后探查胆囊管无结石，予以缝闭胆囊管，或局部置管引流。但无论是顺行切除还是逆行切除基本程序是必须解剖出胆囊管和胆囊动脉，结扎切断，最后将胆囊从肝床上摘除。如果患者全身情况欠佳，尤其是老年，可在取出胆石后作胆囊造口，并置管引出体外。

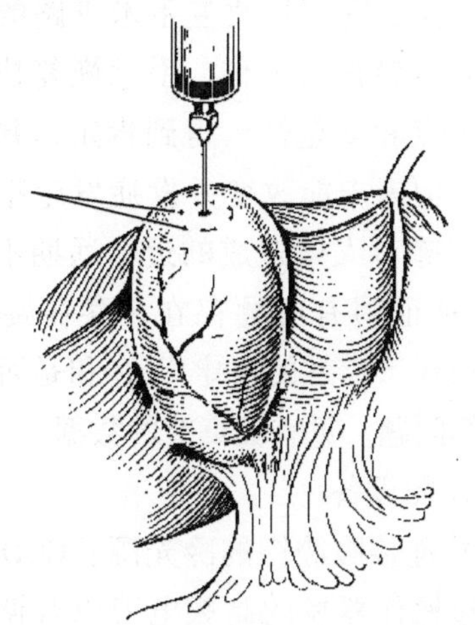

图 12-2　肿大胆囊先行穿刺减压

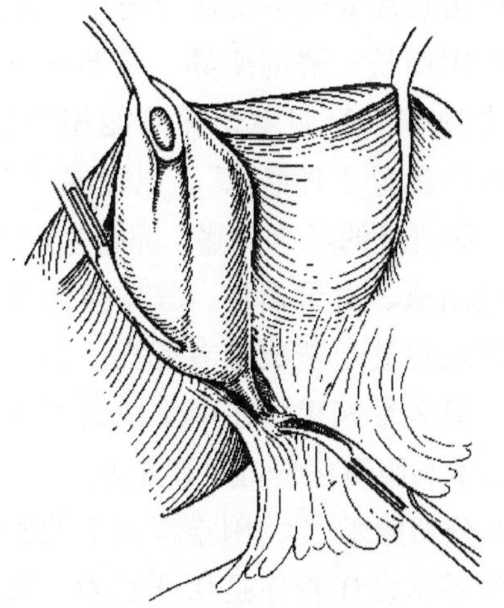

图 12-3　分离出胆囊管

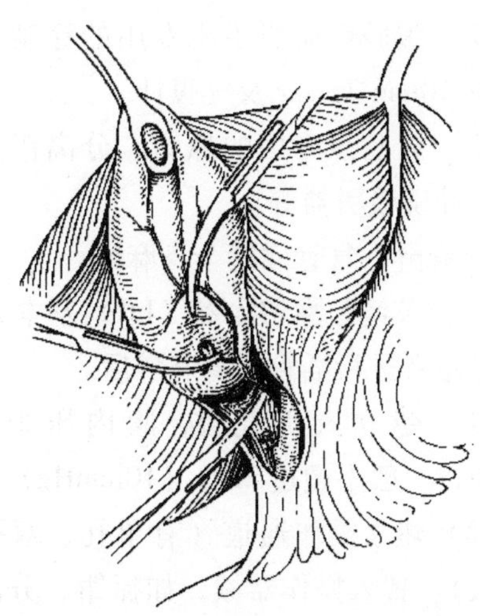

图 12-4　牵引胆囊管，分离胆囊动脉

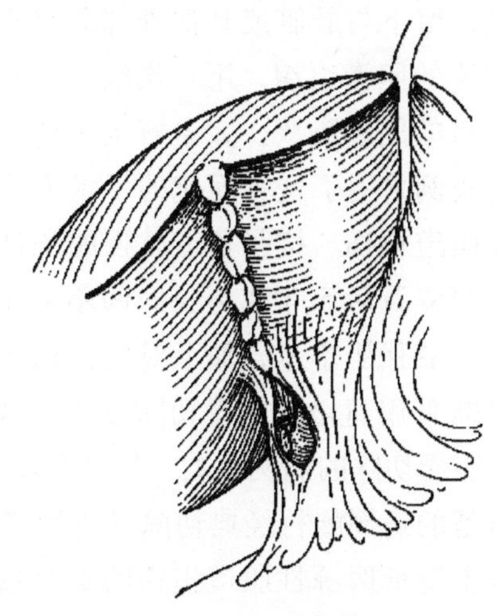

图 12-5　缝闭胆囊体

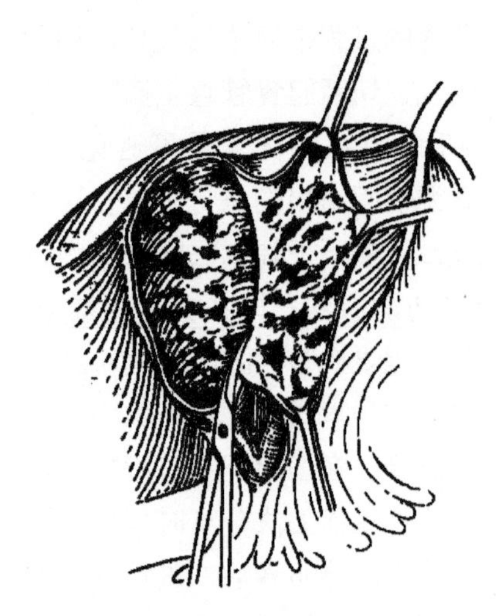

图 12－6　胆囊壁大部分切除，仅保留与肝面相连接的后壁，化学切除胆囊

以上图解引自《谭毓铨 当代胆道外科学 P337－340》

第二节　困难情况下的胆囊切除术

胆囊切除在通常情况下是比较简单的上腹部手术，但是在病期长、解剖变异、局部水肿、粘连严重时按常规方法行胆囊切除可能相当困难，如果执意实现胆囊管“骨骼化”，以完成“分离、结扎、切断”胆囊管的经典步骤，完整切除胆囊，必然容易发生出血、血管损伤、脏器损伤和胆管损伤等严重并发症甚至造成患者死亡。为了避免这些并发症，很多专家建议在困难情况下采用胆囊大部分切除术和胆囊化学切除等方法。

胆囊大部分切除术[10]，困难情况下的胆囊切除术，此法的基本操作程序是切开胆囊，取尽结石，找到胆囊管开口，在腔内缝扎，切除游离部分的胆囊壁，留下与肝脏或其他外部胆总管，肝总管紧密相连的胆囊组织，用石炭酸、酒精或电凝破坏有生机的胆囊黏膜。大量解剖不清，经典切除困难的病例采用了这种简化的手术方法都能防止医源性胆道损伤。按张圣道教授的统计约半数患者经保胆取石后 5 年或更长时间不复发，如果这部分人采取保胆手术，加上对经典切除有困难的患者果断采用简化的胆囊切除方法，这就大大减少经典胆囊切除的病例总数，仅对必须切除，而且解剖清楚的病例施行经典切除（含腹腔镜），这就从根本上降低医源性胆道损伤的绝对数和百分比。

最近有人研究用更简单的方法即在取石，溶石的基础上采用化学方法腐蚀毁坏胆囊黏膜，使之纤维化，相当于切除胆囊的设想。而动物实验已经证明其疗效，若能实施，将比腹腔镜切除法更简单易行（详见第十三篇）。这些信息告诉我们。只有从改变方法着手，才是降低医源性胆道损伤的最佳途径。

第三节　腹腔镜胆囊切除术

虽然 Langenbuch 已在 1882 年首次介绍了胆囊切除术，但直到若干年后，胆囊切除术仍未成为治疗症状性胆囊疾病的“金标准”手术。在此手术的危险性降至可常规应用以前花费了大量时间。现在，应用标准开腹胆囊切除是安全有效的，其并发症发生率为4%～8%，病死率为0.5%，由于腹腔镜胆囊切除术（LC）的引入，由于 LC 是集光、电、气（腹）技术和设备为一体的新一代胆囊切除方法，它通过改变手术进路的方法实现切口美容，减轻伤口损伤，手术恢复快的目的，此操作的优点和安全性已得到肯定，并已流行和广泛实施。但因未能改变并发症发生率和病死率以及胆囊切除对人体造成的近、远期不良影响。所以，LC 被证明有问题存在，存在疑问和广泛争议，焦点在于疗效的评定[11]，和是否达到“金标准”[12]等问题。见有关章节的数据。

1. 所需设备

（1）连接腹腔镜的冷光源、CCD 视频成像系统、连接操作器械的高频电刀以及调节气腹压力的气腹机。

（2）腹腔镜胆囊手术专用的穿刺工具，包括 5mm 和 10mm Tracar 及气腹针。

（3）腹腔镜专用的抓钳、分离钳、剪刀、电凝棒及冲洗吸引器等。

2. 麻醉　气管插管全身麻醉。

3. 腹腔镜胆囊切除术（LC）基本方法是：

对患者进行插管全身麻醉后。

（1）建立人工气腹，腹内压维持在0.6－1.6kPa，一般不超过2kPa（10mmHg）。

（2）建立操作通道（有单孔、双孔、三孔和四孔法）。置入操作器械，如抓钳、分离钳、吸引器、钩状电刀、电凝棒等。一般取脐下缘切口进气腹针；剑突下平肝下缘自镰状韧带右侧插入第2套管；右锁骨中线肋缘下3cm处插入第3套管；在右侧腋前线处进入第4套管。

（3）用抓钳提起胆囊底部，显示胆囊颈部，用分离钳解剖出胆囊动脉、胆囊管，分别用三只钛夹钳夹管道的远近两端，从近到远，在第2和第3只钛夹之间先后剪断胆囊动脉和胆囊管，用抓钳夹紧，并向上举起胆囊管，用电凝钩在胆囊和肝脏之间切断胆囊与肝脏之间的连接组织，最后移除胆囊，从剑突下戳口取出。切记，胆囊动脉变异多，在分离过程中要明确胆囊与胆囊动脉的关系，分离易损伤胆囊动脉主干或分支，损伤门静脉，或扯断动脉或钳夹脱落导致出血、止血困难时，宜中转开腹。胆囊管与胆总管汇合处和副肝管与肝外胆管汇合处变异多，除术前或术中直接胆道造影能发现外，术中难以发现。所以，切断胆囊管前必须尽量明确胆囊管与胆囊，胆总管和肝总管的关系，有时副肝管与胆囊管汇合，防止损伤的办法是尽量靠近胆囊颈部切断胆囊管，并紧贴颈部分离胆囊壁以防损伤副肝管。如粘连严重应中转开腹。上钛夹，不要太靠近肝右动脉，肝总管或胆总管。以免损伤与狭窄。最后冲洗腹腔，手术结束。

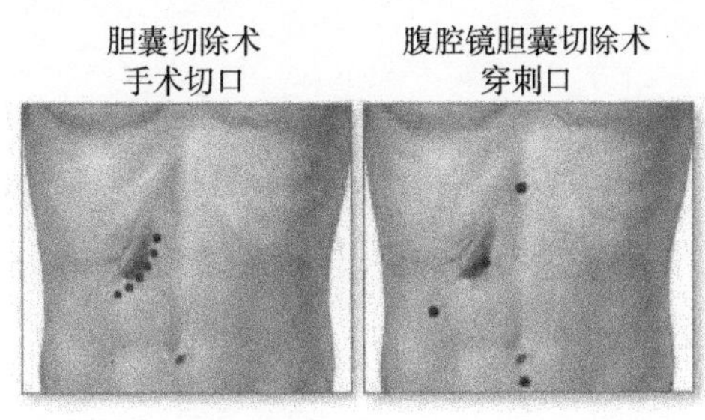

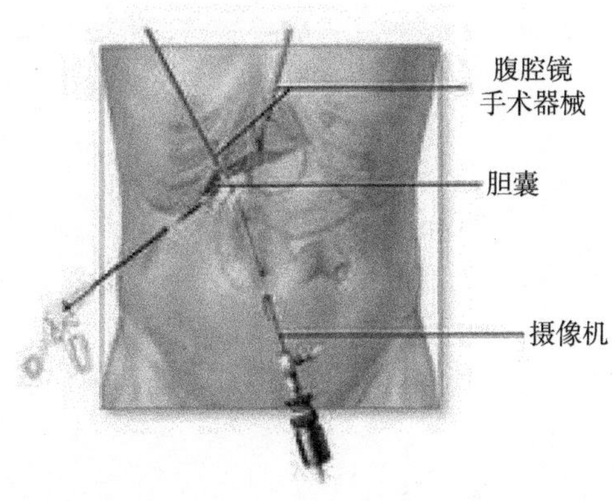

图12-7　腹腔镜手术腹壁穿刺部位示意图

腹腔镜胆囊切除的优点是皮肤伤口小，出血少，腹内脏器干扰少，手术视野的照明良好，利于操作，伤口小，又不需要缝合，很少发生与切口有关的并发症。患者术后恢复快，住院时间缩短等优点。但是腹腔镜胆囊切除术有一定的局限性和适应证，目前尚不能完全替代开腹胆囊切除。（图12-7，图12-8）

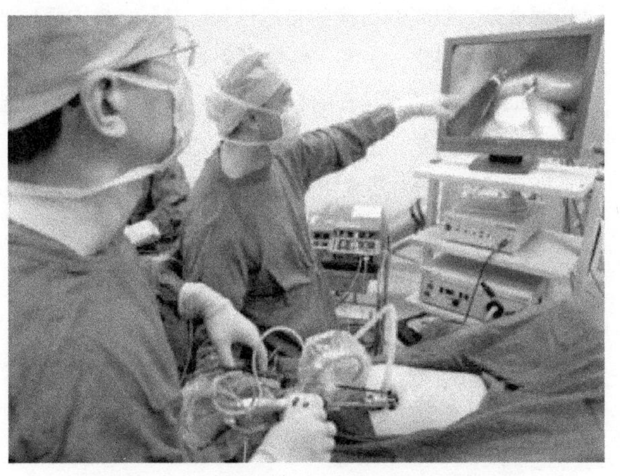

图12-8　腹腔镜手术部位与设备示意图

第四节　胆囊手术的术后处理

胆囊手术的术后处理和同其他上腹部手术。

1. 继续禁食，必要时持续胃肠减压，不作为常规，如炎症严重和手术创伤较大可放置，术后2~3天肠鸣音恢复或排气时拔除胃管，开始进流汁，进食1~2天后若腹不胀痛，可改半流汁。

2. 补液。对留置引流管的患者要严密观察引流的通畅和有无胆汁外漏等。如引流量不多，腹腔引流管可于术后1~2天拔除，如有血、脓、胆汁样物流出，则在渗出完全停止后再拔除。

3. 要酌情用抗生素。加强抗感染治疗，注意水与电解质失衡的纠正。如同时存有心血管等疾病，应与专科医师取得联系，共同处理。

4. 对老年或感染严重的患者要加强术后护理，随时注意血压、脉搏、呼吸、心律和尿量的变化，需要时做好心电监护。

（莫国贤）

参 考 文 献

[1] 周孝思. 胆囊切除的适应证［M］. 黄志强. 当代胆道外科学. 上海：科学技术文献出版社，1998.

[2] 冉瑞图. 发展中国特色的胆道外科［J］. 中华外科杂志，2000，16（3）：163－165.

[3] 周孝思. 无症状性胆囊结石病［M］. 黄志强. 当代胆道外科学. 上海：科学技术文献出版社，1998：275－278.

[4] 顾卓云. 胆囊结石病的自然过程［M］. 黄志强. 当代胆道外科学. 上海：科学技术文献出版社，1998.

[5] Graie，等. 胆囊结石的自然过程［M］. 黄志强. 当代胆道外科学. 上海：科学技术文献出版社，1998.

[6] Lowenfels，等. 胆囊切除术的适应证［M］. 黄志强. 当代胆道外科学. 上海：科学技术文献出版社，1998.

[7] Maringhini，等. 胆囊结石与胆囊癌［M］. 黄志强. 当代胆道外科学. 上海：科学技术文献出版社，1998.

[8] 石景森，孙学军，郑见宝. 对我国胆囊癌临床诊治现状的种种思考［J］. 中华肝胆外科杂志，2012，18（12）：889－892.

[9] 黄志强. 胆道的百年沧桑—从 Langenbuch 到 Mouret［J］. 中华外科杂志，2013，51（3）：193－197.

[10] 谭毓铨. 开腹胆囊切除术与胆总管探查术［M］. 黄志强. 当代胆道外科学. 上海：科学技术文献出版社，1998.

[11] Majeed AW，Troy G，Nicholl JP，et al. Randomized，prospective，single－blind comparison of laparoscopic versus small－incision cholecystetomy. Lancet. 1996，347：989－994.

[12] 吕新生主译. 腹腔镜手术并发症的预防与处理. 湖南：科学技术出版社，2002.

第十三篇　胆囊切除术并发症

第一章　胆囊切除手术并发症

第一节　胆囊切除手术的主要并发症

传统胆囊切除与腹腔镜胆囊切除主要共同并发症是：出血、胃肠道脏器损伤、胆道损伤、右副肝管损伤，切口感染、腹腔感染、膈下和肝下感染或脓肿形成等。近 20 ~ 30 年来，由于腹腔镜胆囊切除已经广泛开展，已从大城市推向中小城镇，占胆囊切除术的 90% ~ 95%[1]，文献报道反映的多是腹腔镜胆囊切除（LC）并发症的资料。LC 的主要并发症发生率为 2% ~ 11%，病死率为 0.05% ~ 0.1%。与 OC 不同，超过 50% 的 LC 死亡患者是死于技术并发症[2]。

LC 的并发症有：

1. 出血发病率 0.25%[3]　术中出血多因肝功能异常，伴有门脉高压、凝血机制障碍等，使剥离胆囊时肝面渗血不止；术中止血不彻底或胆囊动脉结扎不牢也是出血的重要原因；手术后胆道出血中，感染是胆道出血的主要原因，可使胆管上黏膜溃疡加深，形成动脉 - 胆管瘘，造成胆道的大出血，也可发生周期性出血；肝胆囊床出血。术中应加强止血，胆结石合并肝硬化门静脉高压症手术危险性大大增加，甚至可使手术无法进行或因发生大出血而死亡。

2. 感染总发病率 0 ~ 23%[4]　胆囊切除是有菌手术，切口感染、腹腔感染及脓肿形成难以绝对避免。

3. 肠穿孔总发病率 0.14%[5] ~ 4%[6]　主要由于穿刺损伤和器械电灼伤引起。

4. 术后延迟性胆漏总发病率 0.29%[5]　约 80% 的胆管损伤存在胆汁漏[7]。术后胆瘘的病因：术中电灼损伤肝外胆管，胆总管或副肝管的管壁，当时组织坏死未溶化，穿孔，术后延迟胆漏；残端结扎线脱落；术后短期内 T 形管滑脱，尚未形成坚实的窦道壁时就过早拔除 T 形管；胆囊从胆囊床剥离后暴露在创面上的迷路胆管流出胆汁未发现或未完全电凝创面。

5. 大血管损伤总发病率 0.25%[8]　肝右动脉可贴近胆囊壁直接分支进入胆囊壁内，也可经右肝管或胆总管后方到达胆总管右侧，上行经 Calot 三角入肝，故术中更易损伤。胆道供血血管的损伤可引起胆道狭窄至坏死。2013 年 8 月，全国第四届微创保胆学术大会上，陈训如教授[9]在报告中汇总了 2009 年文献统计 65 例 66 个腹腔镜手术后假性动脉瘤，其中肝右动脉最常见，占 41 例。其余肾动脉 14 例；胆囊动脉 3 例；腹主动脉 3 例；腰动脉、肋间动脉、肾上腺下动脉、髂动脉各 1 例。肝右动脉损伤可引起肝硬化，部分患者需要肝叶切除甚至肝移植。所以在关注胆道损伤的同时不要忽视胆囊切除引起的血管损伤。

6. 医源性胆道损伤　腹腔镜胆囊切除术主要胆管损伤率报告为 0 ~ 2.0%[10,11]或 0 ~ 2.35%[12]。Mirizzi 综合征（MS）胆道损伤率国外报道高达 16.7%[13]，国内资料报道 20.93%[14]对胆总管下端嵌顿结石探查时损伤不少见；胆管壁上胆管周围血管丛，血液循环丰富，炎症刺激能使血管增生，扩张，血流增加，手术时电凝止血或分离胆囊颈部和胆囊管周围粘连时解剖不清或牵拉过度，将胆总管当胆囊管误扎或切断；造影剂造成的刺激可对胆管壁黏膜造成损伤或形成溃疡。胆囊切除最严重的并发症是胆道损伤。（见本篇第二章将有专题阐述）。

7. 胆囊切除引起胆汁性肝硬化和肝萎缩　这是胆囊切除造成血管损伤和胆道损伤的直接后果。

8. 残留或继发结石　胆囊切除结石残留在胆囊管发生率的报道范围从1.03% ~12.3%[15,16]不等。未包括残留在胆总管和腹腔。残留或继发结石。原因有：①术前情况不明，包括未检查、检查遗漏，有8% ~10%合并胆总管结石，蔡苗引用韩杰吉资料，术前B超发现率低，在26.7% ~29%[17]。MRCP对小结石诊断不敏感[18]。②术中未能发现，开腹手术可以靠手的触觉，而腹腔镜器械（包括目前的机器人系统）都没有“触觉反馈”功能[19]；③手术麻醉后肌肉松弛，在胆囊管与胆总管交界处的结石落入胆总管；④手术时，特别是腹腔镜手术时，胆囊穿破后，由于胆囊张力过大，结石像“泥石流”一样涌出，来不及拣出或吸出，吸力太大，气腹压过低，视野不清，网膜和肠管迅速填满原有空间，流出的胆泥和结石扩散移位到腹腔其他部位，再次充气，再拣结石时容易遗漏，腹腔残留结石率0.5%[20]，形成脓肿发生率有的高达0.02[21] ~1.29%[22]。

无论切胆还是保胆，减少结石残留都关系到治疗的效果，主要方法是术前明确诊断，B超对5mm以下胆囊管结石难以发现，MRCP胆囊管水影多维放大成像图有利于观察到胆囊管充盈缺损；小切口保胆取石时可用手指触摸胆囊三角处，容易触及胆囊管结石；腹腔镜保胆时，有条件单位凭借术中B超设备发现胆囊管结石，但处理比较困难，因为分离胆囊管是胆道损伤的主要原因，即便是能分离切开取石，缝合胆囊管时由于不可能像手工那样精准，容易缝针过界伤及胆总管，重蹈腹腔镜胆囊切除的覆辙，如保胆也招致胆总管损伤，更不值得。

9. 胆心综合征　胆囊有丰富的神经支配，当手术牵拉等原因刺激兴奋迷走神经后易产生反射性支气管痉挛，冠状动脉收缩，心肌缺血心率减慢，心律失常，血压下降，严重者心跳骤停。

10. 意外胆囊癌的发现率与漏诊率增加　意外胆囊癌[23]的发生率占所有胆囊切除标本的0.3% ~1.5%，传统开腹切胆术后意外胆囊癌发生率为0.34%左右，国外文献报道LC术后意外胆囊发生率为0.15% ~2.85%。石景森[24]指出腹腔镜胆囊切除术增加了胆囊癌早期病例发现率，多数是尚在胆囊内的Nevin原位癌Ia，Ib期。许多胆囊癌虽然术前没有确诊，但能被有经验的外科医生术中发现。如果外科医生在手术过程中没有对胆囊标本进行仔细检查，没有对可疑病灶进行冷冻切片检查则会发生误诊、漏诊。由于LC缺少触觉反馈功能，仅凭外观是不能排除胆囊癌的。近年来LC得到普及，少部分外科医生为了追求手术的速度和例数，省去了术中检查标本的步骤，甚至有在基层连续多例手术时忽略肉眼检诊和病理检查，使术中漏诊增多。所以不论采用哪种术式，均应对胆囊标本进行认真检查，特别是高危人群的标本，以避免事后的尴尬以及再次手术。

保胆取石取息肉术中，常规对胆囊壁触摸，胆道镜的仔细观察，常能及时发现早期胆囊癌，避免漏诊，及时给予合理治疗。

第二节　美、中二国腹腔镜胆囊切除术结果的比较（表13-1）

表13-1　美、中二国腹腔镜胆囊切除术结果的比较[25]

	美国	中国
病例数	77604	3986
死亡率%	0.04	0.10
中转开腹手术率%	1.2	2.9
并发症		
胆管损伤	0.61	0.32
血管损伤	0.25	—
肠管损伤	0.14	—
术后胆漏	0.29	0.7
术后出血	—	1.15

从表中可以看出约95%的腹腔镜胆囊切除患者，术后恢复顺利，但仍还有一部分发生胆道，肠道和血管损伤等并发症，值得引起注意。

第二章　医源性胆道损伤

第一节　医源性胆道损伤的发病率

1. 医源性胆道损伤是指外科手术过程中造成的胆管损伤，主要是上腹部手术，如胆囊切除术，胃窦和十二指肠穿透性溃疡的切除术，肝切除等。

据报道，1963～1985 年的 61 例胆道损伤中，胆囊切除术致伤者 48 例，占 78.68%，1989～1994 年 9 月的 42 例中因胆囊切除致伤者占 68.85%，足见胆囊切除术在医源性胆道损伤中是主要和常见的致病原因[26]。

2. 1905 年以来全世界的胆道外科医师就开始致力于胆管损伤的预防和治疗。但近年来胆管损伤有上升趋势，可高达 2.35%[12]；与开腹胆囊切除术相比，LC 术中胆管损伤的危险性要高 2～6 倍（指南 1，2）。

3. 大宗病例的流行病学调查结果显示：胆囊切除术后胆总管损伤的发生率在 0.5% 左右（指南 1－4）以美国为例，每年约 60 万个胆囊切除，按此比例每年可能发生 3000 例医源性损伤，只要按目前技术和设备切胆，各类情况都可能发生胆道损伤。概括起来是发达国家低，发展中国家高，有经验的医生低，初学的高，开腹胆囊切除术胆管损伤率下降，LC 升高，适应证严格者低，适应证宽者高。在美国和英国，34%～49% 的普通外科医师在手术中曾造成至少 1～2 次的胆管损伤（指南 5－6）。Massarweh 对美国外科医师学院从事 LC 的会员所进行的一项调查（文章发表在 J Am Coll Surg 2009，209：17－24），结果表明，高达 37.8% 的 LC 术者至少有超过 1 次胆道损伤。该作者所在中心，1991 年开展 LC 至今，有着超过 3000 例 LC 经验，其中有胆道损伤经历的术者仍然会酿成新的胆道损伤。Meyers 报告，外科医生最初 13 例腹腔镜胆囊切除术中，胆道损伤发生率为 2.2%；12 个胆道损伤患者中 10 个是在外科医生最初的腹腔镜手术中发生的[26]，在发展中国家，腹腔镜胆囊切除，较多仍然处在学习曲线阶段。可能仍有较高的胆管损伤率，如伊朗的 1 篇报道，在 426 例腹腔镜胆囊切除术中胆管损伤率占 1.4%[27]。Mirizzi 综合征胆管损伤率国内报道高达 20.93%[14]。而且任何国家和每一个医生都必须经过这个“学习曲线”阶段，任何一个患者都有可能遇到这个阶段的医生，当我们读到这些发病率数据时，切记损伤和并发症的报告比实际发生的少，成功的报告比失败的多。尽管国家和个人的水平都在变，但不变的是 30 多年来胆道损伤的发病率在上升，这就是本书和胆道外科界寻找根源的原因。

4. 几个主要的国家的胆管损伤率如表 13－2，表 13－3，表 13－4 所示[26]。

表 13－2　77604 例腹腔镜胆囊切除术的胆管损伤

损伤部位置	病例数	剖腹探查病例数（例）
胆总管	271	239
肝总管	88	38
右肝管	8	7
副肝	48	25
胆囊管	94	38
总计	459（0.59%）347	

表 13－3　77604 例腹腔镜胆囊切除术后 33 例死亡原因

死亡原因	例数
手术损伤	18
胆管	5
主动脉	31（1 例并腔静脉）
小肠	2
结肠	2
胆囊床出血	2
肝动脉	1
门静脉	1
胆囊管瘘，脓毒症	1
十二指肠	1
非技术性	15

表 13-4 腹腔镜胆囊切除的胆管损伤率

	病例数	胆管损伤率%
美国	1771	0.2
英国	2131	0.3
瑞士	1091	0.46
比利时	3244	0.5
美国（Deziel）	77604	0.59
新加坡	1100	0.9
日本	2888	0.9

第二节 腹腔镜胆囊切除所造成的胆道损伤的特点

归纳起来损伤部位高、发病率高、隐匿性高、修复代价高等是 LC 造成胆道损伤的主要特点。

1. 比开腹的发生率高，近年来 OC 胆道损伤发病率从 0.5% 下降至 0.2%，而 LC 仍然在 0.5% 以上，并有上升趋势，多数统计 LC 是 OC 的 2～3 倍（指南）。据报道 80% 的医源性胆管损伤来自胆囊切除术，尤其是 LC（指南 18）。发达国家如美国加州，LC 83449 例，胆道并发症 10.0%，严重损伤 0.4%（$n=347$），14 年中未下降，而高位胆管损伤比例增加 5 倍，低位下降 41.7%。

2. 在术中不易发现

电灼伤当时不一定有胆汁外渗，组织液化变性坏死后才有胆汁漏出，多在回病房后几天才有症状。胆漏和腹膜炎缓慢又隐匿的过程，有渐进性、隐匿性，临床过程不明显，也不典型，常导致处理失误。

发现延迟、错误的治疗、处理困难，后果比较严重。只有 1/3～1/2 的胆管损伤能被及时诊断，超过 70% 的胆管损伤仍错误地由原手术医师或非专科医师实施初次修复（指南 1，6）。延迟诊断可造成胆汁性腹膜炎、化脓性胆管炎甚至脓毒血症、Mods 等，认为不仅增加损伤修复术后并发症和胆管再狭窄的发生率，甚至可危及患者生命（指南 12，41-42）。诊断的延误和错误的治疗造成患者反复接受手术或介入治疗，部分患者由于继发病变如肝脓肿、胆汁性肝硬化、门静脉高压症等需要行肝切除术甚至肝移植（指南 8-9）。

Nuzzo 等（指南 47）对 1998 年至 2000 年意大利 56591 例胆囊切除术的多中心回顾性调查结果显示：胆管损伤的术中诊断率为 46.0%，

3. 胆道损伤后，胆汁外漏，胆道狭窄发生率较高，需再手术率高，后果较严重。黄晓强、黄志强[28]通过检索解放军医学图书馆中文生物医学期刊数据库（CMCC）从 1995 年 1 月至 2000 年 1 月全国各级期刊关于胆管损伤的论文（国内资料）统计来自 165 个医疗单位 2742 例医源性胆管损伤。结果统计显示胆管损伤的 94% 来自于胆囊有关的手术，以胆管横断伤为多（47%），损伤类型主要为胆总管（44%）和肝总管（36%），胆道损伤后，胆道狭窄发生率较高，文献报告达 80% 以上，需再手术率达 73%，李海民等[29]报告总的再手术率为 85.71%。

Stewart 和 Way（指南 56）报道胆管损伤如由非专科单位实施初次修复的成功率为 17%，二次修复的成功率为 0，而专科中心实施初次修复的成功率为 94%。Carroll 等（指南 44）分析 46 例涉及司法诉讼的胆管损伤患者的临床资料，结果显示：确定性手术由原手术医师修复的成功率为 27%，由专科医师修复的成功率为 79%。黄志强院士[30]报道，在我国如（兰州）某大学的一篇报道中，比较有经验的外科医生与缺乏经验医生结果的差别，前者在 42 例的手术中，有 16.7%（7/42）手术失败，28.6% 再修复手术，后者在 35 例中 68.8% 失败（24/35），70.8% 需要再手术修复，死亡 1 例（2.85%）。

随着胆囊切除术增多，胆管狭窄的病例数也增多，更以此病对患者带来严重的后果而得到外科界的重视。以往，约有 30% 的胆囊切除术后胆管狭窄的患者可能成为“胆道残废”而影响终身；胆道是一条独一无二的纤细的管道[30]，然而维系着生命的需要，所以胆管的手术往往看起来“容易”，而做起来很困难，再次手术率也最高。胆道的再次手术会比首次手术的效果更差。

钱建荣教授[31]指出肝门部胆管损伤所造成患者主要的临床病理学特征为：高位胆瘘-反复胆道感染和胆管狭窄及硬化-胆汁性肝硬化-门静脉高压症-上消化道大出血-肝衰及多脏器衰竭死亡。胆道损伤所导致的严重生理学和病理生理学的改变，常使得患者丧失劳动能力或终身残疾，生活质量明显下降，其因胆道感染胆汁性肝硬化的最终死亡率可高达30%以上（指南4，15）。

胆管损伤后临床主要的表现[30]即为胆汁外漏，而不同部位的胆汁外漏对生理的扰乱亦不相同。从胆内胆汁和胆囊胆汁成分的比较，我们必须注意到其电解质成分、胆酸及蛋白质等含量的明显差异，尤其是肝内胆汁中含有较高浓度的蛋白质成分，这便提醒我们注意：常见的高位胆管损伤和肝内胆管置管外引流者，大量的肝内胆汁丢失所致的生理紊乱要远比胆囊造口者严重得多。患者的体能进行性下降，给进一步治疗带来负面影响。

4. 胆道损伤并发血管损伤

（1）胆道手术的肝动脉损伤[32]：腹腔镜胆囊切除术中的肝动脉损伤发生率约为0.06%，但数字并不准确，因为很多情况下可能未被发现。“典型”的腹腔镜胆囊切除术胆管损伤属高位损伤，可能伤及胆管分叉部致胆管组织缺失。这可能是因为术者将胆总管误认为胆囊管而夹闭、切断，再沿肝总管左缘向肝门方向分离，最后在肝管分叉部之下切断肝总管，甚至切断了肝管分叉部或切除部分右肝管，造成大范围的肝门部胆管缺损。此种损伤，常伴有肝右动脉伤及手术中出血，可能同时有门静脉损伤，因而常在Calot三角处广泛使用电凝或钛夹止血。如Madariaga报道的14例胆管损伤中，5例合并右肝动脉闭塞，另1例尚有门静脉闭塞。Bachellier报道的15例伴有肝右动脉损伤者，2例施行血管移植；属于BismuthⅢ型及Ⅳ型的损伤性胆管狭窄患者中，可能有60%～70%合并血管损伤。Alves报道55例胆囊切除后胆管狭窄（80%为腹腔镜胆囊切除术）再手术前常规血管造影，发现47%合并肝动脉损伤（右肝动脉伤36%，右肝动脉假性动脉瘤4%，肝动脉合并门静脉伤7%），但合并肝动脉损伤者并未影响病情。

病例1：51岁，男性，10年前因行腹腔镜胆囊切除术中出血并损伤胆管，随后曾施行过2次胆管空肠吻合，但每次手术时均有大量出血，频繁发作急性胆管炎症状，手术医生认为：门静脉错位，在胆管的前面，所以无法避免出血。进一步的影像学检查了解病情的本质。

经过一系列的血管学检查评估明确了病变实质：患者在10年前腹腔镜胆囊切除术中损伤了胆管、肝右动脉、右门静脉，术后并发胆瘘，后因继发肝门胆管十二指肠瘘，胆瘘逐渐闭合，但随之而来的是胆管狭窄和胆管炎症。由于肝右动脉损伤和右门静脉狭窄，肝脏呈现增大、萎缩复合征，即左肝进行性增大伴随右肝萎缩，肝门向右、后、上方旋转移位，使原位于后方的门静脉干旋转移位至左前方。当按常规胆道手术切口入路时，便可能感到门静脉位于前面，加以肝外型门静脉高压症，所以手术时均遇到大量出血的情况。明确病变实质后再次手术时采用右外侧径路，从侧方直接达到肝门完成肝胆管Roux－en－Y空肠吻合手术。

（2）肝动脉假性动脉瘤与动静脉瘘：由腹腔镜胆囊切除术引起的肝右动脉假性动脉瘤最为常见，此时特征性标志是在动脉瘤周围有多枚钛夹存留。在一组77 604例腹腔镜胆囊切除术中，合并肝动脉假性动脉发生率0.05%，死亡率2.3%；另一组1513例腹腔镜胆囊切除术中，9例合并肝右动脉假性动脉瘤，占0.6%，两组差别比较大，临床主要表现为上消化道出血。肝右动脉假性动脉瘤不仅可以发生在开放法胆囊切除术，且多在肝右动脉与胆管较贴近的部位，还可发生于其他类型的肝门部胆管手术。

2008年Medline发表的有关肝切除术治疗胆管损伤的文献：高位胆管损伤（Strasberg E4型或E5型）合并血管损伤需施行肝切除术的风险是其他损伤类型的43.3倍。文献报道肝移植治疗胆管损伤约占肝移植总数的1.9%～3.5%（指南9，39，146）患者出现胆管损伤到需要接受肝移植期间通常进行过多次的外科手术和（或）介入治疗。从技术角度上讲，腹腔粘连、肝门部瘢痕硬化、严重的门静脉高压和相关的凝血功能异常均增加肝移植的难度。患者1、5、10年生存率分别为81.0%、75.0%、62.5%，其结果与肝硬化移植后的长期生存率相当（指南9，39）。

即使在胆道专科中心，胆管损伤确定性修复后仍有20%～30%的患者可能在术后的长期随访中出现狭窄复发。未能及时诊断和治疗胆管狭窄可继发硬化性胆管炎、胆汁性肝硬化等晚期并发症，因而针对胆管损伤确定性修复治疗术后的长期随访是必不可少的。2/3 的狭窄复发出现在重建手术后的 2～3 年，80% 发生在术后 5 年，因而随访 3～5 年通常被认为能可靠地代表长期预后［指南 162－165］。

第三节　胆囊切除术引起胆道损伤的因素

这些因素包括：

一、胆道先天性变异

胆管的解剖变异是一种潜在的危险，约占 50%。黄志强院士[33]在胆道的百年沧桑—从 Langenbuch 到 Mouret 一文中引用 Chuang 等分析 LC 胆管损伤率与损伤的复杂性关系，报道从 1996 至 2008 年共 83449 例 LC 病例，由 56 位外科医生施行手术，损伤率 0.10%（其中 59.5% 属于胆囊管瘘）但是随着时间的推移，却有更多的近端复杂的胆管损伤（从 14.3% 上升到 50.0%），其中 92.9% 被认为源于解剖上的认识错误。

在第六篇介绍了两种版本的胆囊管异常解剖图，必须仔细的判断，特别在炎症、水肿、粘连增加了判断困难时尤为重要。

正常方法识别胆囊管：

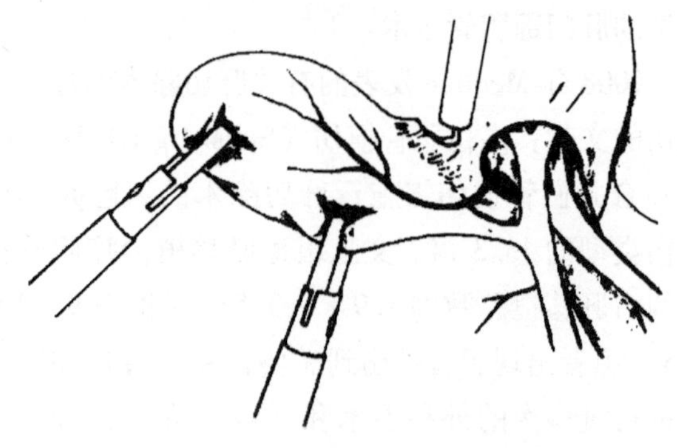

图 13－1　正常方法识别胆囊管

引自吕新生主译腹腔镜手术并发症的预防与处理 P73

图 13－1 LC 时证实和分离胆囊管，可从三角开始切开腹膜反折找到胆囊管，这种方式可允许向前向头侧牵引哈袋随之拉长胆囊管，使胆囊管与胆总管呈近似直角展开，方便安全地在远处结扎胆囊管。

最经典的标志是胆囊管与胆总管相交处。也就是相当于解剖出了胆囊三角。而仅找出一个达到胆囊的管状结构，常常胆总管已被遮盖，使之解剖变异和导致判断错误。OC 能允许外科医生直接触摸组织，而 LC 是不可能的。（图 13－2）

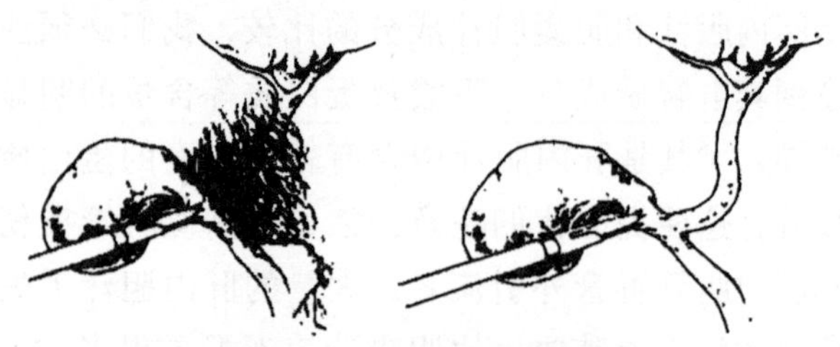

图 13－2　错误判断胆囊管

解剖异常变异可导致胆总管进入胆囊的示意图。

（引自吕新生主译腹腔镜手术并发症的预防与处理 P66 图 7－4）

二、病理因素

即胆囊颈部嵌顿，长期炎症水肿，结石压迫，组织粘连使解剖不清，胆囊管扩张、变短，将胆总管误认为胆囊管予以钳夹、结扎；急性胆囊炎恢复期同时存在门脉高压症时的胆囊切除术可能是一种困难的手术。

胆囊切除，常规从三角开始解剖，首先切断胆囊管和胆囊动脉，优点是减少出血量，避免小的胆囊结石或胆囊管结石挤入胆管，防止继发性胆管结石。但在粘连、炎症水肿或解剖变异时，分离困难，造成胆管损伤的机会明显增多。荀祖武提出采用逆行胆囊管分离法，利用 LC 腹腔局部放大的有利条件综合顺行与逆行切除法，可以减少胆管损伤。（这种方法详见当代胆道外科学 P644）但在胆囊肝床或哈袋靠近肝总管或右肝管处粘连紧密或已有内漏时，无论是 OC 还是 LC 都有胆道损伤的可能，在解剖不清的情况下，最安全的法是胆囊大部切除。

三、设备和技术因素，手术的技巧

如过度牵拉将胆囊管与肝总管会合处撕裂或钝性分离时将胆管壁撕破，或由于过度牵拉将胆囊管与肝总管拉成近似直线，将肝总管一并或部分结扎切断；术中胆囊动脉或肝右动脉出血时盲目大块钳夹或缝合止血；近 20 年来引进了腹腔镜（LC）手术，技术要求更高，解剖立体感和远近距离感差，解剖虽然被放大，但小的出血也被放大，在惊恐状态下在三管会合处盲目电凝止血；热源

 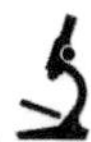

损伤较锐器伤更隐匿难治。特点是深度和宽度难以控制，LC 的热源器械比传统锐性分离更容易灼伤临近的胆管；腹腔镜的器械能较容易深入到胆外胆管的上段，一旦误伤，后果更严重。

四、医生心理、人为因素

认识上的偏颇，目前关于胆道损伤原因分析方面，多从客观原因着手，或认为不可避免，或后果不严重，其中，以“保胆手术，应该慎行”[34]，“给保胆手术降温”[35]两篇文章最具代表性。只有少数专家[36]，认为胆道损伤是医生的“坟墓”、患者的“灾难”和“战争的继续”、令现今外科界“望而生畏”的“旷世难题”[37]，主观方面，我们认为，勉强使用有缺陷的分离、结扎、切断胆囊管的经典技术和器械是造成医源性胆道损伤的人为因素。

第三章　医源性胆道损伤的后果

第一节　致伤、致残、致死人数不亚于同期战争

从世界范围、从长期性、从胆石症的高发性来看，0.6% 胆道损伤率和 0.4% 的死亡率都是很严重的问题。以美国为例，每年约有 50 万人行胆囊切除，按 0.6% 胆道损伤率，0.06% ~0.1% 的死亡率计算，每年就有 3000 例胆道损伤和 300 ~ 500 例死于腹腔镜胆囊切除。在全国首届胆囊切除术后不良反应大规模人群调查暨内镜微创保胆取石（息肉）基础研究高峰论坛上，我们做了一次有趣的比较，按上述比例推算，5 年手术伤 15000 人，亡 1500 ~2500 人，伤亡合计约 16500 ~17500 人，未包括手术出血、周围脏器损伤，胆囊术后综合征等致残、致死的人数。已经超过美国（2003 -2007 年底）5 年反恐战争伤（12000）、亡（3100）合计约 15100 人数。如果再扩大到全球范围和更长的时间去计算，因胆囊切除致残、致死患者的绝对数，其结果势必更可怕。战争可以结束，而胆囊切除还在继续，现代战争因武器的进步可望做到减少伤亡或零伤亡，而腹腔镜胆囊切除手术却使伤亡率上升，以上是早期严格适应证时代的数据，随着医生胃口增大，适应证放宽，每年切除人数增加，胆道损伤率、死亡率和绝对数也随之攀升。据报道，胆道损伤的死亡率高达 1.0% ~7.2%[38]；如按此数据计算，美国 5 年切胆伤亡人数还要攀升数倍，相当于数场伊拉克战争。与空难危险性相比，按美国 60 万/年 LC 手术，按（最低）死亡率 0.05% 计算，每年就有 300 人死亡，按美国 2 亿人中每年 60 万 LC 术的比例，世界 70 亿人，每年手术 2100 万，因手术死亡 10500 人。世界空难死亡率数据报道为 536 人/10 亿，如 10 亿人行 LC 术，死亡数高达 10 亿 × 0.05% =50 万人（即 500000）；（500000 ：536）约为空难危险性的 932 倍（ ~1000 倍），但没有人像对待空难那样重视和对待切胆的后果。

第二节　诉讼案大幅度升高

业内评估可有偏向性，患者是我们的服务对象，他们的感受是检验治疗方案的关键指标，是循证医学的重要依据。特别是，如果对基本机制缺乏了解时更是如此。最后，没有预期到的、无法解释的并发症常导致诉讼，又延误在正式外科会议上进行讨论。这些问题的复杂性已为从事医疗失当方面工作的律师所关注，他们在法律诉讼中已将腹腔镜外科作为重点[39]。美国 30000 例临床不良结局的分析结果显示：约 4% 的患者最终走向司法诉讼，其中胆管损伤患者寻求司法诉讼的比例为 20% ~30% （指南 15）。延迟诊断也是胆管损伤患者提请司法诉讼的主要原因之一（指南 43 -45）。

这些来自第三方的观点，应该比我们那些杂志的报道更加客观。英国 2000 ~2005 年因腹腔镜手术进入法律程序的 208 件，其中与胆囊切除有关的 133 件，占总数的 63.9%[40]。中国报道腹腔镜、机器人广告性文章多，因胆囊切除导致胆道

损伤而诉讼的数据难以寻觅，要求保胆拿出 RCT 证据的多，要求腹腔镜、机器人拿出 RCT 证据的少之又少。北京协和医院普外科专家赵玉沛教授[41]指出，虽然学习期已过，腹腔镜造成的医源性胆道损伤还继续发生，腹腔镜胆管损伤有其突出的特点：胆管损伤的部位高并经常累及左、右肝管，有时伤及肝动脉，处理此种新型的胆管损伤需要更复杂的外科技术，并会有更严峻的晚期后果。与肝移植造成的胆道萎缩和纤维变性一样，成为21世纪胆道外科新的难题。

第三节 胆道损伤百分比再低对患者和家庭都是巨大的灾难[42]

举例：×××男24岁，胆囊切除术后，胆汁外流91天。

患者117天前，诊断“结石性胆囊炎”，在某院施行“电视腹腔镜胆囊切除术”，手术历时1小时，手术顺利。术后给予抗生素等治疗，觉腹胀，逐日加重，诊断为“肠蠕动功能紊乱”，给予胃复安等处理，效果不佳。至术后第13天，腹部切口溢出胆汁，CT发现腹内大量液体集聚，诊断为“医源性胆道损伤”。于94天前，在该院再次剖腹探查，腹内胆汁5000ml，左右肝管口溢胆汁，胆管内径分别为0.15cm、0.2cm，分别置入等直径的输尿管导管，塑料管，作胆汁外引流以及腹膜腔多条乳胶管引流、胃造瘘。

肝外胆管引流3个月后再次入笔者吴金术教授医院，诊断“医性近段胆管损伤，并胆外漏”。

1. 术前准备

1.1 使胆管扩张为胆肠吻合作准备，方法是夹管，10天；

1.2 高压氧治疗7天；

1.3 相关检查；

1.4 肠道准备；

1.5 抗感染 泰能0.75静脉，术前1小时；

1.6 日达仙1.6mg，皮下，术前1小时；

1.7 查血型，配血；

1.8 留置胃管、导尿管，术前30分钟。

2. 手术处理 方法：肝胆管盆式 Roux－en－Y术。

2.1 腹内粘连广泛。浆膜胆汁染色未见消退，仍充血、水肿、分离时易出血。

2.2 肝门粘连严重、致密，肝门大三角解剖不清，显露左右肝管困难。

2.3 由于肝总管、胆总管可能已被切除，显露肝门时易致门静脉损伤，大出血。

2.4 十二指肠与肝十二指肠韧带粘连，分离十二指肠粘连时，致医源性十二指肠破裂，修补不当，易致十二指肠漏。

3. 手术经过

3.1 离断空肠造瘘管，拔除引流管，修补瘘口。

3.2 离断肝膈面粘连，

3.3 离肝面粘连，显露胃、十二指肠。

3.4 游离、显露肝缘韧带，敞开左肝前纵沟、肝方叶。

3.5 拔除左肝管引流管，循右肝管引流管瘘管，显露右肝管，“四边法”沿胆囊床途径切开右肝管。

3.6 剔除左肝管前壁疤痕，“四边法”切开左肝管，使左右肝管切开的长度达2.5cm，组成肝胆管盆。

3.7 距屈氏韧带15 cm横断空肠，切取空肠桥袢35cm，完成肝胆管盆式 Loux－en－Y术，经桥袢空肠放置14号“T”形管，一横臂经胆肠吻合口放入右肝管。

该患者有幸得到高水平的专家的精心救治，康复出院，但是一个24岁男孩，风华正茂，虽然成功作了肝胆管盆式 Loux－en－Y手术，我们不知道以后还有什么并发症？在农村？是家里的接班人，是不是撑得起家的顶梁柱？刚毕业？谋职业，老板能否照顾到作过几次大手术的人？就算老板照顾了，自己能否胜任竞争激烈的社会环境？24岁，正直谈婚论嫁年龄，并发症是否影响他组成理想的家庭？24岁，今后的日子还很长，能否经得起各种风和浪？在众多胆道损伤患者中有多少能得到这样好的治疗？我们查阅为该患者治疗的吴金术教授编写的书《医源性胆道损伤诊治与防范》，他为323例胆道损伤患者治疗，书中列举了54例 Loux－en－Y手术，其中8例超过66岁（1.48%）退休者，50岁以下31例（65%）；仍然工作的46例（85%），说明很多人都曾是社会的精英，更可惜的是，很多因手术而致伤、致残、致死的患者，术前情况都较好，都能胜任正常工作。

在长期治疗过程中，患者面临的死亡风险是正常康复者的2~3倍［指南1］。即使这类患者长期生存，其生命质量也低于正常康复人群和健康人群（指南10-11）。

胆管损伤不仅造成患者健康的严重损害，而且造成卫生保健系统的资源浪费和沉重的财政负担。Savader等［指南12］的研究结果显示：胆囊切除术后胆管损伤的患者其治疗费用是正常康复者的4.5~26.0倍。

第四节　胆道损伤修复治疗后的并发症

胆道损伤修复治疗中，胆肠吻合是比较常用的方法，它在保障胆汁排出、保护肝脏正常代谢、使患者转危为安中起到关键作用。但是，患者也要付出遭到并发症困扰的代价，包括病痛折磨和高额经济付出。这些并发症包括：

一、胆管空肠Roux-en-Y吻合术是最常用的术式

在各个医疗中心所报道的系列研究中，胆管空肠吻合术后的长期满意率可达70%~90%（指南19，57，61，101，109，112，114，122-124）。然而胆管空肠吻合术改变正常的胆汁流向，造成近端消化道生理条件的改变和消化道激素释放紊乱，从而导致术后十二指肠溃疡发生率增高（指南125）。十二指肠和上段空肠无胆汁流经过可造成脂肪代谢和吸收障碍。胆管空肠吻合术废除了Oddi括约肌的功能，长期随访存在术后反流性胆管炎甚至继发胆管癌的风险（指南126-127）。因而一些符合正常生理结构和保留Oddi括约肌功能的胆道重建术式仍得到部分学者的推崇。

二、胆管对端吻合术

Kohneh等（指南131）的前瞻性非随机研究结果证实：胆管对端吻合术的优良率甚至显著高于胆管空肠吻合术（两种吻合方式优良率分别为100.0%和71.4%）。Gazzaniga等（指南123）主张只有在术中发现或术后早期发现，损伤范围<胆管周径的1/3以及≤汇合部下方2cm的损伤实施胆管对端吻合术。deReuver等（指南134）则推荐对于围手术期没有发现广泛组织缺损的损伤，初次修复均应考虑胆管对端吻合术，只有在不符合以上条件时才实施胆管空肠吻合术。

三、胆管十二指肠吻合术

废除了Oddi括约肌的功能而又缺乏胆管，空肠吻合术通过无功能肠襻抗反流的机制，含有胆汁和激活胰酶的十二指肠液如反流入胆道，可增加反流性胆管炎、吻合口狭窄甚至继发性胆管癌的风险（指南135）。而Tocchi等（指南127）对1003例良性胆道病患者进行近10年的随访，其结果显示：胆管十二指肠吻合术后胆管癌的发生率为7.6%，是胆管空肠吻合术1.9%的4倍。

四、胆肠吻合术的并发症

1. 反流性胆管炎　胆肠吻合术后，肠道和胆道之间没有括约肌屏障，肠内容物通过吻合口向胆道内反流在所难免，反复的胆肠反流使食物残渣、肠液及肠道内细菌滞留于胆道内，引起反流性胆管炎，这是胆肠吻合术后最严重的并发症。其中CD（胆总管十二指肠吻合）术后反流性胆管炎发病率为10.9%，CJ（Roux-en-Y）（胆总管-空肠吻合术）。由于不受胰液反流影响，肠内细菌向胆道的反流倾向小，术后反流性胆管炎发病率为6.4%。单纯的胆肠反流不一定引起胆道感染，多因伴有吻合口狭窄。胆道感染的典型症状是腹痛、黄疸、高热、寒战，影像学检查提示肝内外胆管扩张、积气，有时发现多发性肝脓肿。

2. 胆肠吻合术口狭窄　胆肠吻合术口狭窄占胆道再手术的比例为10.92%。胆道感染原因多因为胆肠反流和胆道引流不畅引起。而引流不畅的主要原因是梗阻，包括吻合口狭窄、结石残留及复发等。胆道感染会加重胆道和吻合口狭窄的概率，结石、狭窄、胆道感染三者因果关系造成恶性循环。

3. 胆道和吻合术后残留结石及结石复发　胆道和吻合术后残留结石及结石复发是胆囊切除术所延伸的并发症，也是医生和患者所面临的难题。胆道感染伴结石引起重症胆管炎等疾病，发病急、

死亡率高，需要引起重视。结石和感染可互为因果，在结石长期刺激下，胆道壁逐渐失去弹性。管壁增厚，从而使胆道感染加重促进胆管壁上皮细胞不典型增生和化生，这是导致胆道癌变的主要原因。而胆道炎症也同时促使结石的复发，有研究提出反复的胆汁反流，不仅可以引起反流性胆管炎，还可以促使结石的复发[43]。

4. 盲端综合征　胆总管十二指肠吻合术后，位于吻合口和十二指肠壶腹部的胆管因缺乏肠内容物的流通冲洗，成为盲端，泥沙、结石及经肠道反流的食物残渣积存场所，细菌滋生繁殖，可引起反复的上腹部绞痛、黄疸、胆管感染、胰腺炎、肝脓肿，统称“盲端综合征”。虽然发病率不高，但严重时可危及生命。患者要忍受持续的腹部绞痛，伴恶心、呕吐。有时需经 ERCP 行 Oddi 括约肌切开或胆总管盲端切除、胆总管 - 空肠吻合术（CJ），才可能缓解。

第五节　胆道损伤后各项辅助检查与治疗的并发症

一、PTC 检查

PTC 是经皮肝胆管穿刺检查，能正确显示损伤或狭窄近端胆管树的解剖结构，尤其是针对胆道不连续的横断伤和损伤后胆道完全梗阻的患者。PTC 检查同时具有通过胆道减压治疗损伤后胆管炎、引导术中肝门部胆管定位的价值。但 PTC 检查是一种有创的诊断技术，存在出血、继发感染、穿刺失败的风险。对伴有胆汁漏而胆管无明显扩张的新近胆管损伤，PTC 常常难以实施。

二、EST（十二指肠乳头切开术）或胆道探查

造成的远端胆管损伤常因合并胰腺损伤和（或）十二指肠损伤而呈现复杂的临床表现，ERCP 已成为诊治胆道疾病的主要方法，配合 EST 治疗，其结石清除率可达 90% 以上（指南 4，5，7），但 EST 有较多并发症，主要为胆管炎、胰腺炎、Oddi 括约肌出血、十二指肠穿孔等。

仲恒高发表文章指出[44] EST 是治疗性 ERCP 的首要步骤，并发症是：

1. EST 术后出血，发生率 1.0% ~3.6%，可即刻可迟发，术后数小时或数天，可分为轻、中、重度三级。轻：Hb 下降小于 3g/L，无须输血；中度输血量≤4U，无须手术与介入治疗；重度输血量 >5U，或需手术或介入。出血原因有 7 条（略）（内镜下乳头气囊扩张术（EPBD）可保持括约肌的结构及十二指肠黏膜的完整性）。

2. 近期严重并发症以急性胰腺炎最常见。EST 术后所致的腹膜后十二指肠穿孔发生率仅为 0.3% ~1.3%，致死率却高达 7% ~14%。首发症状是上腹疼痛，可向背部放射并逐渐加重，同时又有皮下气肿，但因穿孔在后腹膜，早期诊断非常困难，腹部 X 线检查无临床意义，CT 检查可显示十二指肠周围积液及后腹膜积气，但 CT 正常者不能排除穿孔。且 ERCP 后也可并发后腹膜积气，因此对临床怀疑穿孔者重复 CT 检查动态观察是有必要的。

3. EST 术后远期并发症　术后壶腹部再狭窄 Farshad Elmi 等报道 80 例 ERCP 并 EST 患者，在术后 1 ~62 个月内，有 13 例（16%）出现壶腹部再狭窄，这 13 例进行了 24 次 ERCP，需要重复行胆管 EST 或者胆道支架治疗。再次 EST 成功率 12/13（92%）。胆管再狭窄是 EST 术后一个重要的后遗症。

4. EST 术后其他远期并发症　胆总管结石复发，急性反流性胆管炎，急性胆囊炎，急性胰腺炎，肝脓肿，国内报道远期并发症发生率约为 12.9%。所以，龚昭等[45]提出，有下列情况的还是开腹手术为妥：①胆总管结石≥2cm；②严重的缩窄性乳头炎或乳头周围憩室；③胆总管扩张 20mm 以上；④严重的胆源性胰腺炎；⑤可疑乳头肿瘤者。

三、胆道良性狭窄支架治疗的并发症

内镜作为确定性手段治疗胆管损伤的策略目前尚无一致性。单纯括约肌切开的治愈率被认为低于胆道内支架（指南 103）。在支架的使用类型上，Siriwardana 和 Siriwardena（指南 104）回顾性分析 37 篇文献中 400 例采取金属支架治疗良性胆管狭窄患者的临床资料，结果显示：在支架放置 3 年后，只有 25% 的支架仍保持开放。Bonnel 等

(指南92）对25例损伤性胆管狭窄采取金属支架治疗的患者进行研究，结果显示：在随访期间超过50%的患者发生胆管炎复发和胆管结石形成。虽然对于支架堵塞的患者可以通过外科手术治疗，但金属支架嵌入胆管壁，破坏胆管黏膜使得再次手术变得极其困难（指南105）。因此，针对胆管损伤等良性胆管狭窄应尽量避免放置金属支架。而在塑料支架的使用策略上，一些高质量的队列研究和系统化综述结果均显示：同时放置多个支架的治疗成功率高于单支架治疗（59，106）。但有关支架的更换时间、支架治疗的持续时间、患者从支架治疗中转至手术治疗的恰当时机目前尚缺乏高质量的证据。目前大多数内镜中心均采用间隔3～6个月更换支架（指南85）。如Louisville大学内镜中心采取的策略为：内镜治疗持续10～12个月，间隔3个月更换支架，支架更换4次后仍存在狭窄的患者中转手术修复（指南90）。

第四章　医源性胆道损伤的预防

有作者认为庞大的基数，决定了LC胆道损伤即使“不算高”的发生率，也会使其绝对数累积成惊人的数字，可见的将来LC胆道损伤的预防将是胆道外科医师最应关注的焦点问题。中国工程院院士黄志强指出[46]胆道：不论它是一棵生命之树或是一条静静的河流，它都承载着代谢的重负。在我国4%～7%（有报道已升至10%）的成年人患有胆囊胆石症；胆道再次手术是腹部外科中之“最”，最多、最难；胆道手术的“意外”带来的灾难使人最难以应对！是对普通外科医生的一项严重而“永恒”的挑战，我国是一个人口大国，因腹腔镜胆囊切除造成不良影响的绝对患者数目势必相当惊人。

防患于未然是中国胆道外科的主要特色，以往“切了伤、伤了补、补了残”成了胆道外科的怪圈，因此刘永雄教授指出，胆道损伤的终极出路在有效预防[37]，而有效预防的前提是找准原因，近100多年来，损伤发病率不降反升，就是由于找出了很多相关因素，但没有找准医源性胆道损伤的根本原因。

第一节　医源性胆道损伤的根本原因

前面我们讨论了医源性胆道胆道损伤的很多因素，但不是根本原因，100年来按照传统认为的这些因素去预防胆道损伤没有收到预期的效果就是最好的证明。因此本章我们讨论勉强“分离、结扎、切断胆囊管的经典的胆囊切除的技术设计”和腹腔镜系统“视觉误差”和“触觉反馈”，热源伤[47]等问题的“内在缺陷”（本书以下统称为“技术和设备的内在器械缺陷”）与胆道损伤的关系，试图找出医源性胆道胆道损伤问题的根本原因，为预防医源性胆道胆道损伤找出新路。

一、技术运用固化，勉强“分离，结扎，切断胆囊管”是胆道损伤的根本技术原因

方法的革命比在旧的方法上苦练更重要，常言道，通过现象看本质，凡是反复出现的现象，总有某种必然的规律。最典型的例子是，在有张力情况下的疝修补，无论课堂和手术台上如何强调，认清解剖、掌握技巧、勤学苦练，但100年来熟练医生和初学医生的疝修补复发率总和都维持在10%左右不变；而找到“张力”这一复发原因后，用无张力疝修补，医生还是这些医生，各种状态都没有根本改变，而复发率很快降到1%以下。采用无张力疝修补的革命性的新方法，使复发率轻易改观的例子，说明原因明确后方法的革命比在旧的方法上苦练更重要。同样，在胆道外科，每一次发生胆道损伤，都因为手术时，特别是在解剖困难时仍坚持追求“经典技术”的过程中产生；相反，每一次都是因为适时避开“经典技术”这一步骤，采用胆囊大部切除或部分切除术方法时，都能有效防止胆道损伤，都能挽救

“水深火热”中的手术者，都能使病人“转危为安”。这种反复出现的现象已经成为普遍的规律，难道这还不能充分说明“经典技术”是造成胆道损伤的根本原因吗?

二、腹腔镜器械系统的“内在缺陷”是胆道损伤根本的客观的设备原因

腹腔镜手术开展 30 年，未能改变开腹手术 100 年胆道损伤的发病率，就不能再按老的思路看问题。要从更新、更深的层次去分析胆道损伤的内在原因，甚至采取反向思维，如只要做到能保的不切，必须切的，在遇到解剖困难时避开传统的经典技术和设备的内在缺陷，才能有效防止胆道损伤。关于腹腔镜器械和第一代的机器人系统都没有解决“视觉误差”和“触觉反馈”，热源伤[47]等和人的眼手智能相比还存在“内在缺陷”问题，使医生对解剖组织（结石）的软硬度及范围判断困难，如 Strasberg[48]认为误将胆总管当胆囊管结扎或切断，就是因为腹腔镜二维视觉产生的空间定向障碍和视觉错误所致。腹腔镜有放大作用是其优点，但有时也是缺点，很小的出血点，开腹手术时用纱布压迫就能止血，被腹腔镜放大后医生就紧张电凝止血；开腹手术分离粘连时，医生的拇指和中、食指之间可以确定有无重要管道以及粘连的深浅、宽度和软硬度，判断到底使用顿性分离还是锐性分离，原则上明确没有重要管道和重要组织的，用剪、切快速的锐性分离，不能明确时先用顿性缓慢分离。这点上，腹腔镜因难以确定粘连的深浅、宽度和软硬度，而且多用顿性分离加电凝和电切，容易使粘连附近的胆管电灼损伤。由于 CO_2 气腹在术中对心血管和血流动力学的影响，有学者[49]认为由于 LC 的侵入性，LC 中没有任何事物是微小的。

第二节　预防胆道损伤的原则和方法

防止“意外”损伤是外科最高原则，将此应用于外科便有了“损伤控制外科”（damage control surgery），其首要任务是保存生命、维护功能，而不是只做一台完美的手术[50]，哪怕只是“难堪的”胆囊造瘘。

一、医源性胆道损伤的止损原则，不能轻视损伤后果

陈刚[51]指出：医源性胆道损伤的止损原则是损伤发生后，医师要做的是尽一切努力减轻损伤后果，避免错误的处置加重对机体的伤害，此即止损原则。止损原则对于医源性胆道损伤尤显重要，因为胆道损伤的修复不允许外科医师犯错，否则结局无论对患者还是对医师都是灾难。另一方面，医源性胆道损伤的肇事者，大多并非成熟的胆道专科医师，对胆道损伤认识既显不足，经验更是匮乏，加上猝然而至的变故对当事者心理的巨大冲击，使之难以做出正确的治疗决策。一旦处置失当，其危害往往远大于损伤本身。黄志强报道，胆管损伤修复手术因狭窄再手术率高达 23%，死亡率为 4.5%。因此强调医源性胆道损伤的止损原则是非常有必要的。

二、方法转变手术模式

周德良[52]报道应用胆囊部分切除术治疗胆结石 16 例。全组切口均 1 期愈合，无膈下积脓及腹腔感染，随访 2 个月 ~3 年无胆囊切除术后综合征，B 超复查未发现“小囊肿”，获满意治疗。作者认为对高龄、高危、肥胖患者肝门深在不易暴露者；或胆囊萎靡缩纤维化者；或胆囊三角区粘连致密充血水肿严重解剖困难者；或 Mirizzi 综合征；或各种原因引起有出血倾向或出血未止者，均可采用胆囊部分切除术，以避免严重的并发症发生。该手术安全，有效，操作简化，易于推广。徐智[53]“几种胆囊黏膜化学灭活剂的灭活效果评价”论文，通过动物实验证明 95% 酒精可以作为安全、有效的胆囊黏膜化学灭活剂应用于临床。姚成礼、孙立新、崔莉[54]报告 38 例“复杂胆囊切除术中胆囊灭活的应用”3% 高碘灭活胆囊黏膜效果最好（28 例），95% 酒精灭活胆囊黏膜 10 例均取得疗效，结论：胆囊化学切除在复杂性胆囊手术中不失为一种好的术式。谭毓铨教授[55]“在困难情况下的胆囊切除术”一文中对三种不同的困难情况的处理与胆囊切除术技巧做了详细介绍。

外科医师的治疗理念应从传统的手术模式中摆脱出来，应该将患者的生活质量和存活率（而

不仅仅是手术的成功率）放在首要地位。（damage control 损伤控制）在整个损伤的处理过程中，应将维护生命功能置于首位[56]。例如刘永锋[57]在胆道外科不容忽视的两个问题中提出“Oddi 括约肌为一受神经体液支配的复杂的调节装置，为一明显高压区。作为一种可变的阻力装置可调节胆汁由胆总管进入十二指肠，并防止十二指肠内容物反流。在胆道手术中应强调 Oddi 括约肌结构和功能的保护，更要严格掌握 Oddi 括约肌切开或成形术的指征。医源性胆总管末段损伤诊断与处理困难，关键是要预防其发生。一旦发生损伤，尽量要在手术中发现、早期处理。延迟发现者应遵循损伤控制手术的理念，不强求一次性解决问题。处理损伤的基本原则是实现胆汁、胰液、胃液的分流，减少消化液的漏出，充分引流腹膜后间隙，同时尽早进行肠内营养支持和抗感染及全身支持治疗。二期手术再考虑恢复胆道和胃肠道的连续性”。又如，胆囊切除术后胆管炎狭窄多发生在青壮年患者，胆囊以外肝胆系统一般属正常，因而外科的最高目的应是恢复胆道生理状况，微创外科方法如扩张，支架曾经给予希望，但事实证明支架只能用于轻度的或部分性损伤，严重的、失去连续性的损伤是不适宜于支架处理的。当今，胆管 Roux－en－Y 空肠吻合是最主要的手术方式，特别是对一些高位的复杂的病理情况，如伤及肝管汇合部或肝管组织的缺失。胆管 Roux－en－Y 空肠吻合一般能得到优良的结果，已有大量事实所证明，然而胆－肠吻合改变了胆道的生理环境，亦带来负面影响，如上行性胆道感染、慢性增生性胆管炎，甚至胆管癌变的发生率增加等。事实证明胆管对端吻合只适用于手术时的新鲜病例，对于大量的胆管狭窄和复杂的损伤，对端吻合难于做到或狭窄率高而不适用。为了克服这个困难，有学者选择地使用带血管蒂的胃壁再造肝外胆管，保存了生理功能，目前已有了良好的远期效果[58]。

三、医生心态——缺乏“控制损伤观念”是胆道损伤根本的主观原因

如果把“技术”和“器械缺陷”当作胆道损伤主要的客观原因，那么，明知有更好的预防手段而不用，那就主要是人为原因。如过度自信、一味追求所谓的“微创”“创新”“手术完美”经济效益和宣传画面的轰动效果等等。

谭毓铨教授[59]告诫外科医生：①服务大多数，在开展新技术的同时应重视行之有效的传统技术。②防止过度治疗与技术滥用。③临床一线，医生与技术设备，以“人”为本在医界的理解，即以患者为中心，依靠高素质的高能力的医生治病，不是靠机器治病。不宜颠倒，偏离和误导。④强化围手术期处理。

刘永雄教授[37]在“精心保护胆树”一文中指出医源性胆道损伤是特殊类型的腹部创伤，处理不当都会变成难治性损伤。必须认识到含混使用“并发症”或“技术并发症”定义并不能抵消或减轻医源性胆道损伤的“人为”责任，因为作为能够独立开展胆囊手术的医生不能要求有完成所有难度的手术能力，但起码应具备胆囊三角解剖正常和异常、疾病简单还是复杂、手术困难还是容易等判断能力或端正心态，放弃所追求某种手术方式甚至为了患者“不耻下问”或求援。这些素质比苦练技术更能避免胆道损伤和其他意外。20 多年 LC 的发展已证明单纯靠苦练技术，渡过学习期来解决降低胆道损伤的办法是被动的，消极的办法。保胆后即使胆囊结石的复发，再手术的比例也比 LC 并发症造成的比例低，风险小。（详见第二十二篇相关内容）只要不严格掌握胆囊切除的指征和腹腔镜使用范围、不坚持止损原则，不改变勉强坚持“经典”的手术方法和心态，胆道损伤的现状就无法改变，因为某些病理改变、解剖异常、器械和切除技术的缺陷等无法改变之前，治疗方法和医生心态的革命就成为当务之急。因此，只有将胆囊切除的比例大幅度下降，才能降低胆囊切除的并发症，降低胆囊切除损伤后延伸的再手术的并发症，降低各项进一步检查与治疗的并发症的代价。

第三节　新式保胆取石是防止胆道损伤的最有效方法

常在岸边走，哪有不湿鞋。我们在《保胆是预防胆道损伤根本出路》[60]的报告中，提出保胆不仅能减低医源性胆道损伤发病率，还能降低医源性胆道损伤绝对数的概念。

在现代条件下，防止意外损伤是完成手术任务的重要组成部分。新式保胆取石是损伤控制的具体应用，前面提到的这些原因还不是问题的源头，而源头是胆囊切除没有严格指征，以及医生的主观倾向等人为因素。所以过去没有办法解决的胆道损伤“百年之痛”，不等于今天也没有办法，更不等于永远没有办法。新式保胆取石是20世纪80年代张圣道教授首先提出有研究价值，1990年以后张宝善教授开始并坚持开展起来的，20多年来受益患者超过7万例，它的特点是经内镜从胆囊内取净结石，同样能解除症状、预防癌变而不需切除胆囊，从而实现胆道零损伤，保留了有功能的胆囊，保护了胆道的生理功能，防止胆囊切除术后综合征的发生。与内镜医生共同努力取净结石，用外科手术和内科药物等综合措施防止结石复发。（详见十八章胆囊结石（息肉）外科保胆治疗）

小结：胆囊切除的目的是解除症状、预防并发症和防止癌症的发生。但是由于切除指征的不断扩大和经典手术步骤和器械的内在缺陷，使手术产生很多并发症，这些并发症的治疗中还可以延伸出各种症状和需要再次、多次手术（见二十二篇相关对照表格）。胆总管结石、胆囊管残留结石、胆道损伤、肿瘤等不仅付出高昂的医疗费用，有的患者可能付出伤、残、死的代价，因此，胆囊切除并发症并非通常认为的那样轻松，归纳起来有以下主要后果：

1. 症状“代替”　无症状变成有症状，原有症状加重或被并发症的症状代替，胆囊切除综合征发病率26% ~40%，主要症状是右上腹疼痛、绞痛、腹胀、恶心、呕吐等，这些症状与多数结石病患者症状相仿。包括胆道损伤并发症在内，不仅是病情复杂，手术困难时发生，在病情简单，手术顺利时也会发生[61]。

2. 癌的“转嫁”　胆囊切除的理由之一，预防胆囊癌，但胆囊切除因其并发症或本书中的各种原因，使胆管癌、残胃癌、意外癌、结肠癌发病率增加，预防了2%以下的胆囊癌，但转而增加了其他部位癌的发病率，所以称为癌的“转嫁”。

3. 制造了新的“温床”　原来认为胆囊是产生结石的“温床”，胆囊切除术后修复手术需要进行Roux-en-Y，胆总管、吻合口和胆总管盲端等成了结石新的“温床”。据李静静[62]报道由于切胆后胆道狭窄，感染等因素造成原发性胆总管的结石增加可为1% ~10%。

4. 一般的常见病成了“富贵病”，并发症产生后，医疗费是普通情况的4.5~26倍，对个人和医保财政都是巨大的经济负担。治疗胆囊结石，有多种选择，医生一个念头、一个建议，患者可能付出巨大经济和伤、残、死的代价。

总之，目前为止，胆囊切除并发症及其后果，没有哪一种良性疾病和哪种治疗方法出现如此严重的后果，这也是本书提出的“能保不切，”必须切除时在困难的情况下用传统开腹，“胆囊大部切除”的原因所在。

被誉为“金标准”的LC是胆囊切除造成伤、残、死的主要贡献者，其源头是胆囊切除造成的胆道损伤，受国家自然科学基金委员会支持，以黄志强院士为顾问，董家鸿主编的《胆管损伤诊断与治疗指南》，是2008修改版，面对胆道伤损指南久烧不灭，并越烧越旺的烈火，再版就像“消防队”，即使烈火扑灭了，留下的也已经是一片“焦土”和“废墟”。何况广漠中国，有多少具备指南要求所达到水准的胆道外科专业医院和修复损伤的精英。修改版删除有关预防的内容，不说明预防不重要，也不说明预防不是制止胆道损伤的唯一出路，而是因为它不属于《指南》的范围与职责；更不能说明胆囊切除不是胆道损伤的源头，预防胆囊切除并发症的职责应该是胆囊结石（息肉）的首诊医生，在为患者选择治疗方案时，应该了解清楚患者的诉求，是把腹部“美容”放在首位，还是把避免“伤、残、死”放在首位，告知患者目前条件下鱼和熊掌不可能同时兼得，并应该客观告知患者单纯追求美容的方法最容易造成很多不良后果，本书收集的资料和实例证明“防患于未然”也是《保胆外科学》的根本任务，因为正像冉瑞图教授[63]指出的那样：胆囊切除百年多的发展，是否已经尽善尽美呢？第一，胆囊切除所致医源性损伤问题还未完全避免。第二，成石性胆汁来自肝脏，从改正脂质代谢解决胆汁成分的思路发展看，较切除胆囊更为合理。第三，功能性胆囊切除后，肠肝循环和脂质代谢的变化，不能完全代偿恢复。第四，现已发现胆囊具有某些免疫功能，切除术对人体的长远影响值得研究。第五，目前胆石症患者如此之多，是一个社会经济问题。

所以冉教授最后指出：人们寄希望于实现预防来结束 Langenbuch 时代。那时胆囊切除术并不废止，而是为解决非结石的若干更复杂问题，包括胆囊癌的手术，向高难度攀登。

手术方法的革命是降低胆道损伤的根本出路，是解除专家和患者们担忧的良方，对胆囊功能认识的深化，对胆道重要性的认识，对括约肌结构不能再生，不可复制，是仿生学一大难题的认识。对胆囊切除术后的远期不良影响的预防，既保胆囊，又保护胆道，是利国利民，一举多得的好事。用方法革命改变胆道损伤的命运，现在已具备了理论与实践的条件，是值得思考与行动的时候了。

（莫国贤）

参　考　文　献

[1] 黄志强．胆管损伤——胆道外科中避免不开的话题［J］．腹部外科，2012，25（5）：257－258.

[2] 吕新生．腹腔镜胆囊切除术［M］．吕新生．腹腔镜手术并发症的预防与处理．湖南：科学技术出版社，2007.

[3] Majeed AW，Troy G，Nicholl J P，et al. Randomized，prospective，single－blind comparison laparoscopic versue small－incision cholecystomy. Lancet. 1996，347：989～994.

[4] Ballantyne GH，Leahy PF，Modlin IM（eds）：Laparoscopic Surgery . lst ed. Philadelphia，PA ：WB Saunders Company，1994：77－94.

[5] Deziel DJ，Millikan KW，Economou SG，Doolas A，Ko ST，et al. Complications of LG：a national survey of 4292 hospitals and an analysis of 77604 cases . Am J Surg. 1993，165：9－14.

[6] 傅贤波．腹腔镜手术的发展与争议．北京：人民卫生出版社，2007.

[7] 董家鸿．胆管损伤的术后早期诊断［J］．胆管损伤的诊断和治疗指南（2013 版），中华消化外科杂志，2013，12（2）：81－95.

[8] Majeed AW，Troy G，Nicholl J P，et al. Randomized，prospective，single－blind comparison laparoscopic versue small－incision cholecystomy. Lancet. 1996，347，989－994.

[9] 陈训如．腹腔镜胆囊切除胆管合并血管损伤［J］．中华肝胆外科杂志，2011，17（8）：688－690.

[10] Deziel DJ，Millikan KW，Economou SG，Doolas A，et al. Complications of LG：a national survey of 4292 hospitals and an analysis of 77604 cases . Am J Surg. 1993，165：9－14.

[11] Morgenstern L，McGrath MF，Carroll BJ，et al. Continuing Hazards of the Learning curve in laparoscopic cholecystomy . Am Surg，1955，61（10）：914－918.

[12] Strasberg S M，Hertl M，Soper N J. An analysis of the problem of biliary injury during laparoscopic cholecystomy . J Am Coll Surg，1955，180（1）：101－125.

[13] Tan KY，Ching HC，Chen CY，et al . Mirizzi syndrome：noteworthy aspects of a retrospective study in onecentre. ANZ J Surg，2004，74（10）：833－837.

[14] 龚伟智，刘昌军，朱朝庚，等. Mirizzi 综合征中医源性胆道损伤的处理［J］．医学临床研究，2011，28（5）：868－870.

[15] 胡春雷．胆囊管结石残留的原因分析及其解剖学基础［J］．肝胆胰外科杂志，2013，25（1）：44－46.

[16] 蔡苗．合并胆囊管结石的腹腔镜胆囊切除术．肝胆外科杂志，2013，21（1）：51－53.

[17] 蔡苗．合并胆囊管结石的腹腔胆囊切除术．肝胆外科杂志，2013，21（1）：51－53.

[18] 汤浩，等．核磁共振胰胆管成像在腹腔镜胆囊切除术前的应用［J］．中华肝胆外科杂志，2009，9（13）：9.

[19] 傅贤波主译．机器人手术缺失触觉反馈．傅贤波．腹腔镜外科手术的发展和争议［M］．北京：人民卫生出版社，2007.

[20] 王学闽，吴品，曾朋．腹腔镜胆囊切除术结石漏入腹腔的原因及处理［J］．武警后勤学院学报医学版，2009，18（10）：883.

[21] 保红平，高瑞岗，方登华，等．腹腔镜胆囊切除术并发症的原因及处理［J］．中国微创外科杂志，2004，4（6）：457－459.

[22] 柳利，王金哲，郝利恒，等．腹腔镜胆囊切除术腹腔脓肿形成的原因分析与对策［J］．中国煤炭工业医学杂志，2012，15（11）：1706－1707.

[23] 陈国荣，艾开兴．意外胆囊癌的外科治疗进展［J］．中国肿瘤临床杂志，2008，35：1135－1136.

[24] 石景森，孙学军，郑见宝．对我国胆囊癌临床诊治现状的种种思考［J］．中华肝胆外科杂志，2012，18（12）：889-891.

[25] 刘国礼．创伤最小的胆囊切除术［M］．黄志强．当代胆道外科学．上海：科学技术文献出版社，1998.

[26] 荀祖武．胆道损伤［M］．黄志强．当代胆道外科学．上海：科学技术文献出版社，1998.

[27] 黄志强．胆管损伤-胆道外科中避免不开的话题．腹部外科，2012，25（5）：257-258.

[28] 黄晓强．黄志强．医源性胆管损伤的处理［J］．中国实用外科杂志，2001，21（7）：413-414.

[29] 李海民，高志清，医源性胆管损伤156例的处理体会［J］．临床外科杂志，2002，1：11-13.

[30] 黄志强．胆管损伤-胆道外科中避免不开的话题［J］．腹部外科，2012，25（5）：257-258.

[31] 钱建荣，张蓟，范世芬，等．从胆管损伤对胆道生理学及病理生理学的再认识［J］．中华医学研究杂志，2006，6（3）：281-283.

[32] 黄志强，黄晓强．胆道外科中的血管外科：一个在诊断与处理上值得重视的问题［J］．中华消化外科新志，2007，6（4）：241-248.

[33] 黄志强．胆道的百年沧桑—从 Langenbuch 到 Mouret［J］．中华外科杂志，2013，51（3）：193-197.

[34] 吕文才，等．保胆手术，应该慎行［J］．中华肝胆外科杂志，2014，3（20）：3.

[35] 酒育红．给保胆手术降温［J］．中外健康文摘，2011，8（23）：109-110.

[36] 吴金术．医源性近段胆管损伤［M］//吴金术．医源性胆道损伤诊治与防范．湖南：科学技术文献出版社，2010.

[37] 刘永雄．精心保护胆树：医源性胆道损伤［J］．中华肝胆外科杂志，2009，15（2）：81-83.

[38] Slater K，Stun RW，Wall DR，et al. latvogetic bile duct injury：the scourge of laparoscopic cholecystectomy. ANZ J Surg，2002，72（2）：83-88.

[39] 吕新生主译．腹腔镜手术并发症的预防与处理．湖南：科学技术出版社，2007.

[40] 黄志强．胆管损伤—胆道外科中避不开的话题［J］．腹部外科杂志，2012，25（5）：257-258.

[41] 赵玉沛．2005年临床医学进展回顾—胆道外科［J］．中华医学论坛报，2006，2（9）：25.

[42] 吴金术．医源性近段胆管损伤［M］//吴金术．医源性胆道损伤诊治与防范．湖南：科学技术文献出版社，2010.

[43] 王炳煌，等．反流性胆管炎与胆肠吻合术［J］．中华肝胆外科杂志，2003，9：393-395.

[44] 仲恒高．EST并发症的防治［J］．肝胆外科杂志，2012，20（3）：163-165.

[45] 龚昭，周程，闵凯．胆囊切除术后综合征［J］．医学综述，2006，8（12）：15.

[46] 黄志强．胆道外科，难点何在［J］．腹部外科，2010.

[47] 傅贤波．腹腔镜手术的发展与争议．北京：人民卫生出版社，2007：116.

[48] Strasberg SM. Biliary injury in laparoscopic surgery：part 2. Changing the culture of cholecystectomy［J］. Journal of the American College of Surgeons，2005，4：604-611.

[49] 吕新生．腹腔镜手术并发症的预防与处理．湖南：科技出版社，2007.

[50] 黄志强．损伤控制：微创外科的新领域［J］．解放军医学杂志，2010，35（10）：1165-1169.

[51] 陈刚．医源性胆道损伤的止损原则［J］．国际外科学杂志，2012，39（5）：301-303.

[52] 周德良，韩志文，张贵恒．胆囊大部分切除术的临床应用与体会（附16例报告）［J］．中国伤残医学，2010，18（5）：67-68.

[53] 徐智，彭宜芙，王立新，等．几种胆囊黏膜化学灭活剂的灭活效果评价［J］．中国普外基础与临床杂志，2004，11（2）：136-138.

[54] 姚成礼，孙立新，崔莉．复杂胆囊切除术中胆囊灭活的应用［J］．中外医疗，2010，29（29）：44-45.

[55] 谭毓铨．困难情况下胆囊切除术［M］．黄志强．当代胆道外科学．上海：科学技术文献出版社，1998：339-340.

[56] 李宁．损伤控制性外科理念在胃肠外科的应用［J］．中国实用外科杂志，2013，4（33）：4.

[57] 刘永锋，李桂臣．胆道外科不容忽视的两个问题—Oddi括约肌功能保护与胆管末段损伤防治［J］．中国实用外科杂志，2013，33（5）：348-350.

[58] 黄志强．胆道的百年沧桑—从 Langenbuch 到 Mouret［J］．中华外科杂志，2013，51（3）：193-197.

[59] 谭毓铨，王贵民．重视胆囊切除术所致胆道损伤［J］．中华肝胆外科杂志，2005，11（3）：150-152.

[60] 莫国贤．保胆是预防医源性胆道损伤的根本出路［C］．全国第三届微创保胆会议论文集，2010：56-60.

[61] 吴金术．医源性胆道损伤诊治与防范．湖南：科学

技术文献出版社，2010.

[62] 李静静，何小东，等. 胆囊切除术对消化系统的长远影响 [J]. 中华普通外科杂志，2013，28 (6)：484.

[63] 冉瑞图. 当代胆道外科学. 上海：科学技术文献出版社，1998.

胆管损伤的诊断和治疗指南 (2013 版)

[1] Flum DR, Cheadle A, Prela C, et al. Bile duct in jury during cholecystectomy and survival in medicare beneficiaries. JAMA, 2003, 290 (16): 2168 - 2173.

[2] Hjelmqvist B. Complications of laparoscopic cholecystectomy as recorded in the Swedish laparoscopy registry. Eur J Surg Suppl, 2000, (585): 18 - 21.

[3] Karvonen J, Gullichsen R, Laine S, et al. Bile duct injuries during laparoscopic cholecystectomy: primary and long term results from a single institution. Surg Endosc, 2007, 21 (7): 1069 - 1073.

[4] Waage A, Nilsson M. Iatrogenic bile duct injury: a population based study of 152, 776 cholecystectomies in the Swedish Inpatient Registry. Arch Surg, 2006, 141 (12): 1207 - 1213.

[5] Archer SB, Brown DW, Smith CD, et al. Bile duct injury during laparoscopic cholecystectomy: results of a national survey. Ann Surg, 2001, 234 (4): 549 - 558.

[6] Francoeur JR, Wiseman K, Buczkowski AK, et al. Surgeons' a nonymous response after bile duct injury during cholecystectomy. Am J Surg, 2003, 185 (5): 468 - 475.

[7] Keulemans YC, Bergman JJ, de Wit LT, et al. Improvement in the management of bile duct injuries? . J Am Coll Surg, 1998, 187 (3): 246 - 254.

[8] Thomson BN, Parks RW, Madhavan KK, et al. Liver resection and transplantation in the management of iatrogenic biliary injury. World J Surg, 2007, 31 (12): 2363 - 2369.

[9] de Santibanes E, Ardiles V, Gadano A, et al. Liver transplantation: the last measure in the treatment of bile duct injuries. World J Surg, 2008, 32 (8): 1714 - 1721.

[10] Boerma D, Rauws EA, Keulemans YC, et al. Impaired quality of life 5 years after bile duct injury during laparoscopic cholecystectomy: a prospective analysis. Ann Surg, 2001, 234 (6): 750 - 757.

[11] Melton GB, Lillemoe KD, Cameron JL, et al. Majo rbile ductin juries associated with laparoscopic cholecystectomy: effect of surgical repair on quality of life. Ann Surg, 2002, 235 (6): 888 - 895.

[12] Savader SJ, Lillemoe KD, Prescott CA, et al. Laparoscopic cholecystectomy - related bile duct injuries: a health and financial disaster. Ann Surg, 1997, 225 (3): 268 - 273.

[13] Kern KA. Malpractice litigation involving laparoscopic cholecystectomy. Cost, cause, and consequences. Arch Surg, 1997, 132 (4): 392 - 397.

[14] Kern KA. Medicolegal perspectives on laparoscopic bile duct injuries. Surg Clin North Am, 1994, 74 (4): 979 - 984.

[15] Localio AR, Lawthers AG, Brennan TA, et al. Relation between malpractice claims and adverse events due to negligence. Results of the Harvard Medical Practice Study Ⅲ. N Engl J Med, 1991, 325 (4): 245 - 251.

[16] 中华医学会外科学分会胆道外科学组. 胆管损伤的预防与治疗指南 (2008 版). 中华消化外科杂志，2008, 7 (4): 260 - 266.

[17] Parks RW, Diamond T. Non - surgical trauma to the extrahepatic biliarytract. Br J Surg, 1995, 82 (10): 1303 - 1310.

[18] Huang ZQ, Huang XQ. Changing patterns of traumatic bile duct injuries: a review of forty years experience. World J Gastroenterol, 2002, 8 (1): 5 - 12.

[19] Lillemoe KD, Melton GB, Cameron JL, et al. Postoperative bile duct strictures: management and outcome in the 1990s. Ann Surg, 2000, 232 (3): 430 - 441.

[20] Yang WL, Zhang DW, Zhang XC. Clinical analysis of patients with iatrogenic bile duct injury. Hepat - obiliary Pancreat Dis Int, 2006, 5 (2): 283 - 285.

[21] Angel Mercado M, Chan C, Orozco H, et al. Bile duct injuries related to misplacement of "T tubes". Ann Hepatol, 2006, 5 (1): 44 - 48.

[22] Enns R, Eloubeidi MA, Mergener K, et al. ERCP - relatedper fo rations: riskfactors and management. Endoscopy, 2002, 34 (4): 293 - 298.

[23] Fatima J, Baron TH, Topazian MD, et al. Pancreaticobiliary and duodenal perforations after periampullary endoscopic procedures: diagnosis and management. Arch Surg, 2007, 142 (5): 448 - 454.

[24] Kobayashi S, Nakanuma Y, Terada T, et al. Postmortem survey of bile duct necrosis and biloma in hepatocellular carcinoma after transcatheter arterial chemoembolization therapy: relevance to microvascular damages of

peribiliary capillary plexus. Am J Gastroenterol, 1993, 8 (9): 1410 - 1415.

[25] Chung JW, Park JH, Han JK, et al. Hepatic tumors: predisposing factors for complications of transcatheter oily chemoembolization. Radiology, 1996, 198 (1): 33 - 40.

[26] Yu JS, Kim KW, Jeong MG, et al. Predisposing factors of bile duct injury after transcatheter arterial chemoembolization (TACE) for hepatic malignancy. Cardiovasc Intervent Radiol, 2002, 25 (4): 270 - 274.

[27] Kim HK, Chung YH, Song BC, et al. Ischemic bile duct injury as aserious complication after transarterial chemoembolization in patients with hepatocellular carcinoma. J Clin Gastroenterol, 2001, 32 (5): 423 - 427.

[28] 王茂强，邵如宏，叶慧义，等. 肝动脉化疗栓塞术后胆管损伤的影像学研究. 中华肿瘤杂志，2005，27 (10): 609 - 612.

[29] 黄晓强，黄志强，段伟东，等. 肝海绵状血管瘤肝动脉栓塞所致胆道损毁性病变. 军医进修学院学报，2000，21 (2): 88 - 91.

[30] Boonstra EA, deBoer MT, Sieders E, et al. Risk factors for central bile duct injury complicating partial liver resection. Br J Surg, 2012, 99 (2): 256 - 262.

[31] Koniaris LG, Seibel JA, Geschwind JF, et al. Can ethanol therapies injure the bileducts?. Hepato - gastroenterology, 2003, 50 (49): 69 - 72.

[32] Silverstein JC, Staren E, Velasco J. Thermal bile ductprotection during liver cryoablation. J Surg Oncol, 1997, 64 (2): 163 - 164.

[33] Ohmoto K, Yoshioka N, Tomiyama Y, et al. Thermal ablation therapy for hepatocellular carcinoma: comparison between radiofrequency ablation and percutaneous microwave coagulation therapy. Hepatogastroenterology, 2006, 53 (71): 651 - 654.

[34] Ohmoto K, Yoshioka N, Tomiyama Y, et al. Radiofrequency ablation versus percutaneous microwave coagulation the rapy for small hepatocellular carcinomas: a retrospective comparative study. Hepatogastroenterology, 2007, 54 (76): 985 - 989.

[35] Machi J, Uchida S, Sumida K, et al. Ultrasound - guided radiofrequency thermal ablation of liver tumors: percutaneous, laparoscopic, and open surgical approaches. J Gastrointest Surg, 2001, 5 (5): 477 - 489.

[36] Stippel DL, Tox U, Gossmann A, et al. Successful treatment of radiofrequency - induced biliary lesions by interventional endoscopic retrograde cholangiography (ERC). Surg Endosc, 2003, 17 (12): 1965 - 1970.

[37] Rhim H. Complications of radiofrequency ablation in hepatocellular carcinoma. Abdom Imaging, 2005, 30 (4): 409 - 418.

[38] Castellano G, Moreno Sanchez D, Gutierrez J, et al. Caustic sclerosing cholangitis. Report of four cases and a cumulative review of the literature. Hepato - gastroenterology, 1994, 41 (5): 458 - 470.

[39] Loinaz C, González EM, Jiménez C, et al. Long term biliary complications after liver surgery leading to liver transplantation. World J Surg, 2001, 25(10): 1260 - 1263.

[40] Gharaibeh KI, Heiss HA. Biliary leakage following T - tube removal. Int Surg, 2000, 85 (1): 57 - 63.

[41] Regoly - Mérei J, Ihász M, Szeberin Z, et al. Biliary tract complications in laparoscopic cholecystectomy. A multicenter study of 148 biliary tract in 26440 operations. Surg Endosc, 1998, 12 (4): 294 - 300.

[42] Fischer CP, Fahy BN, Aloia TA, et al. Timing of referral impacts surgical outcomes in patients undergoing repair of bile duct injuries. HPB (Oxford), 2009, 11 (1): 32 - 37.

[43] Mirza DF, Narsimhan KL, Ferraz Neto BH, et al. Bile duct injury following laparoscopic cholecystectomy: referral pattern and management. Br J Surg, 1997, 84 (6): 786 - 790.

[44] Carroll BJ, Birth M, Phillips EH. Common bile duct injuries during laparoscopic cholecystectomy that result in litigation. Surg Endosc, 1998, 12 (4): 310 - 313.

[45] Roy PG, Soonawalla ZF, Grant HW. Medicolegal costs of bile duct injuries incurred during laparoscopic cholecystectomy. HPB (Oxford), 2009, 11 (2): 130 - 134.

[46] Savassi Rocha PR, Almeida SR, Sanches MD, et al. Iatrogenic bile duct injuries: A multicenter study of 91,232 laparoscopic cholecystectomies performed in Brazil. Surg Endosc, 2003, 17 (9): 1356 - 1361.

[47] Nuzzo G, Giuliante F, Giovannini I, et al. Bile duct injury during laparoscopic cholecystectomy: results of an Italian national surveyon 56,591 cholecystectomies. Arch Surg, 2005, 140 (10): 986 - 992.

[48] Tantia O, Jain M, Khanna S, et al. Iatrogenic biliary injury: 13,305 cholecystectomies experienced by a single surgical team over more than 13 years. Surg Endosc,

2008, 22 (4): 1077 - 1086.

[49] Woods MS, Traverso LW, Kozarek RA, et al. Biliary tract complications of laparoscopic cholecystectomy are detectedmore frequently with routine intraoperative cholangiography. Surg Endosc, 1995, 9 (10): 1076 - 1080.

[50] Z' graggen K, Wehrli H, Metzger A, et al. Complications of laparoscopic cholecystectomy in Switzerland. A prospective 3 - year study of 10,174 patients. Swiss Association of Laparoscopic and Thoracoscopic Surgery. Surg Endosc, 1998, 12 (11): 1303 - 1310.

[51] Carroll BJ, Friedman RL, Liberman MA, et al. Routine cholan giography reduces sequelae of common bile duct injuries. Surg Endosc, 1996, 10 (12): 1194 - 1197.

[52] Söderlund C, Frozanpor F, Linder S. Bile duct injuries at laparoscopic cholecystectomy: a single - institution prospective study. A cute cholecystitis indicates an increased risk. World J Surg, 2005, 29 (8): 987 - 993.

[53] deReuver PR, Grossmann I, Busch OR, et al. Referral pattern and timing of repair are risk factors for complications afterreconstructive surgery for bile duct injury. Ann Surg, 2007, 245 (5): 763 - 770.

[54] Bergman JJ, van den Brink GR, Rauws EA, et al. Treatment of bile duct lesions after laparoscopic cholecystectomy. Gut, 1996, 38 (1): 141 - 147.

[55] Mercado MA, Chan C, Jacinto JC, et al. Voluntary and involuntary ligature of the bile duct in iatrogenic injuries: anon advisable approach. J Gastrointest Surg, 2008, 12 (6): 1029 - 1032.

[56] Stewart L, Way LW. Bile duct injuries during laparoscopic cholecystectomy. Factors that influence the results of treatment. Arch Surg, 1995, 130 (10): 1123 - 1128.

[57] Murr MM, Gigot JF, Nagorney DM, et al. Long - term results of biliaryrecons truction after laparoscopic bile duct injuries. Arch Surg, 1999, 134 (6): 604 - 609.

[58] Fidelman N, Kerlan R K Jr, Laberge JM, et al. Accuracy of percutaneous trans hepatic cholangiography inpredicting the location and nature of major bile duct injuries. J Vasc Interv Radiol, 2011, 22 (6): 884 - 892.

[59] de Reuver P R, Rauws E A, Vermeulen M, et al. Endoscopict of post - surgical bile duct injuries: long term outcome and predictors of success. Gut, 2007, 56 (11): 1599 - 1605.

[60] Suhocki PV, Meyers WC. Injury to aberrant bile ducts during cholecystectomy: acommon cause of diagnostic error and treatment delay. Am J Roentgenol, 1999, 172 (4): 955 - 959.

[61] Sikora SS, Pottakkat B, Srikanth G, et al. Postcholecystectomy benign biliary strictures - longterm results. Dig Surg, 2006, 23 (5/6): 304 - 312.

[62] Chaudhary A, Negi SS, Puri SK, et al. Comparison of magnetic resonance cholangiography and percutaneous transhepatic cholangiography in the evaluation of bile duct strictures after cholecystectomy. Br J Surg, 2002, 89 (4): 433 - 436.

[63] Yeh T S, Jan Y Y, Tseng J H, et al. Value of magnetic resonance cholangiopancreatography in demonstrating major bile duct injuries following laparoscopic cholecystectomy. Br J Surg, 1999, 86 (2): 181 - 184.

[64] Khalid TR, Casillas VJ, Montalvo BM, et al. Using MR cholangiopancreatography to evaluate iatrogenic bile duct injury. Am J Roentgenol, 2001, 177 (6): 1347 - 1352.

[65] Ragozzino A, de Ritis R, Mosca A, et al. Value of MR cholangiography in patients with iatrogenic bile duct injury after cholecystectomy. Am J Roentgenol, 2004, 183 (6): 1567 - 1572.

[66] 王坚，吴志勇，何敏，等．医源性胆胰肠结合部损伤的诊断和治疗．中华消化外科杂志，2008，7 (1): 16 - 18.

[67] Bismuth H, Majno PE. Biliary strictures: classification based on the principles of surgical treatment. World J Surg, 2001, 25 (10): 121 - 1244.

[68] Wherry DC, Rob CG, Marohn MR, et al. An external audit of laparoscopic cholecystectomy performed in medical treatment facilities of the department of Defense. Ann Surg, 1994, 220 (5): 626 - 634.

[69] Siewert JR, Ungeheuer A, Feussner hH. Bile duct lesions inlaparoscopic cholecystectomy. Chirurg, 1994, 65 (9): 748 - 757.

[70] Strasberg SM, Hertl M, Soper NJ. An analysis of the problem of biliary injury during laparoscopic cholecystectomy. J Am Coll Surg, 1995, 180 (1): 101 - 125.

[71] McMahon AJ, Fullarton G, Baxter JN, et al. Bile duct injury and bile leakage in laparoscopic cholecystectomy. Br J Surg, 1995; 82 (3): 307 - 313.

[72] Neuhaus P, Schmidt SC, Hintze RE, et al. Classification and treatment of bile duct injuries after laparoscopic cholecystectomy. Chirurg, 2000, 71 (2): 166 - 173.

[73] Csendes A, Navarrete C, Burdiles P, et al. Treatment of common bile duct injuries during laparoscopic cholecystectomy: endoscopic and surgical management. World J Surg, 2001, 25 (10): 1346 - 1331.

[74] Wu JS, Peng C, Mao XH, et al. Bile duct injuries associated with laparoscopic and open cholecystectomy: sixteen - year experience. World J Gastroenterol, 2007, 13 (16): 2374 - 2378.

[75] Stewart L, Robinson TN, Lee CM, et al. Right hepatic artery injury associated with laparoscopic bile duct injury: incidence, mechanism, and onsequences. J Gastrointest Surg, 2004, 8 (5): 523 - 531.

[76] Lau W Y, Lai E C. Classification of iatrogenic bile duct injury. Hepatobiliary Pancreat Dis Int, 2007, 6 (5): 459 - 563.

[77] Bektas H, Schrem H, Winny M, et al. Surgical treatment and outcome of iatrogenic bile duct lesions after cholecystectomy and the impact of diferent clinical classification systems. Br J Surg, 2007, 94 (9): 1119 - 1127.

[78] Cannon RM, Brock G, Buell JF. A novel classification system to address financial impact and referral decisions for bile duct injury in laparoscopic cholecystectomy. H P B Surg, 2011, 2011 (2): 371245.

[79] Al - Karawi MA, Sanai FM. Endoscopic management of bile duct injuries in 107 patients: experience of a Saudi referral center. Hepatogastroenterology, 2002,49 (47): 1201 - 1207.

[80] Familiari L, Scaffidi M, Familiar P, et al. An endoscopic approach to the management of surgical bile duct injuries: nine years' experience. Dig Liver Dis, 2003, 35 (7): 493 - 497.

[81] Kaffes A J, Hourigan L, de Luca N, et al. Impact of endoscopic intervention in 100 patients with suspected post cholecystectomy bile leak. Gastrointest Endosc, 2005, 61 (2): 269 - 275.

[82] Parlak E, et al. Treatment of biliary leakages after cholecystectomy and importance of stricture development in the main bile duct injury. Turk J Gastroenterol, 2005, 16 (1): 21 - 28.

[83] Weber A, Feussner H, Winkelmann F, et al. Long - term outcome of endoscopic therapy in patients with bile duct injury after cholecystectomy. J Gastroenterol Hepatol, 2009, 2 (5): 762 - 769.

[84] Fathy O, Wahab MA, Hamdy E, et al. Post - cholecystectomy biliary injuries: one center experience. Hepatogastroenterology, 2011, 58 (107/108): 719 - 724.

[85] Bergman JJ, Burgemeister L, Bruno MJ, et al. Long - term follow up after biliary stent placement for postoperative bile duct stenosis. Gastrointest Endosc, 2001, 54 (2): 154 - 161.

[86] Costamagna G, Pandolfi M, Mutignani M, et al. Long - term results of endoscopic management of postoperative bile duct strictures with increasing numbers of stents. Gastrointest Endosc, 2001, 54 (2): 162 - 168.

[87] Misra S, Melton GB, Geschwind JF, et al. Percutaneous management of bile duct strictures and injuries associated with laparoscopic cholecystectomy: adecade of experience. J Am Coll Surg, 2004, 198 (2): 218 - 226.

[88] Kuzela L,Oltman M,Sutka J, et al. Prospective follow - up of patients with bile duct strictures secondary to laparoscopic cholecystectomy, treated endoscopically with multiple stents. Hepatogastroenterology, 2005, 52(65): 1357 - 1361.

[89] Kassab C, Prat F, Liguory C, et al. Endoscopic management of post - laparoscopic cholecystectomy biliary strictures. Long - term outcome in a multicenter study. Gastroenterol Clin Biol, 2006, 30 (1): 124 - 129.

[90] Vitale GC, Tran TC, Davis BR, et al. Endoscopic management of postcholecystectomy bile duct strictures. J Am Coll Surg, 2008, 206 (5) 918 - 923.

[91] Ramos - Dela Medina A, Misra S, Leroy AJ, et al. Management of benign biliary strictures by percutaneous interventional radiologic techniques (PIRT) HPB (Oxford), 2008, 10 (6): 428 - 432.

[92] Bonnel DH, Liguory CL, Lefebvre JF, et al. Placement of metallic stents for treatment of postoperative biliary strictures: long - term outcome in 25 patients. AJR Am J Roentgenol, 1997, 169 (6): 1517 - 1522.

[93] Kuroda Y, Tsuyuguchi T, Sakai Y, et al. Long - term follow upevaluation for more than 10 years after endoscopic treatmentfor postoperative bile duct strictures. Surg Endosc, 2010, 2 (4): 834 - 840.

[94] Tuvignon N, Liguory C, Ponchon T, et al. Long - term follow - up after biliary stent placement for postcholecystectomy bile duct strictures: a multicenter study. Endoscopy, 2011, 43 (3): 208 - 216.

[95] Fatima J, Barton J G, Grotz T E, et al. Is there a role for endoscopic therapy as a definitive treatment for post -

laparoscopic bile duct injuries. J Am Coll Surg, 2010, 211 (4): 495 – 502.

[96] Costamagna G, Tringali A, Mutignani M, et al. Endotherapy of postoperative biliary strictures with multiple stents: results after more than 10 years of follow – up. Gastrointest Endosc, 2010, 72 (3): 551 – 557.

[97] Davids P H, Tanka A K, Rauws E A, et al. Benign biliary strictures. Surgery or endoscopy? Ann Surg, 1993, 217 (3): 237 – 243.

[98] Tocchi A, Mazzoni G, Liotta G, et al. Management of benign biliary strictures: biliary enteric anastomosis vs endoscopic stenting. Arch Surg, 2000, 135 (2): 153 – 157.

[99] Wudel L J Jr, Wright J K, Pinson C W, et al. Bile duct injury following laparoscopic cholecystectomy: a cause for continued concern. Am Surg, 2001, 67 (6): 557 – 563.

[100] Robinson T N, Stiegmann GV, Durham JD, et al. Management of major bile duct injury associated with laparoscopic cholecystectomy. Surg Endosc, 2001, 15 (12): 1381 – 1385.

[101] Nuzzo G, Giuliante F, Giovannini I, et al. Advantages of multidisciplinary management of bile duct injuries occurring during cholecystectomy. Am J Surg, 2008, 195 (6): 763 – 769.

[102] Lillemoe KD, Martin SA, Cameron JL, et al. Major bile duct injuries during laparoscopic cholecystectomy. Follow – up after combined surgical and radiologic management. Ann Surg, 1997, 225 (5): 459 – 468.

[103] Dolay K, Soylu A, Aygun E. The role of ERCP in the management of bile leakage: endoscopic sphincterotomy versus biliary stenting. J Laparoendosc Adv Surg Tech A, 2010, 20 (5): 455 – 459.

[104] Siriwardana HP, Siriwardena AK. Systematic appraisal of the role of metallic endobiliary stents in the treatment of benign bile duct stricture. Ann Surg, 2005, 242 (1): 10 – 19.

[105] 张文智，黄晓强，周宁新，等．胆道良性狭窄金属支架置入术后并发症及其处理．中华肝胆外科杂志，2005，11 (9): 599 – 600.

[106] van Boeckel PG, Vleggaar FP, Siersema PD. Plastic or metal stents for benign extrahepatic biliary strictures: a systematic review. BMC Gastroenterol, 2009, 9 (1): 96.

[107] Mercado MA, Dominguez I. Classification and management of bile duct injuries. World J Gastrointest Surg, 2011, 3 (4): 43 – 48.

[108] Pottakkat B, Vijayahari R, Prakash A, et al. Factors predicting failure following high bilio – enteric anastomosis for post – cholecystectomy benign biliary strictures. J Gastrointest Surg, 2010, 14 (9): 1389 – 1394.

[109] de Reuver P R, Rauws E A, Bruno M J, et al. Survival in bile duct injury patients after laparoscopic cholecystectomy: a multidisciplinary approach of gastroenterologists, radiologists, and surgeons. Surgery, 2007, 142 (1): 1 – 9.

[110] Huang C S, Tai F C, et al. Long – term results of major bile duct injury associated with laparoscopic cholecystectomy. Surg Endosc, 2003, 17 (9): 1362 – 1367.

[111] Thomson B N, Parks RW, Madhavan KK, et al. Early specialist repair of biliary injury. Br J Surg, 2006, 93 (2): 216 – 220.

[112] Walsh RM, Henderson JM, Vogt DP, et al. Long – term outcome of biliary reconstruction for bile duct injuries from laparoscopic cholecystectomies. Surgery, 2007, 142 (4): 450 – 456.

[113] Sahajpal AK, Chow SC, Dixon E, et al. Bile duct injuries associated with laparoscopic cholecystectomy: timing of repair and long – term outcomes. Arch Surg, 2010, 145 (8): 757 – 763.

[114] Schmidt SC, Langrehr JM, Hintze RE, et al. Long – term results and risk factors influencing outcome of major bile duct injuries following cholecystectomy. Br J Surg, 2005, 2 (1): 76 – 82.

[115] Perera MT, Silva MA, Hegab B, et al. Specialist early and immediate repair of post laparoscopic cholecystectomy bileduct injuries is associated with an improved long – term outcome. Ann Surg, 2011, 253 (3): 553 – 560.

[116] Huang Q, Shao F, Qiu LJ, et al. Early vs. delayed repair of isolated segmental, sectoral and right hepatic bile duct injuries. Hepatogastroenterology, 2011, 58 (107/108): 725 – 728.

[117] Mercado MA. Early versus late repair of bile duct injuries. Surg Endosc, 2006, 20 (11): 1644 – 1647.

[118] Stewart L, Way LW. Laparoscopic bile duct injuries: timing of surgical repairdoes not influence success rate. A multivariate analysis of factors influencing surgical

outcomes. HPB (Oxford), 2009, 11 (6): 516 - 522.

[119] de Santibanes E, Palavecino M, Ardiles V, et al. Bile duct injuries: management of late complications. Surg Endosc, 2006, 20 (11): 1648 - 1653.

[120] 詹国清，董家鸿，王槐志，等. 损伤性胆管狭窄手术时机探讨. 第三军医大学学报，2002，2 (9): 1120 - 1121.

[121] Gao JB, Bai LS, Hu ZJ, et al. Role of Kasaiprocedure in surgery of hilar bile duct strictures. World J Gastroenterol, 2011, 17 (37): 4231 - 4234.

[122] Sicklick JK, Camp MS, Lillemoe KD, et al. Surgical management of bile duct injuries sustained during laparoscopic cholecystectomy: perioperative results in 200 patients. Ann Surg, 2005, 21 (5): 786 - 792.

[123] Gazzaniga GM, Filauro M, Mori L. Surgical treatment of iatrogenic lesions of the proximal common bile duct. World J Surg, 2001, 25 (10): 1254 - 1259.

[124] Tocchi A, Costa G, Lepre L, et al. The long term outcome of hepaticojejunostomy in the treatment of benign bile duct strictures. Ann Surg, 1996, 22 (2): 162 - 167.

[125] Rudnicki M, McFadden DW, Sheriff S, et al. Roux - en - Y jejunal Bypass abolishes postprandial neuropeptide Y release. J Surg Res, 1992, 53 (1): 7 - 11.

[126] Inui H, Kwon AH, Kamiyama Y. Managing bile duct injury during and after laparoscopic cholecystectomy. J Hepatobiliary Pancreat Surg, 1998, 5 (4): 445 - 449.

[127] Tocchi A, Mazzoni G, Kiotta G, et al. Late development of bile duct cancer in patients who had biliary enteric drainage for benign disease: a follow - up study of more than 1000 patients. Ann Surg, 2001, 234 (2): 210 - 214.

[128] Rossi RL, Tsao JI. Biliary reconstruction. Surg Clin North Am, 1994, 74 (4): 825 - 841.

[129] 何振平，陈平，刘永雄，等. 损伤性胆管狭窄的外科治疗. 中华创伤杂志，1999，15 (5): 389 - 390.

[130] Schol FP, Go PM, Gouma DJ. Outcome of 49 repairs of bile duct injuries after laparoscopic cholecystectomy. World J Surg, 1995, 19 (5): 753 - 756.

[131] Kohneh Shahri N, Lasnier C, Paineau J. Bile duct injuries at laparoscopic cholecystectomy: earlyrepair results. Ann Chir, 2005, 130 (4): 218 - 223.

[132] Xu XD, Zhang YC, Gao P, et al. Treatment of major laparoscopic bile duct injury: a long - term follow - up result. Am Surg, 2011, 77 (12): 1584 - 1588.

[133] Jablonska B, Lampe P, Olakowski M, et al. Hepaticojejunostomy vs. end - to - end biliary reconstructions in the treatment of iatrogenic bile duct injuries. J Gastrointest Surg, 2009, 13 (6): 1084 - 1093.

[134] deReuver PR, Busch OR, Rauws EA, et al. Long - term results of a primary end - to - end anastomosis in peroperative detected bile duct injury. J Gastrointest Surg, 2007, 11 (3): 296 - 302.

[135] Maeda A, Yokoi S, Kunou T, et al. Bile duct cancer developing 21 years after choledochoduodenostomy. Dig Surg, 2003, 20 (4): 331 - 334.

[136] Moraca RJ, Lee FT, Ryan JA Jr, et al. Long - term biliary function after reconstruction of major bile duct injuries with hepaticoduodenostomy or hepaticojejunostomy. Arch Surg, 2002, 137 (8): 889 - 893.

[137] Shimotakahara A, Yamataka A, Yanai T, et al. Roux - en - Y hepaticojejunostomy or hepaticoduodenostomy for biliary reconstruction during the surgical treatment of choledochal cyst: which is better?. Pediatr Surg Int, 2005, 21 (1): 5 - 7.

[138] Slater K, Strong RW, Wall DR, et al. Iatrogenic bile duct injury: the scourge of laparoscopic cholecystectomy. ANZ J Surg, 2002, 72 (2): 83 - 88.

[139] Alves A, Farges O, Nicolet J, et al. Incidence and consequence of an hepatic artery injury in patients with post cholecystectomy bile duct strictures. Ann Surg, 2003, 238 (1): 93 - 96.

[140] Frilling A, Li J, Weber F, et al. Major bile duct injuries after laparoscopic cholecystectomy: a tertiary center experience. J Gastrointest Surg, 2004, 8 (6): 679 - 685.

[141] Laurent A, Sauvanet A, Farges O, et al. Major hepatectomy for the treatment of complex bile duct injury. Ann Surg, 2008, 28 (1): 77 - 83.

[142] Truant S, Boleslawski E, Lebuffe G, et al. Hepatic resection for post - cholecystectomy bile duct injuries: a literature review. HPB (Oxford), 2010, 12 (5): 334 - 341.

[143] Bektas H, Kleine M, Tamac A, et al. Clinical application of the hanover classification for iatrogenic bile duct lesions. HPB Surg, 2011, 2011: 612384.

[144] Bacha EA, Stieber AC, Galloway JR, et al. Non - bil-

iary complication of laparoscopic cholecystectomy. Lancet, 1994, 344 (8926): 896 -897.

[145] de Santibanes E, Pekolj J, McCormack L, et al. Liver transplantation for the sequelae of intra - operative bile duct injury. HPB (Oxford), 2002, 4 (3): 111 - 115.

[146] Ardiles V, McCormack L, Quinonez E, et al. Experience using liver transplantation for the treatment of severe bile duct injuries over 20 years in Argentina: results from a National Survey. HPB (Oxford), 2011, 13 (8): 544 -550.

[147] Nordin A, Makisalo H, Isoniemi H, et al. Iatrogenic lesion at cholecystectomy resulting in liver transplantation. Transplant Proc, 2001, 33 (4): 2499 -2500.

[148] Fernández JA, Robles R, Marín C, et al. Laparoscopic iatrogeny of the hepatic hilum as an indication for liver transplantation. Liver Transpl, 2004, 10 (1): 147 - 152.

[149] Mc Donald M L, Farnell M B, Nagorney D M, et al. Benign biliary strictures: repair and outcome with a contemporary approach. Surgery, 1995, 118 (4): 582 -591.

[150] Chapman WC, Halevy A, Blumgart LH, et al. Postcholecystectomy bile duct strictures. Management and outcome in 130 patients. Arch Surg, 1995, 130 (6): 597 -602.

[151] Lubikowski J, Post M, Bialek A, et al. Surgical management and outcome of bile duct injuries following cholecystectomy: a single - center experience. Langenbecks Arch Surg, 2011, 396 (5): 699 -707.

[152] Strasberg SM, Picus DD, Drebin JA. Results of a new strategy for reconstruction of biliary injuries having an isolated right - sided component. J Gastrointest Surg, 2001, 5 (3): 266 -274.

[153] Jarnagin WR, Blumgart LH. Operative repair of bile duct injuries involving the hepatic duct confluence. Arch Surg, 1999, 134 (7): 769 -775.

[154] Mercado MA, Orozco H, delaGarza L, et al. Biliary duct injury: partial segment Ⅳ resection for intrahepatic reconstruction of biliary lesions. Arch Surg, 1999, 134 (9): 1008 -1010.

[155] Mercado MA, Chan C, Orozco H, et al. Long - termevaluation of biliary reconstruction after partial resection of segments Ⅳ and Ⅴ in iatrogenic injuries. J Gastrointest Surg, 2006, 10 (1): 77 -82.

[156] Sirichindakul B, Nonthasoot B, Suphapol J, et al. Partial segment - Ⅳ/Ⅴ liver resection facilitates the repair of complicated bile duct injury. Hepatogastroenterology, 2009, 56 (93): 956 -959.

[157] Sutherland F, Launois B, Stanescu M, et al. A refined approach to the repair of postcholecystectomy bile duct strictures. Arch Surg, 1999, 134 (3): 299 -302.

[158] Koffron A, Ferrario M, Parsons W, et al. Failed primary management of iatrogenic biliary injury: incidence and significance of concomitant hepatic arterial disruption. Surgery, 2001, 130 (4): 722 -728.

[159] Mercado MA, Chan C, Orozco H, et al. To stent or not to stent bilioenteric anastomosis after iatrogenic injury: a dilemma not an swered? . Arch Surg, 2002, 137 (1): 60 -63.

[160] Chaudhary A, Manisegran M, Chandra A, et al. How do bile duct injuries sustained during laparoscopic cholecystectomy differ from those during open cholecystectomy? . J Laparoendosc Adv Surg Tech A, 2001, 11 (4): 187 -191.

[161] Pickleman J, Marsan R, Borge M. Portoenterostomy: an old treatment for a new disease. Arch Surg, 2000, 135 (7): 811 -817.

[162] Pitt HA, Miyamoto T, Parapatis SK, et al. Factors influencing outcome in patients with postoperative biliary strictures. Am J Surg, 1982, 144 (1): 14 -21.

[163] Pellegrini CA, Thomas MJ, Way LW. Recurrent biliary stricture: patterns of recurrence and outcome of surgical therapy. Am J Surg, 1984, 147 (1): 175 -180.

[164] Hall JG, Pappas TN. Current management of biliary strictures. J Gastrointest Surg, 2004, 8 (8): 1098 - 1110.

[165] Raute M, Podlech P, Jaschke W, et al. Management of bile duct injuries and strictures following cholecystectomy. World J Surg, 1993, 17 (4): 553 -562.

[166] Schweizer WP, Matthews JB, Baer HU, et al. Combined surgical and interventional radiological approach for complex benign biliary tract obstruction. Br J Surg, 1991 May; 78 (5): 559 -563.

（张玉琳）

第十四篇　胆囊切除远期不良后果

第一章　胆囊切除术后综合征（PCS）[1]

第一节　胆囊切除术后综合征（PCS）原因与分类

除前文所述胆囊切除手术近期并发症外，胆囊切除的主要不良后果有：胆囊切除术后综合征（PCS）、胆囊切除对人体长远不良影响及胆囊切除所造成的亚健康状态等。

一、胆囊切除术后综合征（PCS）的概况

胆囊切除术后的部分患者仍有右上腹绞痛、饱胀不适、恶心和呕吐等症状，其发生率据统计可高达胆囊切除的26%~40%，其原因有：胆囊原属正常，术前症状是由于胆囊疾病临床症状相似的疾病引起。多见于胆结石患者合并有慢性肝、胰、胃肠道等慢性疾病等，术前未能明确诊断，术中不可能给予处理，术后症状依然存在；胆道疾病，如肝内、外胆管残留结石、Oddi 括约肌狭窄术中未被发现或未作妥善处理，或因手术造成的病理情况，如术中胆道损伤致使术后胆道狭窄或胆囊管残留过长等，因此术后仍遗留症状。

二、胆囊切除术后综合征（PCS）原因分类

基本上分两大类，即胆道相关原因和胆道外原因。

1. 胆道相关原因主要有

1.1　胆管结石，约占 PCS 的 35%~45%，有统计显示胆管残留或再生结石约占胆道再次手术病例的 50%~95%；

1.2　胆道损伤性狭窄，多为术中胆道损伤所致，约占胆囊切除术的 0.2%。在一组 958 例胆道狭窄患者中 97% 是由于手术损伤所致；

1.3　胆囊管残留过长，如残留有功能的胆囊颈部及管部，术后逐渐扩张形成“小胆囊”，可发生炎症或结石，出现症状；疼痛也可能是胆囊管残端神经瘤、胆囊管扭曲和狭窄引起；刘天锡[2]报道他们一组的发生率为 10%（15/150）；

1.4　Oddi 括约肌狭窄、缩窄性乳头炎，多见于胆道排过结石者，可能与结石嵌顿于乳头诱发炎症有关。

1.5　其他原因还有十二指肠乳头良性狭窄、胆道感染和胆道功能紊乱、胆道肿瘤等。

2. 胆道外原因包括

功能性和器质性两种疾病，如胆结石合并反流性胃炎，胃、十二指肠溃疡，慢性胰腺炎，膈疝，肠道易激综合征，肝脏疾病，食道裂孔疝，腹腔粘连和冠状动脉疾病等。有报道 LC 普及后胆囊结石残留腹腔发病率 0.5%[3]，腹腔脓肿 0.02%[4]~1.29%[5]。

第二节　胆囊切除术后综合征（PCS）的临床特点

1. 腹痛，特点是反复发作的上腹部疼痛，疼

痛多局限在中上腹或右上腹，多数病例的症状与胆囊切除前相似。疼痛发作次数不定，有每年发作数次或几乎每天发作。疼痛发作时可伴恶心、呕吐。

2. 少数可伴寒战、高热和黄疸。

3. 部分患者不经治疗也能缓解，有部分患者需解痉、输液和抗感染才能缓解。严重者不到3%，20%有消化道症状、消化不良、腹胀、便秘等，多数症状轻微。

第三节　胆囊切除术后综合征（PCS）的诊断方法

PCS的诊断主要依据病史，必要时行B超、CT、ERCP及MRCP检查，其中ERCP最有价值。有报道资料显示，用ERCP对60例胆囊切除术后综合征患者检查发现34人（56%）有胆管扩张，其中最常见的是十二指肠乳头狭窄，占全部患者的43%，20名患者胆管内有单个或多发结石，另26.6%的患者伴其他疾病，如慢性胰腺炎、消化性溃疡和十二指肠乳头周围憩室等。

回顾性分析2000年10月至2009年3月期间刘天锡[2]报道该院收治的150例腹腔镜切胆术后综合征（PCS）患者的临床资料。结果：131例查明原因，19例未发现器质性病变（非胆系内非胆系外）。其中107例为胆系内原因，行内镜72例（72/150 = 48%），行开腹手术35例（35/150 = 23.3%），包括胆囊切除术后胆管残留结石、胆管损伤性狭窄、胆囊管残留过长、乳头良性狭窄、胆管肿瘤等；胆系外原因10例（漏诊），行手术，包括胃、十二指肠溃疡、十二指肠乳头旁憩室、胰头癌、胰管结石（10/150 = 6.67%），导致胆囊切除术后症状不缓解行开腹手术。其他33例患者保守治疗。（编者注：说明胆囊切除术后综合征CT、MRI、ERCP等检查，其中71.33%是胆囊切除内在问题。）

实际上，真正的胆囊切除术后综合征（PCS）应指“胆囊切除术后胆道功能障碍（PCBD）”，原因是切除了尚有功能的胆囊后，影响胆道系统压力的正常生理调节及胆汁排泄功能，引起高涨力Oddi括约肌运动功能障碍所引起的一组综合征。可在ERCP下行Oddi括约肌测压仪，当内压≥2mmHg（1mmHg = 0.133kPa）或OS呈兴奋性增强，基础压蠕动波幅增宽增高，同时需排除胆道系统并无器质性病变，有助于诊断。陈苐[6]对胆固醇结石患者术前B超研究发现，胆囊切除术后胆道动力障碍（PCBD）多发生于病史短，症状轻，术前胆囊功能较好Ⅰ～Ⅱ级患者，占95.7%，而Ⅳ级几乎没有。通常PCS后分类于非胆系内、外原因。经过一些综合治疗，或适应，症状能改善。有的是患者术前同时已存在的病变（其症状被胆石掩盖），胆囊切除术后括约肌功能障碍显现出来。因此，不要简单地认为胆囊切除之后，所有的不适和痛苦就能解除，切除胆囊前必须明确诊断，严格掌握适应证，更不应该像当前许多医生和医院那样，不加思索就切除有功能的胆囊。

第四节　PCS的治疗原则

胆囊切除术后综合征（PCS）的治疗原则，对术后出现不明原因的腹痛的患者行内科系统检查，药物治疗数月，包括常规精神病学检查。在药物保守治疗无效时，有条件时选择行ERCP检查。毕永林等[7]在“ERCP在胆囊切除术后综合征病因诊断和治疗中的应用”一文中回顾性分析4年间收治的临床诊断为PCS的116例行ERCP患者的临床资料，对有治疗性ERCP指征的80例（68.97%）进行内镜治疗。结果：全组116例胆管显影率为100%，胰管显影97例（83.62%）。PCS原因为胆总管结石56例（48.28%），十二指肠乳头旁憩室及憩室内乳头19例（16.37%）、胆囊管残留过长并胆囊管结石15例（12.93%），胆总管末端良性狭窄13例（11.20%）、Oddi括约肌运动功能障碍4例（3.45%），十二指肠乳头肿瘤3例（2.59%），胆总管损伤狭窄2例（1.73%），硬化性胆管炎1例（0.86%），胆管癌1例（0.86%），残留胆囊伴结石1例（0.86%）及慢性胰腺炎伴胰管结石1例（0.86%）。行EST取石57例次，内镜下鼻胆管引流治疗20例次，内镜下胆管内支架置放术治疗23例次，内镜下胆管内自膨性金属支架植入术治疗1例次，胰管括约肌切开取石1例次。未发生严重并发症。内镜治疗的80例中，75例获得随访3～12个月，74例（98.67%）症状缓解，结论ERCP是PCS病因诊断的金标准，PCS是ERCP治疗的适应证，对有内镜治疗指征的患者，治疗性ERCP是首选的方法。

郑显理[1]等报道因PCS 1～3次住院者占83.4%，4～10次者占14.1%，10次以上者占2.5%，这就严重影响患者工作、降低生活质量并增加医疗负担。

如1.3亿胆结石患者都行胆囊切除，按PCS发生率26%～40%，取30%发生率来计算，将有4000万人发生PCS，其中需要住院1～3次的人数为4000万×83.4%＝3360万，住院4～10次的人数为4000万×14.1%＝564万，10次以上的人数为4000万×2.5%＝100万。

同理，按上述医院[2]收治的150例PCS患者，已查明原因的并已再手术证明的胆系内原因71.33%（107/150），按发生4000万计算，其中需内镜ERCP＋EST，1920万，（占72/150＝48%），需开腹932万，（占35/150＝23.3%），胆系外原因漏诊需再手术有266.8万，占6.67%，上述有ERCP＋EST治疗条件的单位48%可以不用开刀，没有条件的单位都必须再开腹手术。有报道[1]十二指肠乳头的检查和十二指肠乳头成形术，经壶腹中膈切除术可使大约75%有长期腹痛的患者的症状得到长期的改善。言下之意还有25%疼痛不能缓解。50%的PCS可采用内镜治疗，免于剖腹探查。对老年及伴有其他疾病不宜手术的患者更有意义。

本文目的是告诫医生和患者，不能轻易切除有功能的胆囊，警惕重视PCS造成的后果。

第二章　胆囊切除后对人体的长远的影响[8]

胆囊切除后对人体的长远的影响主要是，胆汁排泄功能紊乱、对消化系统（肠道和胰腺）的影响、胆囊切除对胆汁成分和胆道系统的影响及胆囊切除后与大肠癌发病的关系。

第一节　胆囊切除对胆道系统的影响

一、胆压升高

正常情况下，胆囊具有贮存、浓缩胆汁以及调节胆道内压力功能。胆囊被切除后，胆道内压主要由肝细胞分泌压来维持，高于Oddi括约肌压力，从而使括约肌长期开放，胆汁不断进入肠道。胆管内压持续在较高水平，一旦高于胰管内压力时，胆汁逆流入胰管，就有可能导致胆源性胰腺炎。

二、胆道扩张

胆囊切除后胆管系统是否出现代偿性扩张目前尚有争论。有人报道采用术中胆道造影和术后12个月时静脉胆道造影比较未发现有胆管扩张。可能存在着术中造影时造影剂注入压力因素的影响。Hunt等人利用B超检查测胆囊切除后的肝总管、胆总管直径发现，术后5年肝总管直径由术前的3.95mm增至4.48mm；胆总管直径在术后1年时为4.77mm，术后5年时为5.92mm。Chung等人采用ERCP测量患者术前和术后4～14个月时胆总管直径发现，胆总管直径由术前的9.6mm增宽至11.6mm。其中60%患者增加1mm以上。可以认为胆囊切除术后由于胆汁贮存场所的丧失，胆道压力的改变，机体一定程度上通过胆管系统的轻度扩张进行代偿。

此外，胆囊切除后胆管系统黏膜吸收功能也有一定程度的代偿性改变，有一定的胆汁浓缩作用。（图14－1，图14－2）

三、胆囊切除术后肝内外胆管及胆总管结石的发病率增高[9]

国内外不少研究者采用不同的统计学分析方法对二者的关系进行研究，结果显示胆囊切除后原发性胆总管结石的发病率可为1%～10%，虽各家研究数据存在差异，但均提示二者之间具有一定的关系。目前研究提出胆囊切除术后诱发胆总管结石的机制有如下四条：①胆囊切除术可导致SO收缩间期基础压降低，单向阀门减弱，肠液反

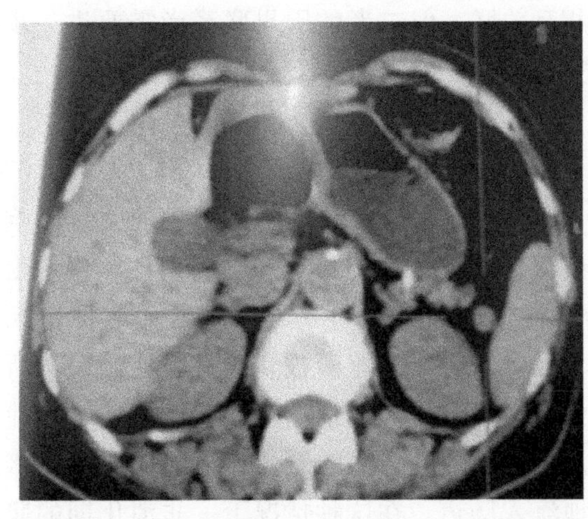

图 14-1 患者 70 岁女胆囊切除术后 6 年+，残留的胆囊管扩张成“小胆囊”，胆总管增宽达 1.3cm，患者进食后常上腹胀满，有时胆绞痛表现

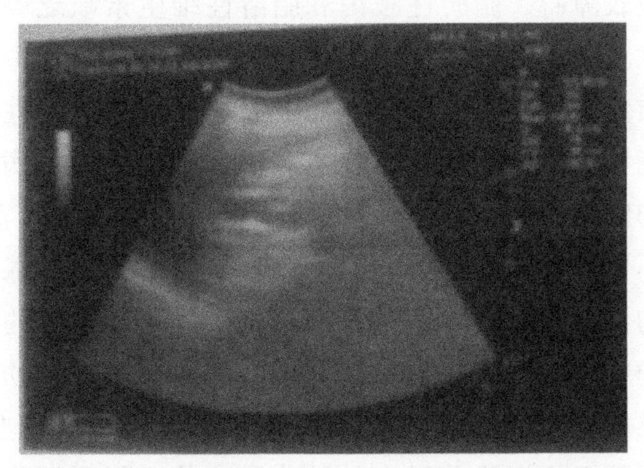

图 14-2 患者陈荣妹，女，59 岁胆囊切除术后 8 年，右上腹胀痛伴大便 3~4 次/日，溏薄多年。B 超示胆总管扩张 1.2~1.4cm，胃镜示胆源性胃炎（轻度）

流导致胆道的逆行感染机会增大，从而诱发胆总管结石；②胆囊切除术使 CCK 对 SO 的兴奋性作用增强，表现为收缩频率增加，且逆行收缩过多，使胆汁排泄不畅，淤积在胆总管内，亦可促进结石的形成；③平滑肌功能调节蛋白——调宁蛋白在胆石症动物中 SO 高表达，提示胆囊切除术后 SO 的蛋白表达变化可能是胆总管结石发生的重要机制之一；④术中缝线等残留物亦可为胆囊切除术后再发胆总管结石的重要原因。由此可见，胆囊切除术后可通过直接作用，胆囊素或基因表达水平改变 Oddi 括约肌，使其发生变化，从而导致胆汁排出受阻，逆行性感染机会等，最终使有成石高危因素的个体发生胆总管结石的进一步增加。（图 14-3）

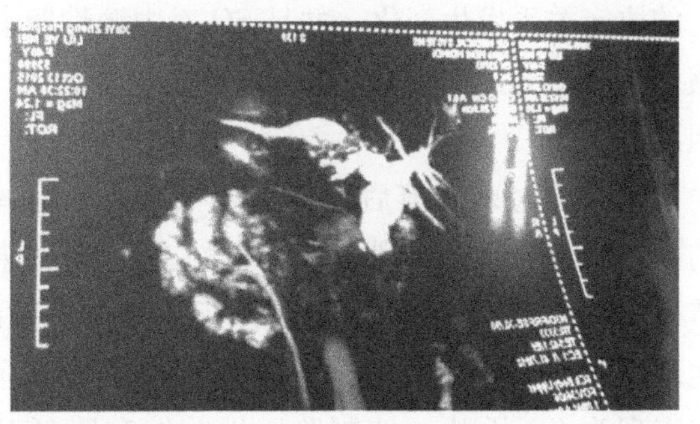

图 14-3 刘某，女，48 岁，胆切 9 年，ERCP 2 次，2015.10 行 MRCP 检查，胆总管增粗至 23mm，胆总管结石伴高度囊性扩张，左肝内胆管多发结石。

四、胆囊切除对胆汁成分的影响

胆汁中的主要成分是胆汁酸盐、胆固醇和磷脂。正常情况下，胆固醇是以溶解在与卵磷脂和胆汁酸共同组成的“微胶粒”的形式存在于胆汁中。当胆汁中的胆固醇呈过饱和状态时，可沉淀析出结晶，易在胆囊内形成胆固醇结石。胆囊切除后，由于“胆汁酸池”的变化和胆道压力、胆流动力学的改变，使肝脏分泌的胆汁持续不断的进入十二指肠内，胆汁酸的肠肝循环加快，胆汁中的胆汁酸含量增高，可使胆固醇合成速度降低，从而使胆汁中胆固醇的饱和度降低。

胆汁酸是胆固醇代谢的主要终末产物，也是胆汁的主要成分，占胆汁总固体量的 50% ~70% 。胆囊切除后，胆汁酸的肠肝循环加快，在肠道内细菌的氧化作用下，初级胆酸转化增加，使得次级胆酸在总胆酸中的百分率升高。

五、对 Oddi 括约肌（SO）功能的影响

Oddi 括约肌（sphincter of Oddi，SO）是一组包绕于胆总管、胰管及共同通道的纤维肌性结构，包括胆管括约肌、胰管括约肌及乳头括约肌，它的主要作用是控制胆汁及胰液的流动及防止十二指肠内容物的反流。Oddi 括约肌与胆囊作为胆道系统两个重要的运动器官，二者在控制排胆活动上的协调一致受神经与胃肠肽的双重调节，此外，依赖穿行在胆管中的神经纤维束，胆囊和 SO 之间还存在一定的局部神经反射，胆囊呈膨胀状态可通过此反射直接抑制 SO 的运动。

胆囊切除术可发挥去神经作用，使得联系二者的神经纤维分离或断裂，从而使其在排胆功能

上的协定关系发生变化，并且SO对内源性胆囊收缩素的敏感性降低、排胆动力减弱、胆汁淤积、胆总管扩张。

CCK通过刺激节后非肾上腺素能，非胆碱能的抑制性神经元和平滑肌上兴奋性CCK受体来调节SO运动，前者诱导SO舒张而后者诱导其收缩，生理情况下，神经介导的抑制作用占主导，净效应表现为SO松弛（抑制阶段性收缩和降低基础压）。而胆囊切除术后破坏了神经通路，使CCK对SO的直接兴奋作用占主导地位，表现为收缩效应。正如Fan等通过动物实验发现，狗行胆囊切除术后CCK对基础压（BP）和时相收缩幅度（PCA）的强抑制幅度被削弱，而伴随逆行性收缩所占比重的增加兴奋持续时间被告延长。Oddi括约肌功能障碍[10]（sphincter of Oddi dysfunction，SOD）是一个病理症状，而非对病因、病理生理以及解剖层面概念的描述，主要表现为Oddi括约肌动力障碍引起的腹痛、肝脏或胰腺的酶谱升高、胆道或胰管扩张或胰腺炎发作。临床上，SOD并不少见，特别在胆囊切除术后，发生率可达1.5%，应予重视。

六、胆道损伤对人体的影响（见本书第十三篇）

第二节　胆囊切除术对消化系统的长远影响[8]

有研究表明，胆囊切除术会引起胆汁酸代谢，Oddi括约肌的生理功能发生变化，进而导致胆总管结石的发生，且有大量研究提示胆囊切除术与患者术后结肠癌症、结直肠腺瘤、胰腺癌症、壶腹部癌和残胃癌等肿瘤的发生有一定相关性。虽众说纷纭，尚无统一结论，但应该警惕。

一、对胆汁酸代谢的影响

近年来研究发现，虽然胆囊切除对胆汁酸池未发生显著变化，但其肠肝循环加速，从而增大暴露于肝内系统的胆汁酸量；甘油三酯TG和胆汁酸BA在功能上有内在联系。该研究发现胆囊切除术后小鼠的肝内和血浆TG浓度增加，提示胆囊切除术并非无不良反应，其可能与一些代谢病的形成相互关联。但二者的因果联系尚需要进一步的研究来阐明。

二、消化规律紊乱

以往因缺乏资料证明切除胆囊能明显影响人的健康，而且认为切除的均是病理性胆囊。由于近年来，LC的广泛开展，切胆的适应证不断扩大，很多有功能的胆囊被切除，胆汁储存场所的丧失，使得有规律的消化功能受到影响，即使在非消化期肝细胞分泌的胆汁也不能储存而直接缓慢地流入肠道。在这种情况下，非消化期的胆汁不能发挥其消化作用；而消化期又会造成胆汁的相对不足，可能会对食物的消化吸收有一定的影响。不仅从理论上胆囊切除后可发生脂肪的消化吸收障碍、脂肪性腹泻和脂溶性维生素缺乏等症状。随着科学的进步，人们对健康的认识和生活质量的要求也在提高，如下面所提到的胆汁性反流胃炎、胆汁性腹泻以及对胰腺和结肠癌发病率的影响，这些以前缺乏的资料和证据越来越丰富，不仅症状明显的胃、胆道、Oddi括约肌、胰腺等的器质性病变发病率升高，包括症状不明显的亚健康状态也越来越引起人们的关注。很多主动要求保胆治疗的患者，都是看到自己同事、亲友，胆囊切除切除前没有的消化道症状，胆囊切除后变得相继显现，体质明显下降或是看到切胆后发生的严重并发症而要求保胆的。尽管我们如实说明保胆可能有一定比例的复发率，患者还是坚决要求保胆。

三、胆汁反流性胃炎

1. 发病率

胆囊切除后胆汁反流性胃炎有很高的发病率，有人对胆囊切除后出现上消化道症状患者进行胃镜检查，发现约40%的患者有胆汁反流性胃炎，主要症状是患者出现胃胀、胃疼、口吐苦水，严重者可形成胃窦溃疡、食管溃疡，后者瘢痕结疤可形成食管狭窄、出现吞咽困难等。（图14－4，图14－5）

2. 机制

胆囊切除后由于胆汁的反流，可以导致胃内pH升高，许多实验和临床观察发现，胆囊疾病和

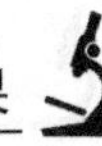

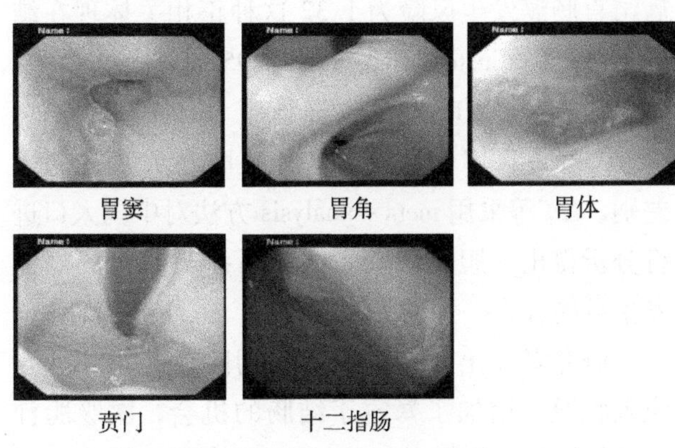

图 14 – 4　慢性浅表性胃炎（胆汁反流型）活检 HP（–）

姓名：杨海英　性别：女　年龄：32 岁　检查号：089953　检查日期：2009-03-17
住院号：　病区：　床号：　图像编码：20090300713　镜型：OLYMPUS

诊断描述：
食管：黏膜光滑柔软，血管纹理清晰，扩张度好，齿状线清晰。
贲门：未见异常
胃底：黏液湖黄色
胃体：黏膜色泽淡红，皱襞规律，未见其他。
胃角：弧度存在粘膜光滑柔软，蠕动可。
胃窦：黏膜充血，红白相间，壁有少许分泌物附着，未见出血糜烂、溃疡及新生物。
幽门：孔圆，收缩欠佳，可见大量胆汁返流。
十二指肠：球部降部见多量胆汁，其他正常。

图 14 – 5　杨某，胆囊切除术后胃镜检查示幽门部见大量胆汁反流，十二指肠球部，降部见多量胆汁

胆囊切除后均可以引起胃、十二指肠的胆汁反流。对胆囊切除术后的患者进行胃镜检查，可看到有相当一部分患者的黏膜出现炎症性改变。在胆囊与为胃窦部之间，可能存在着迷走 – 迷走反射弧。胆囊切除后，胃幽门的迷走 – 迷走反射弧破坏所致的幽门功能失调，肠道 24 小时都有胆汁存在，空腹时胆汁可在十二指肠内淤积，如胃的幽门一旦关闭不紧，因十二指肠产生的生理性逆蠕动，胆汁就会逆流进入胃内，乃至食管，破坏胃黏膜屏障，使胃黏膜充血、水肿和脆性增加。

3. 实验室检查

胃液中胆汁酸含量明显增加，Timothy 等人测定结果表明，正常人 24 小时胃液 pH < 2 者为 71.3%，>4 者为 6%；胆囊切除后未出现消化道症状患者组 24 小时胃液 pH < 2 者为 59.7%，超过 4 者为正常对照组的 7 倍，达 40%，而有症状者组为对照组的 12 倍。胆囊切除后患者胃液内胆汁酸浓度可自 2μmol/h 增至 20μmol/h。

4. 病理改变

胆汁反流入胃可使胃黏膜屏障破坏、胃内 pH 升高、胃黏膜的炎性改变，患者出现胃胀、胃疼、口吐苦水，严重者可形成胃窦溃疡、食管溃疡，后者瘢痕结疤可形成食管狭窄，出现吞咽困难，残胃癌的发生率可能也增高。

四、胆囊切除引起胆汁性腹泻

胆囊切除，胆汁无处储存，即使不进食，胆汁也会照常排入十二指肠，持续不断地进入肠道内的胆汁酸，在细菌的作用下脱羟氧化，次级胆酸的比例增高。同时由于胆酸盐的肠肝循环加快，胆酸吸收障碍，使大量的胆盐随粪便丢失。由于肠腔内胆酸浓度增加，尤其是脱氧胆酸和鹅脱氧胆酸可以刺激肠黏膜对水分和电解质的分泌增多，从而导致腹泻。当进食高脂肪，高蛋白食物时已无高质量（浓缩的）胆汁助其消化脂肪和蛋白，故可出现食欲减退、腹胀、腹疼、腹泻（特别是脂肪泻），患者常诉吃不得一点油水，吃了就泻，导致营养失调，给患者带来很大痛苦。

曾仲等[11]对该院 1992 年 10 月 ~2002 年 10 月 7856 例 LC 中的 4104 例患者进行了书信或电话随访，并对随访结果进行回顾性分析。结果：随访成功 3200 例（占 78%），其中术后半年至 10 年有不良反应及并发症者 928 例，其发生率为 29%。主要不良反应及并发症有：腹痛 699 例；慢性腹泻 590 例；其中既有腹痛又有腹泻者 408 例；发热、黄疸 47 例，其中胆总管结石 43 例。

五、胆囊切除导致胆道损伤修复后也会造成消化道长远的影响

国内黄晓强[12]统计 2566 例 CBD（胆总管）损伤病例中，1933 例为胆囊切除引起，占狭窄病例的 75%。胆道损伤在修复中使用胆总管十二指肠吻合术对部分病例的产生长远影响研究[12]指出，胆总管十二指肠吻合术突出的缺点是反流性胆管炎；吻合口狭窄 5% ~10%，吻合口漏；胆管空肠 Roux – en – Y 吻合术是目前临床采用最多的术式。由于胆肠吻合术绕过了 Oddi 括约肌，而直接将胆道与肠道连接起来，消化期间胆汁持续进入十二指肠，使患者发生十二指肠 – 胃反流；空肠代替了肝外胆道，空肠吸收功能使进入胆道的胆汁成

分发生改变；患者易于发生十二指肠溃疡，食物只有进入空肠后才能与胆汁相遇影响食物消化，尤其是对脂肪的消化吸收产生不利影响，发生营养不良，逐渐衰竭。北京大学三院[14]总结了连续46例胆总管十二指肠吻合术用于肝内胆管结石治疗的病例，平均随访17.3年，随访率97.8%，结果显示：残留结石39.1%，复发结石31.1%，未治狭窄85%，死亡率4.4%；手术后胆管炎发作未减轻，重症胆管炎比术前明显增加。关于肝内胆管结石不同治疗方式长期疗效，王立新等[15]报告指出：146例随访2～12年，中位时间7年，随访率91.8%（146/159），胆肠吻合组32例（Ⅳ组），残留结石11例（34.4%），随访29例，术后胆管炎14例（48.3%），其中死亡3例。黄志强院士指出[16]，近年来肝内胆管结石并发胆管癌的报道增多，更以良性胆道狭窄肝管Roux-en-Y空肠吻合术后胆管癌的发生率增高，胆-肠吻合动物实验模型提高诱发胆管癌的易感性等事实，亦使我们重新审视肝内胆管结石的外科治疗，特别是胆管空肠吻合术的应用问题。毫无疑问，胆-肠吻合术后所致的持续的慢性增生性胆管病对后期胆管癌的发生有重要影响。

第三节　胆囊切除术后癌症发生率的关系

李静静的资料[9]显示胆囊切除术后与消化道肿瘤的相关性。

一、结直肠癌

自从1978年Capron首次报道胆囊切除可能增加结直肠癌症的发病风险，即引起人们对二者关系高度关注。

Schernhammer[17]等对85184位无癌症病史已知结直肠癌危险因素的36～61岁女性进行前瞻研究，经过16年的随访调查发现877位患有结直肠癌，调查年龄及其他因素后发现胆囊切除术与结直肠呈现显著关联，尤其在近端结肠（RR=1.34，95%，CI：0.97-1.88）和直肠（RR=1.58，95% CI：1.05-2.36）。

英国针对≥40岁的患者进行回顾性队列研究显示控制年龄、性别等混杂因素后，胆囊切除术后结直肠癌发生风险为1.32这种正相关体现在结肠癌症（adjusted IRR 1.51，95% CI：1.30-1.74，$P<0.001$），而非直肠癌IRR 1.00，95% CI：0.85-1.17，且指出这种关联在男女之间无差别。Xu等采用meta-analysis方法对中国人口进行分析得出，胆囊切除术或胆石症与结直肠癌症发生可能存在一定的关联。

研究者提出机制：①胆囊切除后，胆汁持续流入胆道，增加了暴露于结肠的机会，次级胆汁酸增加，其中石胆酸LCA是结肠癌促发因素，脱氧胆酸DCA可转化为强力致癌症物甲基胆蒽，其均能通过改变大肠黏膜对致癌症物的通透性，敏感性，减弱肠道的免疫监视，引起大肠细胞DNA突变诱导其增生等方式诱导结直肠肿瘤的形成，盲肠近端结肠的7-脱羟酶活性较高，可能是近端结肠癌发病风险高的原因。②胆囊切除术后增加的CCK，能将人非致癌症NCM356结肠上皮细胞转变为肿瘤细胞。

值得注意的是：不能忽视胆囊结石与结肠癌之间可能存在关联，二者有高脂、高蛋白等共同致病因素。提示及早取石，而非切胆有益无害。

但Altieri等采用病例对照研究方法对意大利3533例结直肠癌患者7062例如相应的医院来源的对照进行调查分析，得出胆囊切除术后患者结肠癌的发病风险为1.4，其中结肠癌为1.08，直肠癌为1.03，且这一结果不因性别、结肠部位及术后诊断时间的长短而有显著差别，故提示胆囊切除术与结直肠癌之间没有显著联系。

1.1　胆汁酸与大肠癌的关系[18]

根据流行病学回顾性病例对照研究，提示胆囊切除后发生大肠癌的危险度增加，特别是在女性和近端结肠癌。Lions对1950～1969年期间1681例胆囊切除术的患者进行了为期1～29年的随访（平均为13年）发现女性患者大肠癌的相对危险度为1.7，癌的发病率也增高。有资料显示，70岁老年妇女未行胆囊切除术的大肠癌发病危险度为5，而曾行胆囊切除术者则明显增高至13.8。

病因研究发现，大肠癌的发病与饮食中动物脂肪和蛋白质摄取量关系密切、流行病学研究发现大肠癌发病率与脂肪的摄取量呈正相关；与纤维素的摄取量呈负相关。对喂食含有5%不饱和脂肪酸饲料和5%亚油酸饲料的大鼠采用AOM诱发大肠癌，发现亚油酸组大肠癌发生率明显高于不饱和脂肪酸组，粪便中次级胆酸含量也增高。与此相反，高纤维素饮食对于大肠癌的发生具有一定的预防作用。高纤维素饮食可使粪便体积增加，肠腔内胆酸浓度，特别是次级胆酸浓度明显降低。

1.2　胆汁酸在大肠癌发生中的作用机制

关于胆汁酸在大肠癌发生中的作用机制，目前认为，胆汁酸特别是次级胆酸是致癌辅助因子。给大鼠用直接致癌物N－甲基－N－氮－N－亚硝基胍（MNNG）灌肠进行前处置，然后用各种胆酸长期灌肠，可以诱发大肠癌，其发生率较单独使用MNNG的对照组为高，而单独用胆酸灌肠的大鼠则不发生大肠癌。同样在裸鼠的实验中发现，初级胆酸诱发大肠癌的作用较次级胆酸为弱。由此可见，胆汁酸本身不会引起癌肿的发生，但它可能是大肠癌发病的一个辅助因子。初级胆酸作用较弱，但初级胆酸在肠道细菌产生的7α－脱羟酶时的作用下转化为次级胆酸后，则可明显增加大肠癌的发生率。

肿瘤发生过程中，细胞内的变化可分成两部分，首先是由于化学致癌物、放射线、病毒等引起的遗传突变，然后在各种促进因子长期作用导致异常分化、增殖。将小鼠纤维母细胞C3H10T 1/2细胞株在致癌物质MNNG处理后加入各种胆酸进行体外培养。可看到细胞发生明显恶变。其发生频度较MNNG单独处理条件下显著增高。胆汁酸可使大鼠大肠黏膜鸟氨酸脱羧酶（ODC）的活性增强，后者是一种细胞多胺合成中必不可少的酶。用胆汁酸灌肠，4小时后ODC活性即可达到最高值。

动物实验发现，前列腺素合成抑制剂吲哚美辛（indomethacin）可以阻止大肠癌的发生，主要是通过对抗脱氧胆酸而增强肠黏膜细胞合成ODC的活性。这一作用可为前列腺素E_2（DGE_2）所拮抗。吲哚美辛可使大肠黏膜中DGE_2的合成减少。实验还发现摄取高脂肪食物的大鼠大肠黏膜癌的ODC活性增强，高浓度胆汁酸对大肠癌的发生促进作用可能与PGE_2有关。胆汁酸作用于大肠黏膜使PGE_2合成增加，ODC活性增强，细胞处于增殖活跃状态，从而使暴露于高浓度启动因子的大肠黏膜细胞对致癌物质的敏感性增加。

在大肠癌发病率较高的国家和地区，胆结石病的发病率也同样较高，而胆囊切除后能使大肠癌发病率升高的问题就越来越引起一些医生和患者的注意。

二、胰腺癌症和壶腹部周围癌

近来有研究[8]指出，胆囊切除术也可能是胰腺癌发生的危险因素之一。Ekbom等进行全人口的队列研究（62615例患者，随访23年）显示无论男、女，胆囊切除术后胰腺癌症和壶腹部周围癌发生的风险有适度增加，最显著的关联体现在术后长达4年的病例，术后15年或更久的病例亦存在此关联。有报道总结指出，尽管目前尚无定论，但众多研究支持胆囊切除术与胰腺癌发病风险增加有关。Lin等应用Meta方法分析也得出行胆囊切除术的个体可能会使胰腺癌的风险增加。

可能的机制：①人的正常胰腺组织和胰腺癌症组织中均发现有CCK受体，并且在行胆囊切除术后CCK的循环水平升高，其能刺激某些人胰腺癌细胞系的生长。动物实验显示，仓鼠在行胆囊切除术后其胰腺增生与肥大，偏向于形成胰腺良性或恶性肿瘤，其可能是由于升高CCK所致。②胆囊切除术后增加的次级胆汁酸能刺激包括胰腺肿瘤的形成。③其他：胆囊切除术后由神经激素控制的胰腺调节的紊乱或胆汁中含有某些化学致癌症物质。

但Ko等基于旧金山地区的大范围人口数量的病例对照研究结果显示胆囊切除不能被归结为胰腺癌的发生危险因素，其与这前一些研究结果一致，均认为没有证据支持胆囊切除术与胰腺癌症相关。

三、肝癌

胃食管肿瘤等[9]：Lagergren等基于瑞典全国人口队列研究结果提示，胆囊切除术长期来看可能增加肝细胞癌的发病风险。胆囊切除术后肝内胆管压力增加，胆管膨胀扩张，其反过来可能引起其肝周围组织的慢性炎症，进而诱导肝细胞增生，导致癌细胞的形成。此外，有文献报道胆囊切除术后增加的次级胆汁酸能诱发肝癌的形成。

但丹麦的一项基于全国人口的队列研究显示，患者胆石症患者存在高的肝癌症发病风险，而在给予胆囊切除术后从长远看肝癌症的发病风险反而降低。英国的一项回顾性队列研究调查显示，胆囊切除术后短期内肝癌症的发病风险有显著升高，但长期内无发病风险的升高。

鉴于不同研究之间存在方法设计、样本量大小，混杂因素的控制等方面差异或不足，对于胆囊切胆切除术与结肠等消化道癌症的相关性，至今尚无统一定论，存在有和没有关系两种可能。但是，次级胆酸与癌症相关机制研究的发现，未见相反观点，这起码应该提醒人们不应该在没有十分必要时预防性切除胆囊；特别是切除有功能的胆囊时需要慎重考虑各种可能。

第四节 胆囊切除对胰腺的影响

肝管汇合部以上的胆管损伤，常是肝胆外科中的“噩梦”。虽然胆管损伤率未变，但复杂性上升。究其原因，现在 LC 做得越来越复杂了，引起的胆管损伤也越来越复杂，这对外科医生来说是一个严峻的挑战和考验。40% ~ 50% 的急性胰腺炎属胆源性，胆囊切除后，由于胆管内压持续在较高的水平，一旦高于胰管内压力时，胆汁逆流入胰管，就可能能导致胆源性胰腺炎。

胆汁中的胰酶升高可致慢性增生性胆病，甚至胆道的恶性病变；十二指肠乳头病变可使胆胰管同时受累。因此亦有人认为胆道是另一个胰腺。更多的文献报道均表明，胆道外科中保留 Oddi 括约肌是非常重要的。

第五节 胆囊切除后的亚健康状态

一、亚健康状态

亚健康状态又称机体第三状态或灰色状态，是指机体介于健康与疾病之间的一种中间状态，临床上找不出明确的疾病，但在躯体上、心理上却出现种种不适的感觉和症状，体现出活力降低、反应能力减弱、适应力下降。亚健康状态具有双向转化的特点，可向健康转化，在一定条件下，如果干预转化不力，它又是潜在人体内部的“隐形杀手”，它会以“积劳成疾”的“慢性自杀”方式，逼迫机体向疾病迈进，转化成疾病。因此，又称“病前状态”和“潜病状态”，是发病先兆。亚健康状态实际上是给身体亮起“红灯”，如果不加重视，疾病就会接踵而来。

二、亚健康状态典型表现

世界卫生组织（WHO）提出，亚健康状态的最典型的表现为疲劳，与疲劳相伴的则是心理和生理的双重不适。在心理上主要表现为精神不佳、情绪低落、反应迟钝、失眠多梦或嗜睡困倦、注意力不集中、健忘、烦躁、焦虑、易惊等；在躯体方面自觉头晕头重、胸闷、乏力倦怠、食欲缺乏、心悸、自汗、关节肌肉酸楚疼痛、性功能障碍等。有人总结为三多三少：症状多，自我感觉多，疲劳多；活力减少，反应能力减少，适应能力减少。

第六节 胆道损伤与存活率的关系

华盛顿大学的 David R. Flum 博士及其同事评价了 CBD 损伤与存活率之间的关系，文章发表于《美国医学会杂志》（JAMA 2003；290：2168 - 73）。研究小组[19]利用 1992 至 1999 年间的国家医疗保险索赔记录 B 卷的资料，进行回顾性研究。他们将这些资料与死亡记录、美国医学会的医师档案进行联系。他们回顾了具有胆囊切除手术编码的全部病历。在胆囊切除术后 365 天内，还具有 CBD 修补手术编码的病历定义为发生 CBD 损伤。研究人员在调整患者与医师特点后，分析胆囊切除术后的存活率。

该研究小组共识别出 1，570，361 例患者，其中 7911 例（0.5%）患者发生 CBD 损伤。33% 的患者在 9.2 年的随访期内死亡。55% 的无 CBD 损伤患者仍存活，而仅有 20% 的 CBD 损伤患者继续存活。随访期内，CBD 损伤患者的死亡校正风险比（2.79）显著高于无 CBD 损伤患者。这一危险性随年龄增长和共存疾病而增加，随修补术医师的经验而降低。研究小组证实，如果修补术医师与造成损伤的医师相同，随访期内的死亡校正危险性将增加 11%。

作者认为胆囊切除手术造成 CBD 损伤，修复了胆道，挽救了患者的生命，但患者产生消化道远期不良后果，生活质量下降，最终影响存活率。因此保留有功能的胆囊，保护胆道，免于额外创伤成为胆道外科直面的关键问题。

（莫国贤）

参　考　文　献

[1] 张学春，谭毓铨．胆囊切除术后综合征．黄志强．当代胆道外科学．上海：科学技术文献出版社，1998：352－355.

[2] 刘天锡，杨浩雷，冯保华，等．腹腔镜胆囊切除术后综合征的诊治分析（附150例报道）［J］．中国普外基础与临床杂志，2009，16（12）：1020－1024.

[3] 王学闽，吴品，等．腹腔镜胆囊切除术结石漏入腹腔的原因及处理［J］．武警后勤学院医学报，2009，18（10）：883.

[4] 保红平，高瑞岗，方登华，等．腹腔镜胆囊切除术并发症的原因及处理［J］．中国微创外科杂志，2004，4（6）：457－459.

[5] 柳利，王金哲，郝利恒，等．腹腔镜胆囊切除术腹腔脓肿形成的原因分析与对策［J］．中国煤炭工业医学杂志，2012，15（11）：1706－1707.

[6] 陈苐．胆囊切除术后胆道动力障碍评估中的探讨［D］．内蒙古：内蒙古医学院，2009.

[7] 毕永林，朱彤，潘晓峰．ERCP 在胆囊切除术后综合征病因诊断和治疗中的应用［J］．中国普通外科杂志，2008，17（2）：120－123.

[8] 谭毓铨．胆囊切除的远期效应［M］．黄志强．当代胆道外科学．上海：科学技术文献出版社，1998：357－358.

[9] 李静静，何小东，等．胆囊切除术对消化系统的长远影响［J］．中华普通外科杂志，2013，28（6）：484－486.

[10] 曹锋，李非．Oddi 括约肌功能障碍的诊治进展［J］．肝胆胰外科杂志，2009，21（6）：502－504.

[11] 曾仲，王曙光，别平，等．腹腔镜胆囊切除术后远期疗效评价（附3200 例报告）［J］．腹腔镜外科杂志，2006，11（4）：344－345.

[12] 黄晓强，黄志强．医源性胆管损伤的处理［J］．中国实用外科杂志，2001，21（7）：413－414.

[13] 邹泉声．胆肠吻合术在肝内胆管结石治疗中的应用［G］．第十届全国普外基础与临床进展学术交流大会论文汇编．

[14] 黄志强．胆道的百年沧桑——从 Langenbuch 到 Mouret［J］．中华外科杂志，2013，51（3）：193－197.

[15] 王立新，徐智，凌晓锋，等．肝内胆管结石不同治疗方式长期疗效报告［J］．中国微创外科杂志，2006，6（3）：172－174.

[16] 黄志强．胆道疾病中的热点问题［J］．医学研究杂志，2007，36（4）：1－3.

[17] Schernhammer E S，Leitzmann M F，Michaud D S，et al. Cholecystectomy and the risk fo developing colorectal cancer and distal colorectal adenomas［J］. Br J Cancer，2003，88（1）：79－83.

[18] 谭毓铨．胆囊切除的远期效应［M］．黄志强．当代胆道外科学．上海：科学技术文献出版社，1998：359－360.

[19] David R. Flum 胆囊切除术时的胆道损伤与存活率的关系［J］．美国医学会杂志（JAMA 2003；290：2168－73），全球医院网．2008：1.

第十五篇　腹腔镜胆囊切除术特有的并发症

第一章　腹腔镜胆囊切除特有的并发症

腹腔镜胆囊切除，除开腹手术并发症外，还有腹腔镜胆囊切除特有的并发症。如气腹、穿刺、电外科器械损伤等引起的并发症。

第一节　腹腔镜胆囊切除特有的并发症的种类

1. 气腹并发症（气腹并发症—皮下气肿、气胸、纵隔气肿、气体栓塞、心律失常、碳酸刺激膈神经、深静脉血栓形成、肺梗死等）；

2. 穿刺伤口的并发症；

3. 套管穿刺针穿刺的并发症；

4. 易遗漏胆总管结石；

5. 结石丢落形成腹腔脓肿；

6. 有较高的胆管损伤发生率—且多为高位胆管损伤，累及肝管汇合部；

7. 腹腔镜胆囊切除术后胆瘘的原因—胆总管横断伤；胆总管残端钛夹脱落；胆总管电凝灼烧坏死穿孔；副肝管或 Luschka 胆管损伤；

8. 脏器损伤—多出现在横结肠、十二指肠、上腹部小肠。腹腔镜胆囊切除术中十二指肠损伤具有病情隐匿、死亡率高的特点。引流管有胆汁，伴有肠液，患者有剧烈腹痛，寒战，高烧；

9. 出血—为渗血、小动脉出血、大动脉出血、静脉出血。

第二节　腹腔镜气腹并发症[1]

有气腹操作并发症和气体造成的气腹并发症（皮下气肿、气胸、纵隔气肿、气体栓塞）。腹腔镜手术是利用气腹将腹腔扩张，并将腹壁和腹内脏器分离后，通过内镜进行腹腔手术。对于安全、有准备的手术来说，清晰的手术视野、进行诊断性和治疗性操作所需的足够空间和维持患者的正常生理功能是必需的。为进行腹腔镜的手术操作，需将气体灌入腹腔以造成人工气腹。

决定气腹所需的最合适的气体量的因素有：麻醉类型、生理适应性、毒性、易行性、安全性，灌气方法、费用和气体的非燃性。用于气腹的气体包括二氧化碳（CO_2）、空气、氧、氧化亚氮（N_2O）、氩气，氦气以及上述气体的混合气体。大多数腹腔镜手术医师愿意采用 CO_2 充气，因为 CO_2 的弥散系数高，是机体正常代谢的终末产物，能很快被机体清除。CO_2 也极易溶于血液和组织中，且为非燃性气体。CO_2 发生气栓的危险性最低。CO_2 气腹可导致心律失常。因为 CO_2 有导致高碳酸血症的可能性，所以心脏病患者宁可采用 N_2O 气腹。过长的腹腔镜手术操作时间可因 CO_2 潴留而导致心动过速和酸中毒。还有气腹压增高引起术中下肢静脉淤血，促进下肢深静脉血栓形成等，严重者可导致肺梗死。气腹可能有助于腹内恶性肿瘤的播散和腹壁戳孔肿瘤的种植。

造气腹时通常开始采用穿刺针（Veress 针或 Tuohy 针）或穿刺套管针，穿透腹壁和扩张腹腔。常用的腰部穿刺充气部位如图 15－1 所示。其他的进路是采用切开腹壁，在直视下经过腹膜进入腹腔。任何进入或扩张腹腔的方法都应小心谨慎。腹部穿刺的并发症和不正确的气体充入，可导致出血或气体在腹壁内弥散，以及肠损伤和穿破腹内血管，筋膜或网膜的裂伤也可发生。进入腹腔后，采用充气系统充气和维持人工气腹。小于或等于1.995kPa（15mmHg）的预充压力最安全的。且能维持气腹和容许进行腹腔镜手术操作。腹内压力超过3.333kPa（25mmHg）可合并气道压力增加，胸腔内压力增加，股静脉压力增加，以及心动过速和高血压等心血管激惹症状。体型大和有多次腹部手术史患者的人工气腹具有挑战性。选择患者作腹腔镜手术或开腹手术，应根据每个患者的具体情况决定。（图15－1）

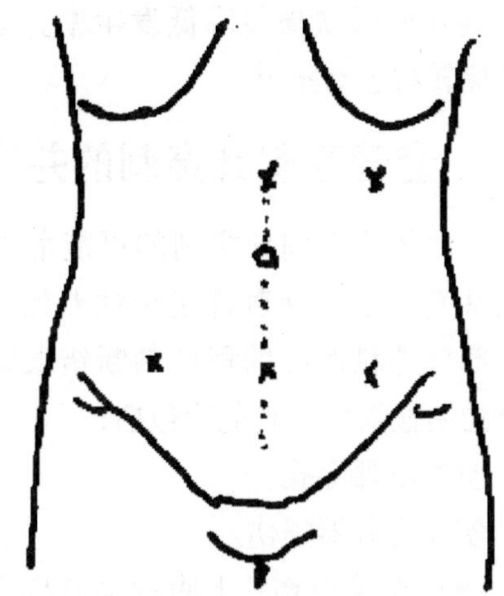

图15－1　腹部穿刺充气的常用部位

CO_2气体进入腹腔时的温度约为21℃、如气体未做预处理，冷气体可引起体温下降。气体流动的对流效应也可导致体温下降。气体的加压释放所导致的气体湍流可增加肠道表面的蒸发。另外全身麻醉可使患者不能维持稳定的体温。输入60L气体可导致体温下降0.3℃。再者，体温下降可引起胃肠道的运动减弱，并导致肠麻痹的可能性增加。当腹腔镜首次放入腹腔时，其镜头常发生雾化，这是出于相对冷而干燥的镜头被置于温暖而潮湿的环境中，导致露水形成非凝结于镜头的表面。当输入加热的气体和水合物或使用表面温化剂后，镜头则不会雾化，使视野清晰。

用于人工气腹的气体含水量低。CO_2的含水量<0.02%，充注干燥气体可使腹膜干燥并导致腹膜表面间质细胞丢失或脱水。为保持腹膜表面的完整性及减少粘连形成，应进行持续或间歇性的湿化。

腹腔镜的全部机械系统都有固有的不足之处，充气机需要适当地校正和保养。充气机压力的精确性有赖于灌注器内计量器的质量。由于计量器的不精确性可导致压力差异范围扩大，所以必须常规地进行压力试验，以保证适当的压力读数。时间过长，充气机的外表和里层都会污染，用杀菌剂清洗其外部非常重要。在气体注入腹腔以前，要经0.3μm的过滤器过滤，以减少暴露于腹腔的有机物和无机物的数量。

气体初始进入腹腔的压力读数必须低［<0.267kPa（2mmHg）］，初始压力升高是充入了不恰当量的气体。增加腹内压力可阻碍静脉回流，有可能导致发生麻醉并发症。由于气腹所导致腹膜表面的压力可抑制出血，造成安全止血的假象，所以在结束任何操作以前，须减压观察手术操作部位，以确定已恰当止血。

在腹腔镜手术操作过程中，应用激光或电外科器械所产生的烟雾可导致腹腔污染。基于毒物学的观点，在密闭的腹腔内的组织燃烧是一种医源性的烟雾中毒。人体组织高温分解所产生的毒性化学产物见表15－1。这些化学物质能影响腹膜细胞和其他细胞成分（例如激活巨噬细胞，增加肿瘤坏死因子的生成）。这些化学物质可经过腹膜吸收。在低氧环境下的燃烧，可增加CO的发散，且常见于腹腔镜手术时。腹膜吸收CO可引起一氧化碳血红蛋白的形成。CO对血红蛋白的亲和力比氧大200～240倍。在室内空气中，CO的半衰期是5.33h。麻醉中，氧的浓度和腹腔镜操作过程中形成的烟雾的排除有赖于烟雾产生的量，并决定了CO的术后影响及恢复到术前水平的时间。CO可引起心律不齐，以及引起或加剧许多术中和术后并发症。基于上述原因，气腹中的烟雾必须持续或间断地排除。

表15－1　蛋白和脂肪焦化溶解的毒性化学副产物

丙烯醛	甲氯甲酚	苯酚
丙酮腈	乙烷	PAlls
丙烯腈	乙烯	丙烷
乙炔	乙烯	丙烯

续表

烷基苯类	甲醛	klerw
苯	自由基	吡咯
丁二烯	氰化氢	苯乙烯
丁烷	异丁烷	甲苯
CO	甲烷	二甲苯

在腹腔镜操作过程中，腹部组织燃烧可能引起高铁血红蛋白血症。高铁血红蛋白（MHb）是血红蛋白（Hh）的氧化产物，即血红蛋白中铁丧失1个电子，由二阶铁（Fe^{2+}）转化为三价铁（Fe^{3+}）、MHb和氧合血红蛋白的区别在于铁的状态，MHb没有携带氧或CO_2的能力。MHb的这种性质导致氧分离曲线左移，抑制氧释放到组织，并可能导致缺氧。烟雾的最终浓度和后续的生理学变化取决于高温分解组织的数量，烟雾显露的时间和排除烟雾的效果。必须注意，对于功能不全性血红蛋白血症如一氧化碳血红蛋白和MHb，脉冲式血氧测定仪并不能准确判断血氧饱和度。

腹腔的防御功能也会受到冲洗液和抽吸的影响。冲洗液是作为分离组织表面，移除组织碎片和血凝块的。然而，冲洗液也可稀释、洗除位于腹膜的巨噬细胞。巨噬细胞诱导宿主的防御功能，使之能识别、吞噬和杀灭异物。

试验和临床结果证明，如用IL液体冲洗腹腔，可使原有巨噬细胞的60%～80%被清除，而恢复至巨噬细胞原有成分的90%需要72～84小时。手术后，巨噬细胞与保护腹膜和腹腔免受外来物质、细菌、异物等的侵犯密切相关。巨噬细胞也参与再腹膜化。

每克组织热解可产生284mg微粒，或每克组织汽化可产生（0.3～0.9）$\times 10^9$个微粒。这些微粒大小为0.1～1.0μm，并集束成0.2～0.5μm的微粒。这些物质被巨噬细胞吞噬，化学性消化，并引起巨噬细胞活化、改变趋化和增加细胞因子的生成。在腹腔镜手术中表面看来非活动的侵袭性的气腹是一种非静态和不可忽视的。

1. 气腹是一种动态的空间，可影响患者的全身状况和细胞的特殊生理变化。充注的气体需要过滤，以减少污染，加温以减轻低温的影响，水化以保存细胞的完整性和减少粘连形成。应该认识腹内治疗的影响，以及手术设备的后果，包括组织微粒、烟雾产物、燃烧的副产物，以及它们对腹膜组织局部和机体全身化学、代谢的影响。

2. CO_2气腹可导致心律失常；

3. CO_2气体积聚膈下产生碳酸刺激膈神经；

4. 气体栓塞　深静脉血栓—腹腔镜使腹内压增高所到处—严重者可导致肺梗死。这些情况对人体的长远影响应有待长期观察和关注。

第三节　穿刺口并发症[2]

穿刺口并发症包括穿刺口感染、血肿、浆液瘤形成、套管穿刺针穿刺部位疝形成。随着套管穿刺针外径的增大，发生率增多。缝合大于5mm以上的穿刺孔筋膜缺损能降低发生率。穿刺口意外性胆囊癌转移也有报道。

第四节　套管穿刺针穿刺的并发症[3]

以往，对套管穿刺针穿刺的可能危险并未引起应有的注意。套管穿刺针是锐性器械，常为盲目穿刺，部分外科医师的稍许判断错误即可导致部分患者的明显损伤。其危险包括；

（1）空腔脏器穿孔。

（2）实质性脏器损伤。

（3）腹壁血管损伤：上腹部动脉出血、腹直肌出血。

（4）穿刺孔疝。

（5）大的血管损伤：腹主动脉、下腔静脉、髂动脉和髂静脉。

套管穿刺针插入所致不经意的小肠或大肠穿孔、胃或膀胱损伤，常在术中未被发现，即在稍后时间出现脓毒症、腹膜炎、腹部脓肿、小肠或结肠皮肤瘘。血管的损伤如能及时发现可中转开腹处理，如未能发现，严重并发症包括大出血致死可能随之发生。（图15－2）

腹膜后腹主动脉和下腔静脉是Veress针和腹腔镜套管穿刺的可能靶器官。体瘦患者，特别在无气腹时，腹主动脉和下腔静脉较接近腹前壁而不是腹后壁，因此损伤腹膜后组织结构是真正存在的。

病例[4]：女，30岁，因胆囊结石、慢性胆囊炎在全麻下行腹腔镜胆囊切除术（LC），术中建立

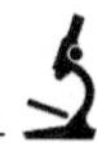

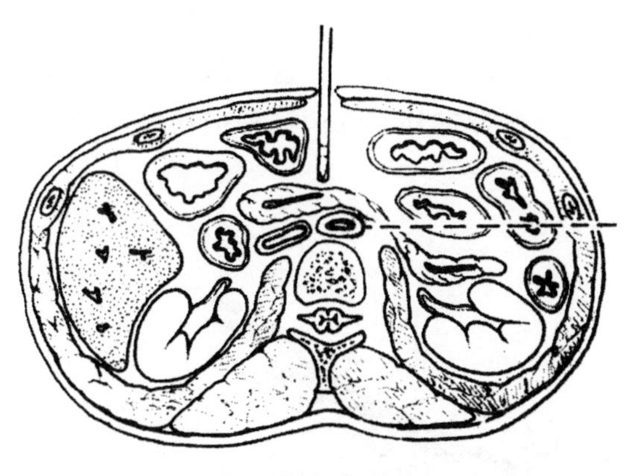

图 15－2 Veress 针和腹腔镜套管穿刺的可能靶器官

引自吕新生腹腔镜手术并发症的预防与处理 P77

气腹顺利，脐孔 10cm Trocar 穿刺后进腹腔镜时见腹腔内充满不凝固血，为活动性出血，考虑为 Trocar 穿刺时损伤大血管，立即中转剖腹手术，证实为右髂总动脉损伤，予缝合后出血停止，术中输血 400ml，手术顺利，术后生命体征平稳，恢复良好，术后 2 周出院。术后一月患者因胸闷、气促、腹水伴双下肢水肿再入院，经检查诊断为右心功能不全，分析后认为患者有腹膜后血管损伤史及体检有腹部血管杂音，病因可能为肺动脉栓塞或腹膜后血管病变。行 CTA 检查，并予图像重组证实为右髂总动脉瘤破入下腔静脉形成动、静脉瘘。遂行手术，术中见右髂总动脉直径约 1.5cm，向右侧伸展穿透下腔静脉前壁，致下腔静脉显著增粗，瘘口约食指尖大小。

编者注：幸运的是在有条件的大医院，大城市，能及时与妥善处理，二次手术后痊愈；但是患者与医院为了这次微创手术付出的代价相当高昂，所以腹腔镜外科手术一旦发生问题，没有一件是微小的。

套管穿刺针插入的危险绝大部分与开始盲目穿刺有关。一旦进入腹腔，以后所有的套管穿刺针穿刺步骤均应在直视下，故可减少其危险性。一种例外是，当第 2 个套管穿刺针放入时可能引起腹壁血管裂伤，如出血未得到适当控制，这些穿刺伤口则可出现明显出血。利用腹腔内的腹腔镜灯光，透照腹壁血管，可将出血减少到最低限度。在置放第 2 个套管穿刺针以前，透照法可帮助辨认腹壁血管。应用开放式放置套管技术放置第 1 个套管，也可避免盲目插入套管针所致的危险。即使采用开放式放置套管技术，有肠管与腹壁粘连的患者，如在粘连处切开也可发生肠管裂伤。采用开放式放置套管穿刺技术可避免发生所有腹膜后大血管损伤。每个电外科器械的每一次的插入或移出都是必须在腹腔镜的直视下进行。

尽管有某些顾虑，采用可接受的穿刺技术行第 1 个套管穿刺针盲目置放被认为是一种安全的操作技术。据报道，重大的穿透性损伤发生率低于 0.8%，包括大血管损伤和空腔脏器穿孔。

第二章 腹腔镜电外科器械有危险性（scott rohlf）

微创外科（MIS）操作存在的潜在问题包括绝缘失效，电流的直接耦合和电容耦合能量。

既往 50 多年的临床实践证实，在开腹手术中应用电外科能量是安全的。然而，腹腔镜手术中应用电外科能量可能出现的问题仍未被充分意识到。电能通过管道和长的绝缘带电电极，可明显地改变所用高频电能周围的物理状况。

腹腔镜手术中电外科能量在操作中可能发生潜在问题：①绝缘失效；②电流直接耦合；③电容耦合能量，都能对组织，操作者造成损伤。

在腹腔镜手术中，可安全地使用单极电外科能量，它具有高效和多种用途。为避免对患者造成损伤，临床医师必须知晓微创外科所具有的独特环境。通过得当的实践的理解，可很大程度地避免这种环境下存在的潜在危险。

第一节 绝缘失效的原因[5]

1. 绝缘失效可发生于绝缘物的受损，如器械准备时引起的绝缘物的断裂、穿孔或使用时产生的损伤；也可发生于手术中使用高压电凝电流波时。使用或器械准备时绝缘物的断裂，为电流离开电极提供了一个替代的通路，因为它完成了从患者到电极的回路。如电发生器正在发动，电极的绝缘缺损部分就会与邻近组织接触，电流可通过从电极的绝缘物断裂处到邻近组织导致电流短路（图 15－3）。如断裂点小，高的电流密度可足以产生组织的明显损伤。这种问题常可发生在外科医师的视野之外，以至这种损伤可能未被检查出来。

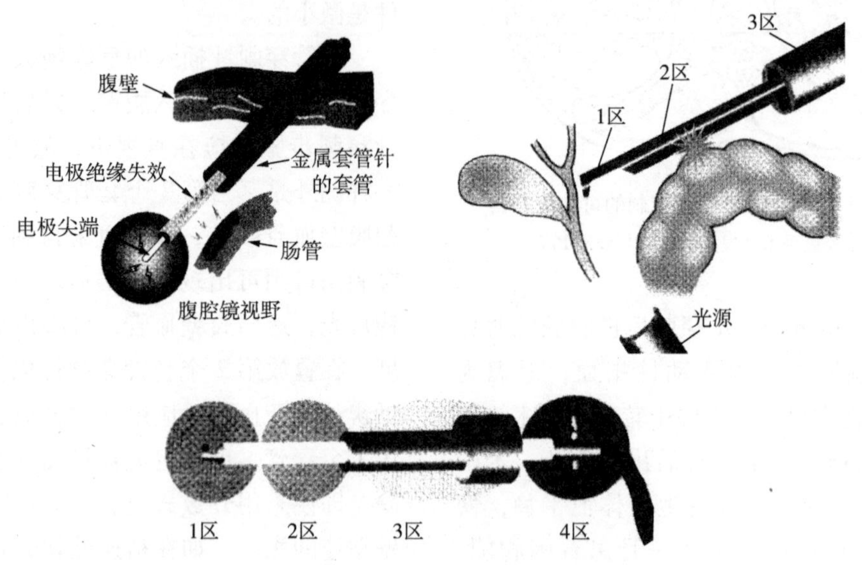

图 15－3　绝缘失效

图 15－3 是手术中用的电极杆示意图，见图可分为四区：损伤可发生在 1，2，4 区。4 区是手把部位，电极杆损伤将灼伤医生。1 区：在腹腔手术视野内；2 区：外科医生视野之外的肠道等脏器；3 区为套管，分两种类型，金属套管或金属套管外包塑料套管。

虽然罕见，但在使用过程中发生绝缘失效是可能的。换句话说，使用前完整的绝缘物在使用过程中可发生绝缘失效。

2. 偏离电流的识别和损伤依赖于缺陷的区域：第 1 区在腹腔视野之内，第 4 区缺陷灼伤外科医生，第 2 区（电极杆）缺陷灼伤患者（绝缘的失效的危害取决于破裂的位置。）

电极杆的绝缘缺损可能是由于机械损伤，反复消毒，制作中的缺陷及电容耦合的熔裂所致绝缘失效是常见的。

绝缘失效的危害取决于破裂的位置图示器械把手部分的金属的暴露（第 4 区）可灼伤外科医生，电极杆的缺陷（第 2 区）可在外科医生视野外造成不能被发现的肠道损伤（第 3 区），在套管内取决于使用的是金属或塑料套管如为金属套管，电弧会造成低频电流可出现肌肉刺激膈肌痉挛，视频干扰（闪电假象），这些间接征象可提示绝缘失效，但塑料套管没有这种提示，因此金属套管外加塑料封固，保护了腹壁，却损害了内脏。

所有传统的绝缘方法都基于无源系统，即用非传导层包绕电极，绝缘的缺陷可在外科医生视野外传出 100% 的电流至组织，即使在明视下检查仍感觉不到。新观念的绝缘是基于绝缘完整性的动态电子学监测，可确保外科医生使用能源只输出到第 1 区。

第二节　绝缘失效危害

电极杆的绝缘物断裂、穿孔，通电使用中损伤都可产生组织损伤，致绝缘失效。这最可能发生于外科医师选择电凝电流波形，特别是在绝缘物已受损时。电凝电流波形主要用于烧灼或电灼。烧灼或电灼允许外科医师通过高阻抗的空气“输出”电凝电流波形。为达到此点，电凝电流波形需要有非常高的电压，有时需高达 10000V 以上。这点非常重要，即电压是驱使电子通过电路的“推力”或“动力”。在电路中，高压电凝电流波形可推动电流（在断裂下方）通过其他完整的绝缘物。如果破损点与小面积的组织接触，可能会出现高电流密度，从而导致肠管或其他重要结构的全层烧伤。

当启动电发生器，带电电极尖端尚无电活性时，开放电路的激活即已产生。带电电极与靶组织之间的阻抗大到足以形成电流完成回路，因此电极活性没有被观察到。然而，正在工作的电发生器，是为完成或试图完成电路而准备的。为克服开放电路的高阻力，需要电发生器产生最大电压。电发生器试图提供足够的电压，以推动电流到达想要到达的靶组织以完成电路。在通过带电电极的整个路线上都建立了最大的电压。在开放电路，如带电电极的绝缘物与组织接触，电压可高到足以使绝缘物烧出洞孔来。通过击穿的孔，电流找到了一条通路，以形成从患者到电极的回路。不幸的是外科医师无法控制这种出口点的电流密度。如果在绝缘物上的洞孔非常小，而且组织的接触点也小，则电流强度可能高到足以产生严重的意外损伤。

怎样才能避免绝缘失效？主要是，在使用电极以前，必须仔细检查绝缘物有无小的破裂或缺损。当有可能时，尽量使用“切割”电流波形。电切电流波形电压比电凝电流波形低很多，当其处在干燥情况下也可用于凝固（直流电极接触组织）。由于是低电压，电切电流波形很少能击穿绝缘物。最后，但也是最重要的，在停止切割或电凝状态时不要启动电发生器。必须了解和牢记电流能通过靶组织才能完成回路，所以在电极非常接近或接触靶组织之前绝不能启动电发生器。这样就不可能“击穿”绝缘物，甚至即使有洞孔存在时，电流要将这些缺损作为最低阻力的通路是几乎不可能的。

第三章　电流直接耦合

第一节　电流直接耦合的定义

电流直接耦合的定义是，在手术野内将有能量活性的电极与其他金属器械或物体进行了意外的接触，引起电流短路（图 15－4）。这种情况常常发生在腹腔镜视野以外的部位，且常是由于操作失误造成的。当电极接触或接近其他的金属物体时，外科医师绝不能启动电极。

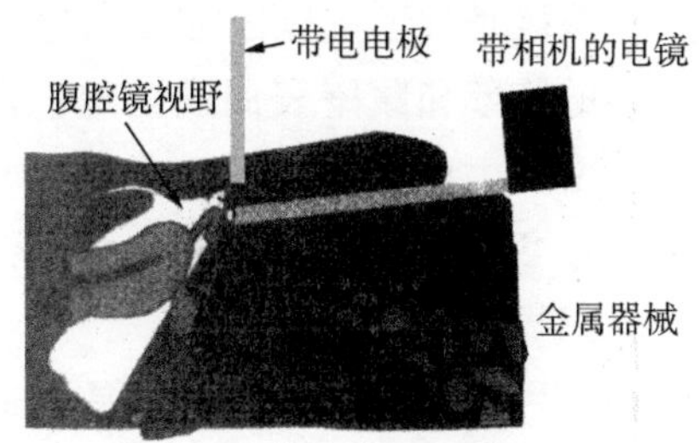

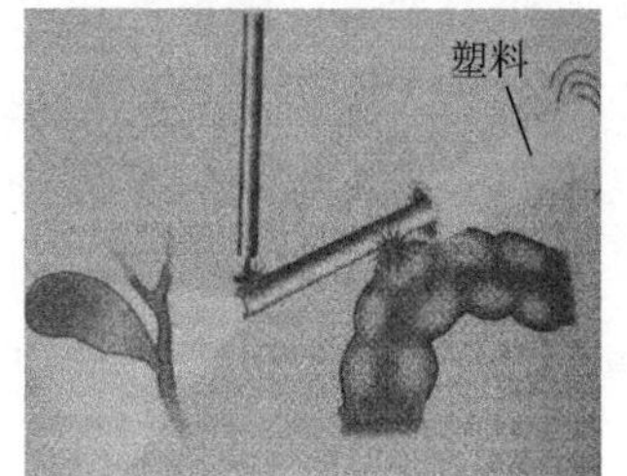

图 15－4　电流直接耦合当使用塑料套管包围腹腔镜时，电流直接耦合可传导 100% 的电流至视野外的肠管

如果带电电极接近或接触金属夹或 U 形钉，会发生类似的偏离电流，足够的电流，即使低功率－可传至金属夹使其熔化。

第二节　电流直接耦合潜在危险

通电电极杆与其他医疗器械，物体意外接触，电流直接耦合作用产生组织导致损伤。

电流直接耦合可能引起 3 个潜在的问题，例如电火花爆至金属夹上可引起其下方组织的坏死；也可由于组织的腐坏而使金属夹从血管脱落；金属之间的电火花也可引起频率检波（frequecy de－modulate）。换句话说，外科电发生器所产生的高频电流通过金属之间的电火花作用，可变成已检波的低频电流。这种低频电流可导致周围肌肉的神经－肌肉激惹，表现为肌肉抽搐。

再者，金属之间的电火花可引起电流传至意想不到的部位。例如，如果带电电极接触到腹腔镜，金属腹腔镜可能成为带电的，这种电能也将通过患者的回路电极形成电路。如果电流通过腹腔镜和腹壁之间的相对大的区域而消散，则造成损伤的可能性很小。然而如果腹腔镜被塑料环管包绕而与腹壁绝缘，电流将被迫从腹腔镜寻找另一个接触点以形成电路。与绝缘失效相似，组织损伤程度（如有任何损伤）取决于相应形成的电流密度。接触面积大，电流密度低，则不会发生组织损伤。然而，如果腹腔镜接触的组织面积小，可发生高密度电流和组织损伤的可能。

第四章　电　容

第一节　定　义

电容是储存的电荷。电容器是被一个绝缘物分开的两个导电体。当微创手术与电外科能量联合进入腹部，便可形成一个电容器，带电电极（导体）被绝缘物（非导体）所包围，这种装置常通过一个金属套管（导体）这就产生了一个电容器。通过电容形成的过程，电容器可产生感应电流进入金属套管。这种电容的耦合电流可通过患者回路电极的通道以形成电路。这种电荷将被储存在金属套管中直到发电机被关掉，或其本身存在形成电路的通道，正如开始我们对电容耦合电流讨论的。记住这点很重要，电容耦合电流是随着高压电凝电流波形而增加的，随低压电切电流波形而减少。另外，在开放线路中启动的电发生器将会大大增加电容的水平。用塑料非导体隔离外层导体（金属套或器械）会增加损伤的可能性。小套管（如5mm，10mm）和长电极可增加电容的水平。

第二节　在金属套管上的电容耦合电流量有赖因素

在金属套管上的电容耦合电流量将有赖于一系列的因素：

第一因素，当电发生器在开放电路中被启动，如先前所描述的，这可引起电发生器取得最大的电压。电压越高，产生的电流越强。相反，如发电机在封闭电路中启动，电容量小，这意味着带电电极是接触或接近于靶组织，这有助于保证电发生器的输出电流在其通道上通过靶组织到患者回路电极。电压仍较低，电容量仍低。

第二因素，外科医师选择的波形。因为电切电流波形所用电压显著低，电容电流量少。电切电流波形可用于汽化（切割）或凝固。高能电凝电流波形应保留为电灼。应用电凝电流波形时外科医师应注意不要在开放电路中启动电发生器。

套管－套管针系统的选择在电容的产生和这种电流能否安全消散方面起着重要作用。全金属系统是合适的，因为任何电容电流都可通过较大的胸壁和腹壁表面安全地扩散，从而可减少电流密度。正常情况下，表面区域将足以安全地消散在套管上的任何电流，而不会产生明显的热或组织损伤。

全塑料套管系统也是合适的。应用全塑料系统时，形成电容器的条件即已消失，取代的是两个导体被一个非导体隔开。传导性的电极被非导体绝缘物覆盖，为非导体管道所包围，故再也不存在电容器。因此，电容耦合电流的概念也不复存在。

第五章　电容耦合电流

第一节　电容耦合电流定义

电容耦合电流是不能通过胸壁或腹壁消散的，因为金属套管外加了非导体的塑料套管，其后果是在金属套管上的耦合电流只能向体腔的组织放电而完成电路（图 15－4）。

有四种情况可使电容耦合产生足够的电流导致损伤：①混合型套管（金属套管固定于塑料鞘内），发生的情况是金属套管被感应出电流，但腹壁被塑料绝缘；②当传统的绝缘电极通过金属的吸引－灌洗管时，可在吸引－冲洗管内感应出约 70% 的电流。当使用塑料套管时，这种器械组合特别危险，因为所有偏离电流可能通过狭窄的接触处传至肠道；③外科电极通过使用中的腹腔镜通道；④薄的绝缘增加电容耦合作用。新设计的电外科器械可避免电容耦合所致的危险。

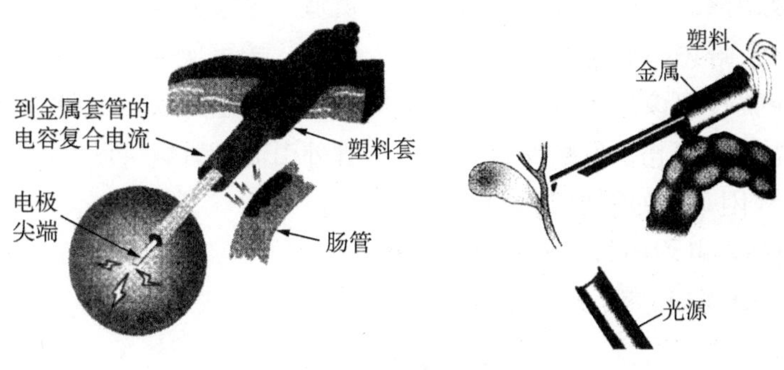

图 15－5　器械/复合套管外形

当应用复合套管（金属套管并塑料抓钳）时，电流通过完整的绝缘也可能引起“电容性”损伤塑料的金属光源

第二节　电容耦合电流的危险性

当金属套管外加塑料套管（复合的套管针－套管系统）时（图 15－5），最容易产生严重电容问题。这种耦合电流是不能通过胸壁或腹壁消散的，后果是金属套管上的耦合电流只能向体腔的组织放电而完成电路。其损伤取决于接近金属套管的组织的量。如组织量大，由于低电流密度的原则，所释放的电流不会引起任何损伤；然而，接触的组织少，将会产生高电流密度和严重损伤的可能。这常发生在腹腔镜的视野外，因而直到术后数天才会作为问题被检测到。

外科医师在微创外科的实践中很难安全、熟练地使用电外科能源去做有效的组织切割和止血；很多外科医师只注重对手术技能的训练，并不懂得电外科的生物物理学，国内也没有带电电极的监测（AEM）技术和设备，出现了电损伤的情况和并发症还不知原因何在。

第三节　腹腔镜电外科器械并发症的后果

与电外科器械有关的并发症的发生率并不清楚。因为，当并发症发生时，通常无法再现损伤产生的准确机制。例如，肠道灼伤和腹膜炎可能与直接或偏离电流的热损伤有关。但是如何排除机械损伤，例如套管的损伤？如果肠段被切除，标本在术后早期被取出的活，从损伤肠段的组织学检查可得到启示。然而，损伤的肠管常常未被切除，或者其组织学变化已被局部感染所改变。损伤和并发症的报告比实际发生的要少，这就造成了进一步的混淆，成功的报告比失败的多。特别是，如果对基本机制缺乏了解时更是如此。最后，没有预期到的、也无法解释的并发症常导致诉讼，它又延误了在正式外科会议上进行讨论。腹腔镜胆囊切除术在国外已成为首选的方式。1991年以来，国内诸多城市医院，亦先后开展，积累了自己的经验。开腹手术可能发生以及难以发生的种种医源性损伤包括胆管损伤，在腹腔镜胆囊切除术时都可能发生，在LC开展早期，适应证比较严格，刘永雄教授[6]、荀祖武[7]等资料认为随着LC的普遍开展，指证放宽，胆管损伤率逐年攀升至2.35%（见第十三篇）。这与腹腔镜手术时电器械使用有一定的关系。

腹腔镜胆囊切除时的胆管损伤的特点是“三高”“三难”。三高：指部位高、发病率高、代价高；三难：指难早期发现、难判断损伤范围、处理难度大。腹腔镜胆囊切除时，由于很大部分患者胆囊管与肝总管平行，哈袋与肝总管上端甚至右肝管贴近，结石炎症常侵犯该处胆管，电刀分离时容易造成这些高位胆管灼伤，发病率高，为开腹的2～3倍，因处理困难，如需要胆肠吻合，住院时间长，花费相当高。电灼伤与剪刀伤不同，早期范围难以确定，电烧伤时，焦痂暂时覆盖，不出现胆漏，所以术中发现低于50%。由于部位高，胆管细，范围长，无论置管引流，端端吻合，胆肠吻合都相当困难，常因首次吻合失败，需要多次手术，这是致伤、致残、致死的主要原因。王敬[8]报道应重视LC电刀灼伤胆管的问题，它更具有隐匿性和迟发性反应，胆道损伤多为高频电凝损伤，在伤口边缘，有一组织坏死和充血反应带，常通过灼伤，变性坏死，胆漏和腹膜炎缓慢又隐蔽的过程，有渐进性、隐匿性，临床过程不明显，也不典型常导致处理失误。临床上曾见此类患者，LC发生胆漏，胆汁腹膜炎后，再次手术探查，发现胆管壁有一直径大约0.1cm的灼伤裂口，仅缝合一针关闭漏口，但是术后发生进行性黄疸，伴寒战高热，行ERCP检查，胆总管中段梗阻，遂再次手术探查，见胆总管严重充血、水肿，伴糜烂证实为急性化脓性胆管炎。后放置胆管外引流管后病情得到控制。

（莫国贤）

参 考 文 献

[1] 吕新生. 腹腔镜手术并发症的预防与处理. 湖南：科学技术出版社，2002.

[2] 吕新生，译. 腹腔镜胆囊切除术［M］. 吕新生. 腹腔镜手术并发症的预防与处理. 湖南：科学技术出版社，2002.

[3] 吕新生，译. 腹腔镜胆囊切除术［M］. 吕新生. 腹腔镜手术并发症的预防与处理. 湖南：科学技术出版社，2002.

[4] 臧潞，蒋渝，张浩波，等. 腹腔镜胆囊切除术致右髂总动脉－下腔静脉瘘一例报告［J］. 外科理论与实践，2001，6（6）：389.

[5] 吕新生，译. 腹腔镜电外科学［M］. 吕新生. 腹腔镜手术并发症的预防与处理. 湖南：科学技术出版社，2002.

[6] 刘永雄. 腹腔镜胆囊切除时的胆管损伤［M］. 黄志强. 当代胆道外科学. 上海：科学技术文献出版社，1998：642.

[7] 荀祖武. 腹腔镜胆囊切除时的胆管损伤［M］. 黄志强. 当代胆道外科学. 上海：科学技术文献出版社，1998.

[8] 王敬. 医源性胆道损伤再次手术后的并发症及其处理［J］. 腹部外科，2012，25（1）：9－10.

第十六篇　新式保胆治疗的兴起

第一章　胆囊在胆道外科中重要性

第一节　胆囊在胆道外科中的重要地位

要清楚回答这一问题，必须从以下几方面入手：

1. 胆囊是人体重要的消化器官和免疫器官，对人体脂质代谢、肠肝循环、消化活动、胆道压力调节等有重要影响。详见本书第六篇。

2. 胆囊疾病，特别是胆囊结石和胆囊息肉是常见病和多发病。按《2003 年中国国民经济和社会发展统计公报》的资料表明，8.77 亿成年人，按7% 发病率计算，当时全国约有 0.61 亿的胆石症患者；随着人们生活水平提高和生活方式的改变，发病率逐年升高至 10% 以上[1]，到目前为止，全国超亿人患胆囊良性疾病的估计，只少不多。胆囊切除术已占胆道外科手术的 78% 以上。胆囊切除及胆总管探查占普外科手术的 37.1% ~ 47.7%[2]。

3. 胆囊疾病引起的并发症有疾病本身引起的并发症和治疗并发症，胆囊疾病本身的并发症，如化脓性胆囊炎、化脓性胆管炎、胆源性重症胰腺炎、癌变等。胆囊切除手术治疗产生并发症，如胆道损伤、胆囊术后综合征以及胆囊切除对人体长远不良影响等。这些并发症的后果已经成为比较广泛的社会问题和经济问题。其后果在胆囊切除并发症中详述。需要特别强调的是在所有用外科手术来治疗良性疾病的方法中，发生伤、残、死等各种并发症和不良后果最多的是胆囊切除，说明胆囊良性疾病治疗地位重要性，产生的后果是最严重和最值得认真对待的。

第二节　胆道外科的现状

近 20 年来，医学科学的飞速发展，在广大同行努力之下，胆道外科取得可喜的进步，然而，尽管在发病原因、机制及药物等方面的研究已取得了长足的进展，但是，胆道外科的现状中还存在很多不尽人意的地方。如：

1. 治疗方法单一，缺乏个性化。胆囊炎，胆囊结石或息肉还是被动地针对并发症，以切除脏器为主要手段，而根据外科（胆道流变学、解剖学和动力学）等病因采用主动的整形或修复方法，既治疗疾病又保留脏器，特别是保留有功能的脏器的努力极少。因此，黄志强院士[3]在《当代胆道外科学》中指出："从治疗的角度出发，单纯以传统的外科方法治疗胆石病的时代已经过去，多学科、多种方法、多种途径的治疗已成为今后的趋向"。

单一的治疗方法已经不适应人们现代观念下个性化和多元化需求。随着医学对胆囊功能重要性，胆囊切除后对人体产生不良影响的认识不断提高，人们对保留有功能的脏器，提高生活质量的呼声越来越高，越来越多的患者因多种原因，要求医生既为其治疗疾病，又要保留有功能的胆囊；越来越多的医院也相继开展了保胆手术，而且技术上也有了很大的改进，取得了满意的效果。应该是一种很有前景的治疗方法。但是，由于对胆囊在胆道外科中的地位的认识和人们习以为常的传统观念，严重妨碍这一领域的研究和发展，这与胆囊在胆道外科中的地位有着明显的反差。

2. 对胆囊切除并发症严重性认识不足，认为百分比很低，不足为奇，不从全国发病及手术巨大基数去考虑问题的严重性（详见第二十二篇）用含混“并发症”概念，掩盖医生治疗方案，手术指征选择，坚持“微创”到底的心理而不及时中转开腹等的不当。如宣传时以使用先进器械，用“微创”方法为时尚，而因各种原因出现医源性损伤时，无论病情多简单都把“粘连严重”，“解剖变异”和“Mirizzi 综合征”等当作“难度太大”、“不可抗拒”的原因，使患者投诉无门。似乎没有任何办法能避免胆道损伤。

3. 跟不上内镜技术、介入技术和先进检测技术的步伐，没有把这些技术应用到保护胆囊功能方面来。

4. 舆论上的不对称，杂志上发表的、会议上交流的，铺天盖地都是腹腔镜优点的文章，而关于其并发症及不良后果的文章和声音却凤毛麟角。其他保胆治疗的文章很难有发言权。

5. 胆囊切除指征无限扩大，无论症状轻重，有无功能，都要“切除”没商量。越是年轻，功能好，无粘连的胆囊结石和胆囊息肉越容易被拿来作技术训练对象。

6. 腹腔镜使用范围无限扩大，目前，腹腔镜被滥用的例子举不胜举，甚至把简单问题复杂化的倾向，如一些甲状腺等体表肿块，或用几把简单的器械，2~3 厘米切口，20~30 分钟高位结扎术就解决问题的小儿疝气，也要动用复杂的腹腔镜。

7. 过度治疗成为时尚，有的报道还称，同时用腹腔镜、胆道镜、十二指肠镜三镜联合，来解决 Mirizzi 综合征。还有报道宣传某单位有大型机器人设备去做简单的胆囊息肉手术，这样，不知给患者带来多大的痛苦，多重的经济负担？其实，对于 Mirizzi 症的患者，从保胆的理念出发，多数患者只要去除嵌顿在哈袋的结石或胆总管结石后，就能解决问题，详情见 Mirizzi 综合征的保胆治疗。

8. 学术空气不正，证据和结论自相矛盾，证据中明明列举许多腹腔镜并发症和死亡率的数据都高与开腹手术，但结论硬是说腹腔镜如何优于开腹手术。美国 20 世纪 80 年代就开展腹腔镜手术，美国人 77800 例时的胆道损伤率高达 0.6%，而我们 3400 例时的胆道损伤率只有 0.32%。众所周知，胆道损伤是胆囊切除最严重的并发症和主要的死亡原因，奇怪的是，我国开展较晚，很多医生没有条件经过基本技术、手眼配合的严格的训练，缺乏腹腔镜中使用的激光和电生物物理学知识，怎能取得低于先进国家的胆道损伤率？而又为什么造成高于先进国家 2 倍以上的死亡率（0.04% vs 0.1%）呢？难怪黄志强教授为保证统计的正确性无奈的提出一种查账式的统计方法。

9. 对胆囊重要性、微创观念和保胆治疗等方面存在很多误区。这些方面的内容将在相关题目中详细论述。

第二章　胆囊重要性认识上的误区

第一节　“胆囊是结石产生的温床”或仅是运输通道

1. 胆囊切除并非万事大吉。以为胆囊一切除就万事大吉。其实，只要有胆汁的地方都有产生结石的可能。胆囊切除后胆总管还可以产生结石，这证明，胆囊不是结石产生的唯一温床（详见胆囊切除并发症）。

2. 以为“胆道系统只是运输胆汁的通道，胆囊只是肝外胆道上的一个憩室，是可有可无的器官，胆囊切除不会对人体有多大的影响”等。这已是过时的观点，现在已经发现胆囊在消化、脂质代谢、免疫、维持胆道压力等方面的重要功能。人类在进化过程中，没有重要功能的尾巴、体毛、阑尾都在退化，而胆囊不仅没有退化的迹象，而且仍发挥着许多已知和未知的作用。但从胆囊切除对人体产生很多不良影响，如消化不良、腹胀、腹泻、胆汁反流性胃炎、胆囊切除术后综合征、胆总管结石、结肠癌发病率升高以及许多以往未引人注意的亚健康状态等，这些都与胆囊的胆压的调节作用、参与人体脂质代谢和肠肝循环、胆囊的免疫功能、胆囊切除后可以发现脂质代谢和肠肝循环的失调，免疫抵抗力的下降等因素有关，这是由于胆囊的分泌、吸收、储存、浓缩，收缩与舒张功能，它的存在才能保持正常胆道压力，维护 Oddi 括约肌功能和消化功能，说明胆囊存在的重要性。

第二节　没有客观对待新式保胆取石（息肉）

1. 把 35% ~47% 定为保胆取石固有复发率；其实这只是少数单位。主要是20 世纪80 ~90 年代用经皮胆囊碎石，PCCL 的资料，是少数高复发例子，没有将保胆复发后果与切胆并发症的后果作比较，没有将保胆损伤程度与切胆损伤程度作比较（详见第二十二篇比较表）。忽视胆囊切除并发症及其严重性，没有数据表明腹腔镜胆囊切除已成为治疗胆囊结石的“金标准”和只要用腹腔镜切胆，都属于“微创”。早期和 20 多年的保胆手术方法经统计国内外平均复发率为 5 年 10% 以下，10 年 20% 以下（详见十七篇相关章节）；误认为只有切胆才是预防结石并发症和胆囊癌变的唯一出路，否认保胆取石也能达到同样目的；认为保胆的开展没有循证医学依据；其实列举切胆的各种优势和“逢保必反”不仅缺乏 RCT 的循证依据，连回顾性比较证据也不占优势。

2. 胆囊的“功”与“过”

任何脏器在实现生理功能的同时都可能发生各种疾病，疾病形成有多种因素，不能简单加祸于某种脏器，“胆囊是结石的温床”，这种观点如果成立，胃、肠、肝、肾等岂不都成了癌症等疾病的温床。所以胆囊和其他器官一样，对人体生理功能的维持和发生疾病两者相比，“功”大于“过”，只有在不得已的情况下，才能切除。

第三节　复发率仅是众多疗效综合要素之一

任何疗法都可能有并发症和复发率，与任何疗法都有缺陷一样，要看历史，看变化，看后果的严重性。

1. “保胆取石因复发率高，已被淘汰”。这是混淆了新旧保胆手术的区别。其实，事物的发展经常是跌宕起伏，螺旋式上升，就像目前的 γ 刀、微波、氩氦刀冷冻等能治疗肿瘤一样，20 余年前就有，后来曾较少提及，近年来由于仪器的改进，疗效的不断提高，这些疗法又得以发扬光大。

2. 历史上，术前检查条件限制，结石部位、数量不明，术中如盲人取石，残留结石多，有了先进的检查条件，术后三月左右查出 5mm 以上大小结石，多为残留。过去无预防复发的条件和措施，术后药物疗效差，复发率较高是很自然。现在不同了，术前有明确诊断的手段，术中除了采用清晰度高的纤维胆道镜防止结石残留，术中、术后还有一整套防止复发的手术措施，胆石成因的研究从胆石的成分、胆固醇过饱和到成石的基因、胆囊的功能、小肠对胆固醇吸收、血脂的代谢、胰岛素抵抗、代谢综合征等研究，胆结石患者的预测，动物实验的证实，预防结石产生与复发的中，西药的临床应用，术后溶石、磁疗、降血脂、降血糖等药物及某些免疫抑制剂，已被证实能够抑制胆囊局部免疫反应等都能有效预防胆石形成，复发率问题正在逐步得到较好的解决，使保胆手术的远期效果得到提高，能进步就有希望，就能逐步完善和完美。因此，是被动等待复发还是主动预防，能否预防结石复发就成为新旧保胆手术的分水岭。（详见第二十二篇）

第三章　新式保胆治疗兴起的历史背景

树有根，水有源，任何新生事物的出现都有其内在的动因和客观的历史背景。对胆囊重要性的认识改变和提高，诊疗设备和技术的高速发展，人们对健康质量需求的多元化和标准看涨，切胆对人体危害特别腹腔镜广泛开展后更加显现等促成了新式保胆的兴起。

第一节　对胆囊重要性的认识改变和提高

一、相关专家对保胆治疗重要论述

对脏器功能重要性的研究和认识是医学界的责任，他们有责任和义务把经验、成果、告诫，传授给广大患者和同行。

1. 针对只用单一切除方法治疗胆囊良性疾病的倾向，中国人民解放军总医院教授，中国工程院院士，中华医学会外科学会、全国胆道外科学组主任委员黄志强把胆道形象地比作“河流”，把胆囊比作“湖泊”，对于把有功能胆囊切除的现象，他发出“像这样的胆囊也要切除吗?”的质问。关于胆囊的重要性，黄教授指出[4]，其实，胆道不单是一条排泄管道，胆道具有它的发生学上的特点，胆管上皮细胞在形态和功能上具有多态性，胆管具备独特的微循环特点，所以胆道具有作为器官的结构与功能特点。“肝胆相依”的观念可能更符合实际。一个器官需要有独立的血液循环灌注、独立的神经支配、独立的细胞群体、特殊的生理功能，就胆道系统来说，能完全满足定义的要求。所以能执行着独立的生理功能，参与肝内各项事件的发生与调控。胆 - 胰 - 肠汇合是体内最巧妙又无法复制的构件。解剖 - 神经 - 体液支配下胆囊、胆管、括约肌形成三位一体的功能性防御体系。肝尾状叶、胆囊、括约肌构成肝胆系统中的三件宝。因此外科手术中实施胆，肠吻合的“功”与“过”亦需要重新评估[5]。

2. 华西医科大学冉瑞图教授[6]提出，胆囊切除术百年多的发展，究竟是否已经尽善尽美呢?他认为：目前存在的医源性胆道损伤，肠肝循环和脂代谢异常，丧失免疫等生理功能 5 大问题：寄希望于实现预防来结束 Langenbuch 时代。

3. 上海瑞金医院张圣道，韩天权教授 20 世纪 80 年代就指出[7]：“近十余年来，由于治疗手段的进步，特别是溶石剂的改善，又有不少作者提出去除胆石保留胆囊的非手术疗法，口服熊去氧胆酸，灌注甲基叔丁醚溶石，体外冲击波碎石，小切口保留胆囊取石术等，如雨后春笋，得到很多患者欢迎，这反映了胆道外科进展的一个侧面”。

关于保留胆囊疗法的价值[8]，“包括非手术和手术，目前要做出最后的、正确的评价还为时过早。据约 20 年前的报道，复发多发生 3 年内，5 年复发率为 37% ~45%，由于半数患者没有复发，说明保胆疗法还有进一步研究的价值”，由于器械的局限性，当时认为作为一种新疗法尚且不妥当。但专家们还是勾画出这样的蓝图，“即如果在胆石形成前采用预防成石的方法，胆石形成后早期胆囊功能尚佳时，采用保胆疗法，在胆石形成后期，功能较差而尚未有并发症，粘连较轻者腹腔镜胆囊切除术，在胆囊病后期，或已发生并发症者则剖腹胆囊切除，这样，我们就有一整套新的胆囊结石的治疗方案”。张圣道教授[9]还提出“……合理应用的内涵还包括碎石、溶石与胆囊闭腔诸如方法的选择。原则上胆囊功能良好应立足于保留胆囊，减少胆囊的损伤，宜选择碎石和溶石；胆囊功能差者或无功能者则设法清除结石，消除胆囊腔也就等于从功能上‘切除’了胆囊”。

4. 上海交通大学医学院附属仁济医院外科施维锦教授指出[10]“切胆”是根据当时对胆囊结石的认识、当时的医疗条件，再从当时各种治疗方法（包括保胆取石）中筛选出来的。“切胆”清除了结石、去除了病变的胆囊，既能解决急性发作为患者带来的痛苦，又可预防结石再生并由此引起的胆管阻塞、胆源性胰腺炎等并发症。然而“切胆”也存在着机体创伤和可能并发症等不足，“切胆”是在尚没有更好的疗法之前衡量利弊，选择利大于弊的方法解决问题而已。多少年来“切胆”造福过千千万万的胆石患者是无可置疑的。但是，当今我们对胆石的认识已有所提高，科学技术比当年已大为发达，胆囊结石是不是仍需一律“切胆”呢？尤其是B超等新的影像检查的开发应用，使许多“安静结石”得以发现，这种胆囊是否也一概要切除呢？所以“保胆”的再次提出并非“多此一举”。以胃、十二指肠溃疡病为例，内科治疗无效后外科医生试将溃疡切除，但术后溃疡复发率极高。当认识到这是由于高胃酸的分泌问题没有解决后，改作胃次全（或大部）切除术。胃次全切除后溃疡复发果然少了，但胃容量不足的问题又显现了出来。怎么办呢？迷走神经切除、高选迷走神经切除加半胃切除术等一系列改革又紧紧跟上。当然现在更好了，幽门螺旋杆菌等溃疡病发病机制的进一步明确、有效高效药物的开发，溃疡病绝大多数患者已不需要手术即能治愈，这也是我们治疗胆囊结石所盼望的。

5. 中国人民解放军成都军区总医院肝胆外科田伏洲教授在2013年8月第四届全国微创保胆学术交流大会上报告提出在治疗肝内胆管结石时：胆囊被切的原因有：①误判（26%），在肝内胆结石时误诊为急性胆囊炎；②“陪切”（31%），在胆管结石手术时，胆囊被陪切；③“下课”（38%），在胆肠吻合时，胆囊“下课”，顺便被切。在这种新理念下设计了胆囊肝管成形术[11]，认为传统的胆肠吻合，破坏了胆囊、Oddi括约肌功能及改变食物的正常流向、稀释肝内胆汁酸；而胆囊肝管成形术，保护了胆囊及Oddi括约肌功能，提高胆道系统内胆汁酸的浓度。在2013年8月青海全国第四届微创保胆学术大会报告，在保胆治疗兴起之际，发现该方法还兼有增强胆囊运动功能的作用，有助于预防胆囊、肝内外胆管结石的复发。发表“一种替代传统胆肠吻合术的新方法——皮下通道型胆囊肝胆管成形术”的论文[12]。

6. 北京医科大学张宝善教授[13]认为：开展内镜微创保胆取石术手术切口小、损伤轻，术后次日可下床，3日后出院，张教授总结多家医院万余例患者随访8年和10年，复发率4%～8%，不超过10%。张教授还指出治疗胆总管结石的过程中，切除胆囊病例组明显高于未切除胆囊组(425∶370)。指出“如此看来，胆囊切除治疗是避免了术后胆囊结石复发之虞，却带来生长胆总管结石之祸；哪种结石最具危险，孰轻孰重，不言而喻”。

7. 上海中山医院普外科王炳生教授[14]20世纪90年代就提出“……除非胆囊结石的治疗历史再一次证实，非手术不可取，在这之前，ESWL（体外冲击波碎石）治疗胆石症仍是实施有效的溶石，排石的主要治疗措施，在胆囊结石的非手术治疗方法中仍将占有重要的地位，这种方法的缺点是患者需要经严格挑选，治疗费用较贵，疗程较长和有一定的复发率”这些都是千方百计保留胆囊的努力。

8. 已故的中国医学家、外科界宗师裘法祖院士[15]多次指出“内镜微创保胆理论有道理，不可忽视”，并题词“要重视胆囊的功能，发挥胆囊的作用，保护胆囊的存在”等。

我们认为，这些专家的意见，不是只言片语，不是随心所欲，是他们一辈子在切胆治疗的风风雨雨中积攒起来的丰富经验和血的教训。他们在为胆囊切除造成的无数例胆道损伤患者进行的胆道修补或重建手术中所看到太多悲惨的情景，他们无奈的同情这些患者和医生。关于切胆造成胆道损伤的严重性，1983～2008年，已施行肝胆管盆式内引流术2300多例，1990年以来，为320多例医源性胆道损伤患者施行该胆道修补手术的吴金术教授把看到的胆道损伤描绘成一片“焦土”、医生的“坟墓”，对患者、单位及医生都是一场灾难[16]，所以在全国第四届保胆学术大会上交流报告时，极力支持保胆治疗，以降低胆道损伤的绝对数；黄志强教授[17]把胆道损伤视为胆道外科中的“噩梦”，是对普通外科医生的一项严重而“永恒”的挑战[18]。并指出，只要你是普通外科医生，你就不能回避胆管损伤问题，只要你是外科医生，你就永远无法淡忘胆管损伤患者那在苦难中的音容！[19]。他对约有30%的胆囊切除后胆道狭窄患者可能成为“胆道残废”而影响终身[20]深感悲痛。黄志强教授出席几次保胆大会，在第二次保胆大会上作了《取石论保胆》的精彩报告。这些以经验和大量数据为基础的专家意见也是循征医学的强力依据。在所有用外科手术方法来治疗的良性疾病中发生伤、残、死各种并发症的最多的是腹腔镜胆囊切除术，从另一角度说明保护胆囊的重要性。

二、医务界、患者人群在社会发展过程中看问题更加理性

社会在进步，科学在不断普及，人们的认识和观念不断更新。如对保护（脾脏、肛门、扁桃腺、乳腺等）各种脏器及其功能的呼声高涨，认识到胆囊是有多种重要功能的器官以及切除有功能的胆囊对人体的影响；人们对健康要求标准也在提高，而“痛阈”却在下降，在艰苦年代能够忍受的病痛，现在已经不能忍受，过去能检查出“阳性”结果才算患病，现在已经关注到检查不出“阳性”结果的不适状态，并称之为“亚健康”；确实，过去不能发现的“阳性”结果，由于体检检测手段更新，统称为术后“综合征”的很多莫名感觉，现今已逐渐找到了器质性改变的原因，如胆囊切除后上腹部胀痛，因为胆总管压力升高、胆道狭窄、十二指肠乳头狭窄、反流性胆管炎、Oddi 括约肌功能紊乱及胆源性胰腺炎等；关于胆囊切除，特别是腹腔镜胆囊切除造成医源性胆道损伤和对人体长远不良影响，在教科书、专著及大量文献上都有数据和经验的报道，使人们的认识不断深化、科学和理性。

三、“求变”是科学发展的原动力

世间万物都在变，沿用百年的切胆治疗，至今经我们回顾性研究发现，它在取得一定疗效的同时，患者也在多方面付出太大的代价。在科学技术高速发展的今天，我们和国内数百家医院用外科和内镜结合保胆取石（息肉）的方法，在取得同样疗效的情况下，没有更多的付出。由切胆到保胆的转变，除技术条件和需求多元化等因素之外，哲学观念上的转变尤为重要。为此，上海华山医院外科李谋秋教授，从不同时期，不同的技术设备条件下，手术方法和治疗变迁的经验体会，理论结合实际地对马克思主义辩证唯物论关于对立统一；质量互变；否定之否定等三大规律在医学上的体现进行分析和解读。题为“手术演变的否定之否定”文章发表在 2015 年 3 月 23 日《医学与哲学杂志》第 36 卷。文中回顾了乳腺、甲状腺、肝脏等手术方法以及胃、十二指肠溃疡及其并发症治疗中，手术范围从大到小，从积极到保守等变迁的事实，说明哲学三大规律对医学的深刻影响。在涉及胆道外科时，文章提到：“对胆囊结石的手术治疗，曾经使用过只取结石而保留胆囊的手术。但由于术后胆囊结石的高复发率而被弃用，代之而起的是胆囊切除术，沿用至今，取得良好的治疗效果。但晚近，人们发现以往的取石保胆手术结石复发率高不完全是保胆的缘故，很大一部分是由于设备的限制，手术时没有把残留在胆囊壁上的小结石取尽。自从有了胆道镜的搜索，可以使胆囊内的残留结石在手术中完全取尽。而不至于术后保留在胆囊内结石复发，因而取石保胆的手术又在一部分患者中运用，在一些外科医生手下重新开展，形成了保胆、切胆两种对峙的学派。这种在有胆道镜前的保胆及有胆道镜后的保胆的疗效完全不处于一个水平上，这似乎也符合否定之否定的发展螺旋”。这里以及《保胆外科学》中所否定的并不是切胆的全部，而是否定以往把切胆当做治疗胆囊结石的唯一方法，以及不区别病情，病变（息肉）的性质，逢“胆（病）必切”，“切胆就一劳永逸”，“保胆治疗不能成为一种治疗方法”等的绝对化、一成不变、阻碍胆道外科发展的思维方法应该改变。

第二节　设备和技术的进步助推保胆的兴起

近年来，随着 B 超、CT、MRCP 等影像诊断设备的相继应用，能在胆囊功能尚好的早期发现结石和息肉，能对术前原有结石、术后复发结石大小部位做出精确诊断，并能从三维成像中准确判断出胆囊管和胆总管是否有结石存在或是否通畅等胆囊功能情况，为病例选择、提供有力的技术支持（见第十一篇胆囊炎胆石症诊断与鉴别诊断）

1. 内镜设备发展与操作技能日趋成熟，为减少结石残留提供了技术保证，（见十七篇胆道镜章

节）。

2. 手术方法的改进，保胆疗效显现出越来越多的优越性（见十八篇手术治疗章节）。

3. 结石成因研究、降血脂、降胆固醇、控制血糖，溶石碎石，磁疗，中、西各类药物的发展，健康的生活方式，成为预防结石复发的后盾（见二十一篇预防复发章节）。

4. PET－CT 及各种化验检测手段对保胆术前、术后癌的早期发现有重要意义。不像从前那样被动等待、可以早期处理，避免因恐癌过早预防性切除胆囊。（见二十一篇预防复发章节）

第三节　人们需求多元化

1. 随着社会进步、经济转型和发展，单位对选择就业人事身体状况自主权加大，求职人员除了好的职业素质，还要具备各种功能齐全的身体去适应激烈的竞争环境。在改革开放前，工作是由政府安排，而如今，一个患胆结石或切胆后经常腹泻的人与无胆结石或胆囊还存在并各种脏器功能正常的人相比，前者的优势明显较低，在其他同等条件下被录用的机会也不多。临床上因择业而要求保胆治疗的不在少数。

2. 人们对生活质量多元化需求，有人是“生命诚可贵，美容价更高”，而有人则是“美容诚可贵，生命价更高”。

总之，健康理念深入人心，保护脏器功能的呼声提高。这些都是保胆兴起的主要背景。在科技高速发展的今天，许多问题，从不知到知之，从不可能发展到可能。生产力的发展决定生产方式，武器的进步改变战争的形式，医疗技术、设备的发展必然催生新出的治疗方法。

应该清醒、明确地认识到新旧保胆理念的区别是保胆兴起的重要原因。保胆方法的丰富在操作章节中有介绍，理念的创新主要体现在，今天的保胆不是传统意义上单纯取出结石，被动等待复发的旧式保胆治疗，而是采取各种可以转化的技术，预防和处理结石复发；不是单纯保护胆囊，而是保护整个胆树，包括预防胆道损伤、保护 Oddi 括约肌及胰腺功能，预防胆囊切除术后 PCS 及对全身长远的不良影响等。

（莫国贤）

参考文献

［1］于岚．胆囊结石相关危险因素的探讨［J］．中华肝胆外科杂志，2011，17（9）：711－713.

［2］韩天权，张圣道．胆石病流行病学研究现状和发展［J］．胃肠病学，2003，8（3）：166－168.

［3］黄志强．胆道外科的发展史［M］．黄志强．当代胆道外科学．上海：科技文献出版社，1998：2.

［4］黄志强．胆道疾病中的热点问题［J］．医学研究杂志，2007，36（4）：1－3.

［5］黄志强．胆道的百年沧桑——从 Langenbuch 到 Mouret［J］．中华外科杂志，2013，51（3）：193－197.

［6］冉瑞图．胆道疾病外科治疗的发展［M］．黄志强．当代胆道外科学．上海：科学技术出版社，1998：8.

［7］张圣道．胆囊在胆囊结石形成中的地位［M］．黄志强．当代外科学．上海：科技文献出版社，1998：304－309.

［8］张圣道．经皮胆囊碎石与溶石的局限性及发展趋势［M］．黄志强．当代胆道外科学．上海：科学技术文献出版社，1998：303.

［9］张圣道．经皮胆囊碎石与溶石的局限性及发展趋势［M］．黄志强．当代胆道外科学．上海：科学技术文献出版社，1998：303.

［10］施维锦．“切胆”与“保胆”之争的我见［J］．肝胆胰外科杂志，2010，22（5）：360－362.

［11］田伏洲，等．皮下通道型胆囊肝胆管成形术的设计及临床初步应用［J］．中华普通外科杂志，1999，14（2）：149－150.

［12］田伏洲，等．一种替代传统胆肠吻合术的新方法——皮下通道型胆囊肝胆管成形术［J］．肝胆胰外科杂志，2002，14（3）：136－137.

［13］张宝善．内镜微创保胆取石术治疗胆囊结石［J］．中国内镜杂志，2002，8（7）：1－4.

［14］王炳生．胆囊胆固醇结石的溶解与溶石疗法［M］．黄志强．当代胆道外科学．上海：科技文献出版社，1998：286－299.

［15］裘法祖院士．2007 年全国首届内镜微创保胆取石（息肉）学术大会提词．

［16］吴金术．医源性胆道损伤诊治与防范．北京：科学技术文献出版社，2010.

［17］黄志强．胆道的百年沧桑——从 Langenbuch 到 Mouret［J］．中华外科杂志，2013，51（3）：193－

197.
[18] 黄志强．胆道外科，难点何在？［J］．腹部外科，2010，23（5）：260－261.
[19] 黄志强．胆管损伤——肝胆外科永久的议题［J］．中华普通外科杂志，2001，16（6）：37－373.
[20] 黄志强．胆管损伤——胆道外科中避免不开的话题［J］．腹部外科，2012，25（5）：257－258.

第十七篇　纤维胆道镜在保胆手术中的应用

内镜设备和技术是保胆成功的重要保证，是提高疗效和降低结石残留率和降低复发率必不可少的先决条件；没有好设备、没有具资质的专业胆道镜医生，并认为取石比切胆“轻而易举”、术中术后没有采取预防措施等，才是结石残留率高、复发率高导致以往开展保胆治疗半途而废的根本原因。本篇内容是根据我国著名内镜及保胆专家张宝善教授撰写的《内镜胆道外科》[1]的内容（包括插图）整理改编而成。在此，谨向张教授表示由衷感谢。

第一章　胆道镜发展史和结构

第一节　纤维胆道镜的发展历史

1853 年，法国巴黎 Necker 医院的泌尿科医生 Desormeaux（1815 年—1882 年），他应用酒精与松节油混合燃料制成的汽灯作为光源照明，研制了尿道镜，并首先命名为“内镜”（Endoscopy）。其后，内镜的名字就根据所检查和治疗的部位来确定。

人体的腔道是弯曲不直的，人们要求内镜：是能够弯曲；光源明亮又不产热以至损伤腔道黏膜；还要求成像系统清晰。由于光线是呈直线传播，随意大角度改变方向，会影响成像清晰度，这是内镜随意弯曲的最大障碍，也是早期内镜的发展十分缓慢的主要原因。

欧洲名医 Adorf Kussmaul（1822—1902 年）受艺人吞剑表演的启发，设计出 47.56cm 长的原始胃镜，并插镜成功。但因当时照明不足不能用于临床。美国物理学家 Edison 和英国的 Swan1879 年发明了碳素白炽电灯。从此，在内镜光源问题有望得到解决。1923 年 Schindler 利用电灯作光源设计了硬性胃镜，1932 年 Schindler 又和 Wolf 光学技师合作相继设计出了所谓“软性胃镜”，即末端为橡皮管的胃镜，但因弯曲的随意性差，临床应用受到较大的限制。

1951 年后，物理光学研究有了突破性进展，光导纤维技术得到广泛应用，1957 年美国医师 Hirschowitz 利用纤维导光的原理，与物理学家合作发明了纤维胃镜，其末端软，可随意弯曲，且可以调节焦距，成像清晰，并为冷光源。这是纤维内镜发展史上的重要里程碑，他开辟了纤维内镜的新纪元。

第二节　纤维胆道镜的主要构造

纤维胆道镜主要由目镜、光源和角度控制钮等（硬性部分）及光导纤维、成像纤维、操作物镜、注水管道、工作腔道等（软性部分）组成。

一、目镜

与 CCD（摄像系统）、录像机及显示屏连接，下方有一个方向控制柄，上下转动可控制前段可弯曲部分的方向。

二、光导纤维及成像纤维

光导纤维是与硬性部分相接的一条导光束，它的功能是将冷光源发出的强光传至内镜的头端部位，照亮视野，便于观察和摄像，然后再由物镜（头端）通过成像束纤维将不同光线和形像传至目镜，光线在光导纤维内的传导方式是利用光线折射的原理，多光导纤维的一端传至另一端，尽管玻璃纤维弯曲变形，光线的传导也不受限制（图17－1，图17－2）。

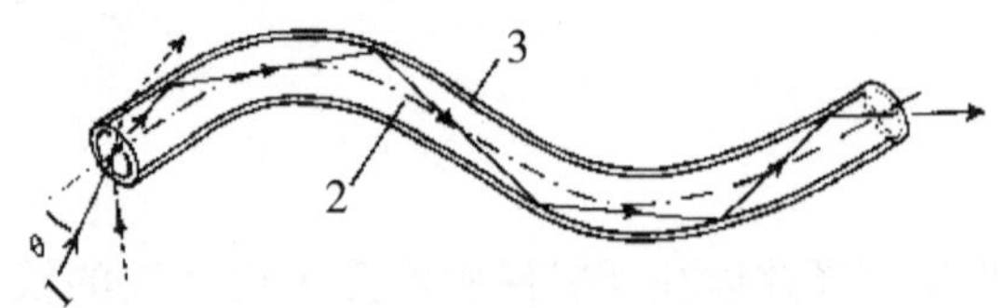

图17－1　光导纤维的光传导方式

1. 光线；2. 玻璃纤维的中轴；3. 玻璃纤维护外层薄膜

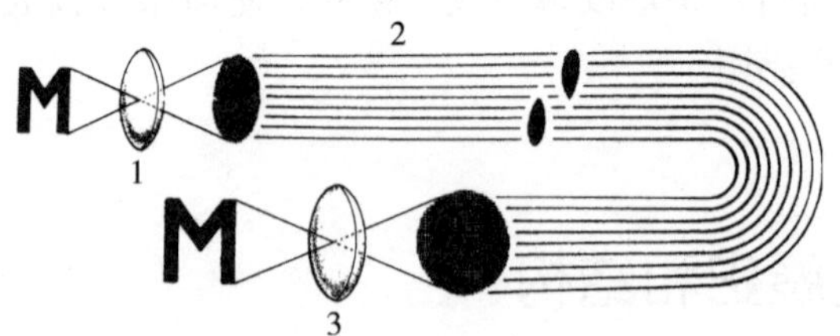

图17－2　纤维内镜图像传送原理

1. 物镜；2. 像导束；3. 目镜

光导纤维是外径0.001cm极细的玻璃纤维丝。不同种类和粗细的内镜光导纤维的数目不尽相同，胃镜和肠镜的光导纤维多于胆道镜，一般一根胆道镜大约由4万根光导纤维组成。光导纤维越多，传导光线越强。观察视野越亮，图像越清晰视野越广。每根光导纤维外面涂上一层薄膜。使每根纤维与另一根纤维相隔，供光线折射传导之用。数根纤维组成一束，精密编排，其横断面呈现布绞状。若光导纤维被折断，其内镜头端部光线则变暗；若是成像纤维折断，则表现为内镜视野出现黑点，纤维束折断越多，视野出现黑点越多。因此，对纤维胆道镜的软性部应倍加爱护，切勿硬折硬挤。

光导纤维的长度视临床需要而定，由于胆道镜需要在无菌条件下进行，而光源并未消毒灭菌，光源必须远离内镜及消毒视野中心，故其导光束部分应长于其他胃肠内镜，长度约为2m，而工作部分（成像束）约为30cm左右。

三、操作物镜的构造

在行胆道镜检查时，由于胆管内胆汁，絮状物，胆泥及血块等影响，视野模糊，故设计一条注水管道，检查时需持续滴注生理盐水冲洗现野，以保证视野清晰。同样，还可以经此同一管道插入取石网篮、活检钳和碎石器等其他附件进行检查和治疗。

胆道镜末端还可以看到物镜，两个导光束（图17－3）。

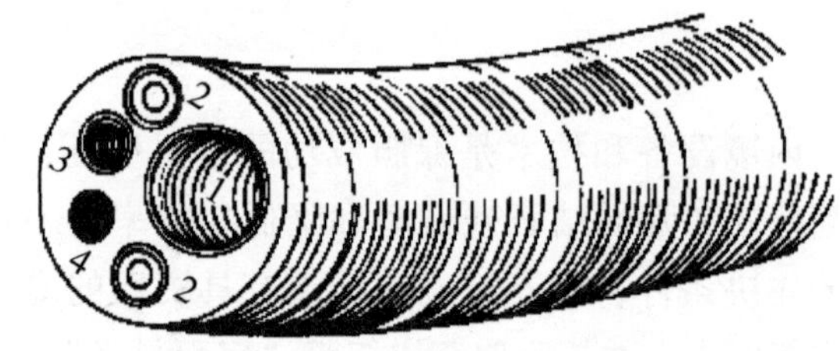

图17－3　胆道镜头端部构造

1. 工作腔道；2. 导光束；3. 物镜（包括成像束）；4. 吸引腔道

为使纤维胆道镜能进入肝内外胆管，胆道镜末端5～6cm。部分为可弯曲部，一般胆道镜内只有向上（160°），向下（100°）两个弯曲功能，左右两个方向则利用胆道镜镜身纵轴旋转来弥补、最近日本Olympus新式胆道镜CHF－P20Q型已具4个方向弯曲功能。上述弯曲功能由角度钮控制。

以日本OES所产CHF－P20型胆道镜为例。胆道镜可进入肝内胆管，到达病理扩张的Ⅲ～Ⅳ级胆管，甚至可窥见Ⅴ级胆管，胆道镜向下可达胆总管全程，还可经Oddi括约肌开口处进入十二指肠肠腔。如此，纤维胆道镜已成为胆道外科重要的诊断和治疗工具。

四、光源

最新的光源称为冷光源，可以照亮视野而不产热量。其实冷光并不冷、其发光源处极热，为15V，150W，炽热灯泡发光，必须在电扇吹风降温的情况下方能推持正常运转工作。

光源仪器根据临床需要设有不同型号。以Olympus产品为例，常用普通光源（CLE－10型），15V，150W卤素灯泡照明。如需连接电视监视系统，则需亮度更强的光源。如CLV－10型，此型采用300W氙气灯光照明（图17－4），可连于电视摄像装置。

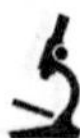

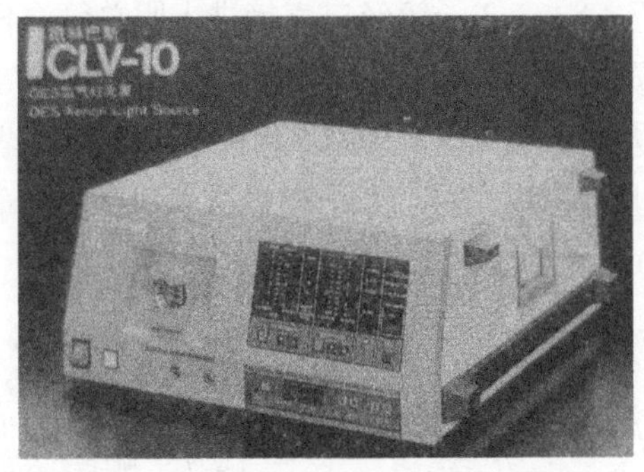

图 17－4　常用光源

光源仪器除供内镜照明外，还设有供充气和自动照相的装置

五、胆道镜附件（图 17－5）

胆道镜取石网篮　因胆道镜有粗细（末端外径）之分，故取石网篮也分粗细两种，前者为 FG－19 SX，后者为 FG－24 SX。

清洁刷供清洗工作腔道使用。冲洗管分正喷式和逆喷式两种冲洗，视野和冲刷胆管内碎石和胆泥。

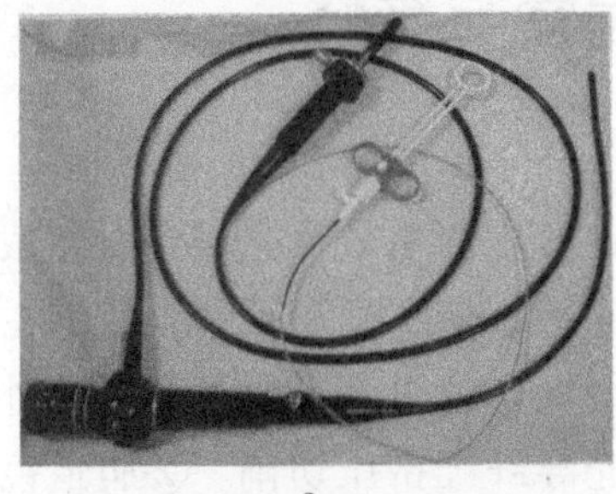

a

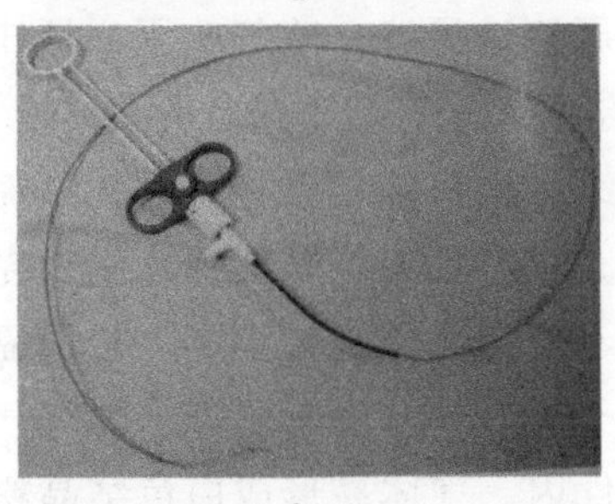

b

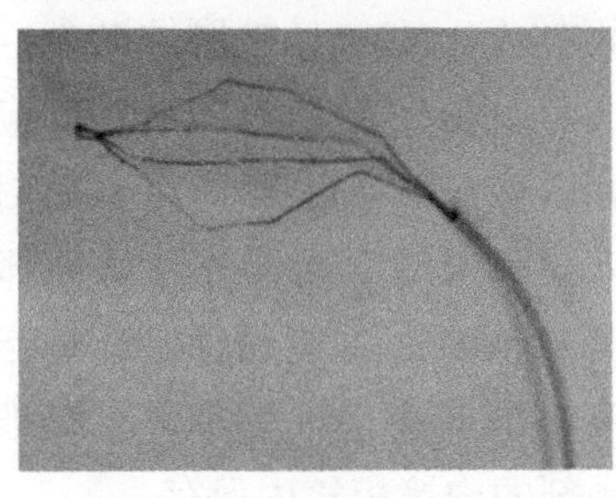

c

图 17－5　胆道镜及附件

活检钳供取病理组织和碎石用。二爪钳和三爪钳供取石、虫和碎石用

第三节　临床常用的纤维胆道镜

一、国产胆道镜 CHS－1

第一台国产纤维胆道镜于 1994 年 5 月在上海医学光学仪器厂问世，该镜头端外径 6mm。弯曲度向上 130°，向下 110°。并设有吸引装置和电烧电凝保险装备、镜深 3～50mm。工作腔道 2. 5mm。可随意进入肝内胆管，也可向下观察胆总管全程及 Oddi 括约肌开口。

二、日产胆道镜

由于国产胆道镜开发较晚，故目前临床常用的胆道镜多为日产胆道镜，少数可见有德国所制狼（Wolf）牌胆道镜。其中有日本 Olympus，Machida，Pentax Fujinon 等产品。以 Olympus 公司在中国的产品为例有：CHF－BZ；CHF－B3；CHF－B3R；4HF－4B；CHF－P10；CHF－10 CHF－P20，CHF－T20，CHF－P20Q，CHF－P20Q 等。其他公司有町田公司所产 FCH－5TH，FCH－6TH，FCH－7TH；Pentax 公司所产 FCN－15H 等。（图 17－6，图 17－7）

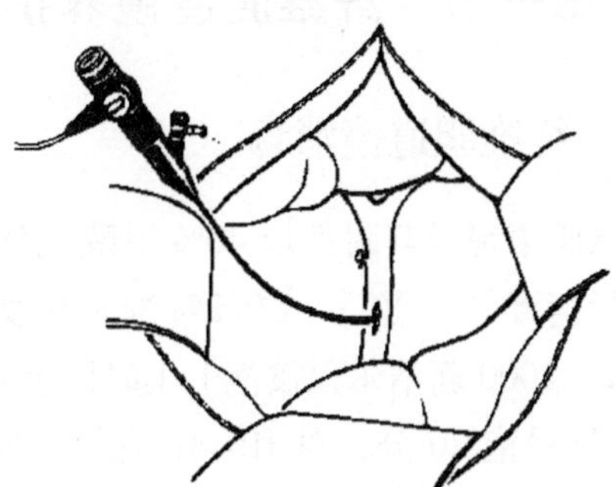

图 17－6　术中胆道镜示意图

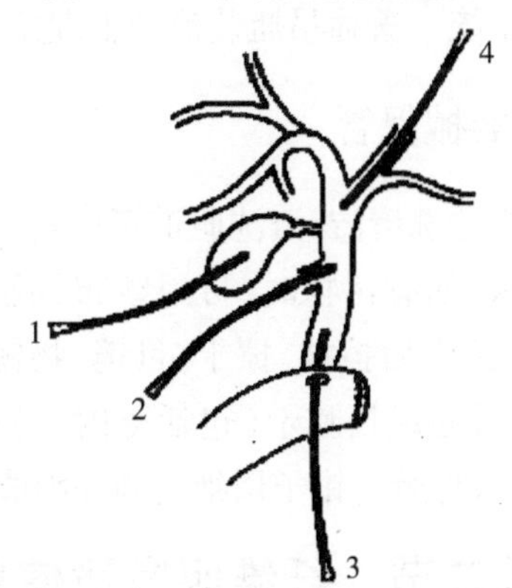

图 17－7　术后胆道镜示意图

1. 经胆囊造瘘；2. 经 T 形管瘘管；3. 经胆肠吻合瘘管；4. 经肝胆管瘘管

第四节　纤维胆道子母镜

纤维胆道子母镜分母镜和子镜两个部分。母镜乃较粗的侧式十二指肠纤维内镜。其头端外径1.408mm；钳子管道内径为径5.5mm，可容纳子镜和较粗的引流导管供经内镜逆行胆道引流（ERBD）使用。但不能用来作ERCP使用，子镜为2190mm。工作部分1870mm。头端外径4.1mm，问上弯向160°，向下弯曲130°，设有工作腔道，内径1.7mm。并配备有取石网篮和活检钳等，可行胆道镜检查和治疗。

胆道子母镜的主要用途和优点如下：①经口直接进入胆管内进行检查和治疗，可进入肝内Ⅱ级胆管，行取石取虫治疗（图17－8）；②经口直接进入胆管遇可疑物取活检，可早期发现胆管癌（图17－8）；③子镜经口直接进入胆总管，仔细寻找胆囊管开口，经此口可经子镜先放纤细导丝或直接进入胆囊碎石（见转化医学章节），溶石治疗，也可以早期发现胆囊癌V；④可用母镜作ERBD治疗。

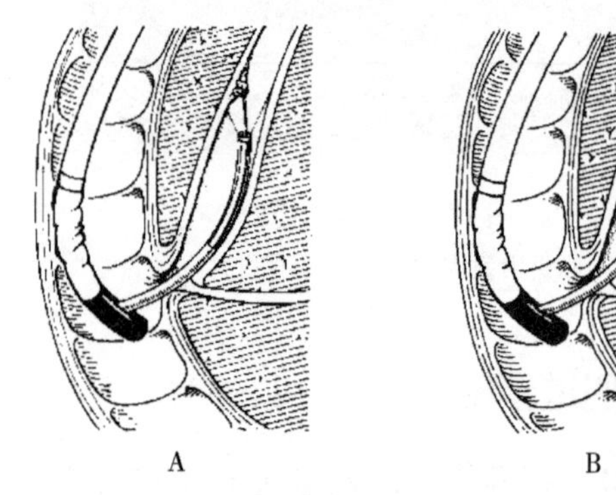

图17－8　胆道子母镜经口进入胆总管

A. 取活检；B. 取石

第二章　纤维胆道镜如何保管与维修

第一节　纤维胆道镜养护

一、纤维胆道镜消毒

纤维胆道镜及其附件以40%甲醛气体密闭24小时进行消毒（气熏）；或0.2%洗必泰浸泡30分钟；或1∶1000新洁尔灭浸泡1小时以上备用；或2%戊二醛浸泡20分，对HBsAg有效。胆镜消毒后，以盐水纱布拭净。调整好冷光源高度，备好冲洗装置系统（普通吊瓶装消毒生理盐水）。

二、器械保管

用后应冲洗清洁，清洗胆道镜应特别注意不可使目镜沾水，如有污物时，可用纱布或脱脂棉浸消毒用乙醇，挤干后擦拭、擦干，目镜、物镜用擦镜纸轻擦干净，置通风处晾干（包括镜内外）后收藏，不得扭曲，专人保管。钳子用细毛刷仔细清洗干净。

第二节　纤维胆道镜使用过程注意事项

纤维胆道镜使用过程应注意以下几点：①因为纤维胆道镜主要由玻璃光导纤维组成，故操作时要轻拿轻放，切勿硬折硬挤，特别在关闭镜箱时，应仔细检查镜身各部是否外露箱外，以免关箱之际将光导纤维挤压切割。②胆道镜工作腔应用内镜刷子刷洗干净，吹气吹干，悬挂保存为最好方法。③物镜用镜组擦净后表面涂蜡（内镜蜡）保存。④纤维胆道镜目镜经常用镜纸擦净，加镜盖保护。⑤纤维胆道镜外层有树脂做壳包裹光导纤维，故不能用高压高温消毒。常用福尔马林气熏时，由于硬性部分密封不严，可有气体进入镜身内脏附件内。气体易形成白色结晶粉末附于控制角钮的钢丝上，钢丝易被腐蚀断裂，致使胆道镜不能弯曲。故在用福尔马林消毒时应于胆道镜目镜部分套以橡皮套（手套即可）密封保护，以免气体进入。胆道镜表面部分（软性部）不能用强烈刺激药物消毒，以免腐蚀破坏树脂外壳。软性镜身的头端部应涂硅油保护。⑥纤维内镜应挂于放有干燥剂的内镜柜箱内保存。

第三章　胆道镜的临床应用适应证及临床意义

第一节　纤维胆道镜的临床应用与适应证

1. 保胆取胆囊结石和息肉

2. 经术后 T 管窦道或 PTC 扩张窦道套取肝内外胆道残余结石；

3. 胆管狭窄和胆道畸形扩张治疗；

4. 胆道肿瘤检查治疗；

5. 胆道出血止血；

6. 取出胆道内异物及胆道蛔虫；

7. 可用纤维胆道镜行超选择胆管造影；

8. 高热，黄疸若为胆道梗阻引起，则应果断经胆道镜取石以解除梗阻。

第二节　纤维胆道镜使用的临床意义

1. 在直视下发现胆管内情况，真实辨出胆管黏膜、结石、肿瘤和异物；还能区分胆管内血肿、气泡和肿瘤；更能看清黏膜有无水肿、充血、糜烂和溃疡；对可疑部分取活检做病理检查，这是其他方法（X 线胆道造影、放射性核素、B 超、CT 和 MRI）间接诊断手段所不能比拟的。

检查肝内胆管时，如发现该支胆管内有黄白色絮状物漂流，呈飘带样，状如彗星，沿“彗星”追根寻源，在其头部狭窄的开口，扩张此处开口后，定能找到结石或异物。“彗星”征定律是我国首先发现命名的，在检查肝内胆管时，有“彗星”征必有结石。这在用胆道镜检查肝内胆管时防止漏诊胆石具有十分重要意义，诊断正确率达 68.75%，使胆道术后残石发生率降至 2% “彗星”定律也适用于发现胆囊管结石。

2. 治疗方面　为治疗胆道残余结石开辟了一条比较理想的治疗途径。由于纤维胆道镜具有直视和可弯曲的特点，可以做到哪里有石头，胆道镜就可以达到哪里取石，克服了手术取石的盲区，使过去的疑难之症，一跃变成易治之病。北医大一院报道胆道术后残余结石 1200 例，取石成功率 99.48%，肝内残石 700 例，成功率 99.27%，再次证明纤维胆道镜治疗胆道残余结石疗效高，收效快，安全易行，并可避免再次手术的痛苦。

第三节　纤维胆道镜取石技巧

北医大一院在应用纤维胆道镜技术已达到国内外先进水平，下面介绍该院在取石遇到常见困难时的取石方法，以供大家学习，为保胆取石事业的发展做出贡献[2]。

一、胆管内巨大结石或嵌顿结石

胆管内结石大于 2cm 或结石嵌顿难于取出时，可行活检钳行开窗碎石术，结石横切挖沟碎石法，或用等离子碎石器、液电碎石器、胆镜碎石钻、激光碎石、微波碎石等方法，将结石破碎、解除嵌顿，分别取出碎石。

二、胆管狭窄或胆管过度弯曲

胆管狭窄有时为管状，开口狭似针孔，胆道镜无法进入该支胆管取石，幸好肝内胆管狭窄多为膜状，用活检钳及纤维胆道镜端直接扩张后即可解除狭窄，便于取石，如为管状狭窄可行胆道镜内瘘扩张术治疗，常可成功。

对过度弯曲的肝内胆管，可先用导丝入该支胆管，然后胆道镜沿导丝滑入该支胆管，在直视下取石，大都可以成功。

三、肝内胆管盲端小结石

结石较小，且位于胆管盲端，一则易于漏网，二则不易进网，无法套住结石。此时可张开半网通过取石网边冲洗至小结石浮起时再套住结石，常可成功。

四、窦道十二指肠瘘

有时因“T”管压迫十二指肠而形成窦道十二指肠瘘，此时胆道镜易进入十二指肠肠腔，而难以进入胆道，此时应将纤维胆道镜徐徐退出十二指肠肠腔，在近肠腔瘘口外侧仔细寻找，如有胆汁外溢，定能找到通向胆道的瘘管进入胆管进行胆道镜取石。

五、胆管狭窄的胆道镜治疗

北医大一院在1000 例胆道镜病例中发现肝内胆管结石伴有胆管狭窄者为46.7%，他们首先提出肝内胆管狭窄分两型，膜状狭窄与管状狭窄，前者如上述所示仅用胆道镜端直接扩张或用活检钳扩张，剪切即可解除狭窄。管状狭窄需在胆道镜直视下用导丝放入狭窄胆管，在X线透视下沿导丝插入不同直径的扩张导管逐渐扩张胆管狭窄部分，间隔4~7天，再重复，待扩张到满意程度时须置支架，持续留置1~1.5年，常可取得满意效果。

六、其他

纤维胆道镜取蛔虫，取胆道异物，如缝合线头，折断的取石网篮，胆道晚期肿瘤可行PTCS或经“T”管窦道于胆道肿瘤梗阻部分行扩张及内镜术以解除梗阻，改善症状。

总之，纤维胆道镜在诊断和治疗胆道疾病方面具有很多优点，特别是肝内结石方面尤为突出，但是目前不能完全替代手术治疗，只有通过手术为术后胆道镜取石建立取石通道，而胆道镜发挥其可弯曲和直视的优点，手术与内镜两者配合，方能更好提高胆道疾病的诊断和治疗（含保胆治疗）水平。

详见附件1：冯秋实，张宝善，魏九九，等．疑难肝内结石的胆镜治疗［J］．中华肝胆外科杂志，2000（3）．

第四章　内镜进展

1. 硬质胆道镜WOLF[3]

特点：硬性胆道镜连接高分辨率的摄像系统，胆囊黏膜镜下放大10倍以上，近距离观察胆囊黏膜，图像稳定，清晰，更易发现微小病灶，而且操作简便，操作通道大（直径0.2cm），注水压力和速率大，负压吸引大，配合胆囊泥沙样吸取箱设备，更易清除胆囊泥沙样结石和黏膜下结石。轻松完成挤、压、推、撕、撑、冲等胆道镜下技术。因此，硬胆道镜具有胆囊黏膜保护，胆囊黏膜固定，胆囊泥沙样结石吸取箱设备，新式硬性胆道镜是诊断和治疗胆囊黏膜下结石的主要工具。

2. 乔铁医生自主研发的CHiAO（桥牌）三通道硬质胆道镜与微型超声探头等设备组成超声胆道镜（专利号ZL200920005583.1）。超声胆道镜[4]是一种新设备，对准确了解息肉的形态、结构、性质以及胆囊壁各层次的变化有重要意义，为胆囊息肉的诊断和治疗提供了新平台。用超声胆道镜进行保胆取石取息肉是一种安全、有效、可行的新方法。

详见附件2（乔铁，张阳德，冯禹阳，等．硬质超声胆道镜在胆囊息肉诊断和治疗中的应用价值［J］．中国内镜杂志，2009，7.）

参考文献

［1］张宝善．内镜胆道外科［M］．黄志强．当代胆道外科学．上海：科学技术文献出版社，1998：183-192.

［2］冯秋实，张宝善，魏九九，等．疑难肝内结石的胆镜治疗［J］．中华肝胆外科杂志，2000，3：168-169.

［3］乔铁，张宝善，冯禹阳，等．硬性胆道镜保胆取石（息肉）80例报告［J］．中国内镜杂志，2007，12：1.

［4］乔铁，张阳德，冯禹阳，等．硬质超声胆道镜在胆囊息肉诊断和治疗中的应用价值［J］．中国内镜杂志，2009，7：673-676.

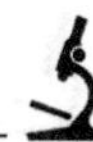

附件 1　疑难肝内结石的胆镜治疗

纤维胆道镜技术在胆道外科临床的应用，在我国至今已有 20 余年。此项技术的开展对肝内结石的治疗具有十分重要的临床意义。我们总结了我院 1978 年 6 月至 1999 年 11 月期间应用纤维胆道镜技术治疗肝内结石 959 例，取得了满意的效果，现分析如下。

资料与方法

本组共收治胆道术后残余结石 1384 例，男性 594 例，女性 790 例，男：女为 1：33。其中肝内残余结石 959 例，男性 381 例，女性 578 例，男：女为 1：1.52。年龄：14～87 岁，平均 51 岁。

肝内残余结石在胆管的分布。

在纤维胆道镜检查和治疗的过程中，不但可以直视肝内胆管结石的形状和大小，而且还可以看到不同程度的肝内胆管狭窄和特殊的征象—“彗星征”。其中胆管狭窄的部位分布：右肝管 102 例，左肝管 231 例，左右肝管 49 例，胆总管 43 例和复合型 15 例，共计 440 例。不同部位胆管狭窄的发生率，其中多为原发性膜状狭窄。

结果与分析

全部病例经纤胆镜取石治疗，疗效满意。按照纤胆镜取石的治疗标准[1]，成功 954 例，失败 5 例，肝内残石的取石成功率为 99.48%，肝外胆管残石的取石成功率为 99.76%（424/425），详见表 1（略—作者注）。无严重并发症。其中并发症发生率为 6.21%，占首位者是一过性发热 61 例，均在 38℃以下，一般经持续开放胆管引流，发热大都自行消退，不需抗生素治疗；其次为腹泻 21 例；窦道出血（含肝内出血）2 例；窦道穿孔 6 例；胆总管十二指肠穿孔 1 例；取石网断于胆总管内 1 例等。至今无死亡病例。

讨论

1. 从内镜观点重新认识肝内结石的病理生理　肝内结石病的外科手术治疗十分困难，尽管手术方式几经改革，但其治疗效果至今不甚满意[2]。究其原因，在内镜技术应用于胆道外科临床之前，我们对于肝内结石病理生理的认识还很不够，特别是对于复杂的肝内胆管解剖了解不足；再则因为外科手术器械不能随意弯曲，也不能照明直视肝内胆管，故具有明显的盲区，有一定的局限性[7]。

20 年来我们开展了纤维胆道镜技术[1]，对于这一疑难课题进行了认真的研究和探索。从 959 例肝内结石病例中发现近一半（41.6%）病例伴有肝内胆管狭窄，且多数病例不但一支胆管有一处狭窄，而且一个病例多支胆管有多处狭窄，或一支胆管多处狭窄[3]。在胆道镜的直视下可以看到胆管狭窄程度不一，细小者状如针眼；其长度（或厚度）也不尽相同，多数病例为膜状狭窄。这些狭窄将胆石牢牢的兜在胆管内，形成胆管梗阻、发炎、化脓。如此，构成了肝内结石病的病理生理即：结石→梗阻→炎症→狭窄→结石[7]。

综上所述，肝内结石的治疗原则应该是取净结石，解除胆管狭窄。但是，由于外科手术在治疗肝内结石时具有一定的盲区和局限性，一次手术难以取净所有肝内结石和解除深部多处胆管狭窄。因此，单凭外科手术治疗肝内结石，术后残余结石发生在所难免。此时可加用纤维胆道镜技术治疗，发挥内镜外科技术的优点，克服外科手术的盲区；而外科手术要为内镜治疗建造一条通向胆道的径路，如此二者相辅相成，无疑会取得最佳效果，使过去的疑难之病一跃变为易治之病，已为纤维胆道镜临床所证实[7]。这是内镜外科的巨大进步，无疑胆道外科临床的手术、内镜综合治疗新时代已经到来[5,6]。

2. 残余结石的胆镜治疗　胆镜取石中的常见困难作者早有描述[1,3,9]，其中最感困难者为：①肝内胆管的管状狭窄，处理的彻底与否最为重要，直接影响到肝内结石的预后（复发率），处理方法如后所述。②肝内胆管的嵌顿结石和巨大结石。前者用胆镜取石网无法套取结石；后者即使取石网套住结石也难以拉出体外。此时可用各种碎石器械将结石破碎变小，解除嵌顿取净结石[2,8]。③结石太小且位于肝内胆管的盲端，取石网难以套住且容易漏网。我们应用我院研制的“胆镜碎石吸附器”将碎石屑满意吸出取净。④T 管窦道过度弯曲或过长，也是胆镜取石的难题，常使胆镜取石失败。这是由于手术时放置 T 管不当引起。我们呼吁：在放置 T 管后固定腹壁时，一定要建造一条又直又短又粗的窦道，有利于术后胆镜取石。

3. 胆管狭窄的胆镜治疗　从内镜观察中可将胆管狭窄分为膜状狭窄和管状狭窄，其中膜状狭窄最为常见，多为炎性狭窄；而且发生在一支胆管或多支胆管，或一支多处狭窄。治疗时可在胆镜直视下将膜状狭窄用活检钳撕破；或用胆镜镜身扩张将狭窄开口扩大；也可用微波将膜状物烧灼治疗。对于管状狭窄的治疗可用气囊导管扩张，或用特殊的扩张子扩张后再放置支架（stent）行支撑治疗，即内镜内瘘治疗术[3]。

内镜内瘘术治疗胆管狭窄不需要再次开刀手术，通过外科手术已经建造的窦道即可行内镜治疗。此法与外科手术相比，无严重并发症，无死亡率，痛苦小，安全易行。特别是在外科手术各种胆肠吻合术式已经做尽，吻合口仍然狭窄，使术者处于进退维谷而患者处于绝望的境地时，此时内镜治疗更加得心应手，起到了外科手术所起不到的作用[6]。

4. 关于彗星征定律[4]　彗星征是胆镜技术领域中的新概念，新名词。当B超和胆道造影的各种检查均肯定提示有肝内结石时，但纤维胆道镜检查却未发现结石，常使术者迷惑不解，致使结石漏诊。然胆道镜下却可见到该处胆管内有黄白色絮状物漂浮，其头部细小连于胆管壁；尾部较宽，漂浮于胆管中，状如彗星。此时镜下仔细探查彗星头部，将发现有极度狭窄的胆管开口。若进一步扩开胆管开口，可发现该支胆管内充满脓液和结石。正如前述讨论肝内结石病理生理时指出，由于肝内胆管狭窄梗阻，引流不畅，炎症化脓，胆管内压力增高，脓液向外喷射，形成了彗星征的特殊现象。经过临床上反复的印证，我们发现了一条规律，即：在肝内胆管，有彗星征必有胆管狭窄和结石，但不能逆反。这一条定律，经全国100余家医院5000余例次病例调查核实，无一例例外。彗星征定律的发现，其临床意义为：认识彗星征就可以避免肝内结石漏诊，直接影响到肝内结石的治疗效果；认识彗星征就知道有否肝内胆管狭窄的存在，提示胆镜取石的难度；认识彗星征就可推测肝内结石的预后。

总之，由于纤维胆道镜技术在临床的应用，过去曾认为是疑难之病的肝内结石，如今一跃变为易治之病，在我院已经形成肝内结石的常规治疗，这是内镜外科的巨大进步。这里应该强调：手术、内镜两者需要相互配合，相辅相成，如此方能取得更好的治疗效果。

附件1　参考文献

[1] 张宝善．纤维胆道镜的临床胆镜应用．实用外科杂志，1982，2：20－21．

[2] 张宝善．肝内残余结石的治疗．实用外科杂志，1991，11：566－567.

[3] 张宝善．胆道狭窄的纤维胆道镜的治疗．中华医学杂志，1991．71：286.

[4] 张宝善．肝内胆管“彗星征”的临床评价．中国实用外科杂志，1997．17：182－183.

[5] 张宝善．迎接内镜外科新时代．中国现代学杂志，1992，2：102－103.

[6] 张宝善．胆镜在胆胰疾病方面的应用．中华消化内镜杂志，1999，12：3－4．

[7] 周望先，周明忠，刘培根，等．肝内结石的手术内镜综合治疗．中华消化内镜杂志，1998，15：355－356.

[8] Zhang BS yamakawa T. What is the best way to theat intrahepatic stones？G astroenterol Endoscopy，1999，41：575－577.

[9] Nimura Y，Kamiya J I. Cholangioscopy. Endoscopy，1996，28：138－146.

附件2　硬质超声胆道镜在胆囊息肉诊断和治疗中的应用价值

目的　探讨超声胆道镜诊断与治疗胆囊息肉的可行性。方法　2008年6～11月，采用自主研发的CHiAO（桥牌）三通道硬质胆道镜与微型超声探头等设备组成超声胆道镜，实施保留胆囊、切除胆囊息肉手术16例。术中根据超声胆道镜检查所显示胆囊黏膜的完整性、胆囊壁各层次的变化、息肉的形态等信息，判定息肉的性质并决定治疗方案，良性者保留胆囊，切除息肉，息肉及胆囊壁组织送病理检查。结果　16例手术均成功，过程顺利，无1例并发症出现，术中发现：单发息肉6例，多发10例；单纯息内者5例，合并结石者11例；腺瘤1例，非瘤性15例，16例均为良性，病理符合率100%。结论：超声胆道镜是一种新设备，对准确了解息肉的形态、结构、性质以及胆囊壁各层次的变化有重要意义，为胆囊息肉的诊断和治疗提供了新平台，用超声胆道镜治疗胆囊息肉是一种安全、有效、可行的新方法。

作者：乔铁，张阳德，冯禹阳，等．硬质超声胆道镜在胆囊息肉诊断和治疗中的应用价值［J］．中国内镜杂志，2009，7.

以下附件3~5引自全国首届内镜微保胆取石（息肉）学术大会论文汇编

附件3　保胆手术指南附件2007.12.

广州第一医学院附属医院微创外科中心微创保胆手术指南　刘衍民

适应证：胆囊结石，胆囊息肉

并有证据证明胆囊有功能；胆囊壁≤3mm；胆囊管，胆总管通畅。

禁忌证

1. 胆囊癌或未排除胆囊癌；

2. 胆囊肿瘤性息肉经病更有提示增生活跃或重度增生；

3. 萎缩性胆囊炎；

4. 瓷化胆囊；

5. 合并糖尿病者；

6. 胆囊结石诱发急性胆囊炎；

7. 胆囊管或胆总管不畅；

8. 肝内胆囊；

9. 胃大部分切除毕Ⅱ式胃空肠吻合术后患者；

10. 患者全身情况极差不能耐受麻醉与手术；

11. 凝血功能障碍；

12. 肝功能损害严重未能纠正。

接受保胆手术者条件：

1. 了解手术过程和可能发生的并发症；

2. 接受术后生活指导，与必要的护胆治疗；

3. 有保胆有手术要求。

术前准备：

1. 一般准备

1.1　调查与评估：了解病史。重视患者的生活饮食习惯和饮食结构，重视过去病史，初步评估患者结石的类型和成石的可能原因。

1.2　知情谈话与签字：向患者说明手术的过程以及术中术后可能出现的并发症和术后治疗。

1.3　患者签字同意保胆，并同意如术中发现胆囊管或胆总管下端不通畅或其他意外情报况有中转为腹腔镜胆囊切除的可能。

2. 术前检查

B超：了解肝胆脾情况；了解胆囊收缩功能；了解胆囊位置与体表投影。

ETC：了解胆囊功能与胆道通畅情况。

CT或MRCP：有疼痛史，并于发作时有肝功能异常，有黄疸或黄疸病史者必须进行此项检查，了解胆道通畅情况。

X线：心肺常规检查。

心电图：了解心脏情况。

血液检查：肝功能、血脂、凝血指标，传染病八项以及其他术前各项常规检查。

3. 器械设备准备

C臂X光机、造影剂、腹腔镜设备全套、硬质胆道镜、扩张器和相应的外鞘管、导丝、异物钳、网篮、影像转录系统、液电或弹道碎石设备。

手术方法：

1. 麻醉　小切口方法可用硬麻外麻醉；腹腔镜方法可用气管内或喉罩全身麻醉。

2. 体位　头低足高位

3. 手术步骤

（1）小切口法：根据B超资料，胆囊能提达肋缘下者，预先予B超定位。根据B超所指的胆囊底体表位置做一2~3cm切口，逐层进入腹腔，小拉钩牵拉暴露。用皮钳抓持胆囊底出切口，用丝线悬吊固定，让胆囊底部露在腹壁外切口中。

（2）腹腔镜法：大多数患者都可选此法。先按腹腔常规方法做气腹入镜，检查肝胆情况，了解胆囊周围有无粘连，有无畸形，胆囊壁有无水肿，增厚等情况，胆囊有粘连应予解除，胆囊底靠近右肋缘者估计胆囊可以在肋缘下拉出时，可于胆囊底所在位置的体表做小切口入12mm穿刺套管，经该套管入钳抓住胆囊底提到切口外操作。如果肝胆位置较高，提到肋缘有困难，则完全在腹腔镜下操作，入针线将胆提起。

（3）胆囊造口：用电刀切开胆囊底约0.5~1.0cm，将鞘管置入胆囊内。

（4）胆囊息肉摘除术：应用硬性胆道镜经鞘管进入胆囊，入生理盐水，排出胆汁，在明视下应用活检钳夹住息肉基底部，将其摘除息肉基底生化层必须刮净，钳压1～3分钟止血，必要时引入电凝导线小心电灼止血（胆囊腔用甘露醇灌注）取出的息肉标本立即送病理室行冰冻切片病理检查。用细可吸收线修复胆囊。如果病理报告有不适合保胆情况则改行腹腔镜胆囊切除。

（5）硬性胆道镜取石术：全部胆囊结石取出都用硬性胆道镜操作。入水压力宜小，勿将小结石冲入胆管，必要时用胆管夹暂时夹闭胆囊管。大的结石可用网篮套出，结石太大也可用液电或弹道碎石工具碎小后取出或加大水压让结石经鞘管随水流流出，勿让碎石溢入腹腔，胆囊腔取完结石后必须全部检查胆囊壁，镜下细查如有黏膜下结石，可用异物钳将结石处黏膜轻轻撑开一小细口，将结石取出或钳出。胆囊壁上全部小息肉一并摘除，胆囊颈部的膜状粘连或狭窄也要扩张解除。取出之小息肉全部送病理。

（6）胆囊管通畅试验：①停止入水，检查胆囊管有无胆汁涌入；②试插导丝能否进入胆囊管；③必要时经胆囊胆道造影检查胆囊管胆总管是否通畅。胆道不通畅，胆总管胆囊管有结石者必须一并取出，否则必须切除胆囊。

（7）胆囊修复：胆囊切口用0/5可吸收线缝合，缝毕后用挤压或造影方法查有无胆漏，任何细小漏口都必须缝闭。

（8）引流：一般不放置引流，如没有把握，有胆漏可能者可经穿刺口放置引流管到胆囊窝，48小时未见胆漏即可拔除。

（9）腹壁切口处理：<1cm切口无须缝合，>1cm伤口均需缝合。

（10）术后处理：①可预防性使用抗生素1～2天，24小时后进食。②术后护胆防复发，采取个性化原则，根据结石成分、肝功能、血脂等情况和结石成因的评估，给患者提出建议，包括改变不良生活习惯，改变饮食结构，加强锻炼，给予护肝和促进胆囊功能恢复的药物，降脂，溶胆石药物，促进胆囊功能恢复的物理治疗。③术后1个月、3个月、6个月、1年，以后每年一次随访，了解胆囊功能与结石复发情况。全部资料入卡，电脑存储。

附件4 新式内镜微创保胆取石技术操作规范（讨论稿）

张宝善　刘京山　刘衍民　乔铁 2007.12

手术适应证

1. 经B超或其他影像学检查确诊为胆囊结石、胆囊息肉。

2. 患者有临床症状。

3. 经 Te^{99} ETC或口服胆囊造影，胆囊显影，功能良好。（并有证据证明胆囊有功能；胆囊壁≤3mm；胆囊管，胆总管通畅。）

4. 经 Te^{99} ETC或口服胆囊造影不显影，但术中能取净结石。

手术禁忌证

1. 胆囊萎缩；胆囊壁增厚>5mm，致胆囊腔消失者。

2. 胆囊管内结石无法取出，预计术后仍无法取出者。

3. 胆囊管经术中造影证实梗阻者。

4. 术中B超或造影见胆囊管结石，而术中胆道镜无法发现者。

5. 合并胆总管结石者。可先行EST取石后再行保胆手术。

术前准备

1. 血、尿、便常规、胸透、心电图检查。

2. 肝功能检查、胆红素检查、肾功能检查、凝血功能检查。

3. 肝胆胰腺B超检查。

4. 口服胆囊造影或 Te^{99} ETC，胆囊动态显像。

5. 必要时行CT或MRCP，ERCP检查。

6. 术前禁食6小时以上。

手术方法

麻醉：连续硬麻外麻醉；静脉复合全麻。

手术步骤

一、经腹腔镜微创保胆取石手术

1. 常规消毒皮肤制造气腹。

2. 经脐旁穿刺放入管鞘插入腹腔镜检查观察。

3. 在上腹正中，右上腹，右中腹安放3～4个管鞘。

4. 在胆囊底部切开胆囊，切口视结石大小。

5. 吸净胆汁后进入纤维胆道镜仔细观察，确认结石后，用取石网篮将结石取净。

6. 对于嵌顿之结石可行内镜下碎石后取净。

7. 仔细观察胆囊管，将胆囊管内结石取净。

8. 观察胆囊开口处有胆汁流入。

9. 必要时行术中胆囊造影术，证实胆囊管是否通畅，有否结石。

10. 有条件者术中B超检查胆囊结石是否取净。

11. 用可吸收线将胆囊切口全层连续缝合一层，浆肌层包埋一层。

12. 手术结束，常规处理腹壁创口。

二、开腹内镜微创保胆取石术

1. 常规消毒皮肤。

2. 在右上腹莫菲氏点（或经B超定位）横行切开皮肤3~4cm，依次切开皮下组织顿性分离肌肉直至腹膜，进入腹腔。

3. 在胆囊底部提起胆囊，经穿刺证实是胆囊后，在其底部切开胆囊。

4. 插入胆道镜（软性或硬性），观察胆囊内部，用取石网篮将结石完整的取出，切忌碎石，如此，完全彻底，取净结石。

5. 对于嵌顿结石可行内镜下碎石后，解除嵌顿，必要时应用我国胆道镜碎石治疗仪，取净结石。

6. 仔细探查胆囊管，将胆囊管内结石取净。

7. 观察胆囊开口处有胆汁流出。

8. 必要时可行术中胆囊造影，证实胆囊管无结石，通畅。

9. 有条件者可行术中B超检查，证实结石全部取净。

10. 胆囊开口用可吸收线连续全层缝合及浆肌层包埋。逐层关闭，皮肤用拉合胶条黏合，免去术后折线。

三、腹腔镜辅助内镜胆取石术

1. 皮肤消毒同腹腔镜手术。

2. 常规腹腔充气，从肚脐部插入腹腔镜探查胆囊位置。

3. 在腹腔镜监视下相当于胆囊底部决定右上腹皮肤切口，直至腹膜。

4. 用腹腔镜长钳经管鞘插入腹腔或直接插入腹腔：直接夹住胆囊底部（此时结束腹腔镜操作）将胆囊提出腹膜外行胆囊取石，如有困难，则切口扩大，在腹腔内切开胆囊取石。

5. 胆囊缝合及关腹步骤同第二种手术方法。

四、术后处理

1. 手术后12小时可以饮水，术后24小时可进清淡流食。

2. 手术后48小时可进清淡半流质。

3. 手术后一周恢复正常饮食。

4. 手术后2周开始服用熊去氧胆酸（优思佛）300mg/d。手术后每年复查B超一次。

附件5　新式内镜微创保胆取息肉技术操作规范（讨论稿）

张宝善　刘京山　刘衍民　乔铁 2007. 12

一、手术适应证

1. 经B超或其他影像检查，确诊为胆囊息肉直径大于>0.6mm者或者胆囊多发息肉者。

2. 经 Te^{99} ETC或口服胆囊造影胆囊显影，胆囊功能正常者。

3. 虽 Te^{99} ETC或口服胆囊造影不显影，但术中证实胆囊管通畅者。

4. 合并有胆囊结石者参照胆囊结石处理。

二、手术禁忌证

1. 术中病理证实息肉为恶性者。

2. 息肉广基，无法彻底切除者。

3. 息肉切除后创面出血，止血无效者。

三、术前准备

同胆囊结石。

四、麻醉

同胆囊结石。

五、手术步骤

（一）经腹腔镜微创保胆取息肉术

1. 常规消毒制造气腹。

2. 经脐穿刺放入管鞘插入腹腔镜观察。

3. 在上腹正中，右上腹，右中腹安放3～4个管鞘。

4. 在胆囊底部切开胆囊。

5. 吸净胆汁后插入纤维胆道镜，仔细检查，确认病变。

6. 使用活检钳在息肉根部将息肉完整切除，急送冰冻病理检查。

7. 将切除之息肉创面止血。

8. 观察胆囊开口处有胆汁流入。

9. 病理证实为良性病变后，用可吸收缝合线将胆囊切口连续全层缝合及浆肌层包埋。其余步骤同保胆取石术，有条件者可行术中B超检查，证实胆囊息肉切净。

（二）开腹微创保胆息肉切除术

1. 皮肤消毒同腹腔镜手术。

2. 常规腹腔充气，从肚脐部插入腹腔镜，探查胆囊位置。

3. 在腹腔镜监视下相当于胆囊底部决定右上腹切口，直至腹膜。

4. 用腹腔镜长钳经管鞘插入腹腔或直接插入腹腔，直接夹住胆囊底部。（此时结束腹腔镜操作）将胆囊提出腹膜外。

5. 在胆囊底部提起胆囊，必要时经穿刺证实为胆囊后，在其底部切开胆囊。

6. 吸净胆汁后插入纤维胆道镜，仔细检查，确认病变。

7. 使用活检钳在息肉根部将息肉完整切除，急送病理检查。

8. 将切除息肉创面止血。

9. 观察胆囊开口处有胆汁流入。

10. 病理证实为良性病变，用可吸收缝线将胆囊切口连续缝合及浆肌层包埋。

11. 有条件者可行术中B超检查，证实胆囊息肉切净。

12. 手术结束，常规处理腹壁切口。

六、术后处理

同胆囊结石术后处理。

（林向阳　王秀平）

第十八篇　胆囊结石（息肉）外科保胆治疗

第一章　保胆手术适应证和禁忌证

第一节　保胆适应证

保胆适应证是一个相对的概念，存在争论，还没有统一的规范，在相当时期内还难以统一。由于经验、习惯、条件和看问题角度不同选择范围可有很大差别，如单纯从降低复发率角度出发，条件越严格复发率可能越低。如单发、病期短，胆囊壁薄，弹性好、无粘连，复发机会肯定低于多发、病期长、胆囊壁厚，弹性差，有粘连者；概率是一回事，对具体个人又是另一回事，因为有相当一部分条件不太好的患者由于手术方法、术后治疗和预防措施等原因，效果也很好，多年内不一定复发。因此，部分条件不好的患者保胆愿望也十分强烈，希望能延长胆囊的使用寿命。在保胆实践中遇到很多这样的患者，他们因胆石症走访过很多家医院，不乏名牌大医院，这些医院的专家，对切胆后果通常是轻描淡写，但对保胆复发问题可谓浓墨重彩，说得比切胆并发症、胆道损伤还要严重，但患者还是回过头来要求保胆。有一患者冯某，女，70 高龄，胆石病数十年，每家医院都建议切除胆囊，患者一心希望保留胆囊，拒绝切胆，2006 年终于等到有可以保胆的医院。手术中见近百粒结石，胆囊壁水肿，壁厚约 6mm，手术中考虑胆囊功能较差，最好切除，但是患者及家属表示无论如何一定要保留胆囊，术后近 8 年情况很好，未见复发，B 超示原有脂肪肝减轻。冉瑞图教授提出人们寄望于用预防来结束切胆时代，到那时，切胆主要用于癌症治疗，由于这样的时代尚未到来。有些疾病，如胆囊已经萎缩、胆囊瓷化、胆囊管闭塞无法疏通、胆囊完全失去功能及不能排除癌变者应该切除外，其他情况，在说明情况后，参考患者的意愿。因为患者“知情”和“意愿”是循证医学中的重要因素之一，目前多数单位选择的指征包括：

1. B 超等检查诊断急、慢性结石性胆囊炎；
2. 胆囊大小基本正常；
3. 胆囊壁厚≤5mm；
4. 胆囊功能存在；
5. 病情不允许胆囊切除，内科控制症状无效；
6. 胆囊良性肿瘤；
7. 没有绝对禁忌证情况下患者坚决要求保留胆囊。

第二节　手术禁忌证

1. 胆囊已经萎缩、胆囊瓷化、胆囊管非结石性闭塞、无法取出的胆囊管结石。

2. 弥漫性胆囊肌腺病。

3. 不能排除胆囊癌变。

4. 患有其他影响腹部手术的全身重要脏器性疾病、血液性疾病等。

总之，保胆适应证是保留有功能的胆囊，至于选择什么样的胆囊来保留，只能主要看具体的医生和患者的取向。目前很难有统一和有约束力的指南和规范。目前，关于什么样的患者可以保胆，众说纷纭：

有人认为[1]：保胆适应证为：①无症状或首次发作；②单发或数量少，胆囊功能大于 50%；③高龄患者不能耐受切胆手术；④手术风险过高者。手术禁忌证：①多发和小结石，胆囊炎反复发作；②胆囊管不通或合并胆总管结石，胆囊息肉，胆囊癌或胰腺炎等，但在总结该院 15 年开展 11 例，15 年后随访 9 例，7 例复发，均手术切除后建议终止在单纯胆囊结石中应用，意思是其他情况复杂的可以保胆。

有人在“给保胆手术降温”[2]一文中建议，对年龄较大，预计存活期内再生结石可能性小或存在并发症而手术有非做不可的患者或胆囊炎较重，切除胆囊有风险或术中不能确定胆囊管时，改行胆囊切取开石较适宜。

邹一平建议的 6 条适应证[3]是：①胆囊大小基本正常，胆囊壁厚 < 3mm；②胆囊功能良好；③胆囊管无结石梗阻；④胆囊结石少；⑤近期无发作；⑥患者有明确的保胆要求，完全理解结石复发可能性。禁忌证是：①胆囊炎症明显；②胆囊充满型结石；③胆囊分隔；④胆囊萎缩；⑤伴发胆总管结石或急性胰腺炎；⑥可疑胆囊恶性肿瘤；⑦胃大部切除术后；⑧糖尿病患者。

张圣道、韩天权[4]建议：胆囊结石，胆囊功能尚好时采取“保胆”方法；不存在导致胆固醇过饱和的全身因素[5]，以及没有胆囊内促成核和导致胆汁淤积的因素等。

吕文才等[6]发表“保胆手术应该慎行”，提到：结石复发的患者向医生“讨个说法，你能安心工作吗？并提出保胆手术的四个前提，即胆囊炎症可以逆转、胆囊结石的形成可以预防、术后结石复发率较低、绝大多数患者从手术中获益。否则，保胆手术应该慎行。事实上 LC 讨说法或诉讼率高于 OC，美国占普外的 20%，英国占同期诉讼案的 64%，临床上很多不适合切除手术的患者取石后炎症逆转，很多老年人不需再手术也能正常存活；普通患者组复发人群中约 8.6% 需再手术胆囊切除；约 70% 胆石症与环境与饮食有关，属于可预防性疾病。所以，保胆能使绝大多数人受益，即使这样，与各种治疗方法或手术一样都应慎行，能食疗不吃药，能吃药不手术，能小手术不做大手术，能保留的组织不切除。医生有不同的建议，患者也有不同的需求，在告知的前提下，患者的愿望就成为主要考量。因此，复发率老在 50% 以上，经常受到患者投诉，手术后炎症不消退，症状不改善等的单位不应该开展，就像以前写入教科书的很多方法，不用禁止，也会自生自灭。疾病可预防性，特别是大多数与环境和生活方式有关的疾病，如胆石症是可以预防的，预防为主的策略没有把胆石病排斥在外的理由，术前、术中、术后都要预防，即使能符合这些前提还应该慎行，还应具体问题具体分析。

综上所述，作者归纳适应证的建议有：①建议限于老年患者[2]，理由是不用担心复发，这约占患者数的 20%；②建议在高危人群中采用[1]，因为这些人不能耐受胆囊切除；③建议对单发、单纯、无症状及功能好的胆囊应该保留[3,4]，理由是这些患者复发率较低，这部分占发患者数的 60% ~70%；④建议不存在导致胆固醇过饱和的全身因素，以及没有胆囊内促成核和导致胆汁淤积的因素者可保胆[5]，这些人也不容易复发，如此等等。有意思的是，这些建议提出的理由都很难推翻，尽管建议背后的证据均属非 RCT，但强度却同是回顾性的。更有意思的是，如果确实没有证据推翻上述建议，说明除了能切除的癌及上述手术禁忌证之外，如果患者提出保胆的要求，医生均无权利和理由拒绝，综合以上各种建议，再次说明保胆适应范围之广泛。

第二章　术前胆囊功能的评估

理论上，胆囊功能的测定和评估的主要内容包括：浓缩功能、动力学功能、排空功能和分泌功能等，目前多以浓缩功能和动力学功能测定为主，但是除研究者外，这些评估方法目前临床上

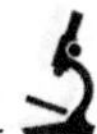

已很少应用，特别对切胆医生而言，已经没有多大意义；对保胆而言，也只能反映结石取出前的状态，因而要做到对胆囊功能更客观的评价，还应考虑更多相关因素，如结石梗阻、炎性水肿等的动态的变化，目前归纳起来有四种方法：

第一节　胆囊浓缩功能测定方法[7]

肝脏分泌的胆汁进入胆囊储存时，胆汁的浓缩既受黏膜吸收功能的影响，又受空腹容积的限制，而后者是由胆囊动力来调节。因此，胆囊的浓缩功能受黏膜和平滑肌的双重作用。

通过测量某种化合物在胆囊内分配的量可表示胆囊的储存浓缩能力，方法是：

1. 测量“胆汁酸池”在胆囊内储存的百分率。用同位素稀释技术测量“胆汁酸池”，再从胆囊容积和胆囊内胆汁酸浓度计算出胆囊内胆汁酸量。正常人在一夜空腹后胆囊内储存60% ~90%的“胆汁酸池”。

2. 静脉滴注吲哚氰绿（indocyanine green），测定它在肝胆汁和胆囊胆汁之间的分配比例，采用这种方法，测得每小时分泌的肝胆汁中有50% ~75%储存于胆囊。

3. 测定锝^{99m}－羟亚氨基乙酰乙酸在胆囊内的分配率，其范围为50% ~80%。从这些正常范围可以认为，肝胆汁进入胆囊的分流率变异很大，一夜空腹后分流到胆囊的有50% ~90%。用这些技术测得胆囊结石患者的胆囊储存能力与正常人无明显不同。

第二节　胆囊动力学测定方法[7]

用来估计胆囊收缩率的有口服胆囊造影，胆红素测定法，胆道闪烁显像和超声检查法。胆囊造影的理论是在1924年提出的，但直到1952年使用碘番酸作造影剂才使口服胆囊造影的方法完全成熟。沿用到20世纪80年代，最近有被超声检查和胆道闪烁法代替的趋势。口服胆囊造影的缺点是有放射线损伤的危险，不宜多次测量，定量粗糙，依据X线片只能做二维测量。胆红素测量的方法烦琐，未得到临床应用。胆道闪烁法的测量准确，能测出胆囊排空率的排空速率，但不能得出空腹容积和残留容积，还有使用同位素之嫌。1980年，Everson采用B超行胆囊的三维测量，结合计算机计算，精确地反映了胆囊动力学的全面状况。该方法经过简化，已在胆囊动力学研究和临床中应用。

目前的胆囊黏膜的吸收和分泌功能的测定尚不可用，但对于了解胆囊的形态和动力的方法已经相当成熟和有效。

第三节　简便评估方案

新近有人[8]提出胆囊功能评定简易标准，认为胆囊功能包括胆囊收缩率、空腹胆囊容积和餐后胆囊容积以及胆囊壁厚度等指标。为了便于临床应用，最后简化为：

1. 正常胆囊功能标准为胆囊收缩率≥75%。

2. 胆囊壁厚≤3mm两项指标。

专家认为，胆囊收缩率低，胆囊壁增厚，两项指标中任何一项不在正常范围内，即表明胆囊功能不正常。并强调应用这两项指标进行评判，基本可排除胆囊功能不正常。

第四节　动态评估方案

前两项评估胆囊功能的方法和结果只反映术前的情况，是在结石存在、嵌顿和炎性水肿等情况下的功能状况。所以，不能反映结石取出和治疗后的胆囊功能情况，目前除研究外，无论内科、外科，不仅“切胆”医生不用，“保胆”医生也很少应用。第3种方法，胆囊壁厚≤3mm才算正常，条件过于严格，也只能反映术前情况，临床上结石取出后原来不显影的可以显影，收缩不佳的状况、浓缩功能、胆囊黏膜的吸收和分泌功能都有所改善或恢复正常。

所以，应该辩证、全面、动态的分析才能比较准确地评估胆囊的功能。除非胆囊形态、轮廓不清、萎缩、胆囊壁瓷化、厚度不均等为不正常或失去功能。因此，在保胆取石的实践中对胆囊功能的评估应该根据术前、术中、术后三个时段动态观察来系统评估才能得出相对客观的评价。

1. 术前根据症状及胆囊B超等检查情况，如果患者进食后胆绞痛，说明收缩功能存在；如果口服胆囊造影不显影或显影不佳，也只能说明胆汁回流受阻，而不能说明胆囊永久性无功能，而且，有的患者由于进脂肪餐可能引发急性胆绞痛，不宜常规开展，需要结合 B 超、CT 等检查。值得一提的是多角度，放大的 MRCP 胆囊管造影多维图像，它对确定肝内外胆管形态、有无结石、有无占位性病变及胆囊管是否通畅和胆囊功能有重要参考价值。但是术前情况也只能作为参考。

2. 术中观察胆囊壁厚度、光滑度及黏膜情况，5mm 以下的厚度说明胆囊壁基本在正常范围；如胆汁颜色正常，说明胆囊管通畅，胆汁白色，可能为胆囊管有结石存在或暂时性水肿梗阻或闭塞，因术前检查可能难以发现，手术中必要时仍然需要手工探查来判断（见本章哈袋结石和胆囊管结石保胆治疗章节）；如结石除祛后有胆汁回流，说明胆囊管通畅，胆囊有贮存功能。

3. 如胆囊结石去除后仍无胆汁流出，但未发现其他病变，可能存在胆囊炎性水肿；最好中转胆囊切除，如病情不允许或患者坚决要求暂时保留胆囊，可在胆囊内置引流管，术后若一周左右有胆汁流出说明胆囊仍有贮存功能；如一直无胆汁，说明胆囊管仍未通畅或已完全闭塞已无贮存胆汁的功能，如无症状可继续观察，这种患者不用担心结石复发，因为胆囊内已无成石胆汁。但 B 超仍需定期随访，防止癌变。如有症状可根据患者情况选择手术方法（含传统切除、腹腔镜、部分切除、化学切除或胆囊开窗术）。实践证明，去除了结石，加上胆囊底部悬吊，可通过改善胆囊的引流，增加胆囊动力而改善胆囊的功能。所以，胆囊的功能不是一成不变的。术后 3 个月以上也可用 B 超脂肪餐以及根据条件采用上述各种方法了解胆囊功能恢复和改善的情况，为治疗参考。

第三章　保胆手术方式

近 20 多年来，保胆外科手术治疗方法在不断丰富和改进，这些方法各有所长，最好根据医院条件，医生的操作习惯来选择。目前多用的方法有小切口胆道镜取石、腹腔镜（或辅助）取石（息肉）、完全腹腔镜结合胆道镜保胆取石（息肉）、免气腹全腹腔镜取石（息肉）等。

第一节　小切口内镜保胆取石（息肉）操作方法

一、麻醉选择

硬膜外麻醉或全麻

二、操作方法

切口位于右肋缘下，锁骨中线，胆囊投影处，长平均 3～4cm，肋缘下或是经腹直肌直切口，必须说明切口大小和方向，要根据病情、胖瘦和手术难度和方式而定。我们多选择正中旁，经腹直肌切口，切开皮肤皮下，腹直肌前鞘，纵行顿性分离腹直肌，切开腹膜进腹。观察胆囊及周围粘连情况。于胆囊底部根据结石大小，戳开约 1cm 左右小口，吸尽胆汁，用胆道镜仔细观察胆囊黏膜和胆汁情况，结石或息肉大小、数量和形态。用取石网篮、异物钳取出较大结石，用吸引器吸出小的结石及炎性絮状物，对黏附在胆囊壁上，各种方法难以清除的胆泥，可用小的纱球擦拭（图 18－1）。电凝基底部后取出息肉（必要时送快速冷冻病理检查）。最后再次观察是否有结石或息肉残留及胆汁回流情况。根据胆囊情况确定是否行胆囊底部悬吊术、胆囊哈袋整形、胆囊肝总管吻合、胆囊管切开取石等（见特殊情况下保胆治疗）。最后用 000 可吸收缝线，连续交锁两层缝合胆囊切口，用干净湿纱布吸净腹腔内冲洗液和残留胆汁。缝合腹壁各层切口，手术完毕。我们不用各种碎石器碎石，避免胆囊壁的损伤。（图 18－2）

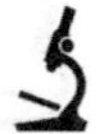

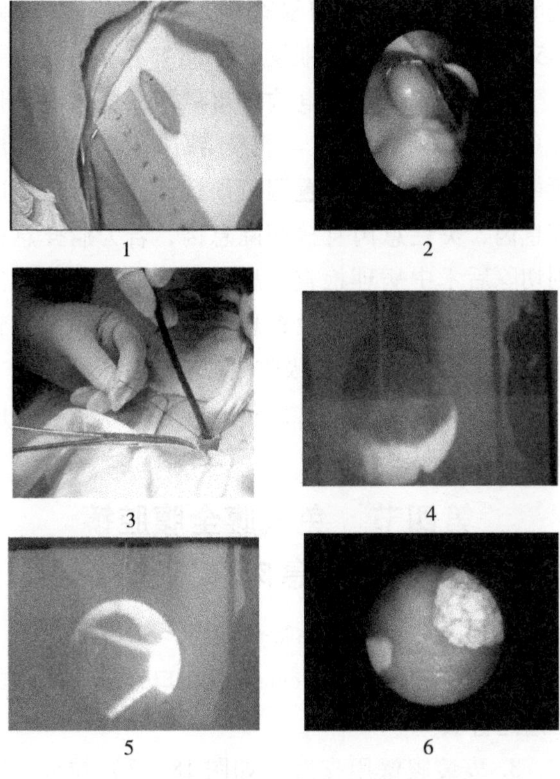
图 18-1（1~6）　切口 3~5cm 胆道镜胆囊内检查发现结石

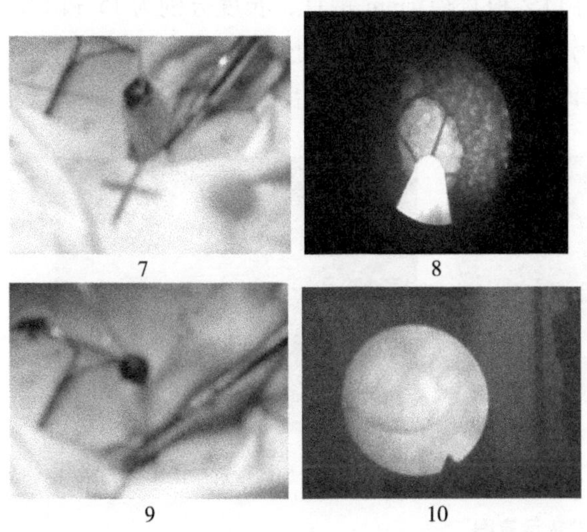
图 18-1（7-10）　取石篮取出结石胆道镜复查胆囊腔

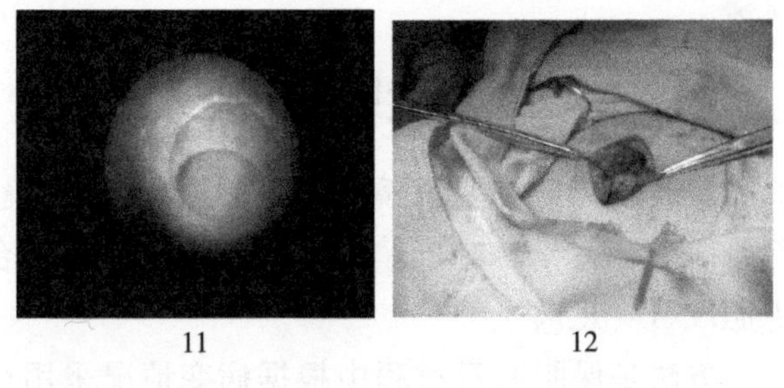
图 18-1（11）显示胆囊管开口；（12）胆囊悬吊在腹壁

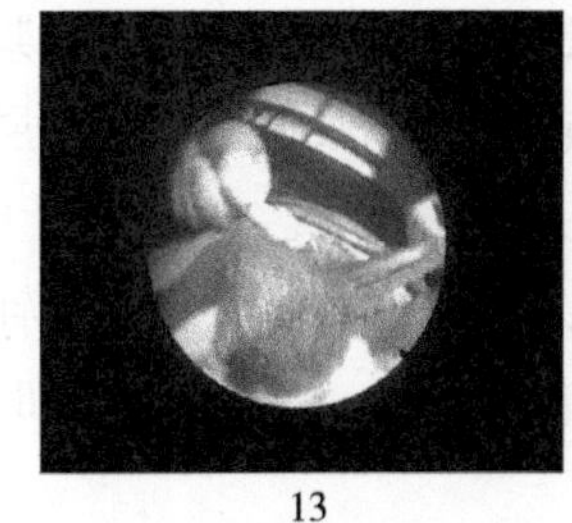
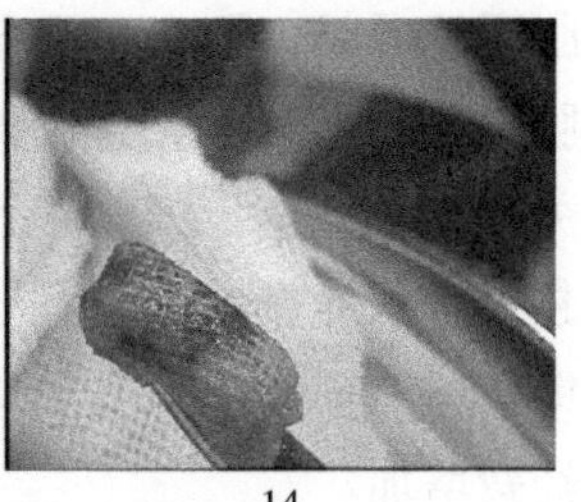
图 18-1（13~14）　小纱球拭去胆囊壁的胆泥

图 18-1　小切口保胆手术示意图组

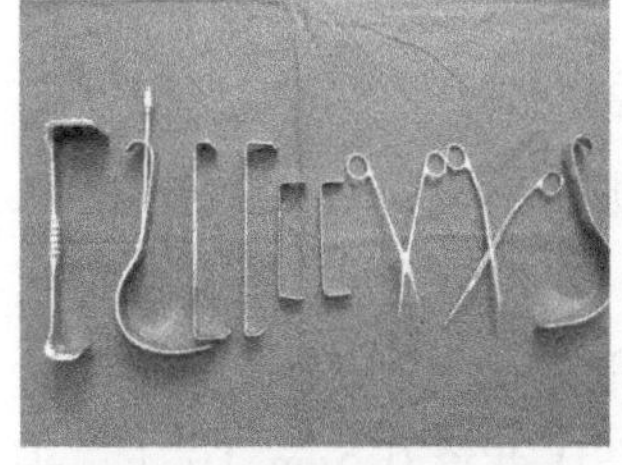
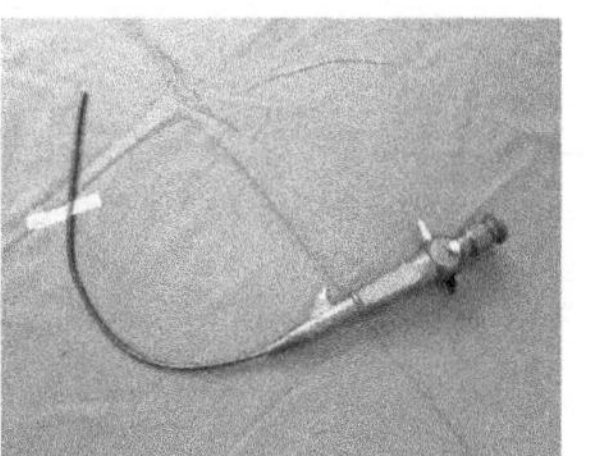
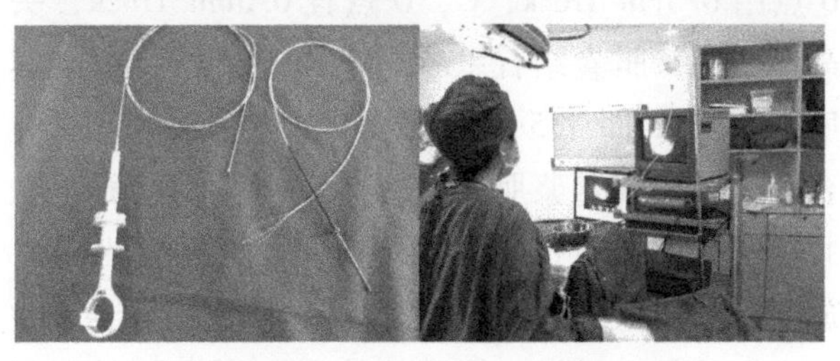
图 18-2　小切口保胆手术器械图组

（胆道镜取石蓝及全套显像设备）

第二节　腹腔镜辅助保胆取石取息肉操作方法

1. 气管插管全麻。

2. 建立气腹，于脐下做弧形切开皮肤，用气腹针穿刺进腹，调节气腹压力在 10~13mmHg。

3. 经脐下做弧形切口，插入腹腔镜探查胆囊病变情况以确定能否行保胆手术，引导选择右肋弓下腹壁切口（腹壁距胆囊底的最近点）约 2cm；提出胆囊，直视下用去芯气腹针穿刺胆囊底并吸净胆汁，根据 B 超检查结石大小，将胆囊底切开 0.7~1.2cm 切口，于胆囊底切口周围缝合 3 针牵引胆囊，供胆道镜反复插入之用。将纤维胆道镜从胆囊底切口插入胆囊腔内，在胆道镜直视下用取石网套取结石，对细小泥沙样结石，采用胆道镜吸附器将结石取净；对胆囊壁黏附结石，用胆道镜活检钳取出。并刷洗清除胆囊黏膜附着的胆固醇结晶，观察胆囊管处有胆汁流入胆囊，表明胆囊管通畅。用 000 可吸收线缝合胆囊切口并浆膜片化，以减少粘连影响胆囊的收缩功能。依层关闭腹腔，皮肤切口用胶条拉拢黏合。术后 2 周 B 超复查胆囊壁情况并测定胆囊收缩率。腹腔镜辅助保胆取石治疗，优点切口更小，但设备增加，经费增加。

第三节　完全腹腔镜结合胆道镜保胆取石和取息肉术方法

1. 全麻。

2. 建立气腹，方法同上节。

3. 采用 LC 标准四孔，A、B、C、D 四点，A 点 1cm Trock 脐部置镜，B 点在取胆囊结石时用 Trock，以方便取石，当取息肉或胆囊结石较小时 B 点用 0.5cm Trock，C、D 点置 0.5cm Trock，头高足低位，胆囊结石患者用电钩或超声刀在胆囊底部切开 1.0～1.5cm，电凝止血。用 4 号丝线缝合两针（胆囊壁浆肌层与腹壁）将胆囊壁固定在腹壁上；用取石钳和胆道硬镜，取石网取出结石放入标本袋或直接及时吸出，助手用吸引器及时吸走胆汁及冲洗液，胆道镜检查胆囊及胆囊颈部无残余结石，胆囊管通畅有胆汁流出，000 可吸收线间断或连续缝合胆囊全层，针距 2mm，边距 1.5～2.0mm，另加浆肌层缝合。

胆囊息肉患者用电钩或超声刀在胆囊底部切开 0.5cm，电凝止血，与胆囊结石同样方法，将胆囊壁固定在腹壁上，置胆道硬镜检查：若为胆固醇息肉，炎性息肉直接切除息肉，若为瘤样息肉则切除后术中病理检查；息肉切除前先电凝息肉的血管，避免出血。检查息肉切除干净，胆囊管通畅，无出血，000 可吸收线两层缝合胆囊。

设备与腹腔镜切胆相同，术中用纤胆镜（图见腹腔镜切胆术章节）

第四节　免气腹全腹腔镜取石（息肉）方法

1. 置胃管，气管插管全麻。

2. 于脐孔旁做 1.5cm 弧形切口，置入特制的三通道硅胶塞。

3. 安装腹壁用支架（如图 18－3）拉起，增加腹腔内操作空间。于脐上与右侧肋缘下经皮下穿过 2 根直径 1mm 钢针，长度分别为 15 和 12cm，另在同侧肋缘上方 2cm 处皮下插入与肋缘平行的钢针，长 10mm。然后用悬吊装置固定并上提钢针。

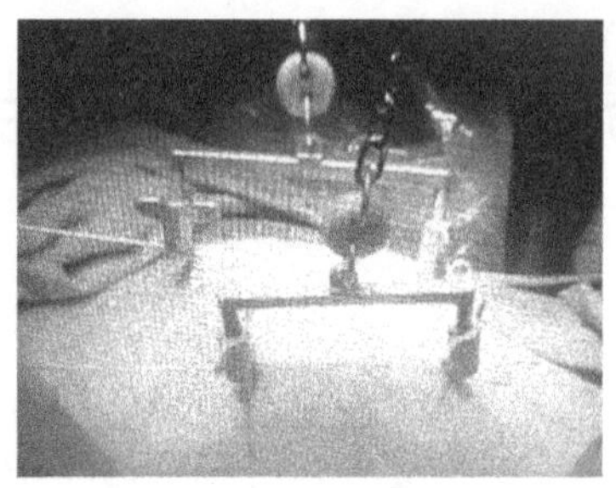
a.腹壁按装免气腹外置设备

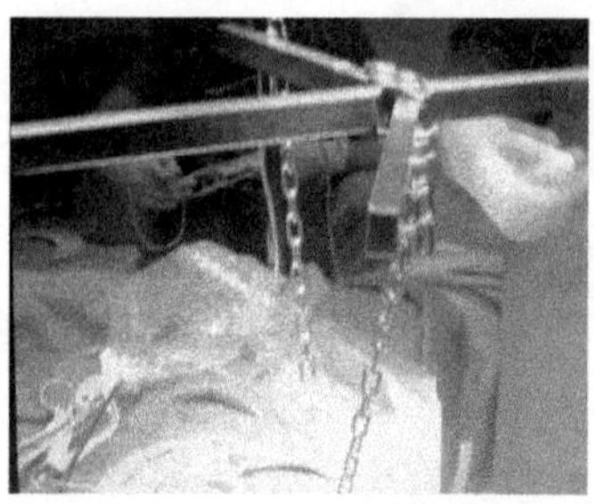
b.悬吊腹壁便于手术

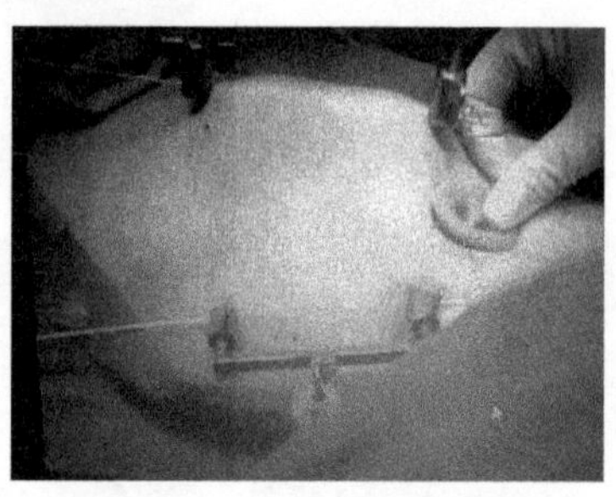
c.脐孔旁置操作孔

图 18－3　免气腹设备示意图

4. 经特制的三通道硅胶塞置入腹腔镜和操作器械，取石（息肉）方法同前所述。

有人 26 例进行免气腹全腹腔镜手术的随机对照研究表明，免气腹手术方法有血流动力学方面的优势[9]。在一项 1000 例免气腹腹腔镜手术的研究中，46 例体重 >85kg 的患者需要给予 5mmHg 低压气腹。其作者认为这在发展中国家有优势，而在发达国家这些优势可以转化为节约成本。但是，评论认为，由于有良好的麻醉技术，免气腹腹腔镜技术对大部分体重 >85kg 的患者几乎没有优势。

第五节　三镜联合保胆取石

腹腔镜，纤维胆道镜，硬质胆道镜/腹腔镜，纤维胆道镜，十二指肠镜。此外，还有三镜联合保胆取石（息肉）。

方法是保胆取石过程中根据病变情况采用全麻，气腹，腹腔镜，纤维胆道镜，硬性胆道镜联合取石；三镜（腹腔镜，胆道镜，十二指肠镜）联合治疗胆囊结石合并胆总管结石；方法是对胆囊结石合并胆总管结石患者，目前先用十二指肠镜经胆总管取石（ERCP 或 + EST），然后择期行腹腔镜保胆取石；再有三镜（腹腔镜，胆道镜，十二指肠镜）联合治疗 Mirriz 综合征，方法是对于 Mirriz 综合征患者，有的单位是先用十二指肠镜经胆总管取石（ERCP 或 + EST），然后择期行保胆取石，可选上述任一种方法。

第四章　胆囊息肉的保胆治疗

第一节　胆囊保胆取息肉适应证

以往，关于胆囊息肉的治疗，遭到与胆囊结石治疗一样的待遇，一是观察，二是整个胆囊切除，没有第三条道路可走。国内外多主张≤10mm 时胆囊切除[10]。在一项 111 例直径 <10mm 的胆囊息肉样病变的研究中，27 例行胆囊切除（其中 70% 是胆固醇性息肉），随访发现在未行手术的患者中，没有出现症状，胆囊结石或者胆囊癌等情况的发生，并且 23.5% 的患者胆囊息肉消失[11]。关于胆囊息肉，必须牢记对直径 >10mm 息肉才切除的处理仍然有争议。在胆囊息肉发现腺癌当中，有多达 29% 的直径小于 10mm，多数认为单个和无蒂息肉是危险因素[12]。

我们建议胆囊保胆取息肉适应证是：

1. 直径在 5mm 以下多数建议观察；坚决要求取出者才考虑。

2. 直径在 5 ~7mm 建议保胆取息肉。

3. 直径 8 ~ 10mm 以上劝说患者尽早保胆取息肉。

胆囊息肉是最适合于保胆治疗的胆囊疾病，石景森[13]“对我国胆囊癌临床诊治现状的种种思考”中指出胆囊息肉样病变中有 10% 是早期胆囊癌，而且胆囊息肉样病变是否演变成癌，与息肉的大小有明显的关系，直径 <10mm 者几乎不发生癌，≥10mm 的息肉中约 23% 合并胆囊癌。如下情况应采取积极的治疗手术：①息肉大于 10mm，基底变宽；②年龄在 50 岁以上，单发胆囊息肉，③胆囊息肉合并胆囊结石；④胆囊颈部息肉伴胆绞痛。而对于胆囊功能良好的小息肉，无临床症状定期追踪观察。诚然，胆囊息肉样病变与胆囊癌的发生有关系，但对胆囊息肉样病变不能草木皆兵，一律手术切胆；适应证的掌握应考虑到胆囊不是一个废用器官，有良好功能的胆囊不应随意切除。

现在随意切除胆囊的现象已经司空见惯，理由是预防癌变。这与胆囊结石的遭遇一样，为了预防 1% 左右的癌变，切除 99% 的胆囊。以前没有保胆取石，取息肉的医生，只能走切胆一条路。现在除了有病理检查技术，也有取石和取息肉的技术，根据病理性质决定胆囊的取舍，符合微创观念中“控制损伤外科”“精准外科”和“功能保护外科”的原则，有病理筛选手段不用，用“腹腔镜”和“机器人系统”去切除有功能的胆囊是穿新鞋走老路，用导弹打苍蝇，是“唯镜即微创”的最典型的案例。

第二节　胆囊保胆取息肉方法与注意事项

1. 进腹方法同保胆取石，具体取息肉方法是胆固醇息肉（葡萄串状，淡黄色），2mm 左右，3mm 以下，用电凝头烧灼；3 ~8mm，用异物钳夹住息肉根部，电凝后取出；8mm 以上钳夹困难时用圈套器套住息肉，通电后取出，见图 18 -4。

2. 胆囊良性腺瘤保胆手术治疗方法和注意事项，腺瘤状息肉，色质稍红，蒂偏粗，或不明显，根据蒂的宽度和所处的部位灵活处理。

（1）基底 2mm 以下电灼摘除。

（2）2mm 以上，或体蒂同宽者的单发息肉，胆囊局部切除或烧灼切除。先确定瘤体部位，是在肝面还是在腹侧游离面。①参考影像检查报告。②用灯光和调向柄方向和灯光改变来确定瘤体位

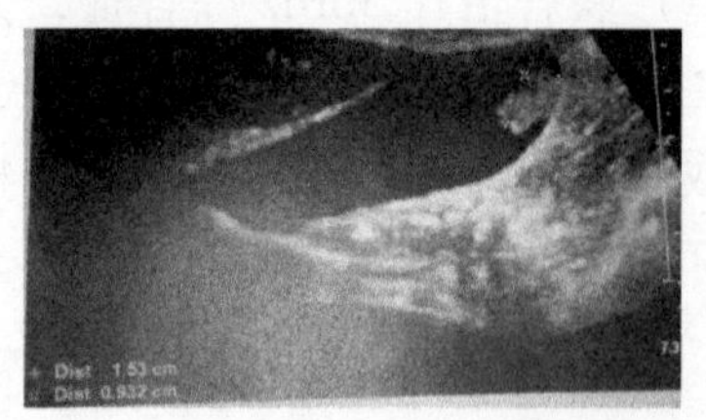

某患者B超报告息肉为管状腺瘤伴低级别上皮内瘤变

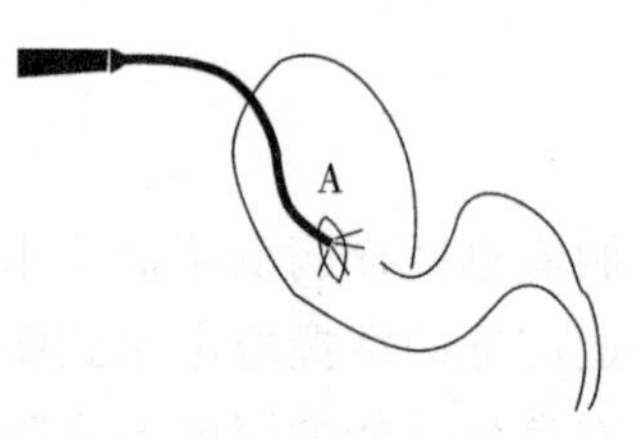

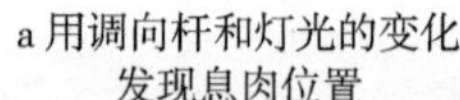

a 用调向杆和灯光的变化发现息肉位置

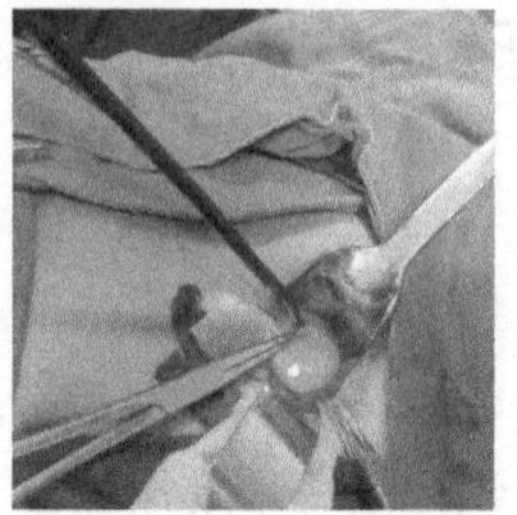

b

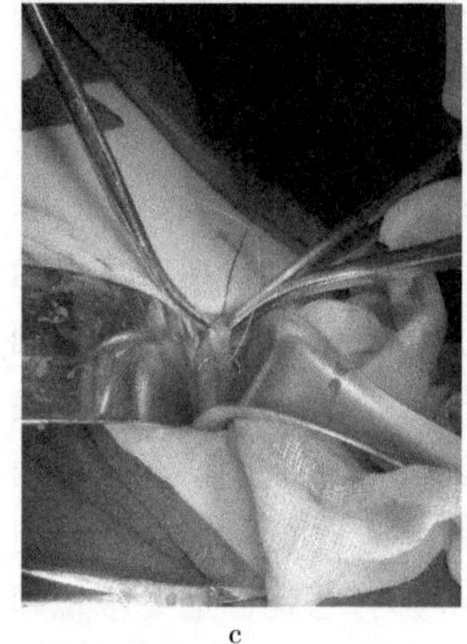

c

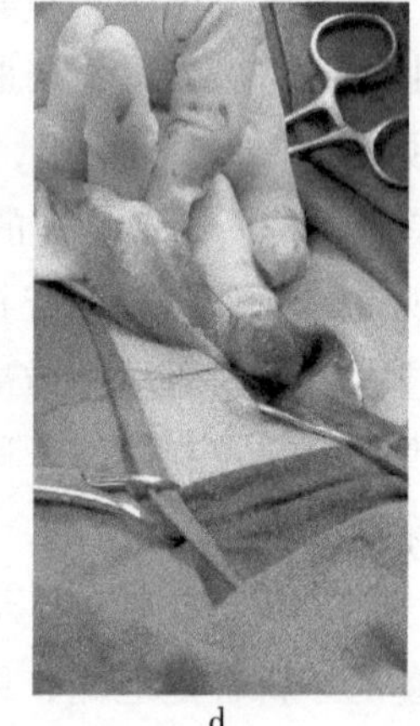

d

图 18－4　腺瘤样息肉

a－b 胆道镜贴近瘤体基底；从胆囊外观察发光部位，如果息肉在腹侧游离缘，从胆囊外可看到镜头的明亮灯光，该处就是瘤体所在部位；如胆囊游离缘看不到明亮光区，这时可确定瘤体靠肝面。在亮点中心切开胆囊浆膜。c. 在针眼的固定线以上显示将切除的息肉及周围胆囊组织。d. 切除的腺瘤样息肉及周围组织。

置。方法是找到瘤体后，关闭无影灯，胆道镜贴近瘤体基底，从胆囊外观察发光部位，如果息肉在腹侧游离缘，从胆囊外可看到镜头的明亮灯光，该处就是瘤体所在部位，血管钳等器械触碰时，镜下有波动，用缝线缝扎或钳夹起透光最亮处的胆囊壁（18－4c），以该点为中心，用电刀切除该处胆囊组织范围 1cm 左右包括附着的腺瘤，用 000 可吸收缝线缝合该处。如游离缘方向未找到腺瘤，这时调向柄转向肝面，找到瘤体，这时胆囊游离缘看不到明亮光区，这时可确定瘤体靠肝面。电灼摘除瘤体后，适当扩大烧灼范围，半径约 5mm，尽量不要超过胆囊壁的厚度和超出腹侧游离缘，防止胆囊穿孔，紧贴肝床部位不易发生。电灼时和电灼后还应用暗视野下的透光法，观察胆囊壁外面的情况。③常规送快速冰冻病理检查。④术后定期复查，原则上根据冰冻病理报告的性质决定胆囊是否切除。（图 18－5a）

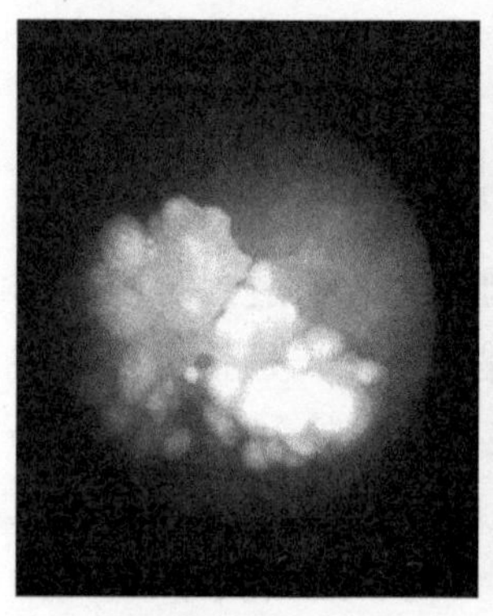

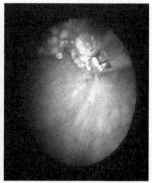

1. 胆道镜下胆固醇息肉　　2. 电灼息肉蒂部

图 18－5a　保胆取胆固醇性息肉示意图

3. 术中仔细识别息肉的性质，决定手术方式

郑某，女，54 岁，因胆囊息肉住院，要求行保胆取息肉治疗，术中见胆囊数个“息肉”样隆起，其中最大的约 5mm×7mm，蒂宽约 5mm，质硬，电灼难以摘除，与家属说明病情，同意摘除胆囊，送病理检查。初步报告为腺瘤样息肉，经

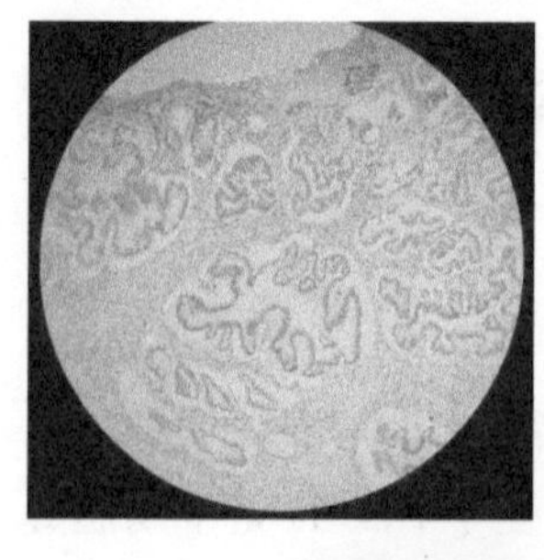

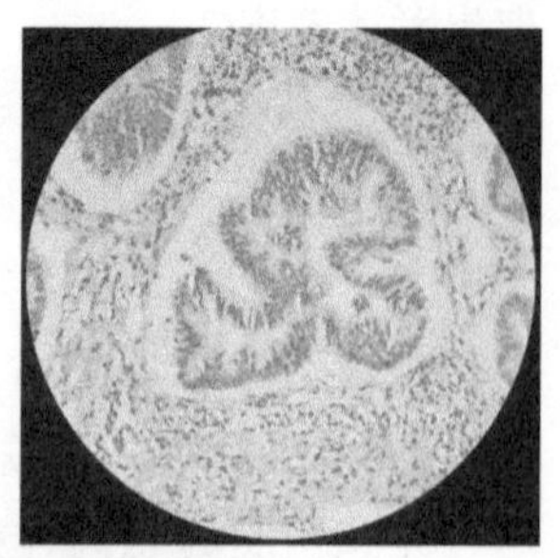

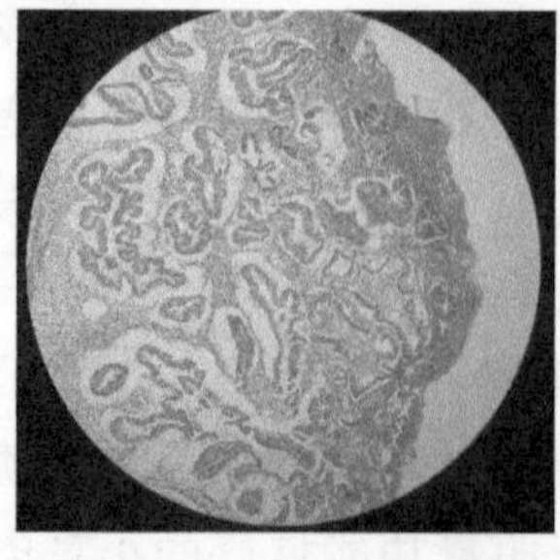

图 18－5b　免疫染色图

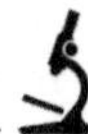

进一步免疫组化检查，报告：Ki－67（1％+），P53（部分+），CAM5.2（+）。按免疫组化阳性标记特征，（+）指弱阳性，即阳性细胞数在25％以下，提示部分低级别上皮增生，部分高级别上皮增生。说明该患者的胆囊应该切除，而不能一味只追求保胆，留下可能的隐患。（图18－5b）

第五章　特殊情况下的保胆取石

在人们的印象中，胆囊切除是一个简单的手术。同样，保胆就更加简单，不过是取出几粒结石而已。其实情况并非如此，有些情况处理起来有一定的难度，需要有较高的技术和技巧，需要有困难情况下胆囊切除和成形手术的经验。有的手术处理方法甚至影响到术后结石复发概率。

第一节　保胆中的特殊情况

1. 胆囊系带过长，胆囊倒挂严重，胆囊高度扩张，胆囊动力较弱

处理方法：胆囊底部悬吊。

2. 哈袋结石嵌顿，胆囊积水，白胆汁，胶冻样胆汁取出胆囊腔内结石后仍无胆汁流出，术前疑有哈袋结石

处理方法：哈袋切开取石，必要时行哈袋成形术。

3. 胆囊管结石嵌顿，胆囊腔内和哈袋结石取净后无胆汁回流，术前疑有胆囊管结石

处理方法：切开胆囊管取石。

4. Mirizzi综合征Ⅰ－Ⅳ型

处理方法：哈袋切开取石，必要时哈袋成形术。

5. 胆囊（哈袋）结石合并胆或肝总管结石

处理方法：哈袋切开取石，肝总管切开取石，必要时哈袋肝总管成形术。

6. 胆囊壁间肌结石与迷路结石

处理方法：取出胆囊壁裸露结石

第二节　胆囊底部悬吊术的适应证、方法及其预防结石复发的原理

一、手术适应证

1. 慢性胆囊炎伴胆囊结石，取石后胆汁回流好。

2. 胆囊倒挂，胆囊足够大，胆囊系膜过长，胆囊底部游离，悬吊后无张力。

3. 因病情或患者坚决要求保留胆囊。

4. 排除了恶性病变、萎缩性和瓷化胆囊。

5. 其他同保胆取石。

二、手术方法

全麻或硬麻后，取莫非氏点处直切口3～4cm，常规进腹。提出胆囊，于胆囊底部做一切口，大小视结石直径而定。吸净胆汁，经纤维胆道镜探查并取出结石，关闭胆囊底部切口。将胆囊底部牵引线与该处腹膜缝合线打结，这时胆囊已固定于腹壁上，必要时，可在胆囊牵引线上下加缝一到两针，扩大胆囊能够与腹壁的粘连接触面，减轻术后早期牵拉痛，提高日后经皮穿刺进入胆囊的成功率。吸尽腹腔内积液，手术结束。术后治疗同常规保胆取石。

三、胆囊底部悬吊防止取石后结石复发的基本原理

长期以来，人们对胆囊结石形成机制的研究，多注重于脂质代谢异常在结石形成方面的作用，对于物理学、胆道系统的解剖学、流体动力学、胆汁流变学等方面的因素虽有研究，但在临床上应用甚少。笔者以前一直以切胆为己任，术中见很多被切除的胆囊光滑水灵，有的胆囊系带很长，倒挂明显，逐步认识到，倒挂的胆囊由于物理学上的阻力，地心引力因素，肯定影响胆汁的引流和排空。因此萌发通过外科方法改变术后结石形成因素的念头。目前与胆石形成有关的内外科因素和预防措施是：

1. 代谢方面因素

胆固醇分泌过多和胆酸分泌减少使胆固醇过饱和，胆固醇成核过程以及胆囊功能异常等，创造了胆固醇结石形成的基本条件。一般认为胆固醇－磷脂泡（简称“泡”）所携带的胆固醇在成核因子的作用下形成胆固醇单水晶（简称 CMC），胆汁中胆固醇成核，使溶解状态的胆固醇形成 CMC 的过程。这些因素只能通过饮食控制、药物溶石排石等内科方法来解决。

2. 改善物理学和胆道系统的解剖学因素，

胆囊解剖形态影响着胆囊的引流，俗话说水往低处流，倒挂的胆囊，胆囊内胆汁要流经高处，流经因倒挂而打折变窄的部位才能到达胆囊管进入胆总管，必须克服很大的地心引力。胆囊底部悬吊在腹壁上，首先抬高了胆囊底部的位置，降低胆汁流出的阻力，减少感染机会；由于胆汁流通顺畅，加快胆固醇单水晶（简称 CMC）从胆囊排除的速度，减少其在胆囊内成石的机会。

3. 利用腹壁运动，增强胆囊动力

胆囊倒挂，引流不畅，易受细菌感染，容易形成结石，结石再加重感染，加重胆囊黏膜损伤，造成恶性循环，终使胆囊动力减弱，这是结石形成的重要因素。根据“流水不腐，户枢不蠹”的原理，胆汁引流畅通可以减少感染机会，胆囊底部悬吊后，患者吸气时，胸腹壁抬高，牵动胆囊底部，胆总管内稀薄胆汁受负压作用被吸入胆囊内，呼气时，胆囊受到挤压，较浓的胆囊胆汁被压向胆囊管，流出到胆总管。只要“泡”能迅速通过胆道进入十二指肠，或胆囊中胆汁流出加快，存储减少就没有形成 CMC 和成石的机会。

4. 胆囊底部悬吊改变结石形成的流体力学因素（图 18－6～图 18－8）

我国学者于昌松和日本学者 Maki 从胆色素结石形成过程发现[14]，单纯的胆泥沉淀由于带相同电荷的微粒互相排斥，不可能形成有型结石，必须外加动能克服这种斥力才能使之固化成形。这种外力就是实验射流装置与模型胆囊以及我们在用胆道镜观察胆汁进入胆囊时所看到的类似旋涡的运动，这就是结石形成的动力学基础。那么，如果有另一个外加的力量，干扰旋涡的形成规律，有可能阻止结石的形成。以往单纯的保胆取石，既不能逆转胆囊的收缩功能的缺陷，也未损伤胆囊的功能，原有产生结石的动因没有改变，因此复发在部分患者中就不可避免。当我们在保胆手术时先是看到有些很好的胆囊，底部很游离，倒挂很明显，几乎是卷曲在肝下，其动力和排空势必阻力很大。只有用外科的方法来解决，这就是我们所要介绍的胆囊底部悬吊术在保胆中的应用。因为在之前，胆囊底部悬吊在腹壁上，曾经用于胆囊造瘘或作为治疗肝胆管结石复发预设通道。同样的方法现在用于保胆治疗预防结石复发。

2007 年 7 月在广州番禺全国首届内镜微创保胆取石（息肉）学术大会上我们报道了 266 例胆囊底部悬吊在保胆手术中的应用，当时随访 5 年的复发率为 0.4%。不仅明显低于以往 37%～45% 的复发率，也低于同期其他组未用此法的 2%～4% 的复发率，$P<0.05$。该文发表于 2008 年在中国生物医学核心期刊《临床误诊误治》杂志上[15]。2010 年 8 月，在新疆哈密举行的全国首届胆囊切除术后不良反应大规模人群调查暨内镜微创保胆取石（息肉）基础研究高峰论坛上，大连市肝胆外科研究所梁法生等作的《胆囊畸形是形成胆囊结石的因素之一》[16] 报告中，阐述了胆囊底部悬吊在预防胆囊结石复发中的作用；2013 年 8 月 3 日在青海西宁全国第四届保胆学术大会上，成都军区总医院田伏洲教授在《保胆、保肝、保括约肌新术式治疗肝内胆管结石》的报告中，又

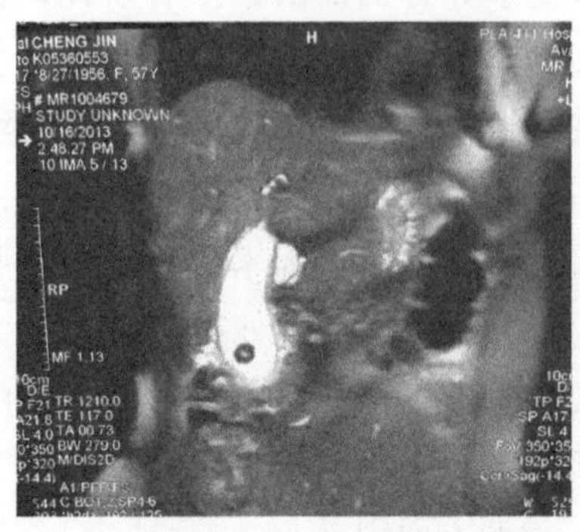

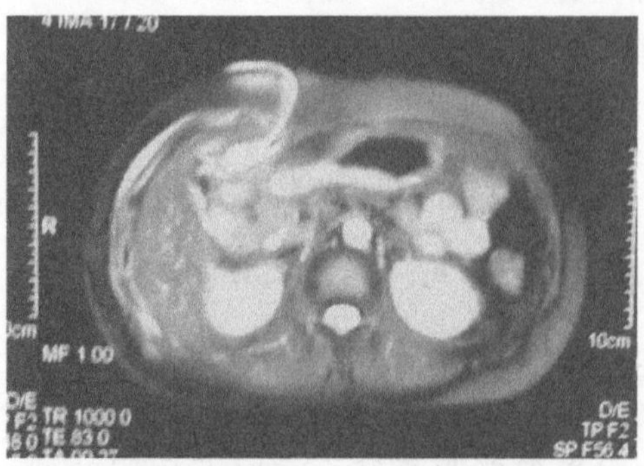

图 18－6a　胆囊下垂，取石后因炎症明显者放置胆囊引流管，CT 片上可见

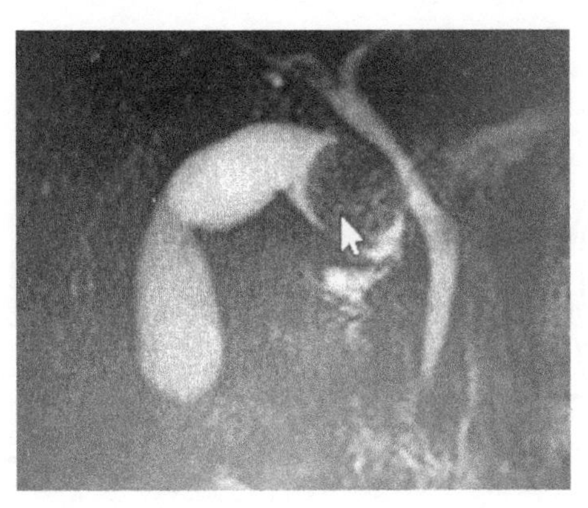

图 18－6b MRCP 术前与术后，胆囊倒挂折弯，胆囊结石，引流不畅

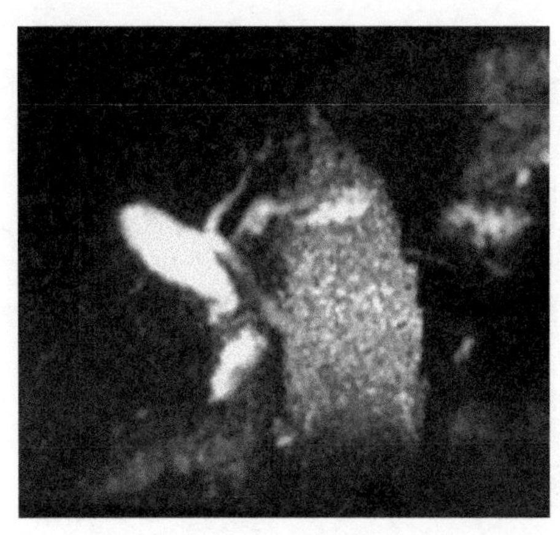

图 18－6c 术后变为胆囊底抬高，折弯消失

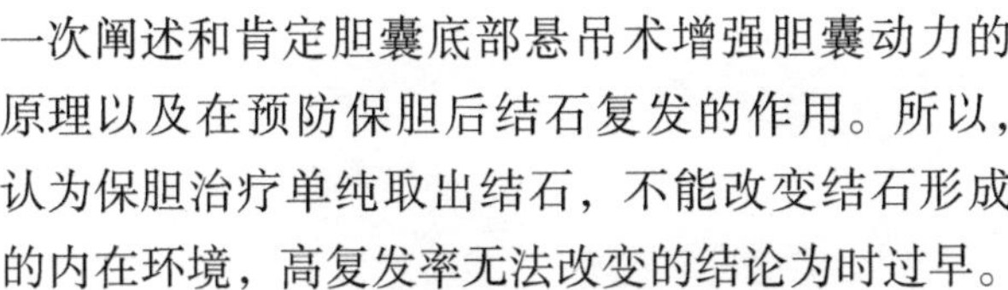

一次阐述和肯定胆囊底部悬吊术增强胆囊动力的原理以及在预防保胆后结石复发的作用。所以，认为保胆治疗单纯取出结石，不能改变结石形成的内在环境，高复发率无法改变的结论为时过早。

这是 2007 年交流论文中的原理图解，发表在 2008 年 1 月第 21 卷临床误诊误治杂志上。

图为患者（卢某某，男，53 岁）右上腹不适，疼痛数年，B 超显示，胆囊内有约 1.2cm 实质性占位，伴弱声影，MRCP 示胆囊内有 1.5cm × 1.0cm 结石，患者要求保胆取石治疗。术中见胆囊皱折畸形，胆囊体与膨大的哈袋粘连成间隔，取出结石后分离体部和哈袋的粘连，使皱折的胆囊伸直，在无张力的情况下，将胆囊底部悬吊于腹壁上。

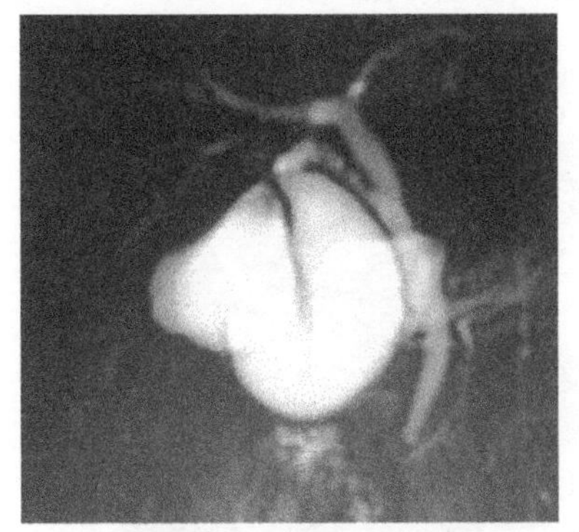

图 18－7a 胆囊皱折

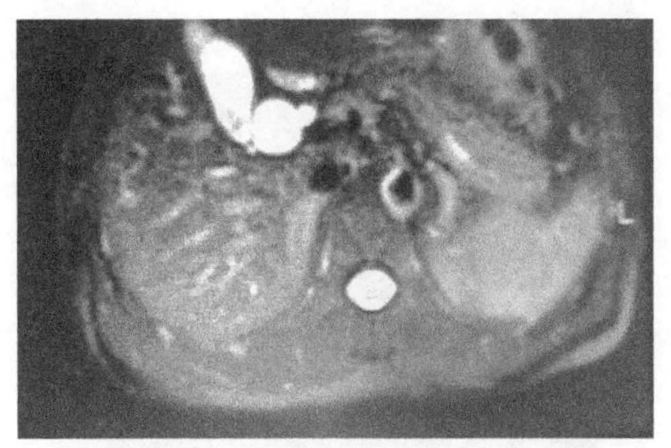

图 18－7b 胆囊结石伴颈部粘连缩窄

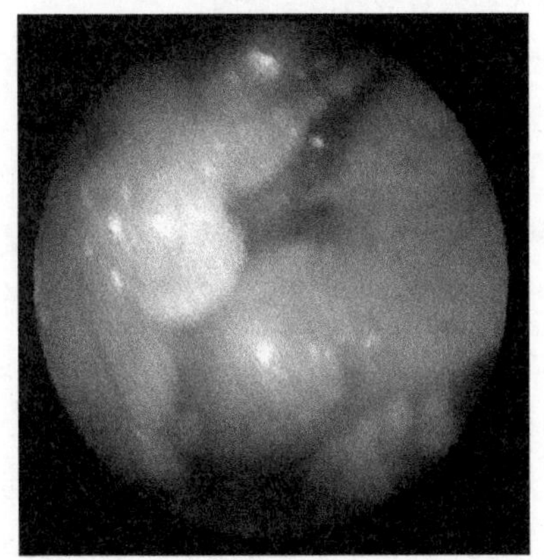

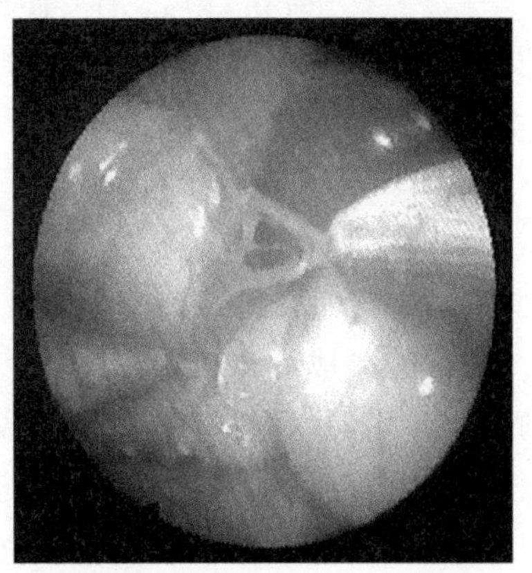

图 18－7c 术中见胆囊颈外粘连并分离松解

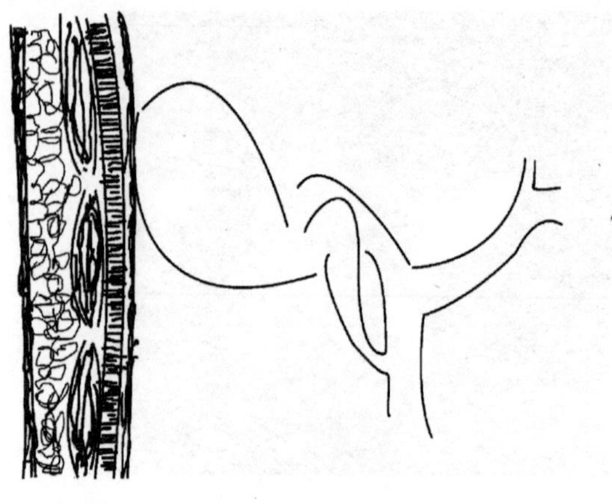

图 18-7d 在无张力的情况下，将胆囊底部悬吊于腹壁上

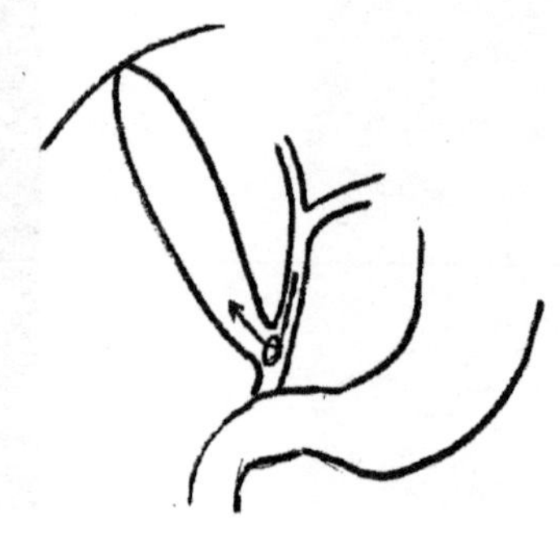

图 18-7e 吸气时，胆囊拉长，利于胆汁进入胆囊

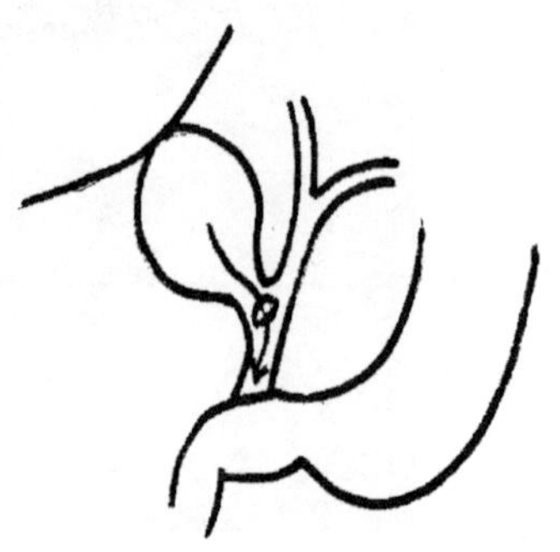

图 18-7f 呼气时胆囊收缩，利于胆汁排入胆道

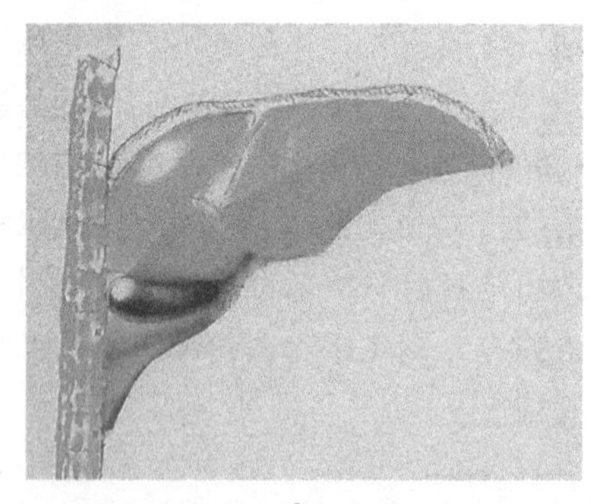

a

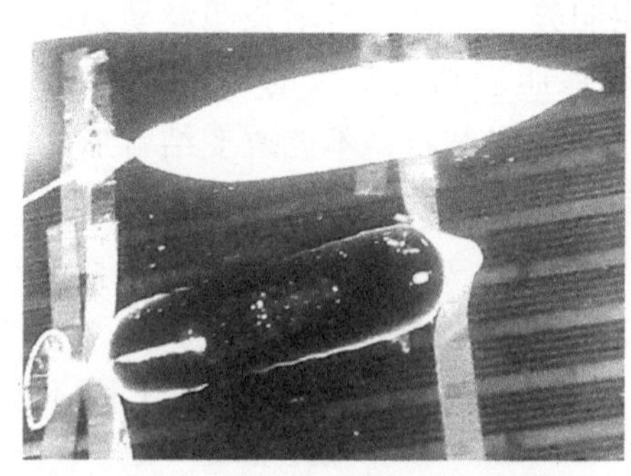

b

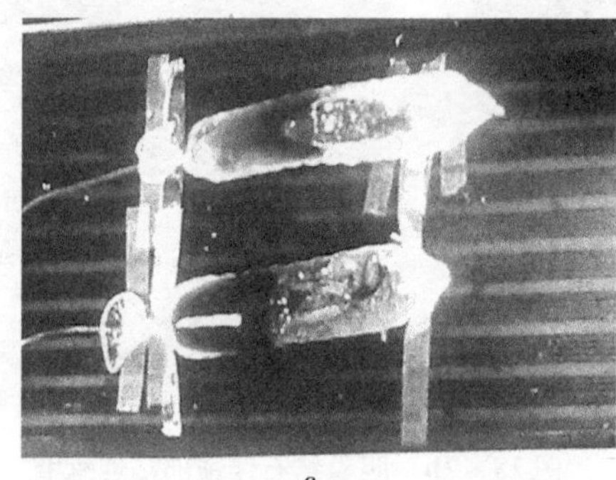

c

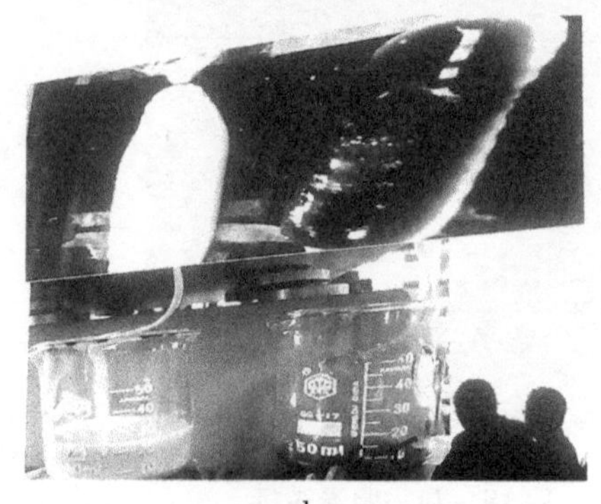

d

图 18-8(a~d) 胆囊底部悬吊预防结石复发原理示意图

田伏洲在第四届微创学术大会上的报告阐述胆囊固定于腹壁，胆囊随腹壁伸缩运动，促进胆囊胆汁引流。

第三节 胆囊（哈袋）肝总管吻合成形术

众所周知，结石的形成和复发除了饮食、代谢等诸多内科原因之外，胆囊的解剖及其造成的动力学因素也起着十分重要的作用。根据胆石形成的基本过程，只要成石胆汁在形成“泡”之前或“泡”形成后能迅速通过胆道进入十二指肠，就没有形成 CMC 的机会。在第二节我们介绍了胆囊底部悬吊的原理及其预防结石复发的动力学原理及作用。本节我们重点介绍和讨论胆囊哈袋肝总管吻合在特殊情况下的应用及其胆汁流变原理和在预防结石复发中的作用。核心内容是介绍如何用外科手术方法用改变胆囊管与胆总管之间距离长度（L）、半径（R）、截面（S）来改变胆汁流量（Q）和流速（V），从而改变胆石形成的流变学因素。

一、胆囊（哈袋）肝总管吻合术的手术适应证

1. 胆囊哈袋结石（Mirizzi 证）伴肝/胆总管结石，胆总管结石经 ERCP 取出困难或患者不愿选择 ERCP + EST 方案。

2. 胆囊管不通或通而不畅、患者坚决要求保留胆囊、胆囊壁厚在 5mm 以下、其他情况符合保胆适应证。

3. 肝总管直径在 8mm 以上。

4. 无其他保胆治疗的禁忌证如萎缩性胆囊炎，胆囊肌腺病及胆囊恶性病变等。

二、手术方法

全麻或硬麻下，取莫非氏点向下处直切口大小根据患者体形，先取约 5cm 长的切口，以后根据需要延长至能进行哈袋肝管吻合为止。一般约 10cm。常规进腹，提出胆囊。于胆囊底部做一切口，吸净胆汁，经纤维胆道镜探查并先取出胆囊结石。提起哈袋，与肝总管走向平行处切开哈袋，开口大小要保证顺利取石和放置内径 6mm 以上“T”管。所以吻合口应 10mm 以上，取净结石。与哈袋切口相应处，切开肝总管，用胆道镜探查并取出胆管内结石。以 000 可吸收线，连续缝合哈袋与肝总管吻合口的后壁，置 22 ~ 24 号“T”形管，“T”形管长臂从胆囊底部开口至腹壁引出。再间断或连续缝合吻合口的前壁，必要时于吻合口附近置引流管一根。关闭胆囊底部切口，将胆囊底部缝于腹壁上。冲洗并吸尽腹腔内积液，依次关腹，手术结束。（图 18 –9）

三、术后治疗

术后两周经“T”形管造影后拔管，其他同保胆取石。

四、手术结果

2004 年 8 月 ~ 2012 年 8 月，8 年间上海 411 等 15 家医院在开展保胆取石取息肉手术中，对 7 例胆囊壶腹结石伴胆总管结石患者行哈袋切开取石，肝总管切开取石及胆囊哈袋肝总管吻合术[17]。

7 例患者中，男性 5 例，女性 2 例，年龄 28 ~ 57 岁，平均 44.5 岁。7 例患者均有胆总管结石及哈袋结石，伴胆囊结石 4 例。结石最大直径为

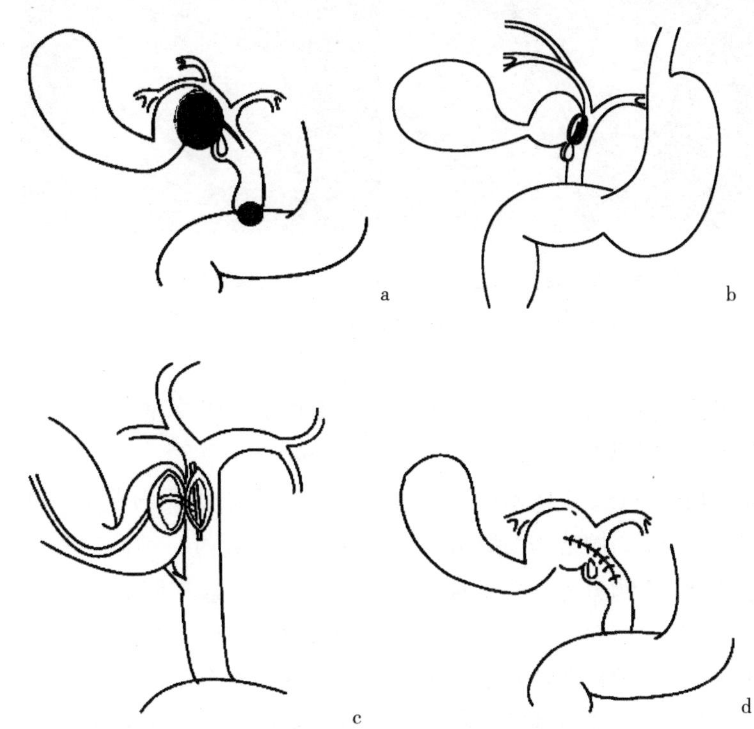

图 18 –9 胆囊哈袋肝总管吻合术示意图

图 18 –9a 胆囊哈袋与胆总管切开处，图 18 –9b 取石，图 18 –9c、图 18 –9d 胆囊哈袋与胆总管吻合，放置 T 管示意图。

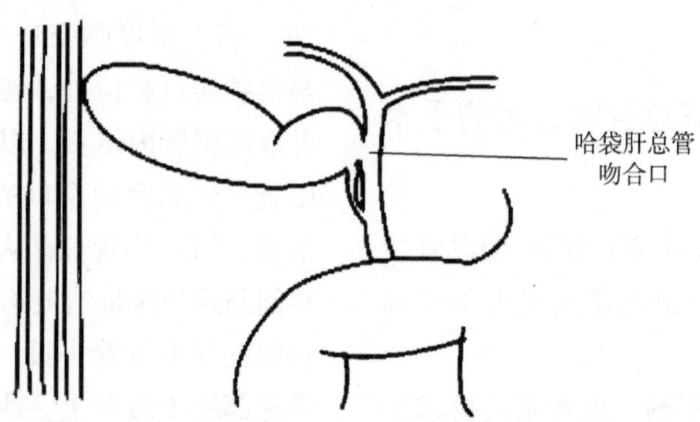

图 18-9e　胆囊与总胆管双通道，（胆囊管与人工通道）胆囊可置于腹壁或皮下

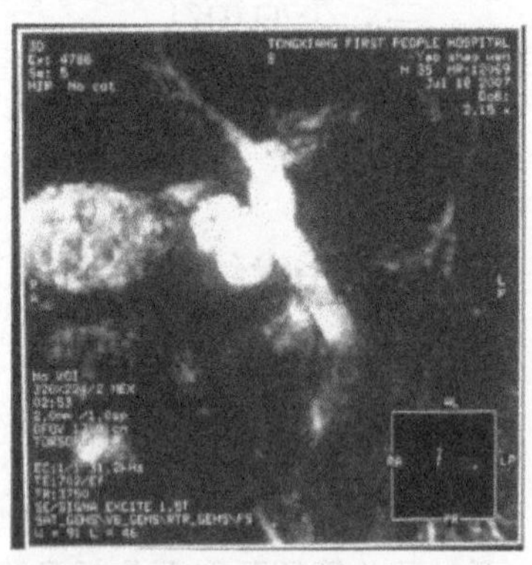
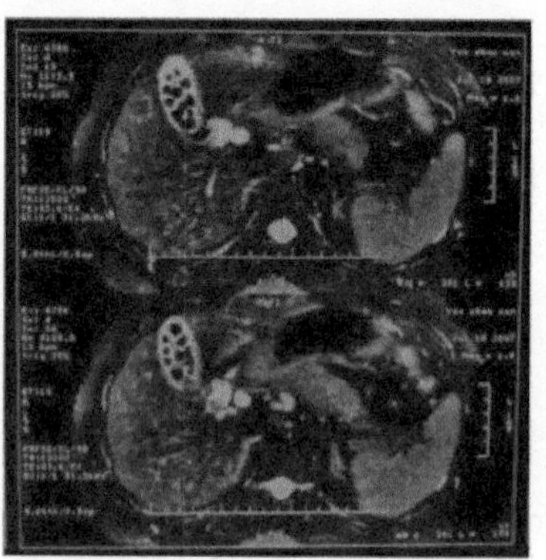

图 18-9f　胆囊多发结石哈袋结石伴胆总管结石 MRCP 图像

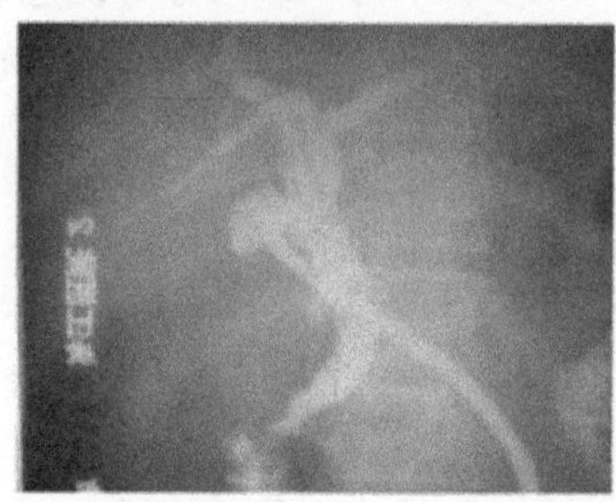
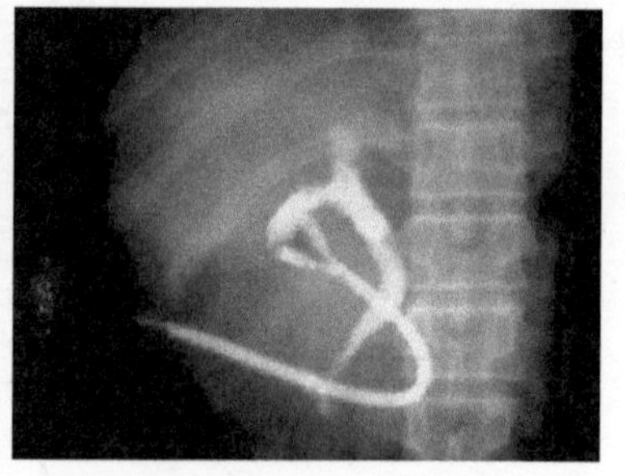

图 18-9g　保胆术后拔管时造影，T 管已从胆总管移动到胆囊内，大部分造影剂已流出胆囊进入胆总管

2cm×2cm。伴胆红素间歇升高 4 例，脂肪肝 2 例。7 例患者均有进食后右上腹不适及疼痛病史。5 例口服胆囊造影显影及收缩功能不佳。2 例术中取石前为白胆汁，取石后胆汁变黄，2 例哈袋与胆囊腔之间有隔膜，仅能通过胆汁。7 例患者胆总管直径 7~10mm。

本组 7 例，初步随访 8 年，术后无胆漏、无复发、无严重并发症。所有患者术前症状消失，胆红素升高者恢复正常，2 例脂肪肝好转，口服胆囊造影胆囊显影及收缩功能正常，胆囊体积普遍较术前小，胆囊壁变薄，MRCP 示吻合口口径约 4~6mm。

为了降低肝内胆管术后结石复发率，田伏洲[18]等介绍过一种治疗和预防肝胆管结石的新方法，即皮下通道胆囊肝胆管成形术，方法是在取净肝内胆管结石，肝门胆管狭窄整形后将胆囊壶腹与肝管吻合。作者目的是研究皮下通道型胆囊肝胆管成形术（STHG）后胆汁成分的变化及意义。26 例择期手术的肝胆管结石患者分为皮下盲襻型肝胆管空肠吻合术组（SLCJ 组）14 例，

STGH 组 12 例，术中及术后第 4 周分别引流肝门部胆汁，各份胆汁行细菌培养、胆汁脂质成分定量分析以及黏蛋白、过氧化物歧化酶和过氧化脂质测定，结果：术后 28d，STHG 组和 SLCJ 组细菌培养阳性率分别为 25% 和 86%；与 SLCJ 组相比，STHG 组肝门部胆汁中总胆汁酸浓度明显升高，而 Ca^{2+} 和游离胆红素的浓度积差异无显著性，黏蛋白和过氧化脂质明显降低，而过氧化物歧化酶显著升高。结论：与 SLCJ 相比，STHG 后胆汁成分的变化更有利于防止色素结石的复发。另有作者认为，该手术既能有效处理结石，纠正狭窄，又能保存胆囊、胆管及 Oddis 括约肌的作用，保存胃肠道的正常生理通道及功能。

五、以下是胆囊哈袋肝管吻合术及防复发原理（图 18－10）

胆囊哈袋肝总管吻合术的技术来源于当代胆道外科学荀祖武撰写的胆道损伤修补方法，该方法也被用于肝内胆管结石复发后的处理，我们和梁法生等先后用于保胆取石预防结石复发和复发后的处理，无胆道损伤等并发症和不良后果，初步观察效果满意，值得进一步研究和探索。

根据结石形成，必须外加动能克服颗粒间斥力才能使之固化成形的原理。这种外力就是实验射流装置与模型胆囊以及我们在用胆道镜观察胆汁进入胆囊时所看到的类似旋涡的运动，这与原有胆囊管内壁的螺旋状结构有关。这就是结石形成的动力学基础。以往的保胆取石，既不能逆转胆囊的收缩功能（和引流不畅）的缺陷，也未改

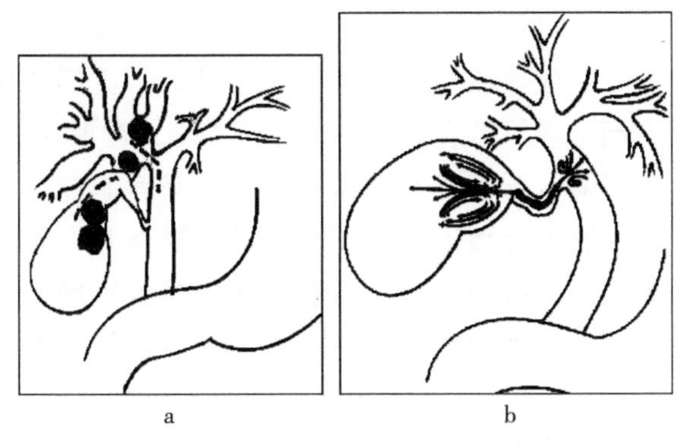

图 18－10(a～b) 胆囊哈袋肝总管吻合术原理图

图 18－10a 哈袋与胆总管结石并存（或 Mirizzi 氏症）或胆囊管狭窄；图 18－10b 胆汁流变学与结石形成的原理

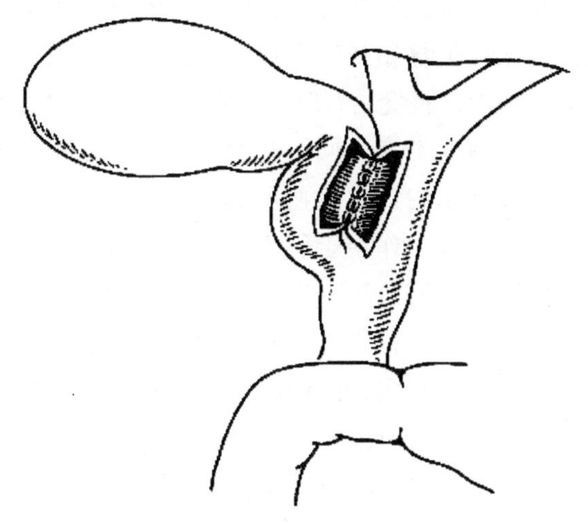

图 18－10c 胆囊壶腹部与肝总管吻合图解

（引自荀祖武 当代胆道外科学 P6396）

变胆囊的功能，原有产生结石的动因没有改变，因此复发在部分患者中就不可避免。在没有更好的方法来改变胆囊引起结石成因解剖环境的历史条件下，切胆就成为没有办法的办法。而用手术的方法，如胆囊底部悬吊术和本文的胆囊哈袋肝总管吻合术，能增强胆囊动力，改善胆汁引流，加速胆汁排空。胆囊底悬吊是解决胆囊动力问题，而哈袋肝管吻合主要解决胆囊产生结石的胆汁流变学环境。根据胆汁流变学原理，胆囊管的长度（L）越长，胆囊管半径（r）越小，胆汁流入胆囊产生的阻力越大，据测算，胆汁从相对宽的胆总管以每秒 1 米以上的速度喷射入胆囊，在突然变宽的胆囊腔两侧，出现旋涡区，由于胆汁在胆囊内产生两个压力不同的旋涡，导致射流产生“附壁反应”，旋涡中心产生负压，在这种向心力能使成石胆汁、胆固醇“泡”或结石小微粒向中心聚集，形成有形结石。本手术首先是根据胆汁流变学的原理，重建了胆囊哈袋与肝总管缝合形成的一个新通道，胆汁引流经此通道到达胆总管的距离缩短，口径增宽，胆汁不必流经有螺旋状结构（有类似步枪线堂，增强推力延长射程的作用的胆囊管），使从胆总管进入胆囊的胆汁流体所产生的漩涡中心负压和向心力降低，消除有型结石形成的动力学和胆道流变学基础（见图解和胆道流变学相关内容），减少胆汁在胆囊内形成 CMC 的机会。

其次，加上胆囊底部悬吊，还改善了胆囊的引流，减轻胆囊黏膜的炎症达到预防结石形成的目的。因为，胆囊结石时，胆囊黏膜炎症很常见，虽然与细菌性炎症不同，胆囊壁中的磷脂酶与胆汁中的磷脂作用产生溶血卵磷脂，而溶血卵磷脂是一种炎症原，作用于胆囊黏膜的肥大细胞，产生炎性反应。第二种炎性原是花生四烯酸，其转化为白三烯，一种强力的致炎因素。黏膜炎症是白细胞进入胆囊内，白细胞溶解释放出溶血卵磷脂，形成循环。白细胞可使结合胆红素水解产生游离胆红素，参与结石形成。胆囊黏膜炎症时黏蛋白形成增加。炎性胆囊黏膜还通过选择性“吸收”胆汁酸和分泌胆固醇。因此，畅通胆囊引流，是预防结石复发的重要手段，保胆取石治疗能够改变胆囊成石环境的有力依据。

Mirizzi 征合并总肝管结石—保胆取石后置胆总管胆囊引流管。

这一方法的原理和操作方法与皮下通道胆囊肝胆管成形术治疗和预防肝胆管结石相同。

第四节　哈袋切开取石及哈袋成形术治疗 Mirizzi 氏征

哈袋结石很多见，当结石嵌顿，压迫肝总管或胆总管时成为 Mirizzi 氏征，为了便于诊断和治疗临床上根据压迫的程度及是否形成内漏来分型。

Mirizzi 氏征被认为是胆囊切除中遇到的最复杂情况之一。以往 Mirizzi 综合征治疗的主要缺点是先切除胆囊的情况下，需要行操作复杂的胆道修补，胆肠吻合，设备技术要求高，手术时间长，费用大，是最容易造成医源性胆道损伤及许多手术并发症甚至死亡。

魏志力[19]报告该院 2007 年 1 月至 2011 年 4 月收治的 33 例经手术证实为 Mirizzi 综合征患者的临床资料结果：33 例 Mirizzi 综合征患者中仅 3 例（9.09%）术前确诊。15 例Ⅰ型患者行单纯胆囊切除术；12 例Ⅱ型和 3 例Ⅲ型，其中，14 例行胆囊切除 + 胆道修补 + T 管引流术；1 例行胆囊切除 + Roux - en - Y 胆肠吻合术；3 例Ⅳ型患者均行胆囊切除 + Roux - en - Y 胆肠吻合术。33 例患者中行腹腔镜治疗 4 例，其中 3 例中转开腹手术，1 例成功实施腹腔镜胆囊切除术。说明仅Ⅰ型患者可行胆囊切除，而大部分是进行复杂的手术。

蒋晓忠等[20]在 Mirizzi 综合征术中胆道损伤的处理与预防一文中报道，开腹和腹腔镜胆囊切除术中胆道损伤率分别为 0 ~ 0.9% 和 0 ~ 2.35%，而 Mirizzi 综合征胆囊切除术胆道损伤率国外报道可高达 16.7%，该院 13.85%。龚伟智等[21]报告 43 例 Mirizzi 综合征术前确诊 25 例，术中损伤胆管 9 例，占 20.93%。同样，在保胆治疗中，Mirizzi 氏症也是治疗的难题。因此在早期的腹腔镜胆囊切除和早期的保胆取石中曾被列为禁忌证，随着经验不断丰富，在部分医生中 Mirizzi 氏症已从禁忌证中剔除，但治疗方法有相当大的区别。归纳起来主要有：胆囊切除，胆总管探查，T 管引流，漏口补片，Loux - en - Y 胆肠吻合。这些方法在以切除胆囊为主的年代，无可非议。我们在开展保胆治疗后发现，除了胆囊肠漏需要缝合各自漏口之外，胆囊肝管漏是自身内漏，不仅无害，反而有利于引流。因此，从 2004 年开始，我们用切开哈袋或胆囊管取石的简单方法治疗复杂的 Mirizzi 氏症，并取得较满意的效果。

一、手术适应证

1. 胆囊结石伴 Mirizzi 氏征，取石后胆汁回流好。

2. 因病情或患者坚决要求保留胆囊，胆囊壁厚在 5mm 以下，非萎缩性胆囊炎，排除恶性病变。

3. 哈袋成形者，胆囊至哈袋开口直径小于 5mm。

二、手术方法

全麻或硬麻下，取莫非氏点以下，切口选择原则同常规保胆治疗，一般约 4 ~ 5cm，常规进腹，提出胆囊；于胆囊底部做一切口，吸净胆汁，大小视结石直径而定。经纤维胆道镜探查并先取出胆囊结石，提起哈袋，用手指（或器械）确定为结石后，于预定切开线的下端，以 000 的可吸收缝线作一固定牵引，经结石上最隆起处切开哈袋，深度为刀头触及坚硬结石为止，切口约为结石直径的 2/3，靠组织的弹性足以取出结石。如哈袋开口小于 5mm，于经哈袋狭窄处，向上切开胆囊壁约 10mm 长，与哈袋切口长度相当，然后“纵切横缝”（详见图解）。必要时胆囊内置管引流，关闭胆囊底部切口。或张力大时缝于肝缘韧带上，吸尽腹腔内积液，手术结束。

三、术后治疗

同一般保胆手术，如因胆囊位置较高，不能与腹壁切口固定时，引流时间至少两周以上，待窦道形成后拔管。

四、哈袋切开取石成形术治疗 Mirizzi 综合征及防复发原理及优点（图 18-11）

1. 优点

1.1　操作简单，因为结石嵌顿在哈袋内，只要提起有结石嵌顿的哈袋，用缝线牵引，做好切开标记。

1.2　哈袋纵切横缝，如图 8-11 所示，先将 A 点与 B 点作定位相缝，扩大了 C 点和 D 点的距离，即扩大了原来狭窄的开口，有利于胆汁进出哈袋，改变结石形成的流变学和解剖学因素，与其他加强胆囊动力，防止遄流形成的措施相结合能有效防止结石复发。本组在以往被认为病情较重的情况下，5 年复发率仅 1.4%（1/72），与同期 266 例胆囊底部悬吊术相结合，两组 5 年总复发率为 0.6%（2/338）。明显低于术中不用预防措施的对照组 3.5%（7/197），($P<0.05$)。

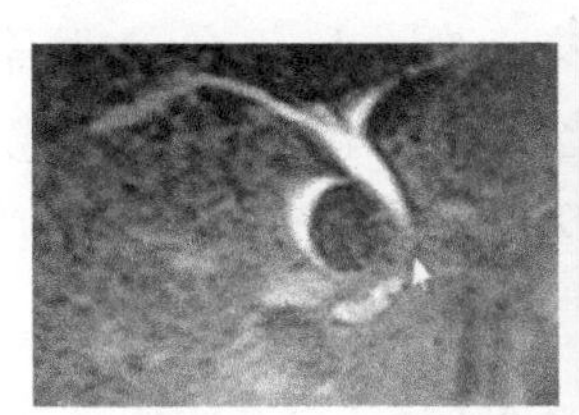
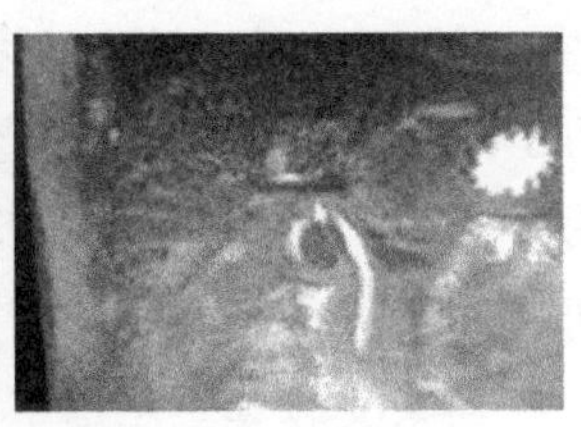

18-11a　Mirizzi 征，结石压迫胆总管中段

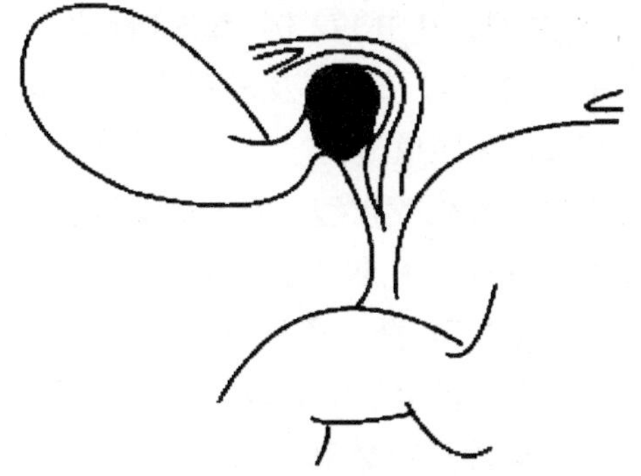

18-11b　哈袋嵌顿结石

胆囊哈袋结石，哈袋开口小于 5mm

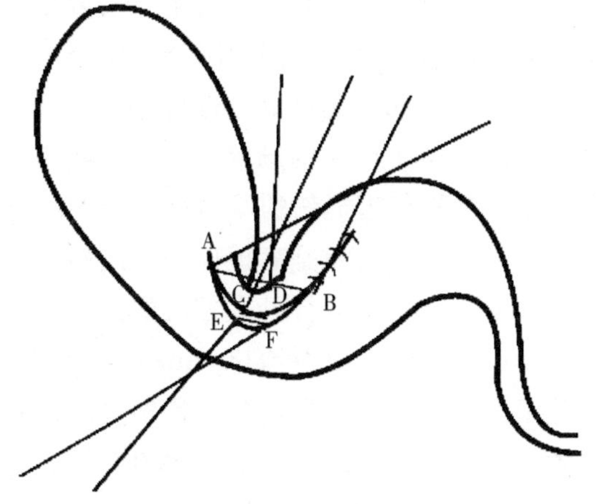

图 18-11c　哈袋切开取石及哈袋成形术：手术方法，纵向切开哈袋狭窄处，取出结石，先将 A 和 B，C 和 D，E 和 F 定点对缝，以后依次加针，或从纵向切口左（或右）侧起连续缝合，加大哈袋开口

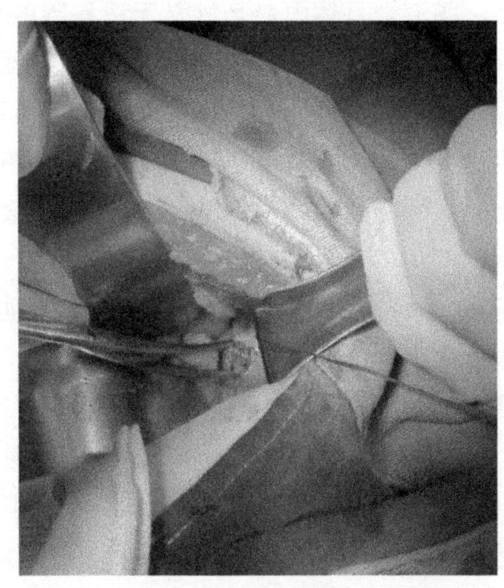

图 18-11d　从哈袋切开取石

1.3　从哈袋切开取石的方法比各种碎石方法方便、快捷，不会遗留结石碎片，或因碎片引起胆源性胰腺炎等并发症。

1.4　避免了分离，结扎，切断胆囊管这一造成胆道损伤的步骤，避免了传统方法造成的胆道损伤并发症，减少死亡率。Mirizzi 征即使发生胆囊胆总管内漏，只要先去除了结石，胆囊与胆总管漏口不仅无害而且有利于胆囊引流，相当于胆囊管成形术，有利于防止结石复发，还避免因胆囊切除造成胆管损伤或缺损而被迫采用并发症很多的 Loux-en-Y 胆肠吻合手术，即使极少数患者数年后可能出现胆道狭窄，择期手术安全性也更高。至于胆囊十二指肠漏，由于容易发生逆行感染，应该处理，但也只需切断瘘管闭合各自瘘口，切忌情况不明就无计划，盲目地将胆囊完全彻底地切除，留下巨大的肠壁、肝总管或胆总管缺损。现在常把胆道损伤的原因都归于 Mirizzi 综合征，必须承认，内漏是病理性的，而胆囊壁过多的缺损及 Mirizzi 综合征处理方法的选择却是人为的。所以哈袋切开取石治疗 Mirizzi 综合征，不仅简化了手术操作，而且安全（特别对于高龄重危患者）、可靠、节约。减少传统修补方法，特别是 Loux - en - Y 胆肠吻合修复造成的并发症和死亡率。

1.5 用切开取石方法治疗 Mirizzi 综合征，"保胆"又"保括"。黄志强院士在《胆道的百年沧桑—从 Langenbuch 到 Mouret》[22]一文中指出：胆 - 胰 - 肠汇合是体内最巧妙又无法复制的构件。解剖 - 神经 - 体液支配下胆囊、胆管、括约肌形成三位一体的功能性防御体系。肝尾状叶、胆囊、括约肌构成肝胆系统中的三件宝。因此外科手术中实施胆，肠吻合的"功"与"过"亦需要重新评估。

田富洲教授在 2013 年 8 月青海西宁第四届全国保胆学术大会上，在报告《保胆、保肝、保括约肌新术式治疗肝内胆管结石》时指出 Loux - en - Y 胆肠吻合手术，胆囊无罪，含冤被切，废括约肌，肠液反流。梁力建等[23]认为，胆肠吻合缺点是：①废用了括约肌生理功能，胆肠吻合为非生理性手术，使胆汁永久性改道；②胆肠吻合术更改了胆道解剖和生理功能；③胆肠吻合术后造成肠道细菌易位；④胆肠吻合后发生反流性胆管炎；⑤存在诱发胆囊癌的风险；⑥吻合口狭窄，有一定的发生率，一旦发生需要再手术，而且手术更加困难。

ERCP 是通过十二指肠镜经十二指肠乳头进入肝总管取石的技术，有时需要切开乳头才能进入，据文献报道术后可发生反流性胆管炎。

2. 原理 哈袋切开取石治疗 Mirizzi 综合征时，如果哈袋开口过于狭窄，口径小于 4 ~5mm，为防止保胆手术后复发。取石后可行胆囊哈袋纵切横缝，该手术预防结石复发的原理与胆囊哈袋肝管吻合方法相同，主要是改善胆囊引流，改变结石形成的解剖学、动力学和胆汁流变学基础，详见哈袋肝管吻合。

Mirizzi 综合征病理变化虽然复杂，但是其核心问题是结石引起梗阻，因此，取尽结石和改善引流这一整套解决胆道梗阻治疗胆道结石的基本原则也同样适用于 Mirizzi 综合征的治疗。科学性不等于复杂性，能解决复杂问题，原理可靠的简单方法就最科学，用切开取石方法治疗 Mirizzi 综合征，是用简单方法解决复杂问题的典型案例。我们报道了"胆囊底部悬吊及哈袋切开治疗胆囊结石合并 Mirizzi 综合征效果观察"一文[24]。2002 年 5 月—2006 年 5 月我们对 62 例患者进行胆囊底部悬吊及哈袋切开治疗胆囊结石合并 Mirizzi 综合征，患者全为 Mirizzi 氏症Ⅰ型，其中Ⅰa 型 54 例，Ⅰb 型 8 例。男性 36 例，女性 26 例，年龄 28 ~77 岁。哈袋结石最大直径为 2cm ×2cm。术前伴胆红素升高 4 例，脂肪肝 2 例。全组术前造影不显影或术中取石前为白胆汁，90.3%（56/62）取石后胆汁变黄，8.06%（5/62）手术当时无正常胆汁，术后 5 ~8 天有胆汁从引流管流出，约 1.6%（1/62）拔管时仍无胆汁流出，因无症状，未作特殊处理。

术后结果 本组 62 例，初步随访 5 年，术后无胆漏等无严重并发症，无死亡。1 例切口脂肪液化，经引流后愈合，术后住院平均 7 天。随访结果：62 例中第 3 年复发 1 例，5 年总复发率 1.6%。4 例胆红素升高者，因梗阻解除，术后恢复正常。2 例脂肪肝者，因胆囊恢复存储和浓缩功能，改善了肠肝循环和脂质代谢而病情明显改善。

后来又收集、总结了 2003 年 5 月 ~2010 年 12 月 7 年上海海江、411 等十余家医院开展保胆取石手术 1500 余例，其中 172 例 Mirizzi 氏症Ⅰ型结石患者术中行哈袋切开取石及成形术，同样取得了较好的疗效，无胆道损伤。

对于 Mirizzi 氏症Ⅳ型，我们分两种类型处理。

一类 Mirizzi 氏症Ⅳ型，成功保胆，例如：患者程××，男，71 岁，术前诊断慢性胆囊炎，充满型结石。图 a 显示从哈袋取出结石后哈袋情况，图 b 显示胆道镜经哈袋肝总管瘘口进入肝总管见到左右肝管间隔和左肝管开口，图 c 显示左右肝管间隔，图 d 显示间隔中小炎性息肉，图 e 从哈袋取出的结石。保留胆囊与肝总管相通的瘘口，恢复良好。简化了手术，避免了胆道损伤的风险很有临床意义。Mirizzi 综合征Ⅳ型，从书上看到的医生很多，手术中遇到，能认识而且能正确处理的不多，能从结石取出后纤胆镜下直视到哈袋，左右肝管及两管间的间隔、直观体验 Mirizzi 综合征Ⅳ型的医生更少，根据祛除病灶，疏通引流的原理，利用保胆取石方法来处理，也是在近 25 年才有，卓有成效。（图 18－12）

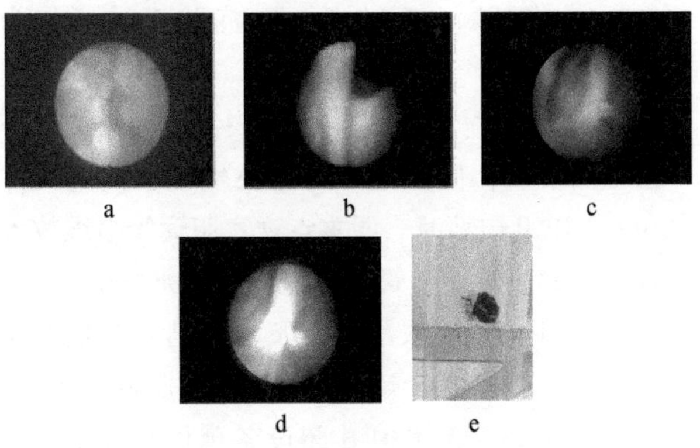

图 18－12（a～e） 纤胆镜下窥见哈袋左、右肝管炎性息肉

另一类，胆囊已无功能，有绝对切除指征的 Mirizzi 氏症Ⅳ型患者，我们的手术方法：例如陈某，87 岁男性，胆囊结石，胆总管结石，梗阻黄疸的患者手术，术中见胆囊萎缩，胆囊与结肠，十二指肠等周围组织水肿粘连，分离粘连，从胆囊底部游离胆囊至哈袋处，停止分离；然后再分离粘连在肝十二指肠前方的十二指肠，显露肝总管和胆总管；从哈袋结石隆起处切开，取出结石 1.5cm×1.5cm，见哈袋与肝总管相通，并有胆汁流出，说明该病例为胆囊肝管瘘，Mirizzi 氏症Ⅳ型，将哈袋切口向胆总管方向延长约2cm，取出胆总管结石 2.0cm×2.0cm，切除哈袋以外胆囊组织，从保留的哈袋和延长的胆总管切口，放置 T 管，缝合关闭哈袋和延长的胆总管切口，在胆总管旁放置腹腔引流管，术后 T 管胆汁引流从 500～0ml，化验结果：术前总胆红素 111.5μmol/L，到术后 4 天下降至 53μmol/L 直接胆红素从 80 下降至44.8μmol/L。十天后，胆汁引流 0ml，大便色黄，腹部无阳性体征，目前恢复很好。

在该例患者的处理中，因胆囊萎缩而行大部切除，留下部分哈袋，置 T 管后闭合哈袋开口。如果患者胆囊功能尚好，保留胆囊，T 管从肝总管内瘘口经胆囊底部切口，经腹壁引出体外，避免可能的胆道损伤，无须进行复杂的修补手术，如复杂的胆肠吻合，ERCP＋EST 及其并发症，保护了胆囊，保护了 Oddi 括约肌。（图 18－13）

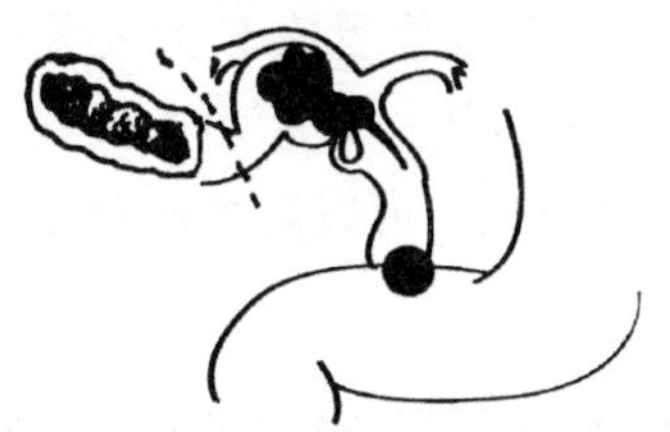

图 18－13a Mirizzi 氏征Ⅳ型患者，胆囊萎缩（切胆前）

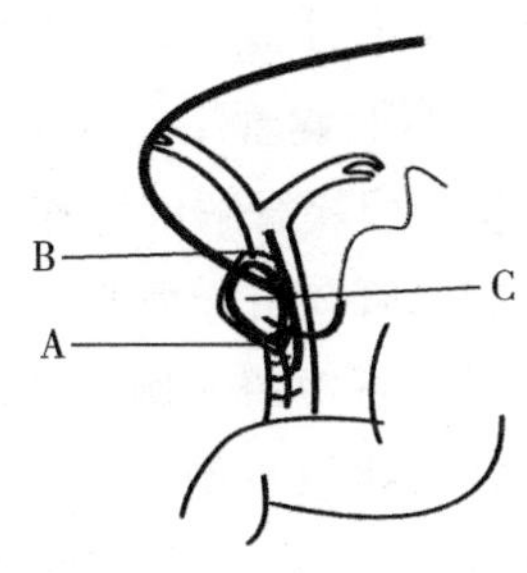

图 18－13b 用胆囊哈袋壁修复胆总管壁缺损

第五节 胆囊管切开取石

胆囊管是胆囊最隐蔽部位，胆囊管结石是保胆治疗和切胆治疗的共同难题，胆囊管结石残留是保胆治疗和切胆治疗共同并发症，胆囊管结石残留还是胆囊术后综合征的主要原因之一，所以无论保胆和切胆都应对胆囊管结石高度重视，在保胆和 LC 初期都把胆囊管结石列为禁忌证，由于经验不断丰富，指征已经放宽，但随之而来的结石残留率也在上升[25]。

一、发病率

随着腹腔镜胆囊切除和保胆取石治疗广泛开展，胆囊管结石发现率在上升。有报道 LC 胆囊管残留结石发生率 1.03%[26]，Mhamud 等[27]单纯统计胆囊管结石残留占 LC 手术的 12.3%。明显高于保胆取石的 0～2%，后者可靠手触摸发现或胆道镜发现并及时处理。

二、胆囊管解剖特点

胆囊管的解剖特点：胆囊管短而细，国人长0.62~4.23cm，直径0.1~0.43cm，平均0.28cm，正常走行者以近似平行的锐角从胆总管右侧汇入，将肝外胆道分为肝总管及胆总管；部分人（18%~23%）汇入位置有较大变异，可高达肝门，也可低至壶腹部。胆囊管内有一连续的5~12个半月形黏膜皱襞，可以阻挡胆囊结石进入肝总管内。

三、胆囊管结石残留的原因分析及其解剖学基础

温州医学院第二附属医院胡春雷[26]报道2009年月1月至2012年1月施行LC术2235例，回顾性分析LC术后患者胆囊管结石残留情况。结果显示2235例中共发现胆囊管解剖异常63例，结石残留15例：其中胆囊管与肝总管伴行过长远端低位汇合37例，发生结石残留8例；开口于肝总管左侧壁者11例，结石残留4例，开口于肝总管前壁9例，结石残留1例；开口于胆总管后壁4例，残留1例，胆囊管极短2例，残留1例。无解剖异常的2172例中仅残留结石8例。另2235例中急诊手术105例，发生结石残留5例；泥砂样结石134例，发生结石残留11例；颈部及胆囊管结石嵌顿213例，发生残留结石9例。结论，胆囊管解剖异常增加了LC的操作难度及胆囊管结石残留的风险，正确辨认和处理解剖异常的胆囊管是减少胆囊管结石残留的关键。

四、危害

由于多数胆囊管结石同时伴有胆囊三角的水肿粘连，胆囊管的全程解剖比较困难，为避免胆管损伤往往胆管残端遗留较长，这也是胆囊管残端残留结石的原因。蔡苗等[28]在“合并胆囊管结石的腹腔镜胆囊切除术”一文报告韩杰吉、Laing等报道术前胆囊管结石诊断率只有26.7%及29%，MRCP对小结石敏感性不高，价格较贵，并非术前常规检查。本组52例术前诊断20例，术前诊断率38.4%，其余均在术中发现。我们体会有下列情况者应高度怀疑有胆囊管结石：①胆囊高度肿大且张力高，切开减压其内胆汁为“白胆汁”；②胆囊管明显变粗，且可看见局部有膨大或串珠样改变；③术中切断胆囊管，断端胆汁混浊或可见有胆泥流出；④胆囊管管壁明显增厚，器械接触有腩硬异物感；⑤胆囊管与胆总管汇合处膨大，不能排除Mirizzi综合征者。本文还介绍处理胆囊管技巧。

五、处理胆囊管的方法及技巧图(18－14)

1. 术前判断，病史长短，症状轻重可作为参考。

2. 影像检查，胆囊肿大，直径5mm以上结石B超可以发现，但经验不足的医生难以确定具体部位；MRCP申请时表明重点观察胆囊管多维放大图像，容易发现胆囊管水影图像中的充盈缺损。

3. 术中探查，取净胆囊及哈袋结石后仍然无胆汁回流，有术中B超设备，可探察胆囊三角处，有无结石声影。无术中B超设备单位，可用无损伤钳提起哈袋，缩短胆囊三角与切口距离，用中指或食指自上而下，自下而上来回探摸胆囊三角处，多能发现直径5mm以上的结石。

4. 固定结石，触及结石后，用富有弹性、无损伤的弯钳控制结石远端，以防结石移位，便于切开取石。控制弯钳离胆囊越近越好。①是能使结石尽量贴近胆囊管壁，刀头触到结石有坚硬感觉，保证切开结石处的可靠性和准确性，给术者有充分信心；②有一定止血作用，该处血管丰富，因切口不宜太大，一旦出血，止血相当难，在腹腔镜下操作时，恐慌时电凝止血常为胆道损伤的主要原因，所以结石取出后，不宜立即松开控制弯钳，更不宜用该切口探察胆囊管远端是否通畅，要探查也应从胆道镜下进行。早期保胆时，本院一患者，术前胆总管无结石，术后一月出现黄疸，ERCP检查发现胆总管下端6mm结石一枚，经ERCP取出后治愈，是否因保胆手术时结石正好处在胆囊管与肝总管交界处，手术时肌肉组织松弛，胆囊腔内冲水压力高等原因使结石落入胆总管。（图18－15）

5. 对于肥胖、胆囊位置高的患者，寻找胆囊时可利用胆道镜作光源，也可利用带光源的拉钩；在处理哈袋或胆囊管结石时，如遇到操作困难，

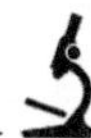

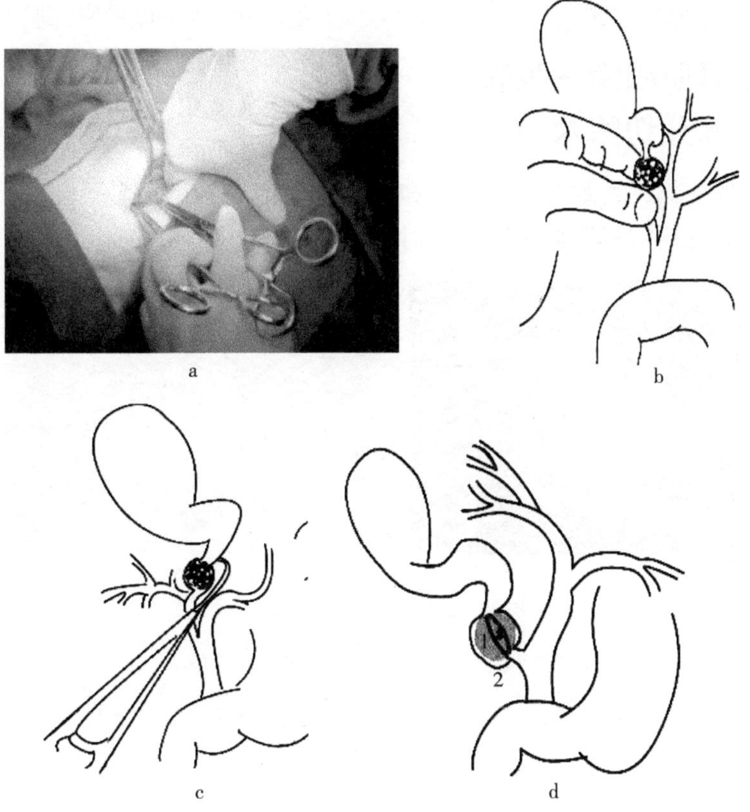

图 18－14　胆囊管切开取石结石技巧

图 a 单指触摸胆囊管找到结石；图 b 双指确认胆囊管结石；图 c 血管钳固定结石；图 d 切开胆囊管，取石，缝合胆囊管

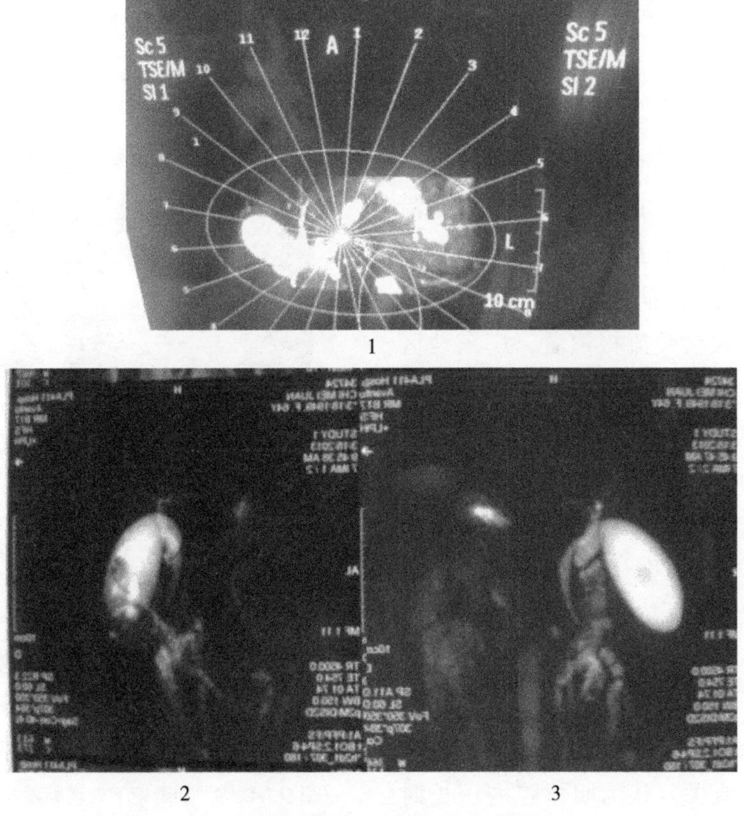

图 18－15　术前胆囊管 MRCP 成像显示（1～3）

可适当延长切口，以便于操作为度。

第六节　胆囊肌腺病—胆囊肌腺病部分切除术

胆囊肌腺病属良性疾病，大致分为局限性和弥漫性。弥漫性胆囊肌腺病应行胆囊切除；而对于直径10～20mm局限性胆囊肌腺病，根据病理性质、病变部位和患者意愿决定切胆或保胆。方法是确定病变位置后，缝扎牵引病灶，切除后标本送快速冰冻病理检查，在等待报告期间，经切除病灶切口，用胆道镜检查胆囊或取出结石（息肉）。（图18－16）

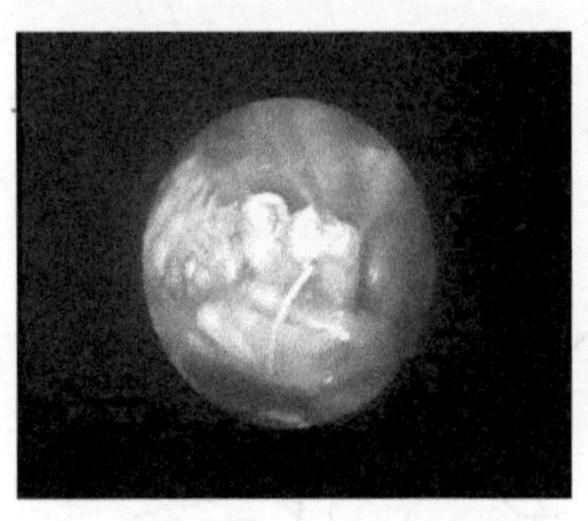
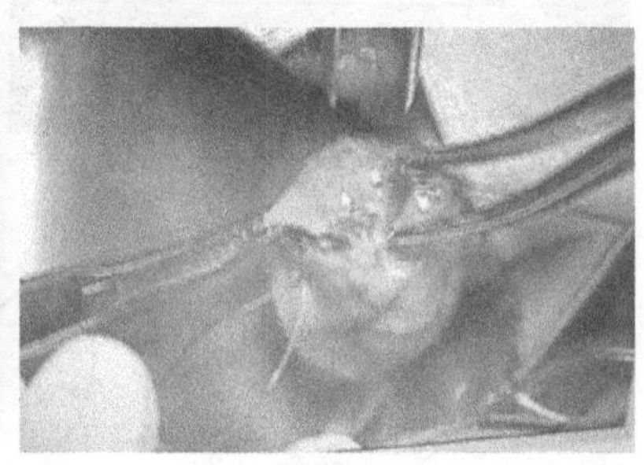
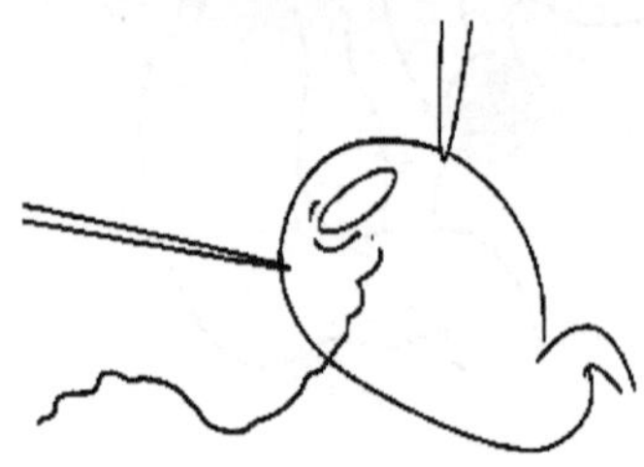
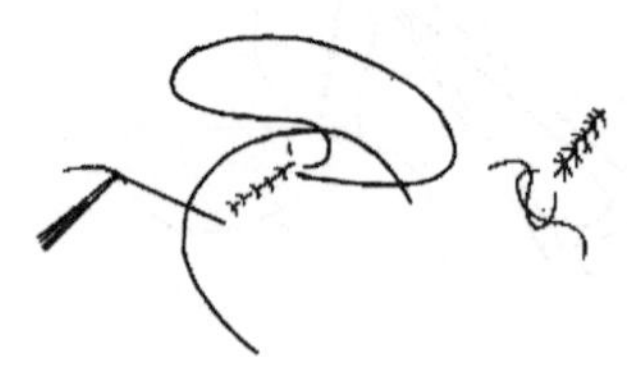

图18－16　胆囊肌腺瘤及部分切除示意图

第七节　胆囊壁间结石

一、概要

1. 发病率　胆囊壁间结石，在胆囊切除标本中有报道[29]。但为数不多，在开展胆道镜保胆治疗后，有机会在活体胆囊壁上观察到它的病理改变，也是一项新的发现。发病率方面，从2013年第四届微创保胆学术大会交流报道看，广东地区发现例数较多，沈磊等报道912例中32例，3.51%；乔铁报告80例保胆手术中有8例，10%；孔昭如报道为9.3%；王三贵报告260例中发现31例，胆囊迷走胆管开口3例，胆囊黏膜下结石28例，发生率分别为1.2，10.8%。这些结石全部是在WOLF新式硬质胆道镜下放大10倍的视野下发现的。

2. 原因和机制　关于胆囊壁间结石形成原因和机制，目前也仅是推测。有人认为与胆囊内压增高及罗－阿窦特点有关。认为胆囊腔内压长时间升高会使增生的胆囊黏膜上皮层陷入或穿过肌层形成壁内疝，也有学者认为胆囊腔内压力升高将胆囊黏膜挤压进胆囊壁的同时带入附着其表面的腔内结石；其他如炎症感染、胆道梗阻或胆囊神经源性功能障碍等可能是壁间结石形成的原因，机制与胆囊及胆道结石相类似。（图18－17）

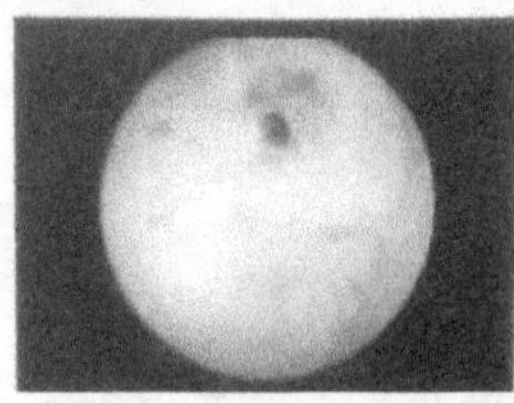

a.胆囊黏膜下结石一窝

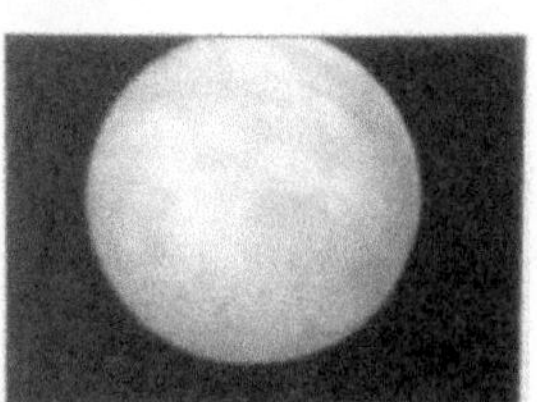

b.胆囊黏膜下结石多窝

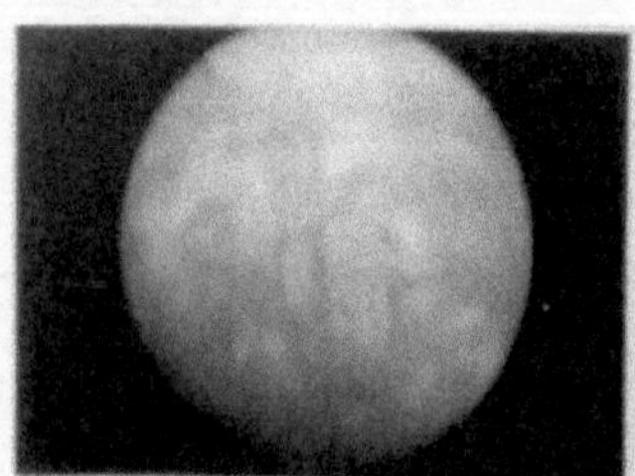

c.胆囊黏膜下结石“黄色飘带症”

图18－17　壁间肌结石

（引自乔铁等“胆道镜下处理胆囊黏膜下结石8例”插图，中国微创外科杂志，2008，8（9））

关于上述原因，作者认为有进一步探讨的必要。以往在胆囊切除时，开始为了预防感染，有的医生习惯在关腹前在胆囊窝处放引流管或烟卷引流条，发现部分患者在确定无胆管损伤的情况下，引流条或引流管有胆汁流出，但几天后会自行停止，让人们想到了肝面胆汁渗出和迷路胆管的存在有关。因而，有的医生在术后常规放置引流。现在的问题是，壁间结石是否与罗－阿窦特点有关，还是主要与胆囊迷走胆管存在有关。因此我们想探讨以下问题：①胆囊迷路胆管相对于肝脏其他部位的胆管是一种低位、终末小胆管，有产生结石的可能和条件；②胆囊壁间结石深达黏膜肌层，胆囊壁间结石窝内流出的所谓“黄色飘带”，其实就是肝胆汁，说明该处与肝胆管相通；③在正常情况下或迷走胆管结石未突破胆囊壁时，该处与肝胆管不相通，保胆手术时只看到黏膜下的黑点或黑斑，切除胆囊后迷走胆管开口于腹腔，引流有胆汁流出；当迷走胆管因结石和感染突破胆囊壁时，胆道镜下可见“黄色飘带”样胆汁流出；④所报道的胆囊壁间结石以虫卵感染、胆色素为主，符合胆管结石的特征，而迷走胆管正是胆道的终末胆管；⑤胆囊压力升高，但有张有弛，高压时，为什么不先把“小砂石”朝阻力低，有空间的“下游”——即哈袋、胆囊管方向推压，为什么一定向阻力大，没有空间的胆囊壁肌层“挤”，而且越“挤”越深，这些问题应该进一步深入研究，不能过早得出胆囊壁间结石是结石被挤压入罗－阿窦的结论，而胆囊迷路胆管形成结石的可能性更大。

3. 胆囊壁结石与临床症状的关系　沈磊[29]报告胆囊壁结石患者多数有临床症状，本文资料80%有临床症状。腺肌增生者常伴明显的临床症状以及胆囊壁增厚，王敬明等报道290例中93.1%的患者有临床症状。胆囊壁结石的炎症反应比胆囊腔内结石者明显，可能与胆囊收缩时壁间结石直接刺激胆囊壁的神经纤维有关。

4. 胆囊壁结石对胆囊收缩功能的影响　胆囊收缩功能是保留胆囊的基本条件。沈磊[30]组8例胆囊壁结石患者术前收缩功能良好80%，说明壁间结石量少对胆囊功能不一定有影响，2例胆囊收缩功能欠佳者术后功能有恢复又说明壁间结石对胆囊收缩有一定影响，但术后分别出现胆囊腔内移动异物及胆囊壁胆固醇沉积提示预后可能不如术前好。

5. 担心与保胆后结石复发率有关　有报道认为胆囊内除有结石外，往往合并有胆囊壁的病变，这恐怕是保胆术后胆囊结石复发的重要因素之一，故在保胆手术中必须要有效地处理囊壁的病变，才能减少复发，常见的胆囊壁病变有[31]：胆囊壁间结石在胆道镜下胆囊黏膜壁有黑蓝色改变，有时有胆汁溢出，有人将罗－阿氏窦打开，将其内的胆泥，结石清理干净。有资料报道显示壁间结石Ⅰ°术后五年内无复发（0/46），Ⅱ°五年内复发6.2%，（3/48），Ⅲ°五年内复发率7.5%（3/40）。

二、治疗方法

因胆囊壁间结石多与胆囊结石并存，而且多在因胆囊结石做保胆取石（息肉）时发现，因而麻醉，手术进路与前者相同。根据以上几点，目前很多医生在保胆取石时采取逐个咬开黏膜，敞开“阿氏窦”，取出或吸出胆囊壁间结石，少量渗血可用镜头上的吸附器压迫止血，遇活动性出血可用凝固止血电极电凝止血，电凝功率控制在15W，以防胆囊穿孔。张诚[32]报道具体方法是：在取净胆囊腔内的结石和息肉后，用胆道镜电切技术并在胆道镜头端套上专用吸附器，顺时针方向逐一探查，发现“罗－阿氏窦”内结石后固定镜头使“罗－阿氏窦”内表面黏膜位于视野的12－1点，经钳道进入针刀，连接高频发生器及负压吸引器，黏膜切开后立刻进行负压吸引，将“罗阿氏窦”内结石吸出，张诚报道胆道镜下电切治疗“罗－阿氏窦”内结石的经验：①电切之前必须更换为葡萄糖，注射用水等去离子水，以减少热损伤；②电切过程中应当注意将针刀电极绝缘部暴露于镜下，以免损伤胆道镜头内的电荷耦合元件；③针刀的热损伤深度一般小于3mm，对于表浅的“罗－阿氏窦”内结石可将针刀部接近黏膜，依靠余热使窦表面的黏膜碳化，在负压吸引下将结石取出；④对于深部的“罗－阿氏窦”结石，可以针刀头端插入黏膜内将窦表面的黏膜纵行切开，敞开窦腔，配合挤、压、推、撑、冲、吸等辅助方法将结石逐一取出；⑤在取深部结石或因胆囊黏膜炎症较重，切开的过程中可能出现活动性出血，可以使用针刀进行电凝止血按此法将“罗－阿氏窦”内结石逐一清理干净。对术后胆囊黏膜炎性水肿较轻，而术前胆囊收缩功能正常者，行一期缝合。对于炎症较重或术前胆囊收缩功能不良者，为了预防胆囊内絮状物淤积，短期内结石复发或继发胆总管结石而行胆囊造瘘，术后6～8周行胆道镜查，切开的“罗－阿氏窦”表面未发现瘢痕形成，说明电切后仅使“罗－阿氏窦”表面的黏膜或少部分的肌层碳化，黏膜层由黏膜上皮细胞非成纤生细胞修复，通过脂餐试验结果显示94.7%的胆囊收缩高于30%，在随访过程中虽有一例胆囊结石复发，二次手术中未发现黏膜下结石。结论：胆道镜下电切技术能处理不同大小的窦内结石，达到取净结石的目的，通过针刀的热效应将窦表面的黏膜碳化，彻底敞开窦腔，有效预防结石的复发，整个操作简单，对发生的黏膜出血同步处理，从而缩短手术时间，值得临床推广应用。

三、关于胆囊壁间完全黏膜下结石是否一定要取出的思考

有的壁间结石已经突破黏膜，经破口落入胆囊腔，形成胆囊结石的危险，应该在保胆的同时取除。而关于胆囊壁间完全黏膜下结石是否一定要取出，似乎有思考的必要。①按有胆汁的地方就有结石形成的条件的原理，只要有迷路胆管的存在，就有结石产生的可能；②迷路胆管是弯曲、细长、不规则的网状分布，引流不畅是其发生结石的主要原因；③完全在黏膜下，处于稳定状态的结石与多数肝内胆管结石一样，产生症状的可能性少，很少需要处理；④闭合的迷路胆管管口，结石不易落入胆囊腔内，挖开管口取石，只能取出眼（镜）前的结石，在视野以上被堵住的迷路胆管内的结石不仅不可能取出，反而因出口挖开，以后有被胆汁冲入胆囊或穿破胆囊壁的机会；⑤胆石形成动力学因素告诉我们，通而不畅是结石形成的解剖学和动力学因素，挖开黏膜取石，无形中为结石形成或掉入胆囊创造条件，将稳定结石变成“游走”结石，为被堵住的迷路胆管内的结石冲入胆囊打开了通道。从上述分析得出的结论是，裸露的壁间结石应该取净，可能时电灼闭合管口，完全在黏膜下，处于稳定状态的结石没有必要切开黏膜取石。保胆后应从改善胆汁成分着手减少或降低迷路胆管结石生成。

第八节　几种保胆方法的比较

表18－1为保胆手术治疗方法、设备、结石取净率、并发症比较表。

表18－1　保胆手术几种治疗方法、设备、结石取净率、并发症比较表

项目	小切口加纤维胆道镜	辅助腹腔镜加胆道硬镜（或加纤维胆道镜）	二镜微孔保胆取石术（腹腔镜，纤维胆道镜）	腹腔镜免气腹	腹腔镜，纤维胆道镜，十二指肠镜
手术效果	取出胆囊、胆总管、胆囊管、哈袋、肝总管结石	取出胆囊结石/或困难	取出胆囊结石/或困难	取出胆囊结石/或困难	取出胆囊及胆总管结石，治疗Mirizzi综合征/或困难
胆囊倒挂严重	胆囊悬吊术	无/或困难	无/或困难	无/或困难	无/或困难
胆囊管狭窄	胆囊管成形术	无/或困难	无/或困难	无/或困难	无/或困难
Mirizzi综合征Ⅰ－Ⅳ型	必要时哈袋成形术	无/或困难	无/或困难	无/或困难	无/或困难
胆囊哈袋与肝总管结石	哈袋肝总管吻合术	无/或困难	无/或困难	无/或困难	无/或困难
胆囊息肉	息肉切除	切除	切除	切除	切除

续表

项目	小切口加纤维胆道镜	辅助腹腔镜加胆道硬镜（或加纤维胆道镜）	二镜微孔保胆取石术（腹腔镜，纤维胆道镜）	腹腔镜免气腹	腹腔镜，纤维胆道镜，十二指肠镜
胆囊腺瘤	胆囊局部切除	切除/或困难	切除/或困难	切除/或困难	切除/或困难
胆囊畸形	胆囊局部切除	无/或困难	无/或困难	无/或困难	无/或困难
胆囊管结石残留	一般不发生	可能发生	可能发生	可能发生	可能发生
胆囊结石残留	一般不发生	一般不发生	一般不发生	一般不发生	一般不发生
设备	简单	复杂	复杂	较复杂	复杂
电器械并发症	无	可能发生	可能发生	可能发生	可能发生
气腹并发症	无	可能发生	可能发生	不发生	可能发生
手术并发症	少	+	+ +	+ +	+ + +

注：1. 从上表比较中看出小切口胆道镜取石（息肉）有一定的优势。

2. 手术并发症：用器械越多，操作越困难，并发症越多。

3. 复发率的比较，在第二十一篇已提到，旧式保胆复发率最高，PCCL 其次，小切口新式保胆取石最低。小切口新式保胆取石效果最好。

4. 手术方法栏中的“无”表示无法开展该手术。

从上表比较中看出小切口胆道镜取石（息肉）有一定的优势。

1. 设备简单，省去腹腔镜设备及其费用。

2. 操作方便，较腹腔镜下精准，可靠。

3. 不会产生 CO_2 气腹、腹腔镜并发症及电器械损伤。

4. 依托胆道镜和手工，该方法的技术含量不在于有多少先进设备而在于用简单的方法能方便彻底清除胆囊结石，哈袋结石嵌顿，胆囊管内的结石，特别是容易清除多发结石，泥沙结石，还能进行预防复发的一些新的外科治疗措施。如胆囊底部悬吊，哈袋整形，哈袋肝管吻合等。

5. 能方便地一次手术同时解决胆囊结石合并胆总管结石和 Mirizzi 综合征（Ⅰ－Ⅴ）。

6. 寻找胆囊困难时，可用胆道镜当光源，也可使用带光源的拉钩帮助照明。辅助腹腔镜，是先用腹腔镜找到胆囊，观察胆囊与腹腔情况，然后在腹壁切一小口，经小切口行保胆治疗。

而腹腔镜（或辅助）保胆取石（息肉）和三镜联合保胆取石，器械繁多，并发症相应增多，费时费力，用于单发结石比较容易。对泥沙样结石，多发结石和多发息肉、哈袋结石嵌顿，胆囊管结石等，不能用手触摸和探查，靠器械碎石操作困难，容易遗漏结石和息肉；胆漏、出血，腹腔失落结石及腹腔感染等并发症多；不能便利地根据需要增加哈袋切开取石，胆囊底部悬吊和胆囊肝总管吻合术等预防结石复发的措施；遇胆囊结石合并胆总管结石时，需先行 ERCP + EST 取石，然后再通过腹腔镜和胆道镜取石。既费时、费钱又费力。

所以尽管腹腔镜设备很先进，但还是有很多局限性。在观看全腹腔镜保胆取石演示时，画面上出现的除手术室内挤满各种设备，腹腔内看到的都是纱布、针线，标本袋、保护皮套和操作用器械等商品，又是腹腔镜，又是胆道镜，有时还要有各种碎石装置。当遇到网膜出血要电凝止血，时而有电，时而无电，在缝合胆囊切口时，很不方便，不如手工精准，很费力气，小切口开腹一小时左右就能完成的保胆取石（息肉）手术，眼看完全性腹腔镜已超过 2 小时，手术还未结束。情急之下有人发问，某某主任，你们每个保胆都是这样做的吗？言下之意，天啊！本以为很简单的保胆取石，搞得如此复杂、麻烦。因此我们认为胆道镜小切口保胆取石，方便、并发症少、易于一般条件的单位推广应用。

第九节　保胆术后处理

保胆术后的治疗主要分为患者在住院期间的治疗和出院后预防结石复发的长期管理。术后在住院期间的治疗与一般胆囊手术术后处理相同，根据病情制定观测项目。

1. 术后禁食，必要的液体对症支持治疗。手术后12小时后可进水，术后24小时可进清淡流质饮食。

2. 术后48小时，肠蠕动恢复后可进清淡半流质或低脂流质。

3. 一般的抗感染治疗。

4. 出院术后一周恢复正常饮食。

5. 出院术后2周开始服用熊去氧胆酸（滔罗特、优思佛等）。

国内已有多家医院在完全性腹腔镜下行保胆取石术和息肉切除术。不仅能保胆取胆囊内结石（息肉），梁法生等[33,34,35,36]多篇文章报告还能进行胆囊部分切除术（胆囊腺瘤样息肉），胆囊颈部结石嵌顿切开取石颈部成形术，胆囊结石合并胆总管结石时在行保胆取石术后可以同时行胆总管切开取石术，腹腔镜下胆囊折叠畸形矫正术等四种手术，这也是今后的发展趋势，但技术难点是术者必须有扎实的胆道镜技术和腹腔镜技术，腹腔镜下缝合技术，基本功扎实，缝合准确，不发生胆漏与狭窄；也要有扎实的腹腔镜下胆总管取石经验。由于器械缺乏触觉反馈，力反馈，缝合的精准度对术者腹腔镜技术要求较高，因此，不宜急于盲目扩大手术范围。要循序渐进，稳扎稳打。

病例介绍：

上海海江医院　住院号0803，施××，中国台湾人，男性34岁。检查胆囊多发结石，术前每天稀便7~8次，去某医院行B超检查，胆囊胆汁排泄率低，不给予保胆手术。本院术中发现胆囊结石30多粒，直径约10mm，胆囊结石取净后，未见胆汁流出，先单指触摸胆囊管，发现约8mm硬块，考虑结石，行胆囊管切开取石，后缝合，未置引流管。当时无胆汁流出。术后半月随访患者，腹泻症状明显改善，恢复良好。解便每天一次。

分析：1. 胆囊管结石10mm以下各种检查均难以发现，说明只有用手触摸，可以避免结石残留。手的触觉反馈优于各种腹腔镜金属器械，即使是机器人也如此，目前尚未达到外科医生一双手的操作能力。用腹腔镜进行保胆，切胆对胆囊管结石的处理在操作上有难度，可能遗漏结石，可能缝合过度导致狭窄，也可能结扎脱落导致胆漏或损伤胆总管等。

2. 患者的腹泻与胆囊管结石有关，胆囊引流不畅，进食后需要胆汁助消化时供应不足，脂类食物消化不良导致腹泻。保胆后胆囊功能恢复，引流畅通，症状改善。如果行切胆手术，患者失去储存，浓缩胆汁的胆囊，患者的腹泻将长期伴随他，同时可能产生其他切胆的并发症，因此切胆的代价更大。

3. 此例说明好的胆囊可以变坏，病的胆囊也可以变好，解除梗阻，取出结石，胆囊功能向好的方向逆转。

4. 胆囊胆汁排泄试验只能反映术前的胆囊功能，不能反映胆囊术后的功能，因此不要轻易地排除在保胆手术适应的范围之外。

5. 哈袋和胆囊管结石嵌顿时手工操作比腹腔镜手术更安全，性价比更高。

6. 此例手术引来手术指征的探讨，过去已明确有胆囊管结石的病例，基本排除在手术适应证之外，起码大多数医院是不保胆的，而小切口保胆手术在胆囊管结石处理上，手工操作应能做到游刃有余，得心应手。同样，在Mirizzi症（Ⅰ－Ⅳ型）处理上，在胆囊哈袋嵌顿结石的处理上，在胆囊结石合并胆总管结石上具有最大的优势，不仅经济实惠，设备要求不高，安全系数大，住院时间缩短，患者恢复快，保护了胆囊功能，也避免了切开Oddi括约肌的伤害，保护了胆道系统的正常功能，扩大了手术指征范围，让更多的胆石症患者保留了有功能的胆囊。尽管有3~5cm或稍大一些的小伤口，但是达到了真正意义上的微创。对于34岁的一位青年人来说，身体健康至关重要。让坏的胆囊向好的方向转变，是医务工作的任务。

（莫国贤）

参　考　文　献

[1] 梁平. 对胆囊切开取石治疗胆囊结石的看法 [J]. 中华消化外科杂志, 2008, 7 (1): 71－72.

[2] 酒育红. 给保胆手术降温 [J]. 中华健康文摘, 2011, 8 (23): 109－110.

[3] 邹一平. 保胆取石的有关问题的探讨 [J]. 中华肝胆外科杂志, 2009, 15 (1): 1－3.

[4] 韩天权, 张圣道. 胆囊结石治疗—保留胆囊疗法的初步评估 [M]. 黄志强. 当代胆道外科学. 上海: 科学文献出版社, 1998: 308.

[5] 韩天权, 张圣道. 保胆取石后胆石复发及预防 [J]. 中华肝胆外科杂志, 2009, 15 (1): 4－5.

[6] 吕文才, 等. 保胆手术应该慎行 [J]. 中华肝胆外科杂志, 2014, 20 (3): 228－231.

[7] 韩天权, 张圣道. 胆囊功能的临床评估 [M]. 黄志强. 当代胆道外科学. 上海: 科学文献出版社, 1998: 307.

[8] 蒋兆彦, 韩天权. 改良的B超三维胆囊功能检测与判断标准 [J]. 肝胆胰外科杂志, 2013, 23 (3): 229－231.

[9] Koivusalo AM, Kellokumpu I, Makisalo, et al. Acomparison of gasless mechanical and conventional carbon dioxide pneumoperitoneum methods for lapraroscopic cholecystectomy. Anesth Analg, 1998, 86: 153－158.

[10] 陈淑珍. 胆道肿瘤 [M]. 黄志强. 当代胆道外科学. 上海: 科学技术文献出版社, 1998: 602.

[11] Choi WB, Lee SK, Kim MW, et al. A new strategy to predict the neoplastic polyps of the gallbladder based on a scoring system using EUS. Gastrointest Endosc, 2000, 52: 372－379.

[12] 彭颖译, 付贤波. 腹腔镜手术的发展与争议. 北京: 人民卫生出版社, 2007.

[13] 石景森, 孙学军, 郑见宝. 对我国胆囊癌临床诊治现状的种种思考 [J]. 中华肝胆外科杂志, 2012, 18 (12): 889－892.

[14] 周孝思. 动能在结石形成中的作用 [M]. 黄志强. 当代胆道外科学. 上海: 科学技术文献出版社, 1998: 274.

[15] 莫国贤. 胆囊底部悬吊在胆囊结石保胆取石手术中的应用 [J]. 临床误诊误治杂志, 2008, 21 (1): 10－11.

[16] 梁法生, 惠阳, 高晓军. 胆囊畸形是形成胆囊结石的因素之一 [C]. 全国首届胆囊切除术后不良反应大规模人群调查暨内镜微创保胆取石（息肉）基础研究高峰论坛论文汇编, 2010.

[17] 莫国贤, 林向阳, 强裕. 胆囊管重建术治疗胆囊壶腹结石伴胆总管结石7例临床报告 [C]. 全国首届内镜微创保胆取石（息肉）学术大会论文汇编, 2007.

[18] 田伏洲. 皮下通道型胆囊肝胆管吻合术在治疗肝胆管结石及狭窄中的应用 [J]. 解放军医学杂志, 2004, 29 (10): 907－908.

[19] 魏志力, 梁刚, 张小弟, 等. 小胆囊大隐患－Mirizzi综合征的诊断与治疗 [J]. 肝胆外科杂志, 2012, 20 (4): 286－288.

[20] 蒋晓忠, 等. Mirizzi综合征术中胆道损伤的处理与预防 [J]. 肝胆外科杂志, 2013, 8 (21): 4.

[21] 龚伟智, 刘昌军, 等. Mirizzi综合征中医源性胆道损伤的处理 [J]. 医学临床研究, 2011, 28 (5): 868－870.

[22] 黄志强. 胆道的百年沧桑—从Langenbuch到Mouret [J]. 中华外科杂志, 2013, 51 (3): 193－197.

[23] 梁力建, 等. 对胆肠吻合的重新认识 [J]. 中国实用外科杂志, 2008, 28 (6): 450－452.

[24] 莫国贤. 胆囊底部悬吊及哈袋切开治疗胆囊结石合并Mirizzi综合征效果观察 [J]. 临床误诊误治杂志, 2008, 21 (1): 11－12.

[25] 费维国, 等. 胆囊切除术后残余胆囊结石例诊治分析 [J]. 中华普通外科杂志, 2009, 3 (2): 145－146.

[26] 胡春雷. 胆囊管结石残留的原因分析及其解剖学基础 [J]. 肝胆胰外科杂志, 2013, 25 (1): 44－46.

[27] Mahmud S, Hamza Y, Nassar HM. The significance of cystc duct stong encountered during laparoscopic cholecystectomy [J]. Surg Endosc 2001, 15 (5): 460－462.

[28] 蔡苗, 等. 合并胆囊管结石的腹腔镜胆囊切除术 [J]. 肝胆外科杂志, 2013, 2 (21): 51－53.

[29] 梅振宇, 等. 肝外胆管黏膜下结石五例报告 [J]. 中华普通外科杂志, 1999, 14 (1): 6.

[30] 沈磊. 胆囊壁结石微创保胆手术价值的探讨 [J]. 中国内镜, 2009, 15 (6): 572－576.

[31] 刘京山. 内镜微创保胆手术几个问题的再探讨. 第四届全国内镜微创保胆学术大会论文汇编, 2013.

[32] 张诚, 等. 胆道镜下电切胆囊罗－阿氏窦内结石的体会 [J]. 肝胆胰外科杂志, 2013, 25 (1): 56－58.

[33] 梁法生，夏冬雪，张小微．腹腔镜保胆取石并胆总管切开取石一期缝合术20例报告［J］．腹腔镜外科杂志，2009，14（7）：530－532.

[34] 梁法生，董毅，张晓微．完全腹腔镜保胆取石术和息肉切除术（附68例报告）［J］．中国内镜杂志，2009，15（7）：715－718.

[35] 梁法生，赵世芬，姜万维．腹腔镜胆囊颈部成形术在保胆取石术中的应用［J］．腹腔镜外科杂志，2010，15（12）：891－893.

[36] 梁法生，惠阳，高晓军，等．胆囊畸形是形成胆囊结石的因素之一．全国首届胆囊切除术后不良反应大规模人群调查暨内镜微创保胆取石（息肉）基础研究论文汇编，2007.

第十九篇　非手术去石保胆治疗

人们尝试过很多保留胆囊的非手术去石的方法，胆囊结石的治疗，是从取石→切除胆囊→溶石→碎石→排石→回到取石的历史，是一个有趣的历史循环，但是这不是简单的还原，而是一种螺旋性上升的循环。1867 年，美国的 Bobbs，首先开展胆囊切开取石术；1972 年，Way 用胆酸钠，Danjinger 用鹅去氧胆酸；1975 年，MaKino 用熊去氧胆酸作溶石治疗。1980 年，Thistle 用 mono-octanoin，1983 年，Allen 用甲基叔丁醚（MTBE）进行溶石治疗。1986 年，Saurbruch 报道用体外震波碎石法（ESWL）与溶石药物结合来治疗，还有近年来各种经皮胆镜碎石。人们这一系列跌宕起伏、前赴后继的努力，都是企图保留胆囊。从另一侧面反映胆囊对人体健康的重要性认识的提高及切胆实属无奈之举。进入 20 世纪 80 年代，国内张圣道等又开展了保胆取石的临床和研究，从结石形态，胆石的成因、遗传、基因、环境研究、结石病预测的研究……并提出执着保胆，90 年代以来，张宝善教授大力推广新的内镜保胆取石临床治疗工作，在国内先后召开了多次学术交流大会，尽管受到来自一些人的质疑和反对，但是，功夫不负有心人，终于得到外科鼻祖、我国著名医学家、工程院院士裘法祖教授，以及我国著名胆道外科专家、工程院院士、黄志强教授等人的大力支持和广大患者的欢迎，使保胆治疗的临床和科学研究得以蓬勃向前发展，这说明非手术保胆治疗只能作为外科保胆取石的补充。

第一章　药物溶石治疗方法[1]

早在 19 世纪就有人试用草药、碱水和油类治疗胆石。因为有人认为肝胆汁呈碱性时不会成石，如果胆汁变成酸性，氢离子浓度升高能使胆固醇沉淀，从而开创了口服苏打水、盐水或其他碱性液等溶石疗法，其中以硫酸镁最流行，因为它同时具有解痉止痛作用。虽然早期的尝试不算真正有效的溶石治疗，但是作为药物治疗的开端仍然十分可贵。

19 世纪后期，Maurice Schiff（1873 年）在肠肝循环理论基础上提出了口服胆汁酸溶解胆固醇结石的想法，1937 年这一想法为美国一位外科医生 Rewbridge 所证实，他首次报道服用混合胆汁酸后 5 例胆囊结石患者中 2 例结石消失。1975 年，Jognston 和 Nakayama 等认为口服胆汁酸有消除胆固醇过饱和的作用。给患者服用胆酸（CA）以改变胆汁代谢而产生溶石效果，结果发现胆汁中的胆汁酸和磷脂确有增加，但胆固醇分泌也相应增加，因而不能达到去饱和的作用。后来又试图对胆汁酸进行逐个筛选，首先选用了鹅脱氧胆酸（CDCA），但因来源困难，未能如愿。

1971 年，美国的 Thistle 和 Schoenfield 经实验证实了 CDCA 有去胆固醇饱和作用；1973 年，他们取得了溶石率达 60% 的好结果，从而开创了有实验和理论基础的溶石疗法并相继在全球推广。由于发现 CDCA 对肝有毒性，又发现 CDCA 的异构体熊去氧胆酸（UDCA）不仅有较强的溶石作用，而且无毒副作用。此后，临床和研究的热点从 CDCA 转向 UDCA。

第一节　口服溶石疗法和药物

口服药物治疗中主要是鹅去氧胆酸、熊去氧胆酸、牛磺熊去氧胆酸。

一、鹅脱氧胆酸（CDCA）的溶石机制

CDCA 降低胆汁胆固醇涉及胆固醇的合成、分泌和吸收诸环节，其中以抑制胆固醇的分泌最为关键。胆汁酸和胆固醇的分泌存在耦联（coupling）关系，即胆汁酸的分泌可以带动胆固醇的分泌，两者成正相关。比较 CDCA 与胆酸（Cholic acid，CA）对胆固醇分泌的差异，发现前者灌注时胆固醇分泌速率较 CA 灌注时降低 1/3，说明胆汁酸组分变化可影响胆固醇的分泌。现在已证明，CDCA 是通过抑制肝脏胆固醇合成限速酶（3 - 羟 3 - 甲戊二酰辅酶 A 还原酶，HMG - CoA）来降低胆固醇的合成。胆汁中的胆固醇仅 20% 来自肝脏的新合成，即使 CDCA 抑制了胆固醇的合成，对降低胆固醇分泌的作用仍不够大，因此还需通过降低肠道内容物的停留时间以及与胆固醇竞争吸收部位和降低 CA 的量减少胆固醇的吸收。

口服 CDCA 后，胆汁中 CDCA 可增加到占总胆汁酸的 80% ~90%，形成不饱和胆汁。试管溶石模型表明胆石表面结晶状态胆固醇分子以简单扩散的形式向不饱和混合微胶粒转移。鹅去氧胆酸由于不良反应较大已被淘汰。

二、熊去氧胆酸（UDCA）（商品名：优思佛）溶石机制

鹅去氧胆酸的异构体叫熊去氧胆酸（UDCA），与 CDCA 相似，UDCA 也是籍减少胆固醇分泌来降低胆汁胆固醇饱和度，但作用更强。其溶石机制包括：

1. 长期服用可抑制肝微粒体 HMG - CoA 活性，减少胆固醇合成。

2. 减少肠道对胆固醇的吸收。

3. UDCA 不抑制肝脏合成胆汁酸，因为胆汁酸合成由 7α - 羟化酶这一限速酶控制，而 UDCA 为 7β - 羟胆汁酸，不会抑制 7α - 羟化酶。结果每日有 300 ~600mg 的肝胆固醇继续转变胆汁酸，脱离肝胆固醇池。

4. 胆固醇液晶复合体形成，它的比重较底，有上浮趋势，从而使胆固醇从结石表面脱离时不因周围稳定扩散相的出现而使富含 UDCA 的胆汁不能与胆石有效的接触，有利于结石的溶解。

三、牛磺熊去氧胆酸（TUDCA）

牛磺熊去氧胆酸又称滔罗特（TUDCA），是熊去氧胆酸（特罗凯，UDCA）以后新研发并在临床应用的最新剂型，牛磺熊去氧胆酸是亲水性胆汁酸，是从改变胆汁酸的成分着手，溶解胆固醇结石并可治疗部分胆结石患者，也可降低保胆取石术后结石的复发。作用机制详见第二十一篇。

第二节　胆石溶解剂的适应证及应用对象

胆石溶解剂包括鹅去氧胆酸、熊去氧胆酸、牛磺熊去氧胆酸等。鹅去氧胆酸由于不良反应较大已淘汰。患了胆石症的人都不希望做手术，想吃药保守治疗，尤其寄希望于胆石溶解剂，希望服用后，胆结石能渐渐被溶解消除，因此，有很多的胆石症患者盲目地要求医师开上述三种药。这样良好的愿望往往得不到良好的效果。

一、药物溶石适应证

1. 症状轻微的胆固醇结石患者，对胆红素结石患者无效。

2. 患者胆囊造影显影要良好，胆囊不显影者无效。

3. 胆囊结石直径在 1 ~2cm，而且应是透光性结石。阻光性的钙化结石，胆管内结石，直径 2 ~3cm 的结石以及巨大结石，服用胆石溶解剂无效。

二、溶石药物使用对象

据日本和美国等国家对长期使用的口服溶石剂统计，溶石剂的有效率（指完全消除率）不到 20% 。此药并非人人适宜，应在医师指导下服用，不可盲目吃药。所以仅适用于以下情况：

1. 全身情况不好（如老年，有其他严重疾病，不适宜或不愿意做胆囊切除的患者）。

2. 结石中胆固醇含量高，且直径小于 1.5cm 的结石。

3. 能透过 X 线的结石，即所谓阴性结石（不透光结石无效）。

4. 胆囊管通畅，胆囊功能良好的患者（口服胆囊造影剂不显影的胆囊结石无效）。

第三节　口服溶石法疗效及缺点

多数文献报道单纯口服溶石法的有效率为 30% ～40%，若严格选择合适病例，则有效率可达70% 以上，但结石完全溶解率则要低得多，约 10% ～18% 不等。尽管这一方法实施简便，且患者乐于接受，然而它也存在很多缺点。

1. 该方法疗程长。通常需要半年至两年，而且在整个疗程中患者必须不间断地服药。事实上因各种原因而中途停药者甚多。据一些资料统计，大约仅有 10% 左右的患者能治完全疗程。

2. 此法费用甚高。CDCA 和 UDCA 售价昂贵，即使国产 UDCA 50mg 片剂，每片也要 0.5 元。长期连续服用，其费用是很可观的。

3. 复发率高。一旦停用溶石药，胆汁 3 周内便呈过饱和状态，而胆固醇过饱和胆汁即所谓成石胆汁。据报道，CDCA 和 UDCA 停药后两年复发率分别为 13.5% ～45.3% 和 16.1% ～33.3%，5 ～7 年复发率则达 30% ～50%。更有甚者治疗中便出现结石增大，主要原因可能是原本就不适合溶石治疗，或治疗中用药不规范。

4. 服用 CDCA 后可引起腹泻，其发生率约 30% ～50%，与剂量大小有关。每天3g，则 100% 发生腹泻，每天 0.5g 时多数不发生，但个别敏感者服用 50mg 即可引起腹泻。

5. CDCA 和 UDCA 均可导致血清转氨酶活力增高，提示有肝损伤作用，见于 5% ～10% 的病例。

6. 口服 CDCA 两年后可使血清胆固醇增高约 10%。因此，至少目前还不主张长期使用 CDCA 作为预防胆石复发的措施，以免增加动脉粥样硬化的危险。

7. UDCA 有加速胆石钙化的作用。一旦出现结石钙化，则不仅溶石无效，ESWL 也无效。基于上述各点，目前多数医院倾向于不单独应用溶石法，而是将它与其他疗法结合使用，以提高疗效，减轻不良反应。

8. 上述两种药只适用于胆固醇性结石，多见于胆囊结石，而肝胆管内常见的胆色素结石，目前还没有口服的溶石药物。

第四节　影响口服溶石疗效的因素

1. 结石大小　有研究报道，较小的结石全溶率约 50%，而直径大于 1.5cm 的结石则不到 20%。这主要是因为大结石多系成熟结石，结构致密，尤其是层状结石的表面大都覆盖有难溶成分。

2. 结石含钙量　凡含钙量大于 1% 或结石外层钙化者均难收效。而一些层状结石治疗中一度有效后又无效者，很可能与此有关。

3. 年龄因素　老年者常疗效欠佳。这主要是因为胆石的成分与年龄有关。中青年患者纯胆固醇结石占 16.5%，混合结石占 30.7%，复合结石占 22.2%；而老龄患者中 69.3% 为混合结石，30.7% 为复合结石。溶石作用的机制则主要在于溶解胆固醇。此外，老龄人胆囊功能下降也是一个因素。

4. 胆囊功能　若口服胆囊造影提示胆囊浓缩及收缩功能低下，则溶石效果不会理想。因为胆囊功能低下时，口服的胆汁酸制剂难以到达结石周围，而溶解的成分亦难以排出，故难以达到和维持胆石周围胆汁的不饱和状态。

5. 肥胖　肥胖者治疗反应差，常需增大用药剂量，否则难以改善胆汁的过饱和状态。

6. 服药方法　有研究显示每日口服 CDCA 375mg，则两年结石全溶率为 5%，而剂量增至 750mg 时两年结石全溶率则达 27%。但应注意剂量大则不良反应发生率高。此外，有人基于清晨胆汁胆固醇饱和度高的特点，将一日三次服药法改为睡前一次，结果既减少了用药量，又减轻了不良反应，却保持了相似的疗效。

第五节　口服溶石药物的禁忌证和注意事项

一、口服溶石药物的禁忌证

并非所有患胆囊结石的患者都可以服用溶石

药物，下列胆石症的患者是禁用口服溶石药物的：

1. 在胆石症基础上出现并发症，如胰腺炎、阻塞性黄疸及胆管炎等。

2. 孕妇，CDCA 和 UDCA 均可通过胎盘屏障进入胎儿体内，目前尚未排除这两种药物对胎儿致畸的可能性。

3. 胆汁酸代谢紊乱，如严重肝病、阻塞性黄疸时。

4. 胃肠道溃疡或炎症。

二、注意事项

胆石溶剂必须在医生指导下服用，服用时要注意以下问题：

1. 用药必须持之以恒，一疗程至少半年，每天用量为 500 ~ 750mg。

2. 服药有效者，为了预防复发，应小剂量维持一段时间（每天 150mg）再停药。

3. 服药期间，经常观察疗效，定期 B 超复查，胆囊造影摄片。若治疗时间超过一年无效者，应考虑其他治疗方法。

4. 配合饮食治疗，要吃低脂、低胆固醇、多纤维素的食物。

5. 服药者有可能出现腹泻，部分患者可出现肝功能异常等不良反应，必要时应请医师对症处理。

第六节　中西结合，总攻排石疗法

通过增加胆汁分泌，促进胆囊收缩，松弛 Oddi 括约肌，消炎抑菌等措施，最终结石排出。但排石时间长，排石效果差，从 20% ~90%，一般在 60% 左右，排净率 30% 左右，并发症有急性胆绞痛、梗阻性黄疸和急性胆源性胰腺炎。详见第四篇。

第二章　灌注溶石疗法[2]

灌注疗法同样可追溯到 19 世纪，当时已经认识到胆固醇是胆囊结石的主要成分，并很自然地联想到用乙醚、氯仿等有机溶剂。1891 年，德国学者 Walher 试用乙醚灌注溶解胆总管残余结石取得成功。1923 年，Pribram 将这一方法标准化，治疗 28 例胆总管患者，也获得一定效果。但因乙醚沸点低于人体常温在体内很快汽化形成高压，导致难以忍受的疼痛，不久这一方法很快被弃用。虽然此后陆续有学者试用氯仿、胆酸钠、肝素和生理盐水等，但最终或因毒性太大，或因没有真正的溶石效果，逐一被淘汰。20 世纪 80 年代，随着介入放射学 ERCP 的迅速发展，又掀起了冲洗溶石的热潮。影像学技术介入放射学的发展以及高效胆固醇溶剂的发现使灌注溶石有了长足进步的可能。1985 年在大量筛选性研究的基础上，Thistle 等找到了既安全又十分有效的胆固醇溶剂—甲基叔丁谜（MTBE），并成功应用于临床。不久 MTBE 以惊人的溶石速度引起世人的关注，很多医生相继开展了这方面的研究。上海瑞金医院于 1986 年开始 MTBE 的体外和体内动物实验，1989 年底应用于临床。同时开展这方面研究的还有北京、山西和大连等。国内研究的主要目标是如何减低 MTBE 的毒性和寻找溶解胆石中非胆固醇成分的溶剂和复方制剂，虽然未完全解决问题，但致力于尽量不切除胆囊治疗胆石的思路，至今还在鼓舞着我们为胆道外科进一步发展所做的努力。

第一节　灌注溶石疗法的溶石剂

用来溶解胆固醇结石的溶石剂有：胆汁酸盐、辛酸甘油单脂（MO）、甲基叔丁醚（MTBE）。

一、胆汁酸盐

自 1972 年以来，不少胆汁酸盐的成分被用来溶解胆固醇结石，如胆酸钠。由于溶石时间长达 1 ~ 3 周，成功率不到 70%，而且可引起败血症、肝毒性，效果不如辛酸甘油单脂而被弃用。

二、辛酸甘油单脂（MO）

MO 是一种中链二酸甘油酯、三酸甘油酯的正常分解产物，体外溶解胆固醇的能力很强，与胆酸相比，不会引起肝胆管炎症。临床上用来经术后“T”管灌注溶解胆管残余结石，也可以经皮经肝胆管穿刺置管或经内镜建立鼻胆管通道灌注。平均疗程5天，疗效达62%。最近有人研究在促溶系统的作用下用MO溶解碎石后的结石碎片。

三、甲基叔丁醚（MTBE）

MTBE是一种脂醚，体外溶解胆固醇结石的速度是MO的50倍，实验犬胆囊内结石在几小时内全部溶解。MTBE之所以被首选来用于胆囊结石的治疗可能与三方面的特性有关：①其沸点比乙醚（35℃）高，为55.2℃，在体内不会沸腾在胆道内形成高压而引起胆绞痛和肝损伤害；②体内代谢速度快，进入人体被吸收后绝大部分很快以原型从呼吸道排出，其余基本上从尿中排出，不易在体内聚集；③黏稠度很低，推注时阻力很小，加上胆固醇溶解度大（14mg/dl，37℃），利于溶石。与MO不同，MTBE更适用于胆囊内结石。

第二节　灌注溶石疗法的适应证

1. 由于乙醚、氯仿以及某些复方溶剂的有诸多缺点，临床上用得较多的只有MTBE。原则上MTBE溶解胆囊结石的适应证为：

（1）胆囊是否有保留价值；

（2）结石是否可溶；

（3）能否建立胆囊溶剂灌注通道；

（4）患者是否能耐受这一治疗。

目前尚无统一的适应证。因为治疗前很难准确判断胆囊的功能和结石的性质。

2. 上海瑞金医院暂行的MTBE溶解胆囊结石适应证为：

（1）有症状的胆囊结石，排除消化系统其他疾病；

（2）胆囊收缩功能良好；

（3）胆囊透X线，CT片示无钙化，CT值≤50Hu；

（4）结石直径≤2cm，数量≤5粒；

（5）胆囊无畸形，胆囊床非系膜型；

（6）没有明显肝、肾和心功能障碍；

（7）非妊娠期。

第三节　灌注治疗的具体方法、效果与不良反应

灌注治疗的具体方法是建立灌注通道和进行溶石。

一、建立通道

方法与经皮经肝穿刺胆道引流（PTCD）基本相同。术前准备包括：常规及肝、肾、心及肺功能检查，凝血机制化验，双倍量口服胆囊造影剂14～16小时后，次日空腹，用B超在腋前和腋中线之间估计并标出胆囊的大致范围。或者事先建立的“T”管，或鼻胆管、胆囊造瘘等通道将溶石药物如甲基叔丁醚，单辛酸甘油等，注入胆囊或胆管。

1. 体位，平卧或左侧卧位（半卧位，抬高左侧胸腹）。

2. 选择穿刺点和穿刺方向。

3. 局麻后在B超或X光电视引导下，以右肋膈角下一肋肋间隙与B超所定的平面交点为进针点，以金属二套管针进行穿刺，在电视下确定针已在胆囊内。

4. 置管，拔出针心，见胆汁流出后插入引导钢丝，借导丝换入4F Teflond导管，或5F“猪尾巴”管，缝扎固定于皮肤上。

注意事项有：穿刺时患者要控制呼吸幅度，进针必须经胆囊床，保证管道与结石充分接触，密切观察，防止管道位移或脱落。（确保胆汁不从导管周围漏出；导管胆囊腔内段应自然盘曲，并将结石全部包在环内；有效防止导管滑脱或在肝与体壁之间打折。）

二、溶石

1. 先抽尽胆汁，用生理盐水冲洗，试探测量胆囊容量，取容量的1/3或2/3为MTBE/次的最大用量。一般为15～20ml，注入和抽出反复进行，往复4～6次/分钟，约每15分钟更换一次MTBE新鲜溶剂。每次灌注治疗约2～4小时，结束前用生理盐水冲洗胆囊，换出其中残留在腔内的MTBE。每次治疗间隔1～2天。从置管到拔除不能少于7天，以防胆漏及腹膜炎。

2. 疗效观察方法，可用B超和经溶石道管造

影观察，也可以用胆固醇结晶观察法，即将回抽的 MTBE 溶液滴一滴在玻璃薄片上，待其迅速干燥，如玻片上出现白色粉末说明薄片上有胆固醇，溶石有效，否则为无效。结石消失率在 40% ~ 80% 不等。

3. 彻底溶石必须具备两个条件：B 超和造影显示结石消失，MTBE 回收液中无胆固醇。

但是，具备上述条件，还不能说明结石已完全消除，因为小于 3mm 颗粒很难检出，MTBE 回收液中虽无胆固醇，但可能有其他成分的结石颗粒。

三、优点

不手术，适用于年老体弱，并有严重心肺功能不全，不适宜手术者。

四、缺点

腹泻，肝脏毒性，疗程长，费用高，仅适应范围狭窄，操作困难，反复多次，疗程长，解决不了复发问题，两年为 50%，所以推广困难，有 10% ~18% 的失败率。受到了结石结构，溶石剂和结石接触，结石的大小，冲洗速度，药物不良反应等因素的影响。

五、灌注治疗效果的评价

灌注治疗的并发症与 PTC、PTCD 基本相同。PTC 的平均发生率为 4.1%，死亡率 0.13%。常见并发症有败血症（1.7%）、胆漏（1.2%）和出血（0.3%）。其他少见的并发症为气胸，急性肝肾功能衰竭等；而 PTCD 并发症的发生率较高，平均为 7% ~23%。除上述并发症外，还可能发生感染、导管移位及胰腺炎。

Thistle 等治疗 75 例，72 例胆石溶解，超过 95%，其中 51 例留有 <5mm 大小的残渣（68%）。51 例中，15 例（21%）残渣在随访中自然排净，另 36 例虽未排净 7 例（9%）发生胆绞痛，其中 4 例手术切除。平均溶石时间 4 ~ 10 小时。Hellstern 等治疗 50 例，平均灌注 9.5 小时，48 例有效。上海瑞金医院张圣道等治疗 81 例，其中 46 例溶石前先行碎石，平均灌注 10 小时，55 例全溶，23 例部分溶解，3 例不溶。

MTBE 溶剂的并发症和不良反应有十二指肠炎、溶血、呕吐和轻度麻醉作用。如能正确掌握注入剂量以及根据患者的反应及时调整剂量，这些并发症和不良反应就可避免。

灌注治疗是一种侵袭性小的保胆手术，由于设备及技术要求高，有一定的严重并发症发病率，成功和有效率低，复发率较高，所以不易推广应用。也有单位提出 - 选择适当的病例，MTBE 灌注溶石是安全有效的，结论存在差异。

第三章　体内碎石器的种类，作用原理[3]

体内碎石器有简单的机械碎石是采用异物钳，或穿透，或叩击等各种机械；近年来相继发明了液电碎石器、超声碎石器、激光碎石器等。（图 19 - 1 ~ 图 19 - 2）

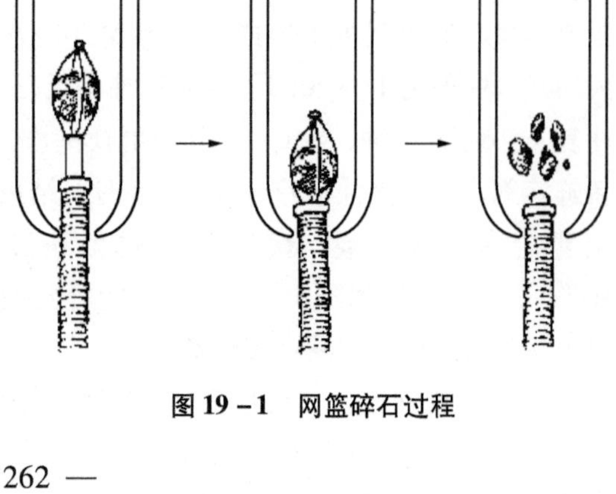

图 19 - 1　网篮碎石过程

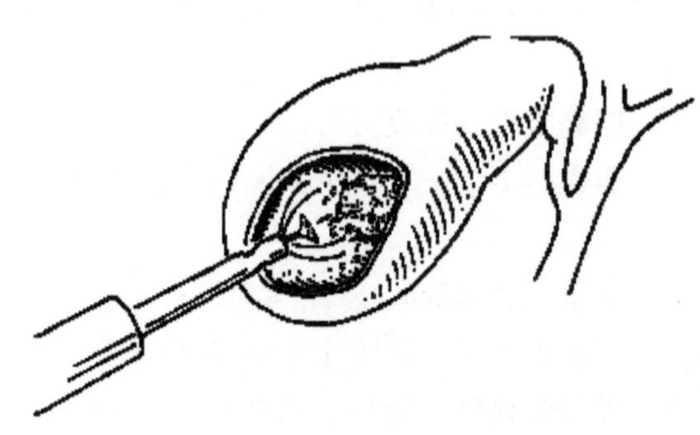

图 19 - 2　转子碎石器

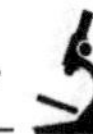

第一节　液电碎石器（EHL）的工作原理与优缺点

液电碎石器的原理在于电极末端放电时产生的高能量液电压力波，将与之接触的结石粉碎，但对弹性结构没有明显的损伤作用。碎石成功的先决条件是探头与结石密切接触。已碎的结石粉末在灌洗液中妨碍视野，必须通过灌洗排出后方可看清新的目标，因此要彻底清除结石既费时又有很大的难度，往往会有碎石残留。

这种液电发射形成的冲击波可以引起胆囊壁严重损伤，如黏膜剥脱、血肿及穿孔等。为达到探头与结石密切接触和避免误伤胆囊壁，要求结石处于比较固定的状态，如结石嵌顿在胆囊壶腹或胆囊管内，或用网篮将其套住。液电碎石的优点是探头的导能系统可屈，既能通过硬质内镜，又能通过纤维内镜，适用性较大（图 19－3）。

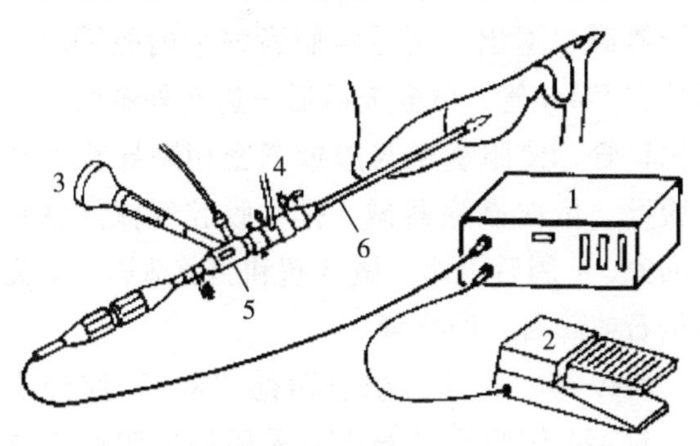

图 19－3　液电碎石器

1. 液电碎石器；2. 脚踏开关；3 窥镜；4. 冲洗导管；5. 胆道镜；6. 工作杆

第二节　超声碎石器（UL）的工作原理与优缺点

由超声发生器和振动杆组成，后者是空心，与真空泵连接（图 19－4）。当超声波传导至由两种声阻抗不同的介质结构的界面时，形成“声穴”，局部可形成高达 $5.1\times10^8 N/m^2$ 的冲击力，在固定频率下，1ms（毫秒）内逐渐出现高峰压力，造成对结石压缩－膨胀，使结石结构遭到破坏性粉碎。但相比之下，软组织和胆囊黏膜则对超声波不敏感。由于超声探头是硬质的，故多采取穿刺后扩张或手术建立的“T”管窦道以便粉碎胆囊内结石或胆总管结石。

1984 年，David 等报道 2 例患者，胆囊内共有 5 枚结石，其中 4 枚直径为 12mm，1 枚 40mm，均被超声波击碎取出。超声碎石器的性能近年来有了很大的改进。由于超声探头经硬质内镜的工作道进入胆囊，操作都在直视下进行，保证了治疗的准确性和有效性；内镜系统本身有输入和输出接头可供生理盐水作连续灌洗，并可以及时清除粉碎的颗粒，使视野清晰。负压泵的作用有两个，除灌洗作用外，还起到使结石或碎片始终朝超声探头方向移动的作用，这就不必去瞄准每一个目标，大大地提高了操纵的效率。治疗的并发症主要是出血和胆漏。当探头意外接触胆囊壁，只引起毛细血管出血，不会发生严重损伤。治疗失败的主要原因除胆囊和结石本身的原因之外，就是灌洗系统失效或在建立碎石通道时造成胆囊壁撕伤或胆漏（图 19－4）。

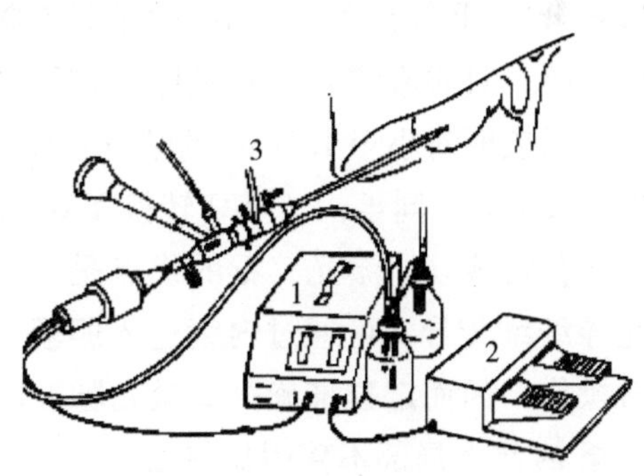

图 19－4　超声碎石

1. 超声碎石器；2. 脚踏开关；3. 冲洗导管

第三节　激光碎石器的工作原理与优缺点

激光碎石器（LL），1978 年日本学者葛西首先作了激光破碎胆结石的实验研究，证明激光能够破碎胆色素和胆固醇结石。1981 年，Orii 等报道 2 例临床应用取得成功。但 1982 年，Hayakaua 的实验显示用激光碎胆石时胆囊黏膜可遭受热的灼伤。为克服热的灼伤，后来不少学者试用水灌洗来冷却并设法使光导纤维不接触胆囊壁而取得成功。激光碎石的原理为：①简单的热融作用；②局部高温引至结石内部张裂；③实质上的声光效应，即冲击波。近年来使用短时相脉冲激光，在体外能有效地粉碎胆石，但在胆石与周围不产生热交换。

激光光谱中以长波500nm的碎石效果最佳。虽然任何性质的结石都可以被激光粉碎，但色素结石比胆固醇结石更易破碎，而含钙量对碎石效果无影响。激光碎石效果在液态环境比在空气中好。胆汁因有吸收激光能量的作用，不利于碎石，但对临近的黏膜有保护作用。在美国唯有双香豆素染色脉冲激光经FDA批准用于胆石治疗，而欧洲则有Q转换NQ：YAG激光获准投入市场。激光一般能由石英纤维传导，其直径为200~350μm，可通过内镜管道，在直视下操作。临床上将激光束与特定的取石气囊、Dormia网篮或子母纤维胆道镜配合，使胆石在固定状态下与激光纤维束末端密切接触。在子母镜观察下虽然定位准确，但要事先放置鼻胆管，用盐水灌洗，排出胆汁和碎石屑，以保持视野清晰。

1986年，Ell等在Nd-YAG激光器上附设脉冲发生系统，对胆囊结石分别做体外碎石和动物实验，结果表明对小于1.5cm^3的结石只要32J的能量即可被粉碎。同年，又用Q转换YAG激光器实验，亦获得成功。激光碎石的优点是：①激光通过光导纤维传导，可通过内镜进入胆囊，直视下碎石操作，因而定位准确；②激光脉冲瞬间发放可短至ns级，局部不伴明显热效应，不产生灼伤；③破碎的结石粉末可经冲洗或器械取出；④价格比体外冲击波碎石机低。

第四节　体内碎石的具体方法

胆囊碎石治疗一般取经皮肤途径，可以再经过肝脏或直接通过腹腔进入胆囊，借助碎石器将结石粉碎后吸出。粉碎的目的是缩小取石路径的直径，减少损伤和避免发生胆汁性腹膜炎。其基本过程包括以下环节：①建立体内碎石的径路；②粉碎结石并将其排出体外；③消灭碎石取石径路。根据建立碎石径路的方式不同，分为以下两种方法。

一、经皮穿刺碎石法

在普通外科医生参与或主持下，在口服碘番酸14小时后，患者仰卧于操作台上，可用全身麻醉或硬膜外麻醉。然后用B超或B超和X线透视做胆囊定位。穿刺进入胆囊后，即插入导丝，并循导丝置入细导管。抽出胆汁后注入稀释照影剂，在电视监视下将穿刺逐级扩张到24~28F。最后经导管鞘插入胆道镜，在直视下用取石钳取出结石，或先用上述碎石器粉碎后吸出。最好能一次排尽结石，如有困难可暂保留一根24F胆囊造瘘引流管，5~7天后再用胆道镜取出结石碎片。碎石取尽后，一般留置引流管10天，拔管前造影一次。

二、腹腔镜监视下经皮胆道镜碎石法

CO_2气腹条件下经脐孔边缘切一小口置入腹腔镜，在直视下用精巧的抓钳抓住胆囊底，再行胆囊穿刺和逐级扩张，置入塑料鞘管。然后将胆囊镜及体内碎石器经鞘管送入胆囊，认清结石，立即行碎石和灌洗清除碎石屑。因鞘管与胆壁间形成视盲区，不能发现隐藏的结石或碎片，故最后应该在腹腔镜监视下逐步将鞘管与胆道镜一同向胆囊戳口退出，至看清胆囊整个内腔情况。最后放置Foley管，气囊充盈后一边向外牵引，一边退出鞘管，使胆囊壁与腹壁紧密相贴导管外端缝于腹壁。依次撤除器械，排尽腹腔气体。患者带管回家，1周后门诊，做B超和胆道造影，如无残留结石或碎石，即拔管。

1989年，张冰等引进西德“wolf”牌经皮胆镜，对421例胆囊结石患者采用经皮胆镜胆囊碎石清除术，成功率达100%，其中122例随访1~8个月，平均75天。术后胆绞痛消失率为96.8%，饮食改善（可进油腻食物）者为87.1%，胆囊造影其功能均较治疗前改善，B超检查胆囊壁粗糙情况有明显改善，胆汁透声明显优于术前。11例仍有轻微上腹部隐痛及闷胀不适，4例近期内出现急性胆囊炎症状，其中2例有结石残留（1.6%）。逆行造影示胆总管结石，其中1例于2个月后因急性胆管炎再次手术。全组中，有3例于48~72小时内发生引流管气囊漏气而滑脱；8例因引流管堵塞而出现剧烈腹痛。

第五节　经皮胆囊碎石的优缺点

优点：经皮、经肝、经胆囊直接取胆石，也可经此途径溶石，有一定效果。创伤轻，痛苦小，清除结石效果确切，疗程短，恢复快，近期效果

显著。

缺点：侵入性操作，操作复杂、适用范围小，残留和复发不能用外科方法来预防，只适宜小结石，复发性与其他相仿。

第四章　体外碎石机的种类及工作原理与临床应用[4]

第一节　按冲击波发生原理，目前已用于临床的碎石机有四种

1. 液电式体外冲击波碎石机。西德首先在世界上制成 Dornier 碎石机。利用一对绝缘的电极在水中产生高压击穿时，火花区形成高温高压的等离子体，迅速向四周膨胀，形成冲击波用于碎石。经半椭球状的反射缸反射，聚焦第二焦点处，声压可达 100mPa 以上。

2. 压电式体外冲击波碎石机，法国首先制成 EDAPLT－01 压电式碎石机。利用镶嵌在抛物面圆盘上的 320 枚压电晶体，在高频脉冲电流作用下振动产生冲击波，经压电周围的绝缘油及水囊的传导，精确同步地直接聚焦，在圆面中心形成宽 4mm、长 15mm 的聚焦区，声压达 90mPa。机型已由 EDAP LT－01plus 型发展成 EDAPLT－02 型。西德的 Piezolith2300、Modulith20、美国的 Therasonic 碎石机属于此型。

3. 磁电式体外冲击波碎石机，西德 Siemens 公司制成 Lithostar 磁电式碎石机。利用电容器放电时，在扁平线圈中形成脉冲电流，使金属膜片振动，压缩膜片外面的水面产生冲击波，经声透镜聚焦，形成焦点区，声压为 22～78mPa。

4. 最近，日本 Yachiyoda kogyo 公司又推出微爆炸式碎石机样机。利用重氮化银（AgN_3）弹丸在水中引爆后产生冲击波，同样用半椭球状反射体使冲击波聚焦。现已成功用于临床。

其他还有利用聚能激光等技术制成的冲击波发生器。

第二节　体外冲击波碎石机制

任何种类的体外冲击波都属于机械振动波，按声学的原理传导、反射、折射、衍射、衰减和聚焦，但它又不同于一般的声波（正弦波），而是一种脉冲压力波。正压脉冲具有陡峭前沿，压力梯度很大，脉冲宽度很窄（μs），其后伴有一个持续时间很长、幅值很小的负脉压冲。冲击波的频率范围很大，包含丰富的高频成分，在物体中传播时会引起很高的拉伸内应力。其低频成分在液体中又可产生空化作用。但冲击波的频谱频率又明显的较超声波频率低。在液体和人体组织中传播时很少衰减。

利用冲击波的这些特性和人体软组织的声阻抗与水相近，冲击波能在人体通过时能量损失很小，又利用聚焦原理，使冲击波进入人体时入射面较大，减少对人体的影响。而在进入人体后于结石处聚焦，形成焦点区，声压明显增强。当冲击波经过结石以纵波传播时，冲击波中的高频波会使结石中的介质（固体）分子随着波动而被拉伸或收缩。当拉伸内应力超过固体的抗张强度时结石便碎裂。而人体的软组织近似弹性体，能耐受较高的伸拉内应力而不受损伤。

第三节　体外冲击波对人体组织的损伤效应

需要指出的是，当冲击波通过声阻抗不同的界面（如气体固体、液体固体界面）时，会产生能量的转换而致组织损伤，这就是临床上常看到肝包膜下、胆囊床、胆囊壁、肠道和肺泡等部位容易造成损伤的原因。冲击波中的低频波能在结石周围的液体中产生空化现象，空化作用产生的空泡溃灭时产生由中心向外辐射的冲击波，这种微喷射所产生的压强足以对结石产生空蚀作用。液体渗入结石的裂缝后，结石内部的空化作用所产生的微喷射加速了结石的粉碎过程。用每秒一万次高速摄影拍摄图像，用扫描电镜观察到微喷射在结石表面形成的许多坑洼都证明了这一现象。这种微喷射毫无疑问地同样能引起组织的损伤。

第四节 体外冲击波碎石治疗胆囊结石的适应证和禁忌证

用ESWL治疗胆囊结石，在1991年1月威海全国胆道体外冲击波碎石学术研讨会议上，制定了体外冲击波治疗胆囊结石的适应证和禁忌证。

一、适应证

①症状性胆囊结石；②口服胆囊造影示胆囊功能正常；③胆囊阴性结石；④5～25mm单颗或5～15mm的2至3颗结石。

二、禁忌证

①口服胆囊造影不显影或显影的胆囊位置过高，或因胆囊畸形使结石定位困难；②胆囊阳性结石；③B超示胆囊萎缩或胆囊壁厚达5mm以上；④胆囊急性炎症期；⑤凝血机制障碍；⑥有严重心（带起搏器者）、肺、肝、肾以及胃十二指肠疾病；⑦妊娠期；⑧碎石3次无效者。

第五节 体外冲击波碎石的治疗方法

患者空腹、取俯卧位。肌内注射强痛定100mg，654－2 10mg减轻恶心，右上腹不适及疼痛感等症状。B超定位。应用液电式碎石机时，参数为：工作电压8～16kV，冲击次数1000～2500次，工作能量20～50（焦耳）。应用压电式碎石机（如EDAPLT－01）时，工作参数：治疗能量为84%～100%，冲击频率为1.25～10次/s。治疗能量存储读数25～50。应用磁电式碎石机（如Lithostar plus）时，功率调节范围：1～9。冲击次数2000～4000。力求最少冲击次数达到最好的效果。

第六节 胆囊结石碎石效果的评定

威海会议的指标是：①结石破碎率（B超下结石分为两块以上者）；②结石破碎程度，Ⅰ级：最大碎片≤3mm；Ⅱ级：最大碎片4～9mm；Ⅲ级：最大碎片≥10mm；③再碎石率（分2次、3次再碎石治疗率）。

有人按统一标准对711例患者进行碎石治疗研究，A组用水浴式碎石机碎石；B组用水囊式碎石机低能量碎石；C组用水囊式碎石机高能量碎石。碎石后服用UDCA＋CDCA治疗。在碎石后9～12月，直径≤20mm，单颗结石消失率在A，B，C 3组分别为76%、60%和88%；直径21～30mm单颗结石消失率在3组则分别为63%、32%和58%，提示：水囊式高能量碎石机对≤20mm单颗结石效果较好；配合胆汁酸治疗的患者结石消失率高于不用胆酸治疗者（$P<0.001$）。

第七节 碎石后的处理方法

胆囊结石经粉碎后，国外基本上采用碎石加口服药物（UDCA，CDCA）溶石的治疗方法，也有后用灌注的报道。国内的方法有：口服溶石、灌注溶石、口服排石药配合体位排石、中西医总攻排石、经皮胆道镜穿刺取石、经皮胆囊造口、推按运经仪、磁疗仪等消除结石的方法。

第五章 非手术去石疗法联合应用

第一节 口服溶石合并冲击波碎石状况

1. 近年来有学者对体外冲击波碎石（ESWL）与口服溶石联合应用进行前瞻性研究，都证实碎石治疗后的结石消失主要是依靠口服溶石剂的溶石作用，而非碎片的自然排出。合用的合理性在于：①在胆固醇过饱和胆汁中，胆固醇结石不能自然溶解；②胆石性胆囊的收缩功能减弱，排出结石的可能性下降；③结石被击碎后表面积增加，利于结石溶解。如击碎后继续存在，可能重新聚集成大的结石。临床实践表明，联和法的效果是单一方法的3倍。德国慕尼黑大学医学部Paumgartner小组1000多例报告应用Dornier MPL9000型碎石机，碎石后一年低能量组20mm以下单颗结石消失率57%，高能量组84%；直径27～30mm

以下结石消失率分别为32%、57%，而2~3颗结石碎石一年后消失率仅为17%与51%。上海中山医院EDAP LT-01碎石机碎石结石破碎率96.2%再碎石治疗率28.4%，1年结石消失率52.4%，以上两组碎石后均有不同程度腹部隐痛、胆绞痛；黄疸、胰腺炎发生率1%~2%。

2. 结合体外冲击波碎石的溶石疗法的优缺点

优点：非损伤，有一定的疗效；适用于不愿接受手术，有相对手术禁忌证或因职业因素不愿手术者。

缺点：患者需严格挑选，治疗费用较贵，疗程较长，有一定的复发率。（效果差，复发率高，有胆囊损伤及其他严重并发症。）

第二节　灌注溶石合并冲击波碎石优缺点

体外冲击波碎石与口服溶石合用后疗效确实明显提高。但是受溶石药物本身代谢及药理过程的限制，溶石过程相当缓慢，由此产生疗程长、疗效差及费用大的缺点。此外，也由于这些缺点使患者不能坚持而中断，反增加了颗粒的数量。而且，由于小颗粒的移动而引发急性胆囊炎、胆管炎和胰腺炎的可能。另一方面，灌注溶石虽使溶石时间大为缩短，但结石较大，结石钙化层的存在使溶石过程明显延长，而且MTBE作为一种很强的胆固醇溶剂，它对胆囊黏膜的破坏作用与作用成正比。因此，要减少损伤，就得缩短溶石时间。

ESWL与MTBE溶石同时在20世纪80年代用于临床，学者们发现两者的优缺点可以互补。上海瑞金医院的研究表明：碎石后MTBE灌注溶石的结石消除速度明显较单纯MTBE灌注快，患者不适及不良反应减少，溶石时间缩短，治疗操作强度减轻。上述药物溶石、体外震波碎石和体内碎石方法，无论是单一的或是结合进行的都取得不同程度的疗效，虽然存在很多不足，但说明有很多医生不甘心在治疗胆囊良性疾病时“一切到底”，而是千方百计，设法保留对人体有重要生理功能的胆囊。尽管这些技术，在取尽率、复发率、快捷度、简易度和性价比等方面不如新的保胆取石，但可以作为保胆取石后复发患者的一种补充。在20世纪80年代，甚至现有的教科书，都被认为是治疗胆石症的方法之一，而保胆取石有什么理由不被列为一种胆石症治疗方法呢？

第六章　保胆取石中液电碎石、钬激光碎石、超声碎石的应用进展

为配合保胆取石术，多种碎石仪研发，用于临床。目前常用三种，液电碎石、钬激光碎石、超声气压弹道碎石，这些设备优于20世纪80年体外碎石系统，显示了良好的碎石效果。

第一节　瑞士EMS第三代超声气压弹道碎石清石系统

姜成文[5]报告EMS第三代超声碎石清石系统在困难取石保胆手术中的应用体会。

瑞士EMS第三代超声气压弹道碎石清石系统是将气压弹道与超声完美的结合。主要优点：速度较快，效率高：①手术中利用气压弹道快速粉碎结石，同时通过超声高效将碎石吸出，提高了碎石的清石效率，缩短了手术时间；②主动负压吸引功能，EMSA在碎石的同时将结石吸走，避免了细小结石残留，并保持胆囊内负压，减少或避免将细小结石冲入胆总管内；③对胆囊黏膜损伤小，EMS负压吸引不但将结石吸走，同时将超声碎石产生的热量也带走，减少了热量对胆囊黏膜的损伤；④EMS无热辐射效应，对软组织及内镜无损害，碎石过程中没有雪尘和气泡影响视野；⑤直径小于0.5cm的较小结石或泥沙样结石，可使用超声一次性直接粉碎吸走，避免了硬镜反复进入胆囊对胆囊黏膜造成的医源性损伤，减少术后胆囊黏膜出血的机会，将医源性胆囊损伤降到最低，有利于胆囊功能的恢复，降低胆囊结石的复发率。

对于较大的结石，可优先用3.3mm的超声探

针，单独应用气压弹道将较大结石碎成小块，后换用1.5mm超声探针，用气压弹道联合超声碎石将结石清除，如果结石质地较松脆或较软，也可单独使用超声碎石，不同性质的结石与不同直径探针的选用，以及探针能量和占空比的选择尚需积累经验。一般情况下1.5mm探声超声能量用40%，占空比60%；3.3mm探针超声能量用70%，占空比80%。

第二节　美国公司YAG钬激光碎石器[6]

YAG钬激光碎石器波长2.1L，最大平均输出功率100，脉冲峰值功率6，光导纤维直径40L。

钬激光碎石仪是20世纪90年代问世的一种新型外科手术激光，它是一种脉冲式发生器，其工作媒介是包含在钇铝石榴石晶体中的钬激光能通过软光导纤维传播，以脉冲方式发射，波长2.1L，组织穿透深度<0.5mm，脉冲发射时间极短，为0.25ms，远小于组织的热传导时间，瞬时功率可达10kW，足以粉碎各种成分结石，钬激光产生的能量使光纤和结石之间的水化气，产生微小的气泡将能量传递至结石，使结石粉碎，无疑是其中最佳的选择。其对结石的粉碎作用主要靠热效应。似通过一种钻孔效应，由此结石被“汽化”，形成细小的结石微尘。它对任何成分的结石都有稳定的碎石效果，它的方向性好，能量的95%被周围5mm的水介质吸收，使用非常安全，不易引起胆囊管或胆囊穿孔，是理想的碎石工具。

河北保定第二医院葛长青的操作方法[7]：胆道镜下定位，光导纤维经胆道镜活检管道进入胆囊内，钬激光碎石在直视下窥清结石后，功率设置为0.6~1.2J/8~10Hz，采用接触照射进行碎石操作，直到能被取石篮安全取出，细小结石则用结石吸附器吸出。光纤头需露出胆道镜1.5cm以上，以免碎石损伤内镜。

优点：使胆道镜的功能更加完善，解决了胆囊颈结石嵌顿在保胆手术中不易取出的难题。大大降低了胆道镜保胆的难度，确保了胆道镜保胆取石手术取净结石。为保胆手术治疗胆囊颈结石嵌顿的治疗提供了一种理想的手术方法。

北京大学首钢医院刘京山[8]总结使用钬激光碎石仪优点：①能量集中，碎石时引导光点可准确指引碎石位置，碎石位置精确，碎石效果佳，碎石时间短，激发次数少；②钬激光具有切割，汽化效应，是“切开”结石而不是“崩解”结石，碎石时对结石震动小，对黏膜损伤小、出血、穿孔少、碎石胆囊黏膜水肿轻。

他们还提出操作应注意事项：①胆道镜下钬碎石时应对结石进行切割，设计好切割路线，对结石进行交叉性切割，将结石碎成较小颗粒。②对不同性质的结石应选用不同的碎石能量。原则上结石硬度越大，脉冲能量应越大。③防止误伤胆囊壁造成穿孔，操作中不能将钬激光头直接接触胆囊壁，应将光纤头远离胆囊或胆管黏膜3mm以上。操作中向胆囊内持续冲洗生理盐水，利用水流将热量带走，但不要加压冲洗。避免热源随冲洗液吸收入血液，引起术后发热、菌血症、甚至感染性休克；避免结石碎屑冲入胆总管。若碎石中胆道镜弯曲度大，建议选用200μm超柔软光纤直径细，柔软，多重弯折不会引起光导纤维损伤，对胆道镜冲洗水流影响小，视野清楚。

其他产品：科医人公司Versa Pulse Power Suit 100W钬激光碎石机波长，2.1μm最大平均输出功率100W，光导纤维直径200μm，365μm，550μm，功率依不同情况设定为0.8~1.2J/8~10Hz。

第三节　液电碎石仪[9]

液电碎石仪不同于以往的手术器械碎石，碎石时应选用结石中央位置以适当的能量释放“微爆破”碎石，较大的结石分次取尽，一般不会产生较多的细小碎石，此外，持续冲洗并间断吸引，可吸出较小结石。优点是避免了以往保胆取石时较大结石在胆囊底部取较大切口。或术中“生拉硬拽”，避免了对胆囊壁过多的医源性损伤，较好的保护了胆囊壁黏膜，最大限度地保护了胆囊黏膜并保持了胆囊功能。周瀛[10]的体会是：①术中液电碎石可快速解除肝外胆道梗阻，疏通胆汁引流，残余碎裂结石可以在术后经“T管”引出或经胆道镜取出；②附壁粘连的结石不宜取出，若碎石往往不能估计其厚度，易致出血及胆瘘，建议先搁置“T管”引流待水肿消退及粘连减轻后结石有时可自行排出，或下次再取；③多点碎石，多点崩解，避免一点碎石造成胆道副损伤；碎石时电极头应离开结石 0.5 ~ 1mm，此时能量聚集，易碎裂结石。

第四节　等离子体冲击波碎石

北京益达隆经贸发展有限责任公司产品标准：YZB/国 0296《DLZ - 1 型等离子体冲击波碎石器》，每次冲击输出能量：低档≥40mJ（不大于 2J），高档≥200mJ（不大于 2J）。

杨玉龙等[11]在纤维胆道镜直视下，引入定向等离子体冲击波碎石仪探头，解决胆道镜难以取出的肝内外胆管术后残余结石 28 例。结果：碎石并取出的成功率为 100%（28/28），击碎每块结石所需发放冲击波 2 ~ 400 次，平均 80 次，平均每例患者作胆道镜 4 次，无严重不良反应。结论：等离子体冲击波碎石是纤维胆道镜取石重要的辅助工具，安全有效。

刘京山[12]指出缺点：碎石时能量分散，特别对硬度较大结石效果差，往往需多次碎石，碎石时间较长，碎石时对胆囊黏膜损伤较大，黏膜易出血，水肿明显，术后胆囊造瘘多。因此，手术时间、一次碎石率、胆囊造瘘率、黏膜出血率都显著高于钬激光碎石仪。

第五节　四种碎石仪的比较[13]

由于碎石器品种、使用对象、技术熟练程度等不同，资料又较少，上述设备使用已介绍了性能、优点。下面归纳文献中提到的碎石仪缺点，仅供临床使用参考。

超声气压弹道碎石对硬性结石效果非常好，但结石残留率较高是其缺点。

钬激光对硬性结石碎石效果非常好，但效率较低，碎石时间长且激光转化为热量后局部产生高热，有致黏膜损伤、穿孔等可能，尚有破坏内镜和软组织的危险。

液压碎石缺点在于功率不够大，无负压吸引，碎石后需再次网篮取石。

超声碎石速度较快但对硬结石效果不佳。

非手术去石治疗胆石症，尽管有各种不足，但是，对外科保胆治疗以及保胆后结石复发的处理是最好的补充。

（莫国贤）

参　考　文　献

[1] 胡海，张圣道．口服溶石［M］．黄志强．当代胆道外科学．上海：科学技术文献出版社，1998：286 - 289.

[2] 胡海，张圣道．灌注溶石疗法［M］．黄志强．当代胆道外科学．上海：科学技术文献出版社，1998：289 - 291.

[3] 张圣道，胡海．经皮胆囊碎石［M］．黄志强．当代胆道外科学．上海：科学技术文献出版社，1998：286 - 291.

[4] 王炳生．体外冲击波碎石治疗胆石病［M］．黄志强．当代胆道外科学．上海：科学技术文献出版社，1998：292 - 299.

[5] 姜成文．EMS 第三代超声碎石系统在困难取石保胆手术中的应用体会［C］．第四届全国内镜微创保胆学术大会论文集，2013.

[6] 葛长青．钬激光在胆囊颈结石嵌顿保胆取石中的应用［J］．中国内镜杂志，2012，18（6）：667 - 668.

[7] 葛长青．钬激光在胆囊颈结石嵌顿保胆取石中的应用［J］．中国内镜杂志，2012，18（6）：667 - 668.

[8] 刘京山．钬激光对胆囊结石碎石效果的临床研究［J］．中华外科杂志，2012，50（9）：854 - 855.

[9] 任宾，周瀛．液电碎石器在两法微创保胆取石术中的治疗效果分析［C］．第四届全国内镜微创保胆学术大会论文集．2013.

[10] 周瀛．液电碎石在术中术后胆道镜取石中的应用体会［C］．第四届全国内镜微创保胆学术大会论文集．2013.

[11] 杨玉龙，谭文翔，付维利，等．等离子体冲击波碎石在纤维胆道镜处理胆道术后残余结石中的应用［J］．肝胆胰外科杂志，2005，17（2）：145 - 146.

[12] 刘京山．钬激光对胆囊结石碎石效果的临床研究［J］．中华外科杂志，2012，50（9）：854 - 855.

[13] 姜成文．EMS 第三代超声碎石系统在困难取石保胆手术中的应用体会［C］．第四届全国内镜微创保胆学术大会论文集．2013.

第二十篇　药物预防临床研究进展

1987 年，在美国召开首届国际胆石症预防会议，2003 年瑞金医院张圣道教授发表“胆石症可否预防”[1]一文，率先以动物模型探讨胆石症预防的可能性，高脂饲料导致仓鼠成石率为 82%，恢复正常饲料后，不但胆汁胆固醇饱和度从 1.5 降至0.5，而且动物胆石量也明显减少，47% 的仓鼠胆石消失。证实改变仓鼠饮食结构可以产生结石，也可预防胆石的形成，表明饮食因素在预防结石形成中的重要性。在 2008 年消化学科的权威杂志《Gastroenterology》，发表了用 Ezetimibe 预防胆石症的实验和临床研究[2]，可见在胆石症研究领域，时刻关注和“执着追求”胆石症的预防。近二十多年来，胆石症的药物预防从多方位开展了大量的研究，有的进入了实验阶段，有的进入了临床应用，但从循证医学角度看，人体是一个复杂机体，基因的多样性，形成结石的复杂性，开发新药的周期性，还需要走很长的路。本文主要综述药物研究临床应用的进展。

第一章　从胆石成因研究谈胆石症预防的新策略[3]

第一节　从肝脏途径调节胆固醇饱和指数预防胆石症的策略

一、抑制胆固醇合成

胆汁胆固醇主要来源于经 SBB1 受体摄取的高密度脂蛋白胆固醇，而肝脏新合成来源的胆固醇占 20% ~30%。应用他汀类药物通过抑制胆固醇合成的关键酶—3 - 羟基 - 3 - 甲基 - 戊二酰辅酶 A 还原酶，可以降低胆汁胆固醇含量。特别是最近的两项大样本研究和长期随访显示，长期应用他汀类药物可降低因胆固醇结石而行胆囊切除术的危险度。

二、增加胆汁酸和磷脂的分泌

法尼醇 X 受体（farnesoid X receptor，FXR）FXR 与配体胆汁酸结合后被激活，调节靶基因的转录。小鼠喂养成石饲料后，由于上调 ABCG5/G8，分泌入胆汁的胆固醇含量增加，导致胆石形成。若同时给予 FXR 激动剂 GW4064，通过分别上调胆小管侧膜胆汁酸转运蛋白 ABCB11 与磷脂转运蛋白 ABCB4，促进肝细胞分泌胆汁酸与磷脂，使胆汁胆固醇比例恢复到平衡状态而预防结石发生。

三、改变胆汁酸成分

胆固醇 12α 羟化酶（cholesterol 12α - hydroxylase，CYP8B1）是肝脏合成胆酸（cholic acid CA）的关键酶，其活性可调控 CA 在总胆汁酸中的比例。CA 由于其甾醇骨架 3，7，12 位置的三个 α 羟基，对胆固醇的摄取有促进作用。敲除该基因的小鼠无法合成 CA，疏水性较强的 β 鼠胆酸替代 CA，降低了肠腔中胆固醇的溶解性，使小肠胆固醇摄取率降低 50%，胆固醇饲料喂养时，胆汁胆固醇饱和度显著低于野生型小鼠，同时还有预防胆固醇结晶形成的作用。反义寡聚核苷是一种新型分子治疗药物，主要在肝脏组织发挥作用，通过降解特定的靶向 RNA 而达到敲低（Knockdown）其基因表达的目的。由于 CYP8B1 主要在肝脏表达，采用有效的反义寡核苷可以特异性地降低 CYP8B1 的活性和 CA 的合成，从而降低小肠胆固醇摄取，实现降低胆汁胆固醇含量的效应。

第二节　从抑制小肠胆固醇摄取途径预防胆石症的策略[4]

一、抑制小肠 NPC1L1 参与的胆固醇摄取可降低胆汁胆固醇饱和度

目前的新药 ezetimibe 能有效抑制 NPC1L1 蛋白功能，可用于降低高脂血症患者血浆低密度脂蛋白胆固醇的治疗。Wang 等和 Zuniga 等分别研究致石饲料喂养的小鼠。结果两项研究均发现 ezetimibe 能通过抑制小肠胆固醇摄取有效降低胆汁胆固醇含量和小鼠成石率。Valasek 采用仓鼠模型证明，ezetimibe 可降低致石饲料产生的高胆汁胆固醇含量。Uppal 通过肝 X 受体 α（Iiver X receptor α，LXRα）转基因小鼠进一步研究 ezetimibe 的这种作用。该转基因小鼠的肝脏过度表达 LXRα，而导致 ABCG5/G8 表达上调，胆汁分泌胆固醇肝脏含量增加而促进成石，其肝脏表面在胆石症患者的发现有相似之处。Uppal 等发现，ezetimibe 同样能极其有效地预防该模型胆石的形成。综合这些研究结果，我们可以得到的启示是：抑制 NPC1L1 的功能，减少小肠对胆固醇的摄取能预防胆石症。由于小鼠肝脏不表达 NPC1L1 蛋白，因此 ezetimibe 对 NPC1L1 的抑制作用仅表现在小肠，但是人体肝脏有较高水平的 NPC1L1 蛋白表达，其作用是在胆小管侧膜将胆汁胆固醇重新摄取到肝细胞内。因而，如果长期使用 ezetimibe，在抑制小肠胆固醇摄取的同时，也可能抑制肝细胞 NPC1L1 对胆汁的重吸收，形成胆固醇由肝细胞向胆汁的净分泌，最后导致胆汁胆固醇含量增加。对小肠 NPC1L1 与对肝脏 NPC1L1 的两种作用，孰强孰弱，以及最后对胆汁胆固醇饱和度的影响究竟如何，目前尚不明确。Wang 等对 5 例超重的无胆石症患者以及 7 例体重正常的胆石症采用 ezetimibe 治疗（20mg/d × 30d），发现该药物能降低这些患者的胆汁胆固醇摩尔百比以及胆固醇饱和指数；然而，这个初步结果尚需要大样本的长期临床研究来支持。ezetimibe 又名折依麦布，已在临床上使用。

二、抑制胆固醇酯化酶 ACAT2 对胆石症的预防作用

Buhman 等发现，ACAT2 基因敲除的小鼠，使小肠 ACAT2 酶的活性丧失，小肠的胆固醇摄取降低 85%，具有预防胆石症发生的作用。因此，但唯有特异性抑制 ACAT2 活性，才能降低小肠胆固醇摄取，继而降低胆汁胆固醇饱和度。需要继续研究。

三、Apo B－48 基因敲除对胆石症的预防作用

肝脏和小肠是合成载脂蛋白 Apo B 的场所，而 Apo B 则是极低密度脂蛋白和乳糜微粒的重要成分。Apo B 分为 Apo B－100 和 Apo B－48 两种。后者仅小肠合成。Wang 等对敲除 Apo B－100 和 Apo B－48 的小鼠进行了比较。结果发现丧失的 Apo B－48 的小鼠对胆固醇的摄取率降低。乳糜微粒合成及其携带入体内的胆固醇减少，从而降低了成石的危险性。在 Apo B－100 基因敲除小鼠则未观察到类似作用。

四、特异性激活小肠核受体 LXRα

核受体 LXRα 与氧化甾醇配体结合后，与视黄醇 X 受体形成二聚体并结合到基因转录调控区的特异性 DNA 序列，调节基因的转录。激活肝细胞 LXRα 增加 ABCG5/G8 的转录表达，促进其向胆汁中分泌胆固醇将导致结石形成。在小肠，激活 LXRα 同样能上调 ABCG5/G8 基因表达，促进小肠细胞排出胆固醇到肠腔，降低胆固醇吸收。GW6340 具有特异性激活的 LXRα 及其靶基因的作用，但不影响肝脏 LXRα 的活性。因此，通过小肠特异性激活剂或者转基因技术使小肠 LXRα 过表达，降低小肠摄取胆固醇进而减少胆汁胆固醇含量，有望成为减少小肠摄取胆固醇来预防胆石形成的又一个环节。

抑制小肠细胞对肠腔胆固醇的摄入，胆固醇

酯化以及乳糜微粒的形成的三个途径，都可能实现对胆石病的预防作用。

第三节　基因治疗

基因治疗是指通过基因水平的操纵而达到治疗或预防疾病的疗法。基因水平的操纵主要是包括用基因代替致病基因、调节基因（封阻或剪断致病基因，修复被损害的基因和重建正常的基因表达调控体系）、免疫基因治疗等内容。

基因治疗研究举例：

对糖尿病新靶点 GPR40 拮抗剂或 DGAT1 抑制剂体内对糖、脂代谢的研究显示[5]：GPR40 高表达于胰腺 β 细胞，是 FFAs（自由脂肪酸）受体，其可能介导了 FFAs 对 β 细胞的损伤，DC260126 是人们发现的一个选择性 GPR40 拮抗剂。大鼠腹腔注射给予 6mg/kgDC260126 治疗 8 周。显著降低了胰岛素水平、提高了胰岛素耐量。我们的结果表明 GPR40 拮抗剂可能有益于 2 型糖尿病的治疗。DGAT1 抑制剂 H128（3mg/kg 和 10m/kg），治疗 5 周。H128 能有效降低体重、血脂和脂肪肝，其作用机制可能是抑制小肠脂肪吸收和增加肝脂肪酸氧化。我们的结果支持 DGAT1 是一个治疗肥胖、高脂、脂肪肝的有效靶点。这类药物在动物实验阶段，尚未进入临床。

由于基因治疗的独特优势和技术上的难度与复杂性，目前在有否采用基因治疗时通常遵循“优后原则”。所谓优后原则，即为某种疾病在所有的疗法都无效或微效时，才考虑使用基因治疗。目前对于胆石症的多基因研究及治疗还在实验研究，探索阶段，大多数尚未进入临床。

第二章　改善胰岛素抵抗的药物治疗研究

胰岛素抵抗就是指各种原因使胰岛素促进葡萄糖摄取和利用的效率下降，机体代偿性的分泌过多胰岛素产生高胰岛素血症，以维持血糖的稳定。

导致胰岛素抵抗的病因很多，除了遗传因素之外，许多环境因素也参与或导致胰岛素抵抗，糖尿病和体脂分布异常与代谢综合征有着密切的关系[6]。人们发现在糖尿病患者中，只有 10% 的患者只患糖尿病，40% 的患者合并高血压或血脂紊乱，50% 的人既合并高血压又合并血脂紊乱。糖尿病患者的 BMI 增高，校正 BMI 后，糖尿病者既有内脏脂肪的含量明显增高又有股部和臀部皮下脂肪明显减少。体脂分布的这种特点不仅与糖尿病相关，还与高血压和血脂紊乱都有联系。亦即，糖尿病患者所包含的代谢综合征成分越多，其内脏脂肪也越多，股部皮下脂肪含量则越少。以内脏脂肪含量增加和外周皮下脂肪减少为特点的中心性肥胖可通过影响胰岛素敏感性而参与胰岛素抵抗的形成和发展。其他还有长期高血糖、高游离脂肪酸血症、某些药物（如糖皮质激素）、某些微量元素缺乏（如铬和钒缺乏）、妊娠和体内胰岛素拮抗激素增多等。临床上可使用 HOMAIR 估测机体胰岛素抵抗有较高的准确度[7]。六种参数——高血压、体重指数、甘油三酯和 HDL 胆固醇水平、2 型糖尿病的家族史、血糖控制情况能简单估计糖尿病患者中胰岛素抵抗的存在。

胰岛素抵抗会引起一系列的后果，对重要器官产生损害，胰腺也是胰岛素抵抗受累的主要器官。糖尿病的发生与发展，胰岛 β 细胞损害与凋亡加速。胰岛素抵抗会启动一系列炎症反应，加速动脉粥样硬化进程，胰岛素抵抗还引起凝血和纤溶状态的失衡，出现高凝状态，血栓形成。代谢综合征（MetS）是多种心血管危险因素的组合，胰岛素抵抗在其发生、发展中起关键作用的观点被学术界一致认可。代谢综合征是胆石症的高危因素，胰岛素抵抗患者常发展为 2 型糖尿病，后者的胆石发病率增加 2 ~ 3 倍。Mendez - Sanchez 等研究显示在胆石症患者合并代谢综合征的比例是对照组的 2 倍左右[8]。成都军区总院骆助林[9]报告保胆取石后胆石复发率达 36.49%，复发与代谢综合征、体重指数、高血糖、高血脂相关（$P < 0.05$）。因此，代谢综合征也是保胆取石术后胆石

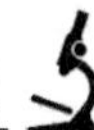

复发的主要原因。改善胰岛素抵抗也成为预防胆结石发生，发展的药物研究重点。本章节主要从控制糖尿病、高血压、高脂血症着手改善胰岛素功能。

第一节　控制糖尿病，改善胰岛素抵抗

强化糖尿病的治疗是改善胰岛素抵抗的根本。降糖类的研究进展不断地深入中。

一、降糖类药种类

基本分为胰岛素，口服降糖药。口服降糖药又分胰岛素分泌促进剂（磺酰脲类药物，格列奈类药物），胰岛素增敏剂，α－葡萄糖苷酶抑制剂，新型降糖药。每一类药均有新型制剂出现，需关注。

1. 胰岛素　直接补充胰岛素，降低血糖。包括短效普通胰岛素，中、长效的鱼精蛋白锌胰岛素发展到超短效的门冬/诺和锐，赖脯/优泌乐胰岛素（即胰岛素类似物）及长效地特，甘精，德谷等基础胰岛素注射剂；预混胰岛素 30R 诺和灵，30R 甘舒霖等。该类制剂主要适用于需要采用胰岛素来维持正常血糖水平患者的治疗，皮下注射。

2. 格列奈类药物　为非磺脲类促胰岛素分泌剂。主要通过刺激胰岛素的早期分泌相降低餐后血糖，其特点为口服，吸收快、起效快、作用时间短。半衰期 1 小时，4～6 小时体内清除。常见不良反应也是低血糖，进餐服药，不进餐不服药。但发生率和严重程度比磺脲类药物轻。常用的药物有瑞格列奈和那格列奈。

3. 磺酰脲类药物　磺脲类药物为促胰岛素分泌剂，口服，主要通过刺激胰岛素 β 细胞增加胰岛素的分泌降低血糖。适宜不太肥胖的 2 型糖尿病患者。常见不良反应为低血糖。常用药物有格列本脲、格列齐特、格列吡嗪、格列喹酮和格列美脲及缓释剂等。

格列齐特（缓释片又称达美康），其降血糖强度介于甲苯磺丁脲和优降糖之间。本品主要对胰腺的直接作用，促进 Ca^{2+} 向胰岛 β 细胞的转运，而刺激胰岛素的分泌。同时，也能提高周围组织对葡萄糖的代谢作用，从而降低血糖。

此外，本品能抑制血小板中花生四烯酸从磷脂中释放，从而减少血栓素（TXA3）的合成，对多种凝血因子（如Ⅴ、Ⅷ、Ⅺ）也有抑制作用，并能增高纤维蛋白溶酶原活化因子的水平，促进纤维蛋白的溶解。动物实验还发现本品可降低血浆胆固醇、甘油三酯及脂肪酸的水平。

4. α－葡萄糖苷酶抑制剂　竞争性抑制小肠的各种 α－葡萄糖苷酶，使淀粉类分解为葡萄糖的速度减慢，从而减缓肠道内葡萄糖的吸收，降低餐后高血糖。常用药：阿卡波糖，伏格列波糖，米格列醇。

5. 噻唑烷二酮（TZDS）类药物　人体内胰岛素的主要靶组织如肝脏、脂肪和肌肉组织中，均存在 PPAR 受体。噻唑烷二酮类药物是过氧化物酶增殖物激活受体的 γ 的（PPARγ）高选择性、强效激动剂。本品激活 PPAR－γ 核受体，可参与葡萄糖生成、转运和利用的胰岛素反应基因的转录进行调控。TZDS 的作用部位是脂肪组织，它通过逆转肥胖体内游离脂肪含量下降近 50%。特点是能明显增强机体组织对胰岛素的敏感性，改善胰岛 β 细胞功能，实现对血糖的长期控制，以此降低糖尿病并发症发生的危险。由于其同时具有良好的耐受性与安全性，因此具有延缓糖尿病进展的潜力。此类药物包括盐酸曲格列酮、马来酸罗格列酮、盐酸吡格列酮等，有一定的心血管不良反应。吡格列酮的研究[8]发现：吡格列酮能改善高血压伴胰岛抵抗者的血压，且与胰岛素抵抗程度成正相关。张雪勇[9]观察罗格列酮（RSG）联合小剂量阿司匹林（Asp）和单用 RSG 治疗 2 型糖尿病（T2DM）伴胰岛素抵抗（IR）大鼠的疗效。结论 RSG 联合小剂量 Asp 能更有效地控制 T2DM 伴 IR 大鼠的血糖，同时降低血脂，提高机体抗氧化能力，改善 IR，对胰岛和肝功能也有一定的保护作用。

6. 双胍类药物　其降糖机制是作用于肝脏和肌肉，促进组织无氧糖酵解，加强肌肉等组织对葡萄糖的利用，同时抑制肝糖原的异生，减少葡萄糖的产生，增加胰岛敏感性，不促进胰岛素分泌。总体脂减少约 9%，皮下脂肪减少 7%，而内脏脂肪减少高达 15%。此外还可抑制胰高血糖素的释放。此类药物包括盐酸二甲双胍/格华止、盐

酸二甲双胍缓释片。临床应用五十余年，证明已逐渐成为2型糖尿病治疗基石，是肥胖糖尿病患者的一线药，在与肠促胰素类激动剂利拉鲁肽；与DPP－VI抑制剂联合应用中患者死亡率持续降低，鼓舞人心。近来有证实它的抗肿瘤作用。

二甲双胍和噻唑烷二酮类物（TZDS）都是临床常用的增加胰岛素敏感性的药物，①增加周围组织对胰岛素的敏感性，增加胰岛素介导的葡萄糖利用。②增加非胰岛素依赖的组织对葡萄糖的利用，如脑、血细胞、肾髓质、肠道、皮肤等。③抑制肝糖原异生作用，降低肝糖输出。④抑制肠壁细胞摄取葡萄糖。不仅改善Ⅱ型糖尿病患者的胰岛素抵抗、高胰岛素血症和高糖血症代谢紊乱，与此同时，这一类药物在降血压、调节脂质代谢、抑制炎症反应、抗动脉粥样硬化以及对肾脏的保护方面也显示了作用。

7. 复方制剂　格列本脲与盐酸二甲双胍、格列齐特与盐酸二甲双胍的复方制剂等。这两种降糖药作用互补，可改善2型糖尿病患者的血糖控制。格列本脲通过促进胰腺β细胞的胰岛素释放来降低血糖，盐酸二甲双胍可改善2型糖尿病患者的外周组织的胰岛素抵抗性，同时减少肝糖生成，但无法刺激胰岛素分泌。

二、近年来进入临床二类新研发的降血糖药物，肠促胰素与高选择性SGLT－2抑制剂控制糖尿病有广阔前景

1. 肠促胰素　肠促胰素是一类由肠道分泌的可促进葡萄糖刺激的胰岛素分泌作用的因子GLP－1激动剂，一项临床研究显示，与代谢正常的健康对照相比，2型糖尿病患者肠促胰岛素效应减弱，因此GLP－1水平减低，GIP效应降低。健康人体内的肠促胰岛激素GLP－1主要由回肠和结肠的L细胞分泌，在人体内的基础浓度大约为5～10pmol/L，餐后浓度可升高2～3倍。GIP由近端肠道的K细胞分泌，二者协同起肠道激素作用，可刺激餐后50%胰岛素分泌。并刺激胰岛β细胞分化，增殖及胰岛素基因的表达，抑制胃排空，引起饱腹感，降低血糖。GLP－1可能还有助于提高胰岛素的敏感性。但二者生物活性半衰期仅有大约2分钟，主要的灭活酶是DPP－4。

目前基于肠促胰岛激素的研发策略主要有两种：第一种是开发模拟GLP－1作用的药物即GLP－1类似物，这种药物不被DPP－4降解，主要产品有利拉鲁肽，艾塞那肽及其微球剂型。第二种策略是开发二肽基肽酶Ⅳ（DPP－Ⅳ）抑制剂，延缓内源性GLP－1降解从而调节血糖水平。即延长内源性GLP－1活性的药物。有效防止肠促胰岛激素降解，可提高活性肠促胰岛激素水平，增加和延长了这些激素的作用，最终降低空腹和餐后血糖。增强了人体自身的控制血糖能力。临床研究显示，这些药物单药治疗均能有效降低糖化血红蛋白，可产生具有临床意义和统计学差异的HbA1c，PPG及FPG的下降，实现全面的血糖控制；具有良好的安全性和耐受性，低血糖风险发生率低且体重无或轻微改变。

已进入临床研究与应用的DPP－4抑制剂治疗药物主要有西格列汀（Sitagliptin）、维格列汀（Vildagliptin）、沙格列汀（Saxagliptin）和阿格列汀（Alogliptin）。这些药物与二甲双胍联合应用，也能够明显降低糖化血红蛋白的水平。

2. 高选择性SGLT－2抑制剂　2009年国际糖尿病年会的焦点是2型钠葡萄糖转运子（SGLT－2）。健康人体超过99%血糖通过肾小球过滤后重新吸收回血液，不到1%的血糖被排泄到尿中，此过程是借助钠依赖性葡糖转运体（SGLT－1/2）完成的。高亲和力、低转运能力的SGLT－1主要分布在胃、心脏和肾脏（完成10%尿糖重吸收），而低亲和力、高转运能力的SGLT－2（完成90%尿糖重吸收），主要分布在肾脏。选择性SGLT－2抑制剂阻止肾小球血糖重新吸收，使多余的血糖排泄在尿中，从而降低糖尿病患者的血糖，大大缓解高血糖状态下对靶器官的损害。其效果也不会随着β细胞功能的功能衰竭或严重胰岛素抵抗而下降，不会产生传统药物带来的不良反应。

现有研究[10]表明，SGLT－2抑制剂降糖的同时，不增加体重、不会引发低血糖（不影响正常的血糖吸收过程）。此外，通过观察长期给予SGLT－2抑制剂的糖尿病动物，发现明显改善其胰岛素分泌应答和胰岛素敏感性，而不会造成任何对动物肾脏不良影响或是血浆电解质浓度不平衡。因此选择性SGLT－2抑制剂是糖尿病治疗的

新途径。并有可能成为理想的抗糖尿病药物。

Dapagliflozin是一种高选择性SGLT-2抑制剂，是用于治疗2型糖尿病的口服降糖药，1次/日的剂量即可，维持机体内24小时的有效血药浓度。即使在大剂量胰岛素和二甲双胍和（或）噻唑烷二酮类药物联合治疗已失效的情况下，加用Dapagliflozin仍可有效地降低血糖，减轻体重，为中、晚期患者的有效治疗带来了新希望[11]。根据其化学结构大致可以将SGLT2抑制剂分为C-葡萄糖苷类、O-葡萄糖苷类、N-葡萄糖苷类、非葡萄糖苷类及其他几类多在临床研究中。

三、胰岛素抵抗IR治疗新靶点的研究[12]

胰岛素抵抗是2型糖尿病发生和进展的驱动因素，又是引起代谢综合征导致心血管并发症的核心。因此，针对胰岛素信号转导级联反应的各靶点，已经并不断开发出有实效和前景的各种药物，旨在提高胰岛素的生物学效应。目前主要有以下九大类：各类药物作一简介，包括老药的新发现（1-4类）和新观点，新药（5-9）的有效性和局限性，许多还在研发阶段。

1. 二甲双胍，能使外周组织，尤其肝脏对胰岛素的敏感性提高15%～30%，其效应与剂量及疗程正相关。其作用机制主要是抑制浆膜蛋白-1（CP-1），解除其对胰岛素受体β亚单位酪氨酸激酶活性及下游信号转导的抑制。主要药物：二甲双胍。

2. 噻唑烷二酮类药物TZDs　TZDs可高度选择性被结合并激活核受体过氧化物酶体增殖物活化受体（PPAR）γ，（PPAR）γ在脂肪组织呈高表达，促进前脂肪组织细胞分化，（PPAR）γ的增敏作用主要通过改善脂肪组织的代谢FFA，降低血浆游离脂肪酸，从而提高肌肉和肝脏胰岛素的敏感性，而且还改善对胰岛β细胞的脂毒性。噻唑烷二酮类药物TZDs也可抑制脂肪组织中的11βHSD的基因转录，此类药物的开发正在崛起。主要药物：同上。

3. 胰升糖素样肽（GLP-1）轴的调节剂

3.1　GLP-1类似物，这种药物不被DPP-4降解，主要产品有利拉鲁肽、艾塞那肽及其微球剂型；

3.2　二肽基肽酶Ⅳ（DPP-Ⅳ）抑制剂，西格列汀等（同上）；

3.3　G蛋白耦联受体119激动剂GPR119激动剂主要通过以下途径发挥降糖作用：①刺激葡萄糖依赖型胰岛素的分泌；②诱导（GIP）和（GLP-1）的释放；③通过升高CAMP的水平来保护胰岛细胞。GPR119的促胰岛素分泌作用呈明显的葡萄糖依赖性。GPR119还可以促进GLP-1的释放，因为DPP-4抑制剂减缓GLP-1的失活，两者的协同作用可以使GLP-1在长时间内处于活性状态，从而有效地调节了血糖平衡。采用GPR119激动剂和一种DPP-4抑制剂合用较两者单独使用时，不仅GLP-1血浆水平明显提高，而且也提高了葡萄糖耐量。代表药物Exenatide（依森泰德）抗2型糖尿病药，肠促胰岛素激动剂。

4. 非选择性PPAR激动剂　PPARα在肝脏呈高表达，其激动剂能降低甘油三酯，升高HDL发挥很大作用。目前的近十种PPARα/β双靶点激动剂，部分已进入临床Ⅲ期验证。PPARα/β/δ多靶点受体激动剂可能对胰岛素抵抗IR和脂代谢异常有更好的作用。GW5848，GW677954正在深入研究中。

5. 胰岛素受体激动剂　研究发现，非肽类真菌代谢物L783281有模拟胰岛素的作用，能选择性激活胰岛素受体的酪氨酸激酶，继之激活磷脂酰肌醇-3激酶（PI-3K）和蛋白激酶PK-B。L783281 30μmmol相当胰岛素100μmmol药效。

6. 蛋白酪氨酸磷酸酶PTP-1激动剂　可抑制胰岛素受体的去磷酸化，从而延长和扩大胰岛素关键性的早期信号传导。

7. 1型11β羟类固醇脱氢酶抑制剂　11βHSD研究发现敲除大鼠11βHSD基因可抑制其IR，肥胖，高血糖，MS组分发生。尽管大多数肥胖，T2DM血浆皮质醇水平并不高，但肝脏和脂肪组织1型11βHSD呈高表达，可激活非活性的可的松转化为活性的皮质醇，从而激活磷酸烯醇式丙酮酸羟激酶PEPCK等限速酶的基因转录，增加肝糖输出。

8. 糖原合酶激酶GSK-3抑制剂　GSK-3抑制剂能增强胰岛素作用，使它的丝氨酸部分被磷酸化而失活，GSK-3被激活，促进糖原合成而降低血糖。目前产品有 SB216763，SB415286。

9. 其他胰岛素增敏剂　如选择性肾上腺素能β3 受体不仅能减肥，还有独立于肥胖的胰岛素增敏作用；其他蛋白激酶调节因子，如核因子 κB 抑制剂激酶，（IKKβ 抑制剂）因 IKKβ 可使蛋白质苏/丝氨酸磷酸化，从而降低胰岛素信号的传导。大剂量的水杨酸可抑制 IKK 活性，增加胰岛素敏感性。

第二节　高血压药物选择和应用，改善胰岛素抵抗

高胰岛素水平可增加交感活性，水钠潴留，并使血管平滑肌细胞增殖和血管紧张性增加，胰岛素抵抗被认为是原发性高血压（EHT）的一个重要病理生理机制。有报道认为 ACEI 和 ARB 可以改善胰岛素抵抗，明显减少糖尿病的发生率[13]。因此，现在认为肾素 - 血管紧张素系统（RAS）可以影响胰岛素敏感性。肾血管性高血压（RVHT）特异表现为 RAS 高度活化。循环的 RAS 可能增强胰岛素抵抗。

1. 能诱发糖尿病的降压药有两大类，一是噻嗪类利尿剂，二是 β 受体阻滞剂。前者如双氢克尿噻，能抑制胰岛 β 细胞释放胰岛素，使血糖升高，糖耐量下降，加重糖尿病病情，增加新发糖尿病概率。有研究认为利尿剂的剂量和服用时间与血糖升高有关，对血糖的影响是持续的。小剂量使用对糖代谢影响较少，但不应首选。β 受体阻滞剂，如心得安，能干扰交感神经功能，减少胰岛素分泌，降低组织对胰岛素的敏感性，当糖尿病患者发生低血糖时，还能延长低血糖状态。所以，对高血压并糖尿病患者来说，以上两药均应避免使用，更不宜首选或常规长期使用。如患者处于较高的心血管危险风险，需要及时有效地控制血压时也可短期使用，β 受体阻滞剂宜选用高选择性的药物，如康可（比索洛尔）。但对年轻患者、轻度高血压患者应慎用。如果降高血压需要，所有治疗方案中应含有 ACEI 或 ARB，必要时可联合 CCB，噻嗪类利尿剂或 β 受体阻滞剂。噻嗪类利尿剂与 ACEI 或 ARB 联合有助于减少对糖代谢的不良影响。

2. 不影响糖代谢的降压药，钙离子拮抗剂 CCB 包括氨氯地平、硝苯地平、维拉帕米，可以减轻胰岛素抵抗，改善血管内皮功能，从而改善胰岛素敏感性，但其增加交感神经的兴奋性可能会抵消其益处，故对糖代谢的影响保持中心。有人认为氨氯地平改善胰岛素敏感性略优于硝苯地平。

3. 肾素 - 血管紧张素系统 RAS 与胰岛素抵抗—代谢综合征的治疗靶点

（1）李晶等[14]综述研究表明 2 型糖尿病是心血管疾病发生和死亡的主要危险因素，高血压也是糖尿病发生的强烈预测因子，二者常常伴发。血管紧张素转换酶抑制剂（ACEI）类药物已被证实可以减少糖尿病微血管和大血管并发症。在胰岛素抵抗（IR）的高危人群中，应用肾素 2 血管紧张素系统（RAS）阻断剂除降压外还可以防止新发糖尿病的出现。在糖尿病的发生过程中，阻断 RAS 的作用很大程度上归因于外周胰岛素敏感性和糖代谢的改善。还有实验证据证明，ACEI 和血管紧张素受体阻滞剂（ARB）类药物对胰岛素功能也有重要保护作用。

（2）临床上 ACEI 和 ARB 改善胰岛素抵抗的基础和大规模临床试验的证据均表明抑制 RAS 激活是代谢综合征治疗的更有效的干预靶点。鉴于此，ACEI 和 ARB 应成为代谢综合征的常见治疗手段。据报道血管紧张素转换酶抑制剂：如卡托普利、雷米普利，可以预防新发糖尿病的发生，使新发率降低 14% ~34% 。血管紧张素Ⅱ受体拮抗剂：如氯沙坦、缬沙坦、坎地沙坦等，新发糖尿病的发生明显降低，缬沙坦较氨氯地平下降 23% 。且随着新发糖尿病危险性的增加其益处更为显著[15]。

因此对高血压患者伴代谢综合征及与胰岛素抵抗相关疾病患者单用降压药效果不满意者应单用或加用血管紧张素转化酶抑制剂或血管紧张素Ⅱ受体拮抗剂，对抗 RAS 系统，使改善胰岛素抵抗，降低高血压、降脂、降糖效果更好。

（3）目前常用药物

1）血管紧张素转化酶抑制剂 ACEI：①卡托普利/开搏通或巯甲丙脯酸；②依那普利/依苏或悦宁定；③苯那普利/洛丁新；④赖诺普利/捷思瑞；⑤雷米普利/瑞泰；⑥福辛普利/蒙诺；⑦西

拉普利/一平苏；⑧培哚普利/雅司达。

2）血管紧张素Ⅱ受体拮抗剂 ARB：①氯沙坦/科索亚；②缬沙坦/代文或穗悦；③厄贝沙坦/安博维；④替米沙坦/美卡素；⑤坎地沙坦/维尔亚；⑥奥美沙坦/兰沙；⑦复方氯沙坦/（商品名海捷亚）（成分：氯沙坦钾 / 氢氯噻嗪）；⑧复方厄贝沙坦/氢噻嗪片/安博诺（成分：厄贝沙坦/氢氯噻嗪）。

（4）另外，高血压合并糖尿病患者，还应该注意减肥、戒烟，限制钠盐和脂肪摄入。这是药物治疗的重要辅助措施，如能长期坚持，会收到更好的远期疗效。

第三节　纠正脂代谢紊乱，改善胰岛素抵抗

胰岛素相对血糖分泌功能下降伴随胰岛素抵抗加重，在 2 型糖尿病发生发展中起重要作用。高血脂肥胖人群代偿性胰岛素抵抗应引起高度重视。脂肪分解引起血浆 FFA 水平增高，抑制肌肉组织胰岛素受体的酪氨酸激酶的活性，抑制 IRS-1 的磷酸化和 Glut4 的表达，从而导致胰岛素抵抗和高胰岛素血症。

1. 他汀类药物　即三甲基戊二酰辅酶 A（HMG-CoA）还原酶抑制剂，也即胆固醇生物合成酶抑制剂，是细胞内胆固醇合成限速酶，为目前临床上应用最广泛的一类调脂药物。由于这类药物的英文名称均含有“statin”，故常简称为他汀类。主要优势在于有力控制 LDL-C1，现已有 7 种他汀类药物可供临床选用：①阿托伐他汀（atorvastatin）；②洛伐他汀（lovastatin）血脂康的主要成分也是洛伐他汀；③辛伐他汀（simvastatin）；④普伐他汀（pravastatin）；⑤氟伐他汀（fluvastatin）；⑥瑞舒伐他汀；⑦匹伐他汀。

HMG-COA 还原酶抑制剂不仅能直接降低胆固醇的合成，而且还能减少黏附分子、化学性趋化因子、炎性转录因子、炎性细胞酶以及血清炎性标志物，在应用 HMG-COA 还原酶抑制剂的患者中血清超敏反应蛋白（SCRP）的降低且独立于调脂作用以外，因此，HMG-COA 还原酶抑制剂可直接抑制肥胖糖尿病患者体内的低度炎症反应，成为预防和治疗肥胖、糖尿病的新靶点。该类药物最常见的不良反应主要是轻度胃肠反应、头痛。与其他降脂药物合用时可能出现肌肉毒性。

这几种制剂各自的降脂效果和防治冠心病的作用可能有所不同，但在某种剂量范围内，它们降低 TC、LDL-C 和 TG 以及升高 HDL-C 的疗效具有可比性。他汀类药物降低总胆固醇和 LDL-C 的作用虽与药物剂量有相关性，但并非呈直线相关关系，剂量加大 1 倍只能使 TC 和 LDL-C 进一步降低约 6%，但不良反应则可能大大增加。

2. 贝特类　贝特类药物适应证是高甘油三酯血症或以甘油三酯升高为主的混合型高脂血症。优势是很好纠正高 TG 和低 HDL-C。这些药物可有效降低甘油三酯 22% ~43%，而降低 TC 仅为 6% ~15%，且有不同程度升高高密度脂蛋白的作用。主要药物包括非诺贝特、苯扎贝特、吉非罗齐、环丙贝特。他汀类经常联合贝特类药物全面提高调脂效果。

3. 烟酸类药物　此类药物一方面可使脂肪组织的脂解作用减慢，另一方面还能在辅酶 A 的作用下与甘氨酸合成烟尿酸，从而干扰胆固醇的合成。有增高 HDL 和降低 TG 有明显的药理作用。因此，烟酸类及其衍生物适用于治疗高甘油三酯血症及以甘油三酯升高为主的混合性高脂血症。阿昔莫司能抑制脂肪组织的分解，减少游离脂肪的释放，从而降低甘油三酯的合成，并通过抑制极低密度脂蛋白和低密度脂蛋白的合成，使血液中的甘油三酯和总胆固醇的浓度下降。本品还可抑制肝脏脂肪酶的活性，减少高密度脂蛋白的分解。适用于除纯合子型家族性高胆固醇血症和Ⅰ型高脂蛋白血症以外的任何类型的高脂血症。这些药物可有效降低甘油三酯 22% ~43%，而降低 TC 仅为 6% ~15%，与他汀类合用可以帮助患者降低低密脂蛋白胆固醇 LDL-C 和升高 HDL-C。主要药物包括：烟酸；阿昔莫司。

4. 胆酸隔置剂药物　阻止胆酸或胆固醇从肠道吸收，促进胆酸或胆固醇随粪便排出，促进胆固醇的降解。主要对血清总胆固醇（TC）与甘油三酯（TG）都升高的混合型高脂血症有效，须与其他类型的降血脂药合用才能奏效。主要的胆酸整合剂有考来烯胺（cholestyramine）又名消胆胺；考来替泊（colestipol）又名降胆宁；地维烯胺

(divistyramine)，都是树脂类。

5. 胆固醇吸收抑制剂　该药能够使小肠吸收胆固醇的数量降低50%以上，依折麦布是新开发的目前已经上市的唯一一种胆固醇吸收抑制剂。与他汀类的作用机制互补。目前认为单独应用他汀类不能达标者或增加他汀类剂量不能耐受者，二者的联合认为是合理应用。依折麦布在降低LDL－C作用稍逊于他汀类，但与他汀类联合更有利于降低LDL－C与TG，治疗作用更强；单独应用他汀类药物增加剂量与他汀类加依折麦布相比，后者具有更显著的降低TG的作用，联合应用这两类药，还可对TG，HCL－C，载脂蛋白APOB，甚至C反应蛋白发挥有益影响；国内中国医科大学田雨等[16]在2010年对实验动物给予不同剂量的EZET与对照组比较。结论：①高脂饮食诱导的C57BL/6小鼠胆囊胆固醇结石动物模型经济可靠，成模率高，可用于胆囊胆固醇结石病的动物实验研究。该模型建立的病理生理基础是高脂饮食诱导的胆汁中胆固醇的非生理性过饱和。②EZET对高脂饮食诱导的C57BL/6小鼠胆囊胆固醇结石形成具有预防作用，EZET可能是通过降低小鼠空肠黏膜上皮刷状缘NPC1L1蛋白的表达进而减少肠道胆固醇的吸收而实现上述作用的。③EZET对致石饮食诱导的胆囊胆固醇结石C57BL/6小鼠的胆囊运动功能具有保护作用。④EZET能够明显减轻致石饮食诱导的胆囊胆固醇结石C57BL/6鼠肝脏的脂肪沉积和损伤。EZET能够增加致石饮食诱导的胆囊胆固醇结石C57BL/6小鼠肝脏胆汁酸转运蛋白ABCB11的表达，但对胆固醇转运蛋白Abcg5、Abcg8和磷脂转运蛋白abcb4的表达无影响。

6. 复方制剂　烟酸缓释片与洛伐他汀组成的复方制剂；依折麦布与辛伐他汀固定剂量的复方制剂已获准在美国上市。烟酸与他汀类合用优于他汀与依折麦布合用。

第四节　脂肪因子与胰岛素抵抗

内脏脂肪堆积是代谢综合征的重要特征，也是导致胰岛素抵抗的主要原因。目前认为内脏脂肪含量受遗传背景的影响，亚裔人群就具有脂肪容易堆积在内脏的特点。在内脏脂肪堆积的个体中，首先受累的脏器是肝脏。过多游离脂肪酸的沉积即可导致脂肪肝，并会引起肝酶水平升高，甚至肝脏结构的改变。同样，脂肪在胰腺堆积后可造成β细胞功能障碍。脂肪在内脏堆积还会引起分泌瘦素、脂联素、抵抗素、肿瘤坏死因子－α(TNF－α)、IL－6、血管紧张素、PAI－1等。从而导致胰岛素抵抗，大量文献证实瘦素，抵抗素水平上调，脂联素水平下调与胆结石发生，发展有密切关系。

一、脂联素

将来人们可以直接用脂联素作为抗肥胖药、2型糖尿病的一级预防药物及其并发症的二级预防药物，也可开发促进内源性脂联素分泌的代谢综合征的防治药物，例如噻唑烷酮类TZD。因此，对脂联素的分子结构、影响脂联素分泌表达的因素及脂联素受体的信号转导进行深入研究，提高体内脂联素水平，将为代谢综合征的防治提供一条新的途径[17]。

二、瘦素

瘦素缺乏和瘦素抵抗不仅可以直接引起胰岛素抵抗，而且可以通过导致肥胖继而参与胰岛素抵抗的发生，最终引起代谢综合征。瘦素作为一种新的代谢综合征致病因子，参与代谢综合征的发生发展，故调节瘦素水平为临床治疗代谢综合征提供了新的思路和方法[18]。

三、抵抗素

抵抗素[19]参与了糖尿病的形成，而其抗抵抗素IgG则有中和抗体的生物活性或提高胰岛素的敏感性，降低血糖的作用。可以想象降低低抗素水平，中和抵抗素的生物活性，或给予抵抗素受体拮抗剂，可能对攻克肥胖症，T2型糖尿病具有重要意义，有学者预期3～5年内应能找到和阻断抵抗素的受体。

四、临床应用报告举例

1. 盐酸二甲双胍改善代谢综合征青少年脂联素水平和胰岛素敏感性的研究[20]结论：MS青少年脂联素水平和胰岛素敏感性比单纯性肥胖更低；应用盐酸二甲双胍治疗后MS青少年的脂联素水平

上升，胰岛素敏感性改善，临床多项指标好转。

2. 普伐他汀对糖耐量受损合并代谢综合征患者脂肪细胞因子的影响[21]结论：普伐他汀可明显改善糖耐量受损（IGT）合并代谢综合（MS）患者的胰岛素抵抗，显著降低抵抗素、TNF－α、IL－6 的浓度，改善血管炎症反应。

3. 小檗碱对初发 2 型糖尿病糖脂代谢和脂联素的影响[22]结论：小檗碱具有降糖、调脂和改善胰岛素抵抗的作用；小檗碱能升高 2 型糖尿病患者的脂联素水平，验证了前人的实验结果。

4. 黄连解毒汤[23]对胰岛素抵抗大鼠瘦素和抵抗素的影响结论：黄连解毒汤能调节胰岛素抵抗大鼠脂质代谢，同时能降低瘦素和抵抗素的水平，这可能与其改善胰岛素抵抗有关。

第五节　线粒体功能损伤与胰岛素抵抗[24]

临床药物资料较少，谷胱苷肽（GSH）是常用的抗氧化剂，α－硫辛酸，Tempol 等作为一种抗氧化剂正在研发中。靶向线粒体蛋白（frataxin）可能成为糖尿病治疗新途径[25]。

第六节　肠道菌群与胰岛素抵抗

肠道菌群作为重要的环境因素参与宿主肠道脂肪存储的调控。肥胖，长期高脂饮食者引起能量过剩，脂肪组织分泌多种炎性因子引起低度炎症、游离脂肪酸水平升高、炎症因子表达的增强。脂多糖（LPS）是 G－阴性菌外膜的一种内毒素，高脂饮食降低了肠道菌群 G^+/G^- 比例，G^- 相对升高；肠内的双歧杆菌明显减少；肠道通透性增加，促进 LPS 的吸收；高脂饮食使肠道上皮细胞合成乳糜微粒增多，促进 LPS 的吸收并运转到靶组织。LPS 引起内源性内毒素血症，虽仅为感染性休克时的内毒素血症水平的 1/5～50，但已足以增加肝脏、骨骼肌、内脏脂肪和皮下脂肪炎症因子的表达，炎症因子影响胰岛素的信号通路，引起肥胖、胰岛素抵抗。因此，高脂饮食可能通过肠道菌群引起代谢性内毒素血症，进而引起低度炎症反应和胰岛素抵抗。

益生菌是通过改善宿主微生态平衡而发挥有益的作用，达到宿主健康水平和健康状态的活菌制剂或代谢产物。如乳酸杆菌、双歧杆菌等。益生元是指能够选择性地刺激肠道一种或几种有益菌生长繁殖，而不被宿主消化的物质，市面上的应用比较广泛的益生元有：异麦芽低聚糖、低聚果糖、低聚木糖等。动物实验已证明某些益生菌，益生元能降低 PLS 水平，降低炎症水平，改善葡萄糖耐量，小样本人体试验也证实益生菌，益生元能降低炎症水平，纠正异常的肠道菌群可能成为未来预防和治疗肥胖和胰岛素抵抗的方法[26]。

目前认为双歧杆菌是人体内存在的一种生理性细菌，是人体有益菌中最值得重视和研究的一种，它与人体的健康密不可分，可以说是大自然赐予人类的健康法宝。双歧杆菌制剂可以抑制产生毒素的有害菌数量，从而对肝脏患者起到良好的治疗作用。双歧杆菌等有益菌可以影响胆固醇的代谢，将其转化为人体不吸收的类固醇，降低血液中胆固醇的浓度，因而对高血压和动脉硬化有一定的防治作用。益生菌能帮助营养物质的消化吸收，产生重要的营养物质。益生菌能产生维生素，包括泛酸、尼克酸、维生素 B_1、维生素 B_2、维生素 B_6 及维生素 K 等，同时能产生短链脂肪酸、抗氧化剂、氨基酸等，对骨骼成长和心脏健康有重要作用。

益生菌抵抗细菌病毒的感染，提升免疫通过四大步骤，可清除有害菌对身体的伤害：①抑制有害菌的生长。益生菌通过产生杀灭有害菌的化学物质及与有害菌竞争空间和资源而遏制它们的生长。②抑制有害菌产生毒素。③清除有害菌产生的毒素。④预防和治疗某些疾病，如肠道综合征、呼吸道感染、生殖系统感染、过敏、口臭、胃溃疡等。20 世纪 90 年代，中国学者张篪教授对世界第五长寿区—中国广西巴马地区百岁以上老人体内的双歧杆菌进行了系统的研究，也发现长寿老人体内的双歧杆菌比普通老人多得多。

第三章　抑制黏蛋白的高分泌预防胆结石形成

1. 对胆固醇结石动物模型研究发现，胆固醇结晶出现之前就存在黏蛋白的高分泌，胆汁中的高水平黏蛋白促进了胆固醇结石的形成，阿司匹林能够抑制黏蛋白的分泌，从而预防胆结石的发生。

2. Mucin1 基因被封闭的大鼠喂给成石饲料，发现胆囊胆汁中黏蛋白显著降低，显著减少胆囊胆固醇结石的形成。可以设想用封闭 Mucin1 基因技术来预防胆结石形成；葡萄球菌肠毒素 A 抗体可抑制 Mucin1 基因表达；环氧化酶 2（COX－2）抑制剂（NS－398）可显著减少炎症递质 PGE2 的产生，从而阻止脂多糖诱导黏蛋白的高分泌，可研发 COX－2 抑制剂临床用于胆结石的预防。Cdc2 激酶短夹发 RNA 可降低 Mucin15AC 的表达，有助于预防胆结石的形成[27]。

3. 李月廷、祝学光实验室对“胡椒碱抑制兔胆结石形成的作用机制”研究[28]用实验证明服用胆石饲料的小鼠加用胡椒碱后未发生胆固醇结晶与胆结石，与对照组有显著差异。本研究结果表明胡椒碱对于促成核物质 APN 活性有显著的抑制作用，提示可能由于它对 APN 成核作用的抑制，调整了胆汁中促成核与抗成核因子之间的平衡，成为 ANP 在胆石形成中作用的反映和胡椒碱预防结石的理论基础。

第四章　改善胆囊排空障碍的药物研究

1. 第一军医大学高方等[29]用实验证明糖尿病存在胆囊排空障碍，是形成胆石症的高发生率的病因之一，西沙比利又名普瑞博思，是一种胃肠道动力药，可加强并协调胃肠运动，防止食物滞留与反流。加服西沙比利则可改善糖尿病的胆囊排空障碍。为胆石的预防提供了方法。

2. 广州医学院第一附属医院谭宜将[30]等用“马来酸曲美布汀 TM 对犬胆囊收缩功能的作用”研究发现 TM 可通过兴奋迷走神经，影响胃肠激素分泌等机制刺激胆囊收缩，提示 TM 对促进保胆取石术后患者胆囊收缩功能恢复可能有应用价值。

3. 广州市第一人民医院肝胆外科张继红、杨可桢、韩本立研究报告[31]给予胆固醇饲石饮食实验鼠分四组，单纯饲石组，分别加服消炎痛、红霉素、动力散，与正常对照组一起观察，结果单纯饲石组结石发生率（12/14）85.7%，加服消炎痛组（4/10）40%，加服红霉素组（0/10）0%，加服动力散（2/10）20%，结果能显著降低成石过程中胆汁黏蛋白含量，降低胆囊管阻力，显著改善胆囊排空，有效地防止胆囊结石形成，进一步说明胆囊收缩率下降发生在胆囊管阻力增加之前，是引起胆囊排空障碍的初始和关键动力学因素。为临床用药和防止胆囊结石形成及复发提供了新的理论依据和实验依据。并提出如果今后如能在临床上应用改变胆道动力学因素的药物防止胆囊结石的形成，则全胃肠道外营养，妊娠后期，胃切除后等胆囊结石危险性增高的问题也有了预防措施。

4. 临床增强胃肠动力药物类型

（1）吗叮啉：对上胃肠道动力障碍的治疗作用优于莫沙必利。

（2）西沙比利、依托比利、莫沙比利：全胃肠动力药，西沙比利有极少数致严重心律失常报告。

（3）替加色罗：既是新型的胃肠动力促进剂，又能改善内脏高敏感性，纠正功能性胃肠病另一个重要的发病机制。可用于慢性功能性便秘及功能性消化不良，对胃食管反流病也有疗效，可试用于抑酸无效的患者。本品安全性好，不良反应发生率低，但要注意：有症状的胆囊病、奥迪氏括约肌功能障碍及有肠粘连者禁用本品。可用于成功保胆术后。

（4）曲美布汀：多离子通道调节剂，对胃肠平滑肌具有双向调节作用，故各型肠道易激综合征均可应用本品，可改善便秘或腹泻以及腹痛、腹胀等症状。也可用于胃排空障碍及功能性消化不良。

（5）红霉素：有很强的胃动力促进作用，也能增强肠动力，故可用于老年慢性便秘。但不良反应较多，忌与西沙必利合用（会增强心脏毒性），故不作为促胃肠动力首选药。

第五章　减轻胆囊炎症，降低胆石的发生率

1. 李继红[32]用茶多酚干预豚鼠胆石症的药理学研究证明茶多酚的饲喂使致石饲料诱导的豚鼠胆色素结石的发生率明显降低，用药组与模型组相比均差异有统计学意义（$P<0.05$）。对各组动物血清和胆汁的生化指标检测表明，茶多酚的饲喂改善了胆色素结石模型豚鼠的血脂代谢，减轻了胆囊炎症，降低了胆汁自由基的水平。结论：茶多酚可能是绿茶中干预结石形成的主要活性成分，并可应用于胆石症的预防和早期治疗，且茶多酚干预胆囊结石形成的药理作用与其主要药理活性相一致。

2. 托尼萘酸片（加诺）

药理：托尼萘酸片为一复方制剂，每片含α－萘乙酸75mg，α，4－二甲基苯甲醇烟酸酯37.5mg，即以2∶1相配伍，可起到协同分泌胆汁抗炎及护肝作用。α，4－二甲基苯甲醇是从姜黄科植物中提取的主要活性物质，可确切促进肝细胞生成和分泌含所有活性物质的生理性胆汁；与烟酸酯化可缓解伴有炎症过程的胆道痉挛所致的疼痛，并可使对甲基苯甲醇在水相和脂相之间分布更佳。α－萘乙酸为一有机弱酸，它除了能促进生理性胆汁分泌作用外，尚有极强的抗炎作用，能有效消除胆道的炎性水肿，保持胆道通畅。人体试验发现，本品与多种抗生素合用时，可提高胆汁内抗生素的浓度。口服本品可使四环素在胆汁中的浓度提高37倍，青霉素在胆汁中的浓度提高20倍，磺胺在胆汁中的浓度提高32%～89%，但不引起磺胺结晶的危险。此外，α，4－二甲基苯甲醇烟酸酯和α－萘乙酸均有明确的护肝作用，能促进肝细胞再生，因而改善肝脏功能。托尼萘酸片能够有效降低血清胆固醇水平，且有良好的安全性，可以考虑作为治疗原发性高胆固醇血症的药物。托尼萘酸片可明显增强胆囊造影的显影效果，促进肝脏对造影剂的清除。

此药耐受性良好，不良反应轻微，少数敏感者可能发生轻微的胃肠道不适或皮肤过敏现象（如稀便、恶心、皮疹等），停药后可消退。用药适应证、方法、禁忌证等详见药物手册。

第六章　溶石治疗药物进展

从改变胆汁酸的成分着手，牛磺熊去氧胆酸又称滔罗特（TUDCA），是熊去氧胆酸（特罗凯，UDCA）以后新研发并在临床应用的新药。作用是溶解胆固醇结石可治疗部分胆结石患者，也可降低保胆取石术后结石的复发。

1. 牛磺熊去氧胆酸（TUDCA）是一种天然的亲水性胆汁酸，是由熊去氧胆酸（UDCA）和牛磺酸（Taurine）结合的产物，是新一代胆汁酸，具有溶解胆固醇和保护肝细胞等多种生理功能。TUDCA在回肠末端主动转运吸收，在小肠内停留

时间长，可以在小肠内充分发挥作用。UDCA（UDCA在回肠上段被动扩散吸收）。富含TUDCA的胆汁中的磷脂可以与胆固醇结合生成多层胆固醇磷脂泡，成为溶解和转运胆固醇的重要途径。多层磷脂泡内1mol磷脂可以结合2mol胆固醇。当胆汁酸的浓度达到临界胶束浓度时，会自发聚集将胆固醇包裹在其中，生成可溶性磷脂酰胆碱微胶粒，增强胆固醇结晶的溶解性。使胆汁向非结石形成性胆汁转化，胶粒的形成是胆盐在胆管和肠道内增加胆固醇溶解的主要效应之一。与UDCA比，TUDCA能降低胆固醇分泌17.5%，减少胆固醇吸收26.3%，因此TUDCA通过磷脂泡溶解胆固醇结石，抑制肠道胆固醇的吸收，增强胆固醇的代谢能力，从而降低血清及胆囊内的胆固醇含量。TUDCA减少胆囊内蛋白沉积，作用最强，拮抗疏水性胆汁对胆囊的抑制，增强胆囊收缩功能的作用也最强。TUDCA亲水性强，对肝细胞、胃黏膜有保护作用，转运和分泌速度更快，肝脏利用率TUDCA > 95%；肠道内完全溶解，使用更安全，生物利用度更高。三期临床试验TUDCA溶石率4个月27.4%，显效率41.90%；6个月有效率56.50%，显效率67.70%，溶解胆石总有效率TUDCA70%，而UDCA溶解胆石总有效率54%，是目前唯一对2cm以下胆固醇结石6个月内有明确疗效的药物。在肠肝循环的PH的条件下不发生沉积，不发生导致胆固醇结晶钙化溶解，胆石的钙化发生率TUDCA 0%，UDCA 19.6%。对消化不良的症状频发于胆结石患者DiMario等研究133例胆汁性消化不良患者，TUDCA治疗组症状完全消失者71%，改善者18%，对照组仅19%，用于腹痛症状的效果尤其明显。（产品经理史文瑛及四川恒泰医药公司等提供资料）

2. 临床使用效果

口服滔罗特预防保胆取石后结石复发的临床应用观察报告：成都军区总医院进行选择性保胆取石后口服牛磺熊去氧胆酸（滔罗特）预防胆石结石复发的临床应用价值探讨[33]。统计2004年1月~2009年1月收治的保胆取石治疗胆结石患者共198例，均经微创保胆取石保胆后保留功能良好的胆囊，其中40例术后间歇口服滔罗特；其余158例术后未服用药物。术后随访2年并统计分析以上胆结石患者症状改善情况和结石复发率。结果：198例保胆取石术均获成功，口服滔罗特患者2年后，胆绞痛，右下腹不适和腹胀等症状比未服药者明显改善（$P<0.05$），术后2年服药组结石复发明显减少（$P<0.05$）。结论：保胆取石后患者口服滔罗特对胆囊结石的复发有预防作用。

第七章　中医中药胆结石预防的研究

（详见第四篇内容）

本篇从七个方面综述了近三十多年来为了寻求胆结石防治的各种方法。医务人员，科研人员花费了大量的心血、时间，共同认识到，只有从胆石成因的关键环节上寻找靶点，切断胆石形成的链条，才是治疗胆石症的出路所在。上述仅选用了部分基础研究，已经看到取得令人鼓舞的成果，尽管有些仅是思路，有些刚起步，有些走到了动物实验阶段，或者进入了临床研究，这些方法将会引导更广泛、更深入的研究，许多新药还要比较、筛选，优中取优，需要时间，但相信一定能为胆结石病的预防与治疗做出更大的贡献。在这本书里引用了大量的医务人员、科研人员、药物研究人员的研究成果，特此表示衷心感谢。

（朱　清）

参 考 文 献

[1] 张圣道. 胆石症可否预防 [J]. 中华肝胆外科杂志，2003，7.

[2] Wang HH Portincasa P，Mandez Sanchez N，et al. Effect of ezetimibe on prevention and disoolution of cholesterol

gallstones [J]. Gastroenterology, 2008, 134 (7): 2101-2010.

[3] 蒋兆彦，韩天权. 从胆石成因研究谈胆石病预防的新策略 [J]. 中华肝胆外科杂志, 2011, 17 (9): 697-700.

[4] 韩天权. 加强对小肠吸收功能与胆石病发生关系的研究 [J]. 中华肝胆外科杂志, 2009, 15 (5): 323-324.

[5] 张小东. GPR40 拮抗剂可能有益于2型糖尿病的治疗 [J]. 中国科学院研究生院, 2010.

[6] 骆助林. 保胆取石后胆石复发相关因素及长期随访分析 [J]. 中国全科医学杂志, 2012, 15 (21): 2471-2473.

[7] 贾伟平，项坤三，陈蕾陆，等. 上海地区40岁以上自然人群中胰岛素抵抗现况及特征分析 [J]. 上海医学, 2001, 24 (4): 199-202.

[8] 魏江涛，等. 吡格列酮对高血压患者血压影响的研究 [J]. 实用临床医学, 2005, 6 (11): 39-40.

[9] 张雪勇. 罗格列酮联合阿司匹林治疗2型糖尿病伴胰岛素抵抗大鼠的疗效 [J]. 中国新药与临床杂志, 2008, 27 (9): 646-651.

[10] 周立飞，李兰涛，黄娟，等. 钠-葡萄糖协同转运蛋白2 (SGLT2) 抑制剂的研究进展 [J]. 中国药物化学杂志, 2011, 4: 1.

[11] 王玉莉，王小彦，赵杜龙，等. 钠-葡萄糖协同转运蛋白2 (SGLT2) 抑制类抗糖尿病新药的研究概况 [J]. 现代药物与临床, 2012, 27 (2): 138-142.

[12] 叶林. 胰岛素抵抗IR治疗新靶点的研究 [J]. 国外医学分册内分泌分册, 2005, 25 (4): 221-223.

[13] 杨国君. RAS与胰岛素抵抗——代谢综合征的治疗靶点 [J]. 心血管病学进展, 2006, 27 (6): 753-755.

[14] 李晶，于德民. 肾素—血管紧张素系统阻断剂与胰岛功能保护 [J]. 国际内分泌代谢杂志, 2006, 5 (26): 3.

[15] 杨国君. RAS与胰岛素抵抗—代谢综合征的治疗靶点 [J]. 心血管病学进展, 2006, 27 (6): 753-755.

[16] 田雨. 依折麦布预防饮食诱导的C57BL/6鼠胆囊胆固醇结石形成的实验研究 [C]. 中国医科大学, 2010.

[17] 黄国彪. 脂联素与代谢综合征的研究进展 [J]. 广东药学院学报, 2009, 2 (27): 1.

[18] 张毅. 瘦素水平与代谢综合征的关系 [J]. 现代生物医学进展, 2012, 12 (34): 6795-6797.

[19] 郑宪玲. 抵抗素与胰岛素抵抗及2型糖尿病 [J]. 医学综述, 2007, 15 (3): 221-222.

[20] 梁黎. 盐酸二甲双胍改善代谢综合征青少年脂联素水平和胰岛素敏感性的研究 [J]. 中华儿科杂志, 2006, 44 (2): 118-121.

[21] 刘鹏. 普伐他汀对糖耐量受损合并代谢综合征患者脂肪细胞因子的影响 [J]. 中国医师杂志, 2011, 13 (2): 188-190.

[22] 任毅. 小檗碱对初发2型糖尿病糖脂代谢和脂联素的影响 [C]. 山西医科大学, 2008.

[23] 丁来标，等. 黄连解毒汤对胰岛素抵抗大鼠瘦素和抵抗素的影响 [J]. 中国中西医结合杂志, 2006, 26 (3): 232-235.

[24] 时丽丽. 线粒体功能损伤与胰岛素抵抗 [J]. 中国药理学通报, 2012, 28 (11): 1484-1486.

[25] 袁明霞. 靶向线粒体蛋白 (frataxin) 可能成为糖尿病治疗新途径 [J]. 中国医学论坛报, 2013-11-14 (8).

[26] 李焱. 肠道菌群与肥胖，胰岛素抵抗的关系 [J]. 药品评价, 2012, 9 (16): 13-15.

[27] 宋敏. 黏蛋白在胆石症中的作用研究进展 [J]. 齐鲁医学杂志, 2010, 25 (3): 277-279.

[28] 李月廷，祝学光. 胡椒碱抑制兔胆结石形成的作用机制研究 [J]. 中华肝胆外科杂志, 2003, 9 (7): 426-428.

[29] 高方. 糖尿病与胆囊排空障碍 [J]. 第一军医大学学报, 1999, 19 (5): 449-450.

[30] 谭宜将，刘衍民. 马来酸曲美布汀TM对犬胆囊收缩功能的作用 [C]. 广州医学院, 2010, 22 (18): 31-35

[31] 张继红，杨可桢. 消炎痛、动力散预防家兔胆囊结石形成的实验研究 [J]. 实用医学杂志, 2002, 18 (12): 1265-1266.

[32] 李继红. 茶多酚干预豚鼠胆石症的药理学研究 [J]. 时珍国医国药, 2008, 19 (9): 2258-2259.

[33] 骆助林. 口服滔罗特预防保胆取石后结石复发的临床应用观察报告 [J]. 中国循证医学杂志, 2011, 11 (6): 644-646.

第二十一篇　预防保胆后结石复发——保胆外科学根本性任务

第一章　保胆复发概况

保胆取石复发的原因，也是胆石形成的原因。目前认为结石形成主要有三方面的因素，即胆固醇溶解体系的热力平衡紊乱，胆道运动动力学异常，胆汁中促、抑成核因子动力失衡。这些因素与机体基因结构、体内细菌、人们生活环境、已有相关疾病、保胆的患者选择、采用的手术方法及术后治疗等共同参与可影响结石形成和保胆结石复发率的高低。

第一节　保胆复发率

一、保胆手术论文报道复发率列表

1. 国内外文献报道[1]保胆取石后胆囊结石复发率汇总表 21－1 文献报道胆囊切开取石术后胆囊结石复发率情况。

表 21－1　国内外文献报道胆囊切开取石术后胆囊结石复发率情况

作者	作者单位论文来源	病例数	复发率（%）	发表杂志
邹一平	中国人民解放军 309 医院	439	1 年 9. 57	消化外科 2006（5）
			3 年 27. 33	经皮胆囊碎石术
			5 年 37. 59	
			10 年 43. 21	
王文忠	太原铁十二局医院	280	3 年 0. 84	中国厂矿医学 2004，7（1）
荣万水	北京首钢总医院	158	5 年 17. 72	中国内镜杂志 2002，8（12）
盛汉平	湖南交通医院	228	5 年 42. 0	湖南医学 2002，19（2）
王明俊	江苏建胡县人民医院	287	5 年 13. 50	肝胆外科杂志 2001，9（1）
			8 年 18. 40	
De Cauluwe D	Department of Pediatric Surgery and	10	1 年 30. 00	J Pediatr surg，2001，36（10）1518－1521
	Childrens Research Centre，Our Ladys			
	Hospital for Sick Children，Dublin，			
	Ireland			
李振平	石家庄市医科院附院	468	5 年 0. 78	现代中西医结合杂志，2000，9（15）

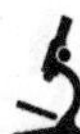

续表

作者	作者单位论文来源	病例数	复发率（%）	发表杂志
黄伯华	苏州医学院附属三院	50	5 年 16.00	中华普通外科杂志 1999，14（5）
杨德广	南京市第三医院	2320	18 月 5.90	中华外科杂志 1997，35（9）
李全业	广州军区总医院	123	3 年 9.20	医师进修杂志，1995，18（12）
Donald JJ	Department of Radiology，Middlesex	100	1 年 19.00	Cut，1994，35（5）692－695
	Hospital London		3 年 35.00	
Gibney RG	Department of Radiology，University of	38	18 月 27.0	AMJ Am J Roentgenol，1989，153（2）287
	British columbia，Vancouver，Canada		4 年 44.00	
Kllett MJ	Institute of Urology，London	2053	1～19 年 34.16	Br Med J 1988，296（6620）453－455

摘自：1. 梁平[1]对胆囊切开取石术治疗胆囊结石的看法［J］. 中华消化外科杂志，2008，6（1）：71－72.

2. 黄伟（455 医院）等[2]，经皮胆镜碎石术治疗胆石症 PCLC 552 例，随访 184 例，18～30 月，复发率 7.6%。

3. 微创保胆Ⅰ－Ⅳ届论文汇编资料。（表 21－2）

表 21－2　微创保胆Ⅰ－Ⅳ届胆结石复发率论文汇编统计表

报告年份	单位作者论文来源	手术名称	＊随访/手术数	复发率（%）（复发数/随访数）			
				3 年	5 年	10 年	≥14 年
1990－2008	全国 14 家医院张宝善＊Ⅳ/P69	小切口纤胆镜	612/1520				5.39（33/612）
1992－2007	首钢等医院刘京山 1/P8	小切口纤胆镜	645/1010	3.1（20/645）		3.9（25/645）随访 7 年	
1992－2006	首钢医院刘京山Ⅱ/P230	小切口纤胆镜	612/760	5.83（28/）	6.06(30/)	10.11（33/）	10.11
2009－2010	首钢等 11 家医院荣万水Ⅳ/P58	小切口纤胆镜	－/3699	9.7（359 人）（平均 3.42 年）			
	首钢医院荣万水Ⅱ/P60	小切口纤胆镜	133	15.8（21/133）			
1996－2000	首钢医院荣万水Ⅱ/P140	小切口纤胆镜	158	12.26（13/106）	17.91（12/67）		
2010－2012	周宏建Ⅳ/P69	腹腔镜，纤胆镜	－/68	5.8（4/68）			
2010－2012	侯立朝Ⅳ/P150	腹腔镜，纤胆镜	－/23	4.3（1/23）			
2007－2010	邹衍泰Ⅳ/P151	小切口纤胆镜	－/29	3.45（1/29）			
2007 年前	成都第二医院陈安平 1/P34	腹腔镜，纤胆镜	101	0（0/46）	0（0/33＋21）		
2002－2007	武汉武钢总医院周望先 1/P37	小切口纤胆镜	231	4（10/231）			

续表

报告年份	单位作者论文来源	手术名称	*随访/手术数	复发率（%）（复发数/随访数）			
				3年	5年	10年	≥14年
2007年前	山东省交通医院周敬强Ⅱ/P235	腹腔镜，纤胆镜	72	4.5（3/66）随访3月-3年			
1997-2007	成都第六医院张光全1/P43	小切口纤胆镜	23/第1年组	8.7（2/23）	26.1(6/23)	47.8（11/23）	
1997-2007	张光全1/P42	小切口纤胆镜	126/1-10年			26.5（31/117）	
	张光全，选择青少年组Ⅳ/P302	小切口纤胆镜	132	8.3（11/132）	12.1(16人)		
1997-2009	张光全，Ⅲ/P120	小切口/腹腔镜/小切口+辅助腹腔镜	387			15.2（59/387）	
2006-2009	张光全，其中严格选择组Ⅲ/P120	小切口/腹腔镜/小切口+辅助腹腔镜	65	6.6（4/65）			
1999-2003	北京第二医院李志东Ⅱ/P28	小切口纤胆镜	106	2.5（2/80）			
2002-2006	解放军411等医院I/P70	小切口纤胆镜非悬吊组	197		3.5(7/197)		
2002-2007	解放军411等医院I/P70莫国贤	同上+胆囊底悬吊	266		0.4(1/266)		
2002-2007	解放军411等医院I/P65莫国贤	小切口纤胆镜+哈袋切开成形	72Mirizzi		1.4(1/72)		
2002-2007	解放军411等十家医院Ⅳ/P49	小切口纤胆镜	475		1.26(6/475)		
2003-2007	天津渤海石油职工医院姜成文I/P87	小切口纤胆镜	48	0（0/48）	0（0/57）4年资料		
2008-2009	天津石油总院胡明秋Ⅱ/P87	腹腔镜，纤胆镜	45	0随访1年			
1991-2007	北京和平里医院刘伟光I/P87	浅式胆囊取石术	92/618		6% 4年资料	16.3（15/92）10年资料	
2006-2009	武汉武钢医院周忠明Ⅱ/P18	腹腔镜辅助纤胆镜	128	3.2（13/128）			
2003-2009	解放军411等十家医院莫国贤Ⅱ/P30	小切口纤胆镜	305		3.6(11/305)		

续表

报告年份	单位作者论文来源	手术名称	*随访/手术数	复发率（%）（复发数/随访数）			
				3年	5年	10年	≥14年
2003－2009	解放军411等十家医院莫国贤Ⅱ/P30	小切口纤胆镜＋防复发措施	330		0.6(2/330)		
2008－2010	东莞南城医院叶锡根Ⅳ/P268	腹腔镜辅助纤胆镜＋胆囊造瘘	68哈袋结石	0随访18月			
2001－2009	包头蒙中医院郭迎接Ⅱ/P83	小切口纤胆镜	69	1.44（1/69）			
2004－2007	黑龙江大庆中医院于景波Ⅱ/P118	小切口纤胆镜	172		9.3(16/172) 4年资料		
1995－2004	沈阳第七人民医院刘忠Ⅱ/P164	小切口纤胆镜	86/120		4.65(4/86)		
1998－2003	辽宁医学院一附院刘爱华Ⅳ/P92	小切口纤胆镜	68		33.8(23/68)		
2007年前	北京航天中心医院欧阳才国Ⅱ/P110	小切口纤胆镜	312/380	4.7	6.7(21/312) 随访4年		
1999－2004	北京第二人民医院李建民Ⅱ/P178	小切口纤胆镜	156		7(11/156) 随访3～7年		
2000－2006	济南市中心医院徐立友Ⅱ/P207	小切口纤胆镜	242老年人		0.55(1/181)		
2000－2009	济南市中心医院徐立友Ⅱ/P124	小切口纤胆镜	637/816		1.56（10/637）随访1～8年		
2010－2013	四川省中西医结合医院Ⅳ/P122	三孔法完全内镜＋药物预防Ⅳ/P122	－/96	0（0/95）（2年资料）			
2011－2013	高密市中医院Ⅳ/P128	腹腔镜，纤胆镜	/－138	1.4（2/138）（2年资料）			
2004－2012	上海海江医院许志方Ⅳ/P132	小切口纤胆镜非悬吊组	482/507	2.17（6/276）	7.18（11/153）		
2004－2012	上海海江医院许志方Ⅳ/P132	同上＋悬吊	117			0.58%(2/117)	
2007前	广州医学院一附院王三贵Ⅳ/P158	腹腔镜，纤胆镜＋中药	92	1.1（1/92）（2年资料）			

续表

报告年份	单位作者论文来源	手术名称	* 随访/手术数	复发率（%）（复发数/随访数）			
				3 年	5 年	10 年	≥14 年
	广州医学院一附院王三贵Ⅳ/P158	腹腔镜，纤胆镜	91	7.7（7/91）（2 年资料）			
2009 - 2010	兰州军区乌鲁木齐总院刘兴国Ⅳ/P224	腹腔镜 + 或小切口纤胆镜	221	0.92(2/221)（2 年资料）			
1994 - 2010	成都军区总医院骆助林Ⅲ/114	小切口纤胆镜	-/76	32.8%(25/76)（2 年资料）			
1994 - 2010	成都军区总医院骆助林Ⅲ/114	小切口纤胆镜 + 滔罗特	-/18	0（0/18）（2 年资料）			
2000 - 2006	成都军区总医院骆助林Ⅳ/P66	小切口超声碎石	148/148		36.49（54/148）随访 6 年		
2004 - 2006	成都军区总医院骆助林Ⅳ/P276	小切口超声碎石	113/142	21.2(24/113)	29.2(33/113)	32.7(37/113)（6 年资料）	
2004 - 2010	成都军区总医院骆助林Ⅳ/P229	腹腔镜，纤胆镜	80			6.25（5/80）2 ~ 8 年资料	
2007 - 2012	兰州军区乌鲁木齐总医院张东Ⅳ/P230	腹腔镜，纤胆镜	695		0.43(3/695)		
2006 - 2008	大连大学附属新华医院梁法生Ⅳ/P252	完全腹腔镜，纤胆镜 + 哈袋成形	63	1.59（1/58）（2 年资料）			
2009 - 2012	大连大学附属中山医院张诚Ⅳ/P202	小切口纤胆镜（电切罗阿氏窦结石）	-/75	1.33（1/75）			
	大连大学附属中山医院林美举Ⅱ/P207	小切口纤胆镜（胆石 + 胆总管结石）	12	01 年随访			
2010 - 2011	嘉兴中医院周海军Ⅳ/P200	小切口纤胆镜/腹腔镜纤胆镜	-/89	0（0/89）18 月清除肌壁间结石			
2004 - 2005	绍兴二院陈建尧	小切口纤胆镜	31	0（0/31）随访 28 月			
2009 - 2011	北京军区总医院梅建民Ⅳ/P255	完全腹腔镜，纤胆镜	61	0（0/61）随访 2 年			

续表

报告年份	单位作者论文来源	手术名称	*随访/手术数	复发率（%）（复发数/随访数）			
				3年	5年	10年	≥14年
2009－2010	郑文建Ⅳ/P209	完全腹腔镜，纤胆镜	54/95	0（0/95）随访1年			
2005－2011	郴州第四医院何清Ⅳ/P212	完全腹腔镜，纤胆镜	－/118	0/114			
2008－2011	汕头中心医院彭淮都Ⅳ/P229	小切口纤胆镜＋腹腔镜	28	3.7（1/27）随访2年			
2008－2009	南阳市张仲景医院吴春生Ⅳ/P251	腹腔镜，纤胆镜	58	0随访1年			
	安康市中心医院杨成林Ⅳ/P272	小切口纤胆镜	97	0随访2.5年			
2007－2009	东方医院胡海Ⅱ/P15	腹腔镜，纤胆镜	102	0随访2年			
	湖南怀化中医院Ⅱ/P95	腹腔镜辅助，肾镜	283	0.35（1/283）随访18月			

*1. 实际随访数/手术例数；如随访数不详表达为－/手术数；

*2. 资料来源汇编Ⅰ，Ⅱ，Ⅲ，Ⅳ届/P页数。

*3. 根据1～4届内镜微创保胆大会论文汇编初步统计：保胆术后复发人数约942人，（可能有重复统计）占手术数5.41%～5.89%。手术例数17394～15968人左右。

*4. 查阅1～4届内镜微创保胆大会论文汇编及相关报道，10年以上，复发率超30%以上的邹一平组439例43.21%；刘爱华组23/68例，33.8%；成都张光全组（11/23，47.8%）成都军区总医院骆助林组超声碎石组54/148，36.49%；张圣道，韩天权报道[3]复发多发生在3年内，5年复发率为34%～47%，时间多在2000年之前。

二、各组复发率发生特点

1. 复发年代　开展年代越早，复发率越高，5～10年复发率2000年前，高达30%～47%[3]。2000年以后，降至4%～8%以下。

2. 复发例数　高复发组手术例数不多，5～10年复发率30%～47%组，国内外文献（439＋228＋68＋10＋100＋23＋148＋38＋2053）＝3107例。

3. 复发单位数　复发率30%～47%组，国内文献报道仅四家（439＋228＋23＋68）＝758例。

4. 复发与手术方法和术后预防措施相关：术中改变胆囊形态和动力；术后预防用高效溶石药者复发率较低。在早期胆囊造瘘取石术，1988年起经皮胆镜碎石清除（PCLC）、近年的新式纤维胆道镜取石三种方法[4]中，早期的胆囊造瘘取石术复发率最高，其次是PCLC，复发率的最低的属新式保胆EMC（Endoscopi assisted microincision cholelithotomy）。同是经皮胆镜碎石，不同术者复发率不同，黄伟组（455医院）552例，随访184例，18～30月，复发率7.6%，而邹一平组439例3年复发率34.14%。

5. 世界范围内，按表中包括各种方法在内的数据统计平均5年复发率10.2%（674/6609例），10年20.7%（885/4274例）。

三、各组复发率发生差别原因

1. 开展时间长短，经验水平差别，“保胆”也有“学习期”。

2. 患者选择条件宽严，条件越严格，复发率越低。

3. 术中有无改变胆囊易产生结石的解剖学形

态和动力学基础；改变者复发率低，单纯取石，原封不动者复发率高。如梁法生组随访 2 年，1/58 例，复发率 1.59%；411 医院组 5 年随访悬吊组复发率 0.6%（2/330），非悬吊组为 3.55%（7/197）；海江医院组随访 3 年复发率 2.17%（6/276 例）；5 年以上复发率 7.18%（11/153 例）；悬吊组，3 年复发率 0/117 例，5 年以上复发率 0.58%（2/117 例）。

4. 术后能否采取积极预防结石产生的措施，据成都军区总医院报道，单纯手术（未采用术中预防措施——编者注）未用药物 100 例，2 年随访复发率 32.8%，术后口服熊去氧胆酸 2 年复发率 15.9%，术后口服牛磺熊去氧胆酸（滔罗特）2 年内未见复发。

而对于 5～10 年复发率高于 20% 各组，未见术中术后采取预防措施介绍。

第二节　对保胆取石术后复发问题的认识

一、复发率没有印象中那样高，有降低复发率的空间

世界范围内，按表中数据统计平均 5 年复发率 10.2%（673/6609），10 年 20.7%（875/4274）5～10 年复发率，远没有目前一些印象中（以少数单位报道）的 34%～47% 那样高。降低复发率的空间很大，随着手术技术的进步，能保证结石取尽的同时，用手术的方法增强胆囊的动力、加速胆汁的排空等方法，资料显示，2000 年以后复发率逐步降低。

二、阻止复发的有效措施

成石是一个相对漫长的过程，这给予人们预防和治疗留有足够的时间和空间，遵循结石的四级预防措施，可以最大限度地降低复发率。如在未形成结石之前，用降血脂、降血糖、溶石，中医中药防止结石形成；复发结石，都是从小到大，如已有小胆泥沉积则加用药物或理疗等治疗，促进结石排除；单纯从降低复发率而言，只要严格选择病例就能达到，因为实践已证明，长期单发、无嵌顿、无症状、无遗传家族史、无三高疾病、功能好等的结石患者的复发率最低。（详见第 20 篇非手术去石保胆治疗）。

三、新式保胆取石的复发率远低于其他已被列为治疗方法的非手术保胆治疗

和任何治疗方法可能出现的并发症一样，不能作为拒绝开展的理由。所有治疗方法都不可能十全十美，有复发是保胆治疗唯一的不足。但是，与其他存在各种不足的治疗方法如药物溶石排石、体外震波碎石、经皮体内碎石溶石排石等治疗方法的疗程、溶石率、排石率、取净率、费用、复发率、患者的认可程度等方面相比，均有明显优势，相比而言，有进步，能不断改善，就是完美。

四、复发的后果远不如切胆并发症及其对人体长远影响那样严重

1. 结石复发不一定都需要立即手术切除

根据结石病自然过程，如无症状者，或症状轻，药物治疗有效，可以观察、治疗和随访，这期间患者还能最大限度地发挥胆囊的功能；如有症状，少数患者经其他方法治疗无效，还可以再取石，其最坏的结果充其量是使用胆囊数年后再次手术切除无保留价值的胆囊。根据胆囊结石的自然过程：①用寿命累计概率进行比较，无症状或只有轻微症状的患者，观察 20 年时，出现症状的可能性不超过 1/5。②用平均年发病率进行比较，预期观察 20 年仍无症状的患者，在确诊时无症状或只有轻微症状的胆囊结石各组，最低也在 60% 以上，而有症状胆囊结石各组最多不超过 27%；其中 90% 以上乃至全部迟早将会有症状复发，可以/或应进行相应治疗。③如果已行保胆取石，但无症状或只有轻微症状的胆囊结石复发患者，按上述结石病的自然过程可能在今后 20 年内一直不会有胆道痛或并发症等症状，不一定立即手术处理；正常情况下，改变生活方式，注意饮食结构，将近 20% 胆石症患者即使不服用溶石药，其结石的体积也可能自行缩小，不到 2% 病例其结石甚至可自行消失；而胆囊结石合并或演变为胆囊癌的可能性在 2% 以下，所以预防性胆囊切除没有必要[5]，这与某些仅因怀疑胆囊癌与胆石有关，凡有胆囊炎、胆囊结石的患者均行胆囊切除的观

点不同。但有过保胆取石的患者出现症状的概率，胆囊癌的发病率是否有所增加，有待进一步的关注与防范，预防胆囊癌的发生。与切胆后一样，经常B超等检查、随访，现代条件下比过去有更多种手段早期发现癌的发生，更容易得到早期处理。

2. 保胆再次手术比例很低

按上表统计，在6609例保胆取石的5年平均复发率为10.2%，4274例10年平均复发率为20.7%，即使以邹一平组为例，10年复发率43.21%。182例结石复发患者中，94例无症状，80例表现有非特异性上消化道不适症状，8例有上腹痛或胆绞痛，其中38例行胆囊切除术治疗，再次手术率仅为8.6%，这就是保胆唯一的不良后果，说明439例患者中起码有约401例的胆囊没有必要立刻切除，其胆囊还可以为患者的健康发挥作用更长的时间。而且8.6%（38/439）的人仅需做的是胆囊切除的一般手术，而不是难度大、医疗支出高、致伤、致残、致死风险的胆道修补、胆肠吻合等手术。

再次，手术对患者而言，是一个不愿意接受的问题，但是一般情况下（除医疗过错）属正常并发症，无论切胆和保胆，都应一视同仁。在腹腔镜胆囊切除术中，胆道损伤率在0～2.35%，手术中能发现胆管损伤低于<50%，多需要再次手术[6,7]。

由于保胆有高低不等的复发率，有的医生[8]建议："MC（胆囊切开取石术）胆囊结石复发率较高，应终止在单纯胆囊结石患者中应用"。称"按胆囊结石在人群中的发病率为10%来计算，全国约有1.3亿胆囊结石患者，如果都行胆囊切开取石，以胆囊结石复发率为30%计算，可能有近4000万患者需要做第2次手术"，并举出一组他们开展了一年（1991.1～1992.12）保胆手术，共11例，随访9例，失访2例，从第1年开始，每年复发递增1例，15年时共复发7例。这些病例因仍有上腹部隐痛不适或绞痛，均行胆囊切除术。因此就提出"终止在单纯胆囊结石患者中应用"保胆取石术（MC）的建议。暂且不讨论再次手术的指征的宽严和有没有人（不讲指征）提出1.3亿胆囊结石患者都行胆囊切开取石的建议，该文并不完全反对保胆，只是"终止在单纯胆囊结石患者中应用"，言下之意，保胆患者只能在复杂的、严重的（即过去不得已行胆囊造漏含功能差）的病例中开展，这与该文开始时强调MC适应证：①无症状或初次发作的胆囊结石；②单发或数量较少的胆囊结石，且胆囊浓缩功能>50%自相矛盾，这两条标准，所指的都是单纯胆囊结石，此外就应该是有症状、有并发症、功能差的"复杂"胆囊结石，是复发率最高的病例。针对该组报道了63.6%（7/11）或77.7%（7/9）的高复发率，应先分析：①该组选择的适应证是什么？该组术中有无改变胆囊容易产生结石的解剖学、动力因素以及术后预防用药等减少复发的措施？②例数太少，LC需要经过"学习期"，EMC同样也需要学习，特别是学习如何防止结石遗漏；学习如何预防结石复发的外科手术治疗方法。Meyers等报告外科医生最初13例腹腔镜胆囊切除术中胆道损伤的发病率为2.2%；也有资料报告12个胆道损伤病例中的10个是外科医生最初的腹腔镜胆囊切除术中发生的[9]；因此该组11例的复发率不能代表保胆的真正复发率，只能代表"学习期"、个别单位，切胆手术时因各种原因不得已改成"保胆"治疗的较少病例的复发率，如果在长达10年的时间里坚持对有适应证的患者开展保胆治疗，以邹一平组为例，不仅使91.4%（100%－8.6%）的患者的胆囊延长了10年以上的"寿命"，发挥10年或更长时间的作用。在使用复发率来说明问题时，应该以上表中较大样本组的复发率，或文献综合汇编统计的平均复发率或中位复发率来确定保胆的效果，1年11例一组的63.6%（7/11）或77.7%（7/9）的复发率，在筛选吸纳荟萃分析文献时例数也不够多，所获得的结果更难符合"循证"的要求。因此，以此作为否定保胆治疗单纯胆囊结石的理由，不仅属非RCT，也与多数保胆适应证的建议相矛盾。

关于再手术率更应该与切胆组相比，本书已提到切胆并非一劳永逸。上述该组随访9例中7例复发病例行胆囊切除的指征是"上腹部隐痛不适或绞痛"，如因上腹部隐痛不适或绞痛就切除胆囊，指征是否过宽？按相同逻辑，我们也做了以下假设与计算，如1.3亿胆囊结石患者，也都行腹腔镜胆囊切除，以胆囊切除术后综合征发病率（26% ~40%）中位数约 30% 计算，也有近 4000 万患者因胆囊切除术后综合征的症状（有右上腹绞痛、饱胀不适、恶心和呕吐）也应该再手术，单纯 PCS“应该”再手术的比例已与（用这一方法计算的）保胆再手术比例值相当，只因已无胆囊可切，但患者要忍受同样的痛苦。事情并非到此为止，其中有的患者还必须做其他更复杂的手术，Kochner 等对 131 例 PCS 患者分析时发现术后复发胆绞痛患者中有 27.4% 与 Oddi 括约肌功能紊乱有关[10]。等于 1096 万有 Oddi 括约肌功能紊乱，如按其中 50% 需行 Oddi 括约肌切开，也有 548 万需行 Oddi 括约肌切开，这尚未计算在以下再手术数字内。

3. LC（腹腔镜切胆术）与 EMC（内镜小切口保胆术）再手术率比较（表 21 -3）。

表 21 -3　LC（腹腔镜切胆术）与 EMC（内镜小切口保胆术）再手术率比较

	中国人群胆结石发生率		10%		13 亿 × 10% = 1.3 亿[*1]	13 亿 × 10% = 1.3 亿
项目	手术并发症（需再手术）	发生率%	中位数%		腹腔镜切胆术 LC（人）	新式保胆取石术 EMC（人）
手术原因	肠道损伤	0.14 ~4	2[*2]		260 万	
	血管损伤	0.25	0.25[*3]		32.5 万	
	胆道损伤	0.2 ~2.2；多数认可 0.5%	0.5[*4]	首次修复 0.5	65 万	
			0.415[*5]	需再次修复手术 83% (0.415%)	53.95 万	
	腹腔残漏结石伴腹腔脓肿	0.5 0.02 -1.29	0.5[*6] 按 0.6% 计算		未计 脓肿 78 万	
	延迟胆漏	0.29	0.29[*7]		37.7 万	
	小计：LC 并发症再手术		4.055%		526.5 万	
	LC 后 PCS 因胆系原因做手术 23.3% [*8]				932 万	
[*9] 保胆结石复发再手术（30% 计算）		8.6% [*10]				344 万
保胆结石残留 1.3 亿		0.5[*11]				65 万
切胆与保胆再手术率比较[*12]				3.56 : 1	1458.5 万	409 万

*1　梁平. 对胆囊切开治疗胆囊结石的看法［J］. 中华消化外科杂志，2008，6（1）：71 -72.（如 1.3 亿人都保胆，结石复发按 30% 计，约合 4000 万）

*2　吕新生. 腹腔镜手术并发症的预防与处理. 湖南：科学技术出版社，2007，7：P71 -80/傅贤波. 腹腔镜手术的发展与争议. 北京：人民卫生出版社，2007.

*3，*4　吕新生. 腹腔镜手术并发症的预防与处理. 湖南：科学技术出版社，2007，7：P71 -80，血管损伤，胆道损伤

*5　黄志强. 胆管损伤——胆道外科中避免不开的话题［J］. 腹部外科，2012，25（5）：257 -258. 胆道损伤第一次修复仅 17% 成功，83% 需再手术（经计算即 0.415% 需再手术，合计 0.915%）

*6a　王学闵. 腹腔镜胆囊切除术结石漏入腹腔的原因及处理［J］. 武警后勤学院学报，2009，18（10）：883；

*6b　保红平，高瑞岗，方登华，等. 腹腔镜胆囊切除术并发症的原因及处理［J］. 中国微创外科杂志，2004，4（6）：457 -459.

*6c　柳利，王金哲，郝利恒，等. 腹腔镜胆囊切除术腹腔脓肿形成的原因分析与对策［J］. 中国煤炭工业医学杂志，2012，15（11）1706 -1707.

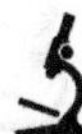

＊7　Deziel DJ Millikan KW，Economou SG，Doolas A，et al. Complications of LG：a national survey of 4292 hospitals and an analysis of 77604 cases. Am J Surg，1993，165：9 ~14

＊8. 刘天锡，杨浩雷，冯保华，等．腹腔镜胆囊切除术后综合征的诊治分析（附150例报道）［J］．中国普外基础与临床杂志，2009，16（12）：1020 -1024. 该院医院收治的150例PCS患者，已查明原因的需再手术的胆系内原因71.33%，（107/150），其中内镜手术72例（72/150 =48%），开腹35例，(35/150 =23.3%)；胆系外原因（漏诊）6.67%（10/150 =6.67%）；非手术保守治疗22%（33/150）。

＊9　保胆结石复发率以30%计算，约4000万。

＊10　邹一平．保胆取石术有关问题的探讨［J］．中华肝胆外科杂志，2009，15（1）：1 -3.439例结石复发，需行手术38例，占8.6%，1.3亿胆石患者，30%结石复发（4000万），如8.6%需再手术，约为344万，胆囊管残留结石按0.5%计，65万，合计409万。

＊11　保胆结石残留0.5%计算方法。EMC组0 ~2%＊［1］孙修勇．纤维胆道镜保胆取石700例回顾，结石残留0例［D］．第三届微创内镜保胆大会论文文件汇编2011，P88.＊［2］陈安平．全腹腔镜下保胆取石，全国首届内镜微创保胆取石（息肉）学术大会，2007，P34. 取息肉和即时缝合术132例报告结石残留1例，发生率0.75%．＊［3］莫国贤．新式保胆取石取息肉700例临床报告，结石残留2例，发生率0.28%，第一届微创内镜保胆大会论文文件汇编2007. P60.＊［4］姚国相，等．腹腔镜胆囊切除术和保胆取石治疗胆囊结石的前瞻和对照研究（LCCC）腹部外科，2013，26（5）：329 -332.（200例，结石残留率4例，发生率2%）注：以上4遍论文［1 -4］报道1732例结石残留率平均0.42%。如加上刘京山报道1010例，结石残留率0，共2742例，发生7例，值更低0.25%。本项取发病率0 ~1%，按同等原则计算时取中位数0.5%。

＊12　腹腔镜切胆再手术人数按5项计算：约（260 +32.5 +65 +53.95 +78 +37.7 =526.5）万患者需再手术 + PCS再手术1.3亿×30%×23.3% =932万。切胆与保胆手术后因并发症或结石复发30%必须再手术比例为LC：EMC =1458.5/409 =3.56：1

＊13　本表包括：a. 胆道损伤修复0.5%，以及计算包括第一次成功率仅17%及83%需再次手术者，0.5 +0.5＊0.83 =0.915%的手术人数。（见＊5黄志强胆道损伤——胆道外科避不开的话题）b. 不包括ERCP + EST术后发生并发症，需再手术的例数。c. 许多单位没有ERCP + EST的手术条件，需开腹手术的患者。d. 未包括因漏诊，胆系外原因手术的患者人数，及保守治疗人群。

小结：1. 按中国胆结石发病10%计算，13亿人口约1.3亿人发病，假设1.3亿都行腹腔镜胆囊切除术LC，因并发症（4.05%）需再次手术约526.5万人，切胆后发生PCS，用30%计算，胆系原因开腹23.3%，约为932万，二项开腹合计再手术1458.5万人。需内镜治疗48%，约1920万人（如无条件做ERCP + EST，患者还需要开腹手术）。

2. 保胆手术EMC并发症与结石复发以30%计算约4000万人发病，其中8.6%再手术约344万，1.3亿有胆囊管，胆囊结石残留0.5%，65万，合计需再次手术409万人。

3. 两种方法再手术数比较LC：EMC =1458.5：409 =3.56：1保胆再手术比率明显低于切胆后因各种并发症再手术。

4. 表21 -4如EMC术后并发症进一步下降，从30%下降到20%、10%，或今后更低，LC与EMC并发症再手术百分率可进一步降低。事实上，目前许多保胆单位已将5 ~10年结石残留与结石复发下降致10%以下。显示保胆手术有改善空间。

表21 -4　假设1.3亿胆石症全LC或全EMC，因复发再手术比较表

<table>
<tr><td rowspan="2">项目</td><td rowspan="2">切胆损伤LC人数（万）</td><td colspan="4">保胆结石复发人数EMC（万）</td></tr>
<tr><td>人数</td><td>a. 30%
4000</td><td>b. 20%
2600</td><td>c. 10%
1300</td></tr>
<tr><td>1</td><td>切胆损伤1.3亿再手术×4.055% =526.5万</td><td>保胆结石残留再手术1.3亿×0.5%</td><td>65</td><td>65</td><td>65</td></tr>
<tr><td>2</td><td>PCS胆系因素再手术30%×23.3% =932万</td><td>结石复发再手术（a.b.c）分别×8.6%</td><td>344</td><td>223.6</td><td>111.8</td></tr>
<tr><td>人数</td><td>1458.5万</td><td></td><td>409万</td><td>288.6万</td><td>176.8万</td></tr>
<tr><td>比较</td><td>切胆：保胆</td><td></td><td>3.56：1</td><td>5.05：1</td><td>8.25：1</td></tr>
</table>

＊1　EMC术后结石复发率分别按预计30%、20%、10%计算。

＊2　EMC再手术人数按预计30%、20%、10%计算，分别为409、288.6、176.8万。

结论：LC：EMC再手术比率：30%结石复发率时3.56：1、20%结石复发率时5.05：1、10%结石复发率时8.25：1。EMC明显低于LC再手术率，目前不少保胆中心结石复发率已低于10%，且还有继续下降空间。展现了微创内镜保胆取石（息肉）强大的生命力。

＊再手术率见表21 -3表说明

本文根据建议将保胆“终止在单纯胆囊结石患者中应用”作者的假设，如1.3亿胆结石患者都保胆；以邹一平介绍的保胆后结石复发率需要手术的比例是8.6%；刘天锡报道LC后PCS患者150例中需处理的胆系原因占（107/150例）71.33%，其中开腹手术占总数的（35/150例）23.3%，内镜手术（72/150）例48%，共三篇论文的数据经计算与LC术后发生并发症作比较，发现切胆LC（手术损伤+PCS必须手术者）与保胆手术（EMC术后结石复发+并发症）二者比较，结果：保胆结石复发率30%时，1458.5万/409万=3.566∶1，保胆结石复发率20%时，1458.5万/288.6万=5.053∶1，保胆结石复发率10%时，1458.5万/176.8万=8.25∶1，另外，LC后PCS还有需要内镜治疗48%，1.3亿×30%×48%=1920万（计算方法详见表21－3）。数据告诉我们，切胆LC后手术损伤+PCS必须再手术及内镜治疗者的人数远远大于保胆患者，而保胆结石复发率还有下降空间（表21－4）。

中华文化强调“中庸”，防止极端，通常以中位数或平均数代表某种事态发生的概率，才能更接近事物的本质。

以上计算说明：①有上腹部隐痛不适或较少病例绞痛这些症状不一定非手术切胆不可；以邹一平组为例只有8.6%需要切除，91.4%可能不需立即手术，（明确病因，可以观察，先内科治疗，必要时再微创内镜保胆）；②切胆后仍有几千万人有各种症状，说明如保胆术后结石复发均采取胆囊切除术，其中大部分胆囊被切除纯属冤枉。因此，蒋兆彦、韩天权等[11]认为“对保胆术后辅以药物治疗降低胆汁胆固醇饱和度，可能具有预防结石复发的作用”，鉴于胆石复发是保胆取石的关键问题，也是唯一的缺点，他们建议：“在取石同时给予药物来预防复发，不失为临床诊治方案的完善”。本书已作了介绍。韩天权等还指出[12]“保胆取石后的复发可能是对胆石发病机制研究的最好检验，也是基础和临床结合的极好机会”。如果1.3亿人的胆囊全部切除，不仅没有研究的对象，患者不仅过早失去有功能的胆囊，患者还失去享受研究成果的机会，忍受切胆各种并发症及再次、多次手术的痛苦。

5. 按保胆所遵循和提倡的微创观念，保胆后的处理可做到胆道零损伤和零死亡

保胆再次手术与胆道损伤再次手术不同，胆道损伤时仅有17%人首次修复成功，余下患者还需要多次修补手术，胆道损伤还有更高的致残率、死亡率，但如果按保胆系统工程所遵循和提倡的“不以切口大小为标准”的广义微创观念，可以再次取石保胆+预防措施，如果在保胆复发患者中，确实需要切胆，选择切胆方案时，因病期长，粘连广，尽量不用LC，或在LC手术遇到困难时不追求“微创到底”原则，选择“开腹胆囊大部切除方法”，既能保证胆道零损伤，确保零死亡，又能靠手感触摸探查或快速冷冻病理检查，保证胆囊管无残留结石，及时发现胆囊息肉癌变，完全能避免再次手术和其他风险。

6. 随着技术进步，对不同大小的复发结石的处理更加容易

（1）观察，内科治疗，适用于无症状或有症状但可控制者；

（2）经皮穿刺，扩张窦道，经胆道镜取石，适用于作胆囊底部悬吊或胆囊底部埋在皮下者；

（3）经ERCP或子母镜取石、溶石，适用于已作哈袋肝管吻合者；

（4）经预埋通道取石，有预埋通道者；

（5）再次常规取石保胆；

（6）根据病情和患者愿望选择安全的切胆手术。

以上分析，说明以为数不多、2000年左右前的早期报道、国内例数不超过800例、疗效较差的单纯经皮碎石（PCCL）方法或个别例数不多、处于学习期的5～10年30%以上复发率及其远低于切胆再次手术率为依据，作为反对保胆取石的理由，未免有很大欠缺。

第二章　保胆后预防结石复发的可行性

第一节　对结石成因的研究与结石复发的预防

对结石成因的研究备受关注，从未停止。在经验和科学论证的基础上，冉瑞图院士提出用预防来结束 Langenbuch 时代，其实质是提出胆道外科的目标和方向。因此，长久以来结石病受到多方重视，为了寻找结石的原因，国内 1983 年在重庆召开了全国第一届胆石症会议，成立了全国肝内胆管结石病研究组，以后改名为胆道外科学组，次年在西安又联合外科专家和基础学科专家召开了胆石形成机制的学术会议。国际上，1987 年美国召开第一届国际胆石症预防会议，会上明确提出胆石症三级预防的概念；1993 年 Hofmann 撰文强调胆石症的初级预防，二级预防；20 世纪末的 1999 年以色列举行的第三届胆石症会议再次将胆石预防作为会议的重点。无疑，胆石症的预防是全球关注的焦点。我国把胆石症的病因研究列入自然科学基金资助项目，目的是为了实现这一有长远意义的战略目标。原上海第二医科大学附属瑞金医院傅培彬教授在 1981 年就指出，外科医生不仅要很努力钻研对胆石症的外科手术治疗方法，更需要花大力气研究胆石的发病机制以及预防方法。他认为胆石症的最终出路是预防。结石成因研究成果提示一般人群预防结石形成的原则适用于保胆治疗之后的继续预防。

第二节　对结石成因的研究广泛深入，成果丰硕

一、内科因素的探索

瑞金医院张圣道教授等，从早期的结石病流行病学调查、结石成分、结石类型研究到近年的胆石病的遗传和基因表达。

1. 饮食与环境与结石形成的研究。在饮食与胆固醇结石相关性研究时，张圣道教授[13]等人的实验说明，通过饮食调节可以预防胆石病。

2. 遗传因素的研究。张圣道等团队为了揭示胆石病基因及其功能并以药物调控靶基因，寄希望于基因治疗来改变体内脂类代谢，预防和治疗胆固醇性结石，他们开展了新一轮的胆石病机制的研究，发表了大量论文，张圣道教授亲自发表“结石病可否预防”一文[14]。肥胖是胆固醇结石发病的一个重要危险因素，肥胖人胆石症发病率为正常体重人群的 3 倍。据报道上海瑞金医院内分泌科宁光教授团队发现[15]通过调控 LGR4 基因可以影响肥胖的发生，这一基因可调节白色脂肪（坏脂肪）与棕色脂肪（好脂肪）之间的转化，阻断 LGR4 信号极可能成为肥胖干预的新靶点，用 LGR4 拮抗剂或阻断剂实现脂肪细胞的转移，控制肥胖，提高生活质量。也能降低胆石症发病率。此文发表在《自然细胞生物学》2013，15（12）：1455 杂志上。

3. 其他方面，包括代谢综合征、胰岛素抵抗、糖尿病、高血压、高血脂、饮食生活环境与结石形成环节有关的研究状况及成果（见第二十篇药物预防临床研究进展）。

二、胆囊本身（外科）因素的研究

胆囊有很多对人体有重要意义的生理功能，但是，凡事均有两面性，与其他脏器一样，在实现人体生理功能的同时，也会成为疾病的靶器官，即各种疾病的“温床”。结石病除上述内科因素外，胆囊本身解剖形态也是结石形成的重要原因。只是由于各种原因，特别是胆囊切除相对简单容易，使人们（特别是外科医生）不愿意用修复的方法去改变它，因而很少有医生去关注胆囊解剖与结石形成的关系。近年来外科保胆治疗的兴起，使一些外科医生开始重视这一问题。胆囊本身（外科）因素主要包括：

1. 胆道流变学与结石形成。其实，这就是胆囊解剖与结石形成的关系。当我们仔细去阅读黄志强院士主编的《当代胆道外科学》一书时，不难发现其中一些章节不仅有描述还有实验报告。最经典的属书中杨可桢教授撰写的《胆道流变学》[16]，其中提出胆囊管长度 L、截面积 S 与胆汁流速 V 及产生湍流的关系，并计算出当胆汁以每秒 1 米以上速度喷射入胆囊时，在突然变宽的胆囊腔两侧出现漩涡区，而两个压力不等的漩涡导致射流产生“附壁效应”，在漩涡中心形成负压，成石胆汁在向心力的作用下聚集，在体外模拟人体胆囊、胆囊管和胆总管的装置，应用配制胆汁或患者胆汁，在装置内人工制成胆石。可见胆汁的漩涡运动对致石胆汁在胆囊内成石过程中起重要作用。

2. 胆囊收缩功能异常与结石形成。除胆囊解剖因素外，胆囊收缩功能异常[17]、胆汁淤积和胆泥形成[18]、胆囊动能等在结石形成中起重要作用[19]。这些都是可以用外科方法来改善的成石因素。根据黄志强院士关于胆石治疗基本原则是清除病灶、解除狭窄、改善引流的观点，田伏洲等[20]（1997 年）为便于处理肝内胆管结石复发，我们（2002 年）[21]和杨玉龙（2008 年）[22]等为预防保胆后结石复发，先后开展胆囊哈袋肝管吻合、胆囊底部悬吊、胆囊哈袋开口成形等外科方法，以企降低肝内胆管结石、胆囊结石保胆治疗后结石复发率，尽管病例还不多、随访时间还不够长、有些统计还不完全说明问题，但是原理正确，现有的数据已经显示出这种方法在预防结石复发中有一定的作用。

研究表明，胆囊结石既然是一种疾病，与其他疾病一样有可以预防的共性。因此，自从人类发现胆石症以来，为了预防和治疗进行了多年的研究而且取得了丰硕的成果，为胆石症的治疗与预防提供了有力的依据。保胆治疗与其他治疗方法一样，也有复发率，尽管保胆复发的后果并不像切胆其他并发症那样严重，从患者的角度出发也应该引起我们的重视，根据当今已有的条件，把复发率尽可能降低，是保胆外科唯一的、根本性任务，因为它是保胆存在的唯一问题。

以下是讨论根据结石复发因素，如何通过手术病例选择、手术方法丰富和改进、术后预防决策的重视，降低保胆后结石的复发率。

第三章　以防为主，标本兼治

第一节　转化医学在保胆外科中的应用

保胆外科不乏基础理论、实验报告和临床经验的依据，缺乏的是把很多基础理论、实验报告和临床经验的依据转化为临床实践活动的理念和决心。如果说 20 世纪是针对百年切胆的方法、存在问题以及结石成因的研究，那么 21 世纪应该是、也有条件把 20 世纪研究成果转化为临床实践的最好时机。使结石成因内外因素、全身和局部因素研究成果转化为服务于结石病患者，降低发病率、减轻他们遭受结石病本身并发症、治疗并发症的痛苦和经济负担的实际行动。胆石症的治疗尽管有多种选择，但从大的方面上看，摆在胆道外科面前只有两条道路。一条是继续 20 世纪的思路，研究用什么方法切除有结石和息肉的胆囊，从开腹到腹腔镜、现在又有人提出经自然腔道（胃肠道、阴道），新近有单位购置了机器人（/辅助）系统，用于胆囊切除。关于腹腔镜胆囊切除，近 30 年的经验，因为不可能改变胆囊切除及切除后其他存在问题，也不可能改善术后对人体长远不良影响；而另一条路便是新式保胆取石。它是一条预防为主，防治结合、标本兼治的道路，既能达到治疗和预防结石病的并发症，不出现切胆后对人体其他长远不良影响又无胆道损伤等手术并发症和死亡率。有益于患者，有益于技术转化和技术进步。

 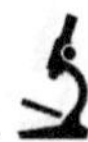

第二节　根据不同病因采取不同的预防方案

在回答胆石能预防吗的问题时，张圣道教授认为两类结石的状况似乎并不完全相同。但强调遗传因素和环境因素对两类结石应当都起作用，改变一个主要环节就能阻止其发病[23]。

一、全身因素的预防

资料显示，胆石复发因素归纳为全身因素和胆囊局部因素两方面。全身因素是指机体脂类代谢的异常。胆石症由于其发病机制而归纳为代谢综合征，包括高血压、高血脂、糖尿病、肥胖病、脂肪肝，及其并发心脑血管病等多具有脂类代谢紊乱的病理基础。研究发现认识到是胆固醇的转运蛋白——ATP 结合盒 G5/G8 在肝脏表面表达异常和功能异常的结果[24]。其次，研究发现，胆石病人与小肠转运胆固醇的相关蛋白 NPC1L1 表达增加[25]，提示胆石患者的胆汁胆固醇会被大量重新吸收，再次进入肠肝循环，成为一个"肝脏分泌，进入胆囊，再从小肠重新吸收摄取"的反复循环过程。肝脏和小肠胆固醇代谢的异常，在产生和维持胆汁的胆固醇过饱和方面成为胆石形成的危险因素。在全身因素中遗传和环境因素共同起作用是目前对胆固醇结石病发病机制达成的共识。

瑞典一份跨度 58 年，样本量达 43141 双生子的流行病学研究显示，遗传占 25%，共同环境因素占 13%，独立环境因素占 62%。所谓的环境因素就是饮食成为胆固醇结石的危险因素[26]。对于有遗传倾向的人群，虽然在基因研究取得很多成果，而靶向治疗还在探索中，但占各种因素比例仅 25%，而环境（饮食）因素占到 75%，说明大部分人通过改变饮食习惯、生活方式，可达到预防胆固醇结石病发病的目的。而且，在靶向治疗尚未广泛用于临床之前，在保胆治疗时通过胆囊底部悬吊等手术方法和术后药物，增强胆囊动力，促进胆汁排空等措施也能很大程度上降低结石的复发。

二、胆囊的局部因素的改善

胆囊的局部因素有两方面：胆囊分泌的促成核因子，如黏蛋白、k35D 促成核蛋白以及胆囊胆汁淤滞的动力因素，仅有胆固醇过饱和并不完全导致胆石形成，必须有促进胆固醇结晶形成并生长的成核因子和胆汁滞留的环境。目前雷铭、蒋兆彦等发现[27]胆囊黏膜表达 FGF19，它可能来源于回肠末端的分泌，胆囊过度表达 FGF19 使胆囊舒张，胆汁淤滞于胆囊内。在胆固醇过饱和胆汁在有利于胆汁结晶形成和生长的胆囊环境下，如果不通过上述外科方法或用药物抑制促成核蛋白，增加胆囊收缩功能等改变胆囊的成石环境，保胆后胆石的复发当然不可避免。再则，通过全身和局部的控制，有望最大限度预防结石的复发，如有规律的正规饮食习惯、预防肠道感染等疾病、取出胆囊结石后慢性炎症得到控制，小肠分泌 CCK 的功能正常，胆囊收缩素受体增加，就能增强胆囊的收缩功能。

第四章　保胆取石患者选择与复发率

认知胆囊结石形成的全身因素和胆囊局部因素有助于减少和预防胆囊取石后胆石的复发，从这个观点出发，理论上讲，为了减少术后胆囊结石的复发，避免保胆取石的滥用，多数人认为，胆囊取石的适应证应当是：①胆囊大小基本正常；②胆囊壁厚度小于 3mm；③胆囊管无结石梗阻胆囊结石少；④近期无急性发作患者；⑤有明确保胆要求，完全理解结石复发的可能性。根据他们的经验与临床结果分析，认为胆囊收缩功能良好，单发结石，无肝病史，无胆囊结石家属史，非肥胖者较适合手术。同时提出"在选择保胆的今天，一个正确选择手术适应证，减少术后结石复发和胆囊炎的发作，避免不恰当的选择病例，盲目追求保胆取石术给患者带来不必要的并发症和痛苦”[28]。

保胆取石患者的选择至今一直未能统一。不支持保胆的，以复发率高为理由将患者拒之门外；支持保胆的，适应证的大门有的有很大限制，有的只要排除绝对禁忌证之外，为患者敞开大门，各持己见。认知胆囊结石形成的全身因素和胆囊局部因素有助于减少和预防胆囊取石后胆石的复发，从这个观点出发，理论上指征越严格复发率越低，但受益的人群可能就越少。

第一节　从降低复发率角度，最理想的选择标准

一、无高胆固醇血症

不存在导致胆汁胆固醇过饱和的全身因素。

二、无家族遗传史

由于胆石症家族聚集发生的遗传特性[29]，具有延迟遗传、母系遗传和遗传异质性的特点，从遗传角度，需要排除有家族史的胆囊结石患者，作为胆囊取石的适应证。

三、无代谢性疾病

从代谢综合征角度，也应排除合并高血压、糖尿病、高脂血症、肥胖等作为胆囊取石的适应证。

四、排除胆囊成核因子

在胆囊成核方面，胆囊分泌的成核因子也应予排除。上海华山医院研究胆囊胆汁 33.5×10^3 泡蛋白截割点含量为 143μg/ml，可作为筛查成核蛋白异常的标准，但是该检测需要胆囊胆汁的标本，临床应用有一定困难。

五、胆囊功能正常

胆囊功能是临床能方便检测的。胆囊功能检查主要针对的收缩和排空功能，虽然胆囊的吸收、浓缩、分泌和酸化功能尚不能检测，但通过胆囊形态和收缩功能的检测可以间接予以反映。口服胆囊造影由于操作复杂，已经不用。20 世纪 80 年代建立了 B 超三维检查胆囊的方法。正常的空腹胆囊容积在 15 ~ 25ml，餐后胆囊收缩排空的时间为 1 ~ 2h，胆囊的餐后容积也减少到 2 ~ 7ml，胆囊收缩率在 70% ~ 80% 。胆石患者的胆囊功能异常[30]可表现为两类：胆囊收缩降低，餐后容积增加；或空腹容积增加。胆囊收缩素（CCK）是影响胆囊收缩的主要介质，胆石患者餐后 30min 血 CCK 浓度增加约 50% ，由于血液 CCK 浓度与胆囊壁 CCK 受体呈相关性，间接反映胆囊收缩功能的异常，通过 B 超检查胆囊的这些指标，结合血液 CCK 浓度检测能较好地反映胆囊功能。这些指标已经成功用于胆囊结石高危人群的预测，表明了在临床应用的价值，这些条件附和目前多数人的理想化的观点。

第二节　按“保胆取石适应证[31]和微创保胆手术指南”选择

（见手术章节）附件第一届保胆大会论文汇编 P81 保胆取石适应证范围已有扩大。

第三节　参照患者意愿

理论上讲选择患者条件越严格，复发率越低，按上述理论上的手术适应证选择患者，对降低复发率肯定有意义；但是，医生常常遇到，有家族史，本身有各种与结石有关的伴随疾病的患者，在保胆医生客观，如实告知患者属于复发高危人群，切胆医生更不用说，更会劝患者在不要保胆的情况下患者仍然坚决要求保留胆囊，医生在权衡不良后果程度、患者意愿（同意承担复发风险）后，同意给患者保胆治疗，这也符合循证医学原则。因为循证医学原则中，患者意愿是循证中必不可少的要素，没有那位医生敢凭患者意愿以外的什么“循证依据”，切除患者坚决要求保留的脏器。我们讲人们生活需求多元化时提到，有人是“生命诚可贵，美容价更高”，愿意承担各种并发症和日后不良影响的风险去做 LC；有人是“美容诚可贵，生命价更高”，怕患家族性乳腺癌，早早切除双乳；甚至有人“伦理诚可贵，感情价更高”，而去做变性手术；有的结石病高危复发患者，在经济转型、双向选择时代，担心择业体检时身体情况处于劣势，对他们来说则是“将来诚可贵，现实价更高”。如此等等。根据患者年龄、

性别、习俗、民族、宗教、信仰、经济负担和心理承受能力等人文因素制定诊治方案，是人文医学和循证医学的交汇。一位台湾僧人师傅远道来要求保胆，笔者问，师傅！何不去切除胆囊？僧人道："日后留全尸"。对这位僧人而言，"复发诚可畏，全尸价更高"。总体上讲，"复发诚可畏，伤、死、残价更高"。

因此，我们认为排除手术绝对禁忌证以后（见手术章节），不能以严格手术指征为借口，也不能以复发率高为理由，将大量要求保胆的胆石症患者拒之门外。我们的适应证（见手术章节），不限于（有作者建议的）单纯结石，还包括胆囊多发结石、胆囊管结石、哈袋结石、Mirizzi 症Ⅰ-Ⅳ型、胆囊结石合并胆总管结石等以及很多作者建议的病情重、老年患者、医生和患者担心切除胆囊手术或不取出结石都有风险时，可进行一次性保胆取石来解决。医生要转变观念，客观告之保胆切胆等各种方法的利弊，尊重患者的选择，医院、医生应尽最大努力，在取净结石的基础上通过外科、内科、中医科、预防为主、标本兼治，多途径降低保胆手术的结石复发率，让患者的胆囊发挥良好的更长时间的作用，让患者更健康，有更好的生活质量。

第五章　手术方法选择

外科治疗的基本原则是：去除病灶、解除梗阻、通畅引流。去除病灶是外科治疗的核心，其所获得的结果是减少手术后残石、降低再手术率和死亡率[32]。

一、预防复发的主要方法

1. 胆囊底部悬吊术；
2. 哈袋肝管吻合术；
3. 哈袋开口成形术。

二、手术方法预防结石复发原理

手术方法预防结石复发原理是根据胆石形成的基本过程，只要成石胆汁在形成"泡"之前或"泡"形成后能迅速通过胆道进入十二指肠，就没有形成 CMC 的机会。因此，增强胆囊动力，改善胆囊引流，加速胆汁排空，是改变胆囊成石局部环境，降低保胆后结石复发的重要手段。详见手术章节及胆道流变学、胆囊动力与结石形成的临床与实验研究，如张继红、杨可桢"胆囊结石形成的动力学机制"项目的研究等[33]，他们的结论是除胆汁成分异常外，胆囊排空障碍是胆囊结石形成的关键因素。（手术方法及原理见第十二篇手术方法介绍）

第六章　药物预防

第一节　改善胰岛素抵抗的药物治疗

脂类代谢紊乱，胰岛素抵抗已成为预防胆结石发生，发展的药物研究重点。本章主要从已用于临床的控制糖尿病、高血压、高脂血症药物着手改善脂类代谢及改善胰岛素功能，以期降低胆结石的发生率。（药理作用参见药物研究进展章）下面介绍的药物用法，剂量。自身的不良反应，注意事项不在此详述，宜在医生指导下服用。

一、降脂药

（1）阿托伐他汀（atorvastatin）10 ~ 80mg，

每晚顿服；

（2）洛伐他汀（lovastatin）10～80mg，每晚一次或每日分二次口服；

（3）辛伐他汀（simvastatin）5～40mg，每晚一次口服；

（4）普伐他汀（pravastatin）10～40mg，每晚一次；

（5）氟伐他汀（fluvastatin）10～40mg，每晚一次口服；

（6）舒瑞伐他汀 5～10mg，每晚一次口服，美国 20～40mg 每晚一次，口服；

（7）匹伐他汀 2～4mg 每晚一次口服；

（8）依折麦布 10mg 每日一次，餐前，餐后均可。

二、降糖类

1. 促胰岛素分泌剂（磺脲类、格列奈类、肠促胰素类、DPP－VI 抑制剂类）。

1.1 磺脲类：①格列苯脲 2.5mg/片，最大 15mg/d；②格列吡嗪 5mg/片，最大 30mg/d；③格列喹酮 30mg/片，最大 180mg/日；④格列齐特 80mg/片，最大 320mg/d，40～80mg 2 次/日；⑤格列苯脲 1～2mg/片，最大 6mg/日；⑥格列吡嗪缓释片 10mg/片，1 次/日；⑦格列齐特缓释片达美康 30mg/片，1 次/日。

1.2 餐时血糖调节剂格列奈类：①瑞格列奈 0.5～2mg，3 次/日，餐前 15 分钟，口服；②那格列奈 30～90mg，3 次/日，餐前 15 分钟，口服。

1.3 肠促胰素类

产品：①人胰高血糖素样肽类似物－利拉鲁那，1 次/日；②GLP－1 激动剂 Exendin 艾塞那肽，5～10μg 2 次/日，减少进食，降低体重，用于肥胖者糖尿病；③G 蛋白耦联受体 119 激动剂：产品 AR－231453 口服。

1.4 DDP－4 二肽基肽酶－4 抑制剂口服

产品：①西格列汀 100mg，1 次/日；②维格列汀 100mg，2 次/日；③沙格列汀 5mg/片，2.5mg 或 5mg，1 次/日；④格列西汀 30mg/片 2 次/日。

2. 非促胰岛素分泌剂口服

2.1 双胍类：①二甲双胍，格华止 0.5/片，1～2 片/次，3 次/日；②二甲双胍缓释剂，1.0/片，1 次/日。

2.2 胰岛素增敏剂—噻唑烷二酮类口服

产品：①罗格列酮 4mg/片，1～2 片/日，0.6－1.8mg 皮下；②吡格列酮（艾汀）15mg，1 片/日，1 次/日。

2.3 α－糖苷酶抑制剂，抑制肠道葡萄糖吸收

产品：①阿卡波糖 50mg/片，25～100mg/日，3 次/日；②伏格列波 25mg/片，3 次/日；③米格列醇 50mg/片，25～100mg/次，3 次/日；④复方制剂：格列本脲与盐酸二甲双胍、格列齐特与盐酸二甲双胍的复方制剂等口服。

3. 高选择性 SGLT－2 抑制剂如 Sergliflozin。

4. 胰岛素类

①餐时胰岛素：普通胰岛素、赖脯胰岛素、门冬胰岛素，3 次/日，皮下；②混合胰岛素：中效，30：70 预混胰岛素：诺和灵，2 次/日，皮下；③基础胰岛素：中效：中性精蛋白锌胰岛素，2 次/日，皮下；④长效胰岛素：甘精胰岛素、地特胰岛素，1 次/日，皮下。

三、降血压药

1. 属于血管紧张素转化酶抑制剂的药物

产品：①卡托普利 12.5mg，2 次/日；②依那普利 5mg，1 次/日；③贝那普利/洛丁新 10～20mg，1 次/日；④赖诺普利 10mg，1 次/日；⑤雷米普利 2.5～5mg，1 次/日；⑥福辛普利 10～20mg，1 次/日；⑦西拉普利 2.5～5mg，1 次/日；⑧培哚普利 4～8mg，1 次/日。

2. 血管紧张素Ⅱ受体拮抗剂

产品：①氯沙坦 50～100mg，1 次/日；②缬沙坦 80mg，1 次/日；③厄贝沙坦 150mg，1 次/日；④替米沙坦 40mg，1 次/日；⑤坎地沙坦 2～8mg，1 次/日；⑥奥美沙坦 20mg，1 次/日；（复方制剂含氢氯噻嗪，不建议胰岛素抵抗者使用）。

3. β 受体阻滞剂：比索洛尔（康可）2.5～5mg，1 次/日（从小剂量开始），其他 β 受体阻滞剂不适合糖尿病患者。

4. 钙通道阻滞剂（又分为二氢吡啶类、苯烷胺类和硫氮䓬类三类）

 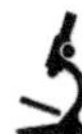

产品：①氨氯地平 5mg/次，1 次/日；②硝苯地平 10mg/次，3 次/日；③拉西地平 4～8mg 次/日，1 次/日；④维拉帕米 80mg3～4 次/日。

四、其他

脂肪因子（瘦素、脂联素、抵抗素）与胰岛素抵抗也密切相关，相关药物正在研发中。

第二节　抑制黏蛋白的分泌

切断胆石形成的链条，是预防与治疗胆石症的出路。阿司匹林，非选择性甾体类抗炎药，能够抑制黏蛋白的分泌，从而预防胆囊结石的形成。其他如吲哚美辛、双氯酚酸钠（NS－398）、塞来昔布等。

第三节　增强或改善胆囊排空障碍的药物

吗叮啉 10mg 2～3 次/日，餐前 15 分钟；西沙比利 5～10mg，2～3 次/日，餐前 15 分钟，依托比利 1 片 3 次/日，餐前 15 分钟；莫沙比利 2.5～5.0mg，2～3 次/日，餐前 15 分钟；替加色罗 3 片，2 次/日餐前，严重腹泻者停用，仅适用于保胆术后。曲美布汀 0.1～0.2g，3 次/日。

第四节　口服溶石药物　滔罗特

（详见第二十篇药物预防研究进展）一般用于保胆术后胆结石复发高危患者，预防复发。

第五节　中医中药预防结石复发

中医中药：中医的活血化淤、疏肝开郁、健脾利胆、清热利湿，增加胆汁的分泌，利于胆道黏膜的炎症消退，预防结石的产生和加速小结石的排除，在预防保胆后结石复发有一定的效果。

1. 王三贵等[34]对以外科手术为主的 3 种不同方式治疗胆囊结石的疗效对比分析研究，方法 LC（1 组 50 例），对照组：内镜微创保胆术（2 组 91 例），内镜微创保胆术＋中药利胆护胆汤术后（3 组 92 例），第二天起服用中药（黄芪、柴胡、郁金、枳壳、茵陈、大黄、莱菔子、桃红、红花、陈皮、乌梅、辣椒）1 剂/日，加温水 300 毫升，浸泡 30 分钟，文火煎至 100 毫升，置温分 2 次口服，连服 15 天，以后每月服 3 天，坚持 12 个月。

结果：手术出血量、胆漏、术后的患者消化功能、反流性食管炎、胆总管结石复发率，5 个指标上，内镜微创保胆术优于 LC；内镜微创保胆术 2 年后（3）组胆囊壁厚度，胆囊收缩功能，胆囊结石复发率优于（2）组，术后加用中药护胆治疗，能降低胆囊结石复发率。在（2，3）组疗效比较中，显示利胆排石汤治疗 2 年，对照组（2 组）结石复发率 6.6%（6/91）利胆排石汤治疗 2 年（3 组，中药组）结石复发率 1.1%（1/92）$P<0.05$；胆囊壁厚度（2.5mm±0.5mm）薄于对照组（3.5mm±0.6mm）$P<0.05$；胆囊收缩功能（48.0±4.5）% 也明显优于对照 2 组（34.0±3.6）%，$P<0.01$；治疗组所有患者自诉服药后无腹胀、纳差、呕吐等现象，食欲好，未发现消化系统以外的其他不良反应或症状。对照组有 5 例存在不同的类似慢性胆囊炎症状需要药物干预。

故该课题组认为具有较好的应用前景。

2. 葛长青[35]研制的双黄清胆颗粒观察保胆术后患者胃动素/生长抑素与胆囊收缩素水平变化的临床研究，主要成分有：金钱草 30g，茵陈 15g，海金沙 10g，白矾 6g，鸡内金 10g，郁金 8g，三棱 6g，白芍 8g，陈皮 8g，乳香 6g，没药 6g，大黄 6g，甘草 10g，木香 6g 等（又名中药防石散）。

该研究方法是：168 例术前，术后 15、30、60、90 天测外周血胃动素，生长抑素。15 天时，胃动素、胆囊收缩素水平低于术前，生长抑素高于术前，术后 30 天与术前比较无差异，术后 60 天，90 天胃动素，胆囊收缩素水平高于术前，生长抑素低于术前（$P<0.05$）。

3. 胆石通利胶囊　胆石通利胶囊[36]采用《中国医典》研制，同时根据现代小分子崩解技术开发的胶囊剂型，患者服用后，能够直达病灶，快速崩解长期沉积的胆结石，调节胆汁的分泌和排泄，改善胆囊内部微循环。清热利胆，化瘀排石，用于肝胆湿热所致的急、慢性胆囊炎，胆结石等。5 粒 3 次/日，临床有效率高达 93.6%。纯中药产品科学配伍，排石效果更高效。排泄，消炎镇痛，对胆囊炎效果显著。

第七章　中医经络和磁疗

第一节　中医经络治疗

经络学说认为，十四经脉皆通于耳，经络能沟通内脏和内脏、内脏和体表、体表与体表间的内在联系，使体内一切脏器与体表的一切组织密切结合，形成多种复杂的功能活动。磁疗是根据磁场效应，采用旋转磁场作用于胆道系统而达到改善胆囊功能及利胆排石的作用。穴位磁疗与穴位针灸有相似之处，都属于物理刺激。以磁珠压迫直接刺激耳穴，则可疏通胆道通路，改善胆汁淤滞。临床观察，右上腹不适感在磁疗 20～30 分钟后可明显缓解，B 超可见胆囊收缩功能亦明显改善。此外，红外光谱研究亦证实磁疗确有排石作用。磁疗后排出结石的主要成分为钙盐和胆色素，磁疗对胆色素型结石有破碎和剥脱作用，但对（极少数）纯胆固醇结石（极少）无效，并且磁疗后结石表现胆固醇含量增加，随磁疗次数增加而加重。有人报道以局部磁疗、耳压磁珠结合疏肝利胆排石中药，治疗未经选择的胆囊及肝内外胆管结石，有效率达 90%，其中治愈率 32%。影响疗效的因素有：①胆囊纤维化，致收缩功能差；②胆总管炎症粘连、瘢痕狭窄；③胆囊畸形；④胆固醇结石；⑤结石直径大于 1.2cm；⑥胆汁透声极差。与其他非手术排石方法一样，对直径较大的结石效果都较差，但是，结石的产生有漫长的过程，对于保胆手术后定期观察结石发生发展情况的患者，能及时发现结石的形成，在结石直径小于胆囊管和胆总管下端开口直径时就采取旋磁和其他排石措施，效果就更加肯定。

第二节　保胆取石后旋磁辅助治疗的方法、原理及适应证与禁忌证

一、治疗方法

方法患者取坐位或平卧位，在耳部的肝、胆、肠、三里等穴位贴好磁珠。将磁疗仪电源接上，将磁力发射头置于胆囊区，打开仪器开关，调节治疗强度，从弱到强，直到患者适应为止。每天 2～3 次，每次 20～30 分钟。工作之余和睡觉前均可进行。

二、治疗机制

利用高性能、高强度稀土永磁材料作为刺激源，用物理能来改善人体功能或作用于病变部位，使病变得以控制和消除，从而达到治疗疾病的目的。

1. 构成胆结石的胆固醇、胆色素、钙盐和蛋白质等物质中铁族元素矿物质含量不同，这些不同成分的物质在脉动磁场的作用下，极化响应和收缩，伸长是不一致的，在它的持续作用下，产生相对的位移趋势进而发生松动，以致裂解开来。

2. 胆汁是由大量的水和其他不同的磁介质组成，旋转脉动磁场对胆汁的力学涡流作用可加速对结石的溶解、冲刷，使结石溶蚀并进一步碎裂。

3. 临床治疗中，在特定耳穴加恒定磁场，能改善机体功能，刺激胆汁分泌，促进胆囊、胆管缩、张，强化排石作用。

4. 脉动磁场对胆囊，胆管具有良好的磁力按摩作用，并促进局部血液循环，激活器官组织功能，具有良好的消炎和改善胆囊功能的作用。对保胆取石术的患者，旋磁治疗仪能使带电荷和铁元素的胆汁流动加速，改变胆囊原有适合胆石形成的流体力学特点，使成石的颗粒不能稳定地停留于胆壁和胆腔内，造成结石复发。

三、适应证和禁忌证

1. 适应证　胆囊结石、肝管结石、胆管结石、胆囊炎、胆管扩张症。结石症患者在排石，取石后抑制结石结聚，防治结石再生。特别保胆取石后防止复发，胆囊切除术后防止肝内外胆管结石形成更有意义。

2. 禁忌证　体内置心脏起搏器患者；孕妇；勿将磁头过于靠近电视机，磁卡等物品，勿在磁

头和其他金属物品相接触时开机工作。

四、旋磁排石治疗在保胆取石后预防复发的作用

莫国贤、林向阳、王秀平、朱海华、强裕[37]本文报道364例保胆术后患者进行旋磁治疗的方法、原理和初步疗效。其中男性128例，女性236例。对保胆取石术的患者，旋磁治疗仪能使带电荷和铁元素的胆汁流动加速，改变胆囊原有适合胆石形成的流体力学特点，使成石的颗粒不能稳定地停留于胆壁和胆腔内，造成结石复发。本组8例复发，5年复发率约2.1%，低于以往报道，除个别患者治疗开始有轻度嗳气外，其他无特殊不良反应，病例不多，对数量少，体积4mm左右结石，容易排除，显示一定的预防和治疗效果，值得进一步的观察和研究。影响效果的因素：①坚持治疗的耐性；②胆囊管的通畅程度；③与其他措施相结合。本组用于保胆后预防复发，作者认为本组8例复发，可能与这些因素有关。由于开展时间不长，真正的效果如何，还有待进一步的观察和研究。(图21－1)

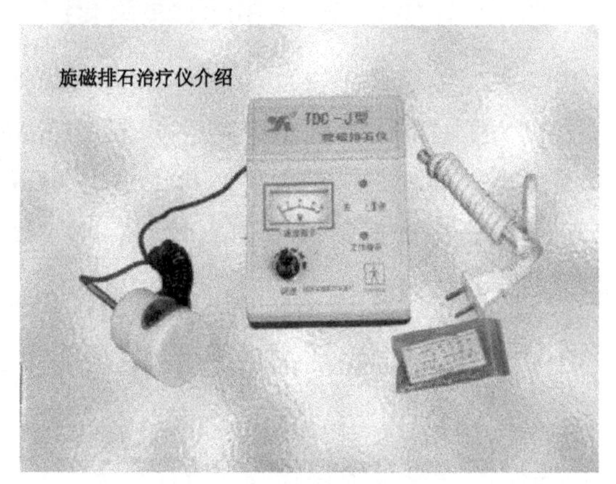

图21－1　旋磁排石治疗仪

第三节　旋磁排石治疗胆石症的报道

1. 谢家驹[38]，磁疗加排石汤治疗胆石症164例疗效观察，目的了解磁疗加排石汤治疗胆石症的疗效。方法：根据我院信息系统提供的292例胆石症患者进行分组，治疗组164例为磁疗加排石汤治疗，对照组128例系单用中药或西药或两药并用治疗。结果：治疗组有效率96.3%，对照组有效率43.8%。结论：磁疗加排石汤是非手术疗法治疗胆石症的新的有效方法。

2. 刘孟陶、张沪生[39]，磁疗治疗胆石症二十年。二十年前一个自发性的科研项目——《磁力治疗胆石症》在我医院孕育成长，以磁场为主导治疗胆石症，以改善症状快速排石率高的医疗方法取得了十分可喜的效果。开始，信息由患者传播开来，不胫而走。由于它无痛苦，无不良反应，操作简费用低，赢得了广大胆石症患者的欢迎，门诊患者日益增多，从本地扩展到外地，从国内扩展到国外，最高峰门诊每天达到360人次，12台机子24个磁头不停地工作。与此同时典型病例不断出现：有长期以来服用中西药物不见好转者；有不到一个疗程就康复者；有一次排出结石1cm左右11个者；有作了五次手术复发来治疗消除了第六次手术之苦者；有排出巨大结石2.7cm×2.5cm者。

3. 张沪生、邓仁清、张新松[40]磁力治疗胆石症的特征和意义：磁场能够改善人体的微循环和提高人的免疫功能，所以它能治百病。现代科技提供的高磁能级的永磁材料钕铁硼和中国传统医学相结合发展起来的磁力治疗胆石症，改善症状快，解除患者的痛苦，排石率高达94%，磁力治疗胆石症是磁疗百花园中的一朵奇葩。

第八章　改变生活方式和饮食习俗预防结石复发

第一节　环境因素使胆结石发病率增加

在症状性胆囊结石的发病因素中，基因作用占25%，单独环境因素占62%。这些研究表明，胆囊结石是多种未确定基因同环境因素相互复杂作用所导致的。

最近，上海交通大学医学院附属瑞金医院[41]

采用B超诊断方法对6844名上海市区20~79岁常住居民的调查发现，已接受胆囊切除占2.49%，尚未手术者胆石症的检出率为9.06%，合计为11.55%，远高于20世纪80~90年代的患病率(5.6%~5.7%)。

第二节　环境因素变化使胆石类型发生转变

华中科技大学同济医学院附属协和医院回顾性分析[42]胆石类型、患病率的变化。认为21世纪胆石类型以胆固醇结石为主（67.0%），血清胆固醇浓度偏高、高糖高脂饮食、体质量指数≥26kg/m²、患糖尿病是其危险因素（OR>1）。因此随生活水平提高，饮食结构、生活方式的改变，胆石类型从胆色素结石为主转变为胆固醇结石为主。(内容详见第九篇)

第三节　不良生活方式与饮食习惯成为胆囊结石形成的相关危险因素

1. 北京协和医学院回顾性分析[43]说明饮食结构及生活方式的变化在胆囊结石的发生中起重要作用。也说明控制糖尿病、减轻体重、控制血压、调整血脂等措施预防胆囊结石的发生的重要性。(内容详见第九篇)

2. 干预多种不良生活方式预防高血压和2型糖尿病400例临床疗效观察

马进才[44]将处于高血压前期和糖耐量损害阶段的门诊患者400例进行为期3年的8种不良生活方式综合干预，(每日白酒100g，每日抽烟，每日红肉100g以上；静坐生活方式为主，每周极少一次有氧运动，主食500g以上，少膳食纤维饮食，蔬菜少于200g，水果少于100g）观测降低高血压和2型糖尿病发病率的临床效果。方法：从2006-01~2009-01期间共观察患者400例，其中高血压前期干预组106例、对照组103例，糖耐量损害干预组93例、对照组98例。结果：经过为期3年的门诊多种不良生活方式综合干预，使高血压前期进展为高血压的相对危险性比对照组降低了53.2%，糖耐量损害阶段者进展为2型糖尿病的相对危险性比对照组降低了45.9%。结论：本研究中的8种不良生活方式综合干预措施对预防高血压和2型糖尿病显效（$P<0.05$），药物治疗和多种不良生活方式综合干预措施相比，都具有同等重要的临床价值。

3. 中年人群行为生活方式及健康状况与胆结石相关性的分析，芮炳峰[45]调查沧州市区在职40~60岁人群的行为生活方式及健康状况，探讨和胆囊结石的相关性，提供胆结石发病的具体信息，以降低此人群的胆结石的发病率。［方法］随机抽取40~60岁的体检人群683人，均行问卷调查、体重指数测定、胆道B超、空腹血糖、血脂检查，Logistic回归分析相关危险因素。［结果］调查的应答率为89.2%。胆石症患病率为8.78%。在危险因素中家族史、性别、糖尿病、体重指数和进餐间隔与胆石症的发生有统计学意义。［结论］生活方式及健康状况对胆结石的形成有一定相关性，其中家族史、性别、糖尿病、体重指数和进餐间隔对胆结石形成影响较大。(注：胆结石患者，晚早餐间隔高于无结石组（以不吃早餐为对照）($P<0.05$）危险因素是正常的1.53倍)。

第四节　遵循AHA营养委员会“饮食与生活方式的科学声明”

中国古人关于“病从口入”的经验，同样适用于现代的胆石症，本书介绍祝之明[46]关于AHA营养委员会“饮食与生活方式的科学声明2006解读”一文，希望能通过改变不良饮食习惯，减少保胆后的结石复发。

一、“饮食与生活方式的科学声明”的主要内容

明确生活方式改变应达到的具体标准

1.1　保持合适的体重　目前合适的体重定义是体重指数（BMI）在18.5~24.9kg/m²之间超重指（BMI）在25~29.9kg/m²，肥胖指BMI>30kg/m²。

1.2　符合规定的血脂谱　AHA建议以NCEP-ATPⅢ标准女性HDL-C<50mg/dL（1.1mmol/L）男性<40mg/dL（0.9mmol/L）TG≤150mg/dL(1.7mmol/L)。

1.3　维持正常的血压　正常的血压收缩压<120mmHg或舒张压<80mmHg。

1.4　维持正常的血糖水平 ≤ 100mg/dL (5.55mmol/L) 糖尿病的诊断标准是空腹血糖≥126mg/dL (7mmol/L)。

1.5　积极的体力活动。

1.6　避免使用和暴露于烟草产品。

二、实用的生活方式处方

AHA 新声明中提出了一些实用的生活方式处方

1. 平衡热量摄入与体力活动，以达到或维持合适体力为避免儿童期后的体重增加，能量摄入与消耗必须平衡，可通过了解自身摄入的每一份食物和饮料的热量含量，并且控制每一份食物的分量来达到此目的。对所有个体均推荐积极运动的生活方式以降低 CVD 风险。规律的体力活动还可减轻 CVD 患者的临床症状。对超重者或肥胖者可通过规律的体力活动结合热量摄入的限制来减轻体重。一旦减肥成功，每天规律的体力活动对巩固减肥成果尤其有效。AHA 建议所有成人在每周中的大部分时间里每日累计体力活动 30 分钟以上。活动量若超过这个底数值将带来额外的收益。对于正在减肥或巩固减肥效果者以及对于儿童，推荐每周的大部分时间里每天进至少一小时的体力活动。体力活动量为全天累计量，维持多体力活动的生活方式需要有效的时间管理了，尤其要注意减少静坐型活动的时间，例如屏幕前的时间（看电视、上网、玩电脑游戏等）在日常生活中选择主动移动而不是被移动。

2. 饮食富含蔬菜和水果　大多数蔬菜和水果都富含营养物质、低热量、高纤维素。因此，含蔬菜和水果较多的饮食能满足微量营养素、主要营养素和纤维素需求，而不增加总能量摄入。多种蔬菜和水果值得推荐，深色的蔬菜水果（如菠菜、胡萝卜、桃、草莓）尤其有益，其微量营养素含量比土豆、玉米等其他蔬菜水果更高。果汁的纤维含量不能等同于整个水果，因此不推荐果汁。食物的烹调方法也同等重要。推荐那些能保留营养素纤维素，而不增加额外的热量、糖、盐饱和和或反式脂肪酸的烹调方法。

3. 选择全麦和高纤维食物。

4. 每周至少吃 2 次鱼，尤其是含油的鱼。鱼，尤其是含油的鱼，富含长链 ω－3 多不饱和酸，EPA，DHA。每周进食 2 次（约 8 盎司）富含 EPA 和 DHA 的鱼可降低成人猝死和冠心病 CHD。规律的吃鱼可取代食谱中的其他高饱和或反式脂肪酸食物。如肥肉和全脂奶产品。鱼的烹调过程中应避免使用奶油类酱汁，避免用氢化油脂煎炸，这才能尽量不增加饱和或反式脂肪酸。需要注意的是儿童和孕妇应避免进食那些甲基汞含量可能很高的鱼类，如鲨鱼、剑鱼、鲭鱼。

5. 限制饱和/反式脂肪和胆固醇的摄入　AHA 建议摄入中的饱和脂肪酸 <7%，反式脂肪 <1%，胆固醇 <300mg/d。达到这些目标的方法有选择瘦肉和蔬菜替代品，选择脱脂，1% 脂肪的低脂乳品；尽量减少部分轻化脂肪的摄入。反式脂肪酸主要来源于油炸和烘烤食物时使用部分氢化脂肪，胆固醇主要来源于动物的蛋、奶和肉。饱和/反式脂肪酸与 LDL－C 水平直接相关，高胆固醇饮食也能升高 LDL－C 水平。鉴于食物饱和脂肪，LDL－C，CVD 风险和摄入量之间的线性正相关，AHA 制订了适用于全民范围的饱和脂肪酸摄入量的目标值，即占总热量的比例 <7%。减少反式脂肪酸主要依靠用植物油代替部分氢化脂肪。目前尚无反式脂肪的明确目标值，AHA 采纳 2005 年饮食指南咨询委员会和近期 FDA 食谱咨询委员会营养分委会的建议，将反式脂肪摄入量占热量的比例控制在 <1%。前瞻性的观察研究提示富含单不饱和脂肪的食物与 CHD 风险的下降有关。AHA 建议在一种健康饮食方案中总脂肪含量在 25% ~ 35%。

6. 尽量减少含糖饮料和食物的摄入　降低含糖饮料和食物摄入的主要目的是减少总热量摄入和保证充分的营养。消耗大量含糖饮料者往往摄入了过多的热量从而导致体重增加。

7. 选择低盐或无盐食物　减少盐摄入有助于血压不高的人预防高血压，可以增强降压药的降压效果，可以使高血压更容易控制。盐摄入的减少与增龄性收缩压升高的延缓，与动脉粥样硬化性心血管事件和心力衰竭的风险下降均有相关性。一般来说，低钠对血压的影响在黑人、中老年人以及高血压、糖尿病或慢性肾脏疾病的患者中更为明显。高钾饮食能降低血压，也能对抗高钠饮食所致的升血压的作用。由于高钠食物甚为普遍，人们每天的盐摄入量较高，要将钠摄入量降 1.5g/d 极为困难，因此过渡阶段，建议将钠摄入量限制在 2.3g/d。

8. 节制饮酒　在多个人群中均证实，适度的酒精摄入与心血管事件的减少有关，这种相关性不仅存在于白酒，还存在于其他含酒精饮料中。然而，与其他有潜在益处食物不同，不能仅仅降低 CVD 风险则建议饮酒。AHA 建议：如果饮酒，男性不应超过 2 杯，女性不应超过 1 杯，而且最好是进餐时饮用。在外进餐时，应遵循饮食和生活方式指南。

如今外卖食物占总热量的比例也从过去的 18% 上升至 32%，分量大且热量高是外卖食物的共同特征。许多外卖食物，尤其是传统快餐，还含很高的饱和脂肪酸、反式脂肪酸、胆固醇、添加的盐、糖类，而纤维素和微量营养素含量很低。因此，要保证健康的饮食，在外就餐时应注意上述问题。

尚未证实的对 CVD 有影响的饮食因素：①不建议使用抗氧化剂预防 CVD；②豆类蛋白；③叶酸及其 B 族维生素类；④植物化学物质：从植物蔬菜，水果中提取的黄酮和含硫化物是两类有助于降低动脉硬化的物质，作用机制尚不明了；⑤植物二氢睾酮/固醇每天摄入达 2g/d 可观察到最大疗效，要维持 LDL－C 的降低必须每天摄入。

对特殊人群的建议（略）

第五节　预防结石形成的一些食物参考

生活经验介绍黑木耳、南瓜子、生姜、玉米、萝卜、牛奶、核桃、橙子对于胆结石的预防和治疗都有很好的帮助。以上仅供参考。

第九章　感染的预防和控制

1. 纠正异常的肠道菌群可能成为预防和治疗肥胖和胰岛素抵抗的方法。

肠道菌群作为重要的环境因素参与宿主肠道脂肪存储的调控，长期高脂饮食引起能量过剩，脂肪组织分泌多种炎性因子引起低度炎症，游离脂肪酸水平升高，炎症因子表达的增强。长期高脂饮食改变肠道菌群，肠道菌群失调增加 G^- 菌脂多糖（PLS）内毒素的吸收，引起内源性内毒素血症，虽仅为感染性休克时的内毒素血症水平的 1/5～50，但已足以增加肝脏、骨骼肌、内脏脂肪和皮下脂肪炎症因子的表达，炎症因子影响胰岛素的信号通路，引起肥胖，胰岛素抵抗。

益生菌，如乳酸杆菌、双歧杆菌等不被宿主消化，能降低 PLS 水平，降低炎症水平，改善葡萄糖耐量，纠正异常的肠道菌群可能成为预防和治疗肥胖和胰岛素抵抗的方法。

2. 增强胆囊动力，加速胆囊排空，畅通胆囊引流有利减少胆囊感染机会。

通过上述手术方法可增强胆囊动力，加速胆囊排空，畅通胆囊引流，根据“流水不腐，户枢不蠹”的原理，预防治疗胆囊黏膜炎性改变的基础上，注意控制胃肠道细菌感染。

3. 处理排除影响胆囊排空的外围因素，如胃肠道疾病及 Oddi 括约肌狭窄或功能紊乱，肠胆反流等。

4. 治疗幽门螺杆菌、肠道细菌、病毒、寄生虫感染，降低泥沙样结石的发病。

总之，由于胆固醇是胆囊结石的祸首，也是心血管疾病和糖尿病的主要原因，通过改变不良生活方式，减少胆固醇摄入；通过药物改善胆固醇代谢，这些方法就抓住了胆囊结石、心血管疾病和糖尿病的主要矛盾，使胆囊结石和这些疾病的预防和治疗一起进行成为可能，所以保胆治疗后的预防不是多此一举，而是一举多得措施；对药物难以控制的病例，用改变胆囊解剖环境的手术方法，加速胆囊的排空，减少结石形成的机会等。

第十章　技术进步可促使保胆复发率不断降低（小结）

1. 对胆囊功能与结石形成的关系、结石形成的机制研究及结石基因位点等研究的进展、结石形成的解剖学、胆汁流变学、流行病学因素的掌握等给保胆预防结石复发提供理论依据。

2. 药物研究的进展，特别是调理胆囊分泌、收缩、增强胆囊动力、影响胆固醇和胆色素合成代谢、抑制黏蛋白合成，干扰成石胆汁形成、降血脂、降压、降糖、溶石和排石等中西药物及将来基因靶向治疗等研究的进展，为保胆后降低结石复发率提供重要的药物支持。

3. 有经验的外科医生与训练有素、有资质的内镜医生组成的治疗团队，保证了结石或息肉取尽率，使结石或息肉残留被误认为“复发”的机会大为降低。意外胆囊癌的及时发现与处理得到提高。

4. 通过胆囊底部悬吊、哈袋整形、哈袋肝管吻合等手术，增加胆囊动力、改善胆囊引流、加速胆汁排空、改变胆囊容易形成结石的解剖学和胆道流变学因素，是降低保胆后结石复发率的重要外科手段。

5. 旋磁治疗，通过对肝脏的物理按摩，增加胆汁的分泌，增强胆囊的动力，通过脉动磁场影响成石胆汁中正负离子运动状态，干扰成石胆汁形成结石的遄流和流变学规律，虽然用旋磁治疗排出大的结石可能性较小，但是，它能使结石小颗粒及时排出到胆总管和十二指肠，减少保胆后结石复发。

6. 介入技术、支架应用技术、内镜特别是子母镜设备和技术以及基因生物学、物理、影像等边缘学科技术的转化及应用，对保胆治疗及术后复发的预防和处理提供方便（详见转化医学与保胆治疗章节）。

7. 患者科普知识不断丰富，防病自觉性和保胆意愿增强，能与医生密切配合，认真执行各项防治措施，尤其是饮食与生活方式改变是预防结石复发的社会基础。

保胆手术时选择相应方法，手术后应用以上措施和药物，有可能被指：“把简单问题复杂化”或“多此一举”。需要说明的是，不是所有患者都必须应用，只对有高复发危险、有相关疾病、本身平时也要调整血脂、血糖和血压等与代谢、遗传有关疾病的患者，这些患者就算切除了胆囊，也不能无视对这些疾病的治疗，这也是把保胆治疗当作为一项预防为主、防治结合、标本兼治、治疗、养生保健相结合的系统工程的道理所在。所以，本书写到此时此刻，可以回答：①新旧保胆本质的不同在于是否具备上述系统工程理念，是否具备与心血管等疾病一起预防的条件和相应外科技术。②还回答了为什么新式保胆的复发率能比旧式单纯取石疗法有大幅度降低。③回答了为什么说切胆并不能一劳永逸。④最后可以回答保胆外科学的根本任务和目标是什么？答案是研究“好的胆囊如何变坏”，目标是“病的胆囊如何变好”。（图 21－2）

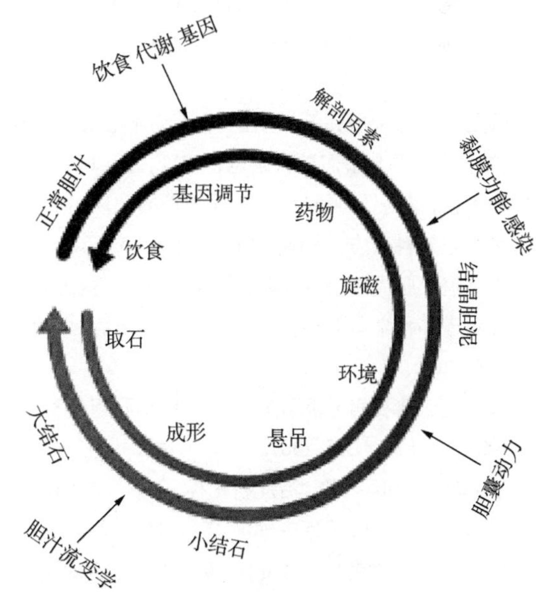

图 21－2　了解“好的胆囊如何变坏”及“病的胆囊如何变好”，“好”胆囊（蓝色）；“病”胆囊（红色）

（莫国贤　朱　清）

参 考 文 献

[1] 梁平. 对胆囊切开取石术治疗胆囊结石的看法 [J]. 中华消化外科杂志, 2008, 17 (1): 71 -72.

[2] 黄伟, 等. 经皮胆镜碎石术治疗胆石症 [J]. 新消化病学杂志, 1994, 2 (2): 96 -97.

[3] 张圣道, 韩天权. 胆囊在胆囊结石形成中的地位 [M]. 黄志强. 当代胆道外科学. 上海: 科学技术文献出版社, 1998: 308.

[4] 陈波. 纤维胆道镜保胆取石术 [J]. 中国普通外科杂志, 2007, 16 (2): 167 -169.

[5] 周孝思. 胆囊结石病的自然过程 [M]. 黄志强. 当代胆道外科学. 上海: 科学技术文献出版社, 1998: 278 -286.

[6] Deziel DJ, Millikan KW, Economou SG, et al. Complications of LG; a national survey of 4292 hospitals and an analysis of 77604cases. *Am J Surg*, 1993, 165: 9 -14.

[7] Mogenstem L, Mc Granth MF, Carroll BJ, et al. Continuing hazards of the learning curve in laparoscopic cholecystectomy. Am Surg, 1995, 61 (10): 914 -918.

[8] 梁平. 对胆囊切开取石术治疗胆囊结石的看法 [J]. 中华消化外科杂志, 2008, 7 (1): 71 -72.

[9] 荀祖武. 腹腔镜胆囊切除时的胆管损伤 [M]. 黄志强. 当代胆道外科学. 上海: 科学技术文献出版社, 1998: 642.

[10] 张学春. 胆囊切除术后综合征 [M]. 黄志强. 当代胆道外科学. 上海: 科学技术文献出版社, 1998: 353.

[11] 蒋兆彦, 韩天权, 等. 从胆石成因研究谈胆石病预防 [J]. 中华肝胆外科杂志, 2011, 9 (17): 9.

[12] 韩天权, 等. 保胆取石后胆石复发的预防 [J]. 中华肝胆外科杂志, 2009, 15 (1): 4 -5.

[13] 张圣道. 胆固醇结石的动物模型 [M]. 黄志强. 当代胆道外科学. 上海: 科学技术文献出版社, 1998: 268 -269.

[14] 张圣道. 结石病可否预防 [J]. 中华肝胆外科杂志, 2003, 9 (7): 385 -387.

[15] 丁燕敏. LGR4: 肥胖治疗新靶标 [J]. 中国医学论坛报, 2013, 12 (26): A6.

[16] 杨可桢. 胆道流变学 [M]. 黄志强. 当代胆道外科学. 上海: 科学技术文献出版社, 1998: 77 -85.

[17] 张圣道. 胆囊胆固醇结石形成机制 [M]. 黄志强. 当代胆道外科学. 上海: 科学技术文献出版社, 1998: 266.

[18] 张圣道. 胆囊胆固醇结石形成机制 [M]. 黄志强. 当代胆道外科学. 上海: 科学技术文献出版社, 1998: 267.

[19] 周孝思. 胆囊色素结石的形成 [M]. 黄志强. 当代胆道外科学. 上海: 科学技术文献出版社, 1998: 274.

[20] 汤礼军, 田伏洲, 等. 皮下通道型胆囊肝总管吻合术治疗区域性肝胆管结石 27 例报告 [J]. 四川医学, 2001, 22 (11): 985.

[21] 莫国贤, 林向阳, 强裕. 胆囊底部悬吊在胆囊结石保胆取石手术中的应用 [J] 临床误诊杂志, 2008, 21 (1): 10 -11.

[22] 杨玉龙, 陈海龙, 等. 胆道镜经银夹标记的胆道通道治疗胆肠吻合术后胆管结石复发 [J]. 中国普外基础与临床杂志, 2008, 15 (2): 132 -133.

[23] 张圣道. 结石病可否预防 [J]. 中华肝胆外科杂志, 2003, 9 (7): 385 -387.

[24] 韩天权. 胆固醇结石病的发生机制 [J]. 世界华人消化杂志, 2010, 18 (12): 1191 -1195.

[25] 蒋兆彦, 韩天权. 从胆石成因研究谈胆石病预防的新策略 [J]. 中华肝胆外科杂志, 2011, 17 (9): 697 -700.

[26] 韩天权, 姜翀戈. 加强对小肠吸收功能与胆石病发生关系的研究 [J]. 中华肝胆外科杂志, 2009, 15 (5): 323 -324.

[27] 雷铭, 蒋兆彦, 曹奕鸥, 等. 胆囊结石患者成纤维细胞生长因子 -19 的血浆含量及胆囊黏膜表达特点 [J]. 外科理论与实践, 2012, 17 (3): 252 -256.

[28] 韩天权, 等. 保胆取石后胆石的复发及预防 [J]. 中华肝胆外科杂志, 2009, 15 (1): 4 -5.

[29] 秦俭, 韩天权. 家族性胆囊结石病发病因素研究 [J]. 中华医学杂志, 2005, 85 (28): 1966 -1970.

[30] 陈胜, 韩天权. 胆囊结石患者胆囊动力学紊乱机制的研究 [J]. 中华外科杂志, 1998, 36 (1): 14.

[31] 刘衍民. 广州医学院第一附属医院微创外科中心微创保胆手术指南 [C]. 全国首届内镜微创保胆取石 (息肉) 学术大会论文汇编.

[32] 黄志强. 对我国胆道外科几个焦点问题的思考 [J]. 外科理论与实践, 2001, 6 (1): 3 -5.

[33] 韩本立, 张继红, 杨可桢. 胆囊结石形成的动力学机制. 中华普通外科杂志, 2001, 16 (7): 424 -428.

[34] 王三贵, 乔铁, 等. 以外科手术为主的 3 种不同方式治疗胆囊结石的疗效对比分析 [J]. 中国内镜杂

志，2012，18（12）：1285-1288.

[35] 葛长青．中药双黄清胆颗粒对保胆术后患者胃动素/生长抑素与胆囊收缩素水平变化的临床研究［J］．中国内镜杂志，2011，17（10）：1036-1042.

[36] 胆石通利胶囊 采用《中国医典》研制．

[37] 莫国贤，林向阳，王秀平，等．新式保胆取石术后旋磁治疗预防结石复发（附364例报告）［C］．第一届微创保胆学术交流汇编．

[38] 谢家驹．磁疗加排石汤治疗胆石症164例疗效观察［J］．中国药物应用与监测，2004，1：136-138.

[39] 刘孟陶，张沪生．磁疗治疗胆石症二十年［J］．生物磁学，2005，4：56-58.

[40] 张沪生，邓仁清，张新松．磁力治疗胆石症的特征和意义［J］．生物磁学，2005，3：46-48.

[41] 蒋兆彦，韩天权，张圣道．从胆囊功能认识切胆和保胆取石手术［J］．外科理论与实践，2011，4：348-351.

[42] 黄燕．1970-1979年和2000-2009年间胆石类型变化［J］．腹部外科，2010，23（4）：234-235.

[43] 于岚．胆囊结石相关危险因素的探讨［J］．中华肝胆外科杂志，2011，17（9）：711-713.

[44] 马进才．干预多种不良生活方式预防高血压和2型糖尿病400例临床疗效观察［J］．临床心血管病杂志，2010，26（3）：224-225.

[45] 芮炳峰．中年人群行为生活方式及健康状况与胆结石相关性的分析［J］．医学临床研究，2010，27（8）：1449-1451.

[46] 祝之明．饮食与生活方式的科学声明2006解读［J］．心血管病学进展，2006，27（6）：692-696.

第二十二篇 保胆治疗的循证医学基础

目前对保胆普遍的看法是复发率过高，其次是没有循证医学依据或基础，这被认为是不能推广作为治疗胆囊结石和息肉的一种方法，只能限于研究项目的理由。本章试图从相关数据着手，力求在比较中寻求答案。

第一章 相关表格

第一节 各种胆囊结石治疗效果比较表（表22－1）

表格比较了开腹切胆OC、腹腔镜切胆LC、药物溶石、灌注溶石、体外碎石、体内碎石、碎石＋溶石、小切口内镜微创保胆取石（EMC）8种方法在取净率、复发率、近远期并发症、电器伤、死亡率、疗程等方面的比较，显示出EMC优于LC等各种治疗方法。

表22－1 胆石症治疗方法效果比较

治疗方法与结果	开腹切胆 OC	腹腔镜切胆 LC	药物溶石	灌注溶石	体外碎石	体内碎石	碎石＋溶石	保胆取石 EMC
	%	%	%	%	%	%	%	%
有效率	见22－7表	表22－6	30～70	62～95		88～100		见表22－6*1
复发率	胆囊0	胆囊0	2年13%～45.3%			每年10%		5年～10%
			5～7年 30%～50%			15年83%		10年～20%
取净率		98.7～87.7*2			32～88	88～100	78	～98*2
胆道损伤	0.2	0.5～2.2						无
肠道损伤		0.14～4						无
血管损伤		0.25						无
腹痛		有报道						无
慢性腹泻		18.43%*3	30～100					无
感染	0～23	有		1.7				有*
出血		有报道		0.3				无

续表

治疗方法与结果	开腹切胆 OC	腹腔镜切胆 LC	药物溶石	灌注溶石	体外碎石	体内碎石	碎石＋溶石	保胆取石 EMC
	%	%	%	%	%	%	%	%
疗程			6月～2年	5天	9～12月			
死亡率	0～0.4	0～0.1		0.13				无
肝损伤		有报道肝萎缩肝移植						无
胆囊术 PCS	26～40	26～40						无
延迟胆漏		0.29		1.2				少*
胆总管遗漏结石		有报道				1.6%		无
CO_2 血症		有报道						少*
腹腔结石/脓肿		0.5/0.02～1.29						少*
电器故障		有报道						少
胆囊管残留		1.03～12.3				4.7%		0～2
胆道狭窄		0.2						无
胆总管扩张	60	60						无
胆汁反流性胃炎	40	40						无

注：项目中各种损伤的发生率来源详见第十三、十四篇相关内容。

*1　有效率见表22－6，表22－8。

*2　取净率LC组98.7%～87.7%，EMC组：100%～98%。

[2－1] 刘京山张宝善纤维胆道镜下微创保胆手术1010例临床分析，首钢、北大一院等3个医院联合调查1010例，结石取净率100%，第一届微创内镜保胆大会论文件汇编，2007，P16。[2－2] 姚国相，等．腹腔镜胆囊切除术和保胆取石治疗胆囊结石的前瞻和对照研究（LCCC）[J]．腹部外科，2013，26（5）：329－332.

*3　慢性腹泻发生率：LC组18.43%。曾仲，王曙光，别平，等。腹腔镜胆囊切除术后远期疗效评价（附3200例报告）[J]．腹腔镜外科杂志，2006，(4)：344－345.

*4　有溶石碎石各相关数据来自王炳生，胡海，张圣道，黄志强．当代胆道外科学44，45，46章．P288－303；曾俊群，姚松森，熊六林，等．经皮胆镜行碎石取石术治疗胆囊结石295例疗效观察，中华普通外科杂志，2000，15（7）：420－422.

*5　腹腔结石/脓肿王学闵．腹腔镜胆囊切除术结石漏入腹腔的原因及处理，武警后勤学院学报医学版，2009，18（10）：883.

*6　胆囊管残留：切胆组1.03%～12.3%；①胡春雷．胆囊管结石残留的原因分析及其解剖学基础，肝胆胰外科杂志，2013，(1)：44－46. ②蔡苗．合并胆囊管结石的腹腔镜胆囊切除术．肝胆外科杂志，2013，21（1）：51－53.

EMC组0～2% *[7c1] 孙修勇．纤维胆道镜保胆取石700例回顾．结石残留0例第三届微创内镜保胆大会论文件汇编2011，P88. *[7c2] 陈安平．全腹腔镜下保胆取石，取息肉和即时缝合术132例报告结石残留1例，发生率0.75%，全国首届内镜微创保胆取石（息肉）学术大会，2007，P34. *[7c3] 莫国贤．新式保胆取石取息肉700例临床报告，结石残留2例，发生率0.28%，第一届微创内镜保胆大会论文件汇编．2007：P60. *[7c4] 姚国相等腹腔镜胆囊切除术和保胆取石治疗胆囊结石的前瞻和对照研究（LCCC）(200例，结石残留率4例，发生率2%）[J]．腹部外科，2013，26（5）：329－332.

注：以上4遍论文[8c1－4]报道1732例结石残留率平均0.42%。如加上刘京山报道1010例结石残留率0，均值将更低。本项取发病率0～1%，按同等原则计算时取中位数0.5%。

本表结论：EMC（包括小切口及腹腔镜下微创保胆术）优于其他7种治疗方法。

第二节 腹腔镜切胆和新式保胆后果比较表

开放法胆囊切除术的胆管损伤已下降到0.2%以下，但腹腔镜胆囊切除术不仅没有下降反而在上升，特别是高位胆道损伤的发病率更加明显。黄志强教授[1]指出，在14年过程中高位的胆管损伤发生率并未见下降，高位的胆管损伤比例增加5倍。

表22-2为LC与EMC手术主要并发症数据对比。

本表是根据中、美两国20年切胆和保胆所产生的实际后果的比较，同样显示出EMC优于LC治疗方法。

表22-2 LC与EMC手术主要并发症数据对比

	项 目	发生率 %	切胆LC人/(年)		保胆EMC
			美国60万	中国180万＊10	
1	胆道损伤率（多数报道）	0.5	＊1a		0
	每年		3000	9000	
	20年		60000	180000	
	胆道损伤二次手术率	0.415	＊1b		
2	死亡率按0.05%~0.1%中位数	0.05	＊2	1800	0
	每年		300~600	900~1800	
	20年		0.6万~1.2万	1.8万~3.6万	
3	血管损伤率	0.25	＊3		0
	每年		1500	4500	
	20年		3万	9万	
4	肠道损伤率0~4%中位数	2	＊4		0
	每年		1.2万	3.6万	
	20年		24万	72万	
5	延迟胆漏率	0.29	＊5		0
	每年		1740	5220	
	20年		3.48万	10.44万	
6	胆道良性狭窄	0.20	＊6		0
	每年		1200	3600	
	20年		2.4万	7.2万	
7	胆囊残留结石1.3%~12.3%中位数	6	＊7a，－7b		0~1＊7c
			3.6万	10.8万	
			72万	216万	
8	腹腔结石残留 伴脓肿中位数0.02~1.29	0.5 0.6	＊8（未计） ＊8a，8b		
	每年		0.36万~7.2万	1.08万~21.6万	
	20年		7.2万~14.4万	21.6万~64.8万	
	以上胆道切除并发症（未含PCS）	10.25	＊9		
9	胆囊切除术后综合征	26~40	＊10		0
	每年		15.6万~24万	46.8万~72万	
	20年		312万~480万	936万~1440万	
	Oddi功能异常		有报道	有报道	0
	胆总管扩张		有报道	有报道	0

续表

	项　目	发生率 %	切胆 LC 人/(年)		保胆 EMC
			美国 60 万	中国 180 万 * 10	
10	对人体的长远影响		有报道	有报道	0
	1 胆汁排泄功能紊乱		有	有	0
	2 胆汁性腹泻，胆源性胰腺炎		有	有	0
	3 对胆汁成分和胆道系统的影响		有	有	0
	4 大肠癌危险性升高		有	有	0
	5 肝萎缩，纤维化和肝脓肿		有	有	0
11	LC 法律诉讼增加		有 * 11	缺资料	少报道
12	保胆术后复发 34～47%，4～10%				有 * 13a，b

参考文献：

*［1a］胆道操作率　切胆组 0.5%　吕新生．腹腔镜手术并发症的预防与处理．湖南：科学技术出版社，2002，7：P71－80；EMC 组 0

*［1b］0.415% 计算过程说明：按 0.5% 的胆道损伤率，因其中 83%[2] 由当时手术医生修复失败，由专业胆道外科医生修复成功，相当于 0.415% 的人需再次手术。"胆管损伤的诊断和治疗指南（2013 版）" 中华医学会外科学分会胆道外科学组（顾问：黄志强，总编审：董家鸿）

*［2］死亡率：切胆组 0.05%　吕新生．腹腔镜手术并发症的预防与处理．湖南：科学技术出版社，2002，7：71－80；EMC 组 0

*［3］血管操作率：切胆组 0.25%　吕新生．腹腔镜手术并发症的预防与处理．湖南：科学技术出版社，2002，7：71－80；EMC 组 0

*［4］肠道损伤：切胆组 2%　付贤波主译．腹腔镜外科手术的争议与发展．北京：人民卫生出版社，2007：15；EMC 组 0

*［5］延迟性胆漏：切胆组 0.29%　吕新生．腹腔镜手术并发症的预防与处理．湖南：科学技术出版社，2002，7：79；EMC 组 0

*［6］胆道良性狭窄：切胆组 0.20%　张学春，谭毓铨．胆囊切除术后综合征［M］//黄志强．当代胆道外科学．上海：科学技术文献出版社，1998，352－360. EMC 组 0

*［7］胆囊管残留结石：切胆组：1.03～12.3%，同表 22－1，EMC 组：0～2%，同表 22－1.

*［7a］胡春雷．胆囊管结石残留的原因分析及其解剖学基础．肝胆胰外科杂志，2013，25（1）：44－46.

*［7b］蔡苗．合并胆囊管结石的腹腔镜胆囊切除术．肝胆外科杂志，2013，21（1）：51－53.

*［7c1］孙修勇．纤维胆道镜保胆取石 700 例回顾，结石残留 0 例．第三届微创内镜保胆大会论文件汇编 P88 *

*［7c2］陈安平．全腹腔镜下保胆取石，取息肉和即时缝合术 132 例报告，结石残留 1 例，发生率 0.75% 全国首届内镜微创保胆取石（息肉）学术大会 P34（0.75%）

*［7c3］莫国贤．新式保胆取石取息肉 700 例临床报告，结石残留 2 例，发生率 0.28%，第一届微创内镜保胆大会论文汇编 P60.

*［7c4］姚国相，等．腹腔镜胆囊切除术和保胆取石治疗胆囊结石的前瞻和对照研究（LCCC）（200 例，结石残留率 4 例，发生率 2%）腹部外科，2013，26（5）：329－332.

註：以上 4 遍论文［7c1－4］报道 1732 例结石残留率平均 0.42%。如加上刘京山报道 1010 例结石残留率 0，均值将更低。本项取发病率 0～1%，按同等原则计算时取中位数 0.5%。

*［8］腹腔残留结石　王学闵．腹腔镜胆囊切除术结石漏入腹腔的原因及处理［J］．武警后勤学院学报医学版，2009，18（10）：883.

*［8a］保红平，高瑞岗，方登华．腹腔镜胆囊切除术并发症的原因及处理［J］．中国微创外科杂志，2004，4（6）：457－459.

*［8b］柳利，王金哲，郝利恒．腹腔镜胆囊切除术腹腔脓肿形成的原因分析及对策［J］．中国煤炭工业医学杂志，2012，15（11）：1706－1707.

*［9］以上 1－8 项为切胆致胆道损伤之和（中位数），不包含胆囊切除术后综合征。

*［10］PSC：切胆组 26%～40%　张学春，篳毓铨．胆囊切除术后综合征［M］//黄志强．当代胆道外科学．上海：科学技术文献出版社，1998，352－360. EMC 组 0

*［11］法律诉讼增加　切胆组：高于开腹术　吕新生．腹腔镜手术并发症的预防与处理．湖南：科学技术出版社，2002：71－80；EMC 组极少

［12］保胆术后复发率：［12a］邹一平．保胆取石术有关问题的探讨［J］．中华肝胆外科杂志，2009，15（1）：1－3. 2000 年前 34%～47%，（手术方式以老式保胆与碎石，溶石术为主——作者注）

*［13b］刘京山．胆石症术后不良反应多中心联合调查分析［D］．第一届微创保胆学术交流论文汇编．2007.（手术方式以外科微创内镜保胆术为主，2000 年后 10 年 4%～10%——作者注）

*［13］美国与中国胆石症发病与并发症发生人数/年　吴金术．医源性胆道损伤的诊治与防治．北京：科学技术文献出版社，2010.

第三节　腹腔镜切胆和保胆后患者生活质量对照表（表 22－3）

调查内镜保胆取石术（endtoseopic minimally invasive cholecysto lithotomy，EMIC）后患者生存质量的变化，比较内镜保胆取石术 EMIC 与腹腔镜胆囊切除术（laparoscopic choltecystectomy，LC）对患者生存质量影响的差异。

荣万水[3]的研究方法：采用消化病生存质量指数（gastrointestinal quality of life index，GLQI）前瞻性测定23 例内镜保胆取石术与20 例腹腔镜胆囊切除术在入院时、术前、术后 2、4、8 周的生存质量值。结果：

EMIC 组和 LC 组患者入院时平均 GLQI 指数分别为 5.1 分和 4.3 分（$P>0.05$）；术前平均 GLQH 指数分别为 114.2 分和 110.6 分。术后 2 周 EMIC 组 GLQI 指数为 111.8 分，与入院时比较下降不明显（$P>0.05$）；术后 4 周 GLQI 指数 117.5 分，超过入院时水平；术后 8 周 GLQH 指数 123.6 分恢复至正常人水平。术后 2 周 LC 组 GLQI 指数为 107.1 分，与入院时比降幅明显（$P<0.05$）；术后 4 周 GLQH 指数 111.2 分，超过术前水平；术后 8 周 GLQI 指数 121.3 分，超过入院时水平（$P<0.05$）。数据表明：EMIC 组 GLQI 指数高于 LC 组，且上升快。结论：内镜保胆取石术较腹腔镜胆囊切除术术后恢复快、生存质量高。

表 22－3　内镜保胆取石与腹腔镜切胆生存质量指数 GLQI 比较表

例数	入院时	术前	术后 2 周	术后 4 周	术后 8 周
内镜保胆取石 23 例 EMIC	4.3	114.2	111.8	117.5	123.6
与入院时比较 P 值			>0.05		
腹腔镜保胆取石 20 例 LC	5.1	110.6	107.1	111.2	121.3
与入院时比较 P 值			<0.05		<0.05

EMIC 与 LC 组入院时相比 $P>0.05$

结论：生存质量指数 GLQI 显示，内镜保胆取石术优于腹腔镜切胆术。

*来源：荣万水．内镜保胆取石术与腹腔镜胆囊切除术对患者生存质量的影响［J］．中国内镜杂志，2003，9（8）：23－25.

第四节　胆囊肝管吻合与切胆后胆管空肠吻合疗效比较表

一、胆囊肝管吻合与切胆后胆管空肠吻合疗效比较

表 22－4 从七个方面比较胆囊肝管吻合优于切胆后胆管空肠吻合疗效。

表 22－4　胆囊肝管吻合与切胆后胆管空肠吻合疗效比较表*

	保胆胆囊肝管吻合术 STHG	切胆胆道空肠吻合 CJ
病例数	56	77
随访时间	2.7－7.11a 平均 5.4a	
细菌培养阳性率	41.1%（23/56）	58.4%（45/77）
肝内胆管有气体回声	7.1%（4/56）	37.7%（29/77）
结石复发率	5.3%（3/56）	16.9%（13/77）
胆汁酸浓度	57.6mmol/L	21.3mmol/L
手术方法	简易	复杂
并发症	少	多
胆囊及 Oddi 括约肌功能	保存	损毁

结论：七项指标保胆胆囊肝管吻合术 STHG 均优于切胆胆道空肠吻合 CJ。

*邹树，田伏洲，蔡忠红，等．两种肝门整形胆道重建术治疗肝胆管结石的比较［J］．世界华人消化杂志，2004，12（9）：2247－2248.

二、胆囊肝管吻合与切胆后胆管空肠吻合疗效比较

胆囊肝管吻合新术式（STHG）新理念、新优势：“克服了三破坏，二后果”，建立了“三保护，

二增加”（保护胆囊，保护 Oddi 括约肌，保护食物流向；增加肝内胆汁酸在胆囊浓缩，增加胆囊运动）优于切胆后胆管空肠吻合术。（表 22－5）

表 22－5　胆囊肝管吻合与切胆后胆管空肠吻合疗效比较表

	传统胆肠吻合	胆囊肝胆管成形术
胆囊功能	被破坏	被保护
Oddis 括约肌	被破坏	被保护
食物流向	被破坏	被保护
肝内胆汁酸	被肠液稀释	被胆囊浓缩
增加胆囊运动	胆囊已切	促进胆囊运动

来源于田伏洲第四届微创保胆大会报告 2013. 8.

该术式的主要优点：①利用腹式呼吸，牵动胆囊运动，增强胆囊的动力，改善胆汁排空；②利用胆囊分泌 H^+，使胆汁酸化，预防感染和结石形成；胆囊与肝管吻合，没有完全切断支配胆囊的神经支配；没有证据表明改变了胆囊收缩功能和储存，浓缩，分泌功能及与 Oddis 协同维系胆道压力调节的机制，与憩室完全不同；③该术式是在尽可能取尽结石的前提下进行，是针对日后肝内胆管结石复发，预留取石通道，没有排除肝萎缩或无法取尽肝内肝管结石时，切除该处部分肝脏；④该术式的难度与肝叶切除，胆肠吻合相比更易操作，对患者身体创伤更小，更安全。

第五节　重视效果（Effectiveness）和效率（Efficiency）比值（表 22－6）

循证医学方法优劣的评定公式，重视效果（Effectveness）和效率（Efficiency）比值，即性价比或所获效果除以所付代价之商。显示在衡量方法上优劣的重要性。

根据循证医学之父考克兰效果与效率关系的原理延伸得出：效率（Efficiency）= 效果/代价（Effectiveness/cost），即优劣 = 效果/代价。

1. 附表　EMC 与 LC 效果与代价比较表（公式 1）（表 22－6）（数学公式表达）

结论：15 项比较，LC 优于 EMC 1 项③，LC = EMC 2 项①②；EMC 优于 LC 12 项④～⑮项。

2. 附表　OC 与 LC 效果与代价比较表（公式 2）（表 22－8）（数学公式表达）

结论：上述 13 项比较显示，LC 优于 OC 2 项，②⑤；LC = OC 3 项，①②⑦项；OC 优于 LC 8 项，为④⑥⑧～⑬项。

作者荣万水[3]对 11 所医院 10449 例患者进行调查，保胆组 3699 例除有结石复发（＜10%）外，其余并发症和不良反应（胆道功能障碍、肝外胆管损伤、胆外胆汁漏、术后肠梗阻、结肠癌、术后腹泻、反流性胃炎、反流性食管炎发生率）均显著低于胆囊切除术，与我们的资料一致。

该公式是考克兰 Effectiveness 和 Efficiency 原理的延伸和具体应用，它不仅适用于治疗方法优劣的评估，还能广泛用于单位、个人、技术、方案等积效的审定。从以患者为中心观念出发，如医疗单位和个人在给患者诊治疾病时，在取得相同（远期和近期）效果的同时，患者所付出代价高低，就决定了该单位和个人的整体水平和业绩，其余可依次类推。

附表用表格形式表达优劣 = 效果/代价之比，内容同上。

表 22－6　LC 与 EMC 效果与代价比（优劣比）（公式 1）

$$\text{优劣} = \frac{\text{效果}\quad (1)\text{防并发症}\quad (2)\text{防癌}\quad (3)\text{美容}}{\text{代价}\quad (4)\text{伤死}\quad (5)\text{再手术}\quad (6)\text{诉讼案}\quad (7)\text{大肠癌}\quad (8)\text{胆管结}\quad (9)\text{长远影响}\quad (10)\text{胆囊寿命}\quad (11)\text{残胃癌}\quad (12)\text{伦理}\quad (13)\text{医疗费用}}$$

结论：

（1）防结石并发症　EMC = LC

（2）防胆囊癌　LC 优于 EMC，防其他癌 EMC 优于 LC

（3）美容　EMC < LC

（4）伤死　EMC（~0）< LC（死亡率 0.05 ~ 0.10%）

（5）再手术数：参照表 21 - 3、表 21 - 4。假设 1.3 亿全切胆或全保胆。

5a. LC 切胆组：EMC（30% 结石复发率计）= 1458.5 万：409 万 = 3.56：1

5b. LC 切胆组：EMC（20% 结石复发率计）= 1458.5 万：288.6 万 = 5.05：1

5c. LC 切胆组：EMC（10% 结石复发率计）= 1458.5 万：176.8 万 = 8.25：1

5d. LC 后 PCS 需再治疗，以某医院为例[12]，150 例，其中胆系原因开腹 23.3%，内镜治疗 48%，以此比例计算手术为 932 万，内镜手术 1920 万。

（6）诉讼　EMC 无报道，LC 有报道，中国占普外 20%，英国 64%（133/208 诉讼案）

（7）大肠癌　EMC 无报道，LC 有报道（0.00 < 0.08）

（8）胆总管结石　EMC < LC

（9）术后对人体的长远影响　EMC < LC（见第十四篇）

（10）胆囊寿命　EMC > LC

（11）残胃癌　EMC < LC[1]

（12）伦理　EMC 优于 LC

（13）支付（医疗费、诉讼费、健康状况、其他）　EMC < LC

（14）可改善空间　EMC > LC

（15）意外胆囊癌[2][3] LC 的发生率 0.15% ~ 2.85% 高于 OC 发生率 0.34%，EMC 无报道，与息肉切除前均送冰冻检查有关。

结论：从效率看，EMC 美容略低于 LC 外，第 1 ~ 2 项相仿外，从 4 ~ 15 共 12 项均优于 LC。

*[1] 谭毓铨，所剑．胆囊切除的远期效应［M］//黄志强．胆道外科学．上海：科学技术文献出版社，1989：358.

*[2] 陈国蓉．意外胆囊癌的外科进展［J］．中国肿瘤临床 2008，359（19）：1135 - 1136.

表 22 - 7　效果与代价比较表（公式 1）

		保胆 EMC	切胆 LC	比较
效果	1. 防并发症	有	有	保胆 = 切胆
	2. 防癌	有	有	保胆 = 切胆
	3. 美容	略差	好	保胆 < 切胆
优劣比 = 效果/代价　（保胆 EMC 与切胆 LC　效果与代价之比）				
代价	4. 伤残死	保胆（≈0）	有	保胆 < 切胆
	5. a. 开腹再手术	30% 复发率 409 万 40% 复发率 288.6 万 10% 复发率 176.8 万	1458.5 万	切胆 > 保胆 30% 复发 3.566：1 20% 复发 5.053：1 10% 复发 8.25：1
	5. b. 内镜治疗		1920 万	
	6. 大肠癌发生	无报道	有报道	保胆 < 切胆
	7. 胆管结石	无报道	有报道	保胆 < 切胆
	8. 胆囊切除术后综合征	无	26 ~ 40	保胆 < 切胆
	9. 长远影响	低	有	保胆低于切胆
	10. 胆囊寿命	长	短	保胆优于切胆

续表

		保胆 EMC	切胆 LC	比较
代价	11. 诉讼案	无报道	有，上升	保胆？切胆
	12. 伦理	适应需求	需求受限	保胆优于切胆
	13. 医疗费用	低	升高	保胆低于切胆

注：从效率看，EMC 美容略低于 LC 外，第 1 ~2 项相仿外，从 4 ~15 项均优于 LC。

表 22 -8　OC 与 LC 效果与代价比（优劣比 = 效果/代价）（公式 2）

优劣 = 效果/代价

效果：(1) 防并发症　(2) 防癌　(3) 美容

代价：(4) BDI　(5) 死亡率　(6) 诉讼案　(7) 大肠癌　(8) 胆管结石残留　(9) 意外胆囊癌　(10) 血管伤　(11) 肠道伤　(12) 医疗费用　(13) 腹腔镜特有并发症

结论：

(1) 防并发症：OC = LC

(2) 防癌：OC = LC

(3) 美容：LC 优于 OC

(4) 胆道损伤：OC（0 ~0.2%）< LC（高于 OC 2 ~5 倍）

(5) 死亡率：OC 高于 LC（OC 无条件选择患者，无技术性；但 LC 死亡率 50% 是技术原因）

(6) 诉讼案：LC 高于 OC，成诉讼重点

(7) 大肠癌：OC = LC

(8) 胆囊管结石残留：LC 普及后发生率逐步升高，达 12.3%

(9) 意外胆囊癌：LC 的发生率 0.15 ~2.85% 高于 OC 发生率 0.34%

(10) 血管穿刺伤：LC 发生率 0.29%，OC 无报道

(11) 肠道穿刺伤：LC 穿刺发生率 0 ~4，OC 无报道

(12) 支付（医疗费，诉讼费，健康状况，其他），LC 高于 OC

(13) 可改善空间 LC < OC

上述对照显示：除第（1）（2）（7）项 LC 与 OC 相仿，第（5）项 OC 无条件选择病人，高于 LC 外，其余各项 OC 均优于 LC。（数据来源见表 22 -1 或表 22 -2）

[1] 胡春雷．胆囊管结石残留的原因分析及其解剖学基础［J］．肝胆胰外科杂志，2013，25（1）：44 -46；/蔡苗．合并胆囊管结石的腹腔镜胆囊切除术［J］．肝胆外科杂志 2013，21（1）：51 -53.

* [2] 陈国蓉等．意外胆囊癌的外科进展．中国肿瘤临床 2008，359（19）：1135 -1136.

以下附表用表格形式表达，优劣 = 效果/代价之比，内容同上（表 22 -7，表 22 -9）。

1. 公式 1　LC 与 EMC 效果与代价比（效率），即优劣比 = 效果/代价。（表 22 -7）

2. 公式 2　OC 与 LC 效果与代价比（效率比）优劣比 = 效果/代价。（表 22 -9）

表 22-9 效果与代价比较表（公式 2）

		OC 切胆	LC 切胆	比较
效果	1. 防并发症	有	有	OC = LC
	2. 防癌	有	有	OC = LC
	3. 美容	略差	好	OC 不及 LC
优劣比 = 效果/代价 （保胆 OC 与切胆 LC 效果与代价之比）				
代价	4. 胆道损伤	低	高于 OC2 ~3 倍	OC 低于 LC
	5. 死亡率	0.4% 非技术（病例不能选择）	0.05% ~0.1% 技术性	OC 高于 LC
	6. 诉讼案		成诉讼重点	LC 高于 OC
	7. 大肠癌发生	同右	有报道	OC = LC
	8. 胆囊管结石	手感发现	12.3%	OC 低于 LC
	9. 意外胆囊癌	0.34%	0.15% ~2.85% *	OC 低于 LC
	10. 血管穿刺伤	无	0.29%	OC 优于 LC
	11. 肠道穿刺伤	无	0 ~4%	OC 优于 LC
	12. 医疗费用	低	高	LC 高于 OC
	13. 腹腔镜特有并发症电器伤，气腹伤等	无	有	OC 优于 LC

注：除第（1）（2）（7）项 LC 与 OC 相仿，第（5）项 OC 无条件选择患者，高于 LC 外，其余各项 OC 均优于 LC。

第二章 正确对待循证依据

随机对照试验是理想的评价系统，但现实生活中，除了药物筛选及检测方法的评估必须进行之外，临床（特别是外科方法）上随机对照试验遇到很大困难。正如本书第二篇所指出的那样，首先最现实的是医生面对的是千变万化的病情，已有的熟能生巧的方法在脑海里已根深蒂固，很难被另外方法治疗结果所左右；其次是实验受到时间、道德因素的影响，在信息爆炸的年代，患者对治疗方法一无所知的属极少数，患者的知情权和选择权又至高无上；再次医生也不可能不愿意把自己的患者“随机”选入自己怀疑的治疗方法。由于以上原因想做到“随机双盲对照”在医生和患者中都有很大的障碍。最后，没有生物统计学家参与设计，没有成立一个由各行各业专家组成的策略咨询委员会等，这些都是保胆和切胆的效果均为非 RCT 的原因。但是同是回顾性的数据资料，特别是用对方总结的数据来支持所提出的论点，尽管是非 RCT 的，但总比没有数据支持的论点要公平和有价值。尽管在外科治疗方法上进行随机对照试验很困难，但是用数据支持观点和用成熟原理支持创新的循证医学思想不能缺失。

第一节 不应先入为主，预设立场

本书列出胆囊切除方法、各种保胆治疗方法等在疗效、并发症及其后果等对照表格，在收集这些数据的时候，已经估计到仅靠数据还不能改变人们的一些看法，这是因为人们在评判优劣之前已有某种坚定不移的立场。比如，如果只列出多国 30 年连续发展状况的各项指标，在隐匿国名后，“盲选”优劣，结果与公开国名的评选结果将有很大不同；用计算机“盲选”结果与人群评选的结果也有不同。这就是循证医学强调“双盲”对照试验数据的意义所在，其中最重要的又是“盲”字，“盲”，指评审机构只知道各种方法的疗效、并发症、长远影响、经济负担、法律诉讼（纠纷）案例数、保险赔偿和医疗支付额、人文伦理因素等（项目越详细越好）的数据对照结果，而不知道开展治疗的单位、医生和治疗方法的名称，这才能防止观点的偏差。

由于有了立场，在胆道外科中，有“逢他必反”“逢保必反”的倾向。某医院[4]对 LC 中的 4104 例患者进行了书信或电话随访，并对随访结果进行回顾性分析。结果：随访成功 3200 例（占随访总数 78%）。其中术后半年至 10 年有不良反应及并发症者 928 例，其发生率为 29%。主要不良反应及并发症有：腹痛 699 例，慢性腹泻 590 例。其中既有腹痛又有腹泻者 408 例，发热、黄疸 47 例，其中胆总管结石 43 例，有的并发症还需要再次手术，要承担更多的风险，在 LC 手术成功后患者还付出各种不良反应，甚至伤、残、死的代价。但结论却是，LC 术后远期疗效良好，是治疗胆囊、炎胆石症的首选方法，这就是没有与其他方法比较的原因。如果能客观公正的比较新式保胆的零死亡，胆道的零损伤，即使复发，而且需再手术的百分率也不比 LC 高，且手术风险还更低。因此，应该说还有比 LC 更好的方法，所以“逢保必反”更缺乏循证依据；又如“哈袋肝管吻合术”，查阅资料，田伏洲教授[5]等曾用该方法，本意是在治疗肝内胆管结石是预防复发，并有对比数据证明效果优于切胆后的皮下盲襻式 Loux－en－Y 胆肠吻合，由于该手术提出“保胆、保括约肌”的理念，即使有理、有（数）据，也受到反对（见表 22－4，表 22－5），而且反对者均没有数据支持，（见“治疗肝内胆管结石一定要切除胆囊吗”论文，中华肝胆外科杂志 2004，10（7））；还有，经无数例子证明，能避免医源性胆道损伤，挽救困境中的医生，使患者免遭各种痛苦，如周德良[6]报道的胆囊大部切除手术也有人反对。

写到此处，不能不想起还有人在网上或什么别的地方，提到并怀疑，保胆是不是商业宣传？常言道，百姓看（对我）好不好、科学家看（原理）对不对、商人看（钱）赚不赚、律师看（证据）有没有、政客看（对我）是否需要，而医者毕生关心的应该是如何对患者最有利。保胆治疗只用一根胆道镜，哈袋肝管吻合和胆囊大部切除都只用医生的双手，化学切胆就用些石炭酸之类的腐蚀剂，有谁能从这些耗材中赚钱。的确，时下当某中成药品或器械疗效其实并非那样好，问题不少，但市场却卖得非常红火时，这应该引起人们的警惕，去问个为什么？同样，当各方面而不是单方面，如包括疗效、并发症、对人体长远影响等方面的循证数据已经显示劣势，而市场、舆论等却占上风时，疑问的理由更加充分。这里还应提醒，一些致力于寻找有所突破，有所创新的同行，千万不要把时间和精力浪费在那些已经达到“标准”的项目上，比如用被有些宣传认为已达到“金标准”的腹腔镜切除有功能的胆囊的方法去治疗胆囊结石和息肉，似乎“腔镜”时代很快就发展到“机器人”时代，虽然由于商业因素的介入，在舆论上占了上风，但与没有达到“标准”的，存在争议的用取出结石和息肉保留有功能的胆囊的方法相比，在多个循证要素方面切胆处于劣势，说明微创保胆有很大的发展空间和前景，因它已能成为“达标”者最有力的“竞争”对手，因为在疗效的多个循证要素，特别在严重并发症（胆道损伤）及长远影响已明显超过前者，就差后果不那样严重的复发率。蒋兆彦、韩天权、张圣道三位教授[7]在“从胆囊功能认识切胆和保胆取石手术”一文中指出：腹腔镜切胆手术仍有一定的手术并发症发生率（3.1%）（应该只指严重并发症，编者注）和死亡率（0.3%～0.5%），保胆无须解剖胆囊三角，避免了胆道损伤并发症，保留胆囊功能，是胆石症的又一种治疗术式。新式保胆遭反对，不一定是坏事，在之前，写入教科书的很多国外引进的保胆治疗方法，如口服溶石、体内碎石、体外碎石等，由于疗效差、复发率更高、疗程长、患者不愿接受等对切胆疗法构不成竞争，不用争议，也不用反对。不到几年，开过一次全国性交流会后就自生自灭。而 2000 年以后提出的新式保胆至今却越来越兴旺。

第二节　控制损伤程度是微创的重要循证依据

胆道外科中的另一倾向是“唯腹腔镜才微创”，这也是开展保胆的第二大阻力。这一现象与评价LC优于OC的方法很相似，“金标准”是中国人根据“gold standard”翻译过来，我们是在《当代胆道外科学》中读到，在没有其他更好方法时，这一美名先是赋予了开腹胆囊切除（OC）。LC引进后，除少数困难病例外，胆囊切除几乎由后者所代替，于是“金标准”由LC继承，似乎在情理之中。但是如果读者看书时稍加注意，不难发现，严谨的学者在提到LC与“金标准”时，与有些报道简单称LC已是“金标准”手术的提法有明显不同，我们在吕新生主译的《腹腔镜手术并发症的与预防与处理》一书中查到的有两段：

1. 1992年9月，美国国家健康研究所（NIH）召集了一个专家小组研究积累的LC资料认为，LC对患者有益，并允许外科医师采用LC替代开腹胆囊切除术（OC）。作者[8]在最关键的时候提醒到：然而，LC已被证明有问题存在，因此，外科医师必须了解其并发症并努力将其减少到最低程度，如能进一步减少其危险性，LC将不只是OC的替代方法，而是一种新的“金标准”手术。

2. 如能避免发生腹膜后套管穿刺针的穿刺损伤（如大血管损伤）和错误的解剖判断所至的胆道损伤，LC的“主要”并发症将被消灭。与其他治疗方法相比LC将成为真正的“金标准”手术。大概所谓的“金标准”就是由此而来。这种有前提条件的提法说明，LC对人体的长远不良影响与OC相等，严重并发症的发病率和各种代价超过OC，而且与OC不同，超过50%的LC死亡患者是死于技术并发症。作者还说“少数胆囊切除术最好和最安全的方法是OC，坚持腹腔镜操作完成手术可能导致大的手术并发症、病残及死亡。因此，外科医生应该认识到这种设备的局限性，了解腹腔镜手术的艺术和科学性，而不要对将一个不安全的腹腔镜手术中转为必需的开腹手术予以责难。”所以LC这项技术不仅还不是“金标准”，它在一些重要循证要素方面不如OC、并依赖OC。它之所以能战胜作为其后盾（为其救场）的OC，只因冠以“微创”大名，迎合多数商家和少数人追求“切口小”和“美容”的欲望，并无其他有力度的循证依据。想沿用击败“老师”（OC）的上述套路，并以无“循证依据”为由质疑新式保胆，历史将证明这不可能成功。因为在人们清楚了解“控制损伤程度”是“微创”的重要循证依据之后，“切口小”和局部“美容”在大多数“美容乘可贵，伤残死价更高”的中国大众眼里的地位将显著下降。

比如吕新生主译的《腹腔镜手术并发症的预防与处理》一书结论：“虽然LC的并发症发生率明显高于OC，但充分的技术训练和良好手术判断训练，应该能降低其并发症发生率，使之能与OC相比，甚至低于OC”。

根据这一结论，有两点应该进一步说明：

1. 既然LC和OC优劣的比较，主要是并发症的比较，而且应该是最严重并发症如胆道损伤和死亡率的比较以及病例条件的比较。其中，LC的病例可以选择和中转而OC则不可能。同等原则，如充分的技术训练和良好手术判断训练，选择与LC相同的病例，在遇到解剖困难时中转其他方法如保胆或胆囊大部切除等，OC也应该能降低或消灭并发症发生率，使之能与LC相比，甚至优于LC。

2. 《腹腔镜手术并发症的预防与处理》一书，在提及OC优势时，都标出数据；但提及LC优势时，却标不出数据；在关于解释LC劣势时，提出了“技术并发症”的概念，即LC的损伤并发症其实并不比OC高，之所以高是因为这些损伤大多是由于外科医生没有遵循外科的基本原则所致，这些原则是：①在进行手术操作之前，应保证手术野的显露充分。②小心细致地进行解剖分离并完善止血，不要盲目钳夹或凝灼出血点。③在结扎和离断任何组织以前要确认其解剖关系。如能遵守以上原则，应尽快中转开腹手术，这样LC的技术并发症决不高于OC。这段描述有三层意思：①是说明LC并发症高于OC；②是能遵守外科原则和中转为OC，说明OC优于LC并可作为LC的代替和后盾；③企图减少“技术并发症”的外科原则为LC与OC共有，能遵守这些原则的医生，很少甚至不发生胆道损伤的例子OC也有，所以在解释 OC 劣势原因时，患者病情条件不可选择性，也应考虑在内；而且没有“技术并发症”，是 OC 技术最大的优越性。胆囊切除百年来一直要求坚持这些原则，这门以“分离、结扎、切断胆囊管”为主要特征的“技术”，现有并发症的数据是坚持得好的医生和坚持得不好的医生，“学习期”的医生和“成熟期”的医生引起并发症总和。这些并发症和胆囊切除给患者带来的全身不良影响一样，无论 OC 还是 LC 始终没有改善的可能，可以说是胆囊切除方法固有弊端。这就是人们寄望结束 Langenbuch（切胆）时代的重要原因。在双方均无 RCT 证据时，同等的回顾性数据比较总比没有数据比较可靠。

第三节　先有实践后有循证依据

开腹切胆从 1882 年开始，当 Langenbuch 提出切除胆囊是消除其生长结石的论点时，也遭到反对，尽管在没有其他方法能与其竞争的情况下还是被压制了 20 多年，直至 1894 年他的胆囊外科专著发表，有了依据后才得到公认，“胆囊切除根治胆石症”才作为影响胆道外科发展百年的指导思想，开腹胆囊切除才被捧为当时的“金标准”。

1985 年德国 Moure 完成首例腹腔镜胆囊切除术（LC）。1990 年初，LC 在中国边陲小县曲靖引进，1991 年底作者与部分医院医生在上海华山医院召开了 LC 观摩和交流会议，1992 年 5 月前后我们和各与会各医院纷纷相继开展，此后，很快推向全国，离当时世界上首例不过几年。有谁，有那家医院是根据什么“循证依据”行事，都是因为实在没有什么更好创新项目，都在如饥似渴“寻觅”新的亮点，根本来不及“循证”就在全国铺开。

保胆手术治疗从 20 世纪 80 年代起，零星开展约 20 年后，2000 年后才有一些中等和不知名医院比较积极参与，三甲医院几乎普遍反对，有研究条件的医院不开展，怎能拿出大宗对照数据？保胆治疗的单位开展的数量，时间早晚不一，水平经验参差不齐，但它唯一不足的是高低不等的复发率，有 5～10 年复发率在 2%～47% 的报道，多数单位在 2%～8%。近 23 年来全国估计开展手术约 7 万余例，笔者根据所在单位开展的及能找到的国内外资料作了初步统计，5 年平均复发率 10.2%（674/6609），10 年为 20.9%（887/4247）。循证对照项目越多、范围越广、样本越大、时间越长，结论越准确。LC 与 OC 的对照表明 LC 除切口小于 OC，住院时间稍短等非主要指标优于 OC 之外，胆道外科最严重并发症胆道损伤发病率高出 OC 2～3 倍[9]或吴金术[10]论著《医源性胆道损伤诊治与预防 P16》的 2～5 倍。由此需要胆肠吻合等复杂多次的胆道修补手术、切胆再次或多次手术率、高额医疗开支、频繁医疗纠纷和法律诉讼以及切胆后对人体的长远不良影响等都劣于保胆取石治疗，提出反对保胆意见时几乎无人用这些对患者至关重要项目作公道的比较。真所谓对切胆的“伤、残、死”都不怕，就怕保胆的复发，以这种“坚定”的信念来维护和反对某种疗法，在医学争论史上实属罕见。如果没有这 23 年的保胆实践，就不可能有优于切胆的数据，如果有更多具有研究能力的医院或机构参与其中，所得到的数据和结论就更加准确。

第四节　循证医学与创新并不矛盾

不开展就没有数据来源，LC 开展 20 多年，我们查阅了 1998～2014 年 4 月，万方收集的胆道损伤的论文约 2129 篇，论文 1998 年起仅 8 篇，2013 年一年内已上升至 204 篇。每 5 年递增的累计数字分别为：1998～2002 年 222 篇，占总数 11.2%；2003～2007 年 548 篇，占总数 27.69%；2008～2012 年 938 篇，占总数 47.39%。而近 5 年(2009～2013）占全部论文数的 50.5%。显示近年来发生胆道损伤的问题与预防、修复措施的研究得到广泛的重视。我们在肝胆外科等 20 种杂志社收集到 697 篇，仅占论文数的 35.2%。而大量的论文在其他杂志社发表，百度上有上万篇论文，翻阅 70 多种杂志发表关于医源性胆道损伤的各种文章，其中 242 个医院报道发生及收治的胆道损伤 7000 多例，这些资料仅占全部材料的 15%，有的小医院 10 年内收治了 60 例以上，有的镇卫生院收治 45 例，当然还有很多未进行报道的。吴金术教授[11]所在医院 1990.8～2008.12 就对转入的 683 例胆道损伤患者进行第二次或第三次手术。与其他手术相比，近年来医源性胆道损伤呈现发生多、报道多、研究修复、防复发文章多的特点，是十分心痛的。

我们还收集了黄志强的《当代胆道外科学》、吕新生的《腹腔镜手术并发症的预防与处理》、吴金术的《医源性胆道损伤诊治与预防》，其中部分数据，列出在上表（第一章第二节表格），说明LC并不是先前所认为的那样“微创”，正如黄志强教授[12]所说“更值得注意的是在腹腔镜切除时，往往可能伤及高位的胆管造成高位胆管狭窄，此时常兼有血管的损伤，例如肝右动脉损伤甚至门静脉右支损伤的复杂病理改变，其实在此种情况下已经远离‘微创外科’了”。

举例[10]，陈某某，女43岁，6天前因“结石性胆囊炎”，在某县中心医院做“电视腹腔镜胆囊切除术”手术历时2小时，手术“顺利”，术后腹痛、腹胀、巩膜轻度黄染。B超示腹水存在，诊断“医源性胆道损伤”并胆汁性弥漫性腹膜炎。6天后再次手术，诊断：医源性胆道损伤 Type Ⅲ，并胆汁性弥漫性腹膜炎，右肾周及右侧腹壁蜂窝组织炎，残株胆囊管过长。胆总管T管引流、行右肾周及腹壁引流。理想中的“微创”变成了照片中的巨创。如图22－1～图22－3（吴金术《医源性胆道损伤诊治与预防》一书提供）。

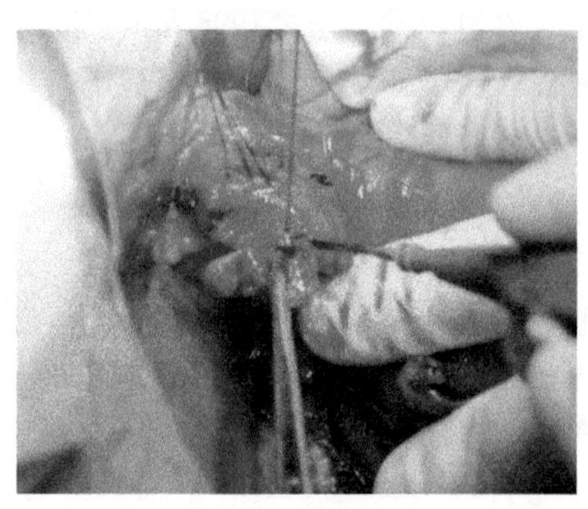

图22－1

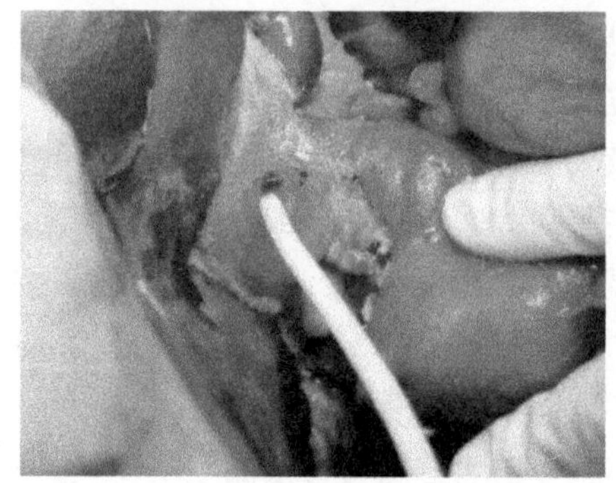

图22－2

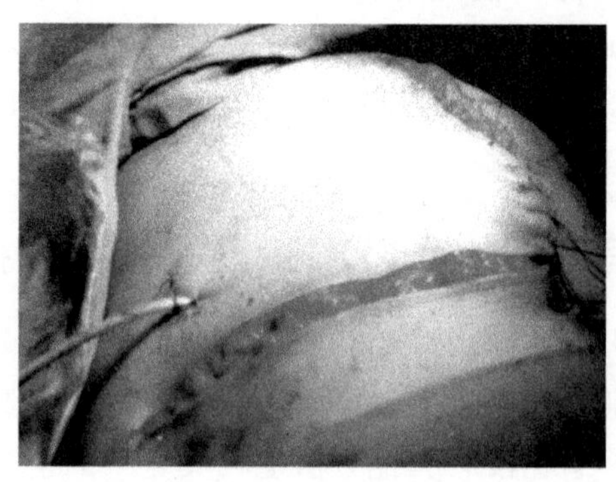

图22－3

有实践才有创新，有些创新不能只靠“统计”，也不能只靠“指南”，主要靠掌握大量已有常识、丰富的实践经验、多彩的想象力和想患者所想、急患者所急、应患者所需的对患者极端负责的热情，如为了保留患者有功能的胆囊，又要预防日后可能的复发，采用底部悬吊的方法，预防结石复发的构思，其源于中国先民的智慧，“流水不腐，户枢不蠹”“用进废退”“生命在运动”等已经被自然规律所证实的原理。不是所有的发现都要设计好后才去做，成了“指南”的东西已无所谓创新。胆囊底部悬吊是在保胆手术中看到光滑水灵的胆囊因系带过长，倒挂严重，如单纯取石后放回原位，没有改变胆囊容易形成结石的因素，如排空障碍等因素，日后复发的概率可能升高，还由于过去胆囊造瘘时也将胆囊底部缝在腹壁上（不是因为防结石所设计）术后无不良反应。所以，尝试将过去的经验用于保胆防复发上了，结果除少数患者术后短期内上腹部轻度牵拉痛外，无其他不适，而且因胆汁进出胆囊顺利，部分患者术前口苦的症状消失，后来初步统计411医院等早期一组2002年—2006年266例，5年复发1例（0.4%）；海江医院一组2004—2013年117例9年2例（0.58%）复发。这与田伏洲等胆囊肝管吻合治疗肝管结石减少结石复发一样，进一步证明由于胆囊底部悬吊，改善胆囊排空、增强胆囊动力，减少胆汁淤积、干扰胆石形成的流变学因素等，使保胆后结石复发率减低，这就是靠在遵循传统常识基础上的创新，是创新中有循证，循证中有创新。

第五节　没有负面证据，也是一种证据

保胆治疗除有一定的复发率，但没有胆道损伤、没有切胆术后综合征、没有对人体长远不良影响（如对消化道、对胆汁成分、对 Oddi 括约肌功能、胆道扩张、大肠癌发病率和胆总管结石发病率升高等）等依据说明这种治疗的安全性，安全是循证的重要指标；当部分医院、医生、很多患者要求把“保胆”作为胆石症治疗方法时，有人要提到复发问题，但却有意/无意忘记了早被国外和国内重要论著列为胆石病治疗方法之一的溶石、体内外碎石等方法，这些方法虽然对少数患者适用并有一定疗效，但与“保胆取石”的疗效相比祛石率低、复发率更高，却无人提出循证依据的要求。关于有人会提保胆取石的彻底性，资料表明，即使 LC 胆囊切除，由于“触觉反馈”缺失，胡春雷[13]报道，发生 1.03% ~12.3% 的胆囊管结石残留，远高于开腹胆囊切除或开腹保胆取石，并有一定数量胆囊管残留过长和结石碎裂落入胆囊管。遗留腹腔内形成脓肿 0.13%[14] ~1.29%[15]，这种残留也常须要再次手术，Paolucci 报道 117840 例 LC 意外胆囊癌的发生率 0.34%，其他文献报道样本量较小，意外胆囊癌（UGC）发生率0.15% ~2.85%[16]所以，并不是胆囊切除就一劳永逸。LC 的医疗纠纷，诉讼法律事件的发生率不仅高于 OC，也高于 EMC。而目前保胆所在单位没有类似的事件报道，充其量是胆结石复发，遗漏结石，少部分需要再手术，这是唯一一种负面的依据。因此，保胆这些不足，与切胆不足相比不应达到被反对和抵制的程度，那不是没有循证依据，而只是因为保胆是目前各种治疗方法中，唯一能挑战被认为是“金标准”的 LC。保胆始于外国，而坚持和创新保胆的在中国，原于中国特色的思维，强调人和人的和谐，人和自然的和谐、器官间的和谐。

第六节　按循证要求合理采集数据证据与评估获取的资料

对以上表格采集数据的依据的说明：

1. 我们采集数据的方法与有的报道中以保胆最高复发率 47% 组为依据判断保胆的效果，或作为否定保胆治疗依据不同，书中在计算切胆再手术率时遇到有从低到高比例的，采取近视中位数或多数报道的数计算，如胆道损伤率 0 ~2.35%，我们采用多数报道的 0.5%，其他只有一个数据的，只好采用。

2. 在计算保胆再手术率时的 10 年复发率 43% 组的数据（190/439）需要手术 38 例占 8.6%，而没有采用世界平均复发率 20% 和国内近年来的 8% 计算，如用后两数据计算，保胆再手术率可更低。

3. 在评定切胆再手术后果时，还应把手术难度因素包括在内，保胆复发不一定要切胆，如需要切胆再手术时，如方法得当，不追求非用 LC，或遇到困难时果断开腹，甚至采用胆囊大部切除，多数一次成功，避免付出伤、残、死亡并发症的代价。而 LC 所致胆道损伤修复仅 17% 首次成功，83% 需再次或多次胆肠吻合等其他难度和风险更大的手术，代价也比保胆复发后单纯胆囊切除高。

4. 有作者把腹部不适和绞痛当保胆再次手术的指征，不明原因，未经处理就行切胆就又一次把保胆后再手术（切胆）率不恰当的升高。

有作者指出，不应因保胆近期取得非 RCT（随机对照试验）的疗效而否定切胆，也不要因为改变不了解剖变异等因素就否定保胆，同理，我们可以认为不要因为改变不了肝脏成石环境可能复发而否定“保胆”；也不要因为有伤残史可能就否定爱美人士对 LC 的追求，也不能因为复发而拒绝患者延长胆囊使用寿命，提高生活质量的要求，更不要只根据医生对治疗方法的自我欣赏，而忘记医学客观对象患者主体的不同感受。现在的问题和倾向是只对保胆提出 RCT 的要求，而对 LC 的赞美连回顾性数据都不顾，有失公平。

作者认为修复了胆道，抢救了患者的生命，但患者今后的生活质量、亚健康状态、胆囊切除后消化道远期不良后果、生存率以及与寿命的关系如何等问题也应列入效果比较的范围。因此，对于胆囊切除术与保胆优劣之争应该注重比较方法的合理性，正如傅贤波教授[17]在他主译的《腹腔镜外科手术的争议》一书的译序中所举的例子一样，因为不良事件发生率相对较低，所以关于

开放法或闭合法入路安全性的最终证据，只能通过每组超过10000例的多中心随机研究得以确定。尽管很难施行，但可能只有这种试验结果才能为现行的争论找到最终的答案。

关于低水平证据的研究结果，其中一个系统性评述给出了非随机对照的前瞻性问题和回顾性研究比较的结果。如果仅仅分析回顾性研究，开放组的严重并发症发生的危险性似乎是Veress针/套管法的2.7倍（相对危险度2.7：95%可信区间为1.57～4.63）主要是因为忽视了小肠损伤。如果只分析前瞻性研究结果，结论则相反。开放法严重损伤的危险只有Veress针/套管法的0.3倍（相对危险度0.30：95%可信区间为0.09～1.03）。实际上回顾性研究并未报告各组中既往有腹部手术史的病例。因此，对既往腹部手术史有粘连患者行开放入路进行手术，这种选择使他们的结果可能发生偏倚。群体研究证明开放法相比Veress针/套管法，严重并发症的发生率明显降低。

腹膜后重要血管的损伤绝大多数发生于Veress针/套管法入路，发生率在0.02%～0.24%之间。与入腹相关的最常见的严重并发症是肠管损伤，报道的发生率在0～4%。在入腹过程中发生肠管损伤的主要危险显然是既往腹部手术史。在非随机试验中，开放法与闭合法相比，肠管损伤率的危险性要高，然而这些研究结果可能也是受到了选择性偏倚的影响。同样，如果只比较美容效果，LC＞OC＞EMC；如果进行多中心的比较，结论就完全相反，EMC＞OC＞LC。

引述本段内容是为了说明不同的比较方法可以得出不同的结果，只有通过足够大的样本资料，足够长的时间跨度和多方位或多中心的比较才能得出正确的结论。

本篇列出上述表格，引述傅贤波教授主译“腹腔镜外科手术的争议”相关段落、田伏洲[21]等的临床报告，主要说明EMC在各个领域优于LC。特别是比较各种治疗的收益和付出，这些都是循证的基础。

当今已进入循证行医时代，用证据解决学术争议是科学的“游戏”规则。“保胆”好还是“切胆”好，可谓是“世纪之争”。人们希望根据循证规则来裁决，但百年来，靠灵感、经验和习惯起家的外科治疗，少有与药物筛选那样，等待RCT结果出台后才开展，其优劣多是根据习惯、经验以及回顾性资料分析的结果来判断，它的生命力最终由患者的需求来决定。

本篇比较的结果显示在同样取得解除症状，预防胆囊癌，预防结石并发症情况下，腹腔镜切胆，在取得黄志强教授指出的四个“一点”（“创伤轻一点，愈合快一点，效果好一点，疤痕小一点”）的同时，需要患者和社会太大的付出和社会医疗资源消耗，其中还未计算出全国数万家使用腹腔镜机械所增加的碳的排放，有报道称，每生产一枚芯片，消耗掉4～5升（或16加仑）水，从矿材的采选到工厂加工，每制造一台电脑，要消耗1.8吨燃料，水和化学物质等社会资源。所以，人们要保护地球的绿色环境，就要有绿色的生活方式，也要选择绿色的治疗方案，营造人与自然和谐相处的良性循环。因此，在广义微创观念的指导下，腹腔镜胆囊切除没有达到像宣传的那样排除其他方法的积效。完美是相对概念，什么是完美，能进步就是完美，百年OC和近30年LC造成的胆道损伤等并发症及PCS没有改善，反而加重，而数据显示内镜保胆的复发率能不断降低，能不断改善，所以与切胆比较就相对完美。我们的多中心的比较数据已经彻底批驳了这种没有比较数据支持下的观点和国内外的以切胆为主的各种指南。从某种意义上讲，循证医学即数字医学，有道是“得数据者得未来”，也可以说“得数据者得真理”。

（莫国贤）

参 考 文 献

［1］A. L. Cochrane Effectiveness and efficiency，1971.

［2］黄志强．胆管损伤－胆道外科中避免不开的话题［J］．腹部外科，2012，25（5）：257－258.

［3］荣万水．内镜保胆取石术与腹腔镜胆囊切除术对患者生存质量的影响［J］．中国内镜杂志，2003，9（8）：23－25.

［4］曾仲，王曙光，别平，等．腹腔镜胆囊切除术后远期疗效评价（附3200例报告）［J］．腹腔镜外科杂志，2006，11（4）：344－345.
［5］田伏洲，汤礼军，蔡忠红，等．一种替代传统胆肠吻合术的新方法—皮下通道型胆囊肝胆管成形术［J］．肝胆胰外科杂志，2002，14（3）：136－137.
［6］周德良，韩志文，张贵恒．胆囊大部分切除术的临床应用与体会（附16例报告）［J］．中国伤残医学，2010，18（5）：67－68.
［7］蒋兆彦，韩天权，张圣道．从胆囊功能认识切胆和保胆取石手术［J］．外科理论与实践，2011，16（4）：348－351.
［8］吕新生．腹腔镜手术并发症的预防与处理．湖南：科学技术出版社，2002，7：60.
［9］吕文平，黄志强，董家鸿．腹腔镜胆囊切除与医源性胆管损伤［J］．中华外科杂志，2008，46（6）：463－464.
［10］吴金术．医源性胆道损伤诊治与预防．湖南：科学技术出版社，2010.
［11］吴金术，彭创，毛先海，等.683例胆管损伤的外科治疗［J］．中华消化外科杂志，2011，10（2）：107－109.
［12］黄志强．胆管损伤－胆道外科中避免不开的话题［J］．腹部外科，2012，5（25）：1003－5591.
［13］胡春雷，刘海斌，王向昱，等．胆囊管结石残留的原因分析及其解剖学基础［J］．肝胆胰外科杂志，2013，25（1）：44－46.
［14］William C，Meyers MD，Gene D，et al. A prospective analysis of 1518 laparoscopic cholecystectomies. New Engl J Med，1991，324（16）：1073.
［15］柳利，王金哲，郝利恒，等．腹腔镜胆囊切除术腹腔脓肿形成的原因分析及对策［J］．中国煤炭工业医学杂志，2012，15（11）：706－707.
［16］陈国荣，等．意外胆囊癌的外科进展［J］．中国肿瘤临床，2008，35（19）：1135－1136.
［17］王港，付贤波．腹腔镜外科手术的争议．北京：人民卫生出版社，2007.

第二十三篇　转化医学与保胆外科

已经过去的20世纪是以切除胆囊治疗胆囊良性疾病的时代，由于切除有功能的胆囊造成很多不良后果，又由于技术的进步，人们对胆囊功能重要性认识的深入和对生活质量要求的提高，在20世纪末和21世纪初的今天，国内兴起了用保胆取石（息肉）的方法来治疗胆囊良性疾病的热潮，特别适用于有功能的或通过治疗胆囊可以恢复功能的患者，尤其可以达到胆道零损伤、零死亡，而没有切胆所造成的不良后果，因而受到广大患者的欢迎。保胆取石（息肉）方法的兴起不仅是内镜技术转化的结果，也是胆囊结石（息肉）成因研究、药物学研究以及其他边缘学科等基础研究成果转化的结果。然而，尽管保胆治疗20多年来显示出明显的优越性，但万事开头难，特别因复发率参差不齐、高低不均等还存在不少争议；尽管，与其他方法相比复发尚未出现明显不良后果，也只是保胆唯一的不足，所以在还没有十全十美方法的今天，虽然复发不能成为否定保胆治疗的理由，但是，从全心全意为患者的角度出发，降低复发率也应该是我们义不容辞的任务。解决保胆复发后的处理问题，不是没有基础理论和其他相应技术的支持，缺乏的是转化医学的理念和实践这些理念的决心。本篇内容是根据中国医学论坛报2012年3月1日陈婕整理的《转化医学：让基础与临床不再遥不可及》一文改编而成。

第一章　提出转化医学的背景

事出有因，现代医学发展至21世纪的今天，已将许多不可能变为可能，将许多不治之症变得可防可治。然而，许多在实验室中“颇具前景”的新药、新技术，仍然在临床实践中遥不可及。我们不禁要问，是什么阻碍了基础研究成果投入临床应用的进程？是否存在一种切实可行的医学模式来填补基础与临床的鸿沟？

传统医学模式有缺陷，转化医学应运而生。

传统医学模式中，基础医学与临床医学是相对独立，关系甚少的两个部分，犹如二条平行线，走向一致却无法交汇，基础医学成果层出不穷，却无法满足临床对疾病诊疗的需求；临床经验不断积累，却无法为基础医学指明方向与目标。

惊人投入≠喜人成果

以肿瘤领域为例，从1971年至今，美国用于肿瘤防治方面的研究经费高达2000多亿美元，156万篇肿瘤相关的研究论文（其中80%文章的研究对象为小鼠、果蝇和线虫）相继发表，但肿瘤防治并未从根本上有改善。无独有偶，统计数据还表明美国1996—2006年制药企业的科研投入持续增长，但与之形成鲜明对比的是，每年研制出的新药数量却呈缓慢下降趋势。

极具前景≠广泛应用

2003年发表在《美国医学杂志》的一项研究阐明了那些所谓“极具前景”的基础研究成果在临床实践中的真实结局。研究者检索了1979～1983年间发表于6本顶级基础科学杂志（包括《细胞》、《科学》、《自然》、《生物化学杂志》和

《试验医学杂志》等的文献后发现，共有 101 篇文献明确声称其研究成果在疾病防治方面具有重大临床应用前景。然而，在这些文献发表 20 年之后（截至 2002 年 10 月），仅有 27 项基础研究成果发表了相关的随机对照试验（RCT）结果，其中 19 项 RCT 结果为阳性；在 5 项目前被批准用于临床的基础研究成果中，仅有 1 项获得了广泛的临床应用。

随着保胆治疗的广泛开展，时间跨度大，复发病的增多，尽管没有严重后果，但是我们也应该未雨绸缪，在加强预防措施的同时，将各种相关技术转化到处理结石复发的临床实践中去，形成应对保胆结石复发的“撒手锏”，如本篇提出的“皮下胆囊通道”等，这就是我们编写“保胆与转化医学”的缘由和背景。

第二章　策略：双向转化

1996 年 8 月，转化医学（translational medicine）一词首先出现在《柳叶刀》杂志上；2003 年，时任美国国立卫生研究院（NIH）院长的泽鲁尼（Zerhouni）教授在 NIH 路线图计划中提出了转化医学的概念。他认为，转化医学是连接基础与临床学科的桥梁，是从实验室到临床边（bench to bedside）以及从病床边到实验室（bedside to-bench）的双向循环式过程（简称 B2B）。

一、核心医学的核心

将医学生物学基础研究成果迅速有效地转化为可在临床实践中应用的理论，技术、方法和药物，并在实验室与病房之间架起一条快速通道，实现基础研究与临床研究的双向转化。

二、转化医学的目的

打破基础研究与临床医学之间的屏障，促进基础研究成果为疾病防治和完善政府公共卫生政策而服务。

三、阶段划分

某些国外转化医学中心（如美国 Tufts 大学临床与转化科学研究所）将转化医学分为 4 个阶段（表 23－1），这种划分有利于对转化医学的理解。

四、阶段性方案

表 23－1　转化医学的阶段划分与各阶段宗旨

T1（translation phase 1）：将基础研究成果用于数量有限的患者，通常为病例研究和Ⅰ、Ⅱ期临床试验。T1 旨在回答某种实验室发现的新疗法能否用于一家医院的少量（如 10 例）患者
T2（translation phase 2）：将基础研究成果用于更大规模患者，通常为观察性研发究和Ⅲ、Ⅳ期临床试验或某些调查研究，T2 旨在回答某种实验室发现的新疗法能否用于多家医院的较大量（如 100～1000 例）患者
T3（translation phase 3）：旨在通过传播和执行一系列研究来回答某种实验室发现的新疗法能否真正用于更广泛人群，同时关注与这种新疗法相关的临床问题和阻碍
T4（translation phase 4）：涉及一系列政策研究，旨在找到一种最佳方式使临床医生和患者了解并启用某种新疗法（如通过一项国家性政策）

第三章　体制和政策支持

转化医学至今仍缺乏明确的定义，但这并不阻碍其在全球范围内的迅速发展。美国 NIH 于 2006 年推行了临床转化医学奖励计划（CTSA），已在 30 多所大学和医学院建立了转化医学中心或临床转化科学中心。至 2012 年，美国将建立 60 个这样的专门研究机构，建设预算达到 5 亿美元。此外，欧盟每年用于健康相关的转化型研究预算达 60 亿欧元；英国也在 5 年内投资 4.5 亿英镑用于转化医学中心的建设。

作为转化医学的先行者，美国哈佛大学医学院的例子值得一提。哈佛大学医学院近年来在学校建设发展的各方面快速推进转化医学实践，并取得了实质性进展。2007 年，哈佛大学医学院专门任命了负责“临床和转化研究”的院长和副院长，这是该院历史上新增的两个院长级领导岗位。学院随即开始基于已有的转化医学研究基础进行卓有成效的战略性规划发展，其代表就是在 2008 年获得 HIN 高达 1.175 亿美元的 5 年期资助。这不仅是迄今 NIH 一次性资助高校发展转化医学的最大一笔款项，而且还是在美国金融危机最严峻的形势下毫无异议地给予的全额资助。

转化医学在我国起步较晚，但一批以转化医学研究为主旨的研究中心已在我国医院，科学院层面相继建立，旨在通过先进理念的引入加速我国转化医学的普及和发展。2011 年年末颁布的《医学科技发展“十二五”规划》（简称《规划》）已明确地将“突出临床转化，提高诊疗水平”作为重点任务。《规划》提出，针对恶性肿瘤、心脑血管疾病、呼吸系统疾病、损伤与中毒、消化系统疾病、内分泌与代谢性疾病。泌尿生殖系统疾病、老年退行性疾病、自身免疫病、血液病、传染病以及口腔、耳鼻喉、眼、皮肤等各科疾病以及罕见病，突出临床医学特点，充分发挥中医药（民族医药）特色诊疗优势，优化临床研究模式，大力推动转化医学发展，开发一批急需突破的临床诊疗关键技术，在科学评价的基础上形成一批诊疗技术规范，积极推行数字化医疗及建立区域医疗服务协同模式，有效解决临床实际问题和优化医疗服务模式。

第四章　培养能力，迎接转化医学的春天

转化医学是一个连续的过程，从一个思路的萌出直至经受临床上的种种试验与验证，最终发展成为一种新技术或新药物，上述过程涉及众多组分，需要不同技术的参与和合作（图 23－1）。2009 年发表在《自然·医学》（Nature Medicine）上的一篇文献罗列了转化医学涉及领域和所需能力（表 23－2），培养这些方面的能力或有助于中国医生和学者迎接转化医学在中国的蓬勃发展。

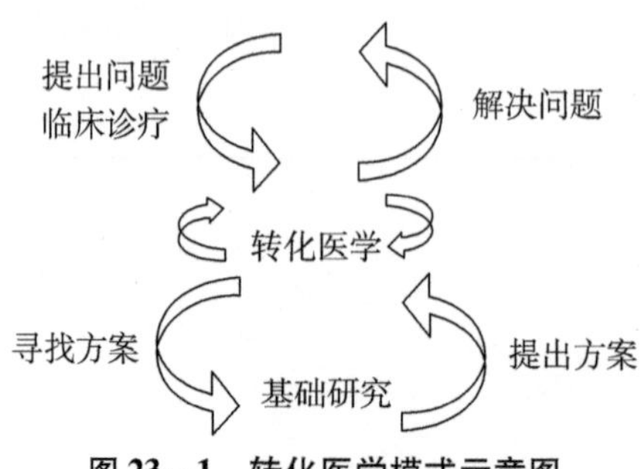

图 23－1　转化医学模式示意图

表 23-2 转化医学涉及领域及各领域所需具备的能力

生物医学研究	全面了解该领域，能从事扎实的实验室工作，并具备一定的研究设计能力及其重要性，并具备专利知识
知识产权	拥有专家资源以建立和保护知识产权，基本了解知识产权的全过程，方针
经费	了解研究经费的来源，具有谈判能力，以及与政府部门和工商业界接洽的能力
管理部门	对不同管理部门（国家级，国际级等）有所了解，具备深入这些的能力，并了解其中的形式与过程
法律问题	了解知识产权，患者权利，研究者权利，熟悉学术单位，创新企业与工业界之间的法律体制
伦理问题	了解患者和动物权利，理解大学和管理部门在制定研究方案和资助方面的规则，掌握风险－利益分析的知识
沟通技巧	能与不同人进行对话，并能撰写文件和其他资料，还能使不同部门之间相互影响
临床前测试	在临床试验前了解各项规章要求，并能评估标准化操作流程是否切实可行，同时能制定战略性计划来优化资源
临床前和临床试验的设计	了解试验的过程，挑战和关键点，能高效制订计划，并具备批判性思维能力来克服挑战，同时还能拟订方案并促进多方协作
适用于各领域的基本技巧	具备网络化、团队建设和沟通方面的技巧，并拥有战略性思维和创新性解决问题的能力

第五章 转化医学与保胆外科

可以认为，保胆治疗几经沉浮后再次兴起，是其生命力的表现，是社会进步和技术发展的结果，也是医学基础研究成果、胆道外科技术积累和边缘学科技术移植和转化的结果。有的成果已经在保胆治疗中转化，有的则应在将来保胆的实践和进一步发展中得到应用。

一、已在保胆治疗中转化的各项技术

1. 胆道镜、腹腔镜、医学影像技术。

2. 胆囊造瘘技术。

3. 结石形成的解剖学、胆道流变学、胆囊动力学等理论和胆道成形及解除狭窄技术在预防保胆后结石复发中的应用，如胆囊底部悬吊、胆囊肝管吻合、胆囊哈袋成形等，都是这些沉睡多年的理论和技术在保胆治疗中移植、转化的结果。

4. 支架技术 对胆囊管狭窄患者，放置塑料或金属支架可改善胆囊引流、缓解症状、预防感染及结石形成。

5. ERCP 经鼻胆管十二指肠引流术；十二指肠乳头切开取石术 EST；腹腔镜下经胆囊管进入胆总管取石 LTCBDE。

6. 降脂、降糖和降压药物的研究和进展，使结石病与心血管疾病一起预防成为一举多得的现实，与新的、不良反应低的溶石药物、增强胆囊动力药物一起，为降低保胆后结石复发率提供支持和保证。

二、最有希望转化的技术

1. 基因预测技术 为筛选易感人群，选择不同治疗方法提供依据。

2. 基因治疗技术 通过基因治疗药物，治疗工具主要有基因枪，基因剪的研制，利用敲除、阻断、代替、封闭剪断致病基因、基因美容、修复被损伤的基因和重建基因表达控制体系等手段。有科学家估计，到 21 世纪晚些时候，基因研究可能走向临床应用舞台，为人类健康和结石病防治做出贡献。

3. 介入治疗技术 如子母镜技术等在预防胆石形成和复发后处理中发挥作用。2013 年，全国内镜年会传出信息，会上介绍了新型胆道“全景望远镜”——SpyGlass 胆道子母镜直视系统在胆胰疾病中的应用。该系统推送导管直径仅为

3.3mm（较旧字母镜头段外径 4.1mm 细），却含有 4 个通道；2 个独立的冲洗通道，1 个光学观察通道和 1 个直径为 1.2mm 的治疗通道。导管的头端还具有四向偏转功能，便于在狭小的胆管内操作。子母镜经口进入胆总管，仔细寻找胆囊管开口，经此口可经子镜先放入一纤细导丝，或直接进入胆囊进行碎石、溶石治疗（图 23－2～图 23－5）。

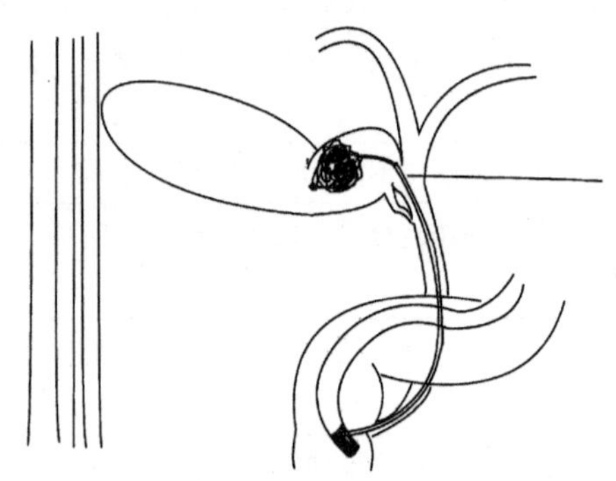

图 23－2　子母镜经哈袋肝管吻合口或胆囊管取石

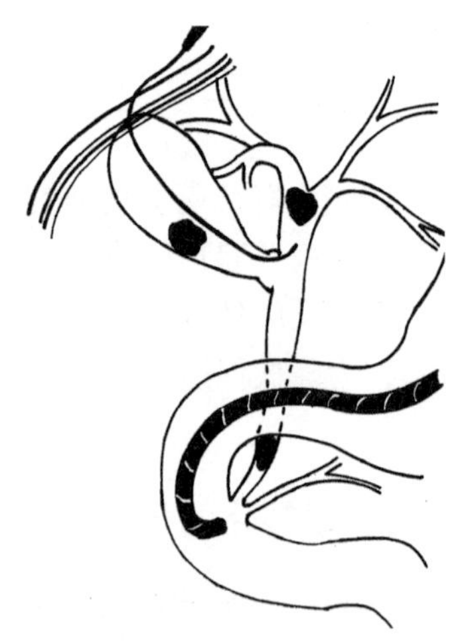

图 23－3　胆道镜经皮胆囊取石及 ERCP＋EST

4. 支架技术

（1）对胆囊管狭窄患者，放置支架，经鼻胆管、十二指肠引流术、EST、经胆囊管、胆总管取胆囊小结石。

（2）对易复发患者，用生物相容性好的高分子材料，如聚丙烯等，根据患者皮下到胆囊底部的距离，制作出个性化的皮下胆囊通道支架，

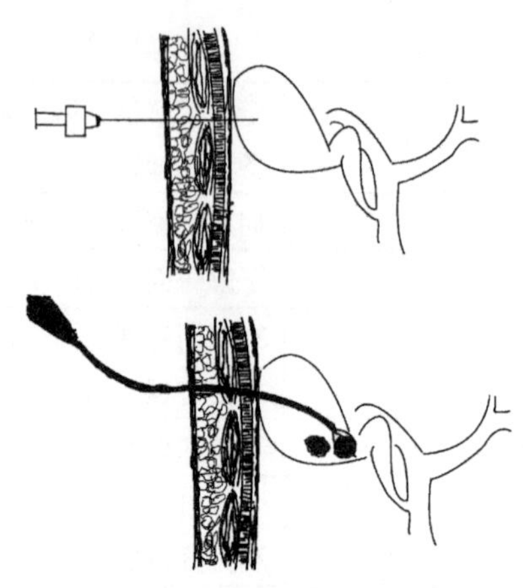

图 23－4　局麻，B 超或钛夹显示胆囊皮下通道经胆囊皮下通道取胆囊或胆总管结石

预置皮下胆囊通道。结石复发时，只需局麻后切开皮肤，经预置通道插入胆道镜，碎石、溶石和取石。

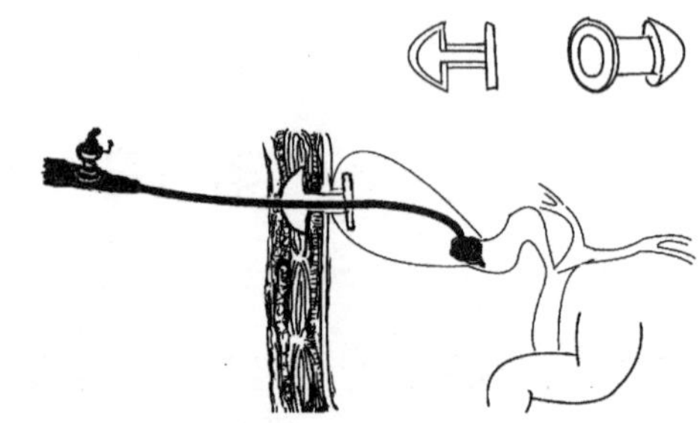

图 23－5　纤胆镜经预置通道进入胆囊取石

刘某，女，48 岁，胆切 9 年，ERCP 2 次，2015.10. MRCP 显示胆总管增粗至 23mm，疑有胆总管结石。该患者两次 ERCP，胆总管下端明显狭窄，而且越做越窄，如果该患者胆囊还存在，肝总管与哈袋吻合，建立皮下胆囊通道，当结石复发或肝内胆管结石落入胆总管时，可经此通道取石，碎石或溶石，可在不破坏 Oddi 括约肌情况下进行反复治疗。

目前，在没有胆囊可用的情况下，为了避免反复的切开狭窄的胆总管下端，最理想的是安置胆总管皮下通道。对于易结石复发的患者，保胆取石后预置皮下胆囊通道，开辟了新的治疗途径。

（莫国贤）

参 考 文 献

［1］陈婕整理．转化医学：让基础与临床不再遥不可及［J］．中国医学论坛报，2012，3.

结束语 胆道外科的战略目标

胆道外科百年历史，对胆囊结石和胆囊息肉等良性疾病的治疗，一直以切除胆囊为主要方法，随着人们对胆囊功能重要性认识、对胆囊切除后给人体造成危害的重视、对结石形成的内外科原因的深入了解，以及有了较好的预防复发的措施，要求保留胆囊的呼声越来越高。以往，取石后复发是保胆治疗的主要障碍，因此，降低保胆后结石复发率，成为医生与患者能否接受保胆的关键。尽管取石后复发的后果不像胆囊切除后果那样严重，新式保胆的所有投入还是为了降低胆囊结石的复发率。经典的胆囊切除术未能改变胆道系统损伤的并发症及其他不良反应，保护胆道系统及其生理功能成了胆道外科急需解决的重要问题。20 世纪 80 年代开始，先是张圣道等教授进行保胆的研究，后有张宝善教授等用内镜微创保胆的方法治疗胆囊结石和胆囊息肉，由于复发率逐步降低到可接受的范围，因而得到很多患者的欢迎，国内有百余家医院相继开展了微创保胆手术。特别值得指出的是张宝善教授，从 20 世纪 90 年代起，不辞辛劳，先后到包括作者医院在内的国内多家医院推广这一方法。在他的主持下相继在广州、北京、哈密、西宁、赤峰、重庆召开了第一、第二、第三、第四、第五和第六届全国保胆学术大会。第一届大会收到裘法祖教授的题词《重视胆囊的功能，发挥胆囊的作用，保护胆囊的存在》；在第二届大会上，保胆疗法得到中国工程院院士、著名胆道外专家黄志强教授的大力支持和充分肯定。黄志强教授在会上发表的“取石论保胆”的精彩报告，在胆道外科领域掀起了保胆治疗和研究的热潮，这预示着中国胆道外科发展新的战略转折。保胆治疗将在胆道外科发展史上谱写出新的篇章。以胆囊切开取石开始的胆道外科，百年后回归保胆取石，用黄志强教授的话来说，这是“历史”有趣的重现，是在新的技术条件和新的理念下的重现。黄志强院士还大声呼吁并问道：“一个传统的外科医生在面对新的医学革命大潮中，是坚守阵地还是来一个观念上的转变”？

今年是 Langenbuch《胆囊外科》发表 112 周年，胆囊切除术开展 132 周年，在过去的一个多世纪里，胆囊切除挽救了千百万胆石症患者的生命，解除了无数患者的痛苦，由于历史条件的限制，在过去相当长的岁月里，没有比胆囊切除更好的方法，所以人们把胆囊切除誉为“金科玉律”。近 30 年来，腹腔镜胆囊切除（LC）由于切口小又被称为“微创”和“金标准”的代名词，几乎占切胆手术的 90% ~95% 。随着人们生活方式的改变，胆石症的发病率不断上升，已占人群的 10% 左右，与冠心病、高脂血症、高血压等疾病一样成为常见、多发病。胆囊切除术已占普外科手术的 40% 以上。人们可能不太关注问题的另一方面，就在切胆发明的同时，直到现在，医学领域和患者，从未停止过对胆囊的“思念”，医学界内从未停止过对胆石症形成机制、预防和治疗方法等方面的研究，这些已经不是为了如何把胆囊继续往下“一切”了之，因为如何切胆的问题可以说已经基本解决，从手工、腹腔镜到机器人，有的 20 分钟就可以切除一个胆囊，有的医院一天切除胆囊 20 ~30 例，从各种文献报道的趋势看，研究的方向主要集中在从结石形成的机制，胆囊功能的重要性以及胆囊切除并发症及其对人体的长远不良影响出发，试图找出胆石症除胆囊切除以外的其他道路，克服因胆囊切除造成的不良后果，多位专家认为胆石症的出路在预防，如 1998. 8 冉瑞图教授[1]就在《当代胆道外科学》中提出寄望于用预防来结束 Langenbuch 时代，并提出[2]胆石症可以与高血压、糖尿病、心血管一起预防等战略构思，并预测胆囊切除的指征和意义将发生改变；张圣道、韩天权等领衔研究并发表了大量文章，明确指出，结石和保胆取石后复发可以预防，并提出预防的策略。水到渠成，近20多年来，随着对胆囊功能的深刻认识，内镜技术的发展，患者要求保胆的增多，微创保胆取石术蓬勃发展，显著降低了保胆术后的复发率，取得了优异成绩；另一方面，胆囊切除的并发症，胆囊术后综合征与远期的不良影响已影响到患者的身心健康；在切胆“伤，残，死”之“痛”攀升的同时，现代人对切胆各种并发症的“痛阈”却在下降，腹腔镜切胆指征的扩大，腹腔镜手术的并发症2～3倍以上高于开腹切胆术，胆囊切除所致胆道损伤占胆道手术的70%，人们寄望中的“微创”变成巨创。医源性胆道损伤修复成为胆道外科新难题，胆囊切除从过去的“金科玉律”“微创”“金标准”的美名转为专家们报道中不绝于耳的“难题”“坟墓”“焦土”“巨创”“危险的发明”“内在缺陷”，患者的“灾难”等，胆道修复成了“旷世难题”。为此，在2008版的基础上修改的，2013年版《胆道外科指南》已经出台，主要针对医源性胆道损伤的诊治的困难，尤其强调需要有经验的资深的胆道专科医生进行修复。胆囊切除所致胆道损伤0.5%～2.3%，加上血管损伤、胆漏、结石遗漏、腹腔感染、意外性胆囊癌发现，胆囊切除术后综合征经 ERCP 检查，其中70%是胆囊切除存在问题，如遗漏胆囊管结石等，这些并发症必须再次手术，即使取这些需要再手术发病率的中位数，也高达10%以上，甚至需要做并发症多、更严重的胆肠吻合、肝移植等手术。胆管狭窄需要进一步进行 ERCP 检查，放支架，有的要做 EST 切开十二指肠乳头，还可能导致新的并发症等。尽管百分率不高，但由于发病和切胆基数太大，绝对值是相当高，胆道损伤后，其中的30%患者会终身“胆道的残废”，导致胆道继发性结石、胆道狭窄、感染、癌变和死亡。生活质量下降。由此导致医疗纠纷，医疗诉讼增加，已引起法律界重视，医患关系紧张，医疗费用大幅上升，国外资料表明医疗费用是正常情况的4.5～26倍，增加患者家庭、医保费用、增加国家的医疗开支。由于目前的注意力集中在如何切得“更多和更快”上，很少集中在如何使患者“更好和更省”上。新的器械，新的进路，除了满足少数人“美容”愿望之外，没有使大多数人获得更好的结果。面对传统切除不良影响没有消除，新器械带来新的并发症，严重并发症又在攀升，但很少有人关注器械“内在缺陷”，如缺少触觉反馈，立体感与纵深感差，热源损伤等。新式保胆取石取息肉开展以来，资料和实例证实，胆囊切除时勉强行胆囊管分离、结扎、切断是发生胆道损伤的根本原因，避开胆囊管分离结扎切断这一经典步骤就能避免胆道损伤。新式保胆与单纯取尽结石的旧式保胆不同，是根据胆汁流变学，胆囊解剖学和动力学及中国先民“流水不腐，户枢不蠹”等原理从外科角度根据病情采用胆囊悬吊术、胆囊哈袋切开术、胆囊哈袋成形术、胆囊肝总管吻合术、胆囊管结石切开术等，不仅顺利的取尽结石，还改善胆囊引流，增强胆囊排空动力，配合胆结石的病因治疗能进一步降低结石复发率，使“病”的胆囊向好的胆囊转化。

新式保胆取石术解决了用腹腔镜困难情况下进行的胆囊管切开取石术、哈袋嵌顿结石取石术，尤其能用切开取石的简单的方法治疗 Mirizzi 综合征（Ⅰ～Ⅳ型），完全避免了胆道损伤。能一次性完成胆囊结石合并胆总管结石手术，做到了胆道零损伤和零死亡。2015年7月全国第五届内镜微创保胆学术大会上张宝善教授做了题为“严肃认真地发展内镜微创保胆手术”报告，提到统计全国多个保胆中心7万多例手术资料，做到了无胆道损伤，无死亡。这些手术方法的应用与治疗原理的研究为实现裘法祖院士的“重视胆囊功能，发挥胆囊作用，保护胆囊的存在”奠定了理论基础，也为实现冉瑞图教授提出的以结束切胆时代为战略目标提供了技术保证。小切口保胆取石术只要有纤维胆道镜系统，只要能进行硬膜外麻醉的医院，有经验的外科医生与有资质内镜医生的密切配合下就能完成手术，因此能普及与广泛的开展。微创保胆手术既保留了有功能的胆囊，维持胆道压力等正常生理功能，又避免了胆道损伤，可以使胆道损伤及其延伸的再检查，再手术的并发症大幅下降。目前大医院以切胆为己任，对腹腔镜，对机器人手术切除胆囊有极大兴趣，而对胆囊切除存在的弊病视而不见。为了避免从各自观念和立场上惯性地看问题的倾向，本书从循证医学角度用大量争论各方（特别是对 EMC 有质疑的一方）发表的数据（如采用 EMC30% 复发率）比较微创保胆（EMC），开腹切胆（OC）和腹腔镜切胆（LC）的效果（Effectiveness）和效率（Efficiency）。按效果除以代价（Cost）的原理计算，结果得出 EMC（优）> OC（优）> LC 的结论，与以往人们印象中的看法相反。因此，我们在《保胆外科学》中预示，胆囊外科的战略目标必将发生重大转折，从切胆为主转为保胆为主，将走一条“预防为主，防治结合，标本兼治”的新路。在回答“胆道外科是向西还是向东?”的问题时，本书的答案很明确，21 世纪中国的胆道外科，不向西，也不向东，而是向“中”，是以中国“天地人和”“中庸和谐”的华夏文明和哲学思想为指导，创建前辈们寄望的具有中国特色、中国百姓支付得起、国力负担得起的胆道外科，把“保胆”作为胆道外科发展战略目标，从根本上解决胆囊良性疾病以及由它引发，20 世纪未能解决，21 世纪又逐年攀升的胆道损伤及其延伸的其他严重后果，因为根据本书倡导的“能保不切，必需切，遇到困难时，避开分离结扎切断的经典步骤”的基本原则，这就抓住了胆道外科的主要矛盾，找出胆道损伤“旷世难题”的源头，使其他问题如胆囊切除并发症及其对人体的长远不良影响等问题和矛盾就迎刃而解。

本书对与保胆有关的循证医学、微创观念、人文医学、转化医学、医疗教育改革等问题进行了深入讨论，这是要进一步说明，新式保胆不是像一些人认为的“取出几块结石”那样简单，它既保护胆囊，又保护整个胆树的正常生理功能，同样需要技术与技巧，需要学习。历史的车轮滚滚向前，步入 21 世纪，世间万物在变，治疗方略也在变，但万变不离其宗，“宗”就是使患者和社会包括环境得益多、消耗和付出代价更低。2013 版《胆道外科指南》得出的结论是开腹胆道修复手术效果在各种方法中名列前茅，尽管多是回顾性，非 RCT 资料，因为支持其他方法的资料也是非 RCT 的，甚至有的观点连非 RCT 的依据都没有。当然，《指南》是主要为解决切胆造成胆道损伤问题而定，而《保胆外科学》是为了防止发生胆道损伤及其他不良后果而写，长久以来，胆道外科走的是“切了伤”，“伤了修”的恶性循环之路，“切”的数量越多，“水平”越高、“胃口”越大，指征越宽，伤的也越多，以患者“死、伤、残”为代价的修复的水平虽然提高了，但如此循环往复患者得到的是祸还是福? 值得深思。本书在保胆的循证医学基础章节中以各方回顾性资料作比较结果显示除（单中心的）美容一项，LC 胜出之外，其他指标均显示新式微创保胆 >（优于）开腹切胆 >（优于）腹腔镜切胆。目前胆囊手术占普外手术的 40%，胆道外科手术的 70%，胆道损伤，医疗纠纷和法律诉讼占普外的 20% ~63%，胆石症（息肉）是外科也是胆道外科中的常见病、多发病，尽管胆囊手术只是普通主治医生就能掌握的普通手术，但所发生的问题却是需要顶级胆道外科专家才能收场。这些因素决定胆囊问题在胆道外科中的地位，决定了它是胆道外科诸多矛盾中的主要矛盾和矛盾的主要方面，百年开腹切胆遗留的问题没有解决，近 30 年 LC 在原有问题基础上又增添了新的问题，随着社会进步，技术条件的改善，人们有理由，有能力提出把能从源头上解决问题的新式保胆作为胆道外科发展的战略目标，这对创建有中国特色或中国“基因”的胆道外科，对解决胆道损伤严重并发症不断攀升的旷世难题，对造福于千千万万胆囊良性疾病的患者，是利国利民，一举多得的大好事。虽然存在较大争议，但历史经验多次告诉人们，大辩论之后必然带来大的变革，胆道外科发展的战略目标也将发生本质上改变，即由切除为主转向为保护为主的转变。以下归纳本书主要内容和一些可能与流行印像不同的观点归纳：

1. 介绍胆囊结石，胆囊合并胆总管结石，哈袋与胆囊管结石嵌顿和息肉的保胆手术方法。

2. 根据以往胆道外科治疗和预防结石复发的经验和“去除病灶，畅通引流，控制感染”的原则，首创将胆囊底部悬吊，哈袋成形，胆囊肝管吻合等技术用于保胆预防结石复发，并首次阐述这些手术在预防结石复发的解剖学，动力学和胆道流变学原理。

3. 阐述提出新式保胆与旧式保胆的原则区别，它不是单纯取出胆囊内结石，不是被动等待结石复发，而是走外科内科结合、防治结合、标本兼治的新路，它不是单纯保护胆囊，而是关系到保护肝脏、胆管、Oddi 括约肌和胰腺等新概念。

4. 用实例证明勉强追求“分离、结扎、切断胆囊管”是造成医源性胆道损伤的根本原因，并提出“能保不切，遇到困难时采用避开上述方法的胆囊大部切除法”是从源头上避免胆道损伤的根本出路，与百年来强调的通过学习就能预防胆道损伤的思路明显不同。

5. 根据广义微创观，提出“无镜也微创”和用腹腔镜及机器人做手术“不一定都是微创”的新概念，有利于鼓励和培养医生在治疗疾病同时，把“控制损伤”的主动权牢牢地掌握在上帝赐予医生自己的双手中。

6. 本书根据循证医学之父考克兰的效果（Effectiveness）和（Efficiency）效率关系的原理延伸得出评估治疗方法优劣等于效果（Effectiveness）÷代价（Cost）的公式，按该公式，输入收集数据计算，从而得出新式保胆在多个领域优于切胆的结论。从而开辟了从医学模式、文化渊源、人文伦理及循证依据等综合要素全面审视治疗方法优劣的新河。

7. 本书根据大量数据，并用图示，形象回答“好的胆囊如何变坏，病的胆囊如何能变好”，说明胆囊与其他有病器官一样有了结石（息肉）不一定要一切了之，因为数据显示切除胆囊并非是一劳永逸。

8. 本书介绍的哈袋，胆囊管切开取石是在病理变化和病情严重时，用最简单的方法，最低的代价（Cost）解决 Mirizzi 综合征和避免医源性胆道损伤（BDI），最复杂的旷世难题，并是最安全、最科学的方法。

9. 本书是现今为止胆囊结石（息肉）各种治疗方法效果、效率、并发症，对人体长远影响等资料最完整最集中的数据库，对于实验研究和临床实践具有不可代替的参考价值。

10. 在很多情况下，中国的就是世界的，国外 5～10 年保胆复发率 30%～40%，中国 5～10 年在 5%～8%。

以上十个方面就是本书的主要内容，主要说明外科保胆治疗是“防治结合”“内外科结合”“医患结合”“标本兼治”的系统工程；是“现代功能外科”“精准外科”的集中体现。也是本书提出把保胆作为胆道外科发展战略目标的理由。

战略的转变就是质的转变。20 世纪末、21 世纪初，胆道外科和普通外科两项技术可以称得上战略性转变。一项是无张力疝修补，一项是胆囊结石和息肉的外科保胆治疗。具体讲，LC 就是没有从根本上改变胆道损伤及其他并发症的现状，所以效果上没有发生本质的改变，因而更称不上战略的改变。

21 世纪将是保胆的世纪，胆道外科将实现从切胆到保胆的战略转变，到那时，用预防加取石（息肉）的方法解决胆囊结石（息肉）问题，在达到消除症状，预防并发症，防止癌变和延长胆囊寿命的同时，没有胆道损伤和其他并发症，患者不需要付出身体痛苦和生命的代价；保护了胆树及其生理功能；对“2013 版胆管损伤的诊断和治疗指南”上急需解决的“当前腹部外科中的难题之一”也就迎刃而解了；“最易和最常引发外科医疗诉讼事件”将大幅下降；减少了医疗开支，改善了医患关系，所以，从某种意义上讲“保胆外科学”也可作为预防胆囊切除术造成胆道损伤及其不良后果的指南，并且相信将为广大胆系良性疾病的患者带来福音。如今，全国性保胆学术会议已召开六次，每次达数百人之多，许多老一辈医学家，临床专家在会议上对保胆有了较深刻的认识和许多见解，有专家还提出与爱耳日、爱牙日、爱眼日一样，倡议设立“爱胆日”，这些都对指导和迎接保胆时代的到来，指导全国肝胆外科的临床工作有重要作用。作者希望通过我们的循证说理式的分析，使同道在临床上对保胆更有信心，投入更大的热情从事临床实践和理论研究，使更多的患者受益，形成具有中国特色的胆道外科的价值观和方法论。

本书是近 25 年保胆的工作总结，文献荟萃，传递胆道外科战略转移的重要信息。

在开展和推广保胆外科工作中，得到张宝善教授亲临指导、林向阳、王秀平内镜专家长期合作，外科专家许志方、卢建新、金德仁、病理科王晓熙主任、朱海华等积极配合，在保胆工作开展以来得到相关部门和个人的大力相助，在此表示由衷的感谢。他们是中国人民解放军411医院领导与相关部门普外科刘胜主任，陈森林副主任，及马述春、姜玮、钱刚、曹晓兵、郭飞、王一、韩小梅、甄晔、罗元庆、夏建华、徐晓媛、朱海英、王英、杨学东、张志良，上海海江医院施承忠院长、王兴国副院长，上海邮电医院朱长贵主任、刘义副主任，天津宁河县医院余振东院长、陈启明主任，中国人民解放军94医院陈范昶普外科主任，杭州同济医院强裕主任，江苏振泽医院沈美荣外科主任，苏州苍浪医院杨院长，湖南株洲智诚医院肖振达院长，浙江兰溪永球医院宁永球院长，在本书编写过程中得到上海邮电医院内科朱清主任医师的鼎力相助，这里再次表示衷心感谢。

主编　莫国贤

2014. 6. 26. 上海

文献索引

[1] 冉瑞图．胆道疾病外科治疗的发展［M］．黄志强．当代胆道外科学．上海：科学技术出版社，1998：6－7.

[2] 冉瑞图．发展中国特色的胆道外科［J］．中华肝胆外科杂志，2000，6（3）：163－165.

附件 1　胆管损伤的诊断和治疗指南（2013 版）

中华医学会外科学分会胆道外科学组

基金项目：国家科技部科技支撑计划项目（2012BAI06B01）；国家自然科学基金面上项目（81070383）

通信作者：董家鸿，100853 北京，解放军总医院肝胆外科医院、全军肝胆外科研究所，Email：dongjh301@ 163. com

【摘要】胆管损伤的诊断和治疗仍然是当前腹部外科中的难题之一。为最大限度降低胆管损伤的发生率，规范胆管损伤的诊断与治疗，改善胆管损伤患者的预后，中华医学会外科学分会胆道外科学组于 2008 年组织相关领域的专家制订了"胆管损伤的预防与治疗指南（2008 版）"。该指南首刊于《中华消化外科杂志》，并多次在全国学术会议上向国内胆道外科医师解读和推广。此后，在广泛征集同行意见的基础上，基于循证医学的原则，指南编审委员会对有关胆管损伤的诊断和治疗关键问题进行循证评价，结合当前最佳证据和专家经验给予推荐意见，形成"胆管损伤的诊断和治疗指南（2013 版）"。该版指南针对 2008 版共识做出以下重要修订：①针对胆管损伤诊断和治疗的关键问题提出推荐意见；②强化胆管损伤的诊断和治疗，删除原共识中胆管损伤的预防部分；③优化胆管损伤的分型系统；④补充内镜治疗胆管损伤的循证评价；⑤提出胆管损伤分期和分型施治原则。

【关键词】胆管损伤；循证医学；诊断；治疗；指南

Practice guide line for diagnosis and treatment of bile duct injury (2013 edition) Biliary Surgery Group of Surgery Branch of Chinese Medical Association

Corresponding author: Dong Jiahong, Hospital & Institute of Hepatobiliary Surgery, Chinese PLA General Hospital, Beijing 100853, China, Email: dongjh301@ 163. com

【Abstract】The diagnosis and management of bile duct injury (BDI) remain a considerable challenge in abdominal surgery. However, there is no evidence based guideline for the optimal diagnosis and treatment of BDI up to now. In 2008, a consensus based clinical practice guideline for the prevention and management of BDI was developed by the Biliary Surgery Group of Surgery Branch of Chinese Medical Association. The guideline was published on the Chinese Journal of Digestive Surgery subsequently, and interpreted in many academic conferences. Recently, following the summarization of the opinions widely reflecting the practical application of the guideline, an expert panel reevaluated and revised the 2008 edition of guideline according to the methods of evidence - based medicine.

1. 背景

1905 年，Mayo 等首次报道采用胆管十二指肠吻合术修复 2 例胆囊切除术后胆管损伤以来，全世界的胆道外科医师就开始致力于胆管损伤的预防和治疗。然而胆管损伤的发生率并未明显下降，相反随着腹腔镜技术的开展，胆管损伤的发生率较开腹手术时代增加了 2 ~ 3 倍。大宗病例的流行病学调查结果显示：胆囊切除术后胆总管损伤的发生率在 0. 5% 左右[1-4]。在美国和英国，34% ~

49%的普通外科医师在手术中曾造成至少1～2次的胆管损伤[5-6]。

只有1/3～1/2的胆管损伤能被及时诊断，超过70%的胆管损伤仍错误地由原手术医师或非专科医师实施初次修复[1,6]。盲目手术探查和在不恰当的时机实施确定性修复手术的情况普遍存在[7]。诊断的延误和错误的治疗造成患者反复接受手术或介入治疗，部分患者由于继发病变如肝脓肿、胆汁性肝硬化、门静脉高压症等需要行肝切除术甚至肝移植[8-9]。

在长期治疗过程中，患者面临的死亡风险是正常康复者的2～3倍[1]。即使这类患者长期生存，其生命质量也低于正常康复人群和健康人群[10-11]。

胆管损伤不仅造成患者健康的严重损害，而且造成卫生保健系统的资源浪费和沉重的财政负担。Savader等[12]的研究结果显示：胆囊切除术后胆管损伤的患者其治疗费用是正常康复者的4.5～26.0倍。

胆管损伤也因此成为最易和最常引发外科医疗事故诉讼的原因[13-14]。美国30000例临床不良结局的分析结果显示：约4%的患者最终走向司法诉讼，其中胆管损伤患者寻求司法诉讼的比例为20%～30%[15]。

2. 方法

胆管损伤的诊断和治疗困难。损伤的诊断时机和诊断方法、治疗方式的选择、手术时机和手术方式、临床医师的经验等均可影响患者的预后。但长期以来，针对胆管损伤的诊断和治疗，国际上缺乏可供临床医师参考的实践指南。有鉴于此，中华医学会外科学分会胆道外科学组曾在2008年组织中国内地相关领域的专家制订了《胆管损伤的预防与治疗指南（2008版）》[16]。该指南在《中华消化外科杂志》发表并多次在全国会议上进行解读。此后，在广泛征集同行意见的基础上，依据循证医学的原则（表1），我们检索了Medline、Embase、Cochrane和中国生物医学文献数据库（CBM）等医学文献数据库，对1980年至2011年与胆管损伤有关的文献进行证据质量分析，并结合专家经验对胆管损伤诊断和治疗中的关键问题提出推荐意见。基于指南的证据受许多不确定性因素的影响，临床医师仍必须结合患者的具体病情和当地医疗条件的实际情况做出最佳的判断。

表1　【推荐意见分级和证据分级系统】推荐意见描述

强：有一致性的证据和（或）意见认为该项措施或治疗有效或有益。

弱：有相互矛盾的证据或不一致的意见认为该项措施或治疗有效或有益。

证据级别描述

A级：证据来源于多个随机研究或Meta分析。

B级：证据来源于单个随机研究或非随机研究。

C级：证据来源于病例系列研究或专家经验。

3. 胆管损伤的致伤因素和发病机制

外科手术、有创性诊断和治疗操作以及腹部外伤等多种因素都可以造成胆管损伤。因腹部钝性或锐性创伤造成的非医源性胆管损伤相对少见。文献报道1%～5%的腹部创伤患者存在肝外胆管的损伤，其中超过80%发生在胆囊[17]。80%的医源性胆管损伤来自胆囊切除术，尤其是LC[18]。其他常见的医源性因素包括肝切除术、胆道探查术、EST、TACE[19-30]。此外，肝肿瘤的局部消融（酒精注射、冷冻消融、微波消融、RFA）；肝包虫病的酒精注射、T管拔除术等也偶有造成胆管损伤的报道[31-40]。

胆管损伤的发病机制主要包括机械性、电热性、化学性和缺血性。部分患者的胆管损伤可能涉及多种机制。

（1）机械性损伤：最为多见，包括切割伤、撕裂伤、缝扎伤、钳夹伤、穿通伤等。机械性损伤多数部位单一，损伤范围明确。

（2）电热性损伤：电外科手术器械使用不当可导致胆管组织的热力损伤。如LC术中电钩误伤胆总管，肝肿瘤热消融治疗伤及邻近肝内胆管甚至肝门部胆管。电热性损伤早期病变范围不明确，直接缝合或对端吻合易发生胆汁漏或瘢痕狭窄。

（3）化学性损伤：10%甲醛、无水乙醇等溶液可导致胆管组织变性或坏死，如在化学性消融治疗中上述液体侵蚀胆管，可损伤胆管壁组织并导致迟发性胆管硬化狭窄。化学性损伤常涉及较大范围的胆管树结构，严重者可累及整个肝内外胆道系统。

（4）缺血性损伤：任何导致胆管血运障碍的操作均可造成胆管缺血性损伤。如行 TACE 治疗时栓塞部位或栓塞剂应用不当，胆管周围组织的过多剥离等。缺血性胆管损伤可呈迟发性的病理过程，常在术后数月甚至数年出现胆管狭窄的临床症状。

【推荐意见 1】临床医师应意识到任何涉及右上腹的手术和操作均有导致胆管损伤的可能，应采取措施预防医源性胆管损伤的发生。（强，C 级）

4. 胆管损伤的诊断

胆管损伤必须及时诊断和处理，延迟诊断可造成胆汁性腹膜炎、化脓性胆管炎甚至脓毒血症、MODS 等，不仅增加损伤修复术后并发症和胆管再狭窄的发生率，甚至可危及患者生命[12,41-42]。延迟诊断也是胆管损伤患者提请司法诉讼的主要原因之一[43-45]。

4.1 胆管损伤的术中诊断

胆管损伤的术中诊断主要依赖术中发现手术野存在胆汁、发现异常的解剖或是胆道造影结果显示造影剂外溢等异常影像特征。大宗病例的流行病学调查结果显示：40% ~60% 的胆囊切除术后胆管损伤能获得术中诊断[46-48]。Nuzzo 等[47]对 1998 年至 2000 年意大利 56591 例胆囊切除术的多中心回顾性调查结果显示：胆管损伤的术中诊断率为 46.0%，其中，73.1% 为手术野存在胆汁诊断，19.4% 通过术中胆道造影检查诊断，7.4% 为切除胆囊时发现双管结构。多篇非随机对照研究证实了术中胆道造影检查对胆管损伤的诊断价值[44,49~51]。在一项前瞻性调查研究中，Z'graggen 等[50]统计来自瑞士的 10174 例胆囊切除术患者的临床资料。该研究结果显示：常规术中胆道造影检查可将胆管损伤的术中诊断率从 33% 提高到 75%。

4.2 胆管损伤的术后早期诊断

未能及时诊断的胆管损伤术后早期可出现一些非特异性的临床症状如腹痛腹胀、畏寒发热、持续的恶心呕吐、皮肤及巩膜黄染等。体格检查可发现上腹部压痛、反跳痛等局限性腹膜炎甚至弥漫性腹膜炎的体征。实验室检查 WBC 计数和中性粒细胞比例升高，肝功能可呈持续的异常改变[41]。这些早期临床症状和体征均与胆管损伤后胆道梗阻或胆汁漏有关。约 80% 的胆管损伤存在胆汁漏[47,52]。发生胆汁漏时胆汁可从腹腔引流管流出或从切口渗出，也可进入腹腔造成胆汁性腹膜炎，或被包裹形成胆汁瘤。胆道梗阻可为完全性或不完全性，患者出现不同程度的梗阻性黄疸，实验室检查结果表现为进展性的肝功能异常、血清 TBil 和 ALP 等胆系酶谱升高。这些非特异性临床表现和症状多在术后 48h 内出现[53]。但由于上述临床表现和症状常常被外科医师忽略或错误的解释，胆管损伤的术后诊断多集中在术后 1 ~ 2 周[41,54]。

腹部超声检查对可疑胆管损伤具有较高的诊断率[20]。由于 10% ~14% 的胆囊切除术可在肝下出现少量积液，而胆道梗阻在术后早期只有 10% 的患者会出现胆管扩张[55]。因此，超声检查的结果需谨慎的解释。确切的诊断尚需要 ERCP、PTC 或 MRCP 等胆道成像检查的支持。

4.3 胆管损伤的术后延迟诊断

胆管损伤可在损伤后数月甚至数年出现延迟性狭窄的临床表现，包括不同程度的梗阻性黄疸和（或）胆管炎。狭窄既可能来自于早期急性损伤未能正确诊断和及时治疗，也可来自严重的局部炎症刺激（术后胆汁漏合并感染）、胆管壁的血供受损（术中广泛剥离）、胆管壁的压迫性坏死（T 管放置不当）等造成的胆管慢性损伤。但大多数情况下，确切的损伤机制难以准确判断。

腹部 B 超检查可发现不同平面以上的肝内外胆管扩张，在通过进一步行 CT 或 MRI 检查排除肿瘤造成的胆道恶性狭窄或原发性肝胆管结石病，结合既往胆道手术史，多能做出医源性胆管损伤的诊断。

4.4 胆管损伤的解剖影像学评估

胆管损伤的确切诊断应通过解剖影像诊断技术全面检查胆道结构的完整性，明确损伤的部位和程度，以指导进一步的临床治疗。确定性手术修复前是否进行高质量的胆道成像检查能显著影响胆管损伤患者的最终预后。术前没有进行任何胆道成像检查的确定性手术，96% 的患者修复失败，但如在术前进行完整的胆道影像学检查，

84%的患者手术修复成功[56]。临床常用的影像学诊断技术包括胆道造影（PTC、ERC、经T管造影、经瘘管造影）、磁共振胆管成像（magnetic resonance cholangiography，MRC）、CT和MRI等检查。

PTC检查：PTC检查能正确显示损伤或狭窄近端胆管树的解剖结构，尤其是针对胆道不连续的横断伤和损伤后胆道完全梗阻的患者。PTC检查同时具有通过胆道减压治疗损伤后胆管炎、引导术中肝门部胆管定位的价值。因此，该检查方法曾被认为是诊断胆管损伤的金标准，在许多胆道外科中心作为胆管损伤确定性手术前的常规诊断和治疗技术[19,57-58]。但PTC检查是一种有创的诊断技术，存在出血、继发感染、穿刺失败的风险。对伴有胆汁漏而胆管无明显扩张的新近胆管损伤，PTC常常难以实施。

ERC检查：ERC检查可清晰显示连续性完整的胆管树结构。对以胆汁漏为主要特征的胆管损伤，ERC检查可通过造影剂的外溢提供诊断胆管破裂的直接证据。ERC检查在诊断的同时具有能利用支架或球囊扩张治疗胆汁漏和胆管狭窄的优势，使得部分胆道外科中心更倾向于ERC检查[59]。但对于胆管完全横断或狭窄的患者，ERC检查难以显示损伤近端胆管树的结构[60]。

MRC检查：MRC检查作为一种非侵袭性的胆道显像技术可多方位全面显示各种损伤类型的胆管树解剖结构，准确提供胆管狭窄的部位、范围和程度以及近端胆管扩张程度等信息，从而为手术方案的设计提供可靠依据，已在部分胆道外科中心成为评估胆管损伤的首选诊断方法[61]。一项前瞻性对照研究结果显示：MRC检查能提供所有PTC检查所能提供的信息[62]。病例系列研究结果也证实：MRC检查对于诊断胆管损伤具有良好的实用价值[63-65]。

基于目前的各种影像学检查均具有不同的特点和适应证，准确的评估胆管损伤的部位、范围和程度等常需要联合多种影像学诊断技术。

4.5 胆管损伤合并症的诊断与评估

胆管损伤可继发局限性胆汁性腹膜炎、胆汁瘤、弥漫性腹膜炎、急性胆管炎等，也可因合并血管损伤、继发肝脓肿、肝萎缩、肝胆管结石、肝硬化和门静脉高压症等造成复杂的肝胆病理改变。这些合并症的存在以及严重程度是决定手术时机和手术方式的重要因素。针对以上合并症，胆管损伤术前应常规进行肝功能和凝血功能检查以评估肝脏功能的代偿状态，并通过CT和（或）MRI检查评估损伤局部的炎症状态、肝脏和胆道继发性病变的部位、性质和程度。

因EST或胆道探查造成的远端胆管损伤常因合并胰腺损伤和（或）十二指肠损伤而呈现复杂的临床表现，应常规进行腹部B超和CT检查，以明确胰腺和腹膜后的病变范围和程度；怀疑合并十二指肠损伤者可作上消化道碘水造影检查或口服美蓝溶液试验以确定诊断[66]。

【推荐意见2】：外科医师应在手术结束前仔细检查手术野有无胆汁渗漏。对于怀疑胆管损伤或损伤部位不明确时，应联合术中胆道造影等检查确认胆道结构的完整性。（强，C级）

【推荐意见3】：胆囊切除术后24～48h内出现腹痛腹胀，畏寒发热，皮肤、巩膜黄染或胆汁渗漏等异常表现者均应警惕胆管损伤的可能。（强，C级）

【推荐意见4】：针对胆管损伤实施任何确定性手术修复前，应通过胆道成像技术全面检查胆道结构的完整性。外科医师应避免在没有进行胆道成像检查的前提下，试图通过盲目的手术探查获取诊断。（强，B级）

【推荐意见5】：MRC检查可作为首选的胆道解剖影像学检查技术，对于MRC检查诊断不明确的患者，应根据患者的临床表现、诊断时间、所在医院的技术条件等联合多种诊断技术进行诊断。（弱，B级）

【推荐意见6】：胆管损伤应常规联合CT和（或）MRI检查评估腹腔、腹膜后、肝脏和血管有无病变。（强，C级）

5. 胆管损伤的临床分型

精确评估患者的胆管损伤特征并做出合理的分型对于选择恰当的治疗时机和最佳的治疗方法尤其重要。目前，胆道外科学家已经提出10余种胆管损伤的分型系统[54,67-78]。其中Bismuth分型是在开腹手术时代提出的胆管损伤分型系统。这种分型依据损伤位置的高低和胆管汇合部的完整性将损伤性胆管狭窄分为5型，从而帮助手术医师在实施胆道重建手术时选择恰当的修复技术。但Bismuth分型主要针对损伤性胆管狭窄，没有包括常见腹腔镜损伤类型如胆囊管漏、胆囊床迷走胆管漏等。Strasberg针对Bismuth分型的缺陷结合LC胆管损伤的特点做了进一步的完善，因此，也被称为Strasberg－Bismuth分型。McMahon等[71]提出的可将胆管损伤分为严重胆管损伤和轻微胆管损伤也被广为接受。

Bektas等[77]通过对74例连续性胆管损伤患者采取5种分型系统（Strasberg Bismuth、Stewart Way、Neuhaus、Siewert以及Hannover分型），全面比较了5种分型系统与手术治疗方式、肝切除比例和长期预后的相关性。在对胆管损伤类型的区分能力上，Hannover分型区分了21种不同的损伤类型，而35%的患者无法使用Stewart分型进行分类。在与肝切除的相关性上，Hannover分型、Stewart分型和Siewert分型有统计学意义。Bektas等[77]认为这是由于这些系统均对合并的血管损伤进行分类的原因。对于不同损伤类型与是否需要高位胆肠吻合之间，使用Hannover分型和Strasberg Bismuth分型有统计学意义。其原因可能在于这两种分型均对胆管损伤的位置尤其是损伤位于汇合部以下、汇合部或是汇合部以上胆管加以详细的分类。而在长期预后的分析上，则只有使用Neuhaus分型，损伤类型与预后之间才具有统计学意义。

目前国际上的这些胆管损伤分型都仅仅是针对胆囊切除术所引起的胆管损伤。尚缺乏全面涵盖、准确概括各种胆管损伤的病理特征、对各类胆管损伤的防治和预后评估具有指导意义的分型方法。基于胆管树损伤的解剖部位、致伤因素、病变特征和防治策略，我们将胆管损伤分为3型4类。

Ⅰ型损伤（胰十二指肠区胆管损伤）：根据胆管损伤部位以及是否合并胰腺和（或）十二指肠损伤可分为3个亚型。Ⅰ1型，远段胆管单纯损伤；Ⅰ2型，远段胆管损伤合并胰腺和（或）十二指肠损伤；Ⅰ3型，胆胰肠结合部损伤。

Ⅱ型损伤（肝外胆管损伤）：指位于肝脏和胰十二指肠之间的肝外胆管损伤。依据损伤的解剖平面将Ⅱ型损伤分为4个亚型。Ⅱ1型，汇合部以下至十二指肠上缘的肝外胆管损伤；Ⅱ2型，左右肝管汇合部损伤；Ⅱ3型，一级肝管损伤［左和（或）右肝管］；Ⅱ4型，二级肝管损伤。

Ⅲ型损伤（肝内胆管损伤）：指三级和三级以上肝管的损伤，包括在肝实质外异位汇入肝外胆管的副肝管和变异的三级肝管损伤以及来源于胆囊床的迷走肝管损伤。

依据胆道损伤的病变特征将其分为4类。a类：非破裂伤（胆道管壁保持完整的损伤，包括胆管挫伤以及因缝扎、钛夹夹闭或其他原因造成的原发性损伤性胆管狭窄）；b类：裂伤；c类：组织缺损；d类：瘢痕性狭窄（指胆管损伤后因管壁纤维化而形成的继发性胆管狭窄）。

患者的具体分型可由以上分型、分类组合确定。如Ⅱ2c型为汇合部胆管损伤伴组织缺损，Bismuth Ⅰ型和Ⅱ型胆管损伤均属Ⅱ1d型。

【推荐意见7】：胆管损伤应依据损伤的部位、范围和损伤程度等做出合理的分型，Strasberg Bismuth分型是目前胆囊切除术后胆管损伤推荐的分型系统。（弱，B级）

6. 胆管损伤的治疗

6.1 治疗方式的选择

胆管损伤确定性治疗包括外科手术、内镜和（或）介入治疗，合理选择治疗方式依赖于对损伤的部位、程度和类型的准确判断。

轻微胆管损伤造成胆汁漏如胆囊管漏、胆囊床迷走胆管漏（Strasberg A型或Amsterdam A型），大多数专家均支持采取内镜和（或）介入治疗。来自大型胆道外科中心和内镜治疗中心的研究结果显示：此类胆管损伤经内镜和（或）介入治疗，70%～80%的患者能获得满意的治愈率[7,59,79-84]。治疗失败的原因多为技术上的因素如不能成功插管等。

针对严重胆管损伤和损伤性胆管狭窄，一系列非连续性研究结果显示：内镜治疗损伤性胆管狭窄的治愈率可达70%～80%[59,73,85-96]。多篇非随机化的回顾性对照研究结果证实内镜治疗与手术治疗损伤性胆管狭窄的长期疗效相当[97-101]。而Lillemoe等[102]对77例主要胆管损伤患者的回顾性研究结果证实：手术修复的成功率为92%，显著高于内镜治疗的64%。目前，缺少高质量的随机对照研究或Meta分析比较内镜和手术治疗严重胆管损伤的长期疗效。基于内镜治疗需要长期反复更换支架、增加患者的治疗费用以及固有的并发症，现有的证据和专家经验并不支持内镜治疗作为严重胆管损伤和损伤性胆管狭窄的主要确定性治疗手段。目前也无具体的指导原则帮助临床医师选择适合内镜治疗的患者。Vitale等[90]回顾性分析内镜治疗失败患者的临床资料，通过影像学检查发现这些患者均是损伤范围较大的胆管侧壁伤（1.5～2.0cm），因而提出胆管狭窄长度>2cm、侧壁性损伤组织缺损范围>胆管直径的1/2，应采取外科手术修复。多项单因素或多因素分析结果显示：高位损伤内镜治疗失败的风险显著高于低位损伤，胆总管狭窄治疗失败的风险显著高于胆肠吻合口狭窄[59,87,92]。此外，胆管完全横断或梗阻、变异肝管或与主要胆道无交通的副肝管损伤，专家经验证实内镜治疗多数失败[79,82,85]。

【推荐意见8】胆管损伤确定性治疗方式的选择依赖于损伤的类型；轻微胆管损伤造成的胆汁漏首选内镜和（或）介入治疗（强，C级）；严重胆管损伤以及损伤性胆管狭窄，外科手术仍是疗效最为确切的确定性治疗手段（弱，B级）。

6.2 胆管损伤的内镜治疗

内镜作为确定性手段治疗胆管损伤的策略目前尚无一致性。单纯括约肌切开的治愈率被认为低于胆道内支架[103]。在支架的使用类型上，Siriwardana和Siriwardena[104]回顾性分析37篇文献中400例采取金属支架治疗良性胆管狭窄患者的临床资料，结果显示：在支架放置3年后，只有25%的支架仍保持开放。Bonnel等[92]对25例损伤性胆管狭窄采取金属支架治疗的患者进行研究，结果显示：在随访期间超过50%的患者发生胆管炎复发和胆管结石形成。虽然对于支架堵塞的患者可以通过外科手术治疗，但金属支架嵌入胆管壁，破坏胆管黏膜使得再次手术变得极其困难[105]。因此，针对胆管损伤等良性胆管狭窄应尽量避免放置金属支架。而在塑料支架的使用策略上，一些高质量的队列研究和系统化综述结果均显示：同时放置多个支架的治疗成功率高于单支架治疗[59,106]。但有关支架的更换时间、支架治疗的持续时间、患者从支架治疗中转至手术治疗的恰当时机目前尚缺乏高质量的证据。目前大多数内镜中心均采用间隔3～6个月更换支架[85]。如Louisville大学内镜中心采取的策略为：内镜治疗持续10～12个月，间隔3个月更换支架，支架更换4次后仍存在狭窄的患者中转手术修复[90]。

【推荐意见9】：胆管损伤与损伤性胆管狭窄的内镜治疗慎用金属支架。（强，B级）

【推荐意见10】：胆管损伤与损伤性胆管狭窄内镜支架治疗，1年无效的患者应及时中转手术修复。（弱，C级）

6.3 胆管损伤的手术治疗

外科手术是疗效最为确切的治疗严重胆管损伤的手段，其目的是恢复或重建胆管的结构和功能。成功的外科手术需要选择正确的手术医师、恰当的手术时机、合理的治疗方法以及精准的手术技术。

6.3.1 手术医师的选择：目前所有的证据均支持应由具有丰富胆道外科经验的专家对胆管损伤实施确定性修复[1,12,44,56,107-108]。这些证据集中于两个关键的问题：专科医师实施确定性修复的成功率是否显著高于非专科医师；非专科医师修复是否影响专科医师再修复手术的成功率。

部分回顾性对照研究结果显示：专科医师实施确定性修复的成功率显著高于非专科医师。Stewart和Way[56]报道胆管损伤如由非专科单位实施初次修复的成功率为17%，二次修复的成功率为0，而专科中心实施初次修复的成功率为94%。Carroll等[44]分析46例涉及司法诉讼的胆管损伤患者的临床资料，结果显示：确定性手术由原手术医师修复的成功率为27%，由专科医师修复的成功率为79%。Flum等[1]证实胆管损伤患者的死亡风险随着修复医师经验的增加而下降，与专科医师比较，如果胆管损伤由原手术医师修复，患者的死亡风险增加11%。Savader等[12]证实术中发现的胆管损伤如果由专科医师实施，能减少术后并发症发生率、缩短住院时间、减少住院费用。

非专科医师修复显著影响二次修复的手术并发症发生率、手术死亡率和长期预后[53,108-110]。deReuver等[53]进行的多因素Logistic回归分析结果显示：二次转诊（即患者在转诊至专科医院前曾接受确定性干预治疗）是修复术后主要并发症的风险因素，患者在长期随访中出现再狭窄的比例为14%，显著高于一期手术修复患者的3%。一项包括500例胆管损伤患者的前瞻性研究结果显示：在原医院接受过胆管损伤修复的患者即使接受专科医师的确定性治疗，在长期随访中这类患者死亡风险仍然2倍于由专科医师实施初次修复手术的患者[109]。

【推荐意见11】：胆管损伤的确定性治疗应由具有胆道修复经验的专科医师实施。（强，B级）

【推荐意见12】：对于非专科医师而言，术中发现的胆管损伤，单纯的放置引流并转诊是最佳的处理方式。术后怀疑胆管损伤的患者则应及早转诊至专科医院，在此期间实施任何意向性的修复手术都是错误的。（强，B级）

6.3.2 外科手术时机：胆管损伤的外科治疗依据干预的时机可分为即时处理、早期处理和延期处理。正确选择手术时机是决定胆管损伤治疗效果的关键因素之一。

术中发现的胆管损伤，如果能由有经验的胆道外科医师及时修复能获得最佳的预后[12,56,102,111]。然而1/3～1/2的胆管损伤并不能在术中及时发现，对于术后发现的胆管损伤，一些专家基于自身的经验主张除非患者在损伤后当天转诊，否则均应延迟（至少3个月以上）再实施确定性修复，以等待胆管扩张，局部炎症消退和损伤范围明确[67,70]。如Walsh等[112]的研究结果显示：胆管损伤后1周内实施修复手术胆管再狭窄的概率显著高于延迟修复。而Sahajpal等[113]回顾性分析69例胆管损伤患者的临床资料，患者胆管损伤后于3d至6周施行中期修复术，其胆管再狭窄的发生率显著高于损伤后及时或延迟修复。

损伤局部的炎症状态是影响确定性修复手术预后的主要决定因素之一。多项单因素和多因素分析结果显示：确定性修复手术时局部存在腹膜炎与术后再狭窄的发生显著相关[100,110,114]。因此，对于存在明显的胆汁漏或胆汁性腹膜炎的胆管损伤患者，延迟修复是必要的。但对于损伤后及时转诊、损伤局部无明显炎症的患者，越来越多的证据表明：早期修复能获得与延迟修复相当的手术成功率[57,111,115-118]。早期修复也被认为能降低围手术期并发症发生率、缩短住院时间、减少住院费用[12,44,99]。Perera等[115]对200例胆管损伤患者的回顾性研究结果证实：由专科医师实施确定性修复，早期修复（＜21d）与延迟修复（≥21d）的成功率相当。Thomson等[111]通过前瞻性非随机研究比较早期修复（＜2周）和延迟修复（2～26周）的预后。在47例胆管损伤后2周内转诊的患者中22例延迟修复，25例早期修复（包含11例术中修复）。早期修复的选择标准为患者只有轻度脓毒血症和腹膜炎表现，平均修复时间为1d（0～11d）。延迟修复的平均修复时间为84d（17～150d）。平均随访33个月，总的修复成功率为89%，早期修复与延迟修复的预后差异无统计学意义。即使是高位的一级肝管狭窄，在无感染、胆汁性腹膜炎和胆汁漏的条件下，2周内的早期修复也能获得与延迟修复相同的长期疗效[116]。

在延迟修复的手术时机上，虽然Bismuth和Majno以及Strasberg等的病例系列研究结果证实：胆管损伤患者实施确定性修复手术的时间间隔至少3个月，能获得满意的长期疗效[67,70]。然而Lillemoe等[19]对156例胆管损伤患者采取转诊后4～6周实施确定性修复手术，deSantibanes等[119]对胆管损伤患者采取损伤后6～8周实施确定性修复手术的策略，分别有90.8%和85.0%的患者可获得满意的长期疗效。deReuver等[53]的研究结果证实：胆管损伤6周后实施确定性修复手术可显著降低围手术期并发症和胆管再狭窄的发生率。而一项包含81例损伤性胆管狭窄患者的回顾性研究结果证实：患者在胆管损伤后3个月内实施确定性修复手术的并发症发生率和再狭窄发生率显著低于超过3个月者[120]。这些研究提供的证据表明：即使针对存在明显胆汁漏或胆汁性腹膜炎的胆管损伤患者，通过恰当的围手术期治疗，确定性手术修复的时机仍可提前到损伤后6周左右。但确切的结论尚需要高质量随机对照研究结果的支持。

鉴于每位患者的临床病理特征和转归的差异，确定性修复的时机应根据患者局部炎症得到有效控制的时间而不是以损伤发生的时间为起点。在腹腔和胆道感染消退的前提下，由有经验的专科医师通过完整的胆道影像检查准确判断损伤类型，选择合理的确定性治疗手段，无论是早期修复或是延迟修复患者均能获得良好的长期疗效。

【推荐意见13】：术中发现的胆管损伤应由有经验的胆道专科医师实施一期修复。（强，B级）

【推荐意见14】：术后1～2周内发现的胆管损伤，如损伤局部无明显炎症可选择一期修复。（弱，B级）

【推荐意见15】：胆管损伤合并腹腔感染、胆汁性腹膜炎、血管损伤等复杂的局面时应延期实施确定性修复。（强，B级）

【推荐意见16】：延迟修复的手术时机可选择在局部炎症和感染得到有效控制后4～6周。（弱，C级）

6.3.3　外科治疗方法：胆管损伤确定性手术方法包括胆肠吻合术（胆管空肠 Roux－en－Y 吻合、胆管十二指肠吻合、肝门肠吻合等）、胆管修补术、胆管对端吻合术、替代组织修复术、胆管结扎术、肝切除术和肝移植等[121]。

（1）胆管空肠吻合术：在各种胆道重建术式中，胆管空肠 Roux－en－Y 吻合术是最常用的术式。在各个医疗中心所报道的系列研究中，胆管空肠吻合术后的长期满意率可达70%～90%[19,57,61,101,109,112,114,122－124]。然而胆管空肠吻合术改变正常的胆汁流向，造成近端消化道生理条件的改变和消化道激素释放紊乱，从而导致术后十二指肠溃疡发生率增高[125]。十二指肠和上段空肠无胆汁流经过可造成脂肪代谢和吸收障碍。胆管空肠吻合术废除了 Oddi 括约肌的功能，长期随访存在术后反流性胆管炎甚至继发胆管癌的风险[126－127]。因而一些符合正常生理结构和保留 Oddi 括约肌功能的胆道重建术式仍得到部分学者的推崇。

（2）胆管对端吻合术：与胆管空肠吻合术比较，胆管对端吻合术维持了正常的胆汁流向，同时保留了 Oddi 括约肌的功能，可有效防止术后反流性胆管炎。这些特点决定了胆管对端吻合术是最符合人体生理的术式。但多项早期报道胆管对端吻合术后狭窄复发率高达20%～50%[56,128－129]。Schol 等[130]分析1990年至1992年瑞典49例胆管损伤患者的临床资料，其结果显示：胆道重建方式采用胆管对端吻合或是胆肠吻合并不影响患者的长期预后，但在这个非随机化研究中，胆管对端吻合多用于术中发现的胆管损伤程度较轻的患者。一些近期的研究结果则证实：采用胆管对端吻合术治疗胆管损伤也可获得长期良好的预后[131－133]。Jablonska 等[133]回顾性分析94例胆管损伤患者的临床资料，胆管对端吻合术后胆管再狭窄的发生率与胆管空肠吻合术类似（两种吻合方式胆管再狭窄发生率分别为5.3%和9.6%）。而 Kohneh 等[131]的前瞻性非随机研究结果证实：胆管对端吻合术的优良率甚至显著高于胆管空肠吻合术（两种吻合方式优良率分别为100.0%和71.4%）。早期报道和近期报道的这种差异可能来源于手术技术如无损伤缝合材料、显微外科技术在胆道修复手术中的应用。对手术时机和胆管对端吻合术的手术适应证的严格掌握也是获得良好预后的因素。Gazzaniga 等[123]主张只有在术中发现或术后早期发现，损伤范围＜胆管周径的1/3以及≤汇合部下方2cm的损伤实施胆管对端吻合术。deReuver 等[134]则推荐对于围手术期没有发现广泛组织缺损的损伤，初次修复均应考虑胆管对端吻合术，只有在不符合以上条件时才实施胆管空肠吻合术。

（3）胆管十二指肠吻合术：与胆管对端吻合术类似，胆管十二指肠吻合术保留了正常胆汁的生理流向，理论上可避免胆管空肠吻合术后的溃疡形成和吸收障碍。在术后可能需要行胆道造影检查或胆道介入治疗的患者，胆管十二指肠吻合术能提供较胆管空肠吻合术更方便和安全的路径。但是与胆管对端吻合术不同的是，胆管十二指肠吻合术废除了 Oddi 括约肌的功能而又缺乏胆管空肠吻合术通过无功能肠襻抗反流的机制，含有胆汁和激活胰酶的十二指肠液如反流入胆道，可增加反流性胆管炎、吻合口狭窄甚至继发性胆管癌的风险[135]。虽然在两篇小宗病例的回顾性对照研究中，Moraca 和 Walsh 均证实使用胆管十二指肠吻合术治疗胆管损伤与使用胆管空肠吻合术的患者长期预后比较，差异无统计学意义[112,136]。但来自其他胆道良性病的资料显示：胆管十二指肠吻合术后胆汁反流性胃炎的发生率为33.3%，显著高于胆管空肠吻合术的7.1%[137]。而 Tocchi 等[127]对1003例良性胆道病患者进行近10年的随访，其结果显示：胆管十二指肠吻合术后胆管癌的发生率为7.6%，是胆管空肠吻合术1.9%的4倍。

（4）肝切除术：虽然多数胆管损伤能够通过内镜或胆道修复/重建术成功治愈，但是部分复杂的胆管损伤可能需要联合肝切除术治疗。来自大型转诊中心的资料显示：这部分患者约占转诊患者的0～22%[8,19,75,111-112,119,138-141]。巨大的差异可能源自各个医疗中心转诊患者病情严重程度的不同，但也反映出各个中心对于肝切除术治疗胆管损伤的适应证缺乏统一的认识。

目前在肝切除术治疗胆管损伤的文献中，Laurent等[141]回顾性分析了120例手术修复的胆管损伤患者的临床资料，其中18例接受了不同类型的肝切除术。其多因素分析结果显示：除合并血管损伤外，无论是患者年龄、损伤类型，还是转诊前的修复次数、转诊后的修复时机、修复方式等均与是否需施行肝切除术无相关性。合并血管损伤与肝切除术的相关性也得到多篇研究结果的证实[77,141-143]。Truant等[142]回顾性分析1990年至2008年Medline发表的有关肝切除术治疗胆管损伤的文献：高位胆管损伤（Strasberg E4型或E5型）合并血管损伤需施行肝切除术的风险是其他损伤类型的43.3倍。

基于目前的经验，肝切除术的适应证包括：合并同侧血管损伤造成肝实质的缺血；继发肝萎缩或肝脓肿不能通过胆肠吻合术有效引流；肝内二级胆管损伤或胆管狭窄累及肝内二级胆管等[81,141]。

（5）肝移植：任何原因导致胆管损伤，如损伤严重造成急性肝功能衰竭或因处理不当造成终末期肝病均最终可能需施行肝移植治疗[39,119,144-146]。文献报道肝移植治疗胆管损伤约占肝移植总数的1.9%～3.5%[9,39,146]。胆管损伤合并严重的血管损伤造成急性肝功能衰竭而行急诊肝移植的患者只有零星报道[8-9,147-148]。

多数肝移植治疗胆管损伤是以择期手术的方式治疗损伤后的晚期并发症如继发性胆汁性肝硬化或继发性硬化性胆管炎。对于无法实施再次胆肠吻合或是大部肝切除等常规治疗，或是实施上述治疗措施失败可能性很大的终末期胆病（高位肝内胆道梗阻、肝内胆管弥漫性硬化、肝实质的严重损害），肝移植就成为治愈这种终末期胆病的唯一手段。患者出现并发症如顽固性腹腔积液，反复发作的曲张静脉出血、致命性胆管炎、进展性黄疸、顽固性皮肤瘙痒、严重营养不良和较低的生命质量均是肝移植的适应证。虽然大宗病例的分析结果显示：在长期随访中，约10%的胆管损伤患者可出现这些不可逆的终末期胆病，但来自大型转诊中心的研究结果却显示：肝移植在所有转诊患者的治疗模式中所占比例存在很大差异[19,57,128,147]。Lillemoe等[19]报道114例胆管损伤患者中10%存在胆汁性肝硬化，但是没有1例实施肝移植。而deSantibaes等[119]报道19例（占收治患者的11%）胆管损伤合并门静脉高压症的患者中18例进入肝移植等候名单，其中14例最终实施肝移植。

患者出现胆管损伤到需要接受肝移植期间通常进行过多次的外科手术和（或）介入治疗。从技术角度上讲，腹腔粘连、肝门部瘢痕硬化、严重的门静脉高压和相关的凝血功能异常均增加肝移植的难度。与普通的肝移植比较，胆管损伤后肝移植的手术时间和术中出血量可能增加，术中出现其他副损伤如膈肌撕裂和肠道穿孔的可能性增加，但在围手术期死亡率上似乎差异无统计学意义。患者1、5、10年生存率分别为81.0%、75.0%、62.5%，其结果与肝硬化移植后的长期生存率相当[9,39]。

【推荐意见17】：胆管损伤的重建术式首选胆管对端吻合术。（弱，B级）

【推荐意见18】：对于合并明显组织缺损，难以对端吻合的胆管损伤，应选择Roux-en-Y胆管空肠吻合术重建胆肠连续性。（弱，B级）

【推荐意见19】：胆管损伤的修复重建应避免使用胆管十二指肠吻合术。（弱，B级）

【推荐意见20】：对于难以修复重建的二级或二级以上肝管损伤或胆管损伤合并局限性肝脏病变难以通过其他技术手段进行治疗的患者，如未受累区域的肝脏功能代偿充分，可通过规则性肝切除术去除病变的胆管和肝脏组织。（强，C级）

【推荐意见21】：胆管损伤继发终末期胆病的患者，应联合胆道外科专家、肝移植专家等共同评估再次胆道重建手术的可能性。对于估计无法通过常规技术进行治疗的胆管损伤患者应尽早纳入肝移植等候名单，以降低患者在等待肝移植期间病死率和肝移植手术后并发症的风险。（弱，C级）

6.3.4 损伤修复技术：精准的胆道外科技术是保证确定性修复手术成功的关键。其核心技术涉及肝门的解剖、近端胆管的显露、胆管吻合口的制备以及精确的吻合技法等手术步骤。

无论采取哪种术式，来自胆道外科专家的经验均支持用于修复重建的胆管应是无瘢痕、无炎症、血供良好的健康胆管。新鲜胆管损伤修复的技术难点在于准确判定胆管壁的炎性病理状态，尤其是热损伤和化学性损伤。新鲜胆管损伤在去除缺血失活的胆管组织后，可选择健康的胆管壁进行直接缝合、对端吻合或与空肠行 Roux - en - Y 吻合。损伤性胆管狭窄修复的技术难点则在于狭窄近端健康胆管的显露。针对左右肝管汇合部完整的损伤可选择解剖和纵行切开左肝管横部获得充分大小的吻合口后行 Hepp - Couinaud 吻合[57,149-151]。如左右肝管连续性中断，右肝管的显露可采取 Strasberg 等以及 Jarnagin 和 Blumgart 提出的右肝管解剖技术[152-153]。复杂的高位胆管狭窄切除部分肝Ⅳ段或Ⅴ段的肝实质，经肝门上方途径可增加肝门部胆管的显露[154-156]。如经肝门途径失败可选择肝中裂劈开、经肝圆韧带路径等寻找到健康胆管吻合。

胆管的修复重建均应选用无损伤针线进行间断或连续的单层缝合，要求黏膜对黏膜的准确对合，缝合针距和边距适当、疏密均匀，保证吻合口无张力。胆管对端吻合时可使用6 -0 或5 -0 细针线，胆肠吻合时可根据胆管壁的厚薄选择 5 -0 或4 -0 的针线缝合；可吸收线与不可吸收缝线均可选用，但应避免在腔内遗留不可吸收的线结。

【推荐意见 22】：用于修复重建的胆管应选择无瘢痕、无炎症、血供良好的健康胆管（强，C级）。

6.3.5 胆道引流管的放置：目前，各医疗中心对于胆道引流管的放置策略多来自其临床经验[12,19,57,100,150,152]。但多数专家认为：确定性胆道修复术后放置胆道引流管的主要目的不是保持吻合口开放，而是提供手术后的胆道减压以预防吻合口漏，并为随后的造影检查或胆道镜检查提供通路。因而大多数胆道外科中心在确定性修复术后不常规放置胆道引流管或只是放置短期的胆道引流管，常规放置引流的时间通常在 2 ~3 周，一般≤3 个月[57,100,136,150,152]。但 Savader 和 Lillemoe 等[12,102]则主张常规进行长期的胆道引流。Savader 等[12]主张，除术中修复外，所有术后修复的患者应放置胆道引流管支撑，间隔 4 ~8 周更换 1 次，其报道的 79 例胆管损伤的胆道引流管平均放置时间为 378d（58 ~847d）。Lillemoe 等[102]主张胆道引流管拔除前必须经过胆道测压或实验性将支架移至吻合口上方 2 周。在他们报道的病例系列研究中，82.7% 的患者进行胆道引流的时间 >4 个月，62.7% 的患者 >9 个月，多因素分析结果显示：放置胆道引流管的时间与预后并无相关性。选择性放置胆道引流管的策略也未确定，但多数专家主张取决于吻合胆管的状态（高位胆管吻合、胆管过细、胆管存在炎症）。术后胆道引流的时间一般在 6 ~12 个月[101,157-161]。

虽然各大型胆道外科中心在胆道引流管放置策略上存在很大差异，但均报道能获得良好的长期预后。Mercado 等[159]比较了 63 例复杂胆管损伤后通过 Roux - Y 胆肠吻合术进行胆道重建患者的临床资料，其中 26 例患者未进行胆道引流，37 例患者经吻合口的胆道进行引流，胆道引流管均经肝表面引出，平均引流时间 5 ~6 个月。比较两组患者的围手术期并发症和长期预后，其结果显示：未引流患者的再手术率为 15%，显著高于引流患者的 5%，而引流患者的并发症发生率为 16%，则显著高于未引流患者的 7%。但是作为非随机研究，两组患者在损伤类型等重要资料上缺乏可比性，降低了该研究所提供的证据质量。基于目前文献资料的报道，没有证据表明常规进行长期胆道引流能减少胆道修复术后再狭窄的发生率，但长期进行胆道引流可能增加并发症的发生率（如胆道引流管的堵塞），以及因更换胆道引流管造成治疗费用的增加[12]。

【推荐意见 23】：胆管损伤确定性修复术后可常规放置经吻合口的胆道引流管，或依据吻合口的条件选择性放置胆道引流管，但常规进行胆道

引流的时间应 <3 个月。(弱，B 级)

7. 胆管损伤的分型治疗

临床医师应根据胆管损伤的类型、胆道梗阻的时间、既往胆道修复手术史、肝脏功能的损害程度、患者的全身状况选择合理的治疗策略。

7.1 Ⅰ型胆管损伤

Ⅰ型胆管损伤主要涉及胰腺段胆管和胆胰肠汇合部。损伤后及时和早期发现的胰十二指肠区胆管损伤可一期进行损伤的修复或重建。单纯胆管损伤可作 Kocher 切口，经胰头后径路将十二指肠及胰头向左翻起后在直视下修补破口，同时在胆总管内放置 T 管引流。难以成功缝合修补的重度破损可选择胆总管横断和近端胆管空肠吻合术。合并十二指肠损伤者应同时修补肠壁破损。

未能及时诊断和治疗的胰十二指肠区胆管损伤常合并严重的腹膜后感染。一期手术应按照损伤控制性原则实施胆汁、胰液和肠液的分流以及损伤周围和腹膜后的充分引流。二期选择近端胆管空肠吻合术和胃空肠吻合术恢复胆肠连续性和胃肠连续性。

7.2 Ⅱ型胆管损伤

Ⅱ1 型和Ⅱ2 型胆管损伤涉及胆管汇合部及肝总管和胆总管的损伤，必须修复或重建。术中或术后早期发现的轻度裂伤，可作单纯缝合。合并组织缺损但能完成近、远端无张力对合的胆管横断伤也可考虑胆管对端吻合术。组织缺损大、损伤严重而无法修补的胆管损伤宜选择胆管空肠吻合术。

Ⅱ3 型胆管损伤涉及一级肝管损伤，原则上应修复或重建。术中或术后早期发现的轻度裂伤，可作单纯缝合。合并组织缺损但能完成近、远端无张力对合的胆管横断伤也可考虑胆管对端吻合术。组织缺损大、损伤严重而无法修补的胆管损伤宜选择胆管空肠吻合术。难以重建的一级肝管损伤如继发肝脓肿或弥漫性肝胆管结石如未受累区域的肝脏功能代偿充分，可考虑将病变胆管和受累区段的肝脏一并切除。

Ⅱ4 型胆管损伤涉及二级肝管的损伤，原则上不考虑修复重建。如未受累区域的肝脏功能代偿充分，术中发现者可考虑直接结扎；术后发现的无症状孤立性二级肝管损伤性狭窄可密切随访观察，合并胆汁漏、胆管炎、肝脓肿等可行区域性肝切除术；如未受累区域的肝脏功能代偿不全则应行肝管空肠吻合术重建胆肠连续性。

7.3 Ⅲ型胆管损伤

术中发现的Ⅲ型胆管损伤可以直接结扎或缝扎，术后发现者如合并胆汁漏首选通过内镜放置支架或经皮穿刺引流。如引起局限性胆管狭窄但患者无明显症状可密切随访观察。

7.4 胆管损伤合并血管损伤的处理

胆管损伤合并血管损伤主要见于肝右动脉损伤，多因胆囊切除术中误将其认作胆囊动脉而结扎切断，或在解剖胆囊三角时因出血盲目钳夹所致。虽然合并血管损伤可增加胆管损伤后肝脓肿、肝坏死等并发症的发生率，增加患者死亡的风险。但没有证据表明，重建肝右动脉能提高胆管损伤修复后的长期效果。胆管损伤合并门静脉损伤很少发生，然而一旦发生必须及时修复。

7.5 胆管损伤所致终末期胆病的处理

肝内外胆管毁损伤、胆管损伤后继发胆汁性肝硬化造成终末期胆病者，肝移植是唯一有效的治疗手段。

8. 胆管损伤的随访

即使在胆道专科中心，胆管损伤确定性修复后仍有 20% ~30% 的患者可能在术后的长期随访中出现狭窄复发。未能及时诊断和治疗胆管狭窄可继发硬化性胆管炎、胆汁性肝硬化等晚期并发症，因而针对胆管损伤确定性修复治疗术后的长期随访是必不可少的。2/3 的狭窄复发出现在重建手术后的 2 ~3 年，80% 发生在术后 5 年，因而随访 3 ~5 年通常被认为能可靠地代表长期预后[162-165]。随访内容应包括患者有无胆管炎发作，常规的肝功能检查和各种影像学检查。目前尚缺乏评价确定性修复手术长期预后权威的分级标准[19,97,124,136,166]。

【推荐意见 24】：胆管损伤确定性治疗后应至少随访 3 ~5 年，随访指标应包括常规的肝功能检查和必要的影像学检查，患者有无胆管炎发作的临床症状。(弱，C 级)

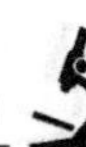

《胆管损伤的诊断和治疗指南（2013 版)》编审委员会成员名单

顾　问：黄志强
总编审：董家鸿
编审委员会成员（按姓氏汉语拼音排序）：
陈　敏　陈燕凌　程南生　方驰华　韩天权
何晓东　李可为　梁力建　卢绮萍　秦仁义
汤恢焕　王　坚　王秋生　韦军民　吴硕东
吴志勇　夏　强　徐克森　徐　智　张建军
张宗明　赵青川　郑树国　周宁新　周孝思
祝学光　邹声泉
执　笔：曾建平

参考文献

胆管损伤的诊断和治疗指南（2013 版）

[1] Flum DR, Cheadle A, Prela C, et al. Bile duct in jury during cholecystectomy and survival in medicare beneficiaries. JAMA, 2003, 290 (16): 2168 - 2173.

[2] Hjelmqvist B. Complications of laparoscopic cholecystectomy as recorded in the Swedish laparoscopy registry. Eur J Surg Suppl, 2000, (585): 18 - 21.

[3] Karvonen J, Gullichsen R, Laine S, et al. Bile duct injuries during laparoscopic cholecystectomy: primary and long - term results from a single institution. Surg Endosc, 2007, 21 (7): 1069 - 1073.

[4] Waage A, Nilsson M. Iatrogenic bile duct injury: a population based study of 152, 776 cholecystectomies in the Swedish Inpatient Registry. Arch Surg, 2006, 141 (12): 1207 - 1213.

[5] Archer SB, Brown DW, Smith CD, et al. Bile duct injury during laparoscopic cholecystectomy: results of a national survey. Ann Surg, 2001, 234 (4): 549 - 558.

[6] Francoeur JR, Wiseman K, Buczkowski AK, et al. Surgeons' a nonymous response after bile duct injury during cholecystectomy. Am J Surg, 2003, 185 (5): 468 - 475.

[7] Keulemans YC, Bergman JJ, de Wit LT, et al. Improvement in the management of bile duct injuries? . J Am Coll Surg, 1998, 187 (3): 246 - 254.

[8] Thomson BN, Parks RW, Madhavan KK, et al. Liver resection and transplantation in the management of iatrogenic biliary injury. World J Surg, 2007, 31 (12): 2363 - 2369.

[9] de Santibanes E, Ardiles V, Gadano A, et al. Liver transplantation: the last measure in the treatment of bile duct injuries. World J Surg, 2008, 32 (8): 1714 - 1721.

[10] Boerma D, Rauws EA, Keulemans YC, et al. Impaired quality of life 5 years after bile duct injury during laparoscopic cholecystectomy: a prospective analysis. Ann Surg, 2001, 234 (6): 750 - 757.

[11] Melton GB, Lillemoe KD, Cameron JL, et al. Majo rbile ductin juries associated with laparoscopic cholecystectomy: effect of surgical repair on quality of life. Ann Surg, 2002, 235 (6): 888 - 895.

[12] Savader SJ, Lillemoe KD, Prescott CA, et al. Laparoscopic cholecystectomy - related bile duct injuries: a health and financial disaster. Ann Surg, 1997, 225 (3): 268 - 273.

[13] Kern KA. Malpractice litigation involving laparoscopic cholecystectomy. Cost, cause, and consequences. Arch Surg, 1997, 132 (4): 392 - 397.

[14] Kern KA. Medicolegal perspectives on laparoscopic bile duct injuries. Surg Clin North Am, 1994, 74 (4): 979 - 984.

[15] Localio AR, Lawthers AG, Brennan TA, et al. Relation between malpractice claims and adverse events due tonegligence. Results of the Harvard Medical Practice Study Ⅲ. N Engl J Med, 1991, 325 (4): 245 - 251.

[16] 中华医学会外科学分会胆道外科学组．胆管损伤的预防与治疗指南（2008 版）．中华消化外科杂志，2008，7 (4): 260 - 266.

[17] Parks RW, Diamond T. Non - surgical trauma to the extrahepatic biliarytract. Br J Surg, 1995, 82 (10): 1303 - 1310.

[18] Huang ZQ, Huang XQ. Changing patterns of traumatic bile duct injuries: a review of forty years experience. World J Gastroenterol, 2002, 8 (1): 5 - 12.

[19] Lillemoe KD, Melton GB, Cameron JL, et al. Postoperative bile duct strictures: management and outcome in the 1990s. Ann Surg, 2000, 232 (3): 430 - 441.

[20] Yang WL, Zhang DW, Zhang XC. Clinical analysis of patients with iatrogenic bile duct injury. Hepatobiliary Pancreat Dis Int, 2006, 5 (2): 283 - 285.

[21] Angel Mercado M, Chan C, Orozco H, et al. Bile duct

injuries related to misplacement of "T tubes" . Ann Hepatol, 2006, 5 (1): 44 - 48.

[22] Enns R, Eloubeidi MA, Mergener K, et al. ERCP - relatedper fo rations: risk factors and management. Endoscopy, 2002, 34 (4): 293 - 298.

[23] Fatima J, Baron TH, Topazian MD, et al. Pancreaticobiliary and duodenal perforations after periampullary endoscopic procedures: diagnosis and management. Arch Surg, 2007, 142 (5): 448 - 454.

[24] Kobayashi S, Nakanuma Y, Terada T, et al. Post mortem survey of bile duct necrosis and biloma in hepatocellular carcinoma after transcatheter arterial chemoembolization therapy: relevance to microvascular damages of peribiliary capillary plexus. Am J Gastroenterol, 1993, 8 (9): 1410 - 1415.

[25] Chung JW, Park JH, Han JK, et al. Hepatic tumors: predisposing factors for complications of transcatheter oily chemoembolization. Radiology, 1996, 198 (1): 33 - 40.

[26] Yu JS, Kim KW, Jeong MG, et al. Predisposing factors of bile duct injury after transcatheter arterial chemoembolization (TACE) for hepatic malignancy. Cardiovasc Intervent Radiol, 2002, 25 (4): 270 - 274.

[27] Kim HK, Chung YH, Song BC, et al. Ischemic bile duct injury as aserious complication after transarterial chemoembolization in patients with hepatocellular carcinoma. J Clin Gastroenterol, 2001, 32 (5): 423 - 427.

[28] 王茂强，邵如宏，叶慧义，等．肝动脉化疗栓塞术后胆管损伤的影像学研究．中华肿瘤杂志，2005，27 (10): 609 - 612.

[29] 黄晓强，黄志强，段伟东，等．肝海绵状血管瘤肝动脉栓塞所致胆道损毁性病变．军医进修学院学报，2000，21 (2): 88 - 91.

[30] Boonstra EA, deBoer MT, Sieders E, et al. Risk factors for central bile duct injury complicating partial liver resection. Br J Surg, 2012, 99 (2): 256 - 262.

[31] Koniaris LG, Seibel JA, Geschwind JF, et al. Can ethanol therapies injure the bileducts?. Hepatogastroenterology, 2003, 50 (49): 69 - 72.

[32] Silverstein JC, Staren E, Velasco J. Thermal bile ductprotection during liver cryoablation. J Surg Oncol, 1997, 64 (2): 163 - 164.

[33] Ohmoto K, Yoshioka N, Tomiyama Y, et al. Thermal ablation therapy for hepatocellular carcinoma: comparison between radiofrequency ablation and percutaneous microwave coagulation therapy. Hepatogastroenterology, 2006, 53 (71): 651 - 654.

[34] Ohmoto K, Yoshioka N, Tomiyama Y, et al. Radiofrequency ablation versus percutaneous microwave coagulation the rapy for small hepatocellular carcinomas: a retrospective comparative study. Hepatogastroenterology, 2007, 54 (76): 985 - 989.

[35] Machi J, Uchida S, Sumida K, et al. Ultrasound - guided radiofrequency thermal ablation of liver tumors: percutaneous, laparoscopic, and open surgical approaches. J Gastrointest Surg, 2001, 5 (5): 477 - 489.

[36] Stippel DL, Tox U, Gossmann A, et al. Successful treatment of radiofrequency - induced biliary lesions by interventional endoscopic retrograde cholangiography (ERC) . Surg Endosc, 2003, 17 (12): 1965 - 1970.

[37] Rhim H. Complications of radiofrequency ablation in hepatocellular carcinoma. Abdom Imaging, 2005, 30 (4): 409 - 418.

[38] Castellano G, Moreno Sanchez D, Gutierrez J, et al. Caustic sclerosing cholangitis. Report of four cases and a cumulative review of the literature. Hepatogastroenterology, 1994, 41 (5): 458 - 470.

[39] Loinaz C, González EM, Jiménez C, et al. Long - term biliary complications after liver surgery leading to liver transplantation. World J Surg, 2001, 25 (10): 1260 - 1263.

[40] Gharaibeh KI, Heiss HA. Biliary leakage following T - tube removal. Int Surg, 2000, 85 (1): 57 - 63.

[41] Regoly - Mérei J, Ihász M, Szeberin Z, et al. Biliary tract complications in laparoscopic cholecystectomy. A multicenter study of 148 biliary tract in 26440 operations. Surg Endosc, 1998, 12 (4): 294 - 300.

[42] Fischer CP, Fahy BN, Aloia TA, et al. Timing of referral impacts surgical outcomes in patients undergoing repair of bile duct injuries. HPB (Oxford), 2009, 11 (1): 32 - 37.

[43] Mirza DF, Narsimhan KL, Ferraz Neto BH, et al. Bile duct injury following laparoscopic cholecystectomy: referral pattern and management. Br J Surg, 1997, 84 (6): 786 - 790.

[44] Carroll BJ, Birth M, Phillips EH. Common bile duct injuries during laparoscopic cholecystectomy that result in litigation. Surg Endosc, 1998, 12 (4): 310 - 313.

[45] Roy PG, Soonawalla ZF, Grant HW. Medicolegal costs of bile duct injuries incurred during laparoscopic chole-

cystectomy. HPB (Oxford), 2009, 11 (2): 130－134.

[46] Savassi Rocha PR, Almeida SR, Sanches MD, et al. Iatrogenic bile duct injuries: A multicenter study of 91,232 laparoscopic cholecystectomies performed in Brazil. Surg Endosc, 2003, 17 (9): 1356－1361.

[47] Nuzzo G, Giuliante F, Giovannini I, et al. Bile duct injury during laparoscopic cholecystectomy: results of an Italian national surveyon 56,591 cholecystectomies. Arch Surg, 2005, 140 (10): 986－992.

[48] Tantia O, Jain M, Khanna S, et al. Iatrogenic biliary injury: 13,305 cholecystectomies experienced by a single surgical team over more than 13 years. Surg Endosc, 2008, 22 (4): 1077－1086.

[49] Woods MS, Traverso LW, Kozarek RA, et al. Biliary tract complications of laparoscopic cholecystectomy are detectedmore frequently with routine intraoperative cholangiography. Surg Endosc, 1995, 9 (10): 1076－1080.

[50] Z'graggen K, Wehrli H, Metzger A, et al. Complications of laparoscopic cholecystectomy in Switzerland. A prospective 3－year study of 10,174 patients. Swiss Association of Laparoscopic and Thoracoscopic Surgery. Surg Endosc, 1998, 12 (11): 1303－1310.

[51] Carroll BJ, Friedman RL, Liberman MA, et al. Routine cholan giography reduces sequelae of common bile duct injuries. Surg Endosc, 1 996, 10 (12): 1194－1197.

[52] Söderlund C, Frozanpor F, Linder S. Bile duct injuries at laparoscopic cholecystectomy: a single－institution prospective study. A cute cholecystitis indicates an increased risk. World J Surg, 2005, 29 (8): 987－993.

[53] deReuver PR, Grossmann I, Busch OR, et al. Referral pattern and timing of repair are risk factors for complications afterreconstructive surgery for bile duct injury. Ann Surg, 2007, 245 (5): 763－770.

[54] Bergman JJ, van den Brink GR, Rauws EA, et al. Treatment of bile duct lesions after laparoscopic cholecystectomy. Gut, 1996, 38 (1): 141－147.

[55] Mercado MA, Chan C, Jacinto JC, et al. Voluntary and involuntary ligature of the bile duct in iatrogenic injuries: anonadvisable approach. J Gastrointest Surg, 2008, 12 (6): 1029－1032.

[56] Stewart L, Way LW. Bile duct injuries during laparoscopic cholecystectomy. Factors that influence the results of treatment. Arch Surg, 1995, 130 (10): 1123－1128.

[57] Murr MM, Gigot JF, Nagorney DM, et al. Long－term results of biliary recons truction after laparoscopic bile duct injuries. Arch Surg, 1999, 134 (6): 604－609.

[58] Fidelman N, Kerlan R K Jr, Laberge JM, et al. Accuracy of percutaneous trans hepatic cholangiography inpredicting the location and nature of major bile duct injuries. J Vase Interv Radiol, 2011, 22 (6): 884－892.

[59] de Reuver PR, Rauws EA, Vermeulen M, et al. Endoscopict of post－surgical bile duct injuries: long term outcome and predictors of success. Gut, 2007, 56 (11): 1599－1605.

[60] Suhocki PV, Meyers WC. Injury to aberrant bile ducts during cholecystectomy: acommon cause of diagnostic error and treatment delay. AJR Am J Roentgenol, 1999, 172 (4): 955－959.

[61] Sikora SS, Pottakkat B, Srikanth G, et al. Postcholecystectomy benign biliary strictures － longterm results. Dig Surg, 2006, 23 (5/6): 304－312.

[62] Chaudhary A, Negi SS, Puri SK, et al. Comparison of magnetic resonance cholangiography and percutaneous transhepatic cholangiography in the evaluation of bile ductstrictures after cholecystectomy. Br J Surg, 2002, 89 (4): 433－436.

[63] Yeh TS, Jan YY, Tseng JH, et al. Value of magnetic resonance cholangiopancreatography in demonstrating major bile duct injuries following laparoscopic cholecystectomy. Br J Surg, 1999, 86 (2): 181－184.

[64] Khalid TR, Casillas VJ, Montalvo BM, et al. Using MR cholangiopancreatography to evaluate iatrogenic bile duct injury. AJR Am J Roentgenol, 2001, 177 (6): 1347－1352.

[65] Ragozzino A, De Ritis R, Mosca A, et al. Value of MR cholangiography in patients with iatrogenic bile duct injury after cholecystectomy. AJR Am J Roentgenol, 2004, 183 (6): 1567－1572.

[66] 王坚，吴志勇，何敏，等．医源性胆胰肠结合部损伤的诊断和治疗．中华消化外科杂志，2008，7 (1)：16－18.

[67] Bismuth H, Majno PE. Biliary strictures: classification based on the principles of surgical treatment. World J Surg, 2001, 25 (10): 1241－1244.

[68] Wherry DC, Rob CG, Marohn MR, et al. An external audit of laparoscopic cholecystectomy performed in medical treatment facilities of the department of Defense. Ann

Surg, 1994, 220 (5): 626 -634.

[69] Siewert JR, Ungeheuer A, Feussner hH. Bile duct lesions inlaparoscopic cholecystectomy. Chirurg, 1994, 65 (9): 748 -757.

[70] Strasberg SM, Hertl M, Soper NJ. An analysis of the problem of biliary injury during laparoscopic cholecystectomy. J Am Coll Surg, 1995, 180 (1): 101 -125.

[71] McMahon AJ, Fullarton G, Baxter JN, et al. Bile duct injury and bile leakage in laparoscopic cholecystectomy. Br J Surg, 1995; 82 (3): 307 -313.

[72] Neuhaus P, Schmidt SC, Hintze RE, et al. Classification and treatment of bile duct injuries after laparoscopic cholecystectomy. Chirurg, 2000, 71 (2): 166 -173.

[73] Csendes A, Navarrete C, Burdiles P, et al. Treatment of common bile duct injuries during laparoscopic cholecystectomy: endoscopic and surgical management. World J Surg, 2001, 25 (10): 1346 -1331.

[74] Wu JS, Peng C, Mao XH, et al. Bile duct injuries associated with laparoscopic and open cholecystectomy: sixteen - year experience. World J Gastroenterol, 2007, 13 (16): 2374 -2378.

[75] Stewart L, Robinson TN, Lee CM, et al. Right hepatic artery injury associated with laparoscopic bileduct injury: incidence, mechanism, and onsequences. J Gastrointest Surg, 2004, 8 (5): 523 -531.

[76] Lau WY, Lai EC. Classification of iatrogenic bile duct injury. Hepatobiliary Pancreat Dis Int, 2007, 6 (5): 459 -563.

[77] Bektas H, Schrem H, Winny M, et al. Surgical treatment and outcome of iatrogenic bile duct lesions after cholecystectomy and the impact of diferent clinical classification systems. Br J Surg, 2007, 94 (9): 1119 - 1127.

[78] Cannon RM, Brock G, Buell JF. A novel classification system to address financial impact and referral decisions for bile duct injury in laparoscopic cholecystectomy. HPB Surg, 2011, 2011: 371225.

[79] Al - Karawi MA, Sanai FM. Endoscopic management of bile duct injuries in 107 patients: experience of a Saudi referral center. Hepatogastroenterology, 2002,49 (47): 1201 -1207.

[80] Familiari L, Scaffidi M, Familiar P, et al. An endoscopic approach to the management of surgical bile duct injuries: nine years' experience. Dig Liver Dis, 2003, 35 (7): 493 -497.

[81] Kaffes AJ, Hourigan L, De Luca N, et al. Impact of endoscopic intervention in 100 patients with suspected post cholecystectomy bile leak. Gastrointest Endosc, 2005, 61 (2): 269 -275.

[82] Parlak E, Cigek B, Digibeyaz S, et al. Treatment of biliary leakages after cholecystectomy and importance of stricture development in the main bile duct injury. Turk J Gastroenterol, 2005, 16 (1): 21 -28.

[83] Weber A, Feussner H, Winkelmann F, et al. Long - term outcome of endoscopic therapy in patients with bile duct injury after cholecystectomy. J Gastroenterol Hepatol, 2009, 2 (5): 762 -769.

[84] Fathy O, Wahab MA, Hamdy E, et al. Post - cholecystectomy biliary injuries: one center experience. Hepatogastroenterology, 2011, 58 (107/108): 719 -724.

[85] Bergman JJ, Burgemeister L, Bruno MJ, et al. Long - term follow up after biliary stent placement for postoperative bile duct stenosis. Gastrointest Endosc, 2001, 54 (2): 154 -161.

[86] Costamagna G, Pandolfi M, Mutignani M, et al. Long - term results of endoscopic management of postoperative bile duct strictures with increasing numbers of stents. Gastrointest Endosc, 2001, 54 (2): 162 - 168.

[87] Misra S, Melton GB, Geschwind JF, et al. Percutaneous management of bile duct strictures and injuries associated with laparoscopic cholecystectomy: adecade of experience. J Am Coll Surg, 2004, 198 (2): 218 -226.

[88] Kuzela L,Oltman M,Sutka J, et al. Prospective follow - up of patients with bile duct strictures secondary to laparoscopic cholecystectomy, treated endoscopically with multiple stents. Hepatogastroenterology, 2005, 52(65): 1357 -1361.

[89] Kassab C, Prat F, Liguory C, et al. Endoscopic management of post - laparoscopic cholecystectomy biliary strictures. Long - term outcome in a multicenter study. Gastroenterol Clin Biol, 2006, 30 (1): 124 -129.

[90] Vitale GC, Tran TC, Davis BR, et al. Endoscopic management of postcholecystectomy bile duct strictures. J Am Coll Surg, 2008, 206 (5) 918 -923.

[91] Ramos - De la Medina A, Misra S, Leroy AJ, et al. Management of benign biliary strictures by percutaneous interventional radiologic techniques (PIRT) HPB (Oxford), 2008, 10 (6): 428 -432.

[92] Bonnel DH, Liguory CL, Lefebvre JF, et al. Placement

of metallic stents for treatment of postoperative biliary strictures: long - term outcome in 25 patients. AJR Am J Roentgenol, 1997, 169 (6): 1517 - 1522.

[93] Kuroda Y, Tsuyuguchi T, Sakai Y, et al. Long - term follow up evaluation for more than 10 years after endoscopic treatment for post operative bile duct strictures. Surg Endosc, 2010, 2 (4): 834 - 840.

[94] Tuvignon N, Liguory C, Ponchon T, et al. Long - term follow - up after biliary stent placement for postcholecystectomy bile duct strictures: a multicenter study. Endoscopy, 2011, 43 (3): 208 - 216.

[95] Fatima J, Barton JG, Grotz TE, et al. Is there a role for endoscopic therapy as a definitive treatment for post - laparoscopic bile duct injuries. J Am Coll Surg, 2010, 211 (4): 495 - 502.

[96] Costamagna G, Tringali A, Mutignani M, et al. Endo therapy of postoperative biliary strictures with multiple stents: results after more than 10 years of follow - up. Gastrointest Endosc, 2010, 72 (3): 551 - 557.

[97] Davids PH, Tanka AK, Rauws EA, et al. Benign biliary strictures. Surgery or endoscopy? Ann Surg, 1993, 217 (3): 237 - 243.

[98] Tocchi A, Mazzoni G, Liotta G, et al. Management of benign biliary strictures: biliary enteric anastomosis vs endoscopic stenting. Arch Surg, 2000, 135 (2): 153 - 157.

[99] Wudel LJ Jr, Wright JK, Pinson CW, et al. Bile duct injury following laparoscopic cholecystectomy: a cause for continued concern. Am Surg, 2001, 67 (6): 557 - 563.

[100] Robinson T N, Stiegmann G V, Durham J D, et al. Management of major bile duct injury associated with laparoscopic cholecystectomy. Surg Endosc, 2001, 15 (12): 1381 - 1385.

[101] Nuzzo G, Giuliante F, Giovannini I, et al. Advantages of multidisciplinary management of bile duct injuries occurring during cholecystectomy. Am J Surg, 2008, 195 (6): 763 - 769.

[102] Lillemoe KD, Martin SA, Cameron JL, et al. Major bile duct injuries during laparoscopic cholecystectomy. Follow - up after combined surgical and radiologic management. Ann Surg, 1997, 225 (5): 459 - 468.

[103] Dolay K, Soylu A, Aygun E. The role of ERCP in the-management of bile leakage: endoscopic sphincterotomy versusbiliary stenting. J Laparoendosc Adv Surg Tech A, 2010, 20 (5): 455 - 459.

[104] Siriwardana HP, Siriwardena AK. Systematic appraisal of the role of metallic endobiliary stents in the treatment of benign bile duct stricture. Ann Surg, 2005, 242 (1): 10 - 19.

[105] 张文智，黄晓强，周宁新，等. 胆道良性狭窄金属支架置入术后并发症及其处理. 中华肝胆外科杂志，2005，11 (9)：599 - 600.

[106] van Boeckel PG, Vleggaar FP, Siersema PD. Plastic or metal stents for benign extrahepatic biliary strictures: a systematic review. BMC Gastroenterol, 2009, 9 (1): 96.

[107] Mercado MA, Dominguez I. Classification and management of bile duct injuries. World J Gastrointest Surg, 2011, 3 (4): 43 - 48.

[108] Pottakkat B, Vijayahar iR, Prakash A, et al. Factors predicting failure following high bilio - enteric anastomosis for post - cholecystectomy benign biliary strictures. J Gastrointest Surg, 2010, 14 (9): 1389 - 1394.

[109] de Reuver PR, Rauws EA, Bruno MJ, et al. Survival in bile duct injury patients after laparoscopic cholecystectomy: a multidisciplinary approach of gastroenterologists, radiologists, and surgeons. Surgery, 2007, 142 (1): 1 - 9.

[110] Huang CS, Tai FC, et al. Long - term results of major bile duct injury associated with laparoscopic cholecystectomy. Surg Endosc, 2003, 17 (9): 1362 - 1367.

[111] Thomson BN, Parks RW, Madhavan KK, et al. Early specialist repair of biliary injury. Br J Surg, 2006, 93 (2): 216 - 220.

[112] Walsh RM, Henderson JM, Vogt DP, et al. Long - term outcome of biliary reconstruction for bile duct injuries from laparoscopic cholecystectomies. Surgery, 2007, 142 (4): 450 - 456.

[113] Sahajpal AK, Chow SC, Dixon E, et al. Bile duct injuries associated with laparoscopic cholecystectomy: timing of repair and long - term outcomes. Arch Surg, 2010, 145 (8): 757 - 763.

[114] Schmidt SC, Langrehr JM, Hintze RE, et al. Long - term results and risk factors influencing outcome of major bile duct injuries following cholecystectomy. Br J Surg, 2005, 2 (1): 76 - 82.

[115] Perera MT, Silva MA, Hegab B, et al. Specialist early and immediate repair of post laparoscopic cholecystecto-

my bileduct injuries is associated with animproved long－term outcome. Ann Surg，2011，253（3）：553－560.

［116］Huang Q，Shao F，Qiu LJ，et al. Early vs. delayed repair of isolated segmental，sectoral and right hepatic bile duct injuries. Hepatogastroenterology，2011，58（107/108）：725－728.

［117］Mercado MA. Early versus late repair of bile duct injuries. Surg Endosc，2006，20（11）：1644－1647.

［118］Stewart L，Way LW. Laparoscopic bile duct injuries：timing of surgical repair does not influence success rate. A multivariate analysis of factors influencing surgical outcomes. HPB（Oxford），2009，11（6）：516－522.

［119］de Santibanes E，Palavecino M，Ardiles V，et al. Bile duct injuries：management of late complications. Surg Endosc，2006，20（11）：1648－1653.

［120］詹国清，董家鸿，王槐志，等．损伤性胆管狭窄手术时机探讨．第三军医大学学报，2002，2（9）：1120－1121.

［121］Gao JB，Bai LS，Hu ZJ，et al. Role of Kasai procedure in surgery of hilar bile duct strictures. World J Gastroenterol，2011，17（37）：4231－4234.

［122］Sicklick JK，Camp MS，Lillemoe KD，et al. Surgical management of bile duct injuries sustained during laparoscopic cholecystectomy：perioperative results in 200 patients. Ann Surg，2005，21（5）：786－792.

［123］Gazzaniga GM，Filauro M，Mori L. Surgical treatment of iatrogenic lesions of the proximal common bile duct. World J Surg，2001，25（10）：1254－1259.

［124］Tocchi A，Costa G，Lepre L，et al. The long term outcome of hepaticojejunostomy in the treatment of benign bile duct strictures. Ann Surg，1996，22（2）：162－167.

［125］Rudnicki M，McFadden DW，Sheriff S，et al. Roux－en－Y jejunal Bypass abolishes postprandial neuropeptide Y release. J Surg Res，1992，53（1）：7－11.

［126］Inui H，Kwon AH，Kamiyama Y. Managing bile duct injury during and after laparoscopic cholecystectomy. J Hepatobiliary Pancreat Surg，1998，5（4）：445－449.

［127］Tocchi A，Mazzoni G，Kiotta G，et al. Late development of bile duct cancer in patients who had biliary enteric drainage for benign disease：a follow－up study of more than 1000 patients. Ann Surg，2001，234（2）：210－214.

［128］Rossi RL，Tsao JI. Biliary reconstruction. Surg Clin North Am，1994，74（4）：825－841.

［129］何振平，陈平，刘永雄，等．损伤性胆管狭窄的外科治疗．中华创伤杂志，1999，15（5）：389－390.

［130］Schol FP，Go PM，Gouma DJ. Outcome of 49 repairs of bile duct injuries after laparoscopic cholecystectomy. World J Surg，1995，19（5）：753－756.

［131］Kohneh Shahri N，Lasnier C，Paineau J. Bile duct injuries at laparoscopic cholecystectomy：earlyrepair results. Ann Chir，2005，130（4）：218－223.

［132］Xu XD，Zhang YC，Gao P，et al. Treatment of major laparoscopic bile duct injury：a long－term follow－up result. Am Surg，2011，77（12）：1584－1588.

［133］Jablonska B，Lampe P，Olakowski M，et al. Hepaticojejunostomy vs. end－to－end biliary reconstructions in the treatment of iatrogenic bile duct injuries. J Gastrointest Surg，2009，13（6）：1084－1093.

［134］deReuver PR，Busch OR，Rauws EA，et al. Long－term results of a primary end－to－end anastomosis in peroperative detected bile duct injury. J Gastrointest Surg，2007，11（3）：296－302.

［135］Maeda A，Yokoi S，Kunou T，et al. Bile duct cancer developing 21 years after choledochoduodenostomy. Dig Surg，2003，20（4）：331－334.

［136］Moraca RJ，Lee FT，Ryan JA Jr，et al. Long－term biliary function after reconstruction of major bile duct injuries with hepaticoduodenostomy or hepaticojejunostomy. Arch Surg，2002，137（8）：889－893.

［137］Shimotakahara A，Yamataka A，Yanai T，et al. Roux－en－Y hepaticojejunostomy or hepaticoduodenostomy for biliary reconstruction during the surgical treatment of choledochalcyst：which is better? Pediatr Surg Int，2005，21（1）：5－7.

［138］Slater K，Strong RW，Wall DR，et al. Iatrogenic bile duct injury：the scourge of laparoscopic cholecystectomy. ANZ J Surg，2002，72（2）：83－88.

［139］Alves A，Farges O，Nicolet J，et al. Incidence and consequence of an hepatic artery injury in patients with postcholecystectomy bile duct strictures. Ann Surg，2003，238（1）：93－96.

［140］Frilling A，Li J，Weber F，et al. Major bile duct injuries after laparoscopic cholecystectomy：a tertiary center experience. J Gastrointest Surg，2004，8（6）：

679 - 685.

[141] Laurent A, Sauvanet A, Farges O, et al. Major hepatectomy for the treatment of complex bile duct injury. Ann Surg, 2008, 28 (1): 77 - 83.

[142] Truant S, Boleslawski E, Lebuffe G, et al. Hepatic resection for post - cholecystectomy bile duct injuries: a literature review. HPB (Oxford), 2010, 12 (5): 334 - 341.

[143] Bektas H, Kleine M, Tamac A, et al. Clinical application of the hanover classification for iatrogenic bile duct lesions. HPB Surg, 2011, 2011: 612384.

[144] Bacha EA, Stieber AC, Galloway JR, et al. Non - biliary complication of laparoscopic cholecystectomy. Lancet, 1994, 344 (8926): 896 - 897.

[145] de Santibanes E, Pekolj J, McCormack L, et al. Liver transplantation for the sequelae of intra - operative bile duct injury. HPB (Oxford), 2002, 4 (3): 111 - 115.

[146] Ardiles V, McCormack L, Quinonez E, et al. Experience using liver transplantation for the treatment of severe bile duct injuries over 20 years in Argentina: results from a National Survey. HPB (Oxford), 2011, 13 (8): 544 - 550.

[147] Nordin A, Makisalo H, Isoniemi H, et al. Iatrogenic lesion at cholecyste ctomyresulting in liver transplantation. Transplant Proc, 2001, 33 (4): 2499 - 2500.

[148] Fernández JA, Robles R, Marín C, et al. Laparoscopic iatrogeny of the hepatic hilum as an indication for liver transplantation. Liver Transpl, 2004, 10 (1): 147 - 152.

[149] McDonald ML, Farnell MB, Nagorney DM, et al. Benign biliary strictures: repair and outcome with a contemporary approach. Surgery, 1995, 118 (4): 582 - 591.

[150] Chapman WC, Halevy A, Blumgart LH, et al. Postcholecystectomy bile duct strictures. Management and outcome in 130 patients. Arch Surg, 1995, 130 (6): 597 - 602.

[151] Lubikowski J, Post M, Bialek A, et al. Surgical management and outcome of bile duct injuries following cholecystectomy: a single - center experience. Langenbecks Arch Surg, 2011, 396 (5): 699 - 707.

[152] Strasberg SM, Picus DD, Drebin JA. Results of a new strategy for reconstruction of biliary injuries having an isolated right - sided component. J Gastrointest Surg, 2001, 5 (3): 266 - 274.

[153] Jarnagin WR, Blumgart LH. Operative repair of bile duct injuries involving the hepatic duct confluence. Arch Surg, 1999, 134 (7): 769 - 775.

[154] Mercado MA, Orozco H, delaGarza L, et al. Biliary duct injury: partial segment Ⅳ resection for intrahepatic reconstruction of biliary lesions. Arch Surg, 1999, 134 (9): 1008 - 1010.

[155] Mercado MA, Chan C, Orozco H, et al. Long - term evaluation of biliary reconstruction after partial resection of segments Ⅳ and Ⅴ in iatrogenic injuries. J Gastrointest Surg, 2006, 10 (1): 77 - 82.

[156] Sirichindakul B, Nonthasoot B, Suphapol J, et al. Partial segment - Ⅳ/Ⅴ liver resection facilitates the repair of complicated bile duct injury. Hepatogastroenterology, 2009, 56 (93): 956 - 959.

[157] Sutherland F, Launois B, Stanescu M, et al. A refined approach to the repair of postcholecystectomy bile duct strictures. Arch Surg, 1999, 134 (3): 299 - 302.

[158] Koffron A, Ferrario M, Parsons W, et al. Failed primary management of iatrogenic biliary injury: incidence and significance of concomitant hepatic arterial disruption. Surgery, 2001, 130 (4): 722 - 728.

[159] Mercado MA, Chan C, Orozco H, et al. To stent or not to stent bilioenteric anastomosis after iatrogenic injury: a dilemma not answered? . Arch Surg, 2002, 137 (1): 60 - 63.

[160] Chaudhary A, Manisegran M, Chandra A, et al. How do bile duct injuries sustained during laparoscopic cholecystectomy differ from those during open cholecystectomy? . J Laparoendosc Adv Surg Tech A, 2001, 11 (4): 187 - 191.

[161] Pickleman J, Marsan R, Borge M. Portoenterostomy: an old treatment for a new disease. Arch Surg, 2000, 135 (7): 811 - 817.

[162] Pitt HA, Miyamoto T, Parapatis SK, et al. Factors influencing outcome in patients with postoperative biliary strictures. Am J Surg, 1982, 144 (1): 14 - 21.

[163] Pellegrini CA, Thomas MJ, Way LW. Recurrent biliary stricture: patterns of recurrence and outcome of surgical therapy. Am J Surg, 1984, 147 (1): 175 - 180.

[164] Hall JG, Pappas TN. Current management of biliary strictures. J Gastrointest Surg, 2004, 8 (8): 1098 - 1110.

[165] Raute M, Podlech P, Jaschke W, et al. Management

of bile duct injuries and strictures following cholecystectomy. World J Surg, 1993, 17 (4): 553 - 562.

[166] Schweizer WP, Matthews JB, Baer HU, et al. Combined surgical and interventional radiological approach for complex benign biliary tract obstruction. Br J Surg, 1991 May, 78 (5): 559 - 563.

（张玉琳）

附件2　缩写英中文名称对照表

EMIC（endoscopic minimally invasive cholecystolithotomy）　内镜保胆取石术

EMC（small incision endoscopic biliary lithotomy bao）　小切口内镜保胆取石术

LC（laparoscopic cholecystectomy）　腹腔镜胆囊切除术

OC（open cholecystectomy）　开腹胆囊切除术

MC（small incision cholecystectomy）　小切口胆囊切除术

PCLC　经皮胆镜碎石术

LCCC　腹腔镜下保胆取石术

第六章

BADBS　胆汁酸依赖性胆汁分泌

BAIDBS　胆汁酸不依赖性胆汁分泌

P. P　胰多肽

VIP　血管活性肽

PYY　酪酪肽

CCK　胆囊收缩素

CCK AR　胆囊收缩素 A 受体

SC　分泌成分

第七章

CSI　胆固醇饱和指数

CMC　胆固醇单水结晶

B/P　胆盐/磷脂比例

C/P　胆固醇/磷脂比例

CDCA　鹅去氧胆酸

CA　胆酸

LCA　石胆酸

DCA　去氧胆酸

UDCA　熊去氧胆酸

CDC－glycine　甘氨鹅脱氧胆酸

DC－glycine　甘氨脱氧胆酸

HMG CoA　3－羟－3－甲戊二酰辅酶 A（胆固醇合成限速酶）

Con a　刀豆素

PSA　豌豆素

UEA　荆豆素

BSL　西非单豆素

PLA2－IIA　磷脂酶 A2－IIA

PAS　高碘酸 Schiff 氏染色法

CSI　胆固醇饱和指数

ACAT　胆固醇酰基转移酶

UCB　非结合胆红素

TB　总胆红素

CB　结合胆红素

K′sp　胆红素与溶度积常数

第八篇

PCR－RFLP　（PCR－限制性多形性碎片长度）

APO B　载脂蛋白 B

APO E　载脂蛋白 E

APO－AI　载脂蛋白 AI

TC　总胆固醇

LDL－C　低密度脂蛋白

HDL－C　高密度脂蛋白

LXRα　肝脏 X 受体 α

FXR　法尼醇受体，又称胆汁酸受体

SXR　人类固醇异生物受体

LRH－1　肝受体同类物－1

TG　甘油三酯

ABCA1　三磷酸腺苷结合盒转运体 A1

ABCG5　三磷酸腺苷结合盒转运体 G5

ABCG8　三磷酸腺苷结合盒转运体 G8
ABCG11　三磷酸腺苷结合盒转运体 G11
ABCG4　三磷酸腺苷结合盒转运体 G4
ABCG1　三磷酸腺苷结合盒转运体 G1
ABCB4　ATP 依赖性磷脂输出泵
NPC1L1　空肠黏膜胆固醇转运蛋白
SRB1　肝脏高密度脂蛋白受体 B1 型清道夫受体
CCK - R　胆囊收缩素受体
HVS1　第一高变区
SNPs　单核苷酸多态性
CYP7a1　胆汁酸代谢经典途径酶基因
CYP8I　胆固醇 12α 羟化酶
RT - PCR　逆转录酶 - 聚合酶链式反应
CETP　胆固醇酯转运蛋白
SCP2　胆固醇代谢的调节因子
MTPP　甘油三酯转运蛋白
HNF4A　肝细胞核因子 A4
ACAT2　胆固醇转乙酰酶
Aqp1，Aqp8　水通道蛋白
GPBAR1　胆囊黏膜 G 蛋白耦联胆汁酸受体 1
FGF19　成纤维生长因子
FV　空腹胆囊容积
GAS　胃泌素
CER　蟾皮素
GRP　胃泌素释放肽
MOT　胃动素
VIP　血管活性肠肽
SOM　生长抑素
TPN　全胃肠外营养
FGF19　成纤维细胞生长因子
ADRB3　β3 - 肾上腺素能受体
BSEP　胆盐输出泵
MDR3　ATP 依赖性磷脂输出泵
NTCP　钠 - 牛磺胆酸同向转运多肽
OSTα - OSTβ　组织相容性转运体
ASBT　胆汁酸转运体
Mucin1　膜结合型黏蛋白 1
Mucin3　膜结合型黏蛋白 3
Mucin4　膜结合型黏蛋白 4
Mucin5B　分泌型黏蛋白 5B
Mucin6　分泌型黏蛋白 6
MUC　黏蛋白核心多肽基因
Con ABP　刀豆素结合蛋白
APF/CBP　低分子阴离子多肽和钙结合蛋白
NT　成核时间
APN　氨肽酶
MC　代谢综合征
Ieptin　瘦素
LPIN　脂联素
Resistin　抵抗素
TNF - α　α - 干扰素
IL - 6　白介素 - 6
PAI - 1　纤溶酶原激活物抑制 - 1（PAI - 1）
FFA　脂肪酸
FINS　空腹胰岛素
WHR　体重指数
T2DM　2 型糖尿病
2h INS　餐后 2 小时血糖
GLUT4　葡萄糖转运因子
BMI　体重指数
TZDs　噻唑烷酮类
ppARy　过氧化物酶增殖体激活受体
ROS　氧自由基
SOD　过氧化物歧化酶
GSH　谷胱甘肽酶
ISI　胰岛素敏感指数
IR　胰岛素抵抗
GPBAR1　G 蛋白耦联胆汁酸受体
β - G　β - 葡萄糖醛酸苷酶
CYP7A1　胆汁酸合成关键酶
FDA　美国食品与药品管理局
ACT　基因信息不歧视条约（genetic information nondiscrimination Act）

第九篇

TPN　全胃肠外营养
FI　体型指数
WC　腰围
FPG　空腹血糖
FINS　空腹胰岛素
BMI　体重指数
HOMA IR　稳态模式胰岛素抵抗指数

HOMA B　胰岛 B 细胞功能
IAI　胰岛素作用指数
SMS 99　生长抑素八肽类似物
hHcy　同型半胱氨酸

第十篇

PLG　胆囊息肉样病变
ERC　内镜逆行性胆道造影
MRCP　核磁共振胆道造影
PET－CT　正电子发射断层显像与 CT 是计算机断层摄影术有机融合成像
^{18}F－FDG　一种显影剂
EUS　超声内镜检查
US　超声引导
PTCCS　经皮经肝胆囊镜检查
GCT　胆囊颗粒细胞瘤

第十一篇

DIC　弥散性血管内凝血
MSOF　多系统器官功能衰竭
MRI　磁共振
ALT　谷丙转氨酶
BAP　急性胆源性胰腺炎
GAP　胆石性急性胰腺炎
PTI　胰蛋白酶抑制物质
MDF　心肌抑制因子
TRY　胰蛋白酶
ARDS　急性呼吸窘迫综合征
MOF　多器官衰竭
ERCP　经十二指肠胆道检查
ESWL　体外震波碎石法
CRP　C 反应蛋白
AP　急性胰腺炎
MAP　轻型急性胰腺炎
SAP　重症急性胰腺炎
CVP　中心静脉压
ESY　Oddi 括约肌切开术
DLA2－11A　磷脂酶 A2－11A 组
Cullen 征　卡伦征，脐周围皮肤青紫及两侧肋腹部皮肤灰蓝钯的征象是腹腔内大出血的征象。
Grey－Turner 征　指一侧腰胁部的皮肤颜色的改变。此征发生在左侧者居多。多发生急性胰腺炎症状出现的 3 天到一周内。

第十二篇

LC　腹腔镜胆囊切除术
OC　开腹胆囊切除术
MC　小切口胆囊切除术
MC　小切口微创内镜保胆取石术

第十三篇

CD　胆总管十二指肠吻合术
CJ　胆总管空肠吻合术（Roux－cn－ Y）

第十四篇

PCS　胆囊切除术后综合征
OS　Oddi 括约肌
PCA　时相收缩幅度
CBD　胆总管
MNNG　N－甲基－N－氮－N－亚硝基胍（致癌物）

第十五篇

MIS　微创外科

第十九篇

ERCP　经十二指肠胆道检查
CVP　中心静脉压
BMI　体重指数
CA　胆酸
DCA　脱氧胆酸
SMS－99　生长抑素八肽类似物
PTCD　经皮经肝穿刺引流
EDTA　乙二氨四乙酸二钠盐
MTBE　甲基叔丁醚
MO　辛酸甘油单脂
PTCD　经皮经肝穿刺胆道引流术
EHL　液电碎石器
UL　超声碎石器
LL　激光碎石器
EMS　第三代超声气压弹道碎石清石系统
ESWL　体外冲击波碎石

ERCP　经十二指肠胆道检查
EHL　液电碎石器
UL　超声碎石器
LL　激光碎石器
ESUL　体外冲击波碎石
MRCP　磁共振胆道照影
AOSC　梗阻性化脓性胆管炎
AOA　抗氧化活性
LPO　过氧化脂质
LCA　石胆酸
DCA　去氧胆酸
UDCA　熊去氧胆酸
ERC　内镜逆行性胆道造影
EUC　超声内镜检查
PTCCS　经皮经肝胆囊镜检查
US　超声
ODC　鸟氨酸脱羧酶
Mirizzi 综合征　胆囊哈袋（或胆囊管）结石嵌顿压迫肝总管导致各种的综合征。

第二十篇

GLP－1　肠促胰素
DPP－Ⅳ　二肽基肽酶
SGLT－2　2 型钠葡萄糖转运体
EHT　原发性高血压
ACEI　血管紧张素转化酶抑制剂
ARB　血管紧张素Ⅱ受体拮抗剂
RAS　血管紧张素
RVHT　肾血管性高血压
CCB　钙离子拮抗剂
RSG　罗格列酮
Asp　阿司匹林
COX－2　环氧化酶 2
EZET　依折麦布
RCT　双盲随机对照试验

第二十一篇

AHA　营养委员会

第二十二篇

EMIC　内镜保胆取石术
GLQ1　消化病生存质量指数
NIH　美国国立卫生研究所
CTSA　临床转化医学奖励计划

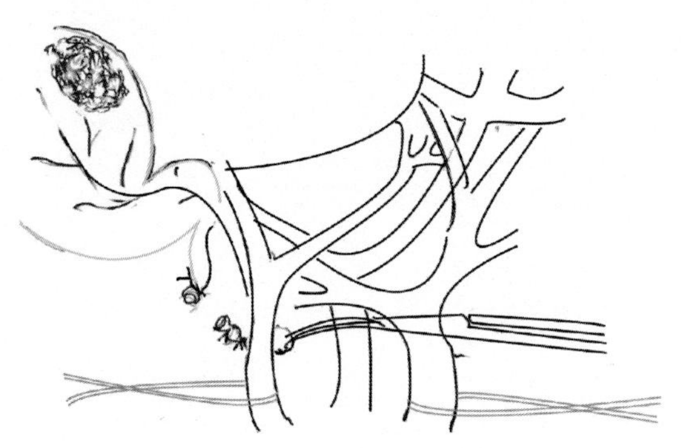

图 3－1　肝门骨骼化示意图

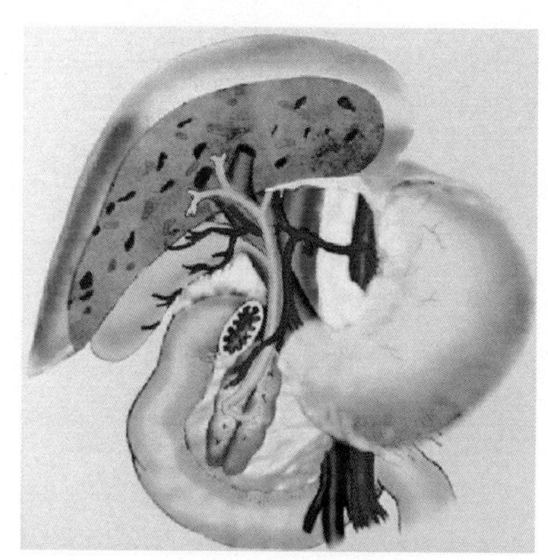

图 6－1　胆囊在人体的部位

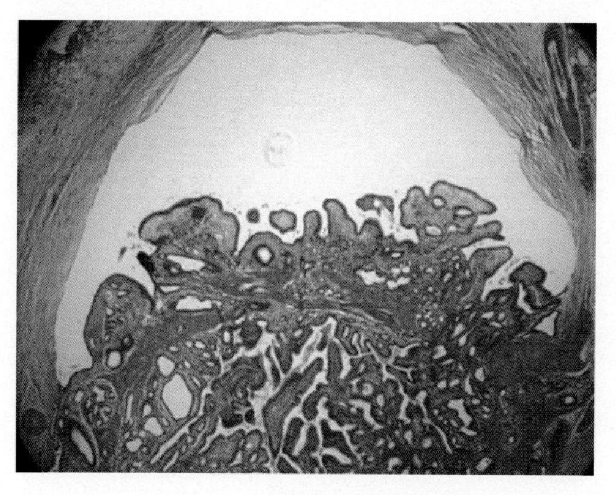

图 10－1　胆囊颈腺瘤嵌顿

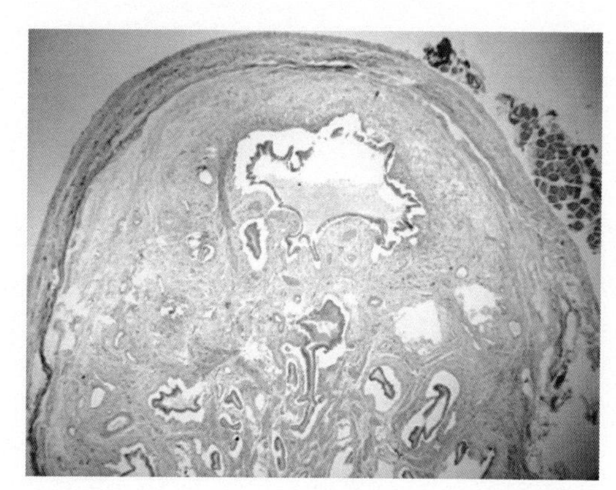

图 10－2　纤维腺瘤低倍

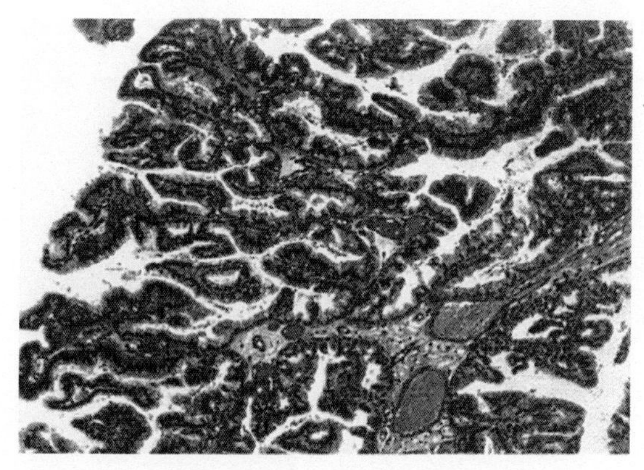

图 10－3　胆囊乳头状腺瘤性息肉

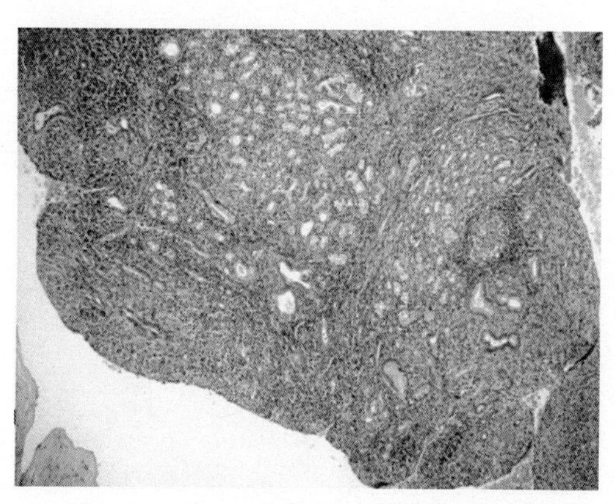

图 10－4　炎性增生性息肉，幽门腺化生

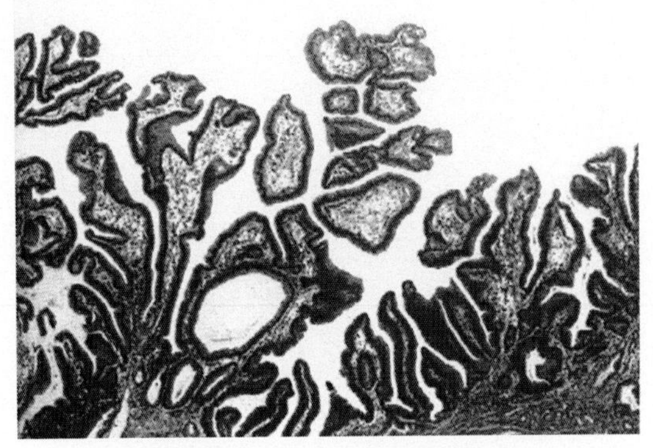

图 10－5－1　胆囊乳头状腺瘤，肠型，大量突入管腔的乳头结构

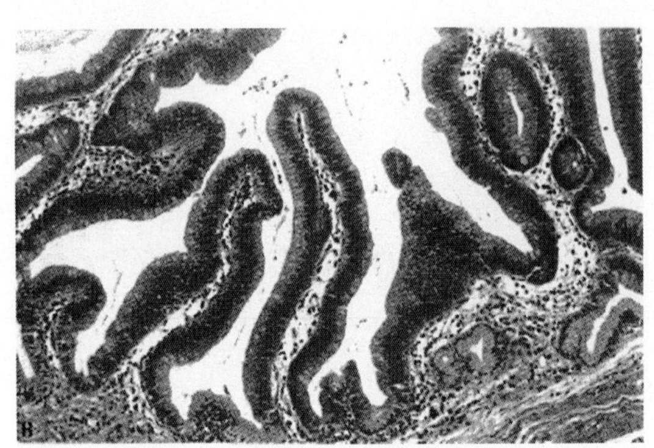

图 10－5－2　胆囊乳头状腺瘤，假复层柱状细胞，散在杯状细胞

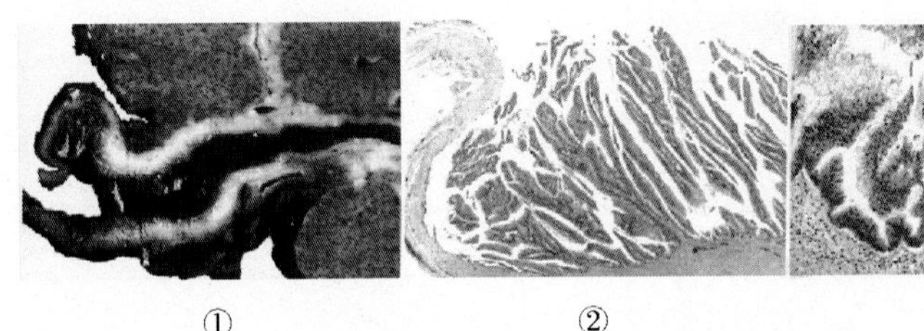

①　②　③

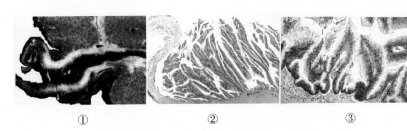

图 10－6　胆管乳头状瘤病

1. 扩大，增厚的肝内胆管；2. 绒毛状形态；3. 肿瘤细胞无浸润

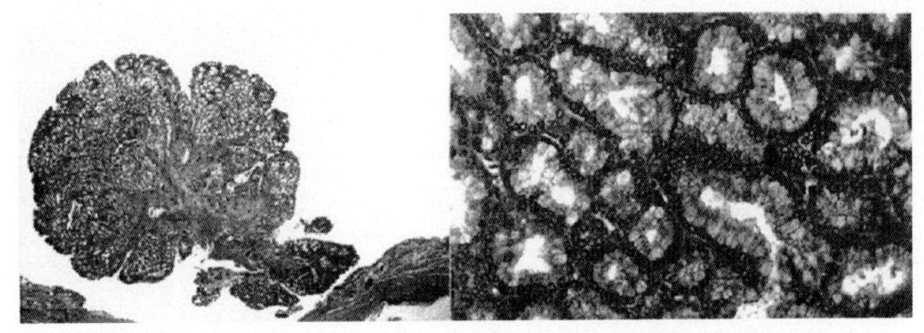

图 10－7　非乳头状腺瘤（胆囊管状腺瘤，幽门腺型）

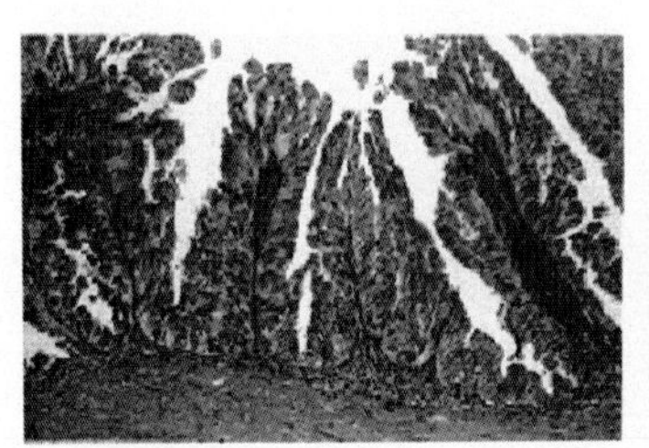

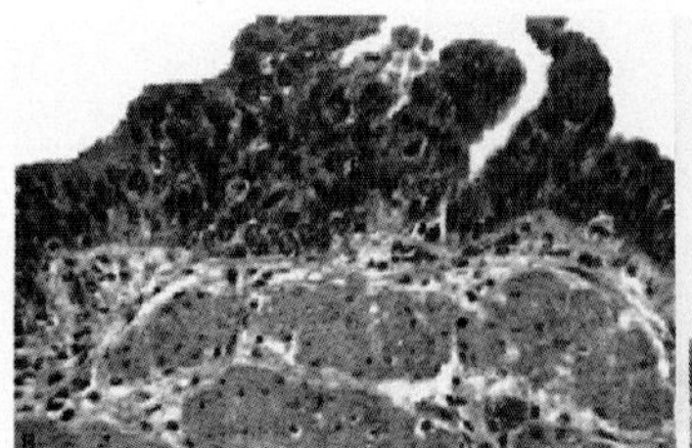

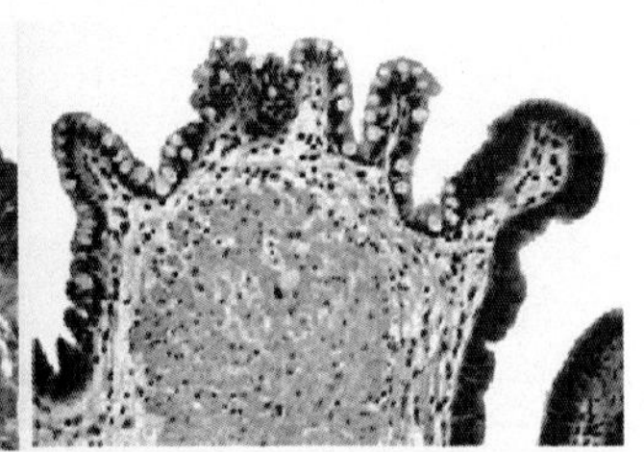

图 10－8　胆囊高级别上皮内肿瘤（原位癌）

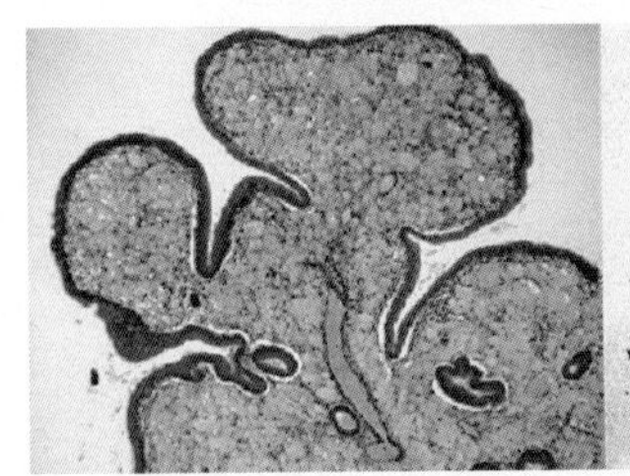

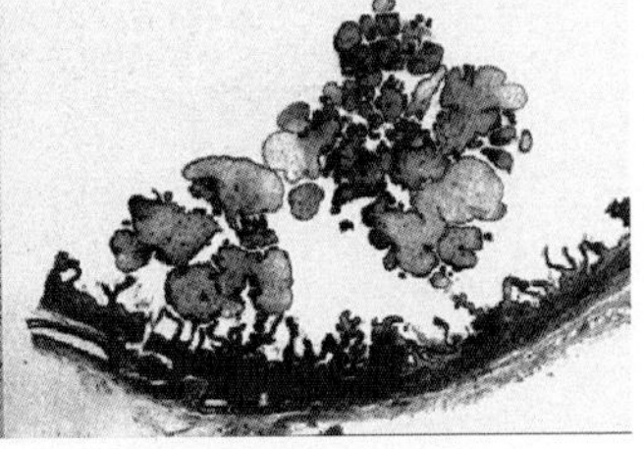

图 10－9　胆固醇息肉，中倍息肉呈绒毛状结构，间质充满泡沫样吞噬细胞，还有慢性胆囊炎

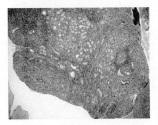

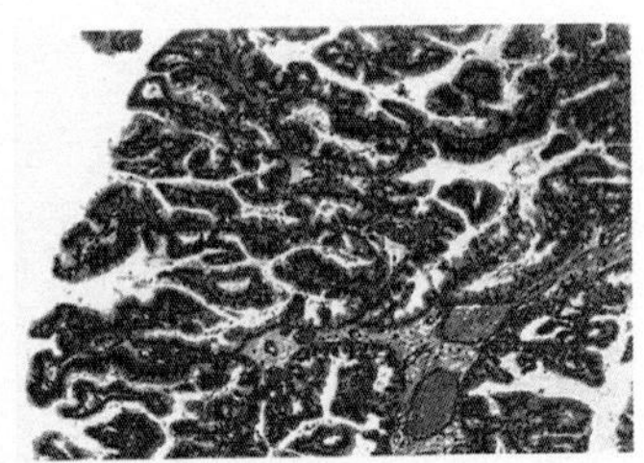

图 10－10　炎性增生性息肉，幽门腺化生，（中倍）胆囊乳头状腺瘤性息肉

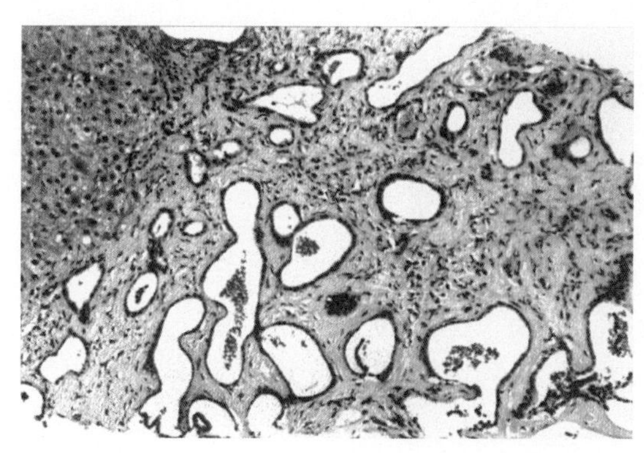

图 10－11　胆管内错构瘤：形状不规则的扩张的胆小管包裹于致密的纤维间质中

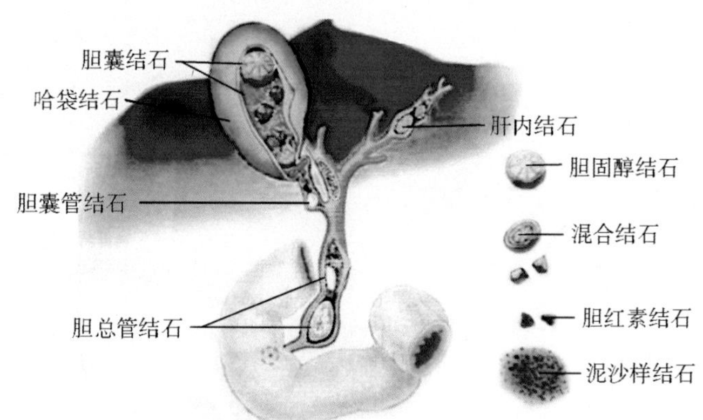

图 11－1　胆囊结石按部位命名胆囊结石形态分类

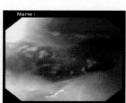

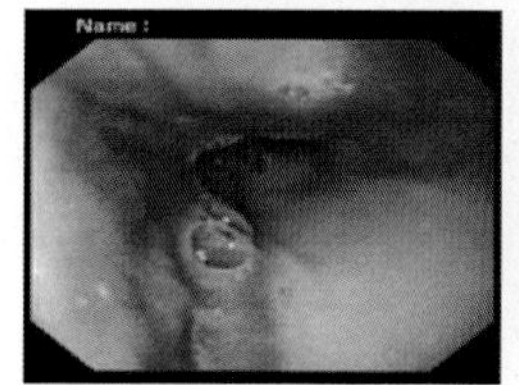
胃窦

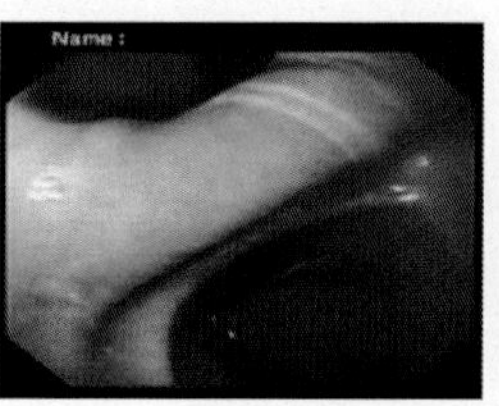
胃角

胃体

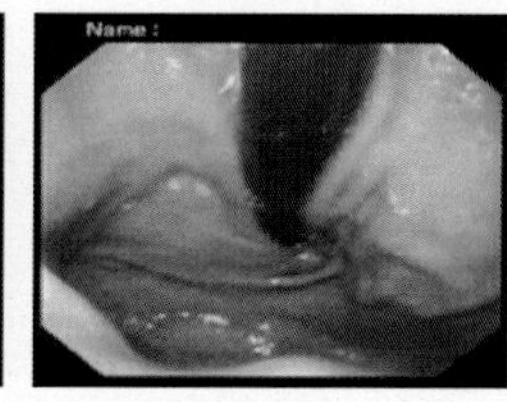
贲门

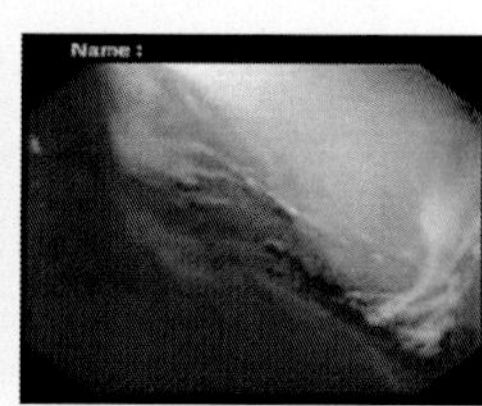
十二指肠

图 14－4　慢性浅表性胃炎
（胆汁反流型）活检 HP（－）

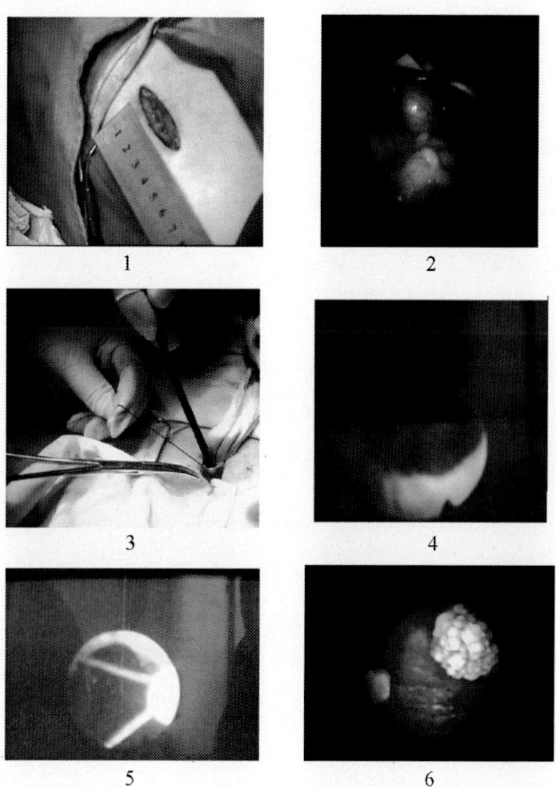
1　2　3　4　5　6

图 18－1（1～6）　切口 3～5cm 胆道镜胆囊内检查发现结石

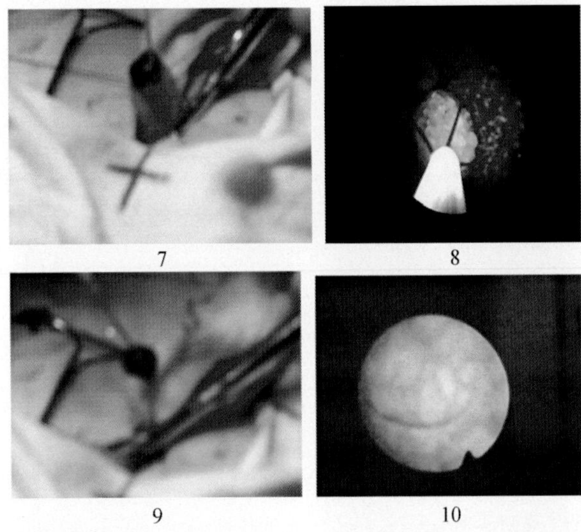

7　8　9　10

图 18－1（7～10）　取石篮取出结石胆道镜复查胆囊腔

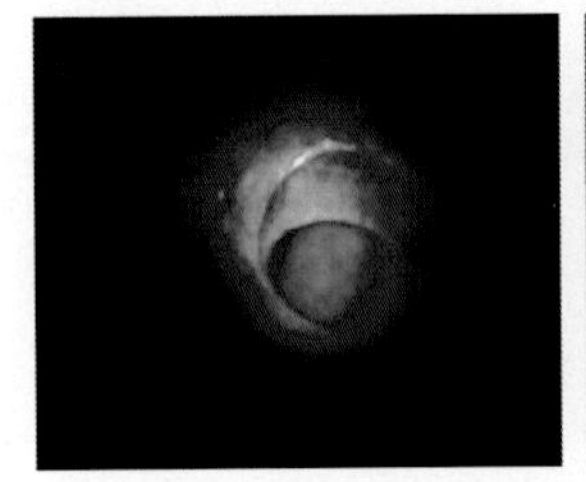

11

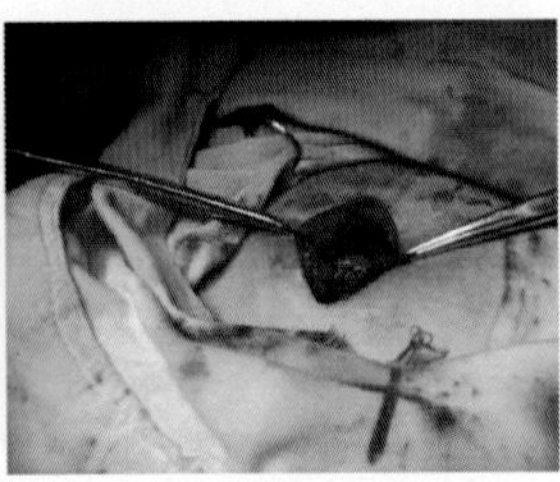

12

图 18－1（11）显示胆囊管开口　（12）胆囊悬吊在腹壁

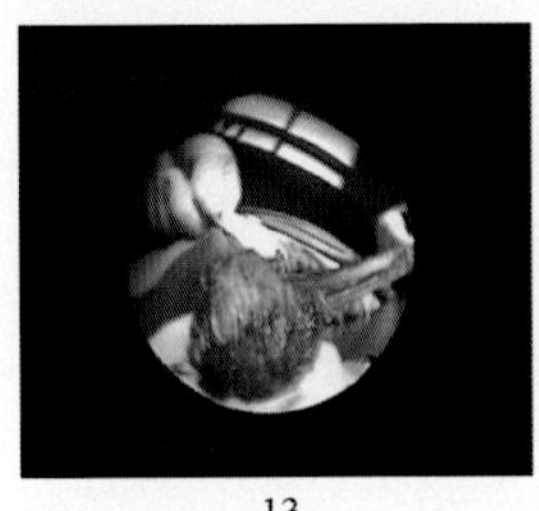

13

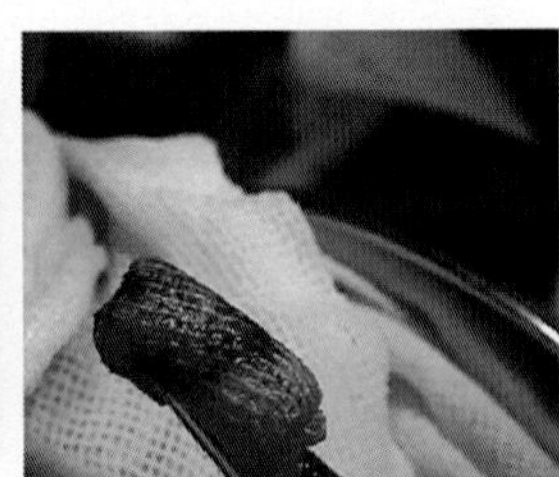

14

图 18－1（13～14）　小纱球拭去胆囊壁的胆泥

图 18－1　小切口保胆手术示意图组

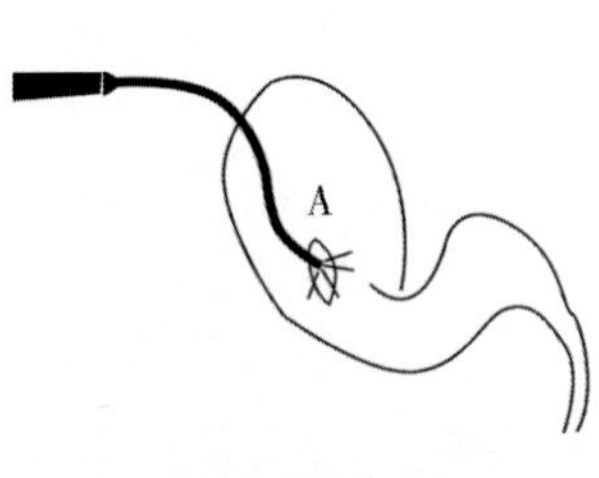

a 用调向杆和灯光的变化
发现息肉位置

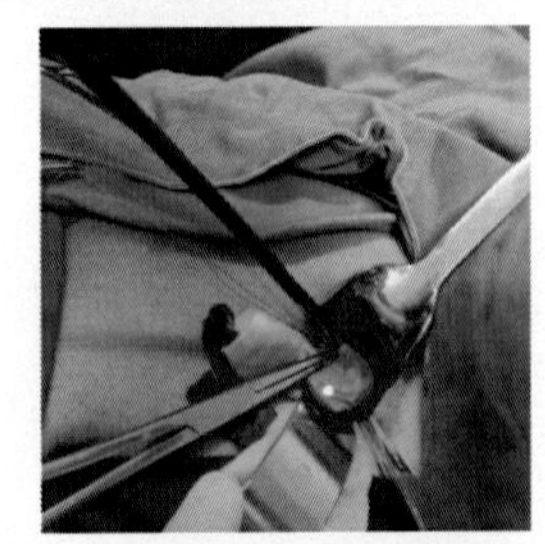

b

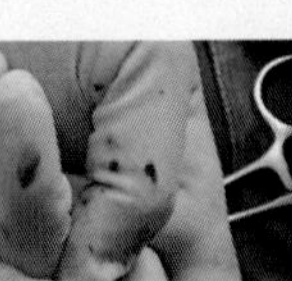

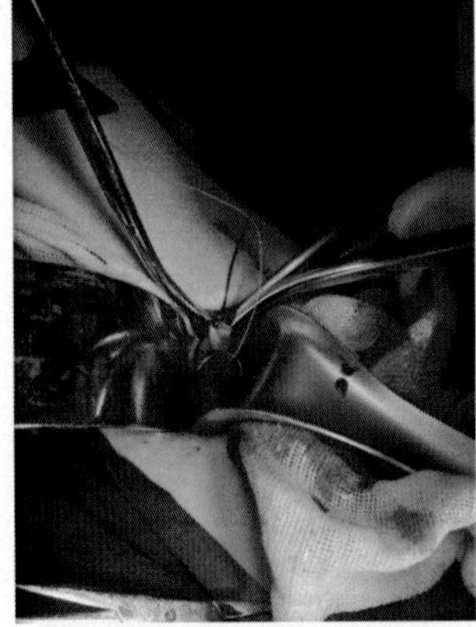

c

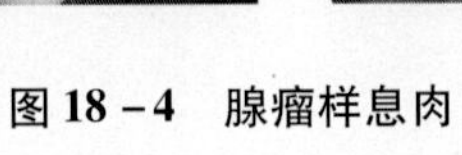

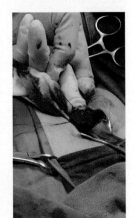

d

图 18－4　腺瘤样息肉

a－b 胆道镜贴近瘤体基底；从胆囊外观察发光部位，如果息肉在腹侧游离缘，从胆囊外可看到镜头的明亮灯光，该处就是瘤体所在部位；如胆囊游离缘看不到明亮光区，这时可确定瘤体靠肝面。在亮点中心切开胆囊浆膜；c. 在针眼的固定线以上显示将切除的息肉及周围胆囊组织。d. 切除的腺瘤样息肉及周围组织。

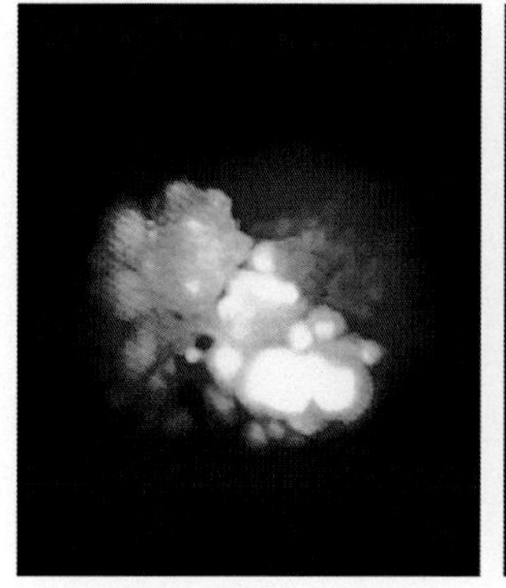

1. 胆道镜下胆固醇息肉

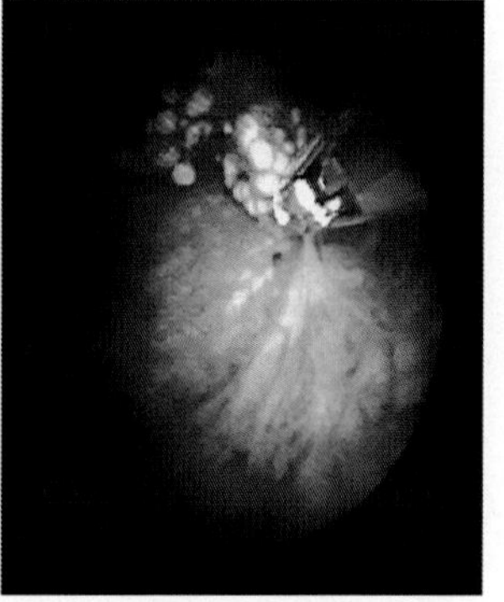

2. 电灼息肉蒂部

图 18－5a　保胆取胆固醇性息肉示意图

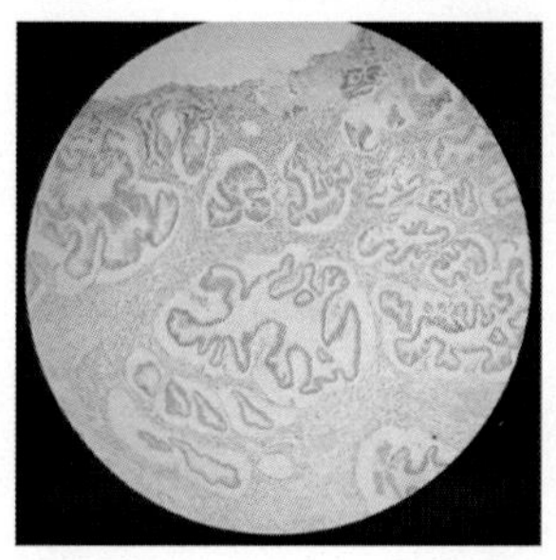

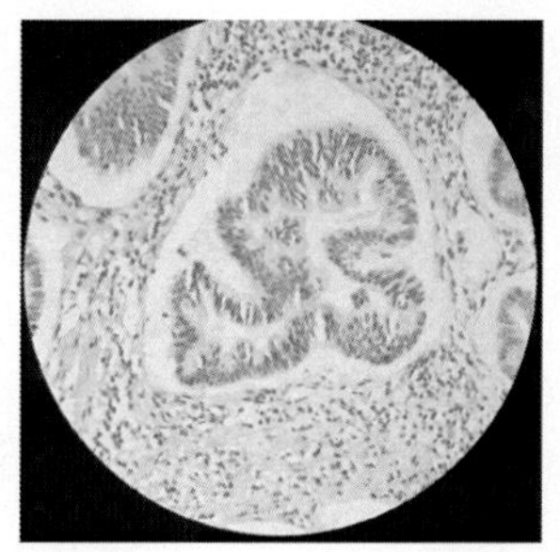

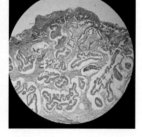

图 18－5b　免疫染色图

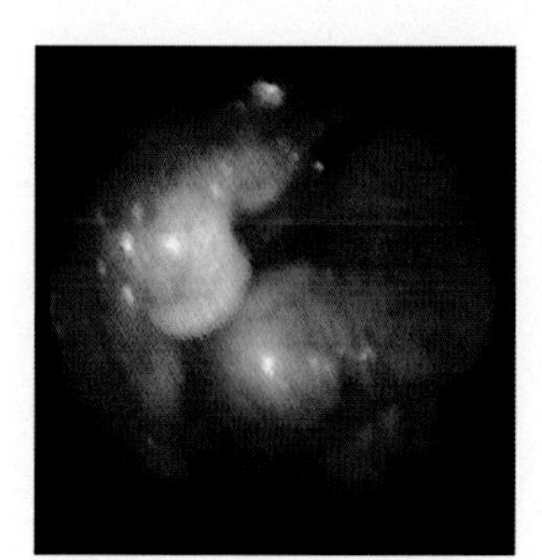

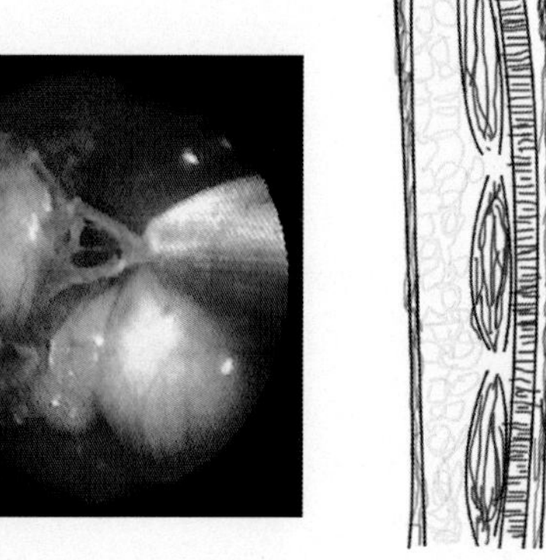

c

图 18－7c　术中见胆囊颈外粘连并分离松解

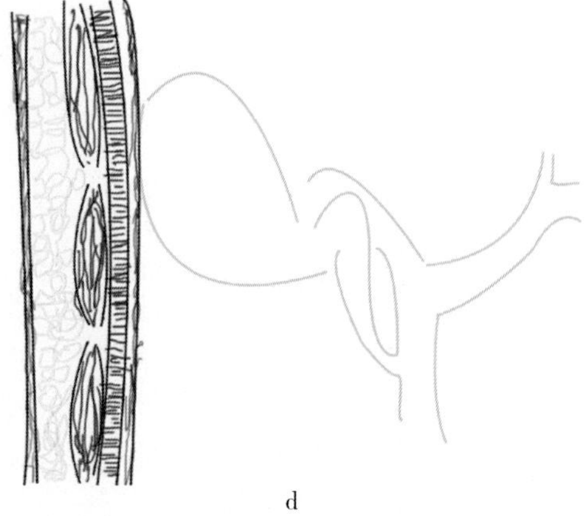

d

图 18－7d　在无张力的情况下，将胆囊底部悬吊于腹壁上

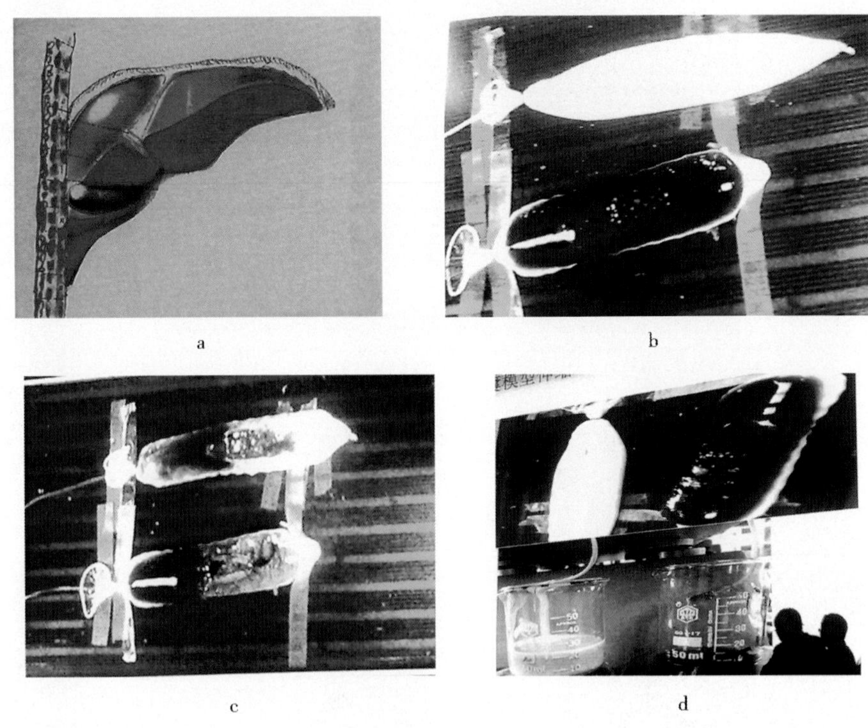

图 18－8(a－d)　胆囊底部悬吊预防结石复发原理示意图

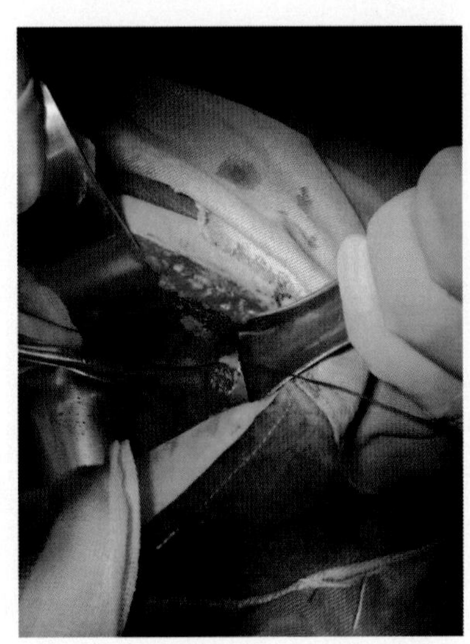

图 18－11d　从哈袋切开取石

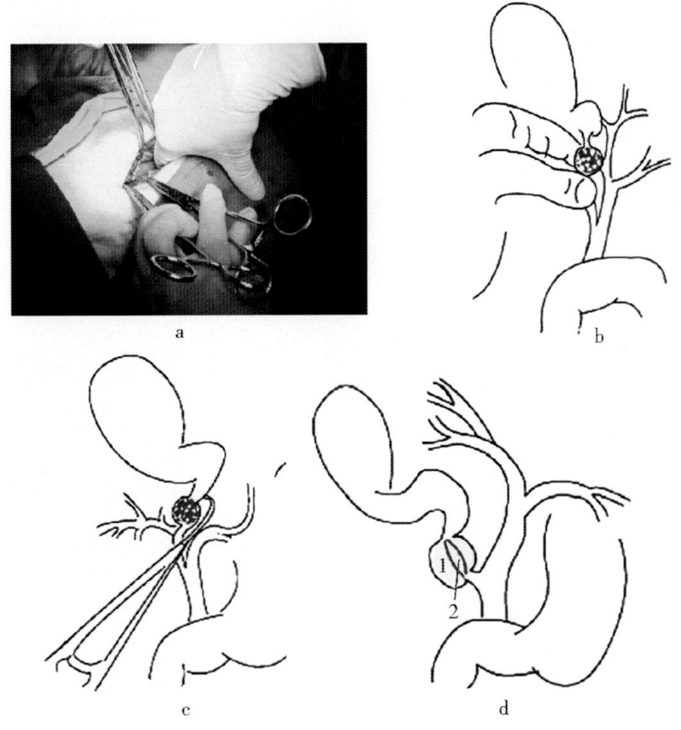

图 18－14　胆囊管切开取石结石技巧

图 a 单指触摸胆囊管找到结石；图 b 双指确认胆囊管结石；图 c 血管钳固定结石；图 d 切开胆囊管，取石，缝合胆囊管

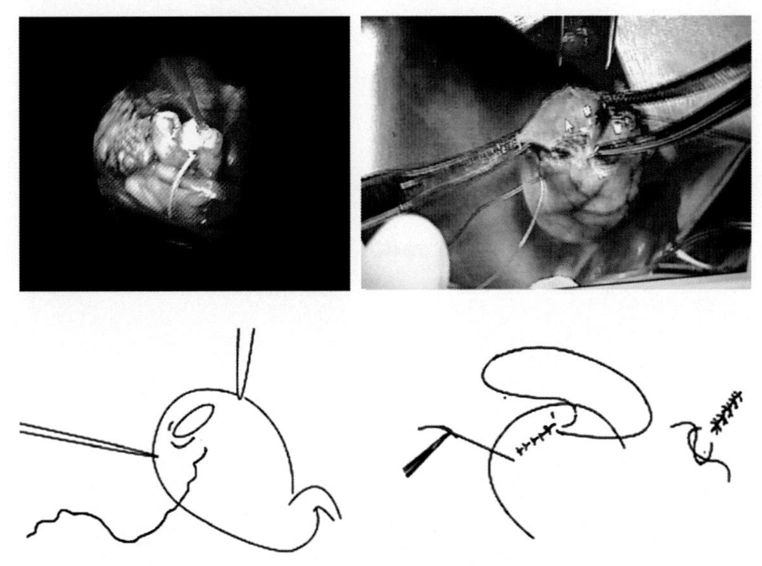

图 18－16　胆囊肌腺瘤及部分切除示意图

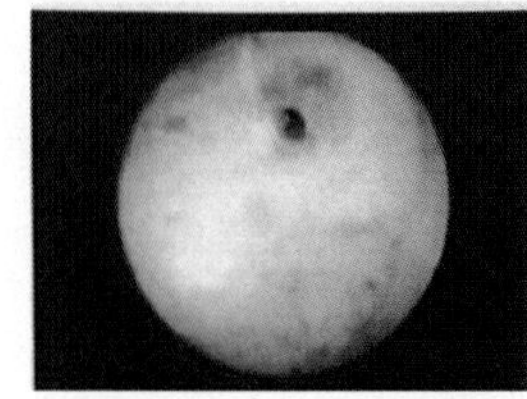

a.胆囊黏膜下结石一窝

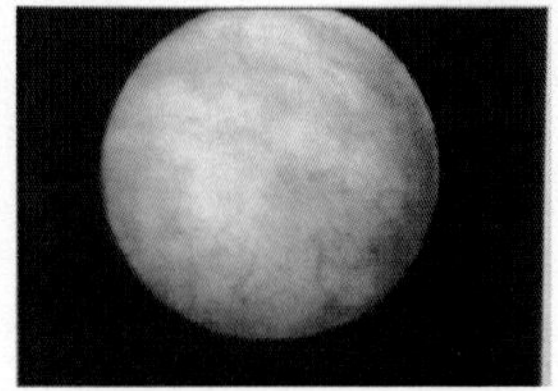

b.胆囊黏膜下结石多窝

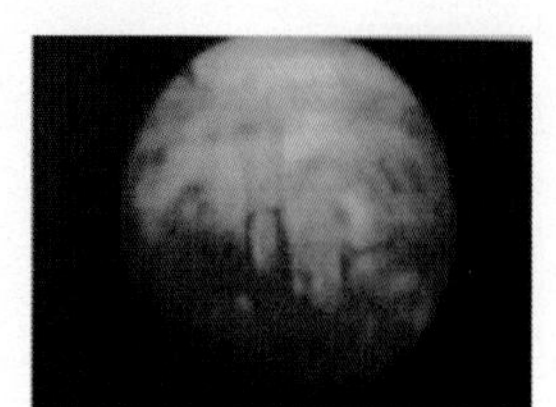

c.胆囊黏膜下结石“黄色飘带症”

图 18－17　壁间肌结石

［引自乔铁等“胆道镜下处理胆囊黏膜下结石 8 例”插图，中国微创外科杂志，2008，8（9）］

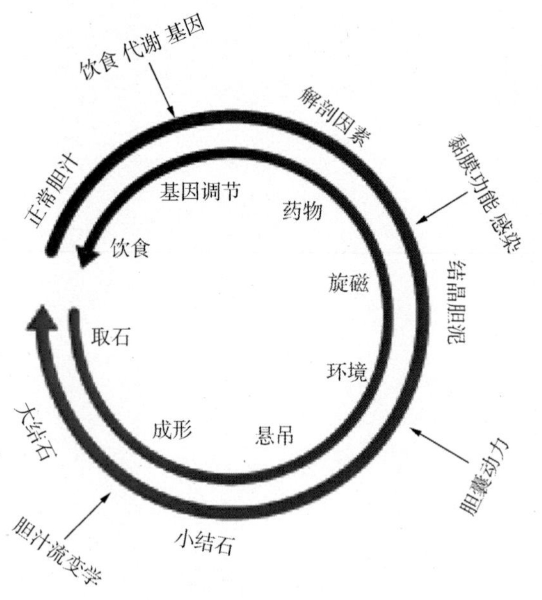

图 21－2　了解“好的胆囊如何变坏”及“病的胆囊如何变好”，“好”胆囊(蓝色)；“病”胆囊(红色)

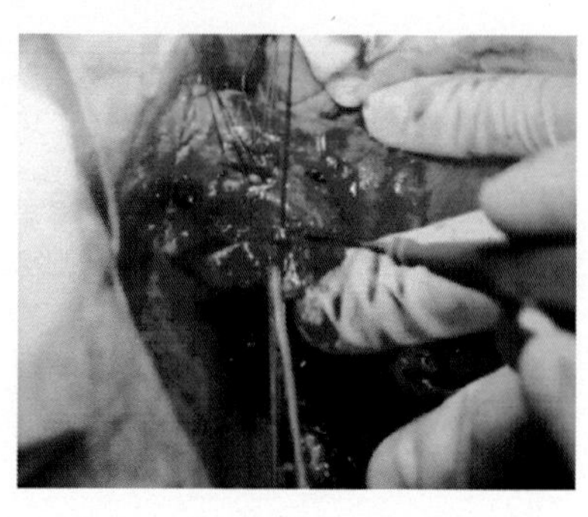

图 22－1

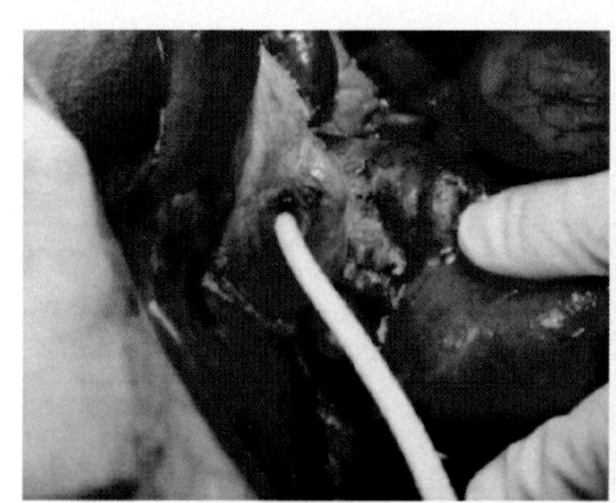

图 22－2

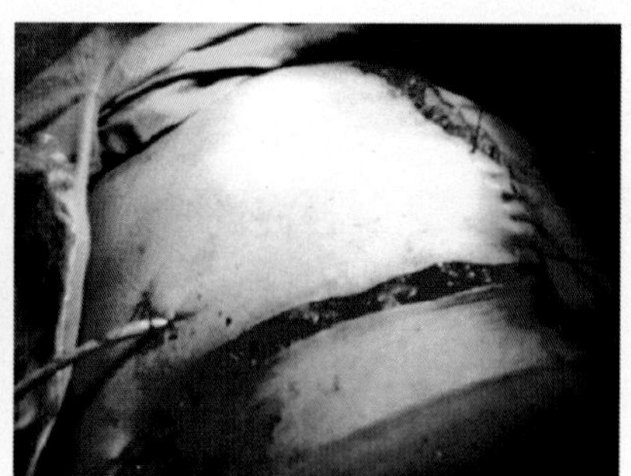

图 22－3

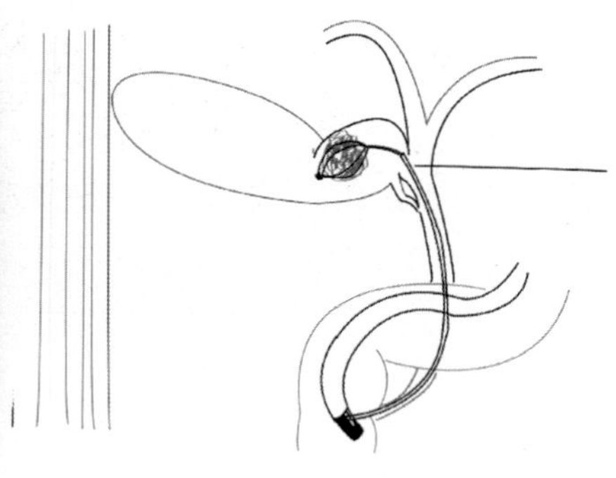

图 23－1　子母镜经胆总管通道入胆囊取石

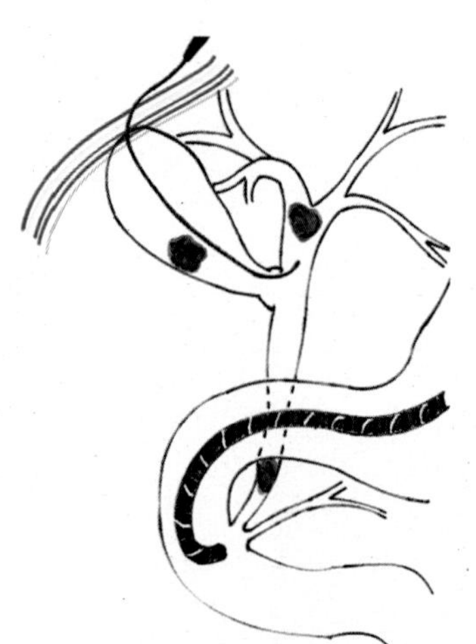

图 23－2　纤胆镜经预置通道进入胆囊取石

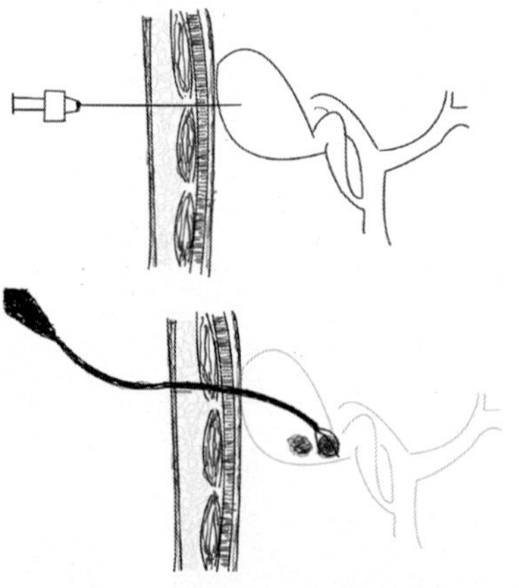

图 23－3　局麻，B 超或钛夹显示胆囊皮下通道经胆囊皮下通道取胆囊或总胆管结石

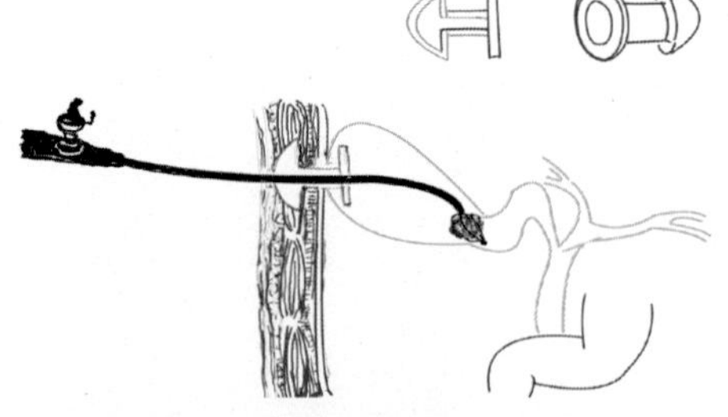

图 23－4　纤胆镜经预置通道进入胆囊取石